数字化教材编委会

主　编　孔令义

副主编　裴月湖　匡海学　阮汉利

编　者　（以姓氏笔画为序）

孔令义（中国药科大学）
冯　锋（中国药科大学）
匡海学（黑龙江中医药大学）
阮汉利（华中科技大学同济医学院药学院）
邱　峰（天津中医药大学）
张卫东（第二军医大学药学院）
罗　俊（中国药科大学）
周应军（中南大学药学院）
黄　静（四川大学华西药学院）
裴月湖（沈阳药科大学）
穆　青（复旦大学药学院）

常务编委会

出版说明

“全国高等医药院校药学类规划教材”，于20世纪90年代启动建设，是在教育部、国家药品监督管理局的领导和指导下，由中国医药科技出版社组织中国药科大学、沈阳药科大学、北京大学药学院、复旦大学药学院、四川大学华西药学院、广东药科大学等20余所院校和医疗单位的领导和权威专家成立教材常务委员会共同规划而成。

本套教材坚持“紧密结合药学类专业培养目标以及行业对人才的需求，借鉴国内外药学教育、教学的经验和成果”的编写思路，近30年来历经四轮编写修订，逐渐完善，形成了一套行业特色鲜明、课程门类齐全、学科系统优化、内容衔接合理的高质量精品教材，深受广大师生的欢迎，其中多数教材入选普通高等教育“十一五”“十二五”国家级规划教材，为药学本科教育和药学人才培养做出了积极贡献。

为进一步提升教材质量，紧跟学科发展，建设符合教育部相关教学标准和要求，以及可更好地服务于院校教学的教材，我们在广泛调研和充分论证的基础上，于2019年5月对第三轮和第四轮规划教材的品种进行整合修订，启动“全国高等医药院校药学类专业第五轮规划教材”的编写工作，本套教材共56门，主要供全国高等院校药学类、中药学类专业教学使用。

全国高等医药院校药学类专业第五轮规划教材，是在深入贯彻落实教育部高等教育教学改革精神，依据高等药学教育培养目标及满足新时期医药行业高素质技术型、复合型、创新型人才需求，紧密结合《中国药典》《药品生产质量管理规范》（GMP）、《药品经营质量管理规范》（GSP）等新版国家药品标准、法律法规和《国家执业药师资格考试大纲》进行编写，体现医药行业最新要求，更好地服务于各院校药学教学与人才培养的需要。

本套教材定位清晰、特色鲜明，主要体现在以下方面。

1.契合人才需求，体现行业要求 契合新时期药学人才需求的变化，以培养创新型、应用型人才并重为目标，适应医药行业要求，及时体现新版《中国药典》及新版GMP、新版GSP等国家标准、法规和规范以及新版《国家执业药师资格考试大纲》等行业最新要求。

2.充实完善内容，打造教材精品 专家们在上一轮教材基础上进一步优化、精炼和充实内容，坚持“三基、五性、三特定”，注重整套教材的系统科学性、学科的衔接性，精炼教材内容，突出重点，强调理论与实际需求相结合，进一步提升教材质量。

3.创新编写形式，便于学生学习 本轮教材设有“学习目标”“知识拓展”“重点小结”“复习题”等模块，以增强教材的可读性及学生学习的主动性，提升学习效率。

4.配套增值服务，丰富教学资源 本套教材为书网融合教材，即纸质教材有机融合数字教材，配套教学资源、题库系统、数字化教学服务，使教学资源更加多样化、立体化，满足信息化教学的需求。通过“一书一码”的强关联，为读者提供免费增值服务。按教材封底的提示激活教材后，读者可通过PC、手机阅读电子教材和配套课程资源（PPT、微课、视频、图片等），并可在线进行同步练习，实时反馈答案和解析。同时，读者也可以直接扫描书中二维码，阅读与教材内容关联的课程资源（“扫码学一学”，轻松学习PPT课件；“扫码看一看”，即可浏览微课、视频等教学资源；“扫码练一练”，随时做题检测学习效果），从而丰富学习体验，使学习更便捷。

编写出版本套高质量的全国本科药学类专业规划教材，得到了药学专家的精心指导，以及全国各有关院校领导和编者的大力支持，在此一并表示衷心感谢。希望本套教材的出版，能受到广大师生的欢迎，为促进我国药学类专业教育教学改革和人才培养做出积极贡献。希望广大师生在教学中积极使用本套教材，并提出宝贵意见，以便修订完善，共同打造精品教材。

中国医药科技出版社

2019年9月

前 言

天然药物化学是一门应用现代科学技术和方法，特别是化学和生物学知识研究天然药物中活性物质的学科，是具有自主知识产权的新药研发的源头学科，在新化学实体类新药的创制中发挥着重要作用。在我国天然药物化学研究的主要对象是具有悠久应用历史的中草药，故天然药物化学对阐明中草药临床治疗疾病的物质基础，实现中药现代化具有重要意义。

《天然药物化学》（第 3 版）为“全国高等医药院校药学类专业第五轮规划教材”之一，是在上版教材内容的基础上，根据学科的发展特点和中药现代化的形势，对教材内容进行再版修订。本次修订主要做的工作如下：对上版教材中不合理的内容进行调整或修改，以及对天然药物化学领域的新理论、新发展、新实例及时更新、补充。同时将教材建设为书网融合教材，即纸质教材有机融合电子教材、PPT、题库系统、数字化教学服务（在线教学、在线作业、在线考试），使教学资源更加多样化、立体化。

本教材共有 14 章，主要内容包括天然产物化学成分的生物合成、提取分离方法、结构研究方法、天然药物的研究与开发，并分别阐述了糖和苷类、苯丙素类、醌类、黄酮类、萜类和挥发油、甾体及其苷类、生物碱、海洋天然药物等的相关内容。本教材在注重系统讲述天然药物化学经典内容的同时，对重要类型天然产物的生物合成途径、天然产物的结构研究方法以及基于天然产物的新药开发等内容也做了重点介绍；具有内容丰富、重点突出、通俗易懂、实用性强、理论与实际紧密结合等特点。本书可供全国高等院校药学类专业学生使用，也可供从事相关学科领域的科研人员、研究生等参考阅读。

本教材的编写由全国相关院校在天然药物化学领域具有丰富教学经验和科研经历的 10 余位教授完成，具体分工如下：孔令义（第一、四、八章）、裴月湖（第六章）、匡海学（第十二章）、阮汉利（第二、十章）、张卫东（第三章）、邱峰（第十一章）、黄静（第九章）、穆青（第七章）、周应军（第五章）、冯锋（第十三、十四章）分别承担相应的编写工作，孔令义教授担任主编，裴月湖、匡海学、阮汉利三位教授担任副主编，罗俊教授、杨鸣华副教授任秘书。

在编写本教材过程中得到了各编者所在院校的大力支持和热情帮助，兄弟院校的有关教师对本教材的编写工作提出了许多很好的建议，使我们受益颇多，在此一并表示衷心的感谢！

由于编者的水平和时间所限，书中难免存在疏漏与不妥之处，诚望读者给予指正。

编　者

2019 年 9 月

目录

第一章　绪　论

扫码"学一学"

学习目标

1. 掌握　天然药物化学的定义和研究内容。
2. 熟悉　天然药物化学在新药研究中的作用。
3. 了解　天然药物化学的历史、现状和发展趋势。

第一节　天然药物化学简介

一、天然药物化学的定义和研究内容

目前临床上应用的药物主要有两个来源，一是从自然界能够获得，我们称之为天然药物；二是不存在于自然界中，必须通过人工制造的方法获得。天然药物化学（Natural Medicinal Chemistry）就是一门应用现代科学技术和方法，特别是化学和生物学知识研究天然药物中活性物质的学科。天然药物化学的主要研究内容包括：天然药物活性成分的提取分离、结构测定、结构修饰和全合成等。需要特别强调的是在开展上述研究内容过程中，药理学的相关研究需贯穿始终。实际上天然药物化学研究工作的最终目的是从天然药物活性成分中发现具有药用价值的化合物，并进而创制出化学实体类新药，要达到这个目标，必须将化学研究与药理研究紧密结合，这样才能发现具有重要生物活性的天然化合物，确定具有重要药用价值的化学实体，为创制新药奠定基础。

天然药物中含有结构复杂、数目众多的化学成分，这些化学成分是在生物体内各种酶的作用下由初生代谢产物经过复杂的化学反应过程生成，故这些天然药物化学成分有时也称为次生代谢产物或二次代谢产物。天然药物化学大量的工作是从众多的化学成分提取分离得到具有生物活性的单体化合物，应用的主要手段是各种经典的和现代的色谱技术，并需要与药理筛选相结合。如何确定一个天然单体化合物的复杂化学结构则是天然药物化学的核心内容，这需要应用以核磁共振（NMR）和质谱（MS）为代表的现代波谱技术，并辅之以必要的化学研究工作。大多数情况下天然化学成分直接作为新药候选分子还有不足，这时就需要应用有机化学的方法（化学反应）或生物学的方法（生物转化）对天然化合物的结构进行修饰和改造，结合药理学研究寻找和确定更有药用价值的化合物。当然天然来源的化合物或结构修饰产物如果最终作为药物使用，资源有限则是一个很突出的问题，在这种情况下应用有机化学的方法对其进行全合成研究就显得非常重要，这对保护天然资源，保证药物来源具有特别重要的意义。

随着天然药物化学的不断发展，天然药物化学的研究还延伸到追溯各类天然药物化学成分在生物体内的来源，即天然药物化学成分的生物合成研究。如前所述，天然药物化学成分是在生物体酶的作用下经过复杂的化学过程而生成，从基因和酶的层次研究清楚天然化合物的生合成途径，并进而探讨对某些重要天然化合物生合成途径的定向调控，这对深

入认识天然化合物的产生过程，更有效地利用天然资源都具有很重要的价值。可以预见这方面的研究将在天然药物化学中占有越来越重要的地位。

在我国天然药物和中草药密不可分，实际上我国的天然药物化学工作者大都将中草药作为主要的研究对象。我国有几千年悠久的中医药历史，积累了丰富的用药经验，从中草药中发现具有药用价值的天然化合物更具优势，在这方面我国有很多成功的范例，可以说这也是中国天然药物化学研究的优势和特色所在。

根据专业培养目标，天然药物化学课程要求学生掌握天然药物主要类型化学成分的结构特征、物理化学性质、提取分离、结构鉴定的基本知识和技术；熟悉天然药物化学成分结构测定的基本原理和方法；了解寻找天然药物活性成分的一般途径和方法，为将来从事中药和天然药物活性成分的研究及其在此基础上的新药开发奠定必要的基础。需要特别强调的是天然药物化学是一门实践性很强的课程，应该特别重视实验环节的教学，并将理论知识和实验技能紧密结合，这样才能真正地学好这门课程。

二、天然药物化学与相关学科

（一）天然药物化学与相关学科的联系和区别

天然药物是一个广义的概念，包括植物、动物、矿物，以植物居多，故与天然药物化学相近或类似的学科有中药化学、植物化学、天然有机化学等。

中药化学（Chemistry of Traditional Chinese Medicine）是应用化学的理论和技术阐明传统中药的科学内涵，从化学成分的角度诠释中药临床治疗疾病的有效物质以及物质基础与中药性味、归经的关系等。严格地讲中药化学与天然药物化学的概念、研究内容和研究目的有明显不同，但目前应用化学知识阐明中医药理论还具有较大的困难，再加上我国的天然药物化学研究大多以中草药为研究对象，这就使得目前我国中药化学研究与天然药物化学研究内容相类似，特别是在中药化学成分的提取分离、结构测定、活性筛选等方面的研究手段和技术方法甚至完全一致。

植物化学（Phytochemistry）是应用现代分析分离技术从植物中寻找、确定和生产有理论价值和应用前景的化学成分，和天然药物化学的显著差别是不只关注以药用价值为目的的化合物，而是注意在各个方面，如农药、化工、食品等行业有应用价值的化合物，另外更加重视植物成分的生物合成途径研究，这对植物资源的综合利用以及从次生代谢产物的角度探讨植物的亲缘关系都有极其重要的意义。

天然有机化学（Natural Organic Chemistry）是有机化学的一个分支，是针对天然来源的有机化合物进行研究，包括天然单体化合物的提取分离、结构测定、结构修饰和全合成等。实际上天然有机化学与天然药物化学的研究内容基本一致，只不过后者更重视生物活性。这里需要强调的是天然有机化学的研究更加重视天然有机化合物，特别是复杂天然活性化合物的全合成研究，因为天然有机化合物中新奇的骨架、多个环系的叠加、多个手性碳的共存等因素形成的复杂化学结构是有机合成化学家理想的结构模板，国内外著名的有机合成化学家都以成功全合成一些天然来源的“明星分子”而感到自豪！一些天然有机分子超乎想象的复杂结构激发了他们全合成工作的创造力，为他们施展全合成的魅力搭建了理想的平台。

（二）天然药物化学成分的有效性与生物活性

天然药物化学研究的最终目的是发现有药用价值的天然化合物，为开发新药奠定基础。

这就必须将化学成分的研究与药理学研究紧密结合，确定有关化学成分的活性属性，这里涉及有效成分、生物活性成分、非活性成分的概念。

有效成分（effective constituents）是指与药用植物或传统中药临床功效相一致或密切相关的化学成分，有效成分实际上是天然药物发挥临床疗效的物质基础。如中药麻黄（*Ephedra spp.*）全草一般作为发汗、平喘、解热的药物，其中的左旋麻黄碱(*l*-ephedrine)[1]具有平喘、解痉作用，可以认为是麻黄的有效成分。

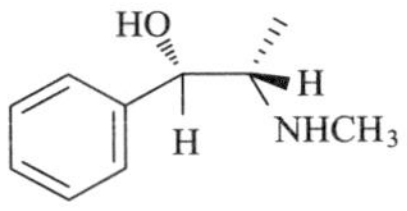

左旋麻黄碱

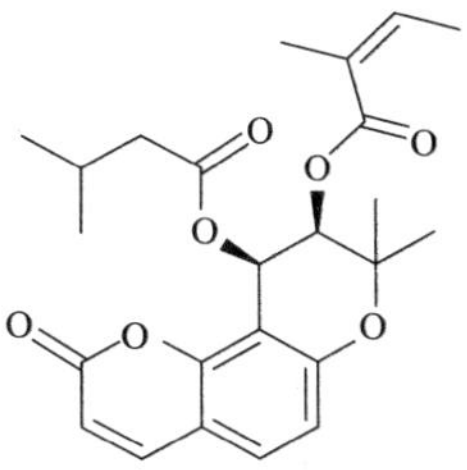

白花前胡丙素

生物活性成分（bioactive constituents）是指具有一定生物活性的化学成分，但这种生物活性不局限于是否与相应的药用植物或传统中药临床功效有关系。如中药前胡（*Peucedanum praeruptorum* Dunn）的根具有散风清热、降气化痰的功效，而其中的白花前胡丙素[(+)-praeruptorin A][2]具有钙离子拮抗作用，能扩张管状动脉血管，虽然这和前胡的传统功效关系不大，但可以认为是中药前胡中的生物活性成分。生物活性成分虽然不能完全解释天然药物的临床功效，但为发现具有新活性的天然药物分子奠定了基础，也是天然药物化学研究中很重要的成分。

非活性成分（inactive constituents）是指既没有发现与天然药物临床功效相关的活性，又暂时没发现其他明显生物活性的成分，但这类成分从天然有机化学的角度仍具有一定意义。特别是对一些骨架独特、结构新颖的天然分子，有机化学家对其的生合成途径和全合成也有浓厚的兴趣。况且虽然暂时没发现这些分子的生物活性，但随着科学的不断进步，新靶点的不断发现，将来完全有可能挖掘出重要的生物活性，提高其药用价值。

三、天然药物化学在新药创制中的地位和作用

（一）天然药物活性成分是新药创制的重要源泉

我国拥有13亿多的人口，人民的用药问题是一个关系到国计民生的重大问题。多年来我国的新药研究以仿制为主，具有自主知识产权的创制药物很少，我国新药研发目前面临着由仿制向创制的根本性转变。在这个过程中天然来源的活性成分是化学实体类新药发现的最重要来源。我国具有悠久的中医药历史和丰富的用药经验，从中草药活性成分中寻找和发现新药更是我国新药创制的优势和特色所在。

实际上自1803年从阿片中发现第一个有机药物吗啡（Morphine）以来，世界范围内在临床上应用的很多化学药物最初都是从药用植物中通过提取分离、结构测定并结合生物活性发现其药用价值，然后按照新药开发的要求和程序，通过大量的研究工作和临床试验发展成新药，如降血压的利血平（Reserpine）、解痉的阿托品（Atropine）、抗肿瘤的长春碱（Vinblastine）和紫杉醇（Taxol）等均为典型的代表。我国在这一领域也有十分成功的例子，如我国学者通过联合攻关从药用植物黄花蒿（*Artemisia annua*）中分离得到的抗恶性疟

疾新药青蒿素（*Qinghaosu*, *Arteannuin*, *Artemisinin*）[3~6]在国际上产生了重大影响，主要发明人屠呦呦教授为此荣获2015年度的诺贝尔生理学或医学奖，这也是我国生物医药领域科学家迄今为止获得的最高级别国际大奖。

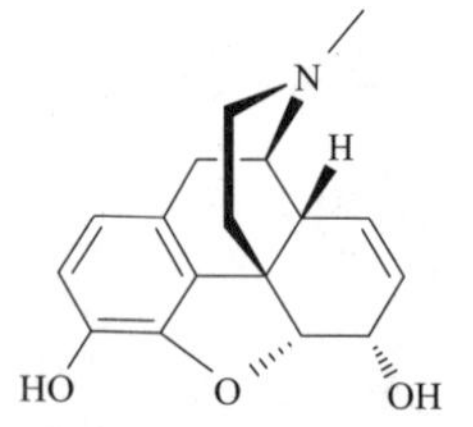

吗啡

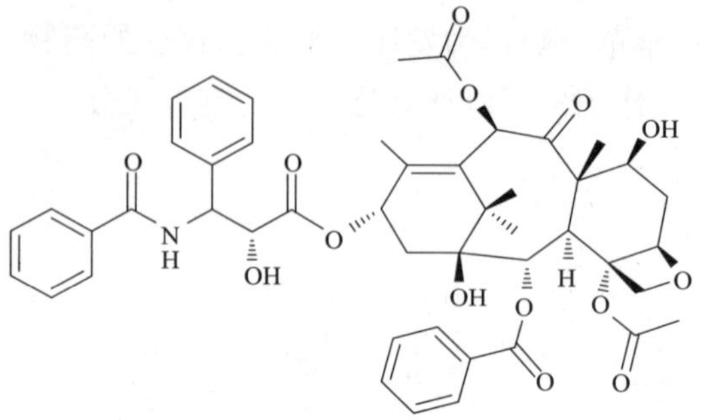

紫杉醇

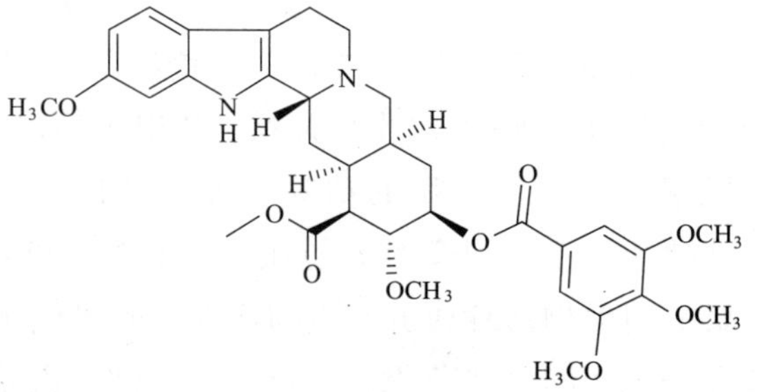

利血平

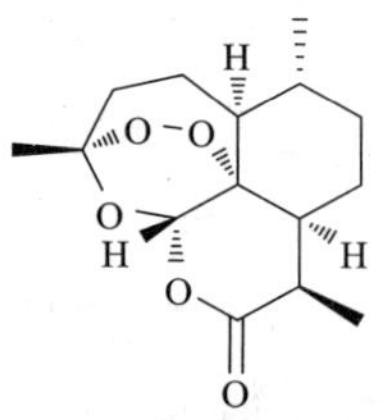

青蒿素

（二）天然药物活性成分经过结构修饰发展成新药

在多数情况下天然药物活性成分表现出一定的生物活性，具有一定的药用价值，但由于活性强度、安全性、溶解性等方面的不足不宜直接作为新药候选分子，这时我们称之为先导化合物（leading compound），需要对其进行结构改造获得更具成药性的分子，这是目前国内外新药创制的主要途径之一。如从植物古柯［*Erythroxylum novogranatense*（Morris）Hier.］叶中分离得到先导化合物可卡因（Cocaine），经过结构改造成为了麻醉药普鲁卡因（Procaine），现在是用全合成的方法生产这种药物。

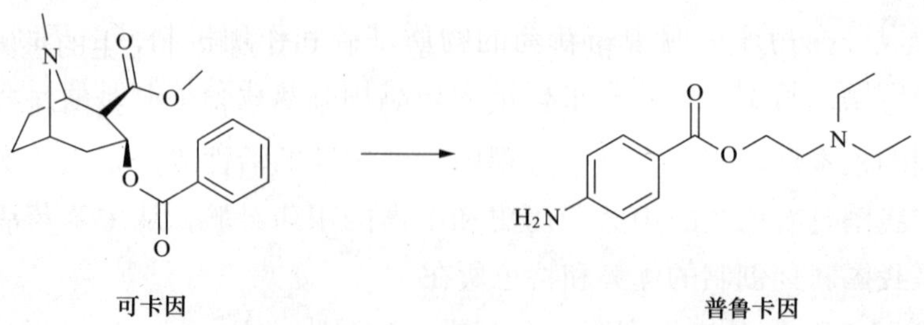

可卡因　　　　普鲁卡因

我国也有这方面成功的例子，如我国学者从中药五味子（*Schisandra chinensis*）中分离得到新化合物五味子丙素（schisandrin C）[7~9]，具有降血清谷丙转氨酶的作用。对五味子丙素进行结构修饰，获得了一系列衍生物，其中联苯双酯（Bifendatatum，Biphenyldicarboxylate）被证明有很好的抗肝炎作用。深入的研究工作和临床试验证明，联苯双酯治疗慢性肝炎降谷丙转氨酶（SGPT）至正常水平有效率达80%以上，明显优于国内外同类型药物，包括日本的甘草甜素和德国的水飞蓟素。接着又对联苯双酯的结构进行了简化，发现了双环醇（Bicyclol），双环醇具有更好的抗肝炎效果，且化学结构更趋简单，已经发展成更具优势的治疗肝炎新药。以五味子丙素为先导化合物，经过结构修饰和优化发展成联苯双酯和双环醇两个抗肝炎新药是我国中药和天然药物活性成分研究和开发的典型代表。

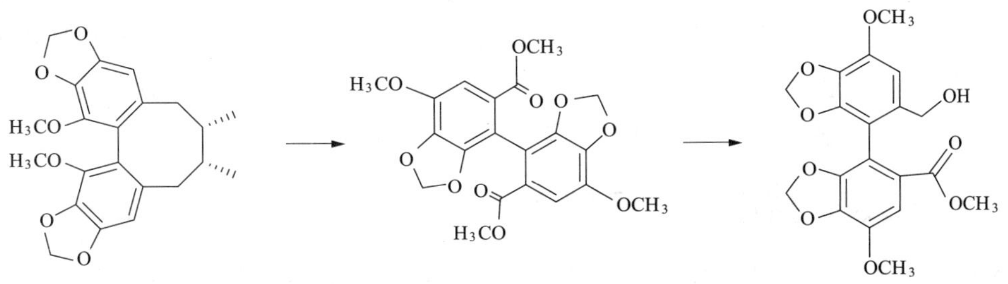

五味子丙素　　联苯双酯　　双环醇

前面提到的具有重大国际影响的抗疟新药青蒿素，实际上临床直接应用的也不多，主要是应用其衍生物双氢青蒿素（Dihydroarteannuin）、蒿甲醚（Artemether）和青蒿琥珀酸单酯（Artesunate），这几种衍生物与青蒿素相比具有更强的抗疟活性，而且有利于制剂。

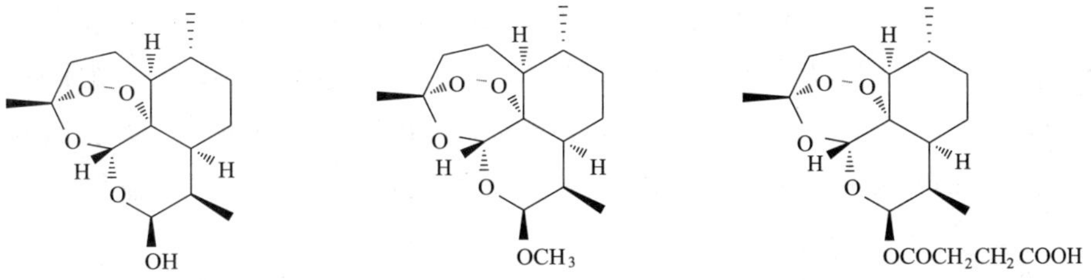

双氢青蒿素　　蒿甲醚　　青蒿琥珀酸单酯

（三）阐明中药和天然药物的物质基础

在我国天然药物化学的研究中，通过有效成分的确定，阐明传统中药和天然药物的物质基础具有非常重要的意义。每味中药都是一个复杂的体系，其中含有数目繁多、结构多样的化学成分。不论传统意义上的中药材、中药饮片、中药复方组成的中成药，还是近些年来流行的将中药中某一类成分提取出来的有效部位（effective fraction）制成的中药制剂，实际上其中的有效成分并不十分清楚。这就造成了目前存在的中药新药研发中科技含量偏低，很难从有效成分的角度说明中药新药的物质基础和作用机制，中药新药质量不稳定、重复性差等突出问题。特别是中药质量标准中很难用有效成分控制其质量，大多进行含量测定的化合物只是专属性成分或是指标性成分，这样不可能与临床疗效结合起来，很难说是科学完善的质量标准。

通过天然药物化学并紧密结合药理学的深入研究能有效地解决这个难题。首先应该结合应用天然药物化学和药理学的知识和技术确定中药和天然药物中与临床疗效相关的有效成分，在此基础上指导中药的研究与开发，在组方的形成、工艺的优化、质量标准的制订、剂型的选择等每个步骤中以有效成分为依据，使中药研究与开发的成果建立在现代科学的基础上，用现代科学理论诠释中药治疗疾病的科学内涵，这样才能使传统中药适应现代社会的需要，努力促进中药的现代化和国际化。

第二节 天然药物化学的历史和现状

人类在同疾病做斗争的过程中，首先应用的就是天然药物。远古时期，在尼罗河、底格里斯、幼发拉底河和黄河的四大流域地区的人民就开始应用以植物为主的天然药物治疗疾病，可以说天然药物为全人类的身体健康和繁衍生息做出了突出贡献。尤其是我国劳动人民在长期的生产实践和同疾病做斗争的过程中积累了丰富的经验，逐渐形成了独具我国特色的中医药学，为我们留下了在世界上具有重要影响的文化瑰宝。

一、国外天然药物化学发展概况

人类很早以前就开始对天然药物有所认识，但对植物进行化学研究则是化学作为一门学科在欧洲崛起产生飞跃以后才开始的。18 世纪后半叶瑞典化学家舍勒（K. W. Scheele）从多种植物中分离得到多种有机酸，为有机化学和植物化学的形成奠定了基础。19 世纪初德国学者（Sertürner）从鸦片中分离得到吗啡，开始了以生物碱为重点的研究，这可以认为是天然药物化学发展的开端。

随着有机化学和天然药物化学的不断发展，从植物、动物中分得的化学成分也越来越多，随后合成的有机化合物也不断涌现，在生物碱、萜类、抗生素、维生素等化学成分的提取、分离、结构测定及其全合成等领域都取得了重大进展，相继发现了吗啡（morphine）、土根碱（emetine）、士的宁（strychnine）、奎宁（quinine）、秋水仙碱（colchicine）、咖啡因（caffeine）、阿托品（atropine）、可卡因（cocaine）、毒扁豆碱（physostigmine）和麻黄素（ephedrine）等。

第二次世界大战以后，各国新药研究快速发展，各种新药纷纷上市，特别是化学合成药、抗生素迎来了发展的黄金时期。天然来源的药物研发一段时间内陷入低潮。但 1956 年上市的合成镇静药肽胺哌啶酮（Thalidomide，商品名为“反应停”）用以治疗妊娠反应，到 1962 年就发现相关的数千例畸胎，这一合成药品的副作用震惊了全世界。这时人们又将目光重新转向天然来源的化学成分，认为天然药物经过长时间的临床验证，是全人类的宝贵遗产，从其中发现和发展新药风险小、成功率高，于是又掀起了天然药物化学研究的热潮。

1958 年美国科学家从长春花［*Catharanthus roseus*（L.）G. Don］中研究开发了抗癌新药长春碱（Vinblastine），1963 年又开发成功了长春新碱（Vincristine）。1962 年从埃塞俄比亚的卵叶美登木（*Maytenus ovatus*）果实中分离得到了抗癌活性很强的微量成分美登碱，当时轰动全球。1971 年从太平洋红豆杉（*Taxus brevifolia*）中分离得到，并确定了结构的二萜生物碱紫杉醇（Taxol）则是以新颖复杂的化学结构、独特的抗癌机理引起人们的极大兴趣，至 20 世纪 80 年代成功开发为抗癌新药，被誉为世界抗癌药物研究的重大突破。

随着相关学科研究技术的不断发展和天然药物化学学科的不断进步，天然药物化学研究水平和研究效率不断提高。过去一个天然化合物从提取分离、结构测定，到人工合成需要很长时间。以吗啡为例，从 1804 年发现，1925 年提出正确结构，1952 年全合成成功，共花费了 150 年的时间，实际上是经过了几代化学家的不懈努力！而利血平从 1952 年提取分离、结构测定，到 1956 年人工全合成成功只花了 5 年时间。而最为突出的例子是 Uemura 和 Moore 两个研究组几乎同时发表的沙海葵毒素（palytoxin）[10~12]，它是从海洋生物毒沙群

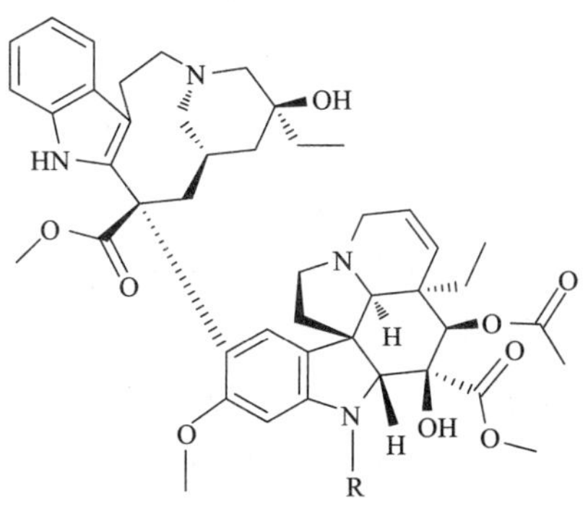
长春碱 R=CH₃
长春新碱 R=CHO

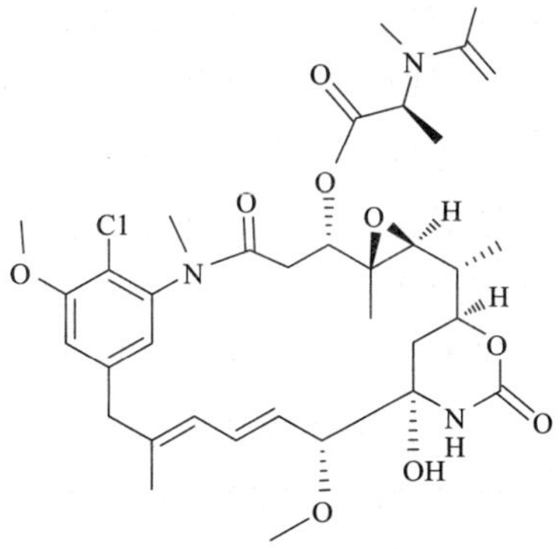
美登碱

海葵（*Palythoa toxica*）中分离得到的微量毒性成分，是一个分子式为$C_{129}H_{223}N_3O_{54}$，分子量为2680，并含有64个不对称碳原子，41个羟基的水溶性成分。对于如此超大复杂的化学结构，从1974年分离得到几个毫克的纯品，到1982年发表平面结构只用了不到10年的时间，充分体现了近代天然药物化学的发展水平。

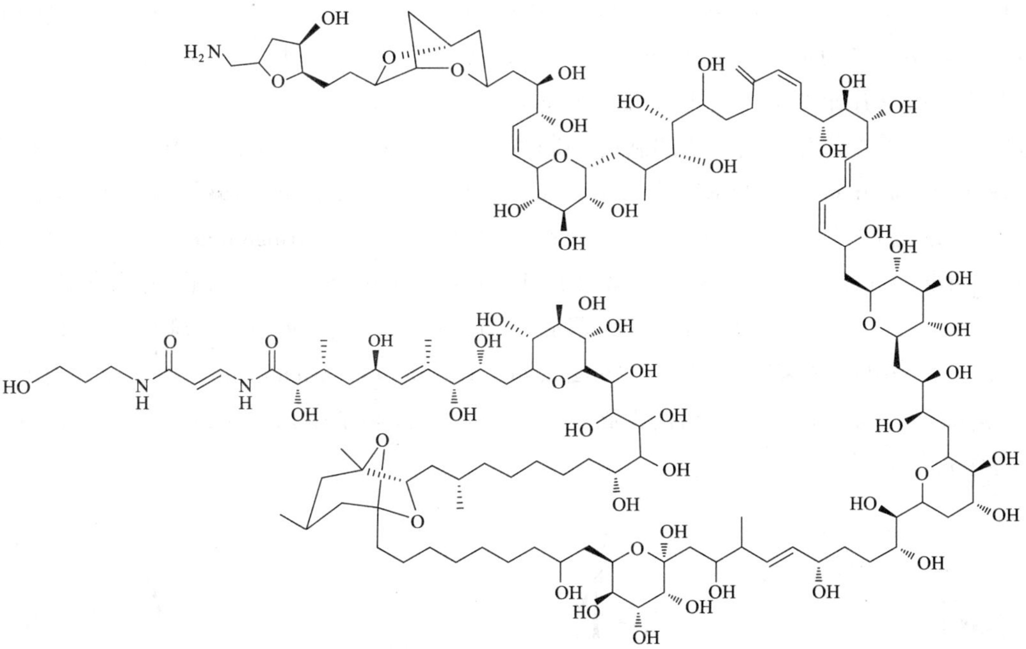

二、国内天然药物化学发展概况

中医药在我国的应用已有数千年的历史，我们的祖先在发现和使用中药的过程中都注意到了其中的化学现象，所以说我国对天然药物化学的认识远远早于国外。我国古代本草著作中就有“本草化学”的记载，古代的“冶金术”“炼丹术”“点金术”开创了无机化学的实验技术和研究方法。有机化合物的制备我国10世纪就有记载，《圣惠方》（932～992年）已有应用五倍子等粗粉经酒曲发酵制得没食子酸的记载，明代的《医学入门》（1575年）也收录了发酵法制备没食子酸的全过程，这是世界上最早制得的有机酸，比瑞典化学家舍勒的发明要早200多年。明代伟大的医药著作《本草纲目》（1596年）很详细地记载了应用升华法制备、纯化、精制樟脑的过程，后由马可波罗传到欧洲。我国1765年在《本草纲目拾遗》中就有乌头碱制备和毒性的记载：取新鲜草乌汁，经沉淀，过滤，清液置碗中日晒蒸发，至瓶口现“黑沙点子”；再放炉内低温蒸发，直到下层为稠膏，上层现白如砂糖状的结晶。此种“砂糖样”的物质，“上箭最快，到身数步即死”。上述记载的这种极毒的砂糖样结晶即为乌头碱，在欧洲直到1833年发现，1860年才制得结晶。综上所述，天然药物化学（当时可以认为是本草化学）在我国最早起步，曾长期居世界领先地位，为人类医药学作出了杰出贡献，正如英国著名科学家李约琴所述“医药化学源于中国”。

但遗憾的是我国在鸦片战争后的百余年间，科学技术停滞不前，天然药物的研究也逐渐落后了。直到20世纪20年代以我国有机化学的先驱赵承嘏为代表的一批学者才着手应用近代化学的技术和方法研究挖掘中药和天然药物。最初对麻黄碱的研究取得了突出成就，为我国建立自己的天然麻黄碱的制药工业奠定了基础。20世纪30年代以后，我国科学家对中药延胡索、防己、贝母、陈皮、雷公藤、三七、柴胡等的化学成分开展了一些分离工作，取得了一定的成绩，但由于当时条件所限，对化学结构的研究少有突破。

新中国成立后各项事业焕发生机，蓬勃发展，特别是党和政府十分重视中医中药研究，中药和天然药物的研究进入了一个崭新的时代。我国天然药物化学工作者充分利用我国中药和天然药物资源丰富的优势，生产了麻黄素（Ephedrine）、芦丁（Rutin）、洋地黄毒苷（Digitoxin）、咖啡因（Caffeine）、小檗碱（Berberine）、粉防已碱（Tetrandrine）、加兰他敏（Galanthamine）和山道年（Santonin）等一批天然来源的化学药物。特别是在合成激素药物的原料药薯蓣皂苷元的生产上更是取得了突破，不仅解决了我国自己的需求，而且还能大量出口。在源于中药和天然药物的新药创制方面也取得了很好的成绩，开发出抗胆碱药山莨菪碱（Anisodamine）和樟柳碱（Anisodine）、抗老年痴呆药石杉碱甲（Haboyin，Selagine）和黄皮酰胺（Clausenamide）、抗癌药三尖杉酯碱（Harringtonine）、高三尖杉酯碱（Homo harringtonine）、10-羟基喜树碱（10-Hydroxy camptothecin），抗白血病药物甲异靛（Meisoindigo），抗心律失常药物蝙蝠葛碱（Dauricine），抗脑缺血药物丁苯酞（*n*-Butylphthalide，NBP），抗疟药青蒿素（Qinghaosu，Arteannuin，Artemisinin）等，这些都是天然药物化学研究的突出成就，特别是青蒿素的开发成功提高了中药在国际上的影响，为我国医药界争得了荣誉。

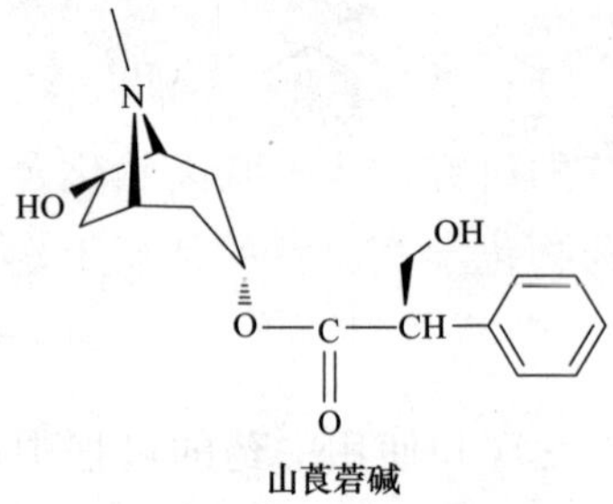

山莨菪碱

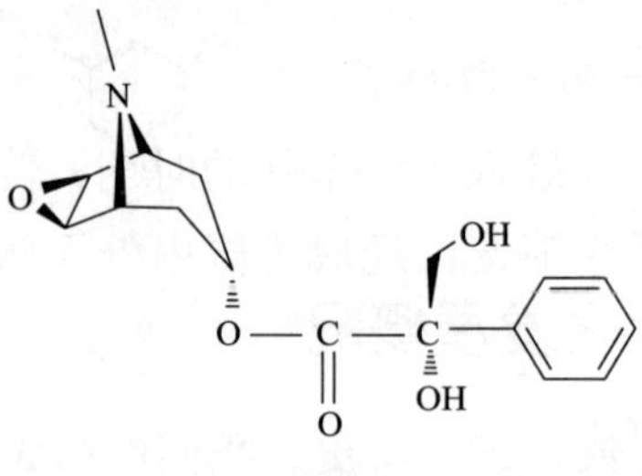

樟柳碱

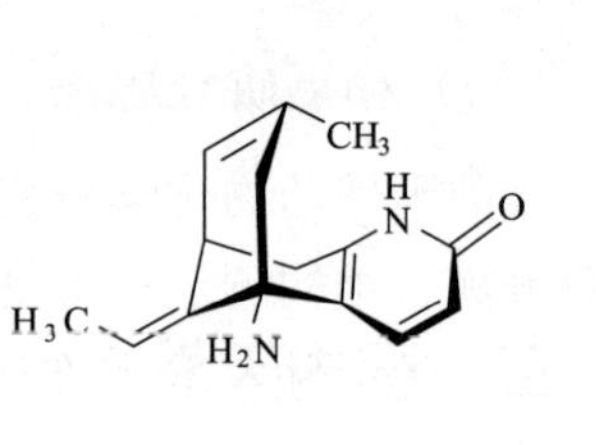

石杉碱甲

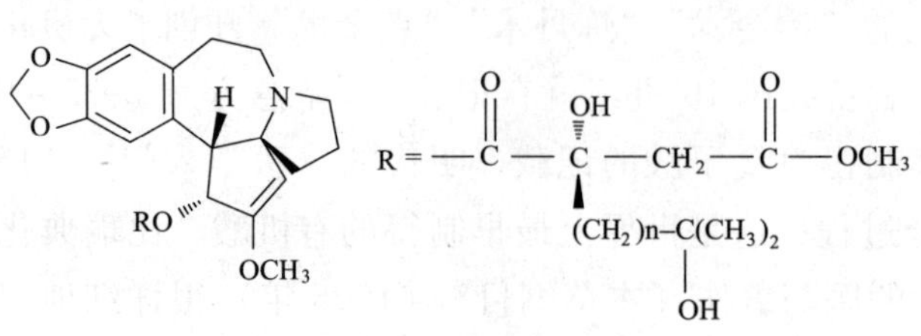

三尖杉酯碱(*n*=2)
高山尖杉酯碱(*n*=3)

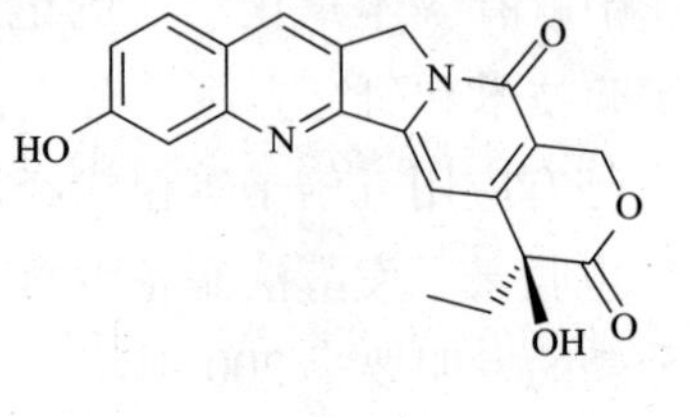

10–羟基喜树碱

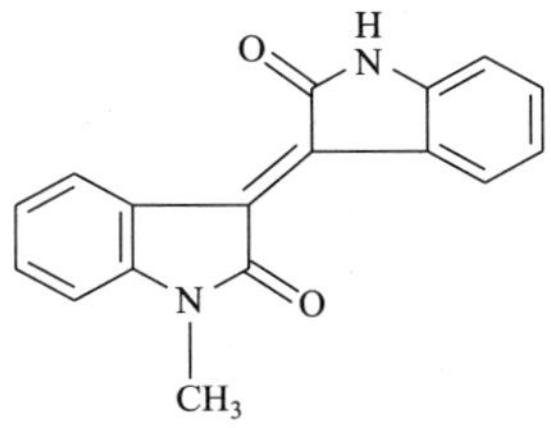

甲异靛

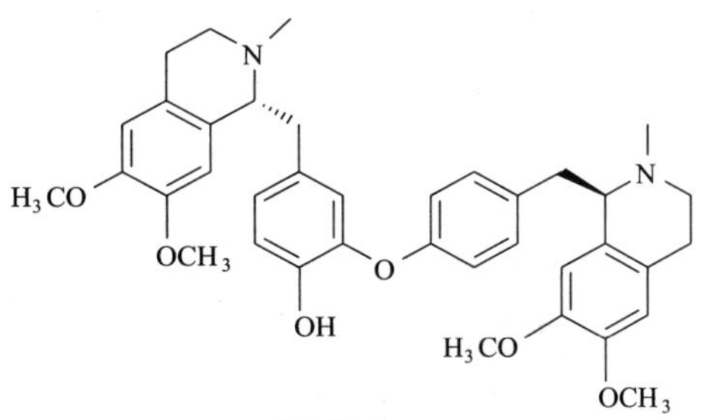

蝙蝠葛碱

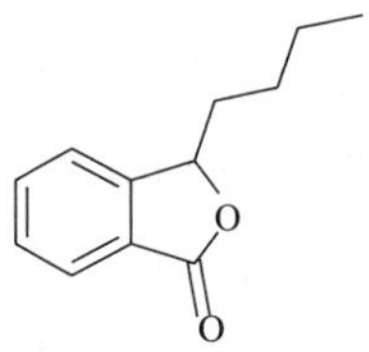

丁苯酞

近年来，天然药物化学的人才培养和科学研究得到空前的发展，在全国范围药学相关专业人才培养中均将《天然药物化学》或《中药化学》作为主要课程之一，在中国科学院、中国医学科学院的相关研究所等科研部门均设立了天然药物化学研究机构，培养了大批的天然药物化学专业人才。天然药物化学也是我国改革开放以后国际学术交流最活跃的领域之一，很多学者赴美国、欧洲、日本等发达国家学习交流，归国后成为我国天然药物化学科研和教学的中坚力量。

伴随着中药现代化的号角，国家更加重视中药和天然药物化学的研究，在我国经济实力不断增强，国家科研投入不断增加的形势下，我国天然药物化学研究的仪器设备条件得到显著改善，研究工作所必需的大型设备，如600MHz核磁共振仪、高分辨质谱仪、X-射线单晶衍射仪等都已成为很多高等学校和科研单位的必备仪器。研究工作所必需的各种新的填料、特殊试剂等也已被我国学者日常使用。可以说我国目前天然药物化学的研究条件已和国外发达国家和著名研究机构处在同一水平上。

我国天然药物化学工作者充分利用优越的设备条件，深入挖掘我国特有的中药和天然药物资源，经过多年的不懈努力已经使我国成为世界天然药物化学研究的中心之一。据统计天然药物化学领域国际权威期刊，美国化学会主办的Journal of Natural Products在2009年至2013年发表了共计3651篇论文，其中中国学者的论文有1058篇，占总论文数的28.98%，这充分说明了我国天然药物化学的研究在国际上所处的地位。

三、天然药物化学的发展趋势

（一）拓展研究思路、实现学科融合

当前天然药物化学研究已经进入了一个新的时期，传统的研究内容，既天然化合物的提取分离、结构测定、生物活性筛选已经成为国内外天然药物化学实验室的常规工作，而且在国外的一些实验室有进一步弱化的趋势。现在只要从天然药物中分得小分子化合物（分子量小于1000）毫克级的样品，在很短的时间内就会测得所需的全套图谱，进而很快确定其化学结构。将来的天然药物化学研究需要拓展研究思路，实现学科交叉融合，特别是将化学和生物学的理论和技术紧密结合起来，在天然药物成分的生合成以及天然活性化合物的结构修饰等领域加大研究力度，争取取得显示性成果。

我们虽然分离鉴定了很多的天然药物化学成分，但对于这些成分在植物体内的生物合成途径还知之甚少，实际上这些化合物都是在植物体内酶的催化下经过化学反应生成的，而每步反应所需要的酶又是由基因调控产生的，故深入研究天然药物化学成分的生物合成途径需要化学、生物学、生物化学、分子生物学等多学科交叉。如果研究清楚某类或某个重要天然药物活性成分的生合成途径，我们就可以有针对性地进行调控，提高

这些成分在植物体内的含量，增加其药用价值。这方面的研究虽然有一些报道，但还有很长的路要走。

天然药物化学研究的最终目的是实现天然化合物的药用价值，但大多需要对天然化合物进行结构修饰。这就需要与药理学、有机合成化学密切合作，寻找和发展具有药用价值的化合物。有时还要应用生物学的方法，利用生物体内酶的特殊催化作用实现有机化学方法不能实现的反应，获得新药候选分子。当然对于一些含量甚低、资源有限的有药用价值的化合物，我们还要应用有机合成化学的方法努力开展全合成研究，解决化合物的来源问题。当然建立起适合天然药物化学成分及其衍生物研究的灵敏的生物活性测试体系也是非常重要的一个方面。总之只有通过学科交叉才能有效地促进新时期天然药物化学的发展。

（二）扩大研究对象、保护自然资源

现在的天然药物化学的研究大多针对小分子化合物，而对于多糖、蛋白质、核酸这样的大分子化合物研究很少。将来我们在研究小分子化合物的同时应注重开展对天然药物中大分子化合物的研究，以揭示这些大分子化合物在治疗疾病中的重要作用。我们现在的研究对象以植物为主，少数还涉及动物和矿物，但随着研究的不断深入，我们应该扩展研究对象，如占地球面积三分之二以上的海洋蕴藏着极为丰富的天然资源，而且由于低温、高压、缺氧等特殊环境，其次生代谢产物的结构具有特异性，对其深入研究具有重要的意义。这方面的研究已经显示出很好的苗头，将成为天然药物化学一个新的增长点。

天然药物资源毕竟有限，天然药物化学研究应该考虑到资源问题。特别是在我国天然药物化学工作者队伍比较庞大，资源保护问题显得尤为重要，近年来植物内生菌次生代谢产物的研究是一个重要的研究方向。内生真菌或细菌长期与植物共存，由于生长环境相同以及可能的基因交换等因素使得内生菌与寄主植物可能具有相同或相似的次生代谢产物，据此能够选择植物内生菌作为研究对象，深入研究其次生代谢产物，寻找我们感兴趣的活性化合物。当然现在国内外的天然药物化学工作者不仅研究植物内生菌，而且对动物内生菌、土壤和海洋微生物的次生代谢产物开展了很好的研究，这样不仅解决了资源问题，而且开辟了天然药物化学研究的新领域，具有十分广阔的前景。

（三）针对中药研究、解决实际问题

在我国天然药物研究的主要对象是中草药，研究的主要目的之一就是确定中药的物质基础，阐明中药治疗疾病的科学内涵。但至今真正完全阐明物质基础的中药并不多，其原因是多方面的，首先是中药所含的化学成分是一个复杂的体系，每味中药含有的成分就很多，临床常用的中药复方含有的成分就更加复杂，研究起来难度极大；其次是传统的天然药物化学研究有注重分离测定的新化合物的结构和数目，片面追求发表论文的倾向，对传统中药开展这方面研究取得的成果可能不尽人意；第三就是生物活性测试体系不能真正反映中药的临床疗效，故不能确定其与临床疗效相一致的物质基础。

针对上述状况，我国今后天然药物化学的研究应该积极鼓励针对传统中药和中药复方开展有效成分的研究，在化学研究方面应该密切结合一些现代分析手段，如HPLC-MS、UPLC-MS、LC-NMR 等现代高新技术，研究清楚其中的常量成分和微量成分；在化学成分的体内过程研究中应用多组分、多成分的药代动力学与药效动力学相结合的方法；在生物活性研究中应使用病证结合，以病为主的动物模型跟踪确定与中药临床疗效一致的成分，并力

求引入代谢组学、蛋白组学这些复杂体系研究的系统生物学方法，综合这些研究结果并应用数理统计模型进行整合，确定相关的化学成分，并尽可能定量描述这些成分对生物效应的定量贡献，这样可以在一定程度上阐明中药的物质基础。

中药的物质基础是中药学其他领域研究工作的前提，只有在明确物质基础的情况下才能进行中药作用机制、中药新药开发以及中药的质量可控等研究，为解决中药研究、开发与使用过程中的实际问题奠定基础。

扫码“练一练”

重点小结

- 天然药物化学
  - 简介
    - 研究内容
    - 与相关学科关系
    - 在新药创制中的地位
  - 发展的历史与现状
    - 国外发展概述
    - 国内发展概述
    - 发展趋势

参考文献

［1］刘兴祥．麻黄的药理作用及其临床应用［J］．中西医结合杂志，1989，9（4）：255－256.

［2］孔令义，裴月湖，于荣敏，等．中药前胡的化学和药理研究概况［J］．国外医药·植物药分册，1991，6（6），243－254.

［3］青蒿素研究协作组．一种新型的倍半萜内酯－青蒿素［J］．科学通报，1977，22（3）：142；抗疟新药青蒿素的研究［J］．药学通报，1979，14（2）：49.

［4］李英，虞佩琳，陈一心，等．青蒿素衍生物的合成［J］．科学通报，1979，24（14）：667－669.

［5］刘静明，倪慕云，樊菊芬，等．青蒿素（Arteannuin）的结构和反应［J］．化学学报，1979，37（2）：129－141.

［6］赵凯存，宋振玉．双氢青蒿素在人的药代动力学及与青蒿素的比较［J］．药学学报，1993，28（5）：342－346.

［7］李岩峰．(+)－和(－)－五味子丙素的全合成及其活性研究［D］．天津：天津大学药物科学与技术学院，2009.

［8］Ziegler F. E.，Flowler K. W.，Sinha N. D.，et al. A total synthesis of（±）steganacin via the modified Ullmann reaction［J］. *Tetrahedron Letters*. 1978，19（31），2767－2770.

［9］Meyers A. I.，Flisak J. K.，Aitken R. A.. An Asymmetric synthesis of (-)-steganone. Further application of chiral biaryl synthesis［J］. *Journal of the American Chemical Society*，1987，109，5446－5452.

［10］Uemura D，Ueda K，Hirata Y，et al. Further studies on palytoxin. II. Structure of palytoxin［J］. *Tetrahedron Letters*，1981，22（29）：2781－2784.

[11] Moore R. E., Bartolini G.. Structure of palytoxin [J]. *Journal of the American Chemical Society*, 1981, 103 (9): 2491 - 2494.

[12] Moore R E. Fortschritte der Chemie organischer Naturstoffe/Progress in the Chemistry of Organic Natural Products: Structure of palytoxin [M]. *Springer Vienna*, 1985: 81 - 202.

第二章　天然产物化学成分的生物合成

扫码“学一学”

学习目标

1. **掌握**　植物成分构成的基本单元与主要的生物合成途径。
2. **熟悉**　一次代谢、二次代谢及它们的代谢产物。
3. **了解**　植物化学分类学与亲缘相关性及其在天然药物化学研究中的作用。

植物和微生物等天然来源化学成分具有多样性和复杂性的特点。随着数目众多的天然有机化合物不断地被分离鉴定，科学工作者发现天然化合物结构之间有一定的规律性，可以从复杂、多变的结构中找出其共性。各类化合物均由一定的基本单元按不同方式组合而成，如表 2－1 所示。

表 2－1　构成各类化合物的基本单位

基本单位	构成单元	化合物
C_2	$(C_2)_n$	脂肪酸、酚类、苯醌、蒽醌等
C_5	$(C_5)_n$	萜类、三萜皂苷类、甾体、甾体皂苷、强心苷类
C_9	C_6-C_3	香豆素、木脂素、木质素类
C_{15}	C_6-C_3-C_6	黄酮、异黄酮、查尔酮、黄烷醇类
氨基酸	不同氨基酸	生物碱类

从表 2－1 可以看出，不同类型的化合物具有不同的构成单元，表现出一定的规律性。这说明化合物在生物体内的生物合成不是杂乱无章的，而是经几种共同的生物合成途径代谢生成。那么，这些化合物究竟是通过什么途径合成的？这些数目庞大的基本骨架又是怎样产生的？它们之间又有什么联系？探讨和研究生源途径对于整理天然有机化合物类群具有重要的意义。下面以植物成分为例加以阐明。

第一节　植物体内含有的成分及其代谢过程

一、植物体内含有的成分

几乎所有的生物体都含有水、矿物质、低分子和高分子有机化合物 4 大类成分，其中最多的是水分。植物的含水量根据其干燥的程度而不同，通常在 10%～98%。一般的生药干品在 100～110℃ 干燥至恒重，通常含水量也达 4%～30%。植物含有的矿物质通常在 0.1%～20%，分酸溶性（碱金属等）和酸不溶性（硅酸等）两种，不同的生药所显示的几乎是恒定值。《中华人民共和国药典》对每种中药都规定了矿物质含量的上限值。

植物中含有大量的有机化合物。所有植物中存在的有机化合物都是由空气中的 CO_2 通过光合作用，首先产生糖类，糖类进一步代谢而衍生出各种各样的化学物质。

二、植物体内物质代谢过程

新陈代谢（简称代谢，metabolism）是指在细胞内发生的、由复杂酶促化学反应网络所催化的生物化学物质的改变。植物有机体以代谢的方式不断地与外界环境进行着物质与能量的交换，并通过该过程来维持生命、建立其特有的形态、强盛自己并繁殖后代。生物合成途径（biosynthesis pathway）即指植物代谢产物的生源（biogenesis）和合成途径（synthetic pathway），是研究植物的化学成分在植物体内形成的前体（precursor）及末端产物（end products）的形成和变化过程。

在植物的代谢过程中，首先由绿色植物中的叶绿素通过光合作用将二氧化碳和水合成为糖类，放出氧气。生成的糖进一步通过不同的途径（五碳糖磷酸途径及解糖途径）代谢，产生三磷酸腺苷（ATP）及辅酶 I（NADPH）等维持植物机体生命必需的物质，以及丙酮酸（pyruvic acid）、磷酸烯醇丙酮酸（PEP）、赤藓糖-4-磷酸（erytbrose-4-phosphate）、核糖等。核糖为合成核酸的重要原料；磷酸烯醇丙酮酸与赤藓糖-4-磷酸可进一步合成莽草酸（shikimic acid）；而丙酮酸经过氧化、脱羧后生成乙酰辅酶 A（acetyl CoA），再进入三羧酸（TAC）循环，生成一系列的有机酸及丙二酸单酰辅酶 A（malonyl CoA，合成脂质的重要原料）等，并通过反应得到一系列氨基酸，氨基酸为合成含氮类化合物的重要原料。上述过程几乎存在于所有的绿色植物中，习惯称之为一次代谢过程（primary metabolism）。由一次代谢产生的糖、蛋白质、脂质和核酸等则称为一次代谢或初生代谢产物（primary metabolites）。一次代谢产物包含构成植物体的基本物质（纤维素、壳质、木质素、黏液质）、贮藏物质（淀粉、蛋白质、磷脂等）、代谢功能物质（蛋白质、核酸和酶）等维持生命必需的物质。

代谢过程到此并没有停止，一些重要的一次代谢产物，如乙酰辅酶 A、丙二酸单酰辅酶 A、莽草酸及一些氨基酸等作为前体物，在特定的条件下又进一步经不同的代谢途径，生成如生物碱、黄酮、萜类等化合物。这一过程不是在所有的植物中都能够发生，对维持植物生命也不起重要作用，却是维系植物形态特征等的重要代谢过程，故又称之为二次代谢或次生代谢过程（secondary metabolism）。由二次代谢所产生的生物碱、黄酮、萜类等化合物则称之为二次代谢或次生代谢产物（secondary metabolites）。二次代谢产物的作用除了维系植物形态的重要特征外，更由于它们的结构千变万化，又多具有明显的生物活性，是天然药物化学的主要研究对象。图 2 - 1 是天然产物的代谢途径及各种物质的生物合成前体物或中间体的关联图。

由图 2 - 1 可见，二次代谢产物的前体物或中间体，与一次代谢产物用的是共通的物质。一次代谢过程和二次代谢过程密切相关，它们之间的界限有时是模糊的。如生物碱一般被认为是次生代谢产物，但也有学者认为生物碱是植物贮存和运输氮素的一种形式。如在罂粟科植物中看到的吗啡可转化成为非生物碱类物质，这些物质随后又转移到种子中，作为氮元素的一种贮存形式；又如烟草中的烟碱在种子形成过程中逐渐减少，直至完全消失，而蛋白质却随烟碱的减少而逐渐增加。

三、生物合成假说的提出

随着越来越多的天然化合物不断被发现，科学家们推测结构相似的化合物在生物合成上可能为同一起源。例如，在比较茴香脑（anethol）、丁香酚（eugenol）等化合物结构时，

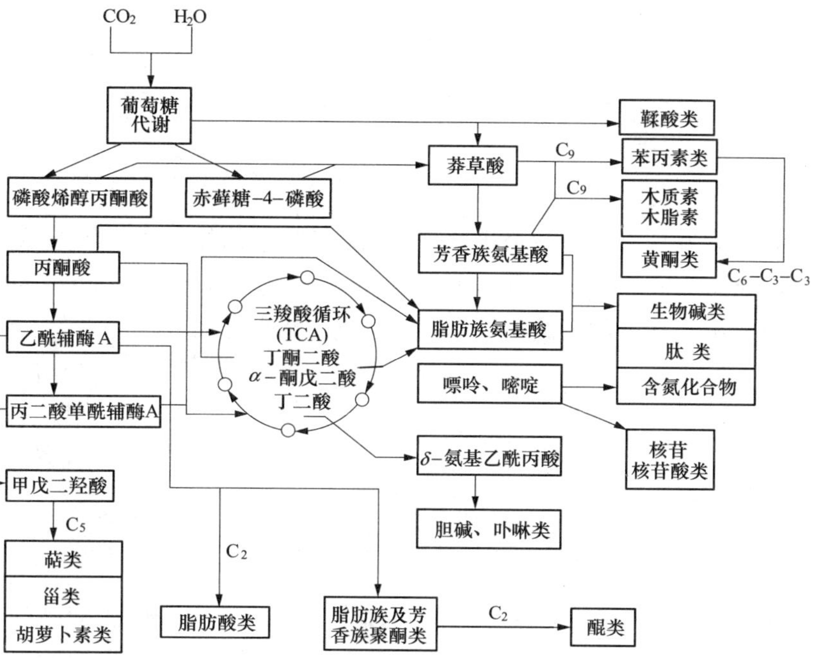

图2－1　植物体内的物质代谢与生物合成过程

人们发现它们都具有相同的 C_6-C_3 骨架，由此怀疑它们是由相似的一次代谢产物酪氨酸（tyrosine）和多巴（dopa）演变而来。

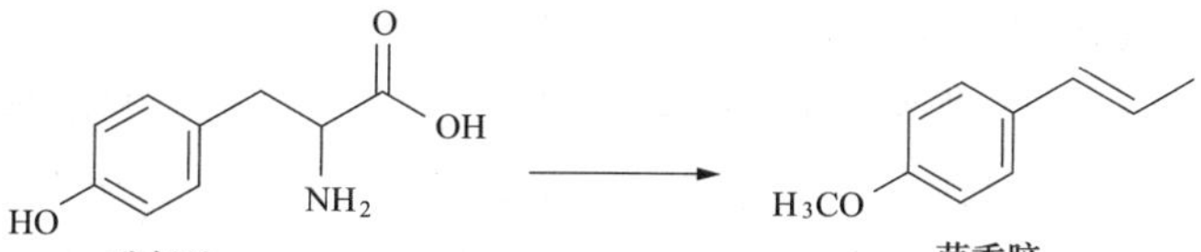

酪氨酸　　茴香脑

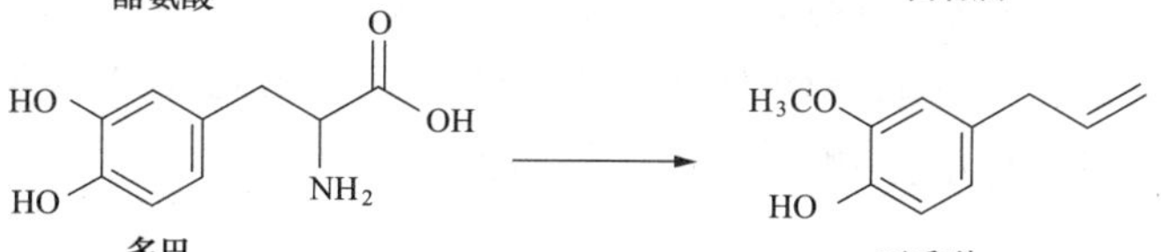

多巴　　丁香酚

再如，许多萜类化合物的基本碳架是由异戊二烯单位（isoprene units）组成，似乎意味着它们具有某种共同的生物合成途径。Wallach 于 1887 年提出“异戊二烯法则”（isoprene rule），认为自然界存在的萜类化合物均是由异戊二烯衍变而来，是异戊二烯的聚合体或衍生物，并以是否符合异戊二烯法则作为判断是否为萜类化合物的一个重要原则。

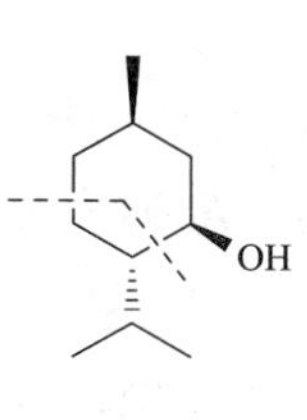

l-薄荷醇

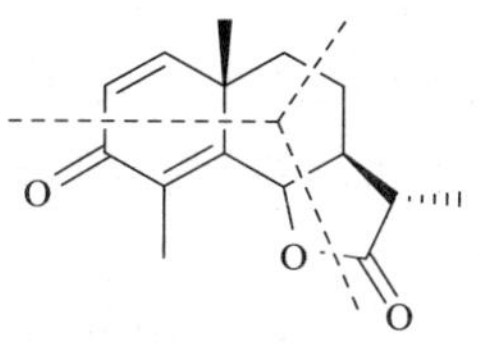

α-山道年

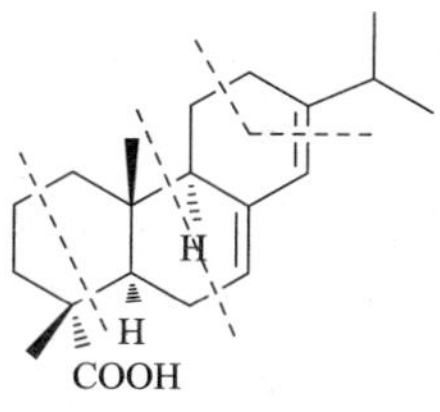

松香酸

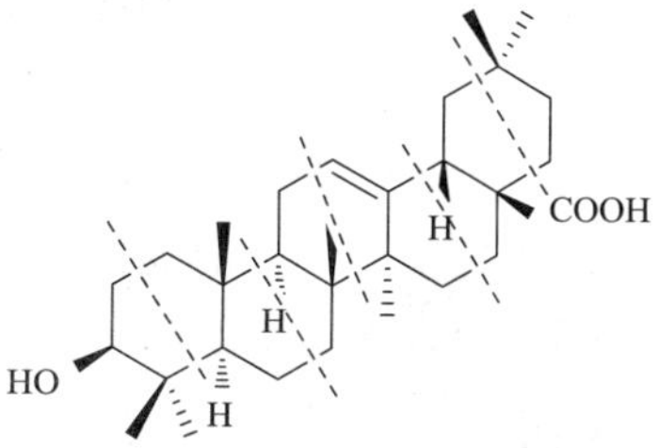

齐墩果酸

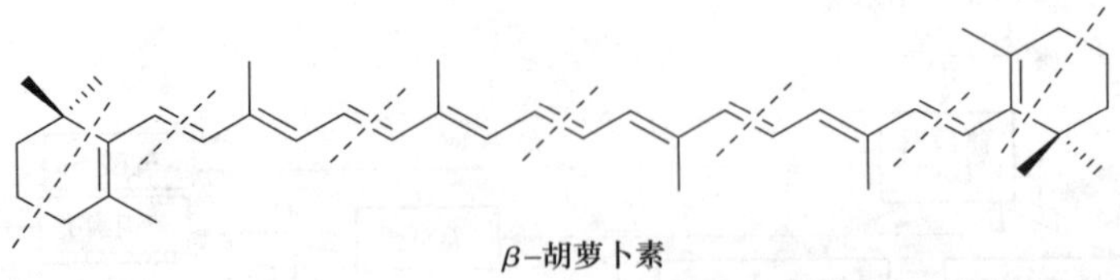

β-胡萝卜素

但是，后来研究发现有许多萜类化合物的碳架结构无法用异戊二烯的基本单元来划分，如艾里木酚酮（eremophilone）、土青木香酮（aristolone）和扁柏酚（hinokitol）等。越来越多的实验证明某些萜类化合物的碳架并不是由异戊二烯聚合而成。

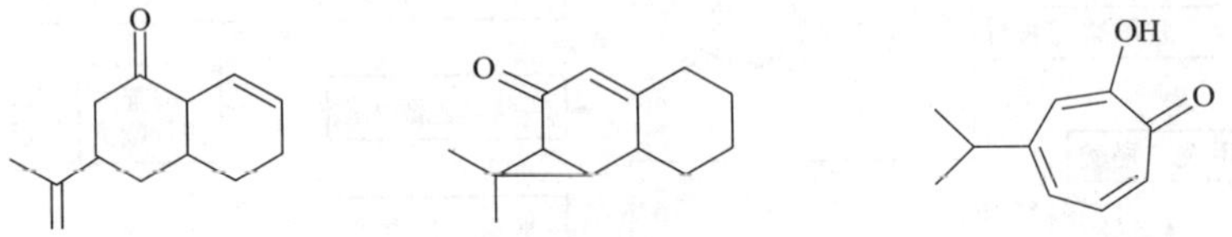

艾里木酚酮　　土青木香酮　　扁柏酚

1938 年，Ruzicka 将上述的异戊二烯法则称为经验的异戊二烯法则（empirical isoprene rule），并提出生源的异戊二烯法则（biogenetic isoprene rule），并假设所有萜类的前体是“活性的异戊二烯”。这个假说由 Lynen 证明焦磷酸异戊烯酯（Δ^3-isopentenyl pyrophosphate，IPP）的存在而得到初步验证，其后 Folkers 又于 1956 年证明 3(*R*)-甲戊二羟酸（3*R*-mevalonic acid，MVA）是 IPP 的关键性前体物质。

经同位素标记实验，证明萜类的生源途径是由乙酸与辅酶 A 结合形成甲戊二羟酸，再形成焦磷酸异戊烯酯（IPP），由它及其异构体聚合成焦磷酸香叶酯（geranyl pyrophosphate，GPP），继续衍化或聚合，生成各种类型的萜类化合物，这就是生源的异戊二烯法则。焦磷酸异戊烯酯（IPP）是活性异戊二烯（active isopene）。

综上所述，无论哪种生物合成假说都是先从结构比较开始，即将二次代谢产物与一次代谢产物比较，从复杂、多样的结构中找出其共性，在天然化合物结构中发现隐藏着的一次代谢产物，从而推测它们的生物合成途径及来源。

第二节　天然产物的构成单元与生物合成途径

自然界中存在的天然产物种类众多、结构多样。这些天然产物多按照一定的基本结构单元以不同的方式组合而成。常见的基本结构单元可分为如下几种类型（图 2－2）。

C_1单元：最简单的结构单元是由一个碳原子组成。一般是以甲基的形式存在，最常见的是和氧原子或氮原子相连，偶尔和碳原子相连，亚甲二氧基（OCH_2O）也是 C_1单元的一个例子。

C_2单元：C_2由乙酰辅酶 A 提供，该结构可能是以简单的乙酰基的形式存在，但更常见的是构成烷基链（如脂肪酸）或芳香结构（如苯酚）的部分单元，如脂肪酸、酚类、苯醌等聚酮类化合物。

C_5单元：支链 C_5单元（异戊二烯单元）是来源于甲戊二羟酸化合物的特征结构，如萜类、甾体类等化合物。

C_6C_3单元：来源于两个莽草酸衍生的芳香化氨基酸 L-苯丙氨酸和 L-酪氨酸骨架结构的苯丙基单元。C_3侧链可以是饱和或不饱和结构，也可以是被氧化的，有时候侧链还可以是降解的结构，去掉了一个或两个碳（C_6C_2 和 C_6C_1 结构）。如香豆素、木脂体等苯丙素类化合物。

C_6C_2N 单元：该结构单元同样是来源于 L-苯丙氨酸和 L-酪氨酸，其中酪氨酸更为常见。如部分生物碱类化合物。

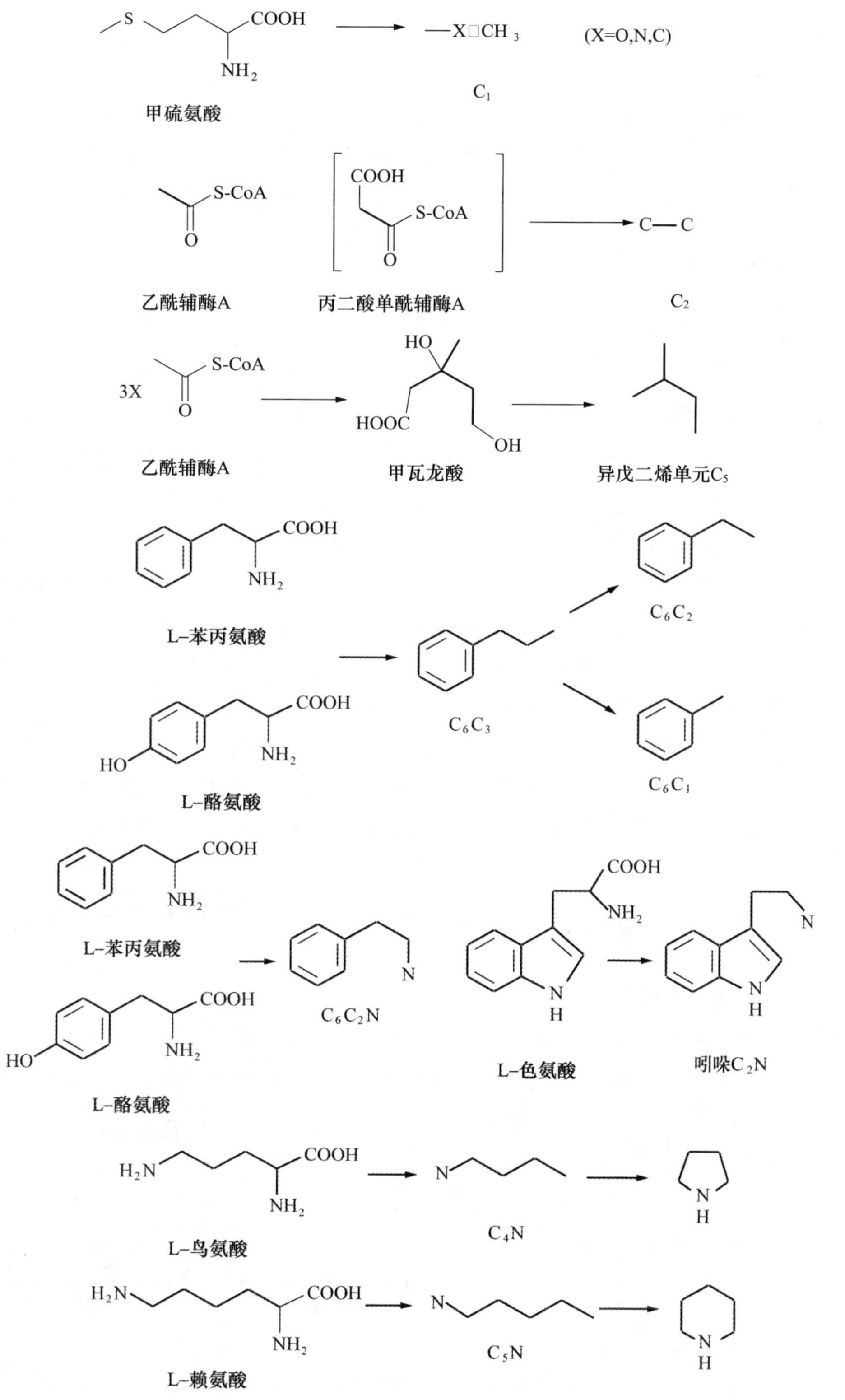

图 2－2　常见的基本结构单元

吲哚 C_2N 单元：来源于另外一个芳香化的氨基酸 L-色氨酸，该单元具有吲哚结构。如部分生物碱类化合物。

C_4N 单元：C_4N 单元常以杂环吡咯烷的形式出现，是从 L-鸟氨酸衍变而来的。与 C_6C_2N 单元显著不同的是，在该单元中鸟氨酸提供的不是 α-氨基氮，而是 δ-氨基氮。如部分生物碱类化合物。

C_5N 单元：该单元与 C_4N 单元具有十分相似的来源途径，只是前体化合物为L-赖氨酸，其中 ε-氨基氮被保留，并以哌啶环的形式存在。如部分生物碱类化合物。

以上八种基本结构单元是多数天然产物的结构基础。

天然化合物的主要生物合成途径主要包括醋酸－丙二酸途径、甲戊二羟酸途径和丙酮酸/磷酸甘油途径、莽草酸途径和氨基酸途径等。下面分别对其进行介绍。

一、醋酸－丙二酸途径

脂肪酸类、酚类、蒽醌类等化合物均由醋酸－丙二酸途径（acetate-malonate pathway，AA-MA 途径）合成。

（一）链状脂肪酸类

天然饱和脂肪酸类均由醋酸－丙二酸途径生成。乙酰辅酶 A 和丙二酸单酰辅酶 A 自身并不能缩合，而是以硫酯键与酶结合形成复合物参加反应。如图 2－3 所示，丙二酸单酰辅酶 A 与酰基载体蛋白（ACP）结合产生丙二酸单酰-ACP 复合物，乙酰辅酶 A 与酶结合生成硫酯，两者经 Claisen 反应生成乙酰乙酰-ACP（β-酮酰基-ACP，R＝H），然后消耗 NADPH，立体选择性还原生成相应的 β-羟基酰基-ACP，再消除一分子水，生成反式（E）α，β-不饱和酰基-ACP。NADPH 可进一步还原双键，生成饱和脂肪酰-ACP（脂肪酸-ACP，R＝H），碳链延长两个碳原子。脂肪酰-ACP 重新进入反应体系，与丙二酸单酰-ACP 缩合，再经羰基还原、脱水、双键还原反应。每循环一次，碳链延长两个碳原子，直到获得适宜长度的脂肪酰-ACP。最后，硫酯酶（thioesterase）催化分解脂肪酰-ACP 复合物，释放出脂肪酰辅酶 A（fatty acyl-CoA）或游离脂肪酸。碳链的长度是由硫酯酶的特异性决定。

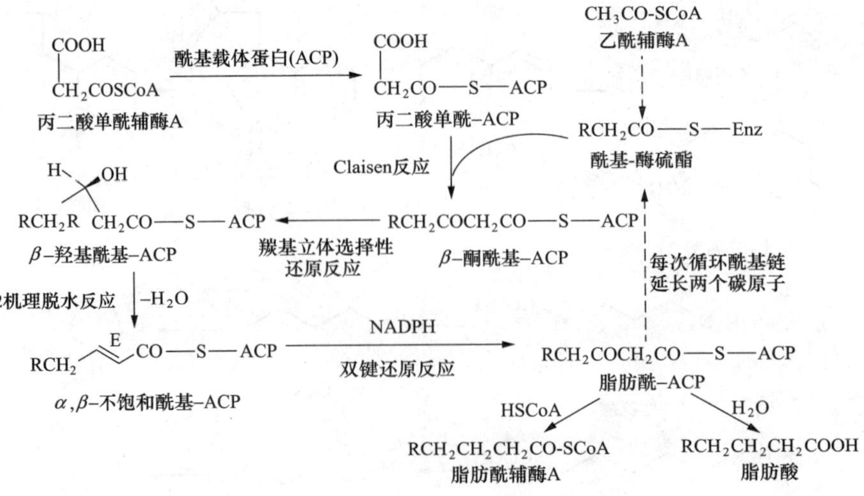

图 2－3　脂肪酸生物合成途径

（二）酚类

醋酸－丙二酸途径也是天然芳香族化合物酚类形成的重要来源之一。如图 2－4 所示，由 1 个乙酸酯起始单位和三个丙二酸酯延伸单位缩合生成的多聚-β-酮酯，能通过 A、B 两种方式折叠。A 方式由 α-亚甲基离子化，与相隔 4 个碳原子的羰基发生羟醛缩合反应，羰基转化为季碳羟基并形成六元环；随后经脱水反应生成烯烃；其他羰基再经烯醇化生成稳定的芳环结构；再经过硫酯键水解，辅酶 A 或酰基载体蛋白（ACP）离去，生成苔藓酸（orsellinic acid）。B 方式首先发生分子内 Claisen 反应，再断裂硫酯键并释放酶，生成环己三酮，烯醇化生成间三酚苯乙酮（phloracetophenone）。

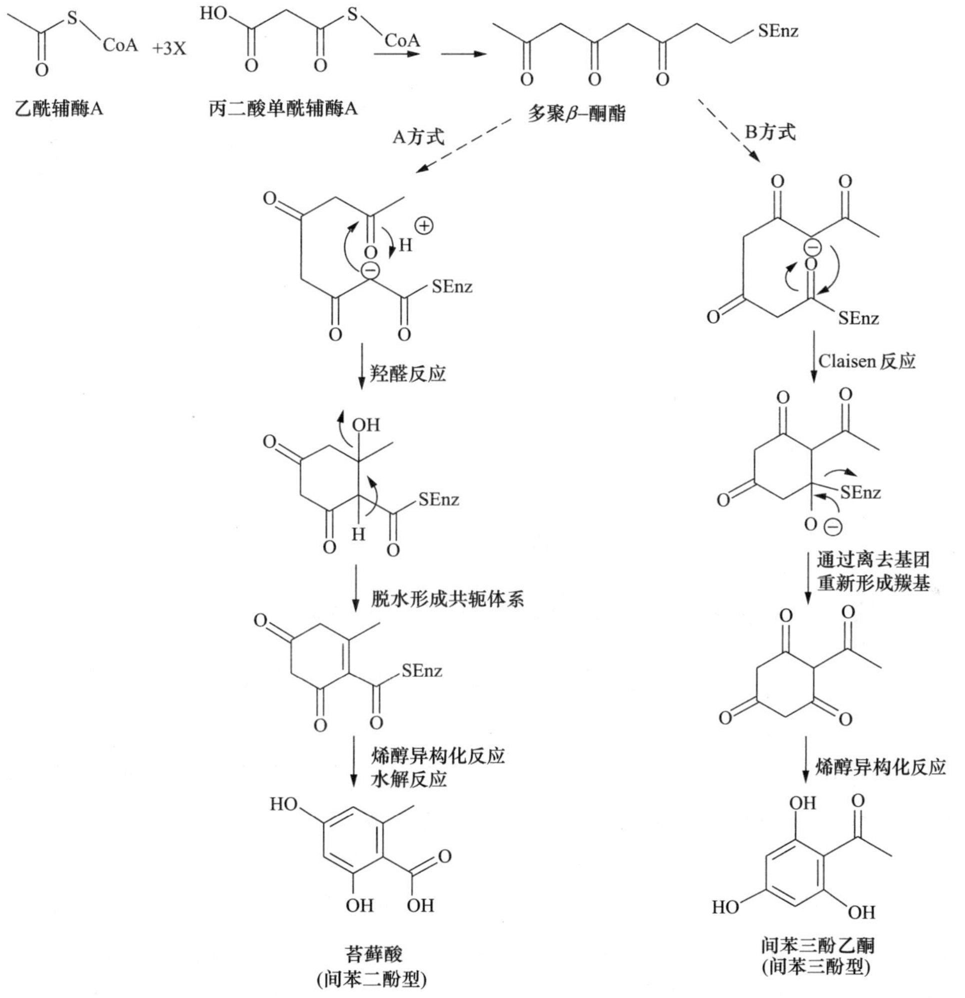

图 2－4　酚类的生物合成途径

乙酸途径合成的芳环系统具有显著的特点。多聚-β-酮链的多个羰基氧原子保留在终产物中，并在芳环上交替排列。这种在交替碳原子上发生氧化反应的方式称为间位氧化方式，与莽草酸途径形成的芳环的结构差别较大。也有羰基因反应形成碳－碳键而脱去，如苔藓酸。

（三）蒽醌类

中药大黄和番泻叶所含的羟基蒽醌类和菌类常见的 C_{16}-蒽酮类也是如图 2－5 所示的同一途径生物合成的。在中间体中生成的蒽酮类化合物经氧化而成羟基蒽醌，如大黄素

(emodin) 和大黄素-3-羧酸 (endocrocin) 等。羟基蒽醌经进一步氧化、聚合产生番泻苷 (sennoside)。

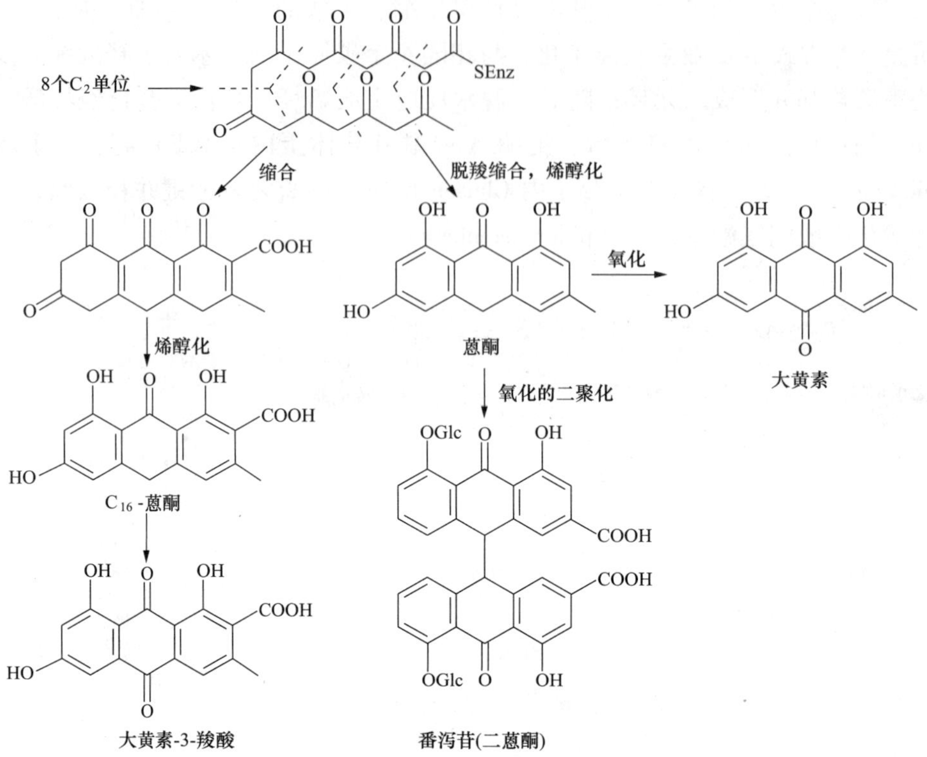

图 2－5 蒽醌类的生物合成途径

二、甲戊二羟酸途径和丙酮酸/磷酸甘油途径

在 MVA 途径中，首先由乙酰辅酶 A (acetyl-CoA) 与乙酰乙酰辅酶 A (acetoacetyl-CoA) 生成 3-羟基-3-甲基戊二酸单酰辅酶 A (3-hydroxy-3-methylglutaryl CoA，HMG-CoA)，进一步通过 HMG-CoA 还原酶作用生成甲戊二羟酸 (MVA)。MVA 经数步反应转化成焦磷酸异戊烯酯 (Δ^3-isopentenyl pyrophosphate，IPP)，IPP 经硫氢酶 (sulphyhydryl enzyme) 及焦磷酸异戊酯异构酶 (IPP isomerase) 转化为焦磷酸 γ，γ-二甲基烯丙酯 (γ，γ-dimethylallyl pyrophosphate，DMAPP) (图 2－6)。IPP 和 DMAPP 两者均可转化为半萜，并在酶的作用下，头－尾相接缩合为焦磷酸香叶酯 (geranyl pyrophosphate，GPP)，衍生为单萜类化合物，或继续与 IPP 分子缩合衍生为其他萜类和甾族类化合物[1]。目前 DMAPP 被认为是萜类成分在生物体内形成的真正前体，是生物体内的“活性的异戊二烯”物质，在生物合成中起着烷基化的作用。

长期以来，甲戊二羟酸途径被认为是萜类化合物生物合成的唯一途径。1993 年 Rohmer 等通过大量研究证明[1]，萜类化合物的生物合成除 MVA 途径外，还存在一条非 MVA 途径，是由丙酮酸和磷酸甘油醛为原料进行的，因此称为丙酮酸/磷酸甘油途径 (DOXP/MEP pathway)。植物和细菌中的部分萜类化合物是经由该途径合成的。

DOXP/MEP 途径 (图 2－6) 的第一步反应为 3-磷酸甘油醛 (D-glyceraldehyde 3-phosphate，GA-3P) 和丙酮酸 (pyruvate) 在 5-磷酸脱氧木酮糖合成酶 (1-deoxy-D-xylulose 5-phosphate synthase，DXS) 的催化下缩合形成 DOXP (1-deoxy-D-xylulose 5-phosphate，5-磷酸

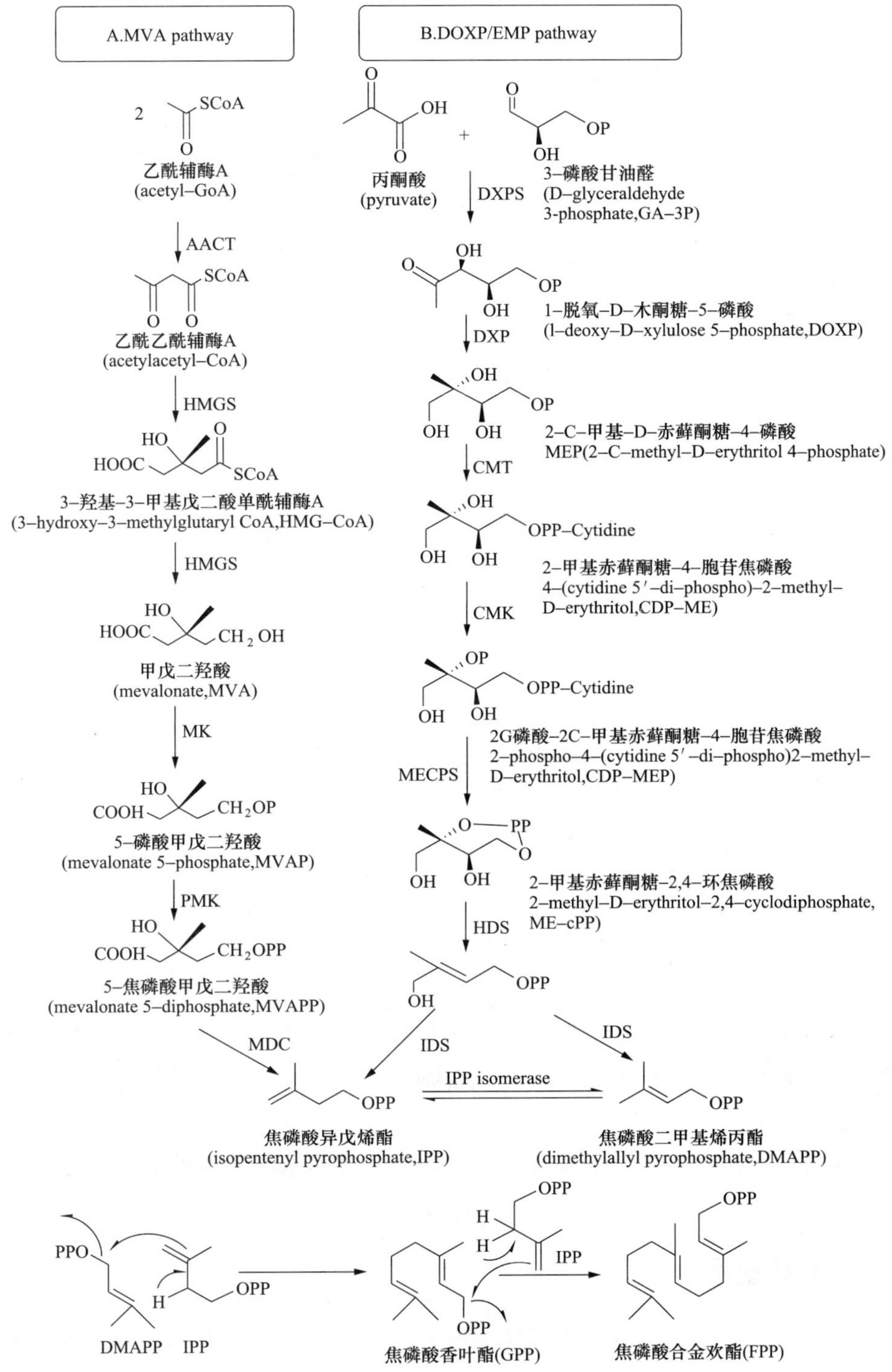

图 2－6　萜类化合物的生物合成途径

脱氧木酮糖）。DOXP 在 DXR（l-deoxy-D-xylulose 5-phosphate reductoisomerase，5-磷酸脱氧木酮糖还原异构酶）催化下发生分子内重排和还原反应生成 MEP（2-C-methyl-D-erythritol 4-phosphate，2-C-甲基-D-赤藓糖醇-4-磷酸）。随后，MEP 在 CMS（4-diphosphocytidyl-2C-methyl-D-erythritol 4-phosphate synthase，4-磷酸-2C-甲基赤藓糖醇-4-胞苷焦磷酸合成酶）、CMK（4-diphosphocytidyl-2C-methyl-D-erythritol kinase，2C-甲基赤藓糖醇-4-胞苷焦磷酸合成酶）、MCS（2C-methyl-D-erythritol 2，4-diphosphate synthase，2C-甲基赤藓糖醇-2，4-焦磷酸合成

酶)、HDS（1-hydroxy-2-methyl-butenyl 4-diphosphate synthase，1-羟基-2-甲基-2-丁烯-4-焦磷酸合成酶）及 IDS（IPP/DMAPP synthase，IPP/DMAPP 合成酶）等一系列酶的催化下经磷酸化、环化等作用最终形成 IPP 和 DMAPP[2]，进一步衍生为萜类化合物。

IPP 和 DMAPP 两者均可转化为半萜，并在酶的作用下，头－尾相接缩合为焦磷酸香叶酯（geranyl pyrophosphate，GPP）；GPP 再与一分子 IPP 缩合可形成焦磷酸金合欢酯（farnesyl pyrophosphate，FPP）（图 2－6）。从图 2－7 可以看出，各种萜类分别经由对应的焦磷酸酯得来，三萜及甾体则由反式角鲨烯（*trans*-squalene）转变而成。它们再经氧化、还原、脱羧、环合或重排，生成种类繁多的三萜（triterpenoids）和甾体（steroids）类化合物。

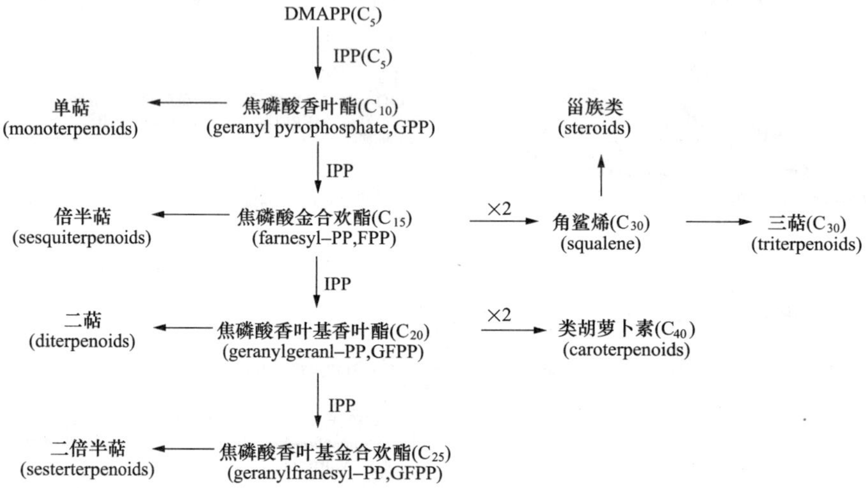

图 2－7　萜类、甾体类化合物的生物合成途径

天然的异戊二烯属半萜类（hemiterpenoids），可在植物的叶绿体中形成，虽广泛存在，但含量极微，其生源途径尚不清楚。在萜类生物合成的研究过程中，也曾发现一些 C_5 酸或醛，目前认为与聚异戊二烯或氨基酸的合成代谢有关。

自然界中还有一些半萜以支链形式结合在非萜类化合物结构的母核上，形成异戊烯基或异戊基支链，从而成为一种混杂的萜类化合物，多见于香豆素、黄酮、苯丙素和嘌呤类化合物中。

有些萜类化合物的基本碳架不符合异戊二烯法则或其基本碳架的碳原子数不是 5 的倍数，则是因为其在生物合成过程中产生异构化或产生脱羧降解反应所致。

三、莽草酸途径

在天然芳香族化合物中，有一类芳环上连有丙基这一基本骨架的化合物较为多见，它们统称为苯丙素类（phenylpropanoids），或者 C_6-C_3 类化合物。如桂皮酸（cinnamic acid）衍生物，香豆素类（coumarins）、木脂素类（lignans）、木质素类（lignins）等都属于这一类，它们都是由莽草酸（shikimic acid）这一共同前体物质，即经莽草酸途径（shikimic acid pathway）生物合成而来，如图 2－8 所示。

反应首先由丙酮酸的烯醇磷酸酯和赤藓糖-4-磷酸酯缩合构成 5-去氢奎宁酸(5-dehydronicacid)，继而还原、脱水生成莽草酸（shikimic acid）。再由莽草酸与 1 分子丙酮酸磷酸酯进一步缩合，经由分枝酸（chorismic acid）和予苯酸（prephenic acid）产生苯丙酮酸（phenylpyruvic acid）或者对－羟基苯丙酮酸（*p*-hydroxyphenylpyruvic acid），构成 C_6-C_3 基本

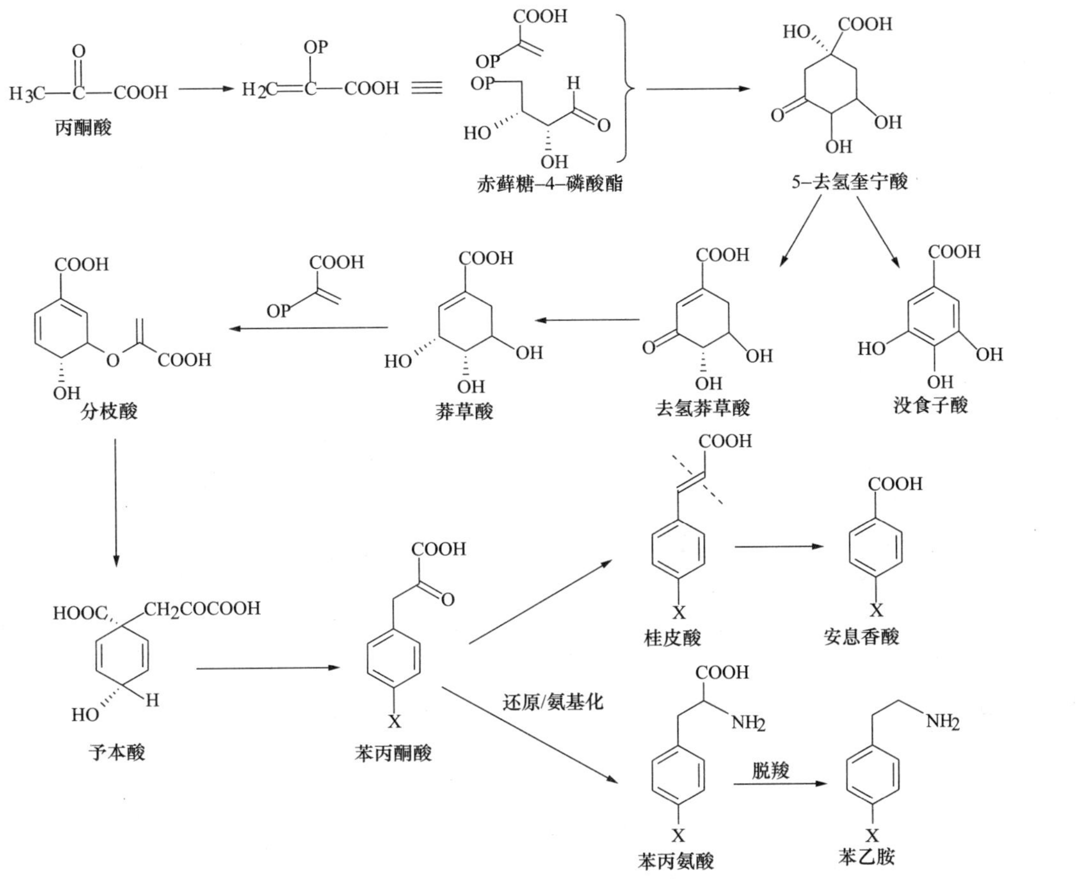

图 2-8　莽草酸生物合成途径

骨架。伴随着代谢的过程，在苯环不同位置上引入羟基，继而产生各种各样的衍生物。

安息香酸、没食子酸及苯醌等化合物中也由莽草酸而来。安息香酸是由 C_9单位的侧链氧化、断裂而成3,4,5-三羟基安息香酸，即没食子酸衍生物是由5-去氢奎宁酸直接脱氢而成，而苯丙酮酸经还原、氨基化生成苯丙氨酸。

（一）香豆素、木脂素和木质素类

如图2-9所示，苯丙酮酸和对-羟基苯丙酮酸经氨基化反应，产生苯丙氨酸（phenylalanine）和酪氨酸（tyrosine），经脱氨反应转变成桂皮酸（cinnamic acid）和对羟基桂皮酸（*p*-coumaric acid）。桂皮酸衍生物经反式邻羟基苷异构化成顺式邻羟基苷，衍生出广泛分布于自然界的香豆素类（coumarins）化合物。而如松柏醇（coniferol）有对位羟基的一类化合物，经由游离基反应和聚合反应转变成木脂素类（lignans）化合物。由于 C_6-C_3游离基单位呈不规则聚合和高次聚合，就产生各种不同的木质素（lignins）化合物，这类物质广泛分布于木材组织中。

（二）黄酮类

黄酮类化合物（flavonoids）在自然界极为多见，其骨架与苯丙素类化合物不同，具有 C_6-C_3-C_6基本骨架。这类化合物是经桂皮酸与醋酸-丙二酸途径（AA-MA）衍生的 C_2单位，即经聚酮链延长反应，组合成 C_6-C_3-3×C_2链。如图2-10所示，A环来自AA-MA途径衍生的聚酮，B环来自莽草酸途径衍生的桂皮酸，聚酮与桂皮酸通过电子转移、重排等反应，并依三碳链的氧化程度、三碳链是否构成环状以及B环连接位置，衍生一系列黄酮类化合物。

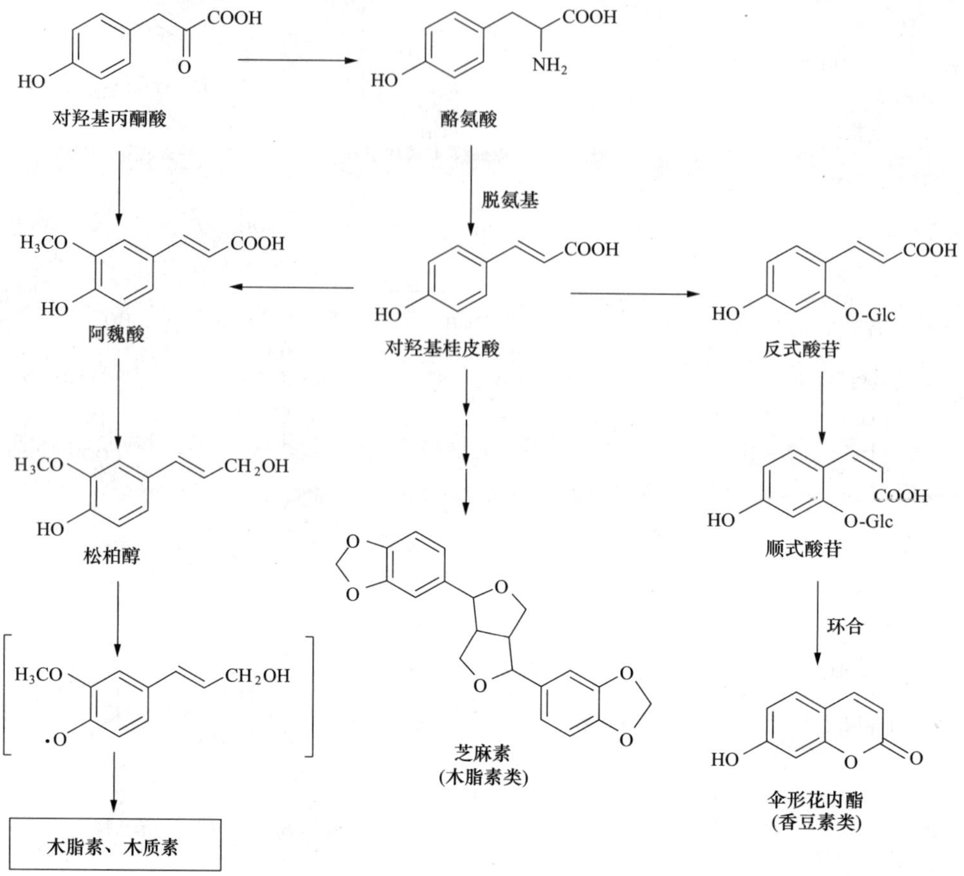

图 2-9　香豆素、木脂素、木质素生物合成途径

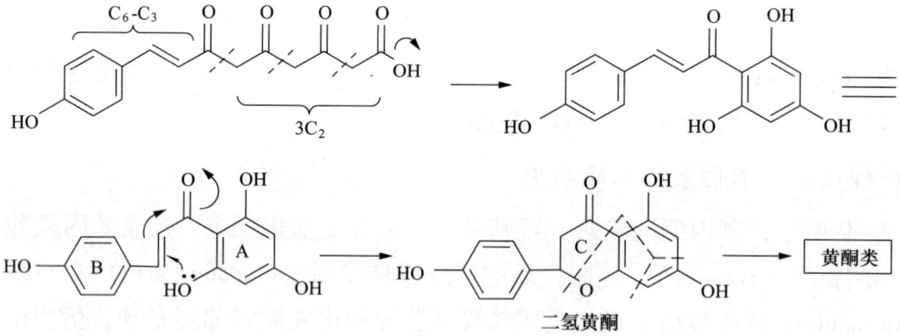

图 2-10　黄酮类的生物合成途径

四、氨基酸途径

氨基酸不仅是构成肽类、蛋白质等物质的基本单位，而且是天然产物生物碱合成时氮元素的供给源，也就是说氨基酸途径（amino acid pathway）是合成含氮化合物的重要途径。氨基酸本身是由丙酮酸型化合物还原、氨基化生成，如下式所示。这些丙酮酸型化合物经由糖类的分解、醋酸-丙二酸途径，莽草酸途径等生物合成而来。

$$\text{R—CO—COOH} \underset{\text{氧化脱氨基化}}{\overset{\text{还原氨基化}}{\rightleftharpoons}} \underset{\displaystyle\text{NH}_2}{\text{R—CH—COOH}}$$

并非所有的氨基酸都能转变为生物碱。已知作为生物碱前体的氨基酸，在脂肪族氨基酸中主要有鸟氨酸（ornithine）、赖氨酸（lysine），由脂肪族氨基酸合成的生物碱除托哌、吡咯及哌啶等生物碱外，并不多见。芳香族中则有苯丙氨酸（phenylalanine）、酪氨酸（tyrosine）及色氨酸（tryptophane）等，由这些芳香族氨基酸衍生的生物碱类占绝大多数。下面以可待因（codeine）和吗啡（morphine）为例（图 2－11），阐明生物碱的生物合成途径。首先由莽草酸衍生的对羟基苯乙醛（*p*-hydroxyphenylacetaldehyde）和多巴胺（dopamine）缩合成苄基异喹啉（benzylisoquinoline）中间体，再经氧化生成全去甲劳丹诺苏林（norlaudanosoline），全去甲劳丹诺苏林经甲醚化转变成重要的中间体（*S*)-网状番荔枝碱［(*S*)-reticuline］，再通过酚环之间的氧化偶联，构成吗啡环结构。

图 2－11 中，全去甲劳丹诺苏林和网状番荔枝碱是苄基异喹啉型（benzylisoquinoline）、原小檗碱型（protoberberine）、阿朴啡型（aporphine）、吗啡型（morphine）等许多重要的四氢异喹啉（tetrihydroisoquinoline）生物碱的中间体，都是以苯酚分子内氧化偶联反应途径构成的。

五、生物合成的多样性

（一）复合生物合成途径

由前述内容可以看出，许多天然化合物可由特定的生物合成途径来合成，但一些结构较为复杂的天然化合物，其分子中各个部位并不是由单一合成途径，而是来自 2 个以上生物合成途径，即通过复合生物合成途径产生。如化合物蛇麻酮（lupulone）、anisoxide、四氢大麻酚（tetrahydrocannabinol）都含有异戊烯基，它们不单是由甲戊二羟酸途径而来，还包含莽草酸途径和醋酸－丙二酸途径，凯林（Khelin）的呋喃环可看作是异戊烯基脱去一部分构成的物质。

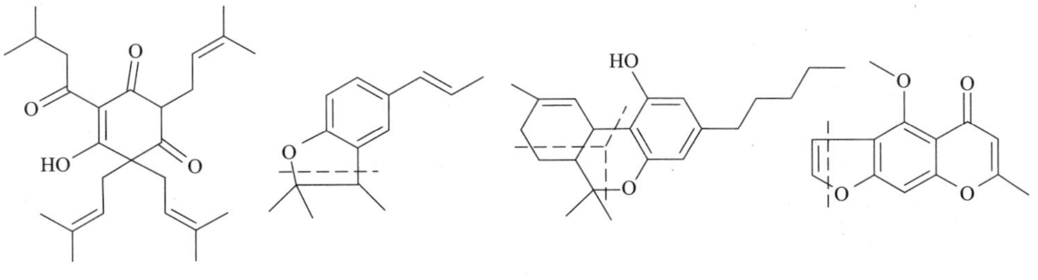

蛇麻酮 $3C_2+4C_5$　　anisoxide C_9+C_5　　四氢大麻酚 $(6C_2+2C_5)-C_1$　　凯林 $(5C_2+C_5)-C_3$

常见的复合生物合成途径有下列几种：

（1）醋酸－丙二酸－莽草酸途径。

（2）醋酸－丙二酸－甲戊二羟酸途径。

（3）氨基酸－甲戊二羟酸途径。

（4）氨基酸－醋酸－丙二酸途径。

（5）氨基酸－莽草酸途径。

（二）生物合成的多样性

如前所述，天然化合物是由醋酸－丙二酸、莽草酸、甲戊二羟酸、氨基酸等四种主要

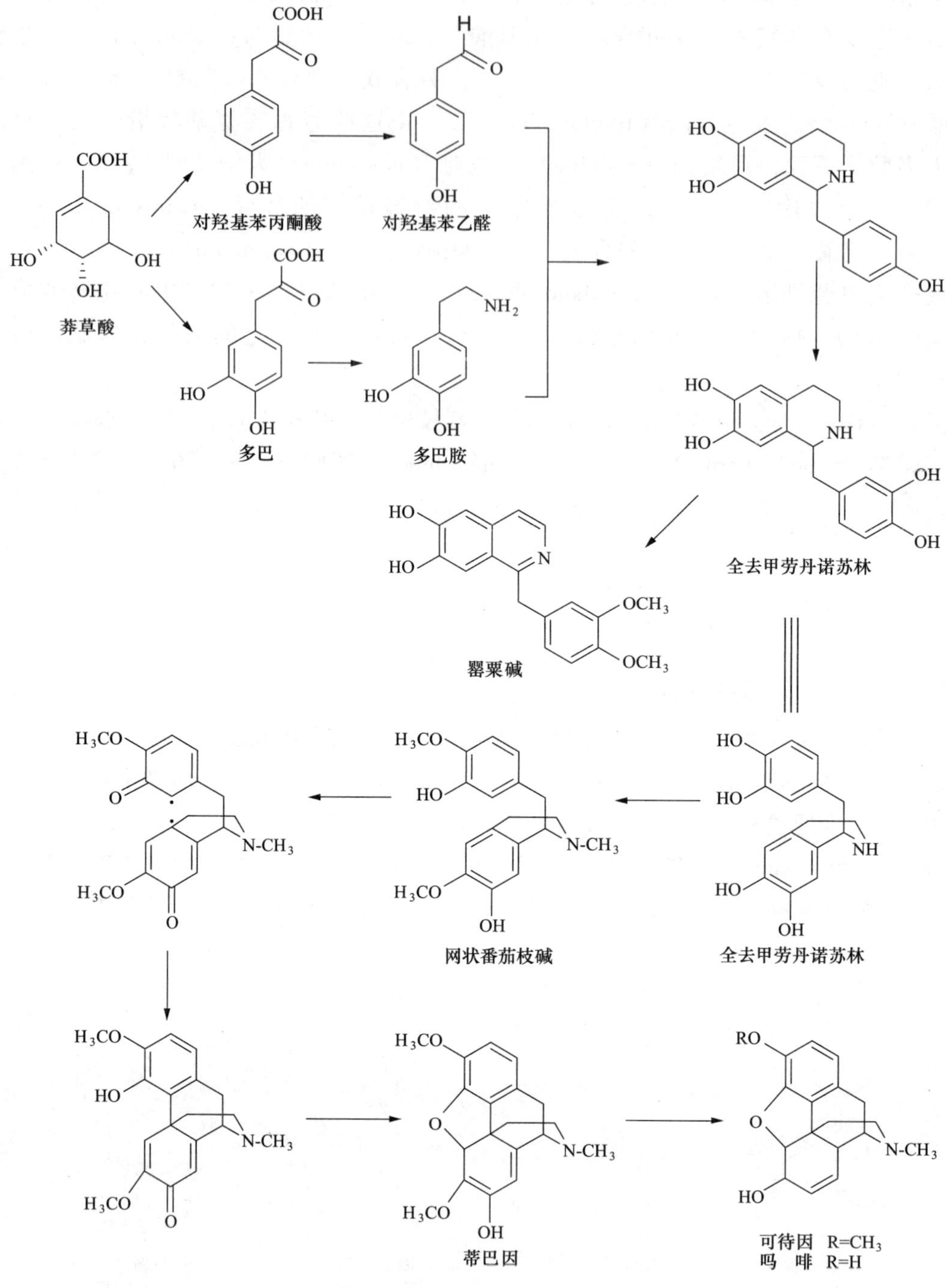

图 2 – 11　生物碱的生物合成途径

生物合成途径以及复合途径产生而来。但值得提出的是，在化学上具有特定骨架的化合物类群往往不仅仅靠一种途径合成。如图 2 – 12 所示，具有萘醌骨架的化合物胡桃醌（jugione）、紫草醌（shikonin）、蓝雪醌（plumbagin）具有各自不同的生物合成途径。

又如，中药大黄和番泻叶所含的蒽醌类是经醋酸 – 丙二酸途径或聚酮途径生物合成而来，但同属蒽醌骨架的茜草素（alizarin）则是经莽草酸 – 甲戊二羟酸的复合途径产生的基本骨架（图 2 – 13）。像这种同一物种、具有同一种骨架的化合物，其生物合成途径不同的例子较多，这就是生物合成多样性之使然。

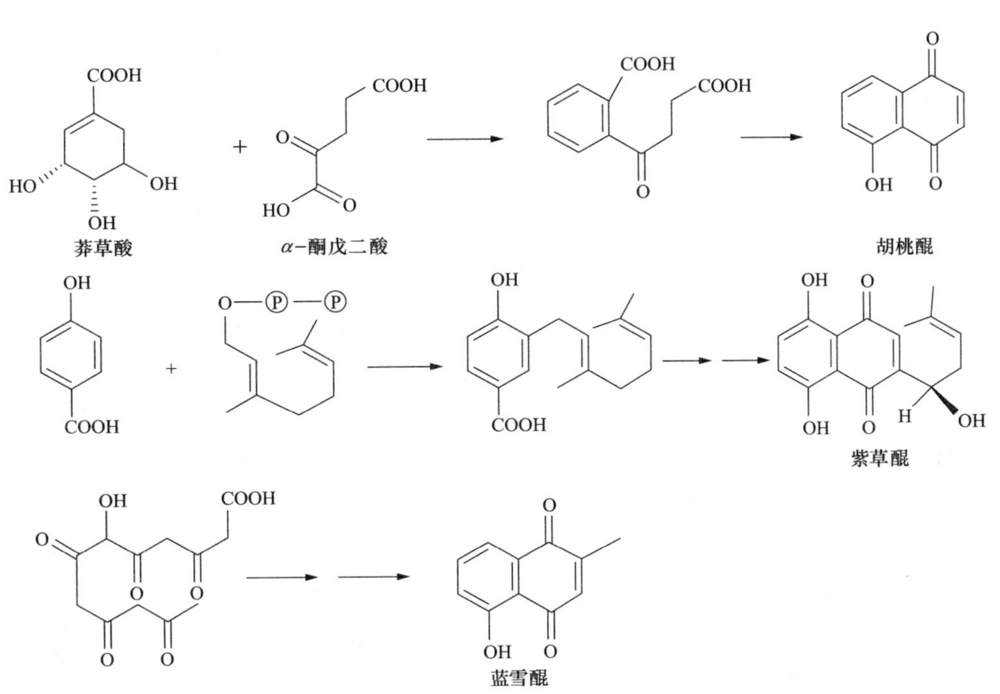

图 2-12　几种萘醌的生物合成途径

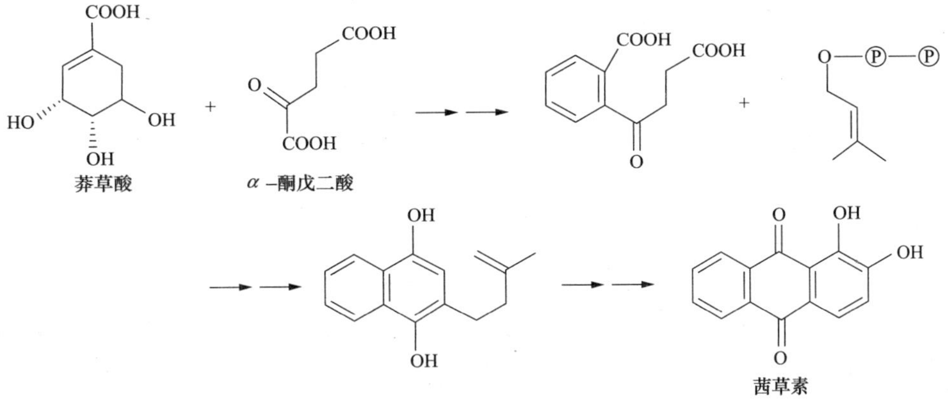

图 2-13　茜草素的生物合成途径

生物合成是天然药物化学学科中一个重要的领域。了解生物合成的有关知识，不仅对天然化合物进行结构分类或结构的推测提供帮助，而且对植物化学分类学以及仿生合成等学科的发展、对采用组织培养方法进行活性成分的工业生产有着重要的指导意义。例如，了解目标物质的生物合成途径，在组织培养过程中有意喂养关键的前体物质，可能较大地提高目标物质的收得率。如在进行人参组织培养时，为了提高皂苷的含量，曾试验加入不同的生物合成前体物质。结果表明加入醋酸、香叶醇、反式角鲨烯时，皂苷的含量增加并不明显；但加入甲戊二羟酸、金合欢醇时，皂苷含量可增加两倍。

第三节　植物化学分类学与亲缘相关性

一、植物化学分类学

传统的植物分类是按照门、纲、目、科、属、种的顺序，依据植物的形态学特征进行的分类。但是，仅凭植物的外观形态来判断科属的归属时有困难，即使是同一种植物，也因植物分类学家主观意见不同存在较大分歧，造成种与变种间的混杂。而且在我国，同物异名、同名异物的现象较为普遍，给中药或植物药的资源研究带来不利因素。随着二次代谢产物化学结构的不断明晰，天然产物巨大化学库的建立，加之在许多同科、同属植物中分离与鉴定的化合物的基本骨架或结构类型颇多类似，使得化学分类学说（chemotaxonomy）的建立成为可能。

植物化学分类学是以植物化学成分为依据，以经典分类学为基础，研究植物化学成分在植物界的分布，分析植物化学成分与植物类群间的关系，探讨植物界的演化规律，阐明植物系统的亲缘相关性的新兴学科。例如在裸子植物门植物中，松目的松科和柏科是比较近缘的植物，但天然产物极多见的松香酸（abietic acid）只在松科植物中存在，而在柏科植物中极为罕见。石松科石松属植物中，都是以中心含有七元环的特殊三萜，蛇足石松烯二醇（serratenediol）为代表，或者含有其生物合成的前体物 α 芒柄花萜醇（α onocerin），无一例外。而在卷柏科（Selaginellaceae）的卷柏植物中则完全不含这样的三萜化合物，其他的低等植物，如蕨类更为罕见。因此可根据植物中是否存在这样的三萜，判断形态分类学上一时难以阐明的可疑植物。

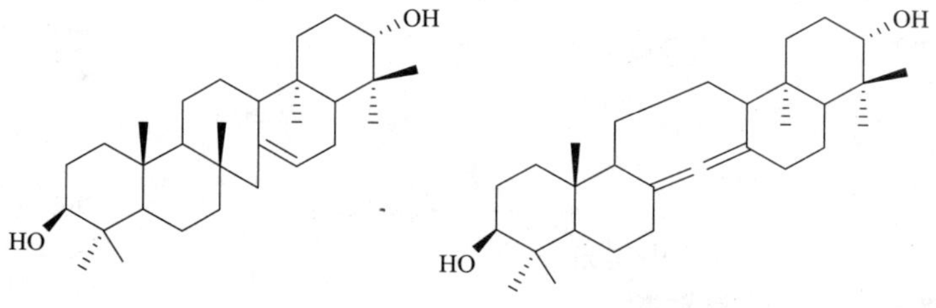

蛇足石松烯二醇　　α-芒柄花萜醇

甾体皂苷，强心苷等二次代谢产物，仅在薯蓣科（Dioscoreaceae）、夹竹桃科（Apocynaceae）、萝藦科（Asclepiadaceae）、玄参科（Scrophulariaceae）、百合科（Liliaceae）等几个有限的科中含有。例如，在萝藦科中，既有含强心苷和孕甾烷糖苷两种糖苷的种，也有只含有其中一种糖苷的种，而构成这些糖苷中糖链的糖以及甾体母核部分是类似的，但在生物合成的途径上，是从切断胆甾醇或者植物甾醇侧链的 C_{20}-C_{22} 键生成的孕甾烷型化合物，再进一步与醋酸缩合，直至合成强心苷。即在萝藦科中，有的种含有能结合 2 个碳单位的酶，而有的种则不具有这种酶，因此显示出明显差异。

豆科（Leguminosae）是含有 696 个属，17600 种的大科，植物分类上又进一步分成 3 个亚科。天然产物中黄酮类化合物分布极为广泛，且由于黄酮化合物结构中羟基、甲氧基结合的位置的不同而变化多端。豆科植物是富含黄酮和异黄酮类化合物的大科，但其中 90% 的异黄酮类化合物主要集中在蝶形花亚科。

二、植物亲缘相关性

由于一些化合物生物合成途径的不断阐明以及植物化学分类学的建立，一个新的学说，即植物亲缘相关性学说也随之建立。所谓植物亲缘相关性，就是说相同科属的植物往往含有骨架类似或种类相同的化合物，这已经是不断被证明了的事实。了解和运用植物亲缘相关性学说，对于天然药物化学工作者有着重要和现实的指导意义。

（一）推测天然产物的化学结构

利用植物亲缘相关性可以大体推测被分离的天然化合物的结构类型。当从某植物分离到天然化合物，一般先经化学定性反应推测化合物范围，如生物碱等。其后可通过调研同科同属植物中鉴定出来的化合物结构推测被分离物的基本类别，如伞形科（Umbellferae）是一个富含香豆素的大科，该科 87 个属、410 种植物中有 36% 的属和 14% 的种都含有香豆素成分；香茶菜属（*Isodon*）植物中多含有对映贝壳杉烷（*ent*-kaurane）型二萜类化合物。了解了化合物的结构类别后，为进一步的波谱分析、确定结构提供了有益的帮助。

（二）指导植物新资源的评价

由于中药受地域生长条件的影响，野生转家种较为困难，易地引种可能造成活性成分的变异。这对于临床使用量大的中药来说常会带来资源的枯竭，久而久之形成一些濒临灭绝的中药，造成市场供不应求，势必要开发和利用新的药用植物资源。例如在 20 世纪 70 年代，当中药贝母市场供应极为紧缺的时候，我国学者为了开发新的中药贝母资源，对生长在湖北省境内、且已野生转家种的湖北贝母（*Fritillaria hupehensis* Hsiao *et* K. C Hsia）进行了化学成分的系统研究，结果表明湖北贝母具有与《中国药典》收载的贝母品种相同基本骨架的异甾生物碱。后经药效学、药理学等品质评价的系统研究，将湖北贝母开发成药典收载的中药贝母新药材。

（三）定向寻找天然活性成分

了解植物亲缘相关性的相关知识以后，可以指导在相同的科属植物中寻找生物活性成分，以解决活性成分含量偏低，或者开辟药物原料的新资源。如小檗碱（berberine）系毛茛目（Ramunculales）毛茛科植物黄连（*Coptis chinensis* Franch）中的有效成分，俗称黄连素，临床用来治疗痢疾。由于植物黄连生长缓慢，一般不作提取药用小檗碱的原料，生产上多采用同属毛茛目的小檗科的三颗针、十大功劳等植物来提取。尤其是 20 世纪 70 年代，黄连资源极为紧缺的时候，更是如此。

扫码“练一练”

重点小结

- 天然产物化学成分的生物合成
  - 植物体内含有的成分及其代谢过程
    - 植物成分
    - 代谢过程
      - 一次代谢过程
      - 二次代谢过程
    - 生物合成假说
  - 天然产物的构成单元与生物合成途径
    - 天然产物的构成单元：C_1单元、C_2单元、C_5单元、C_6C_3单元、C_6C_2N单元、吲哚C_2N单元、C_4N单元、C_6N单元
    - 主要生物合成途径
      - 醋酸－丙二酸途径
      - 甲戊二羟途径
      - 丙酮酸/磷酸甘油途径
      - 莽草酸途径
      - 氨基酸途径
      - 复合生物合成途径
  - 植物化学分类学与亲缘相关性
    - 植物化学分类学
    - 植物亲缘相关性
      - 推测天然产物的化学结构
      - 指导植物新资源的评价
      - 定向寻找天然活性成分

参考文献

[1] Rohmer M, Knani M, Simonin P, et al. Isoprenoid biosynthesis in bacteria: a novel pathway for the early steps leading to isopentenyl diphosphate [J]. *Biochemical Journal*, 1993, 295 (Pt 2): 517 -524.

[2] Eisenreicha W, Bachera A, Arigonib D, et al. Biosynthesis of isoprenoids via the non-mevalonate pathway [J]. *Cellular And Molecular Life Sciences*, 2004, 61, 1401 -1426.

第三章　提取分离方法

扫码“学一学”

学习目标

1. **掌握**　常用的溶剂提取方法、溶剂萃取分离法；常用的分配色谱分离法、吸附色谱分离法、分子筛色谱分离法及薄层色谱法。

2. **熟悉**　杂质的去除方法；重结晶分离法；容易形成人工产物的主要影响因素。

3. **了解**　水蒸气馏、超声提取、超临界流体萃取等方法；液滴逆流色谱、高速逆流色谱及离子交换色谱法。

第一节　有效成分在生物体内存在的特征

一、化学成分种类复杂性

植物在生长时期进行了一系列的新陈代谢生化过程，形成和积累了多种化学物质。糖、蛋白质、脂肪、核酸是植物初生代谢的产物，是植物机体生命活动不可或缺的物质。在特定条件下，植物机体会以一些重要的初生代谢产物作为原料或前体，进一步经历不同的代谢过程，生成如生物碱、萜类、黄酮等各种类型的化学成分。同时，植物中的化学成分还与植物的生长区域、采集季节、植物的部位、加工储存条件及气候生态等因素密切相关。使得植物中的化学成分变化多端，绚丽多彩。其中不少化学成分具有显著的生理活性，成为天然药物化学研究的对象。

二、生物活性多样性

天然药物之所以能够防病治病，其物质基础在于所含的有效成分。任何一种天然药物的化学成分都是十分复杂的，这种成分的复杂性，不仅在于结构的复杂性，还在于其化学结构的多样性，从而导致了天然药物功效的多样性。如《本草纲目》记载大黄主治“下瘀血、血闭、寒热……留饮宿食，涤荡肠胃，推陈致新，通利水谷，调中化食，安和五脏……下痢赤白，里急腹痛，小便淋沥，实热燥结，潮热谵语，黄疸诸火疮”。一味天然药物有如此多方面的作用，是由于其中所含的化学成分具有不同生理活性所致，如番泻苷是大黄泻下的活性成分，游离蒽醌苷元则对多种细菌具有抑菌活性，大黄抗高血脂的有效成分则可能是芪类成分，苯丁酮苷类则有弱的镇痛抗炎作用，最近还发现大黄鞣质有明显的降低血清尿素氮的作用。上述实例表明，天然药物功效的多样性与其化学成分的多样性密切相关。

三、有效成分可变性

尽管每种天然药物都含有多种成分，但并不是每种成分都能起到防治疾病的效果。通常将天然药物含有的成分分为有效成分和无效成分两大类。所谓有效成分和无效成分的概念也不能简单地机械地理解。以氨基酸、蛋白质、多糖类成分为例，在多数场合下均视为无效成分，并在加工过程中尽量除去，但在鹧鸪菜、天花粉、猪苓等药物中，却分别被证实这些天然药物驱虫（鹧鸪菜中的氨基酸）、引产（天花粉中的蛋白质）及抗肿瘤（猪苓中的多糖）的有效成分。反之某些有效成分也随着天然药物化学研究的深入而应加以修正或完善。如麝香的抗炎活性成分，近年来的实验证实是其所含的多肽而不是过去认为的麝香酮。因此，对天然药物有效成分的研究，必须缜密地、系统地、全面地进行才能真实地反映天然药物原有的生理活性，才能使中医中药理论的探讨建立在牢固可靠的基础上。

第二节　有效成分的提取方法

天然药物化学的研究是从有效成分的提取、分离工作开始的。在进行提取之前，应对所用药材的基源（如动、植物的学名）、产地、药用部位、采集时间与方法等进行考查，并系统查阅文献，以充分了解、利用前人的经验。

目标化合物为已知成分或已知化学结构类型，如从甘草中提取甘草酸、麻黄中提取麻黄素，或从植物中提取某类成分如总生物碱或总酸性成分时，工作比较简单。一般宜先查阅有关资料，搜集比较该种或该类成分的各种提取方案，尤其是工业生产方法，再根据具体条件加以选用。

从天然药物或中药中寻找未知有效成分或有效部位时，情况比较复杂。只能根据预先确定的目标，在适当的活性测试体系指导下，进行提取、分离并以相应的药理模型筛选、临床验证、反复实践，才能达到目的。

选择适当的提取方法不仅可以保证所需成分被提出，还可以尽量避免杂质的干扰，简化后续的分离工作。有时只经过一步提取，即可获得植物中的单体成分，因此，植物成分的提取与后续的分离工作密切相关。这里先简要讨论天然药物提取的一般原理及常用方法。

一、溶剂提取法

（一）基本概念

溶剂提取法是根据天然药物中各种成分在不同溶剂中的溶解度不同，选用对有效成分溶解度大，对杂质成分溶解度小的溶剂，将有效成分从药材组织内部溶解出来的方法。具体操作是：根据所要提取成分的性质，选择合适的溶剂，加到适当粉碎过的天然药物原料中，溶剂由于扩散、渗透作用会逐渐通过细胞壁透入到细胞内，溶解可溶性物质，而造成细胞内外的浓度差，于是细胞内的浓溶液不断向外扩散，细胞外的溶剂则不断进入药材组织细胞中，如此往返多次，直至细胞内外溶液浓度达到动态平衡时，将此饱和溶液滤出，浓缩；继续向过滤后的药渣中加入新溶剂，重复以上过程，反复多次就可以把所需要的成分近于完全溶出或基本溶出，合并所有的浓缩液，即为含有所有所需有效成分的提取液。

天然药物中的成分在溶剂中的溶解度直接与溶剂性质有关。溶剂可分为水、亲水性有机溶剂及亲脂性有机溶剂，被溶解的成分也有亲水性及亲脂性的不同。亲水性、亲脂性及其程度的大小，是和化合物的分子结构直接相关的。

有机化合物分子结构中，如果亲水性基团多，则其极性大而疏于油；如果亲水性基团少，则其极性小而疏于水。天然药物化学成分复杂，有效成分分子结构也比较复杂，同一类有效成分的分子结构还有差异，难以做到用偶极矩和介电常数来比较每一个分子的极性，更多的情况下是从分子结构出发去判断和比较有效成分的极性，一般来说，可以分为以下几种情况。

（1）如果两种成分基本母核相同，其分子中功能基的极性越大或极性功能基数量越多，则整个分子的极性也大，亲水性越强，亲脂性就越弱；反之，分子中非极性部分越大或碳链越长，则整个分子的极性越小，亲脂性越强而亲水性越弱。如苷与苷元相比，苷分子由于含有糖部分，极性基团多，因而亲水性较强，多用水或醇提取。

（2）如若两种成分的结构类似，分子的平面性越强，亲脂性越强。如黄酮类化合物由于分子中存在共轭体系，平面性强，亲脂性强，多用亲脂性溶剂提取，但二氢黄酮由于分子中的吡喃环被氢化，平面性被破坏，其亲水性明显增强。

各类溶剂的性质同样与其分子结构有关。常用的甲醇、乙醇是亲水性比较强的溶剂，它们的分子比较小，并存在羟基与水分子的结构近似，可和水任意混合。丁醇和戊醇分子中虽亦都有羟基，但分子中的碳链逐渐加长，与水分子性质也就逐渐疏远，所以它们与水彼此仅能部分互溶，在与水互溶达到饱和状态后，两者都能与水分层。三氯甲烷、苯和石油醚是烃类或氯烃衍生物，属于亲脂性强的溶剂。

实验室常用溶剂的极性强弱顺序可表示如下：

石油醚（低沸点 < 高沸点）< 二硫化碳 < 四氯化碳 < 三氯乙烷 < 苯 < 二氯甲烷 < 三氯甲烷 < 乙醚 < 乙酸乙酯 < 丙酮 < 乙醇 < 甲醇 < 乙腈 < 水 < 吡啶 < 乙酸。

我们可以通过对天然药物化学成分结构的分析，去估计它们的此类性质和选用的溶剂。例如葡萄糖、蔗糖等分子比较小的多羟基化合物，具有强亲水性，极易溶于水，即使在亲水性比较强的乙醇中也难于溶解。淀粉虽然羟基数目多，但分子质量大，难溶于水。蛋白质和氨基酸都是酸碱两性化合物，有一定程度的极性，所以能溶于水，不溶于或难溶于有机溶剂。苷类都比其苷元的亲水性强，特别是皂苷由于它们的分子中往往结合有多个糖分子，羟基数目多，能表现出较强的亲水性，而皂苷元则属于亲脂性强的化合物。多数游离的生物碱是亲脂性化合物，与酸结合成盐后，能够离子化，加强了极性，就变为亲水的物质，这些生物碱可称为半极性化合物。所以，生物碱的盐类易溶于水，不溶或难溶于有机溶剂；而多数游离的生物碱不溶或难溶于水，易溶于亲脂性溶剂，一般在三氯甲烷中的溶解度最大。鞣质是多羟基化合物，为亲水性物质。油脂、挥发油、蜡、脂溶性色素都是强亲脂性成分。

总的说来，只要天然药物中化学成分的亲水性和亲脂性与溶剂的此项性质相当，就会在其中有较大的溶解度，即所谓“相似相溶”的规律。这是选择适当溶剂自天然药物中提取所需成分的依据之一。

（二）溶剂的选择

运用溶剂提取法的关键，是选择适当的溶剂。溶剂选择适当，就可以比较顺利地将需要的成分提取出来。选择溶剂要注意以下四点：①溶剂对所需成分的溶解度要大，对杂质溶解度要小，或反之。②溶剂不能与天然药物成分产生化学反应，即使反应亦属于可逆性的。③溶剂要经济易得，并具有一定的安全性。④沸点宜适中，便于回收反复使用。

选择溶剂常有以下几种方法。

1. 采用几种不同极性的溶剂分步提取　选择三到四种不同极性的溶剂，由低极性到高极性分步进行提取，使各成分依其在不同极性溶剂中溶解度的差异而得到分离。一般先采用极性低的、与水不相混溶的有机溶剂，如石油醚、苯、三氯甲烷、乙醚及乙酸乙酯等提取，这些溶剂的选择性能强，但有毒，易燃（三氯甲烷除外），价格较贵，透入植物组织的能力较弱，往往先将植物加适量水湿润，晾干后再提取。再用能与水相溶的有机溶剂，如丙酮、甲醇、乙醇等提取，最后用水提取。对含有淀粉量多的植物，不宜磨成细粉后加水煎煮，以避免糊化。目前常用的二种系统为：①己烷→乙醚→甲醇→水，②己烷→二氯甲烷→甲醇→水，在室温条件下依次提取，这样可使植物中非极性与极性化合物得到初步分离，本法常用作提供生物试验的样品用。

2. 单一溶剂提取

（1）水　常用溶剂中，水是一种强极性溶剂。天然药物中亲水性的成分，如无机盐、糖类、分子不太大的多糖类、鞣质、氨基酸、蛋白质、有机酸盐、生物碱盐及其苷类等都能被水溶出。有时为了增加某些成分的溶解度，也常采用酸水或碱水作为提取溶剂。例如多数游离的生物碱是亲脂性化合物，不溶或难溶于水，但与酸结合成盐后，能够离子化，加强了极性，就变成了亲水的物质，不溶或难溶于有机溶剂，所以通常用酸水提取生物碱。对于有机酸、黄酮、蒽醌、内酯、香豆素以及酚类成分，则常用碱水提取，可使成分易于溶出。

但用水提取存在的问题也不少，主要有以下几点：①水提取易酶解苷类成分，且易霉坏变质。②某些含果胶、黏液质类成分的天然药物，其水提取液常常很难过滤。③沸水提取时，天然药物中的淀粉可被糊化，而增加过滤的困难。故含淀粉量多的天然药物，不宜磨成细粉后加水煎煮。④天然药物水提取液中含有皂苷及黏液质类成分，在减压浓缩时，还会产生大量泡沫，造成浓缩的困难。通常在实验室中往往加少量的戊醇或辛醇来克服，或可在蒸馏器上装置一个气－液分离防溅球加以克服，工业上则常用薄膜浓缩装置。

（2）亲水性的有机溶剂　指与水能混溶的有机溶剂，如乙醇、甲醇、丙酮等，以乙醇最常用。乙醇的溶解性能比较好，对天然药物细胞的穿透能力较强。天然药物中除亲水性成分如蛋白质、黏液质、果胶、淀粉、部分多糖，油脂和蜡质等外，其余成分在乙醇中皆有一定程度的溶解度；一些难溶于水的亲脂性成分在乙醇中的溶解度也较大。而且乙醇的浓度还可以根据被提取物质的性质而变化，采用不同浓度的乙醇进行提取。用乙醇提取时，乙醇的用量、提取时间皆比用水提取节省，溶解出来的水溶性杂质也少。乙醇为有机溶剂，虽易燃，但毒性小，价格便宜，来源方便，有一定设备即可回收反复使用，而且乙醇的提取液不易发霉变质。因此乙醇是实验室和工业生产中应用范围最广的一种溶剂，是历来提取最常用的一种溶剂。甲醇的性质虽和乙醇相似，沸点也比较低（64℃），但因为有毒性，所以提取时少用，使用时应注意安全。

（3）亲脂性的有机溶剂　也就是一般所说的与水不能互溶的有机溶剂，如石油醚、苯、三氯甲烷、乙醚、乙酸乙酯、二氯甲烷等。这些溶剂的选择性强，不能或不容易提出亲水性杂质，易提取亲脂性的物质，如油脂、挥发油、蜡、脂溶性色素等强亲脂性的成分。这类溶剂容易挥发，多易燃（三氯甲烷除外），一般有毒，价格较贵，设备要求也比较高，操作需要有通风设备。另外这类试剂透入植物组织的能力较弱，往往需要长时间反复提取才能提取完全。药材中水分的存在，会降低这类溶剂的穿透力，很难浸出其有效成分，影响提取效率，所以对原料的干燥度要求较高。鉴于以上原因，在大量提取中草药原料时，或工业生产时直接应用这类溶剂有一定的局限性。

（4）酸性、碱性有机溶剂　如果有效成分是酸性或碱性化合物，常可加入适当的酸或碱，再用有机溶剂提取。例如生物碱在植物体中一般与酸结合成盐存在，在生药中加入适量的碱液，拌匀，使生物碱游离出来，再用有机溶剂（如苯、三氯甲烷）提取。同样，有机酸可加酸使其游离，然后用有机溶剂提取。

（5）反应溶剂萃取　通常内酯类化合物不溶于水，其内酯环遇碱水成为羧酸盐而溶于水，再加酸酸化，可重新形成内酯环，回复原物而不溶于水，从而与其他杂质分开。从蛔蒿中提取驱蛔有效成分山道年就利用此性质。

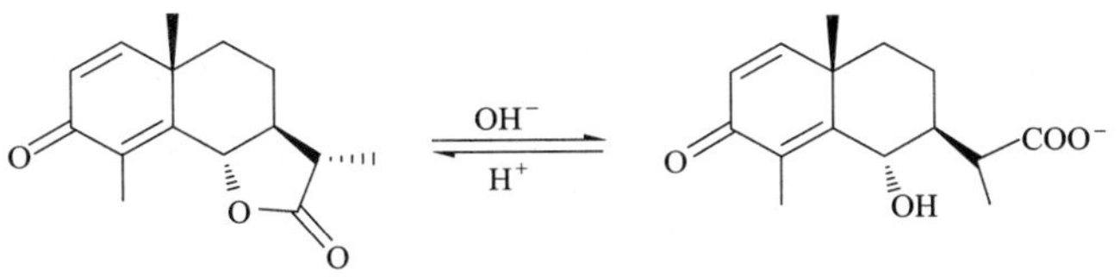

（三）常用的提取方法

常用的溶剂提取方法有浸渍法、渗漉法、煎煮法、回流提取法及连续回流提取法等。同时，原料的粉碎度、提取时间、提取温度、设备条件等因素也都能影响提取效率，必须加以考虑。

1. 浸渍法　根据溶剂的温度可分为热浸、温浸和冷浸等数种。此法比较简单，可将药粉装入适当的容器中，加入适当的溶剂（多用水或稀醇），以能浸透药材稍有过量为度，将容器封口并时常振摇或搅拌，放置一日以上过滤，药渣另加新溶剂。如此再提 2～3 次。第 2、3 次浸渍时间可缩短。合并提取液，浓缩后可得提取物。本法不需加热（必要时温热），适用于有效成分遇热易破坏以及含多量淀粉、树胶、果胶、黏液质的天然药物的提取。但本法提取时间长，效率不高，特别用水浸渍时，水提取液易发霉变质，必要时应加适量的甲苯等防腐剂。

2. 渗漉法　将中药粗粉装入渗漉筒中，用适当的溶剂润湿膨胀 24～48h，然后不断地添加新溶剂。使其自上而下渗透过药材，自渗漉筒的下口收集提取液。当溶剂渗进药粉溶出成分比重加大而向下移动时，上层的溶液或稀浸液便置换其位置，造成良好的浓度差，使扩散能较好地进行，提取的过程是一种动态的过程，故浸出效果优于浸渍法。但应控制流速（宜成滴不宜成线），在渗漉过程中随时自药面上补充新溶剂，使药材中有效成分充分浸出为止。或当渗漉液颜色极浅或渗漉液的体积相当于原药材重的 10 倍时，便可认为基本上已提取完全。在大量生产中常将收集的稀渗漉液作为另一批新原料的溶剂之用。渗漉法浸提效果比浸渍法高，提取比较完全，但溶剂消耗量大，费时长。因渗漉过程时间长，不宜用水作溶剂，通常采用不同浓度的乙醇，故应防止溶剂的挥发损失。渗漉装置如图 3－1 所示。

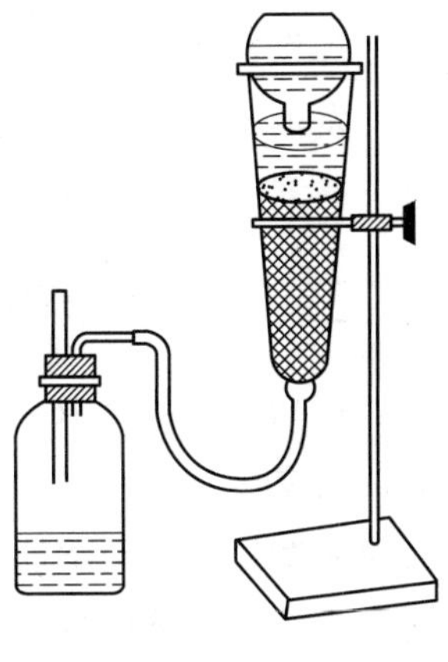

图 3－1　渗漉装置

3. 煎煮法　煎煮法是我国最早使用的传统的提取方法。操作时将中药粗粉放在适当的容器中（如砂锅、金属夹层锅等，应避免铁器），加水浸过药面，充分浸泡后，直火或蒸气加热煮，一般煮 2～3 次，每次0.5～1h，煎煮次数及时间可按投药量及药材质地适当增减。直火加热时最好时常搅拌，以免局部药材受热太高，容易焦糊。此法简便，药材中大部分成分可被不同程度地提出，但煎出液中杂质较多，且容易发生霉变。煎煮法适用于有效成分能溶于水，对湿、热均稳定且不易挥发的原料，含挥发性成分及有效成分遇热易破坏的中药不宜用此法。

4. 回流提取法 指应用乙醇等易挥发的有机溶剂提取药材成分，将浸出液加热蒸馏，其中挥发性溶剂馏出后又被冷却，重复流回浸出容器内浸提原料，这样周而复始，直到有效成分回流提取完全的方法。加热提取时，需采用回流加热装置，以免溶剂挥发损失。一般小量操作时，可将药材粗粉装入大小适宜的圆底烧瓶中（药材的量为烧瓶容量的1/3～1/2），加溶剂使其浸过药面1～2cm高，烧瓶上连接回流冷凝器，实验室多采用水浴加热，沸腾后溶剂蒸汽经冷凝器冷凝又流回烧瓶中。如此回流1h，滤出提取液，加入新溶剂重新回流1～2h。如此再反复两次，合并提取液，蒸馏回收溶剂得浓缩提取物。大量生产亦可采用类似的装置。此法提取效率较冷渗法高，但受热易破坏的成分不宜用此法，且溶剂消耗量大，操作麻烦。由于操作的局限性，大量生产中较少被采用。

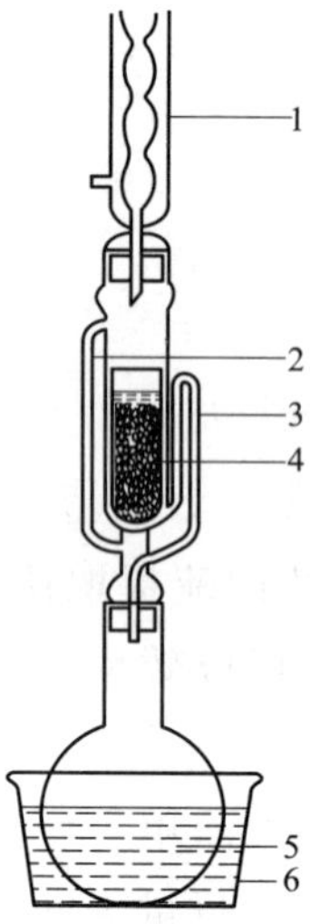

图3－2 连续提取装置

5. 连续提取法 应用挥发性有机溶剂提取天然药物有效成分，不论小型实验或大型生产，均以连续提取法为好，而且需用溶剂量较少，提取成分也较完全。实验室常用脂肪提取器或称索氏提取器（图3－2）。连续提取法的优点是以较少的溶剂一次加入便可将有效成分提取完全，效率较高。但连续提取法一般需数小时（6～8h）才能提取完全。由于提取成分受热时间较长，遇热不稳定易变化的成分不宜采用此法。

二、水蒸气蒸馏法

水蒸气蒸馏法，适用于能随水蒸气蒸馏而不被破坏的天然药物有效成分的提取。此类成分的沸点多在100℃以上，与水不相混溶或仅微溶，且在约100℃时存在一定的蒸气压。当与水在一起加热时，其蒸气压和水的蒸气压总和为一个大气压时，液体就开始沸腾，水蒸气将挥发性物质一并带出。例如天然药物中的挥发油，某些小分子生物碱如麻黄碱、菸碱、槟榔碱，以及某些小分子的酚性物质，如牡丹酚（paeonol）等，都可应用本法提取。有些挥发性成分在水中的溶解度稍大些，常将蒸馏液重新蒸馏，在最先蒸馏出的部分，分出挥发油层，或在蒸馏液水层经盐析法并用低沸点溶剂将成分提取出来，例如玫瑰油、原白头翁素（protoanemonin）等的制备多采用此法。

三、超临界流体萃取技术

超临界流体萃取（supercritical fluid extraction，SFE）技术是指把气体压缩到临界点以上，使之达到超临界状态，从而使之同时拥有气体的黏度和液体的密度，这种超临界状态会大大增加气体对溶质的溶解能力。而当改变压力和温度时处于超临界状态的气体会恢复气态，而其中溶解的溶质就会解吸出来。

任何一种物质都存在三种相态：气相、液相、固相成平衡共存的点叫三相点。液、气两相成平衡状态的点叫临界点。在临界点时的温度和压力称为临界温度和临界压力。不同的物质其临界点所要求的压力和温度各不相同。超临界流体是指温度和压力均高于临界点的流体。高于临界温度和临界压力而接近临界点的状态称为超临界状态。此时，气液两相性质非常相近，以致无法分别，所以称为超临界流体（SCF）。处于超临界状态的物质，密度接近于液体，而有良好的溶剂性能。其扩散系数接近于气体（比气体高1~2个数量级），黏度也接近于气体，表面张力接近于零，对物料具有较好的穿透性、渗透性和较强的溶解能力，能够将物料中某些成分提取出来。

二氧化碳（CO_2）是目前超临界流体萃取中使用最广泛的溶剂，其临界温度接近室温（T_c31.06℃），临界压力较低（P_c =7.39MPa）。它的无色、无毒性、无味、不易燃、化学惰性、安全性好、价廉、易制成高纯度气体、绿色等特性使它成为医药工业最好的候选溶剂。在超临界状态下，CO_2具有选择性溶解的特性，其极性与正己烷相似，适合用于提取非极性成分或低极性成分。对极性较大的物质，则可以通过加入甲醇、乙醇、丙酮、乙酸乙酯等作为夹带剂改善其溶解性能。超临界CO_2萃取目前在天然药物研究中已获得较多的应用，以大黄素为指标对虎杖（*Polygonum cuspidatum* Sieb. Et Zucc.）的有效成分进行超临界CO_2萃取，大黄素的提取率达0.36%，而采用溶剂提取时，虎杖中大黄素的提取率为0.20%[1]。采用超临界CO_2流体萃取法，以不同浓度的乙醇为夹带剂，提取丹参（*Salvia miltiorrhiza* Bunge）中的脂溶性和水溶性有效成分，发现超临界萃取法对丹参酮类物质的萃取率明显高于回流提取法和超声提取法，而对丹参素和酚酸类物质的提取率与传统的回流提取法差不多[2]。

超临界流体萃取技术集提取、分离、浓缩于一身，选择性强，提取效率高，应用范围广，无污染，操作温度低，为中药现代化的关键技术之一，随着仪器设备的日益完善，必将在天然药物研究中获得越来越广泛的应用。

四、超声提取技术

超声波是指频率在声频以上，即超过人耳所能感受的频率——20kHz的弹性波，超声波的频率上限一般认为是5×10^6kHz。超声提取的原理是利用超声波辐射产生强烈的空化效应、机械振动、扰动效应、高的加速度、乳化、扩散、击碎和搅拌等多种作用，增加物质分子振动的频率和速度、溶剂的穿透力，从而加速目标成分进入溶剂，实现击破植物细胞壁，高效、快速提取细胞内容物的过程。

与其他传统的水煮、醇沉工艺及回流提取相比，超声提取无需加热，提取率高，速度快，适用性广，绝大数中药材有效成分均可使用超声提取，且不破坏化学成分结构，具有比较明显的优势。中药超声提取的效果主要受以下因素的影响：①超声的作用方式。即是直接超声还是间接超声。②超声的频率、声强、功率、作用时间。③所处理植物或药材原料，包括种类、药材部位、湿度、形状及粒度等。④提取溶剂的种类及用量等。⑤温度、压力及搅拌程度等操作条件。⑥超声提取的次数及超声提取的时间等。总之，在考察超声提取工艺时，需要从多个影响因素进行考察，获得最佳提取条件。

在超声设备方面，由于没有适合工业化生产的超声提取设备，目前大部分超声提取研究使用化学实验室常规的超声清洗器，这种设备使用方便，但主要用于少量分析样品的提取制备。

第三节　有效成分分离与精制的一般方法

天然药物提取液浓缩后获得的提取物仍然是混合物，有效成分在提取物中的含量还很低。要获得有效成分含量高的提取物或纯的化合物，尚需进一步除去杂质，进行分离、纯化（精制）。具体的方法则随天然药物成分的性质不同而各异，以后各章将通过实例加以叙述，此处只介绍天然药物分离中常用的方法。

一、系统溶剂分离法

根据物质“相似相溶”的溶解特性，采用适当的溶剂将所需要的有效成分从提取物中溶解出来或去除不需要的杂质，这种方法即为溶剂分离法。一般是将上述总提取物，选用三至四种不同极性的溶剂，由低极性到高极性分步进行提取，从而将有效成分按极性从低到高获得初步分离。水浸膏或乙醇浸膏常常为胶状物，难以均匀分散在低极性溶剂中，故不能提取完全，可拌入适量惰性填充剂，如硅藻土或纤维粉等，然后低温或自然干燥，粉碎后，再以选用溶剂依次提取，使总提取物中各组成成分，依其在不同极性溶剂中溶解度的差异而得到分离。例如粉防已乙醇浸膏，碱化后可利用乙醚溶出脂溶性生物碱，再以冷苯处理溶出粉防己碱，与其结构类似的防己诺林碱比前者少一个甲基而有一个酚羟基，不溶于冷苯而得以分离。利用天然药物化学成分在不同极性溶剂中的溶解度进行分离纯化，是最常用的方法。

自天然药物提取溶液中加入另一种溶剂，析出其中某种或某些成分，或析出其杂质，也是一种溶剂分离的方法。天然药物的水提液中常含有树胶、黏液质、蛋白质、糊化淀粉等，可以加入一定量的乙醇，使这些不溶于乙醇的成分自溶液中沉淀析出，而达到与其他成分分离的目的。例如自白及水提取液中获得白及胶，可采用加乙醇沉淀法；自新鲜栝楼根汁中制取天花粉素，可滴入丙酮使分次沉淀析出。目前，提取多糖及多肽类化合物，多采用水溶解、浓缩、加乙醇或丙酮析出的办法。

此外，也可利用某些成分能在酸或碱中溶解，在加碱或加酸变更溶液的 pH 后，成不溶物而析出以达到分离。例如内酯类化合物不溶于水，但遇碱开环生成羧酸盐溶于水，再加酸酸化，又重新形成内酯环从溶液中析出，从而与其他杂质分离；生物碱一般不溶于水，遇酸生成生物碱盐而溶于水，再加碱碱化，又重新生成游离生物碱，这些化合物可以利用与水不相混溶的有机溶剂进行萃取分离。一般天然药物总提取物用酸水、碱水先后处理，可以分为三部分：溶于酸水的为碱性成分（如生物碱），溶于碱水的为酸性成分（如有机酸），酸、碱均不溶的为中性成分（如甾醇）。还可利用不同酸、碱度进一步分离，如酸性化合物可以分为强酸性、弱酸性和酚性三种，它们分别溶于碳酸氢钠、碳酸钠和氢氧化钠，借此可进行分离。有些总生物碱，如长春花生物碱、石蒜生物碱，可利用不同 pH 值进行分离。但有些特殊情况，如酚性生物碱紫堇定碱（corydine）在氢氧化钠溶液中仍能为乙醚抽出，蝙蝠葛碱（dauricins）在乙醚溶液中能为氢氧化钠溶液抽出，而溶于三氯甲烷溶液中则不能被氢氧化钠溶液抽出；有些生物碱的盐类，如四氢掌叶防己碱盐酸盐在水溶液中仍能为三氯甲烷抽出。这些性质均有助于各化合物的分离纯化。

二、两相溶剂萃取法

1. 萃取法的原理 萃取法是利用混合物中各成分在两种互不相溶的溶剂中分配系数的不同而达到分离的方法。萃取时如果各成分在两相溶剂中分配系数相差越大，则分离效率越高，分离效果就越好。如果在水提取液中的有效成分是亲脂性的物质，一般多用亲脂性有机溶剂，如苯、三氯甲烷或乙醚进行两相萃取；如果有效成分是偏于亲水性的物质，在亲脂性溶剂中难溶解，就需要改用弱亲脂性的溶剂，例如乙酸乙酯、正丁醇等与水相之间进行两相萃取。还可以在三氯甲烷、乙醚中加入适量乙醇或甲醇以增大其亲水性。提取黄酮类成分时，多用乙酸乙酯和水的两相萃取。提取亲水性强的皂苷则多选用正丁醇、异戊醇和水作两相萃取。不过，一般有机溶剂亲水性越大，与水作两相萃取的效果就越不好，因为能使较多的亲水性杂质伴随而出，对有效成分进一步精制影响很大。

两相溶剂萃取在操作中还要注意以下几点。

（1）先用小试管猛烈振摇约 1min，观察萃取后二液层分层现象。如果容易产生乳化，大量萃取时要避免猛烈振摇，可延长萃取时间。如碰到乳化现象，可将乳化层分出，再用新溶剂萃取；或将乳化层抽滤；或将乳化层稍稍加热；或较长时间放置并不时旋转，令其自然分层。乳化现象较严重时，可以采用二相溶剂逆流连续萃取装置。

（2）水提取液的浓度最好在比重 1.1 ~ 1.2，过稀则溶剂用量太大，影响操作。

（3）溶剂与水溶液应保持一定量的比例，第一次萃取时，溶剂要多一些，一般为水提取液的 1/3，以后的用量可以少一些，一般 1/4 ~ 1/6。

（4）一般萃取 3 ~ 4 次即可。但亲水性较大的成分不易转入有机溶剂层时，须增加萃取次数，或改变萃取溶剂。

萃取法所用设备，如为小量萃取，可在分液漏斗中进行；如为中量萃取，可在较大的适当的下口瓶中进行。在工业生产中大量萃取，多在密闭萃取罐内进行，用搅拌机搅拌一定时间，使二液充分混合，再放置令其分层；有时将两相溶液喷雾混合，以增大萃取接触，提高萃取效率，也可采用二相溶剂逆流连续萃取装置。

2. 连续萃取法　为克服使用分液漏斗多次萃取的操作麻烦，Kutcher 和 Steude 于 1903 年发明了连续萃取器，利用两溶剂的比重不同自然分层或分散相液滴穿过连续相溶剂时发生传质。选择连续萃取法时，需视所用溶剂的比重大小以及被提取的水溶液比重的情况，而采用不同式样的仪器。溶剂在进行萃取后，可自动流入加热器中，蒸发成为气体，遇冷凝器复变成液体，再进行萃取，如此循环不已。此法简便且可避免乳化，由于两相呈动态逆流相遇，并经常能保持较大的浓度差，萃取过程能连续不断地进行，所以溶剂用量不多而萃取效率甚高。

另一种连续萃取法，即逆流连续萃取法在萃取过程中不需加热，其装置可具有一根、数根或更多的萃取管。管内用小瓷圈或小的不锈钢丝圈填充，以增加两相溶剂萃取时的接触面。例如用三氯甲烷从川楝树皮的水浸液中萃取川楝素。将三氯甲烷盛于萃取管内，而比重小于三氯甲烷的水提取浓缩液贮于高位容器内，开启活塞，则水浸液在高位压力下流入萃取管，遇瓷圈撞击而分散成细粒，使与三氯甲烷接触面增大，萃取就比较完全。如果一种天然药物的水浸液需要用比水轻的苯、乙酸乙酯等进行萃取，则需将水提浓缩液装在萃取管内，而苯、乙酸乙酯贮于高位容器内。萃取是否完全，可取样品用薄层色谱、纸色谱及显色反应或沉淀反应进行检查。

3. 逆流分配法（counter current distribution，CCD）　逆流分配法又称逆流分溶法、逆流分布法或反流分布法，是一种多次、连续的液 - 液萃取分离过程。如图 3 - 3 所示，在多个分液漏斗中装入固定相，在 No. 0 漏斗中溶入溶质并加入流动相溶剂。振摇使两相溶剂充分混合。静置分层后，分出流动相，令其移入 No. 1 管，再在 No. 0 管中补加新鲜流动相。再次振摇混合，静置分层并进行转移。如此连续不断地操作下去，溶质即在两相溶剂相对作逆流移动过程中，不断地重新分配并达到分离的目的。进行多次转移时，使用分液漏斗十分不便，而须采用 Craig 逆流分溶仪，该仪器为由上百个萃取单元组成的全自动连续液 -

液萃取装置。每个单元相当于一个分液漏斗（图 3－4）。图 3－5 反映了振摇萃取(a)、静置分层(b)、两相分开(c)、转移(d)几个操作程序的连接过程。

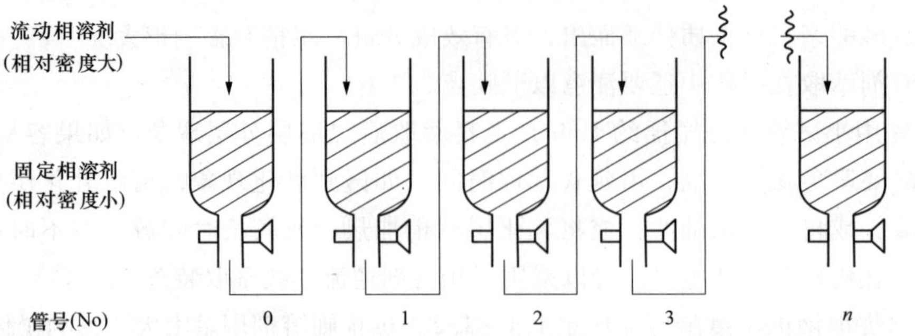

图 3－3 CCD 法分离过程示意图

CCD 法因为操作条件温和、试样容易回收，故特别适合中等极性、不稳定物质的分离。另外，溶质浓度越低，分离效果越好。但是，试样极性过大或过小，或分配系数受浓度或温度影响过大时则不易采用此法分离。易于乳化的萃取溶剂系统也不宜采用。但该法操作时间长，萃取管易因机械振荡而损坏，消耗溶剂亦多，应用上常受到一定限制。

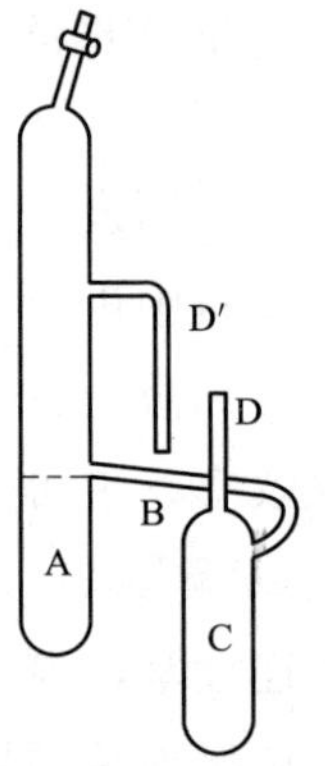

图 3－4 逆流分溶仪萃取单元

三、结晶法

结晶是提取纯化合物的一个重要方法，它适用于产品与杂质差别较大，产品中杂志含量小于 5% 的体系。由于单晶 X-射线衍射技术在天然药物有效成分结构解析及立体构型确定中的重要作用，结晶及重结晶成为天然药物研究中一个非

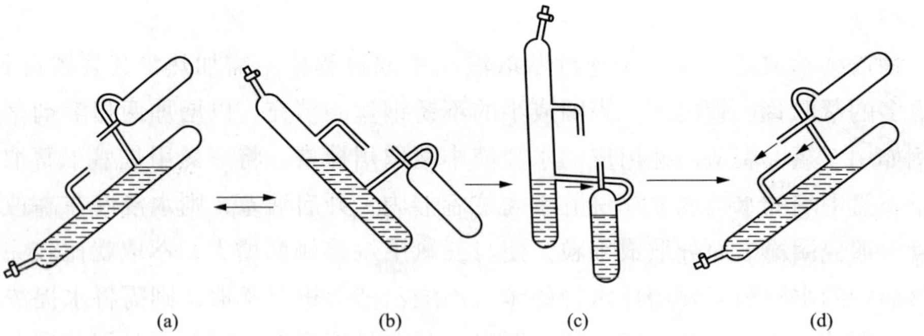

图 3－5 逆流分溶仪萃取单元的工作过程

(a) 振摇萃取；(b) 静置分层；(c) 两相分开；(d) 转移

常重要的方法。一般地讲，一个固体成分达到了一定的纯度，在一定的条件下，就会呈结晶状，这样就可使结晶和母液分开，以达到进一步分离纯化的目的。一般能结晶的大部分是比较纯的化合物，但并不一定是单体化合物，有时结晶也是混合物。即使这样，也还是可以和不结晶的部分分开。另外也有一些物质即使达到了很纯的程度，还不能结晶，只呈无定形粉末。天然药物中有些游离生物碱、皂苷、多糖、蛋白质经常不能结晶或不容易结晶。遇到这种情况就往往需要制备结晶性的衍生物或盐，或者经过制备衍生物或盐的结晶

后再用化学方法处理使回复到原来的化合物。例如粉末状莲心碱是通过氯酸盐结晶而纯化的。并通过分析确定了正确的分子式。

结晶法在中草药成分分离纯化的后期是实验室常用的纯化方法。但是，并非用前述提取方法得到的所有提取液都可以直接用于结晶法分离、纯化，过多杂质的存在会干扰结晶的形成，有时少量的杂质也会阻碍晶体的析出。因此，结晶前应该尽可能地除去杂质。

1. 杂质的除去 天然药物经过提取分离所得到的成分，大多仍然含有杂质，或者是混合成分。有时可选用溶剂溶出杂质，或只溶出所需要的成分；有时可用少量活性炭等进行脱色处理，以除去有色杂质；有时可通过氧化铝，硅胶或硅藻土短柱处理后，再进行制备结晶。但应用吸附剂除去杂质时，要注意所需要的成分也可能被吸附而损失。

如果一再处理仍未能使近于纯品的成分结晶化，则可先制备其结晶态的衍生物，再回收原物，可望得到结晶。例如游离生物碱可制备各种生物碱盐类，羟基化合物可转变成乙酰化物，碳基化合物可制备成苯腙衍生物结晶。美登碱在原料中含量少，且反复分离精制难以得到结晶，但制备成3-溴丙基美登碱结晶后，再经水解除去溴丙基，美登碱就能制备成为结晶。

2. 溶剂的选择 选择合适的溶剂对结晶是很关键的。合适的溶剂最好是在冷时对所需要的成分溶解度较小，热时溶解度较大，而对杂质则冷热都不溶解或冷热都能溶解。溶剂的沸点亦不宜太高。常用的溶剂有甲醇、乙醇、丙酮、三氯甲烷、乙酸乙酯等，一般首先使用乙醇，因为它是一个有脂溶性和水溶性基团的溶剂，比较经济安全。

有时结晶也可考虑试用混合溶剂。使用混合溶剂一般是先溶于易溶的溶剂中，在加热的情况下滴加难溶的溶剂直到混浊，再加热溶解或稍滴加易溶的溶剂使全溶后放冷。例如在制备生物碱的盐类时往往在甲醇或乙醇中加醚而使其结晶。又例如野菊花黄酮苷用吡啶加水结晶。也有直接配好小量各种比例的混合溶剂，再小量试验，看何种比例最为适宜。在选择混合溶剂时，最好能选择在低沸点溶剂中较易溶解，而在高沸点溶剂中较难溶解，两者混合使用。这样在放置过程中，先塞紧瓶塞看其是否能结晶；如不结晶，可打开塞子，使其逐步在室温中自然挥发，这样低沸点的溶剂较易挥发而比例逐渐减小，慢慢析出结晶。

但有些化合物在一般溶剂中不易形成结晶，而在某些溶剂中则易于形成结晶。例如葛根素、逆没食子酸（ellagic acid）在冰醋酸中易形成结晶，大黄素（emodin）在吡啶中易于结晶，萱草毒素（hemerocallin）在*N*，*N*-二甲基甲酰胺（DMF）中易得到结晶，而穿心莲内酯亚硫酸氢钠加成物在丙酮－水中较易得到结晶。又如蝙蝠葛碱通常为无定形粉末，但能和三氯甲烷或乙醚形成加成物结晶。

3. 结晶溶液的制备 制备结晶的溶液，需要成为过饱和的溶液。一般是应用适量的溶剂在加温的情况下，将化合物溶解再放置冷处。如果在室温中可以析出结晶，就不一定放置于冰箱中，以免伴随结晶析出更多的杂质。

"新生态"的物质即新游离的物质或无定形的粉末状物质，远较晶体物质的溶解度大，易于形成过饱和溶液。一般经过精制的化合物，在蒸去溶剂抽松为无定形粉末时就是如此，有时只要加入少量溶剂，往往立即可以溶解，稍稍放置即能析出结晶。例如长春花总弱碱部分抽松后加入1.5倍量的甲醇溶解，放置后很快析出长春碱结晶。又如蝙蝠葛碱在乙醚中很难溶解，但当其盐的水溶液用氨液碱化，并立即用乙醚萃取，所得的乙醚溶液，放置后即可析出蝙蝠葛碱的乙醚加成物结晶。

结晶过程中，一般是溶液浓度越高，降温越快，析出结晶的速度也就越快。但得到结晶的质量也就差些，结晶的颗粒较小，杂质也可能多些。有时结晶自溶液中析出的速度太快，超过化合物晶核的形成和分子定向排列的速度，往往只能得到无定形粉末。有时溶液太浓，黏度大反而不易结晶化。如果溶液浓度适当，温度慢慢降低，有可能析出结晶较大而纯度较高的结晶。有的化合物其结晶的形成需要较长的时间，例如铃兰毒苷等，有时需放置数天或更长的时间。

4. 制备结晶操作 制备结晶除应注意以上各点外，在放置过程中，最好先塞紧瓶塞，避免液面先出现结晶，而致结晶纯度较低。如果放置一段时间后没有结晶析出，可以加入极微量的晶种，即同种化合物结晶的微小颗粒。加晶种是诱导晶核形成常用而有效的手段。一般地说，结晶过程是有高度选择性的，当加入同种分子或离子，结晶多会立即长大。而且溶液中如果是光学异构体的混合物，还可依晶种性质优先析出其同种光学异构体。没有晶种时，可用玻璃棒蘸过饱和溶液一滴，在空气中任溶剂挥散，再用以摩擦容器内壁溶液边缘处，以诱导结晶的形成。如仍无结晶析出，可打开瓶塞让溶液逐步挥散，慢慢析晶。或另选适当溶剂处理，或再精制一次，尽可能除尽杂质后进行结晶操作。

5. 重结晶及分步结晶 在制备结晶时，最好在形成一批结晶后，立即倾出上层溶液，然后再放置以得到第二批结晶。晶态物质可以用溶剂溶解再次结晶精制，这种方法称为重结晶法。结晶经重结晶后所得各部分母液，再经处理又可分别得到第二批、第三批结晶，这种方法则称为分步结晶法或分级结晶法。晶态物质在分步结晶过程中，结晶的析出总是越来越快，纯度也越来越高。分步结晶法各部分所得结晶，其纯度往往有较大的差异，在未加检查前不要贸然混在一起，以免纯度下降。

6. 结晶纯度的判定 化合物的结晶都有一定的结晶形状、色泽、熔距，可以作为鉴定的初步依据，这是非结晶物质所没有的物理性质。化合物结晶的形状和熔点往往因所用溶剂不同而有差异。原托品碱在三氯甲烷中形成棱柱状结晶，熔点207℃；在丙酮中则形成半球状结晶，熔点203℃；在三氯甲烷和丙酮混合溶剂中则形成以上两种晶形的结晶。又如*N*-氧化苦参碱，在无水丙酮中得到的结晶熔点208℃，在稀丙酮（含水）中析出的结晶为177～180℃。所以文献中常在化合物的晶形、熔点之后注明所用溶剂。一般单体纯化合物结晶的熔距较窄，有时要求在0.5℃左右，如果熔距较长则表示化合物不纯。但有些例外情况，特别是有些化合物的分解点不易看得清楚。也有的化合物熔点一致，熔距较窄，但不是单体。一些立体异构体和结构非常类似的混合物，常有这样的现象。还有些化合物具有双熔点的特性，即在某一温度已经全部融熔，当温度继续上升时又固化，再升温至一定温度又熔化或分解。如防己诺林碱在176℃时熔化，至200℃时又固化，再在242℃时分解。

天然药物化学成分经过同一溶剂进行三次重结晶，其晶形及熔点一致，同时在薄层色谱或纸色谱法经数种不同展开剂系统检定，也为一个斑点者，一般可以认为是一个单体化合物。但应注意，有的化合物在一般色谱条件下，虽然只呈现一个斑点，但并不一定是单体成分。例如鹿含草中主成分为高熊果苷、异高熊果苷极难用一般方法分离，经反复结晶后，在纸层及聚酰胺薄层上都只有一个斑点，易误认为单一成分，但测其熔点在115～125℃，熔距很长。经制备其甲醚衍生物后，再经纸层析色谱检定，可以出现两个斑点，异高熊果苷衍生物的R_f值大于高熊果苷衍生物。又如水菖蒲根茎挥发油中的α-细辛醚和β-细辛醚，在一般薄层上均为一个斑点，前者为结晶，熔点63℃，后者为液体，沸点296℃，用硝酸银薄层或气相色谱很容易区分。有时个别化合物（如氨基酸）可能部分地与色谱纸或薄层上的微量金属离子（如Cu^{2+}）、酸或碱形成络合物、盐或分解而产生复斑。因此，判定结晶纯度时，要依据具体情况加以分析。此外，高压液相色谱、气相色谱、紫外光谱等方法，均有助于检识结晶样品的纯度。

四、杂质的去除方法

1. 叶绿素的脱除　叶绿素能溶于一般有机溶剂，特别是三氯甲烷、乙醚等低极性溶剂，也溶于氢氧化钠碱性溶液。例如，从毛花洋地黄叶中提取地高辛时，在叶粉发酵后，用70%左右乙醇提取，浓缩后，用三氯甲烷提取残留水液，合并三氯甲烷提取液，再用稀碱溶液洗涤去除叶绿素，再用丙酮提取产物。如果不存在溶解度的问题，将提取物通过一个装有十八烷基硅胶（C－18）的柱子可把其中所含的叶绿素方便地去除。例如，在从植物仙女木（*Dryas octopetala* Linn.）中分离黄酮苷之前，先将该植物的乙醇提取物通过一根硅胶短柱以除去其中的单宁，然后再经过一个C－18短柱可清除其中所含的叶绿素[3]。

2. 蜡状物质的脱除　蜡质可溶于石油醚和乙醚，天然药物提取物常用这些溶剂处理先去除蜡质，再进一步用其他溶剂提取。也可用乙腈处理天然药物提取物，除去其中所含的蜡质。在植物 *Petunia integrifolia* 的研究中，将三氯甲烷提取物悬浮于沸腾的乙腈中搅拌1h，冷却至5℃后，可析出蜡状的固态物质[4]。对植物大花黄花蒿（*Artemisia annua* L.）中具有细胞毒性的黄酮类和萜类物质进行分离的过程中，也采用了乙腈沉淀的方法。对该植物的地上部位先以己烷提取，提取物溶于20ml三氯甲烷中，蜡状物质在加入180ml乙腈后析出[5]。

3. 单宁类物质的脱除　在进行生物活性测试时，有时要求从天然药物提取物或某一部位中去除单宁类物质。使用聚酰胺柱色谱法可有效脱除单宁类成分，但由于其选择性较差，有时也会吸附一些除单宁之外的多酚类化合物，有一定的不足之处。对于少量用于生物活性测试的天然药物提取物，可取3mg该提取物溶于最少量的水中，然后加到装有400mg聚酰胺粉的玻璃柱（10cm×0.6cm）上。依次用2ml水、2ml50%甲醇及5ml无水甲醇洗脱，收集所有的流分。甲醇可将含有两个或三个酚羟基的非单宁类化合物洗脱下来，即大部分的黄酮类化合物可被回收。该方法存在的问题在于一些具有酚羟基的非单宁类物质也可能被除去。如果想要除去所有的酚类化合物，采用醋酸铅沉淀法是有效的途径。

第四节　色谱分离方法

早在1903年茨维特（M. Tswett）首先应用液固吸附色谱成功地分离了植物色素。1938年，Steiger介绍了液相色谱，使色谱法的运用范围扩展到无色物质。1941年Martin和Synge利用硅胶进行液相分配色谱，进一步扩大了色谱法的应用范围，色谱法逐步发展成为一种重要的分离分析手段。在此基础上，又发展了纸色谱、薄层色谱等各种类型的方法。20世纪50年代初James Martin报道了气相色谱在分析化学方面的应用，其特点是分离速度快、效能高，并采用了各种高灵敏度检测器以及自动记录仪等装置，使分析方法趋向自动化。20世纪60年代末出现了高效液相色谱，它与经典的柱色谱主要不同之处在于应用了颗粒直径小的高效色谱柱填充剂以及随之配用了高压输液泵，高灵敏度检测器和自动记录仪及自动收集装置，从而使它在分离速度上比起经典的液相柱色谱要快数百倍。近年来，高效液相色谱（HPLC）及气相色谱（GC）已在实验室及工业生产中广泛应用。此外，色谱技术及其他技术的联用，如LC-Mass、GC-Mass、LC-NMR等，集色谱分离的高效性与质谱、核磁等检测的灵敏性、准确性于一体，极大促进了天然药物分离鉴定技术的发展。一些新型的色谱分离技术，如毛细管电泳色谱（CE）、毛细管区带电泳（CZE）、超高效液相色谱（ultra performance liquid chromatography，UPLC）、高速逆流色谱（high-speed countercurrent chromatography，HSCCC）、超临界流体色谱（supercritical fluid chromatography，SFC）、亲和色谱（affinity chromatography，AC）、生物色谱法（biochromatography），不仅带来色谱分离效率的提高，还拓展了色谱技术的应用范围。

色谱法的原理主要是基于混合物各组分在两相（固定相和流动相）之间的不均匀分配进行分离的一种方法。当混合样品被导入固定相的支持体中，而另一流体（流动相）通过时，由于样品各组分与固定相和流动相相互作用（范德华力、氢键等）的大小不同，使各组分通过固定相支持体的速率不同而得以分离。色谱在柱上进行称为柱色谱；在薄层上进行称薄层色谱；在纸上进行称纸色谱。柱色谱主要用于分离制备；薄层色谱和纸色谱主要用于分析鉴定，也可用于半微量制备。

色谱法的分类一般根据两相所处的状态来划分。由于固定相只能是固相和液相，流动相只能是气相和液相，所以当液体作为流动相时称液相色谱，气体作为流动相时称气相色谱。根据固定相的不同，液相色谱（liquid chromatography）又可分为液－固色谱（liquid-solid chromatography）和液－液色谱（liquid-liquid chromatography），气相色谱（gas chromatography）又可分为气－固色谱（gas-solid chromatography）和气－液色谱（gas-liquid chromatography）。

另一种分类方法是按色谱过程的机理来分类。利用吸附表面对不同组分吸附性能的差异来达到分离鉴定的目的，称为吸附色谱。利用不同组分在流动相和固定相之间的分配系数不同而分离的称分配色谱。利用分子大小不同而阻滞作用不同进行分离的称排阻色谱（或凝胶色谱）。利用不同组分对离子交换剂亲和力不同进行分离的称离子交换色谱。

将常见的色谱方法归纳如下（表3－1）：

（1）分配色谱　利用不同组分在两种互不相溶的溶剂中的分配系数不同进行分离，常用支持剂为硅胶、硅藻土、纤维粉等。这类色谱包括纸色谱、液－液分配柱色谱（高压液相色谱、中压液相色谱，快速柱色谱）、液滴逆流色谱等。

（2）吸附色谱　利用不同组分在吸附剂表面吸附力的差别进行分离。常用的吸附剂有：氧化铝、硅胶、聚酰胺等。

（3）凝胶色谱　利用样品分子量大小的差别进行分离。

（4）离子交换色谱　利用阴阳离子的交换作用达到分离。

（5）电泳　利用在同一电场的作用下泳动的方向和速度不同而分离。

在色谱方法的选择方面，对非极性的成分（如苷元）往往考虑氧化铝和硅胶吸附色谱；若极性较大（如苷），则采用分配色谱或弱吸附剂吸附色谱；对于分子量差别较大的成分则考虑用凝胶色谱；对于在水溶液中能形成离子的成分则考虑用离子交换色谱或电泳。在天然产物的分离工作中，通常是通过平面色谱（薄层色谱）和分析型高效液相进行分离条件选择及优化，再以柱色谱及制备型高效液相进行样品制备。具体使用时往往是多种色谱方法结合使用，取长补短。这里我们主要介绍天然药物研究中常用的一些色谱分离方法。

表3－1　常见色谱方法的归类

吸附色谱（adsorption chromatography）	液相吸附色谱（liquid-solid adsorption chromatography）
	气固吸附色谱（gas-solid adsorption chromatography）

续表

分配色谱（partition chromatography）	液液分配色谱（liquid-liquid partition chromatography）
	气液分配色谱（gas-liquid partition chromatography）
排阻色谱（exclusion chromatography）	液固排阻色谱（liquid-solid exclusion chromatography）
	气固排阻色谱（gas-solid exclusion chromatography）
离子交换色谱（ion-exchange chromatography）	有机离子交换树脂（organic resinous material）
	纤维素及无机高分子交换剂（cellulosic and inorganic resinous material）

一、分配色谱法

（一）分配色谱的原理及操作

分配色谱（partition chromatography）的原理与前面所讲的溶剂萃取法相同，都是利用天然药物化学成分在两种互不相溶的溶剂中分配系数的不同而达到分离目的。如果需要分离的两种物质，在两相中的分配系数比较接近，则一般液－液萃取无法分开，必须利用不断地进行反复分配，如使用逆流分溶及分配色谱才能达到分离目的。

分配柱色谱是以一种多孔物质吸着一种极性溶剂，如此极性溶剂在色谱过程中始终固定在支持剂上，因此称为固定相。另用一种非极性溶剂（与固定相不相互溶）洗脱，此洗脱剂在色谱过程中始终是移动的，称为流动相。溶质在固定相和流动相之间，在柱上作连续的、动态的不断分配，由于不同成分在两相间分配系数的差异而得以分开。分离工作的难易主要决定于两者的分配系数差值，如果相差较大，只要用较小的柱和较少的固定相支持体用量即能满意的分离，如果分配系数差值极小，则同样重量的样品往往要用较大的柱和较多的固定相支持体才能分开。

分配色谱所用多孔支持剂，主要有硅胶、硅藻土（商品名 Celite）、纤维粉等，近年来有用有机支持剂的，如微孔聚乙烯粉等。

分配色谱的操作一般将预先选定的固定相溶剂（一般为水溶液或极性溶剂）加入支持剂硅胶中，搅拌混合均匀，倾入事先选定的流动相溶剂中，激烈搅拌，使两相互相饱和达到平衡。色谱管中放流动相（事先务必用固定相溶剂剧烈振摇，互相饱和，以造成色谱时稳定的平衡条件），将上述吸着固定相的硅胶湿法装柱，不断轻敲管壁，使固定相支持剂压紧。样品一般可溶于流动相中上柱，继以流动相洗脱，按固定体积收集，分别浓缩处理。

分配色谱操作往往应注意下列各点。

（1）一般溶剂萃取，所用两相体积比大致为 1∶1，而在分配色谱中流动相体积常大于固定相 5～10 倍，即相当于以 5～10 倍体积的有机溶剂向水溶液萃取，而分配系数的含意为溶质在两相中的浓度比，若体积增大，实际抽提出量也大。因此在分配色谱中选择固定相与流动相时，要考虑样品在两相中的分配比（样品在流动相中的浓度/样品在固定相中的浓度），应在 0.1～0.2 时较适宜。较大则很快从柱上洗脱，分离效果较差，如分配比过大则可采用反相分配色谱，即以非极性溶剂作固定相，极性溶剂作流动相。

（2）所用固定相与流动相溶剂，务必相互饱和，否则色谱过程中固定相体积不断减少或增加，平衡条件就被扰乱。

（3）选用支持剂（硅胶）与吸着固定相的比例为 1∶0.5～1，即层析时硅胶吸有相当于本身重量 50% ~100% 固定相溶剂，较为适宜。

（4）样品上柱可采用三种方式，如样品能溶于流动相溶剂，可用少量流动相溶剂溶解，加于柱顶再行展开。如样品难溶于流动相，易溶于固定相，则可用少量固定相溶剂溶解，用硅胶吸着，装于柱顶再行展开。如果样品在两相中溶解度均不大，则可溶于适当的溶剂，拌于干燥硅胶上，待溶剂挥发去尽后，加 50% ~100% 的固定相溶剂拌匀再上柱。

（5）色谱柱中固定相支持剂段直径与长度的比为 1:（10 ~20），对分配系数比较接近的成分分离，往往可加大至 1:40 以上。一般 1m 长的色谱柱的分离效果能相当于数百支逆流分溶管或数百只分液漏斗的逆流萃取。

（6）分离样品时支持剂的用量，一般较吸附色谱为大，为 1:（100 ~1000），主要取决于分离工作的难易，对分配系数比较接近的成分的分离甚至可采用 1:10000。

（7）一般分配色谱操作，为使溶质在两相间达到平衡，流动相流速宜慢些，过快的流速也会导致固定相的流失，从而使两相平衡受到破坏。

（8）分配系数往往会因温度变化而变化。因此对要求较高的实验，色谱管最好有隔层套管，以便通水保持恒定的温度。

（二）纸色谱

纸色谱[6]是以滤纸作为支持体，依靠样品在两相间的分配系数不同而达到分离目的。

由于滤纸纤维常能吸收 20% ~25% 的水分，其中 6% ~7% 的水是以氢键形式与纤维素上的羟基结合，在一般条件下较难脱去。故常规的纸色谱的固定相实质上是水，流动相是以水饱和的有机溶剂。此时，相当于正相分配色谱，极性大的成分 R_f 值较小，后洗脱出来。

若滤纸用石油醚或硅油处理后作为固定相，以水溶液（或有机溶剂）作为流动相，此时相当于反相纸上分配色谱。极性大的成分 R_f 值较大，先洗脱出来。

从 1944 年 Consden. Gordon 和 Martin 首次采用纸色谱的方法成功的分离了多种氨基酸以后，这种分离技术就开始在天然产物的研究方面得到了广泛的应用，20 世纪 80 年代的时候被广泛应用于黄酮类化合物的分离。近年来，由于薄层色谱的快速发展和广泛应用，在很多方面较纸色谱显示出更强的优越性，但在糖类、氨基酸等大极性化合物的分离、分析方面，纸色谱仍具有其独特的应用价值。

纸色谱在操作过程中应注意以下几点。

1. 滤纸的选择 滤纸的质地要均一，厚薄要适宜、平整无折痕，杂质要少。若含有过多的杂质，会影响分析的结果。一般定性的分析需要用较薄的滤纸，而分离制备则需要厚质滤纸，如新华 5 号等。国产的新华色谱滤纸的规格及性能见表 3 -2。

表 3 -2 国产的新华色谱滤纸的规格及性能

型号	标重 (g/m^2)	厚度 (mm)	吸水性［30min 内水上升的高度（mm）］	灰分	性能	备注
1	90	0.17	150 ~120	0.08	快速	
2	90	0.16	120 ~91	0.08	中速	相当 Whatman 1#
3	90	0.15	90 ~60	0.08	慢速	
4	180	0.34	151 ~121	0.08	快速	

续表

型号	标重 (g/m^2)	厚度 (mm)	吸水性［30min 内水上升的高度（mm）］	灰分	性能	备注
5	180	0.32	120～91	0.08	中速	相当 Whatman 3#
6	180	0.30	90～60	0.08	慢速	

2. 展开剂的选择　纸色谱的展开剂常由有机溶剂和水组成，往往不是单一溶剂，如常用的正丁醇－水，是指水饱和的正丁醇；而展开系统正丁醇-乙酸-水（4∶1∶5）则是指将溶剂先按此比例混合，然后置分液漏斗中静置分层，取上层正丁醇溶液作为展开剂。展开剂的选择可以根据文献报道的类似化合物常用的展开系统来加以改善，原则上要求欲分离样品的各组分在该溶剂系统中的 R_f 值差异较大，且该系统对样品有良好的溶解性能，不会与样品发生化学反应，组成的比例也不应该受温度影响。

3. 点样　样品的浓度一般配制成 0.5～15mg/ml 的溶液（适宜的浓度要根据预试验确定，不同成分有所差异），然后用毛细点样管（定量时采用刻度毛细管或微量注射器点样）点于离滤纸底边 2～4cm 的点样线上。点样的斑点直径不应超过 0.5cm，点样时可以采用少量多次点样的方法，每次点少量样品后立即用电吹风吹干，再进行下一次的点样，这样可以避免样品斑点的扩散过大；如果同一张滤纸上点多个样品，样品之间的距离不可以太近，以 2cm 以上为宜，这样可以避免样品展开后相互影响、干扰；点样量不宜过大，超载会导致拖尾现象，影响分离效果，以 10～30μg 为宜。

4. 展开方式　根据溶剂的移行方向，可以分为上行法和下行法。在分离一些复杂的组分时，还常采用双向纸色谱，就是先用一种展开系统展开，冷风吹干后，再采用另一种展开系统在与前一次展开垂直的方向做第二次展开。

5. 显色与检识　展开结束后，取出滤纸，马上用铅笔记下溶剂前沿的位置。吹干滤纸后进行检识。本身有颜色的成分，可以直接在日光灯下观察，计算 R_f 值；有紫外吸收的结构，如黄酮、香豆素等，可以在紫外灯下检识其位置；对于无色无紫外吸收的化合物，则可以先采用一定的显色剂显色后检识，如碘蒸气可作通用显色剂，生物碱的显色可用碘化铋钾，氨基酸、肽类可用茚三酮显色检识。

（三）液－液分配柱色谱

如将两相溶剂中的一相涂覆在硅胶等多孔载体上，作为固定相，填充在色谱管中，然后加入与固定相不相混溶的另一相溶剂（流动相）冲洗色谱柱。这样，物质可在两相溶剂中相对作逆流移动，在移动过程中不断进行动态分配而得以分离。这种方法称之为液－液分配柱色谱法。

1. 正相色谱与反相色谱　液－液分配柱色谱用的载体主要有硅胶、硅藻土及纤维素粉等。通常，分离水溶性或极性较大的成分如生物碱、苷类、糖类、有机酸等化合物时，固定相多采用强极性溶剂，如水、缓冲溶液等，流动相则用三氯甲烷、乙酸乙酯、丁醇等弱极性有机溶剂，称之为正相分配色谱，在正相分配色谱中，极性小的成分先洗脱，极性大的成分后洗脱；当分离脂溶性化合物，如高级脂肪酸、油脂、游离甾体等时，则两相可以颠倒，固定相可用脂溶性溶剂，如石蜡油，而流动相则用水或甲醇等强极性溶剂，故称之为反相分配色谱（reverse phase partition chromatography）。在反相分配色谱中，极性大的成分往往先被洗脱，极性小的成分则后被洗脱。

除色谱柱外，液－液分配色谱也可在色谱用硅胶薄层板上进行。因此液－液分配柱色谱的最佳分离条件可以根据相应的薄层色谱结果（正相柱用正相板，反相柱用反相板）进行选定。

常用反相硅胶薄层色谱及柱色谱的填料系将普通硅胶经下列方式进行化学修饰，键合上长度不同的烃基（R）形成亲脂性表面而成。

根据烃基（—R）长度为乙基（$—C_2H_5$）还是辛基（$—C_8H_{17}$）或十八烷基（$—C_{18}H_{37}$），分别命名为 RP（reversephase)-2、RP-8 及 RP-18。三者亲脂性强弱顺序如下：RP－18 > RP－8 > RP－2。

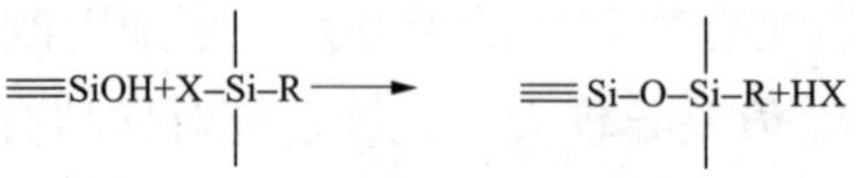

(X=卤原子，烷氧基)

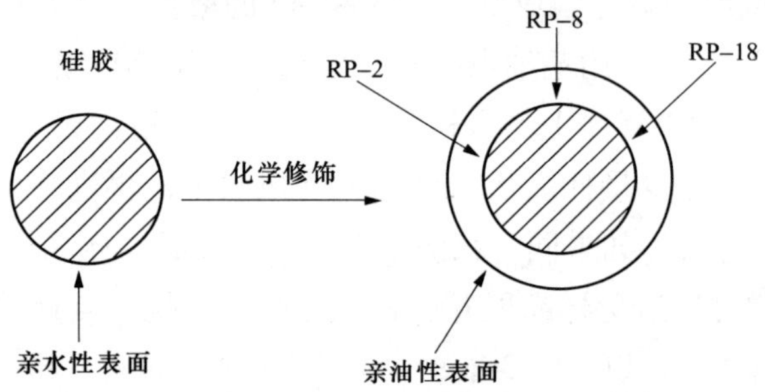

2. 加压液相柱色谱 经典的液－液分配柱色谱中用的载体（如硅胶）颗粒直径较大（100～150μm），流动相仅靠重力作用自上而下缓缓流过色谱柱，流出液用人工分段收集后再进行分析，因此柱效较低，费时较长，近来已逐渐被各种加压液相色谱所代替。加压液相色谱用的载体多为颗粒直径较小、机械强度高及比表面积大的球形硅胶微粒，如 Zipax 类薄壳型或表面多孔型硅球以及 Zorbax 类全多孔硅胶微球，其上并键合不同极性的有机化合物以适应不同类型分离工作的需要，因而柱效大大提高。常见的 Zorbax 系列 HPLC 填充柱型号见表 3－3。

表 3－3 HPLC 用 Zorbax 系列填充柱

柱子名称	键合固定相组成	适用分离方式
Zorbax ODS	十八烷基组，$—C_{18}H_{37}$	反相
Zorbax C_8	辛基组，$—C_8H_{17}$	反相
Zorbax NH_2	胺基组，$—NH_2$	正相，反相，阴离子交换
Zorbax CN	腈基丙基组，$—C_3H_7CN$	反相，正相
Zorbax TMS	三甲基硅组，$—Si(CH_3)_3$	反相
Zorbax SAX	季铵组，N^+R_3	阴离子交换
Zorbax SIL	氧化硅，—SiOH	吸附
Zorbax SCX-300	磺酸基组，$—SO_3H$	阳离子交换

其他系列填充剂也均有类似的型号，如 μ-Bondapak C_{18}、LiChrosorb RP-18、Perkin Elmer C_{18} 等均为键合了十八烷基的填充剂，与 Zorbax ODS 类似，均供作反相色谱应用。为了提高分离速度、缩短分离时间，则须施加压力，且依所用压力大小不同，可以分为快速色

谱（flash chromatography，约 2.02×10^5 Pa）、低压液相色谱（LPLC，$<5.05\times10^5$Pa）、中压液相色谱（MPLC，$5.05\times10^5\sim20.2\times10^5$Pa）及高压液相色谱（HPLC，$>20.2\times10^5$Pa）等。各种加压液相色谱的分离规模如图 3－6 所示。

此外，在色谱柱出口处常常配以高灵敏度的检测器，以及自动描记、分部收集的装置，并用计算机进行色谱条件的设定及数据处理。故无论在分离效能及分离速度方面，加压液相色谱均远远超过了经典的液－液分配柱色谱方法，在天然药物分离工作中得到了越来越广泛的应用。图 3－7 为常用高压液相装置的模式图。

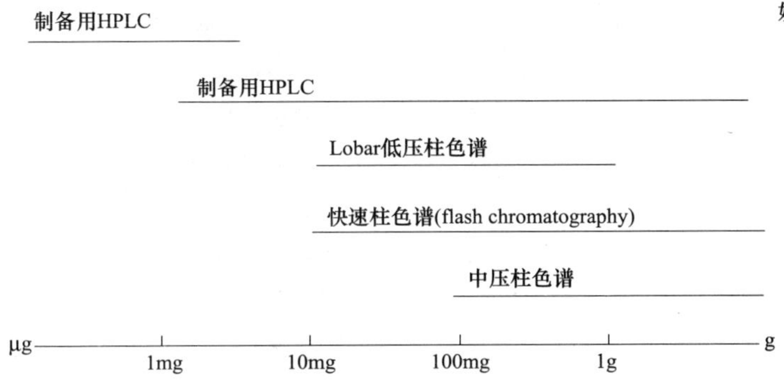

图 3－6　各种加压液相柱色谱的大体分离模型

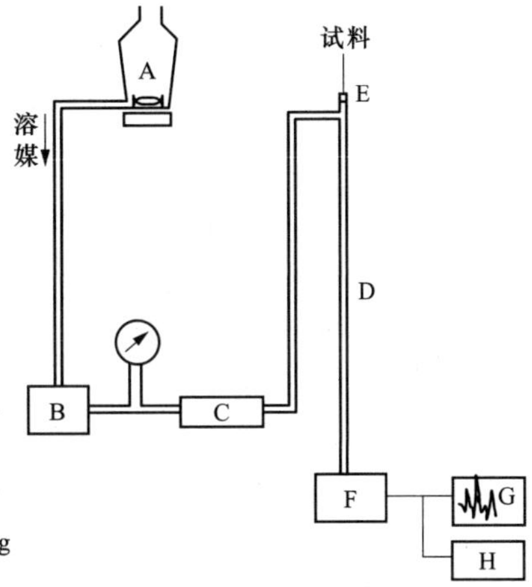

图 3－7　高压液相装置的模式图

A. 溶剂贮槽；B. 高压送液泵；C. 防止脉冲装置；D. 色谱柱；E. 检出装置；F. 检出装置；G. 记录装置；H. 计算机

3. 快速色谱　快速色谱柱的引入缩短了常压柱色谱的操作时间。色谱分离时长时间的洗脱可造成敏感化合物的分解，并使色带拖尾，这两个问题在天然产物分离中经常会遇到。快速色谱技术可大大缩短分离所需时间，从而避免产生上述问题。

图 3－8 为一典型的快速色谱分离装置。该装置包括一根装有活塞，长度适合的玻璃柱，可用干法或湿法将固定相加入其中。干法装柱效果更好，但需用大量溶剂使固定相完全湿润。在固定相的顶部最好加一层沙子，固定相的上端应留有足够的空间以便反复加入洗脱剂。另外，也可在柱顶部加一球形磨口储液槽。加样后，可施加高于大气压 1bar 的压力以加速样品的洗脱。在气体入口处可利用一个针式阀门控制压缩气体的流速。利用不同尺寸的色谱柱对 0.01～10.0g 样品所进行的分离通常可在 15min 内完成。

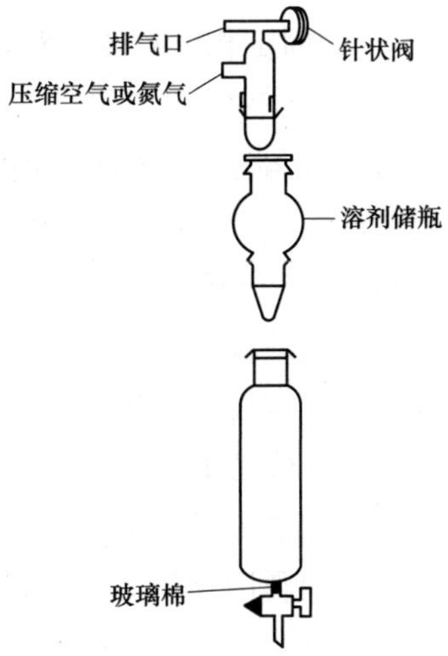

图 3－8　快速色谱装置示意图

快速色谱中使用最广泛的固定相为硅胶。一些粒度范围较窄的球形硅胶是专门为快速色谱而设计的。此外，也可采用具有一定粒度范围的非球形硅胶。

可采用硅胶快速色谱对天然产物进行最终纯化，但更常见的是用此方法对粗提物或混合物进行初步纯化，然后再利用有高分辨率的色谱技术进行纯化。

在研究苦木质素类昆虫拒食活性成分时，发现一些化合物在常压硅胶柱上逐渐被破坏，只有使用快速色谱分离和半制备型 HPLC 技术才能最终获得纯化合物[7]。

4. 低压液相色谱 目前，使用最广泛的低压液相色谱系统是 E. Merck 公司生产的 Lobar 柱系列产品。预制色谱柱是由玻璃制成，规格分为 A、B、C 三种型号，预制色谱柱的填料有硅胶、RP-18、RP-8、NH_2—、CN—及 Diol 键合相硅胶等。表 3－4 列出了各种规格色谱柱的尺寸及最大上样量。色谱柱中的固定相被柱两端的熔融玻璃封闭。色谱柱两端连有聚四氟乙烯环的金属管可与输液泵相连，金属管及聚四氟乙烯环被柱端的旋钮固定于柱体。

表 3－4 Lobar 色谱柱的尺寸和分离能力

尺寸	填料	长度（mm）	内径（mm）	外径（mm）	上样量
A	LiChroprep Si60	240	10	13	每 0.3～1ml 最多 0.2g
A	LiChroprep RP－8	240	10	13	最多 0.2g
A	LiChroprep RP－18	240	10	13	最多 0.2g
B	LiChroprep Si60	310	25	28	每 1～5ml 最多 1g
B	LiChroprep Diol	310	25	28	每 1～5ml 最多 1g
B	LiChroprep CN	310	25	28	每 1～5ml 最多 1g
B	LiChroprep NH_2	310	25	28	最多 1g
B	LiChroprep RP－8	310	25	28	最多 1g
B	LiChroprep RP－18	310	25	28	最多 1g
C	LiChroprep Si60	440	37	42	每 2～10ml 最多 3g
C	LiChroprep RP－8	440	37	42	最多 3g
C	LiChroprep RP－18	440	37	42	最多 3g

Lobar 柱可用于分离克级的样品，其分离效果有时可接近 HPLC 的分辨率。为获得更高的分辨率或更大的上样量，可将几根柱串联起来使用。Lobar 分离装置的简单性是这类色谱柱得以普遍采用的原因。Lobar 柱可以反复使用，反相柱比正相柱的使用寿命要长得多。Lobar 柱的固定相颗粒度相对较大（40～60μm），因此在低压操作条件下，洗脱液保持较高流速。可用注射器或输液泵将溶于适当溶剂中的样品加进柱内。

有多家国外公司生产的输液泵用于 Lobar 色谱分离系统，如美国 Fluid Metering 公司、瑞典 Pharmacia 公司、美国 Milton Roy 公司的压力泵。国内多家公司生产的蠕动泵可用于反相 Lobar 色谱分离系统，但当使用三氯甲烷、丙酮等有机溶剂进行正相色谱分离时，需采用特殊耐溶剂的乳胶管。此外，也可使用一些中、高压泵于 Lobar 色谱分离系统。在使用加压输液泵时，应连接一个压力计，以防压力过高使玻璃柱破裂。

人们一般把 Lobar 柱与其他分离方法结合起来使用，将其用作中间或最后的纯化手段。因分离过程中需使用输液泵，一般采用组成恒定的洗脱剂。然而，也有许多采用梯度洗脱的例子。如利用反相 Lobar RP－18 色谱系统从山甘草（*Mussaenda pubescens* Ait. f.）中分离得到三萜皂苷类成分，所用溶剂系统为乙醇－水（1.1∶1）和乙腈－水（1∶1）[8]。

5. 中压液相色谱 Lobar 色谱分离系统具有使用方便，分辨率较高的优点。然而，用这些色谱柱难以分离 5g 以上的样品。中压液相色谱可采用更长、具有更大内径的色谱柱，可以一次性分离更多的样品。中压液相色谱比低压液相色谱使用的填料颗粒度更小，分辨率更高，需使用更大的压力来维持适当的流速，所需压力可由压缩空气或往复泵提供。先利用分析型 HPLC 可以十分有效地选择适当的溶剂系统。Schaufel-berger 和 Hostettman 介绍了将高压液相色谱溶剂系统转换为中压液相色谱溶剂系统的方法[9]。

中压液相色谱装置包括各种规格的中压色谱柱，可用于分离 100mg 至 100g 的样品。活塞泵及可替换泵头可在最大压力为 40bar 时，使流速在 3 ~ 160ml/min 之间调节。该系统接有溶剂梯度形成装置，并可用各种紫外检测仪检测。该系统的色谱柱由带有塑料保护膜的强化玻璃制成，因此可以观测到分离的进展情况。柱体积大小可从 130ml 直至 1880ml。可以将色谱柱连接起来使用以提高分离能力。

在进行中压硅胶柱色谱分离时，可以用干法或湿法装柱。与湿法装柱相比，干法装柱可使固定相填充密度提高 20%。虽然该类色谱柱的最大承受压力只有 40bar，但使用颗粒度为 15μm 的固定相可以获得同 HPLC 柱类似的分离效果[10]。应用键合相固定相时，应采用湿法装柱。可以用注射器将样品直接加到色谱柱上或使用进样器进样。如在色谱柱前连接一小的样品柱，也可以采用固体上样法。在制备型色谱柱前连一个前置柱，在每次分离后将被污染的填料除去，利用甲醇 - 乙酸乙酯 - 己烷的冲洗顺序对硅胶固定相进行再生。但在重复使用几次之后，应将固定相废弃。键合相色谱柱更易于清洗，并具有更长的使用寿命。

中压液相色谱在天然产物分离中多数采用的是硅胶或反相硅胶固定相，但有时也采用聚酰胺或纤维素为固定相。

6. 高压液相色谱　相对于中压液相色谱而言，高压液相色谱柱内填装的是粒度范围更窄的细小颗粒固定相，为使流动相流出，需采用较高的压力。例如，在制备型高压液相色谱系统中使用颗粒度为 5 ~ 30μm 的固定相时，系统的复杂性及成本也增大，但分辨率可得到较大的提高。

在许多分离工作中，需要从大量的粗提物中分离出微量成分，通常是在制备分离的最后阶段采用高压液相色谱分离。为提高每次分离获得纯品的数量，制备型高压液相色谱分离通常使样品超载。

随着高压液相色谱仪器的普及，有越来越多的天然产物研究工作采用了制备型高压液相色谱分离手段。“半制备型”分离是指色谱柱直径 8 ~ 10mm，内装颗粒度为 10μm 左右的固定相（常用的半制备色谱柱规格为：10mmID × 250mm），可用于 1 ~ 100mg 混合物样品的分离。制备型高压液相色谱分离大多采用恒定的洗脱剂条件，这样可减少操作中可能出现的问题。然而，对于那些难分离的样品，有时也需在分离过程中采用梯度洗脱方式[11]。

反相色谱柱适用于分离大极性和（或）水溶性化合物。皂苷类成分常具有复杂且非常相近的结构，用其他分离方法很难将其纯化，许多分离工作的最后阶段都采用了反相高压液相色谱。反相硅胶也适用于中等极性化合物的分离，且往往分离效果比正相好。因此，在所有高压液相色谱分离工作中，约有 95% 使用的是 C - 18 反相硅胶。

利用大直径色谱柱进行一次分离或利用小直径色谱柱进行多次分离都可获得一定量的纯化合物。当所需纯化合物的量很少时（微克级至几毫克），可利用已有的分析型仪器，而无需在色谱柱、填料及附件方面投入较大资金。另外，还可在很大程度上避免由于放大所产生的问题，使分离速度加快。用尺寸为 4. 60mmID × 250mm 的分析型色谱柱每次可进样 5 ~ 100μg，通过多次进样分离，可获得足够的纯品。例如，从豆科植物羽扇豆中分离一个羽扇豆生物碱糖苷时，其最后的分离步骤采用分析色谱柱进行高压液相色谱分离，洗脱剂为含 25% 甲醇的乙醚溶液 - 5% 氨水（50∶1）[12]。

制备型液相色谱分离通常采用分批进样的方式进行分离。为提高分离效率，Hadfield 等将高压液相色谱改变为一个可连续分离混合物的系统[13]。他们将少量的样品以适当的间隔加到 Whatman Partisil M9 9mm × 250mm 的色谱柱上，并对流分进行收集。采用这种方法，每 24h 可对 2.5 ~ 3g 已部分纯化了的苄基葡萄糖苷混合物进行分离。

使用制备型高效液相色谱分离天然药物化学成分，最重要的是色谱分离条件的选择，通常都是使用分析型液相选择分离度最好的条件，然后将分析条件放大用于制备液相色谱。在分析液相色谱系统和制备液相色谱系统的化学性质、传质过程都保持不变的情况下，分析液相色谱的进样量、流速、收集体积乘以一个线性放大系数即为制备型液相色谱系统的相应参数。在柱长相同的情况下，线性放大系数（Linear Scale-up Factor，*LSF*）即为制备色谱柱和分析色谱柱的横截面积之比。

$$LSF = \left(\frac{r_2}{r_1}\right)^2 \times \frac{L_2}{L_1}$$

式中，r_2、r_1 分别为制备柱及分析柱半径，L_2、L_1 为柱长。

在高压液相色谱进样之前，需对样品进行过滤。使用能与注射器相连的过滤器可以方便、廉价地除去样品中混有的颗粒状物质，这些颗粒状物质可能损坏高压液相色谱的阀门，阻塞管线或柱子入口端的滤板。目前短色谱柱（如 4.6mm × 50mm）因分离效果好也常被采用。

（四）逆流色谱

逆流色谱（counter-current chromatography）的分离原理是基于某一样品在两个互不混溶的溶剂之间的分配作用，溶质中的各个组分在通过两溶剂相的过程中按不同的分配系数得以分离。这是一种不用固态支持体的全液态的分配色谱方法。逆流色谱是在逆流分溶法的基础上发展起来的，这种早期的方法是在 20 世纪 40 ~ 50 年代建立的，它具有混合物断续地分流和连续地分流两种方式。逆流分溶法的设备实际上是由数百个单元部件所组成，溶质在每一个单元的两个液相层之间进行分配，然后将其中的一层转移到下一个单元中去再分配。在逆流分溶法工作过程中，相层在转移之前必须充分实现平衡。逆流色谱同液相色谱相比，它是一个连续的非平衡过程，它的溶剂是连续流通的。

逆流色谱可克服上述液相色谱中因为采用固体载体所引起的不可逆吸附消耗、试样变性污染及色谱峰畸形拖尾等弊病，试样还可以定量回收，目前已广泛用于皂苷、生物碱、酸性化合物、蛋白质、糖类等天然化合物的分离精制工作，并取得了良好的效果。

1. 液滴逆流色谱 液滴逆流色谱（droplet counter-current chromatography，DCCC）是在一组垂直排列的分离管内充满液态固定相，使移动相成液滴通过作为固定相的液柱，促使溶质在两相间连续分配（图 3 - 9），使用时首先将移动相与固定相溶剂充分振摇平衡，然后分出重相（下层）及轻相（上层）。可以任选一相作为固定相，如重相作为固定相则轻相作为流动相，称为上行法（ascending method），反之则称下行法（desending method）。当液滴通过分离管时，固定相在液滴和管壁之间形成薄膜，与液滴接触，同时不断形成新的表面，促进混合物中各组分能够反复地在两相之间分配，有利于分离的进行。这种方法所用的仪器比逆流分溶仪要轻巧简便得多，而且能避免乳化或泡沫的产生。此外，这种方法更加节省分离时间和减少溶剂消耗。用 DCCC 能一次分离毫克级至克级的混合样品，而且在实现分离的过程中物质不会损失。因为流动相是以大量小滴的形式穿过管柱的，这些小滴的骚动会有效地促使溶质在两相之间分配，从而有利于样品中的各个组分获得有效的分离。小滴的大小和骚动性受众多因素的影响，其中主要的是管柱的内径大小，移动相的流速，引入喷嘴的孔径尺寸，两个液相的质量差异，溶剂的黏度和截面张力等。内径为 2mm 的管柱是最常用的，而在商品化仪器中采用的管柱是 2.7mm、3.0mm 和 3.41mm，分离管由 100 根到 1000 根串联而成。较大内径的管柱具有允许移动相流速高和样品负载量大等优点。分辨率可以通过增多管柱数量的方法予以提高，但是这样做会使分离时间相应的拖长。同时，也应注意到流速的过分提高将导致固定相的流失。用内径是 3.4mm 的仪器已能一次分离高达 6.4g 的粗提物样品[14]，采用内径是 10mm 的大内径管柱甚至能分离 16g 的样品。

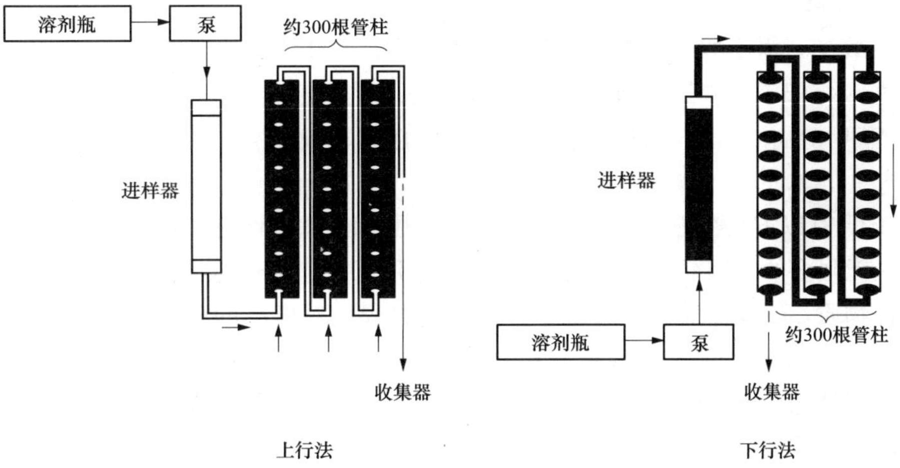

图 3－9　液滴逆流色谱分离示意图

因为两相的极性差异很大，所以两相溶剂系统的选择对于合适的液滴的形成影响很大。有必要用三元的（或四元的）系统来制备两相溶剂，即用附加的第三种溶剂（或第四种溶剂）来调和其他溶剂组分和减缓原始两相的极性差异。其中一种最常用的溶剂系统是由 $CHCl_3$-MeOH-H_2O 组成的混合物。

DCCC 能实现很好的重现性和有效的分离，能够处理毫克级至克级的粗提物样品，在酸性和碱性分离条件下都能使用。因为不用固态的分离媒质，不可逆吸附和色谱峰区带展宽的现象均可避免。DCCC 同制备型 HPLC 相比，溶剂消耗量较小，但分离时间过长，分辨率较低，且事前需花较多时间选择合适的分离溶剂系统。随着高速逆流色谱（HSCCC）的应用，DCCC 的应用正日趋减少。

2. 高速逆流色谱　高速逆流色谱（high-speed countercurrent chromatography，HSCCC）是一种较新型的液－液分配色谱，由美国国立健康研究院（National Institute of Health，U. S. A.）Ito 博士最先研制开发，其原理是基于样品在旋转螺旋管内的互不混溶的两相溶剂间分配不同而获得分离[15]。HSCCC 利用了一种特殊的流体动力学（单向流体动力学平衡）现象。具体表现为一根 100 多米长的螺旋空管，注入互不相溶的两相溶剂中的一相作为固定相，然后作行星运动；同时不断注入另一相（流动相），由于行星运动产生的离心力场使得固定相保留在螺旋管内，流动相则不断穿透固定相；这样两相溶剂在螺旋管中实现高效的接触、混合、分配和传递。由于样品中各组分在两相中的分配比不同，因而能使样品中各组分得到分离（图 3－10）[16]。

正确地选择溶剂体系是 HSCCC 分离成功的关键[17]。通常所用的溶剂体系分为三类：水体系，由极性小的非水相与水相组成，两相极性相差很大；亲油体系，由高极性的非水相与水相组成，两相极性相差不大；还有一类处于两者之间，为中间体系。选择溶剂体系时遵循两个原则：①溶剂体系的分层时间小于30s；②目标样品的分配系数K接近于1，容量因子大于1.5。选择的方法有三种：参考前人体系、薄层色谱、高效液相。正己烷-乙酸乙酯-正丁醇-甲醇-水和三氯甲烷-甲醇-水是比较经典的两个体系。对于未知样品混合物，推荐先采用正己烷-乙酸乙酯-甲醇-水（1∶1∶1∶1）或三氯甲烷-甲醇-水（10∶3∶7）尝试，再根据目标组分的分配系数调整溶剂组成。如可用乙醇代替甲醇增加体系的疏水性；加入盐（乙酸铵等）或酸（三氟乙酸或乙酸）增加体系亲水性。正丁醇-乙酸乙酯-水（3∶2∶5）适于分离极性大的物质，而正庚醇-乙酸乙酯-甲醇-水（6∶1∶6∶1）适于分离弱极性和非极性物质[18]。

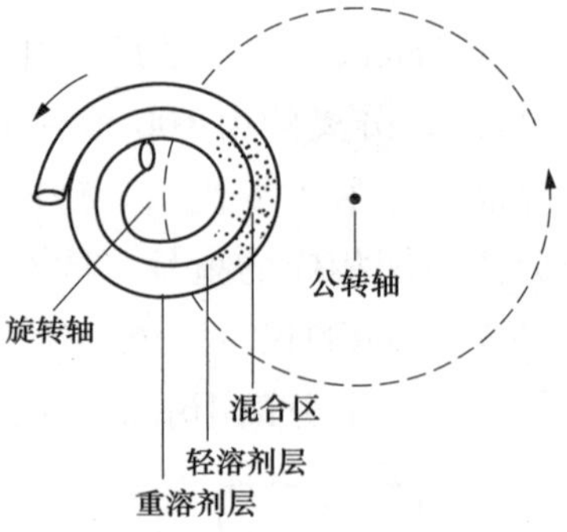

图3-10　HSCCC分离物质原理模拟图

HSCCC具有以下几个方面的优点：①应用范围广，适应性好。由于溶剂系统的组成与配比可以是无限多的，因而从理论上讲HSCCC适用于任何极性范围样品的分离，特别适用于分离极性物质。②操作简便，容易掌握。分离过程中对样品的前处理要求低，一般的粗提物即可进行HSCCC的制备分离或分析。③回收率高。由于没有固体载体，不存在吸附、降解和污染，理论上样品的回收率可达100%。在实验中只要调整好分离条件，一般都有很高的回收率。④重现性好。如果样品不具有较强的表面活性作用，酸碱性也不强，那么多次进样，其分离过程稳定性都保持很好、峰的保留相对标准偏差也小于2%，重现性相当好。⑤分离效率高，分离量较大。由于其与一般色谱的分离方式不同，能实现梯度操作和反相操作、亦能进行重复进样，使其特别适用于制备性分离，产品纯度高。研究结果表明：一台普通的高速逆流色谱仪一次进样可达几十毫升，一次可分离近10g的样品。

最初的高速逆流色谱仪只有一个分离柱，用配重平衡离心体系。最近的仪器在设计上有较大突破，采用多个分离柱，不用配重，性能和实用能力大大提高。目前高速逆流色谱仪有分析型和半制备、制备型三大系列，较大的制备型HSCCC，柱容积可达1000ml，一次最多进样可达20g粗品。不但适用于非极性化合物的分离，也适用于极性化合物的分离，对检测器的灵敏度要求不高。在制备分离方面，可用于天然产物中各组分的分离，也可进一步精制，甚至直接从粗提物一步纯化到纯品。

二、吸附色谱法

吸附色谱（adsorption chromatography）即是利用混合物中各组分对固体吸附剂（固定相）的吸附能力的不同而达到分离的色谱方法。液-固吸附色谱是运用较多的一种方法，特别适用于中等分子量的样品（相对分子质量小于1000的低挥发性样品）的分离，尤其是脂溶性成分，一般不适用于高分子量样品如蛋白质、多糖或离子型亲水化合物等的分离。

吸附色谱可以进行薄层色谱及柱色谱，一般薄层色谱用于分析及微量制备，柱色谱用于制备。吸附柱色谱的溶剂系统可通过薄层色谱进行筛选。但因薄层色谱用吸附剂的表面积一般为柱色谱用的二倍左右，故一般薄层色谱展开时使组分R_f值达到0.2~0.3的溶剂系统可选用为柱色谱分离该相应组分的最佳溶剂系统。同时吸附柱色谱也可用液-液分配色谱所用的加压方式进行。

（一）吸附剂、溶剂与被分离物性质的关系

吸附色谱的分离效果取决于吸附剂、溶剂和被分离化合物的性质三个因素。

1. 吸附剂　常用的吸附剂有硅胶、氧化铝、活性炭、硅酸镁、聚酰胺、硅藻土等。

（1）硅胶　色谱用硅胶为一多孔性物质，分子中具有硅氧烷的交链结构，同时在颗粒表面又有很多硅醇基。硅胶吸附作用的强弱与硅醇基的含量多少有关。硅醇基能够通过氢键的形成而吸附水分，因此硅胶的吸附力随吸着的水分增加而降低。若吸水量超过17%，吸附力极弱不能用作为吸附剂，但可作为分配色谱中的支持剂。对硅胶的活化，当硅胶加热至100～110℃时，硅胶表面因氢键所吸附的水分即能被除去。当温度升高至500℃时，硅胶表面的硅醇基也能脱水缩合转变为硅氧烷键，从而丧失了因氢键吸附水分的活性，就不再有吸附剂的性质，虽用水处理亦不能恢复其吸附活性。所以硅胶的活化不宜在较高温度进行（一般在170℃以上即有少量结合水失去）。硅胶的活性与含水量具有如表3－5所示的关系。

表3－5　硅胶的活性与含水量的关系

含水量（%）	硅胶的活性
0	Ⅰ级
5	Ⅱ级
15	Ⅲ级
25	Ⅳ级
38	Ⅴ级

硅胶是一种酸性吸附剂，适用于中性或酸性成分的分离。同时硅胶又是一种弱酸性阳离子交换剂，其表面的硅醇基能释放弱酸性的氢离子，当遇到较强的碱性化合物，可因离子交换反应而吸附碱性化合物，因此不适用于碱性物质的分离。

（2）氧化铝　氧化铝可能带有碱性（因其中可混有碳酸钠等成分），对于分离一些碱性天然产物，如生物碱类成分的分离颇为理想。但是碱性氧化铝不宜用于醛、酮、内酯等类型化合物的分离，因为有时碱性氧化铝可与上述成分发生次级反应，如异构化、氧化、消除反应等。除去氧化铝中碱性杂质，用水洗至中性，称为中性氧化铝。中性氧化铝仍属于碱性吸附剂的范畴，用途最广，适用于生物碱、萜类、甾体、挥发油及在酸碱中不稳定的苷类、内酯类等化合物的分离，不适用于酸性成分的分离。用稀硝酸或稀盐酸处理氧化铝，不仅可中和氧化铝中含有的碱性杂质，并可使氧化铝颗粒表面带有 NO_3^- 或 Cl^- 的阴离子，从而具有离子交换剂的性质，适合于酸性成分的分离，这种氧化铝称为酸性氧化铝。

氧化铝的吸附力同样与它的活性直接有关，而活性与它的含水量有关，它们的关系见表3－6。

表3－6　氧化铝的活性与含水量的关系

含水量（%）	氧化铝的活性
0	Ⅰ级
3	Ⅱ级
6	Ⅲ级
10	Ⅳ级
15	Ⅴ级

2. 溶剂 色谱过程中溶剂的选择，对组分分离关系极大。在柱色谱时所用的溶剂（单一溶剂或混合溶剂）习惯上称洗脱剂，用于薄层或纸色谱时常称展开剂。洗脱剂的选择，须根据被分离物质与所选用的吸附剂性质这两者结合起来加以考虑。在用极性吸附剂进行色谱时，当被分离物质为弱极性成分，一般选用弱极性溶剂为洗脱剂；被分离物质为强极性成分，则须选用极性溶剂为洗脱剂。如果对某一极性物质用吸附性较弱的吸附剂（如以硅藻土或滑石粉代替硅胶），则洗脱剂的极性亦须相应降低。

由上可知，极性强弱是支配吸附过程的主要因素。所谓极性乃是一种抽象概念，用以表示分子中电荷不对称的程度，并大体上与偶极矩、极化度及介电常数等概念相对应。那么极性又应当如何判断呢？

（1）官能团的极性强弱按图 3－11 顺序排列。

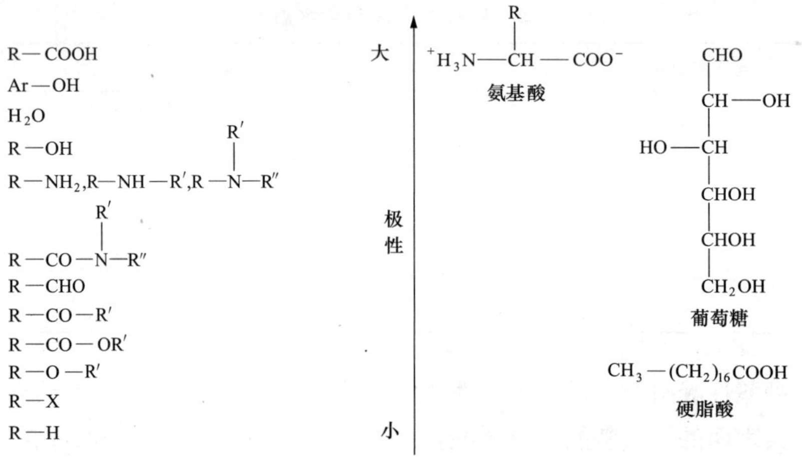

图 3－11 官能团的极性

（2）大体上溶剂极性的大小可以根据介电常数（ε）的大小来判断。常用溶剂的介电常数及其极性排列如表 3－7 所示。

表 3－7 常用溶剂的介电常数及其极性排列

溶剂	ε	水溶度（g/100g）	极性
己烷	1.88	0.007	弱
苯	2.29	0.06	↓
乙醚（无水）	4.47	1.3	
三氯甲烷	5.20	0.1	
乙酸乙酯	6.11	3.0	
乙醇	26.0		
甲醇	31.2		
水	81.0		强

3. 被分离物质的性质 被分离的物质与吸附剂、洗脱剂共同构成吸附色谱中的三个要素，彼此紧密相连。在指定的吸附剂与洗脱剂的条件下，各个成分的分离情况，直接与被分离物质的结构与性质有关。对极性吸附剂而言，成分的极性大，吸附力强。

化合物的极性则由分子中所含官能团的种类、数目及排列方式等综合因素所决定。以氨基酸来说，分子结构中既有正电基团，又有负电基团，故极性很强。高级脂肪酸，如硬脂酸，虽也含有如羧基这样的强极性基团，但因分子的主体乃由长链烃基所组成，故极性依然很弱。又如葡萄糖，因分子中含有许多—OH 基，故为极性化合物，但鼠李糖（6-去氧糖）及加拿大麻糖（2，6-二去氧糖）因分子中—CH_2OH 及 —CHOH 分别脱去氧变为—CH_3，及—CH_2—，故极性也随之降低。再如，从黄花夹竹桃果仁中分出下列七种成分（表3－8）。

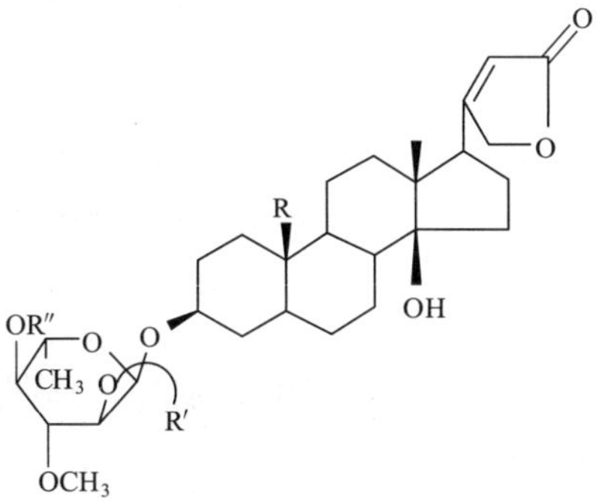

表3－8　黄花夹竹桃果实中的强心苷成分

名称	R	R′	R″
黄夹苷 A	CHO	$(D\text{-}Glc)_2$	H
黄夹苷 B	CH_3	$(D\text{-}Glc)_2$	H
黄夹次苷 A	CHO	H	H
黄夹次苷 B	CH_3	H	H
黄夹次苷 C	CH_2OH	H	H
黄夹次苷 D	COOH	H	H
单乙酰黄夹次苷 B	CH_3	H	$OCCH_3$

其中，与黄夹次苷相比，黄夹苷 A、B 因为分子中多出 2 个 Glc，故极性要大得多，而且苷 A(R = CHO) 极性大于苷 B(R = CH_3)。五种黄夹次苷中，A ~ D 的结构差别仅在 R 不同，故极性大小取决于 R 的种类，并排成下列顺序：次苷 D(COOH) > C(CH_2OH) > A(CHO) > B(CH_3)，单乙酰黄夹次苷 B 与黄夹次苷 B 比较，—OH 变为—$OCOCH_3$，故极性还要降低。综上分析，黄花夹竹桃中七种强心苷的极性将按下列顺序排列：苷 A > 苷 B > 次苷 D > 次苷 C > 次苷 A > 次苷 B > 单乙酰次苷 B。

上述极性强弱顺序决定着这些化合物在硅胶上的吸附行为及柱色谱的洗脱规律。

应当强调指出，酸性、碱性及两性有机化合物的极性强弱及吸附行为主要由其存在状态（游离型或离解型）所决定，并受溶剂 pH 的影响。以生物碱而言，游离型为非极性化合物，易为活性炭所吸附；但离解型则不然，为极性化合物，不易为活性炭所吸附。因此实践中常可通过改变溶剂 pH 以改变酸性、碱性及两性化合物的存在状态，进而影响其吸附或色谱行为达到分离精制的目的。

4. 注意事项　吸附色谱法中硅胶、氧化铝柱色谱在实际工作中用得最多。有关注意事项如下。

（1）硅胶、氧化铝吸附柱色谱过程中，吸附剂的用量一般为试样量的 30 ~ 60 倍。试样极性较小、难以分离者，吸附剂用量可适当提高至试样量的 100 ~ 200 倍。据此可选用适当规格的色谱柱，实验室中常用色谱柱的规格如下所示，其高度与直径比(h/d)为(15∶1) ~ (20∶1)。

色谱柱内径（cm）：0.5　1.0　1.5　2.0　3.0　4.0　6.0　8.0　10

长度（cm）：10　15　30　45　60　75　90　120　150

吸附柱色谱用的硅胶、氧化铝目前均有市售品，可以过筛选用。通常以 100 目左右为宜，如采用加压柱色谱，还可以采用更细的颗粒，甚至直接采用薄层色谱用规格，其分离效果可以大大提高。

（2）硅胶、氧化铝吸附柱色谱，应尽可能选用极性小的溶剂装柱和溶解试样，以利试样在吸附剂柱上形成狭窄的原始谱带。如试样在所选装柱溶剂中不易溶解，则可将试样用少量极性稍大溶剂溶解后，再用少量吸附剂拌匀，并在 60℃ 下加热挥尽溶剂，置 P_2O_5 真空干燥器中减压干燥，研粉后再小心铺在吸附剂柱上。

（3）在用溶剂冲洗柱时，流速不宜过快，洗脱液的流速一般以 30 ~ 60min 内流出液体的毫升数与所用吸附剂的重量（g）相等为合适。

（4）洗脱用溶剂的极性宜逐步增加，但跳跃不能太大。实践中多用混合溶剂，并通过调节比例以改变极性，达到梯度洗脱分离物质的目的。一般情况下，混合溶剂中强极性溶剂的影响比较突出，故不可随意将极性差别很大的两种溶剂组合在一起使用。实验室中最常应用的混合溶剂组合如表 3－12 所示。

极性递增↓

己烷－苯
苯－乙醚
苯－乙酸乙酯
三氯甲烷－乙醚
三氯甲烷－乙酸乙酯
三氯甲烷－丙酮
三氯甲烷－甲醇
丙酮－水
甲醇－水

图 3－12　吸附柱色谱常用混合洗脱溶剂

（5）为避免发生化学吸附，酸性物质宜用硅胶、碱性物质则宜用氧化铝进行分离。当然，硅胶、氧化铝用适当方法处理成中性时，情况会有所缓解。通常在分离酸性（或碱性）物质时，洗脱溶剂中分别加入适量醋酸（或氨、吡啶、二乙胺），常可收到防止拖尾、促进分离的效果。

（二）聚酰胺吸附色谱法

聚酰胺（polyamide）是由酰胺聚合而成的一类高分子物质，商品名：锦纶、尼龙。自 1955 年发现聚酰胺色谱分离酚性物质以来，目前已发展成为分离极性和非极性物质的用途广泛的色谱方法，如黄酮体、酚类、醌类、有机酸、生物碱、萜类、甾体、苷类、糖类、氨基酸衍生物、核苷类等。尤其对黄酮体、酚类、醌类等物质的分离，远比其他方法优越。

1. 聚酰胺的性质及吸附原理　商品聚酰胺均为高分子聚合物质，不溶于水、甲醇、乙醇、乙醚、三氯甲烷及丙酮等常用有机溶剂，对碱较稳定，对酸尤其是无机酸稳定性较差，可溶于浓盐酸、冰醋酸及甲酸。

在 20 世纪 60 年代中期之前，一般认为聚酰胺色谱是吸附色谱。其吸附原理是由于聚酰胺分子内有很多酰胺键，可与酚类、酸类、醌类、硝基化合物等形成氢键，因而对这些物质产生了吸附作用，即所谓“氢键吸附”学说。

这种理论认为：酚类（包括黄酮体、鞣质等）和酸类的羟基（或羧基）与锦纶分子中酰胺键的羰基形成氢键。芳香硝基化合物（包括 DNP-氨基酸）和醌类的硝基（或醌基）与锦纶分子中酰胺键的游离氨基形成氢键。其吸附原理可用图 3－13 表示。

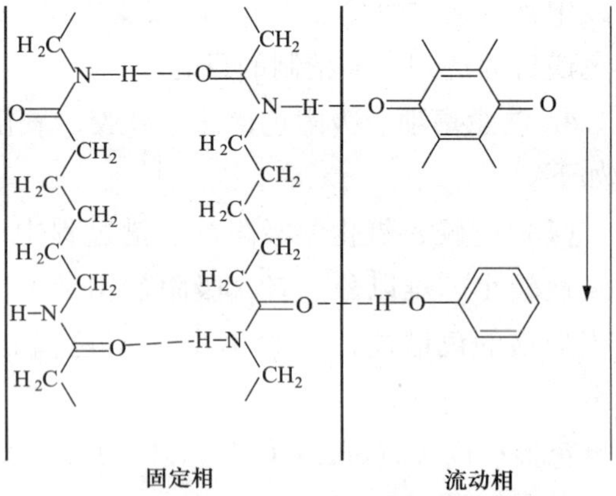

图 3－13　聚酰胺吸附色谱的原理

形成氢键缔合的能力与溶剂有关，一般在水中形成氢键的能力最强，在有机溶剂中较弱，在碱性溶剂中最弱。各种化合物由于与聚酰胺形成氢键的能力不同，聚酰胺对他们的吸附力也不同。通常在含水溶剂中大致有下列规律。

（1）形成氢键的基团数目越多（如：酚羟基、羧基、醌基、硝基等），则吸附能力越强。如：

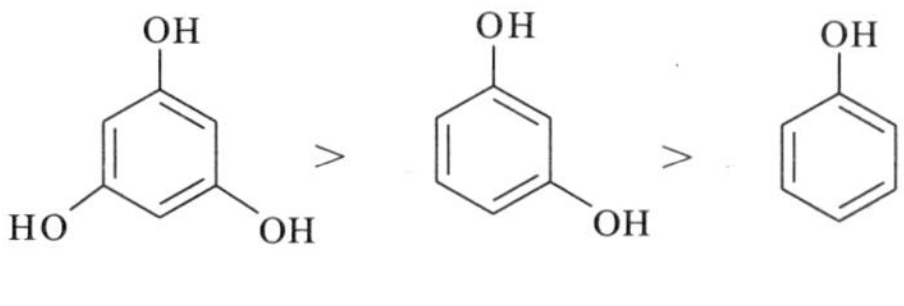

(2) 形成氢键的位置与吸附力有很大关系。易形成分子内氢键者，其在聚酰胺上的吸附也相应减弱。如：

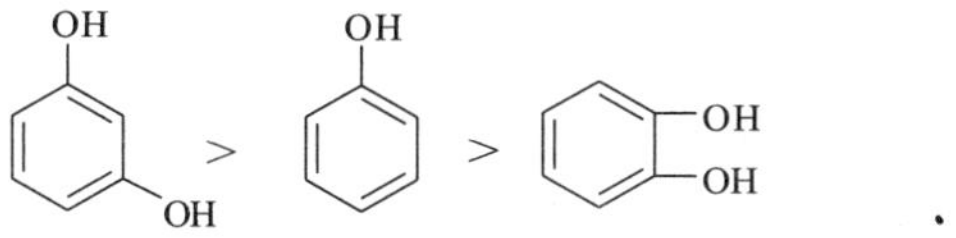

(3) 分子中芳香化程度高者、共轭双键多者，则吸附性增强；反之，则减弱。如：

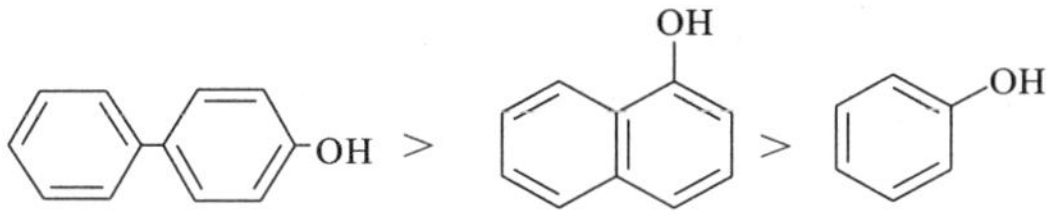

以上是仅就化合物本身对聚酰胺的亲和力而言。但吸附因为是在溶液中进行，故溶剂也会参加吸附剂表面的争夺，或通过改变聚酰胺对溶质的氢键结合能力而影响吸附过程。水溶液中加入碱或酸均可破坏聚酰胺与溶质之间的氢键缔合，也有很强的洗脱能力，可用于聚酰胺的精制及再生处理。常用的聚酰胺再生剂有 10% 醋酸、3% 氨水及 5% 氢氧化钠水溶液等。

各种溶剂在聚酰胺柱上的洗脱能力由弱至强，可大致排列成下列顺序：

水→甲醇→丙酮→氢氧化钠水溶液→甲酰胺→二甲基甲酰胺→尿素水溶液

但是，随着聚酰胺色谱的不断发展，有许多现象难用“氢键吸附”解释。例如某些很难与聚酰胺形成氢键的物质——萜类、甾体、生物碱等也可用聚酰胺色谱分离。又如黄酮苷元与苷的分离，若以非极性溶剂作洗脱剂，黄酮苷元比其苷先洗脱下来。后者不能用“氢键吸附”解释。于是某些学者认为聚酰胺具有“双重色谱”性能。因聚酰胺分子中既有非极性的脂肪链，又有极性酰胺基团。当用极性流动相（如含水溶剂系统）时，聚酰胺作为非极性固定相，其色谱行为类似于反相分配色谱。因为黄酮苷的极性比其苷元的极性大，所以黄酮苷比苷元容易洗脱。当用非极性流动相（如：三氯甲烷 - 甲醇）时，聚酰胺则作为极性固定相，其色谱行为类似于正相分配色谱。因为黄酮苷元的极性比其苷的极性小，所以黄酮苷元比苷容易洗脱。这样，使聚酰胺色谱中一些用“氢键吸附”难以解释的现象得以解释。

但“双重色谱”性能只适用于解释难与聚酰胺形成氢键或氢键能力不太强的化合物，如：萜类、甾体、生物碱、糖类及某些酚类、黄酮、酸类等。它对于指导寻找这些化合物的聚酰胺色谱溶剂系统及推测这些化合物的结构特征有一定的意义。

2. 聚酰胺色谱的应用 聚酰胺对一般酚类、黄酮类化合物的吸附是可逆的（鞣质例外），分离效果好，加以吸附容量又大，故聚酰胺色谱特别适合于该类化合物的制备分离。此外，对生物碱、萜类、甾体、糖类、氨基酸等其他极性与非极性化合物的分离也有着广泛的用途。另外因为对鞣质的吸附特强，近乎不可逆，故用于植物粗提取物的脱鞣处理特别适宜。

聚酰胺色谱也有薄层色谱与柱色谱两种方式。目前，均有市售品，可不必自己制备。

（三）大孔吸附树脂色谱法

大孔吸附树脂是一种多孔立体结构人工合成的聚合物吸附剂，含有无数网状的孔穴结构，一般为白色球形颗粒，通常分为非极性和极性两类。因其理化性质稳定，不溶于酸、碱及有机溶媒中，所以在天然化合物的分离与富集工作中被广泛应用。对有机物选择性好，不受无机盐等离子和低分子化合物的影响。国内常见的应用于提取分离的大孔树脂类型有：D101 型、DA201 型、SIPI 系列等。国外常用的有 Amberlite XAD 系列、Diaion HP 系列及 SP 系列。

1. 大孔吸附树脂的吸附原理 大孔吸附树脂是吸附性和分子筛性原理相结合的分离材料，它的吸附性是由于范德华引力或产生氢键的结果。分子筛性是由于其本身多孔性结构的性质所决定的。

2. 影响吸附的因素 比表面积、表面电性、能否与化合物形成氢键等是影响吸附的重要因素。一般非极性化合物在水中易被非极性树脂吸附，极性树脂则易在水中吸附极性物质。糖是极性的水溶性化合物，与 D 型非极性树脂吸附作用很弱。据此经常用大孔吸附树脂将天然药物的化学成分和糖类成分分离。溶剂的性质是另一个影响因素。物质在溶剂中的溶解度大，树脂对此物质的吸附力就小，反之就大。例如用非极性大孔吸附树脂对生物碱的 0.5% 盐酸溶液进行吸附，其吸附作用很弱，极易被水洗脱下来，生物碱回收率很高。化合物的性质也是影响吸附的重要因素。化合物的分子量、极性、能否形成氢键等都影响其与大孔吸附树脂的吸附作用。分子量小、极性小的化合物与非极性大孔吸附树脂吸附作用强。另外，能与大孔吸附树脂形成氢键的化合物易被吸附。

3. 大孔吸附树脂的应用 大孔吸附树脂现在已被广泛应用于天然化合物的分离和富集，如苷与糖类的分离、生物碱的精制。在多糖、黄酮、三萜类化合物的分离方面都有很好的应用实例。市售大孔树脂一般含有未聚合的单体、致孔剂（多为长碳链的脂肪醇类）、分散剂和防腐剂等，使用前必须经过处理。

大孔吸附树脂的预处理：大孔吸附树脂使用前置于容器中用自来水洗 2～3 次，然后以乙醇湿法装柱，继续用乙醇在柱上流动清洗，不时检查流出的乙醇，当流出的乙醇液与水混合不呈现白色乳浊现象即可（取 1ml 乙醇液加 3ml 水），然后以大量的蒸馏水洗去树脂中的乙醇，备用。少量乙醇残留将会大大降低树脂的吸附力。

将样品溶于少量水中加到柱上端，或将样品先溶于少量乙醇中，以适量树脂拌样，挥去乙醇后，再将拌有样品的树脂加到柱上。先用水，继而以乙醇-水梯度洗脱，即可。洗脱完毕后，以大量水洗去乙醇，即可进行下一次的提取分离。

树脂再生一般用 75% 左右乙醇洗脱。经过反复使用后，吸附树脂颜色变深，吸附效果下降时，也可用 1mol/L NaOH（或 HCl）洗涤或浸泡适当时间，至树脂接近原颜色为宜，继而用水洗至中性即可再用。

4. 洗脱液的选择 洗脱液可使用甲醇、乙醇、丙酮、乙酸乙酯等。根据吸附作用强弱选用不同的洗脱液或不同浓度的同一溶剂。对非极性大孔树脂，洗脱液极性越小，洗脱能力越强。对于中等极性的大孔树脂和极性较大的化合物来说，则选用极性较大的溶剂为宜。

三、分子筛色谱法

天然有机化合物分子大小各异，分子量从几十到几百万，故也可据此进行分离。常用的有透析法、凝胶滤过法、超滤法、超速离心法等。前两者系利用半透膜的膜孔或凝胶的三维网状结构的分子筛滤过作用；超滤法则利用分子大小不同引起的扩散速度的差别；至于超速离心法则系利用溶质在超速离心作用下具有不同的沉降性或浮游性。以上这些方法主要用于水溶性大分子化合物，如蛋白质、核酸、多糖类的脱盐精制及分离工作，对分离小分子化合物来说不太适用。可是凝胶滤过法不然，它可用于分离分子量1000以下的化合物。以下仅就凝胶滤过法进行说明。

（一）凝胶滤过法分离物质的原理

凝胶滤过法是20世纪60年代发展起来的一种分离分析技术，使用的固定相是凝胶，它是具有许多孔隙的网状结构的固体，有分子筛的性质。其中所用载体，如葡聚糖凝胶，是在水中不溶、但可膨胀的球形颗粒，具有三维空间的网状结构。当在水中充分膨胀后装入色谱柱中，加入试样混合物，用同一溶剂洗脱时，由于凝胶网孔半径的限制，大分子将不能渗入凝胶颗粒内部（即被排阻在凝胶粒子外部），故在颗粒间隙移动，并随溶剂一起从柱底先行流出；小分子因可自由渗入并扩散到凝胶颗粒内部，故通过色谱柱时阻力增大、流速变缓，将较晚流出。试样混合物中各个成分因分子大小各异，渗入至凝胶颗粒内部的程度也不尽相同，故在经历一段时间流动并达到动态平衡后，即按分子由大到小顺序先后流出并得到分离（图3－14），此法称为凝胶滤过法（gelfiltration）也叫凝胶色谱（gelchromatography）。这种方法在蛋白质及多糖等大分子化合物的分离中应用较普遍。

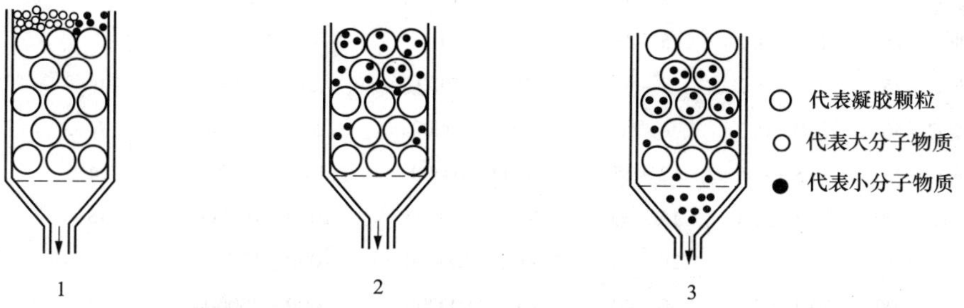

图3－14　凝胶色谱简单原理图

1. 待分离的混合物在色谱床表面；2. 试样进入色谱床，小分子进入凝胶颗粒内部，大分子随溶液流动；3. 大分子物质行程短，流出色谱床，小分子物质仍在缓慢移动

以上情况可用下式作进一步说明。假定从柱上加入试样算起，至某个组分集中流出时所需溶剂体积为 Ve（称为洗脱体积），则 Ve 与组分分子量之间有下列关系：

$$Ve = K_1 - K_2 \lg M$$

因 K_1、K_2 均为常数，故洗脱体积（Ve）取决于分子量（M）的大小。M 越大，则 Ve 越小；M 越小，则 Ve 越大。由此进一步说明了凝胶滤过的洗脱规律。一般，分离条件一定时，Ve 重现性很好，可用来表示物质的洗脱性质。

（二）凝胶的种类与性质

商品凝胶的种类很多，常用的有葡聚糖凝胶（Sephadex G）以及羟丙基葡聚糖凝胶（Sephadex LH－20）。

1. 葡聚糖凝胶　葡聚糖凝胶是由一定平均分子量的葡聚糖和交联剂（一般为环氧氯丙

烷）以醚桥的形式互相交联形成的三维空间网状结构（图3－15），是水不溶性的白色球状颗粒，在酸性环境中能水解，在碱中稳定。凝胶颗粒的表面有许多孔隙，其孔隙的大小取决于葡聚糖与交联剂的配比及反应条件。其交联度越大，网状结构越紧密，孔隙越小，吸水膨胀就越少；反之，交联度越小，网状结构越疏松，孔隙越大，吸水膨胀就越大。商品型号即按凝胶的交联度大小分类，并以吸水量来表示：英文字母G代表葡聚糖凝胶，后面的阿拉伯数字表示凝胶的吸水量再乘以10的值。例如：G－25的吸水量为2.5ml/g。Sephadex G型只适于在水中应用，且不同规格适合分离不同分子量的物质。不同型号的葡聚糖凝胶的性能见表3－9。

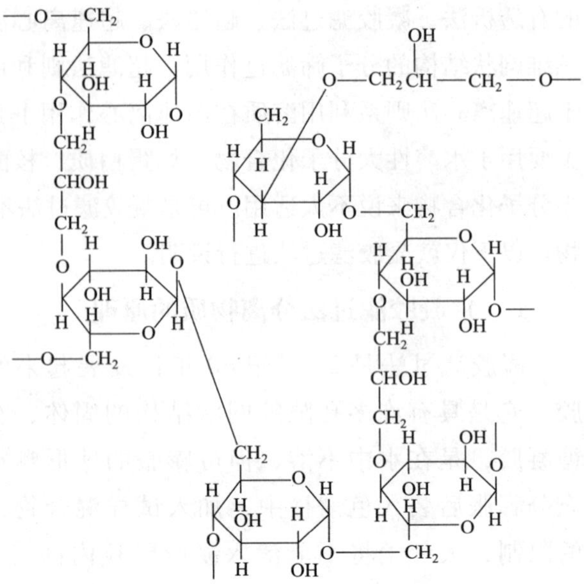

图3－15　交联葡聚糖的化学结构

表3－9　交联葡聚糖的性质

型号	吸水量（ml/g）	床体积（ml/g）	分离范围（分子量）		最少溶胀时间（h）	
			肽与蛋白	多糖	室温	沸水浴
交联葡聚糖G－10	1.0±0.1	2～3	<700	<700	3	1
交联葡聚糖G－15	1.5±0.2	2.5～3.5	<1500	<1500	3	1
交联葡聚糖G－25	2.5±0.2	4～6	1000～5000	100～5000	6	2
交联葡聚糖G－50	5.0±0.3	9～11	1500～30000	500～10000	6	2
交联葡聚糖G－75	7.5±0.5	12～15	3000～70000	1000～50000	24	3
交联葡聚糖G－100	10.0±1.0	15～20	4000～150000	1000～100000	48	5
交联葡聚糖G－150	15.0±1.5	20～30	5000～400000	1000～150000	72	5
交联葡聚糖G－200	20.0±2.0	30～40	5000～800000	1000～200000	72	5

2. 羟丙基葡聚糖凝胶　在交联葡聚糖分子上引入一个基团，则增大其亲脂性。如LH－20型交联葡聚糖凝胶即为在G－25上引入羟丙基基团。与Sephadex G比较，Sephadex LH－20分子中—OH基总数虽无改变，但碳原子所占比例却相对增加了。因此与Sephadex G不同，不仅可在水中应用，也可在极性有机溶剂或它们与水组成的混合溶剂中溶胀后应用，如：三氯甲烷、丁醇、四氢呋喃、二氧六环等；但在甲苯、乙酸乙酯中溶胀不多。这种凝胶在pH大于2的无氧化剂溶液中稳定。表3－10表示Sephadex LH－20在不同溶剂中湿润膨胀后得到的柱床体积及保留溶剂数量。

表3－10　Sephadex LH－20对各种溶剂的保留量

溶剂	溶剂保留量（ml溶剂/g干凝胶）	柱床体积（ml溶剂/g干凝胶）
N，*N*－二甲基甲酰胺	2.2	4.0～4.5
水	2.1	4.0～4.5
甲醇	1.9	4.0～4.5

续表

溶剂	溶剂保留量（ml 溶剂/g 干凝胶）	柱床体积（ml 溶剂/g 干凝胶）
乙醇	1.8	3.5～4.5
1%乙醇溶液锂合的三氯甲烷	1.8	3.5～4.5
三氯甲烷	1.6	3.0～3.5
正丁醇	1.6	3.0～3.5
二氧六环	1.4	3.0～3.5
四氢呋喃	1.4	3.0～3.5
丙酮	0.8	3.3～3.6
乙酸乙酯	0.4	1.6～1.8
甲苯	0.2	1.5～1.6

Sephadex LH－20 的使用方法与一般交联葡聚糖凝胶类似。用低级醇为溶剂时，芳香族、杂环化合物在凝胶上有阻滞作用；但用三氯甲烷为溶剂时，使这些化合物不受阻滞；而对含羟基与含羧基的化合物有阻滞作用。

Sephadex LH－20 适用于有机物质的分离，如脂类、固醇类、保护多肽和脂溶性维生素等。其吸水量为 2ml/g 干凝胶，其分离范围为 100～2000 和 100～20000 两种（在三氯甲烷中）。其羟丙基［$HO(CH_2)_2$-CH_2O—］还可以根据需要将烷烃加长，曾经加长到 11～14 和 15～18 个碳原子，这种凝胶分辨率更高。

Sephadex LH－20 除保留有 Sephadex G－25 原有的分子筛特性，可按分子量大小分离物质外，在由极性与非极性溶剂组成的混合溶剂中常常起到反相分配色谱的效果，适用于不同类型有机物的分离，在天然药物分离中得到了越来越广泛的应用。Sephadex LH－20 价格比较昂贵，用过的 Sephadex LH－20 可以反复再生使用。一般说来使用过的凝胶不需经任何处理，只在色谱柱用完之后，用缓冲液稍加平衡即可进行下一次层析。但往往有一些“污染物”沉积在柱床表面，或是柱层表面的凝胶改变颜色，可将此部分凝胶用刮刀挖掉，适当加些新溶胀的凝胶再进行平衡；如果整个柱有微量污染，可用 0.9mol/L 氢氧化钠（内含 0.6mol/L 氯化钠）处理。如果色谱床严重污染时，必需将凝胶再生，重新装柱。

凝胶再生常用温热（50℃左右）的 0.5mol/L 氢氧化钠和 0.5mol/L 氯化钠混合液浸泡，再用水洗净。经常使用的凝胶是以湿态保存，加入 0.02% 的叠氮钠（NaN_3），可保存一年不致发霉。

如长期不用时，可将再生后的凝胶用大量水洗涤，然后逐步提高酒精的浓度，使之逐步皱缩，如皱缩太快要引起结块。然后在 60～80℃ 干燥，或最后用乙醚洗涤快速干燥后保存。在操作过程中所用的蒸馏水、器皿和实验室都要干净无灰尘，避免操作时再度污染凝胶。

四、离子交换色谱法

天然有机化合物中，具有酸性、碱性及两性基团的分子，在水中多呈离解状态，据此可用离子交换法或电泳技术进行分离。以下仅简单介绍离子交换法。

（一）离子交换色谱的原理

离子交换是利用一种不溶性高分子化合物，它的分子中具有解离性基团（交换基），在水溶液中能与溶液中的其他阳离子或阴离子起交换作用。此种交换反应都是可逆的，一般也都是遵循化学平衡的规律。虽然交换反应都是平衡反应，但在色谱柱上进行时，由于连续添加新的交换溶液，平衡不断按正反应方向进行，直至完全，因此可以把离子交换剂上的原有离子全部洗脱下来。当一定量的溶液通过交换柱时，由于溶液中的离子不断被交换而浓度逐渐减少，因此也可以全部被交换而吸着在交换剂上，根据这一原理可以用离子交换法直接从植物提取液中交换含游离离子基团的酸、碱及两性成分，使与糖类等无游离离子基团的中性物质分开，而被吸着的物质也可用另一洗脱液洗脱下来，这就是常用的离子交换法。

如有两种以上的成分被吸着在离子交换剂上，用另一洗脱液洗脱时，它们的被洗脱能力取决于各物质洗脱反应的平衡常数，利用物质“吸附”及“解吸附”能力的不同进行分离即为离子交换色谱。

目前，离子交换色谱法大部分采用合成离子交换剂。一种是单体在聚合前本身就含有交换基团，另一种是首先形成聚合物，然后引进交换基团，其中用途最广的是离子交换树脂。另外也有在纤维素或多聚糖上人工引入交换基团所成的离子交换剂，大多用于植物大分子蛋白质、核酸、酵素及多糖体的分离精制。

（二）离子交换树脂的结构及性质

离于交换树脂是一种合成高分子化合物，一般呈球状或无定形粒状。离子交换树脂主要可以分为两大类，即阳离子交换树脂和阴离子交换树脂。亦有两性离子交换树脂、络合树脂等，但在植物成分分离上不常用。各类树脂根据它的解离性能大小，还可分为强、中、弱等。

阳离子交换树脂中的解离性基团是磺酸（—SO_3H）、磷酸（—PO_3H_2）、羧酸（—COOH）和酚性羟基（—OH）等酸性基团。阴离于交换树脂中含有季铵、伯、仲、叔胺等碱性基团。其基本结构以强酸性阳离子交换树脂为例，如图3－16示。

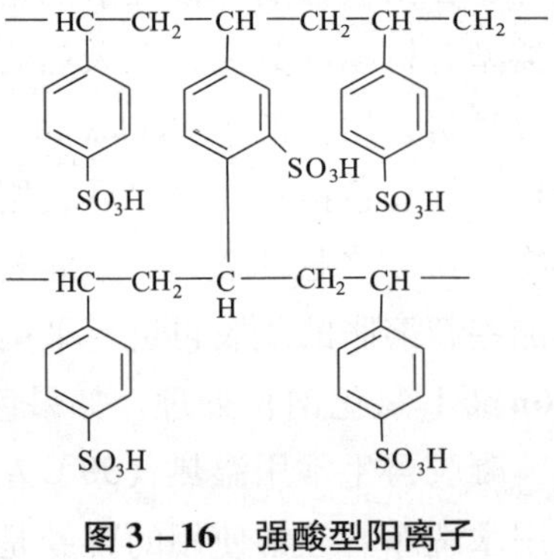

图3－16　强酸型阳离子交换树脂的结构

显然，离子交换树脂由以下两个部分组成。

（1）母核部分　为由苯乙烯通过二乙烯苯（DVB）交联而成的大分子网状结构，网孔大小用交联度（即加入交联剂的百分比）表示。交联度越大，则网孔越小，质地越紧密，在水中越不易膨胀；交联度越小，则网孔越大，质地疏松，在水中易于膨胀，常见交联度等级如表3－11所示。不同交联度适于分离不同大小的分子。

表3－11　离子交换树脂的等级

等级	阳离子交换树脂	阴离子交换树脂
低交联度	3%～6%	2%～3%
中等交联度	7%～12%	4%～5%
高交联度	13%～20%	8%～10%

（2）离子交换基团　上列结构式中为磺酸基（—SO_3H）。此外，并可能有

$—N^+(CH_3)_3Cl^-$，—COOH 及$—NH_2$、 —NH— 、 $\rangle N^-$ 等基团，根据交换基的不同，离子交换树脂分为：

阳离子交换树脂

强酸性（$—SO_3^-H^+$）

弱酸性（—COOH）

阴离子交换树脂

强碱性［$—N^+(CH_3)_3Cl^-$］

弱碱性（$—NH_2$、 —NH— 、 $\rangle N^-$ ）

离子交换树脂的交换能力取决于离子交换基团的数量，并用交换当量（1g 干树脂可交换离子的毫克当量数）表示。以强酸性阳离子交换树脂 1×7（上海树脂厂#732 型）为例，它对分子量 89.09 的丙氨酸来说，1g 上述阳离子交换树脂理论上能交换 89.09×4.5mg 的丙氨酸。

（三）离子交换树脂的使用

1. 树脂的预处理　树脂出厂时，如果是干的，则需先加水使之膨胀后再进行处理。酸性树脂的处理用 2mol/L 或 1mol/L 的盐酸冲洗树脂，使之变成氢型，用去离子水洗至流出液中性，然后 2mol/L 或 1mol/L 的氢氧化钠交换成钠型，再用去离子水洗至无钠离子，最后用 1mol/L 盐酸交换成氢型，用去离子水洗到中性或偏中性；碱性树脂的处理先用 1mol/L 氢氧化钠交换成碱型，用去离子水洗至流水液 pH 7～8。再用 1mol/L 的盐酸交换成氯型，用去离子水洗至中性或偏中性，接着用 1mol/L 的氢氧化钠转变成碱型，用去离子水再次水洗至中性或偏中性即可。

2. 离子交换树脂的操作　使用离子交换树脂可以装在柱内操作，也可以直接将树脂倒入容器内与溶液中的离子交换。多选择装柱操作，把离子交换树脂放入烧杯中，加去离子水或蒸馏水充分搅拌，如果上层水液混浊，倾去混浊液，重复几次，直至上层水液透明，然后倒入底部有玻璃垂熔板和口上有磨口的玻璃柱中，底部没有玻璃垂熔板的玻璃柱可以用棉花，离子交换树脂倒入前用玻璃棒压着，防止棉花浮起，倒入树脂后，使树脂沉下，树脂如有气泡，用玻璃棒搅动使气泡逸出，让多余的水流出，防止让水层低于树脂层，树脂面上可以加一些玻璃丝或加些空心玻璃球，避免水液进入时冲击树脂层面，一般在玻璃柱上加一个有磨口的滴液漏斗，如果需要交换的溶液量大，可以在高位放一个大瓶，用玻璃管插到大瓶的底部，橡皮管接到有磨口的接头上连接玻璃柱，采用虹吸的方法操作。

（四）离子交换法的应用

离子交换法可用于氨基酸、肽类、生物碱、有机酸、酚类等的分离。由于离子交换树脂的应用，特别对水溶性成分的分离，比以前方便得多。

1. 常用于有效部位的分离　民间使用中药往往用煎剂，一般可用水煎剂通过强酸性（磺酸型）树脂再通过强碱性（季铵型）树脂，分别洗脱，分成酸性、中性、碱性部位供动物或临床试验，如图 3－17。

2. 生物碱的分离　可用强酸性树脂从中药水浸液或稀乙醇提取液或乙醇提取部位的水溶部分直接交换生物碱，用氨水或氨性乙醇洗脱，所得部位，再用其他分离手段分离。此法由于树脂可反复使用，特别对水溶性生物碱的提取分离，较经典方法有利。

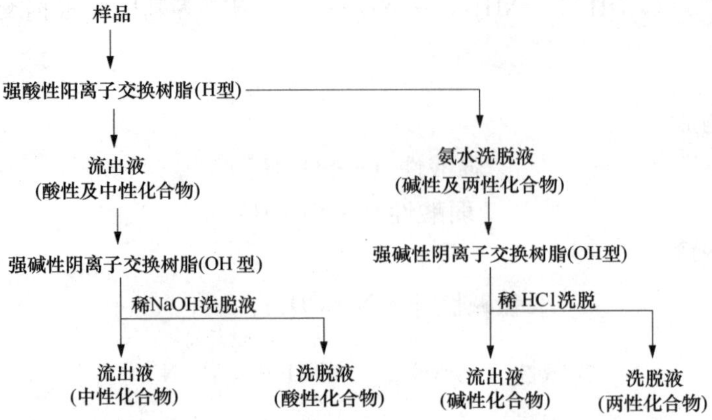

图3－17　离子交换树脂法分离物质模式图

3. 用于有机酸及酚性物质的提取分离　能用离子交换色谱法满意地分出多种有机酸。

4. 氨基酸的提取分离　离子交换色谱是分离氨基酸的有效方法，一般利用不同pH的缓冲液梯度洗涤达到分离目的。目前氨基酸自动分析仪，主要也是利用离子交换色谱法设计成的。

五、薄层色谱法

（一）概述

薄层色谱法（thin layer chromatography，TLC），是相对于柱色谱而言。与其他色谱方法相比，薄层色谱分离效果好，样品用量少，灵敏度高，分析速度快，已在各个学科中广泛应用。最常用的薄层色谱是液－固吸附色谱。通常是将吸附剂均匀地涂在玻璃、金属或塑料等表面上，形成薄层。干燥后在涂层的一端点样，竖直放入一个盛有少量展开剂的有盖容器中。展开剂接触到吸附剂涂层，借毛细作用向上移动。待分离物质在吸附剂和展开剂之间的多次吸附－溶解作用，将混合物中各组分分离成孤立的样点，实现化合物的分离。

（二）薄层色谱条件

1. 固定相选择　与柱色谱类似，薄层色谱最常用的固定相主要是硅胶、氧化铝、聚酰胺等，但薄层色谱吸附剂的粒度更小，市场上可以买到薄层色谱专用的吸附剂，如硅胶H。分离亲脂性化合物时常用氧化铝和硅胶，分离亲水性化合物时常用纤维素或聚酰胺。

2. 展开剂选择　混合样品中各组分的极性以及溶剂对样品中各组分的溶解能力对展开剂的选择十分重要。极性越大的展开剂，对化合物的洗脱能力也越强。通常采用试验的方法来选择展开剂。一个合适的展开剂，应当能使样品的组分在薄层中展开适当的距离。若混合物中所有的组分点都移到了溶剂前沿附近，则说明展开剂的极性过强；若混合物中的组分点留在了原点上，说明展开剂的极性过弱。当一种溶剂不能很好地展开各组分时，常选择使用混合溶剂作为展开剂。先用一种极性较小的溶剂为基础溶剂，再用一个极性较大的溶剂按一定比例与其混合，调整极性，反复试验，直到选出合适的展开剂组合。

3. 比移值　薄层色谱的比移值（R_f）指样品的点在薄层色谱上移动的距离与溶剂移动距离之比，是薄层色谱的基本定性参数。从点样原点开始到展开后的溶剂前沿，是溶剂的移动距离，记为l_0，混合物中各组分的移动距离分别记为l_1，l_2，l_3，$\cdots l_i$，则比移值可表示为$R_f = l_i / l_0$。在相同条件下测得的比移值可以用作化合物的薄层色谱特征值进行比较对照。

当 R_f 值为 0 时，表示组分留在原点未被展开，当 R_f 值为 1 时，表示组分随展开剂至溶剂前沿，即组分不被固定相保留。在以薄层色谱选择柱色谱条件时，R_f 以0.2～0.3 为宜。

4. 显色 分离的化合物若有颜色，则很容易识别出来各个样点。但多数情况下化合物没有颜色，要识别样品，必须使用显色剂。通用的显色方法有碘蒸气显色和紫外显色，也可喷 5% 硫酸乙醇加热显色。

（三）薄层色谱操作

1. 薄层板的准备 薄层板可以自己铺制，但多数情况都是直接购买预先铺好的薄层板。然后用玻璃刀按需要切割成 2cm×10cm、5cm×10cm、10cm×10cm 等规格。如果进行制备薄层层析，可以使用 20cm×20cm 的预制薄层板。

2. 点样 用点样器或毛细管吸取样品后，在距离薄层板底边 1.0～1.5cm 的基线上点样，一般为圆点，样点直径不大于 2mm，若样品溶液太稀，可重复点样，但应待前次点样溶剂挥发后方可重新点样，以防样点过大，造成拖尾、扩散等现象而影响分离效果。做制备薄层层析时，在距离薄层板底边约 1.5cm，两边各 1cm，用微量注射器或毛细管吸取试样溶液，可以来回点成线条状，线条宽度不得超过 2mm。点样时必须注意勿损伤薄层表面。

3. 展开 点好样后，将薄层板放入层析缸的展开剂中，浸入展开剂的深度为距离原点 5mm 为宜，密封，待薄层板展开至规定距离（一般为 8～15cm），取出薄层板，吹干溶剂，待检测。层析缸如需预先用展开剂预平衡，可在缸中加入适量的展开剂，密闭，一般保持 15～30min 即可。

4. 显色与检视 如样品含有可见光下有颜色的成分则可直接在日光下检视，也可用喷雾或浸渍法以适宜的显色剂显色，或加热显色。有荧光的物质或遇某些试剂可激发荧光的物质可在 365nm 紫外灯下观察荧光。对于可见光下无色，但在紫外光下有吸收的成分可用带有荧光剂的硅胶板（如 GF_{254} 板），在 254nm 紫外灯下观察。

（四）薄层色谱的应用

（1）可用于判断两个化合物是否相同。

（2）可用于确定混合物中含有的组分数。

（3）可用于为柱色谱选择合适的展开剂，监视柱色谱分离状况和效果。

（4）可用于检测反应过程。

第五节 原生产物与人工修饰物

所谓原生产物是指原存于天然药物细胞及组织中的各类成分。天然药物中的化学成分在贮存、炮制、提取分离过程中由于各种因素作用反应而生成天然药物本身并不含有的成分，称为人工产物（artifact）。下面举一些实例[19]，说明在一般提取、分离、精制等过程中，同一些环境因素和化学试剂包括酶、溶剂、酸碱、光照、色谱填料等的接触，可引起某些化学反应而生成人工产物。

一、酶的影响

植物体中多含有各种苷类成分，同时还含有能酶解这些苷类成分的酶。植物原料在保存或提取过程中均可促使苷类成分的酶解，增加了成分的复杂性。因此贮存及提取过程中，要注意酶的问题。如果要提取原生苷，必须抑制酶的活性，原料要新鲜，采集后要快速低温冷冻干燥。如果提取次级苷则可利用酶的活性，进行酶解（25～40℃）可获得次级苷。

二、溶剂的影响

在进行天然药物成分的分离时，通常所用有机溶剂都呈惰性，即与所处理化合物不起化学反应。但惰性也不是绝对的，如所用的甲醇、乙醇或正丁醇有时会与天然产物中的羧基形成相应的酯；用乙酸乙酯提取分离时，可能发生乙酰基转移；使用丙酮时，可能会与天然产物中的二醇基团形成缩酮结构。如：常山（*Dichroa febrifuga* Lour.）根中生物碱的研究，赵承嘏将植物的乙醇浸出物，以 Na_2CO_3 调至强碱性，以 $CHCl_3$ 提取，$CHCl_3$ 提出物于乙醇中以盐酸中和后，析出 β- 和 γ- 常山碱（β-，γ-dichroiine），母液再转溶于 $CHCl_3$ 后，得 α-常山碱。并且将 γ-常山碱于乙醇和 $CHCl_3$ 中结晶，α-常山碱于水中加热，又都可转为 β-常山碱。同时，Koepfli 从该种植物中获得常山碱（febrifugine，即 β-常山碱）和异常山碱（isofebrifugine，即 α-常山碱）。证明异常山碱在乙醇或水中煮沸，即可转为常山碱，而后者在三氯甲烷中加热回流，又可再转为异常山碱。

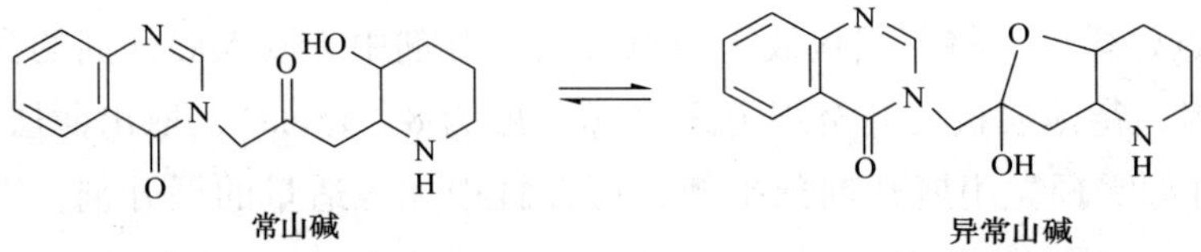

毛茛科乌头属（*Aconitum*），飞燕草属（*Dephinium*），山茱萸科丝缨属（*Garrya*）等植物中所含的二萜类生物碱，一类如 Veatchine 类生物碱，异叶乌头碱（atisine）类生物碱，分子中具有氧环，氧原子与 C_{20} 接连，这类生物碱的 pK_a 大于 11（50% MeOH），于羟基溶剂中放置，即可致氧环裂开产生羟基季胺化合物。另一类是氧原子与 C_{19} 接连的异叶乌头碱（iso-atisine）、garryine 等，pK_a 8.5（50% MeOH），也易裂开氧环产生另一种二羟基化合物。并且，—O—C_{20}—氧环类生物碱，于稀碱液中，或在乙醇或甲醇中室温放置，都易于转变为—O—C_{19}—氧环类生物碱。这些条件在提取过程中是很易满足的。

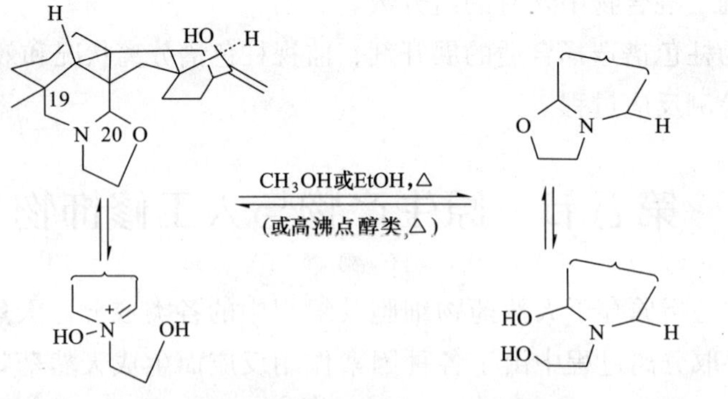

三、酸碱的影响

在植物提取过程中有时不可避免会用到酸和碱，植物中某些对酸碱不稳定的成分就会发生反应，生成人工产物。如龙胆科龙胆属（*Gentiana*），当药属（*Swertia*）以及 *Enicostemma* 属植物中所获得的龙胆碱（gentianine），是由非含氮化合物龙胆苦苷（gentiopicrin）和当药苦苷（swertiamarin）等，经 NH_4OH 碱化植物的浸出物，以 $CHCl_3$ 提取时，氮原子取代分子中的氧原子而形成的。

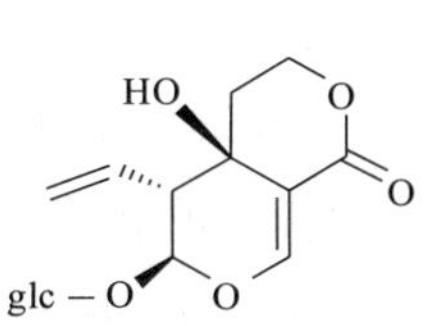

当药苦苷

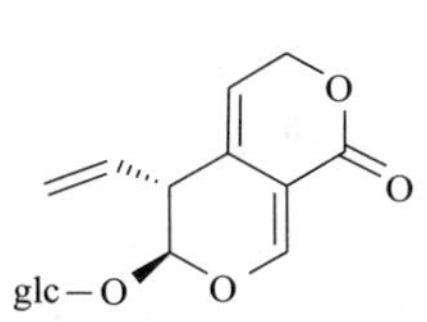

龙胆苦苷

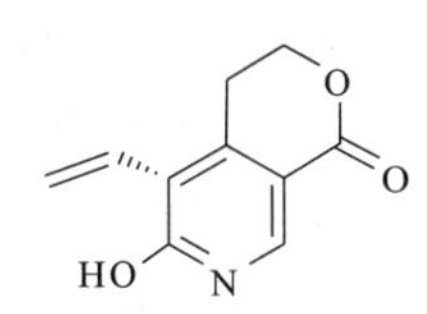

龙胆碱

澳大利亚产 *Flindersia laevicaroa* 植物的干皮和叶中，分离出几种 γ-哌酮衍生物，福灵得 - γ - 哌酮（1），8-甲氧篷-福灵得-γ-哌酮（2），carpachromone（3）。同时还获得乙酰吲哚基乙基乙酰胺（4）。经证明（4）是在分离过程中与 NH_4OH 接触转变而来。

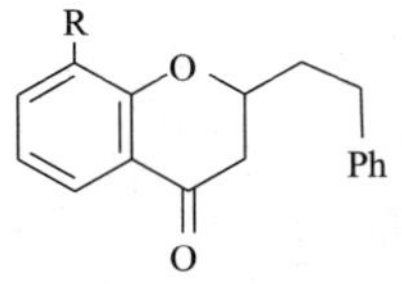

1 R=H
2 R=OCH_3

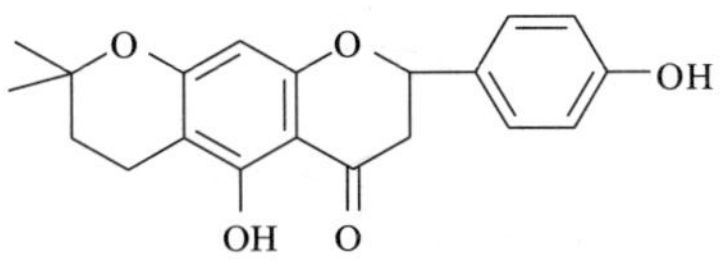

3

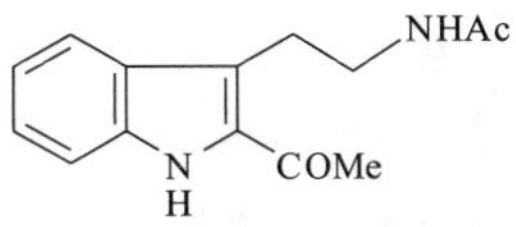

4

茜草科植物阔叶乌檀（*Nauclea latifolia* Sm.）中获得一种吲哚苷生物碱名异长春花苷内酰胺（strictosamide）（1a）和二氢长春花苷内酰胺（1b）。前一个生物碱在溶液中放置，可逐渐氧化转为吡啶酮衍生物（3）。同时还获得另外几种吲哚喹啉联啶生物碱：angustine（2a），angustoline（2b），nauclefine（2c）和 naucletine（2d）。证明二氢长春花苷内酰胺在提取过程中，与 NH_4OH 接触时，分子中的氧原子即被氮原子取代形成 dihydroangustine（2e）。从而推知上述几种生物碱，是在提取过程中与 NH_4OH 接触，由异长春花苷内酰胺（1a）转变而来，并非原植物中所固有。

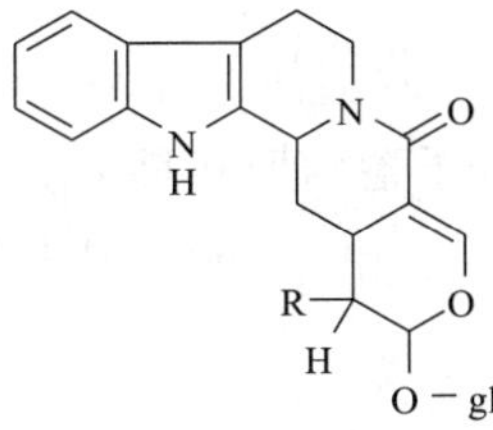

1a R= $-CH=CH_2$
1b R= $-CH_2-CH_3$

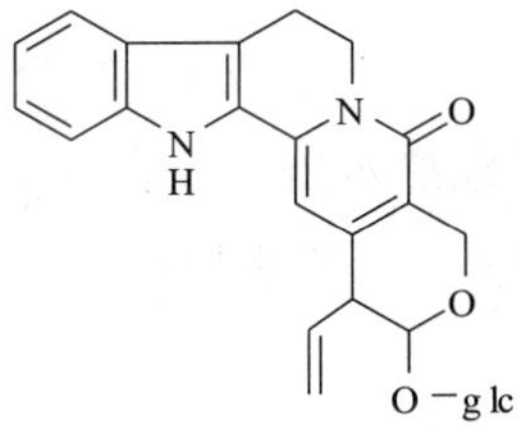

3

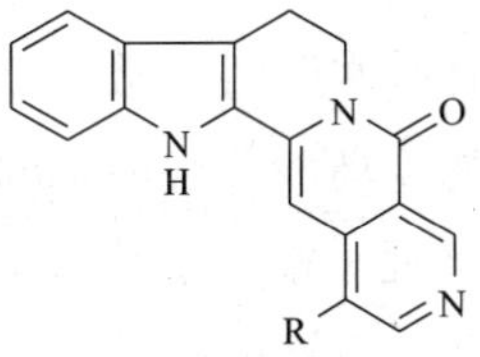

2a R= $-CH=CH_2$
2b R= $-CH(OH)-CH_3$
2c R=H
2d R=$-COCH_3$
2e R= $-CH_2-CH_3$

在分离苷类的过程中，常常先将所得的粗总苷进行酸水解，再将水解液作进一步的苷元分离。但是，有些苷元在酸水解时可产生结构上的变化，如黄柏叶中存在的黑龙江黄柏苷（phellamurin）（1），经稀硫酸加热水解时，苷元侧链产生环合，形成另一种结构的黄酮化合物，黑龙江黄柏苷元（phellamuretin）（2）。

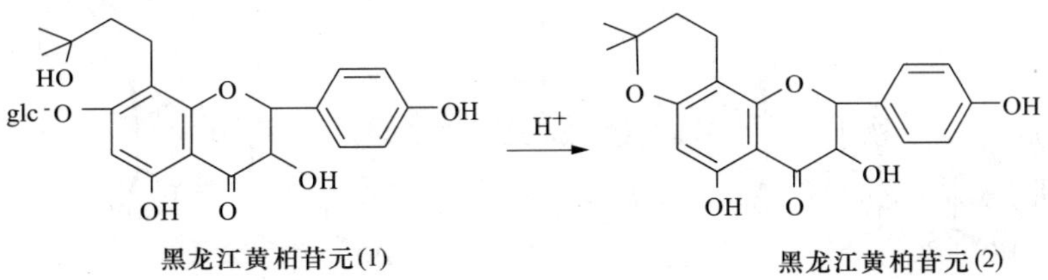

黑龙江黄柏苷元(1)　　黑龙江黄柏苷元(2)

在分离人参皂苷时，是在铅盐沉淀后的滤液中加入乙醚沉淀出粗总苷。再将总皂苷沉淀物溶于7%盐酸的稀乙醇液中，水浴加热40min进行水解。于水解后的析出物中，获得原皂苷元（prosapogenin）和皂苷元即人参二醇（panaxadiol）。后者为前者进一步的水解产物。后来证明，人参皂苷 R_{b1}，R_{b2}和 R_e水解后产生原皂苷元，即3-*O*-(2-*β*-D-葡萄糖吡喃基-*β*-D-葡萄糖吡喃基)-原人参二醇（protopanaxadiol）。进一步水解即产生真正皂苷元20-表－原人参二醇（C_{20}-*S*）。由于C_{20}-OH与酸作用易于表异构化，在水解液中 C_{20}－*S* 和 C_{20}－*R* 两种表异构物平衡存在，同时产生人参二醇，后二物为水解时的人工产物。人参皂苷 Rg 水解获得的真正皂苷元为20(*S*)-原人参三醇，及其人工产物20（*R*)-原人参三醇和人参三醇（panaxatriol）。

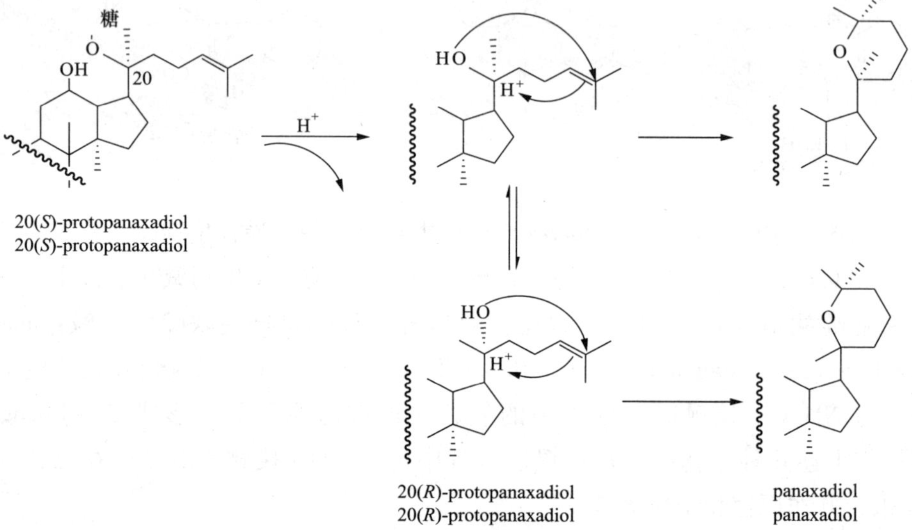

甾体强心苷酸水解时，常使苷元 C_5、C_{14}或 C_{16}的羟基，分别与 C_6、C_{15}或 C_{17}的氢脱水产生双键化合物。乌沙苷（uzarin）经酸水解时，产生2分子葡萄糖和具 $C_{14}=C_{15}$双键的*α*-和*β*-脱水乌沙苷元。箭努子苷（antiarin）酸水解时，苷元 C_5和 C_{14}的羟基分别与 C_6和 C_{15}氢脱水，形成两个双键的苷元。

四、色谱行为的影响

在天然药物化学分离过程中，作为固定相或支持体的色谱填料也会对某些化学成分产生影响，产生人工产物。如甾体强心苷分子在苷元 C_{16}具有*O*-乙酰基的化合物以及夹竹桃苷元（oleandrigenin）及其苷，通过 Al_2O_3色谱柱时，易于脱去乙酰基，产生 C_{16}双键化合物。不过对 C_3-乙酰基，则无影响。此外，C_{11}-*α*-羟基，C_{12}-羰基的甾体强心苷元西诺苷元（sinogenin）及其苷经 Al_2O_3色谱，也可产生 C_{11}和 C_{12}的基团互换位置，形成考多苷元（caudogenin）及其苷。

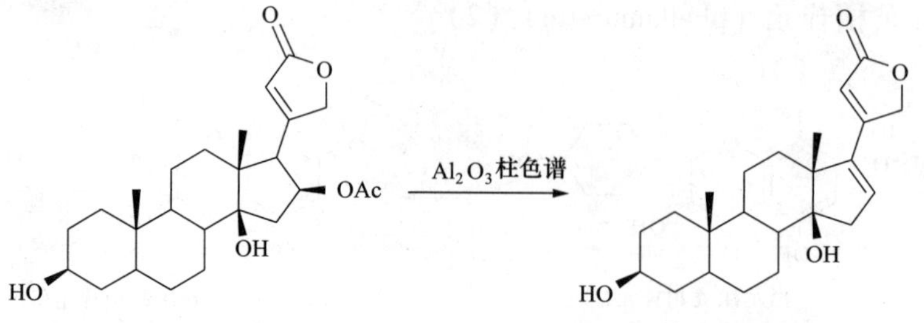

oleandrigenin　　Δ^{16}-oleandrigenin

从飞燕草属植物 *Delphinium staphisagria* 中，获得飞燕草碱（delphisine），母液经梯度 pH 液提取和 Al_2O_3 色谱，再获得另一种新生物碱飞燕啶碱（delphidine），后者为色谱过程中转化产物。因将飞燕草碱的己烷溶液置于 Al_2O_3 色谱柱上，三天后以含 3% 乙醇的己烷洗脱，可定量地产生去乙酰基产物飞燕啶碱而确证。

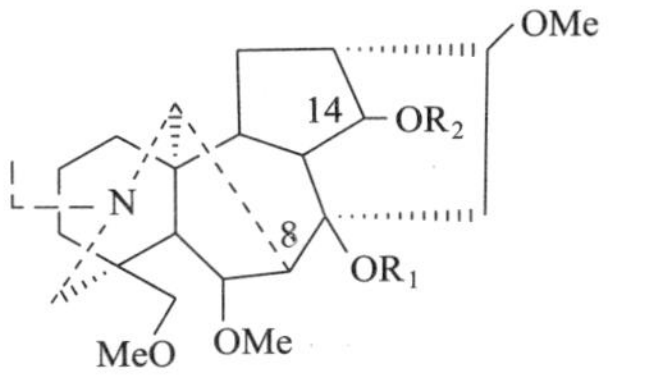

飞燕草碱　$R_1 = R_2 = Ac$

飞燕啶碱　$R_1 = Ac, R_2 = H$

五、光照的影响

植物样品在日光中暴晒，较长时间在不避光的情况下操作，尤其在精制阶段中，对一些光敏感的化合物，在结构上很易产生变化。如从植物中分离秋水仙碱（colchicine）类成分时，从秋水仙（*Colchicum autumnale* L.）球茎和花中所获得的 I 碱和 J 碱，从嘉兰（*Gloriosa spp.*）中所获得的 I 碱，从 *Menendra spp.* 球茎中所获得的 I 和 J 碱，分别证明 I 碱即 β-光秋水仙碱（β-lumicolchicine）的低熔点化合物，J 碱即 γ-光秋水仙碱，而推知 I 碱和 J 碱是在分离过程中，由秋水仙碱转变而来，因为秋水仙碱在水溶液中经日光照射，可定量地转为 α-，β-和 γ-光秋水仙碱。β-光秋水仙碱有两种同质异形物（mp183℃ 和 207℃ 两种）。反应如下：

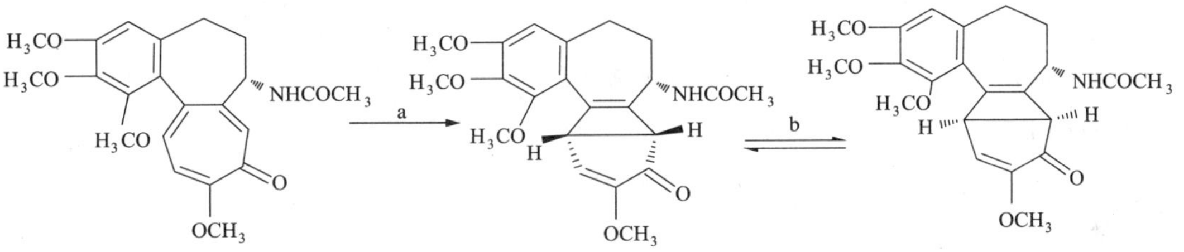

秋水仙碱　　β-光秋水仙碱　　γ-光秋水仙碱

秋水仙碱 ⟶ β-光秋水仙碱（I碱）⟷ γ-光秋水仙碱（J碱）

秋水仙碱 —a→ α-秋水仙碱；β-光秋水仙碱 —b,c→ α-秋水仙碱；α-秋水仙碱 —a→ β-光秋水仙碱

a，λ>334nm (MeOH)

b，λ>300nm (MeOH)

c，加热 (100～130℃)

秋水仙碱 C 环中的甲氧基不稳定，在分离过程中易被稀盐酸或碱水解去甲基，形成烯醇式产物秋水仙次碱（colchiceine）。在光照条件下，秋水仙次碱转化为光秋水仙次碱-A 和光秋水仙次碱-B。

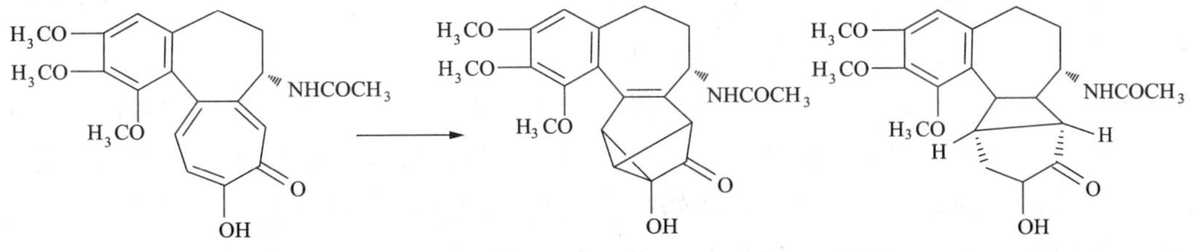

秋水仙次碱　　光秋水仙次碱-A　　光秋水仙次碱-B

异秋水仙碱甲醇液中经紫外光照射后，即转为 1 和 2。

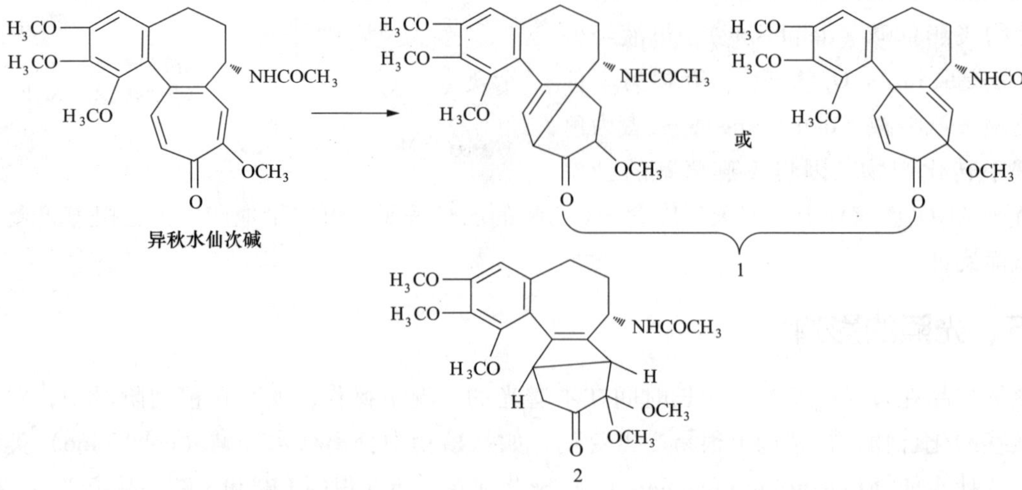

异秋水仙次碱　　1　　2

六、其他影响

小檗科狮足草属植物 *Leontice leontopetalum* 中，获得二种生物碱花瓣碱（petaline）和狮足草碱（leonticine）。证明狮足草碱系由花瓣碱的雷氏盐或其氯化物或碘化物，通过 Amberlite IRA-400(OH) 阳离子树脂柱时，产生霍夫曼降解反应（Hofmann degradation）所形成的。

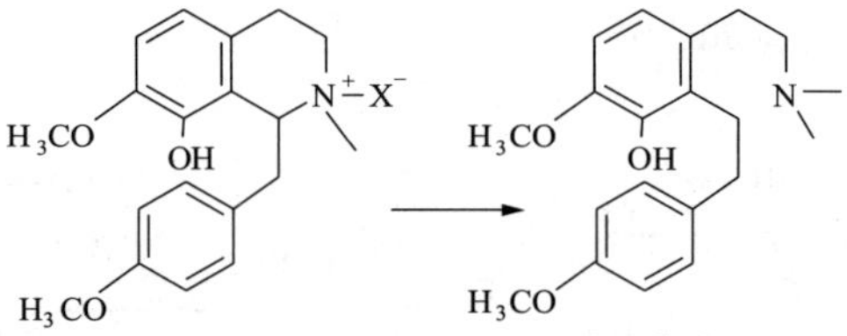

花瓣碱　　狮足草碱

从防己科木防己［*Cocculus orbiculatus*（L.）DC.］中，所获得的一种具羰基的生物碱衡山乌药碱（cocculine），可能是存在于该植物的异衡山乌药啶碱（isococculidine）在提取分离过程中，经自然氧化而来。

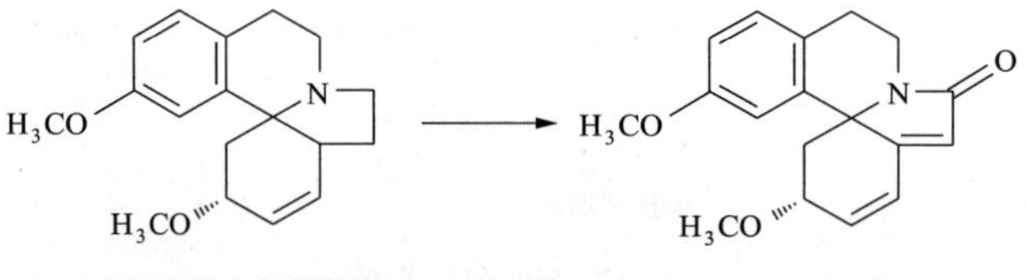

异衡山乌药啶碱　　衡山乌药碱

龙胆科紫龙胆（*Gentiana purpurea* L.）根中分离出二种化合物，龙胆苦苷（gentiopicroside）和龙胆内酯（gentiolactone）。证明后者是在提取分离过程中由前者转变而来。

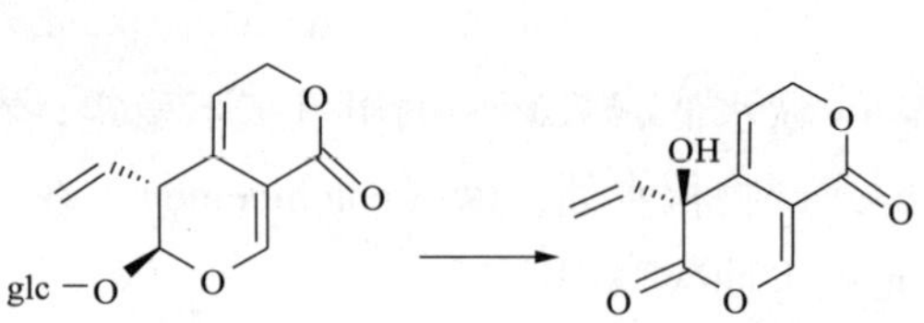

龙胆苦苷　　龙胆内酯

从以上数例可以推知，在一般温和的提取分离条件下引起化学反应而导致天然药物成分化学结构变异的情况可能不会很少。判断一个成分是不是人工产物，有时必须用合成所得的化合物与天然的成分进行对照，或者将天然药物中所含的该成分的前体化合物进行转化反应并确定是否生成该化合物。人工产物的转化多数是生成结构类似的化合物或是复杂的结构生成简单的结构。然而，结构相似并不一定是人工产物。

在天然药物成分研究中既不能忽略人工产物的问题，又要注意天然药物中人工产物的转化。一方面人工产物的识别和产生的条件分析为药材的保存、运输及其质量控制提供科学依据；另一方面，可利用其转化反应的条件和机制制备可供活性筛选用的衍生物，寻找更好的活性化合物，为新药研究服务。

扫码“练一练”

重点小结

- 提取分离方法
  - 有效成分的特征 —— 复杂性、多样性、可变性
  - 溶剂提取法
    - 概念、常用溶剂
    - 浸渍法、渗漉法、煎煮法、回流提取法、连续提取法
  - 分离精制
    - 系统溶剂分离法：相似相溶原理、醇沉水溶、pH梯度萃取
    - 两相溶剂萃取法：原理、连续萃取、逆流分配
  - 色谱分离法
    - 分配色谱、吸附色谱、分子筛色谱、离子交换色谱、薄层色谱 —— 原理、分类、常用填料、操作
  - 人工产物的形成 —— 酶、溶剂、酸碱、色谱填料、光照

参考文献

［1］童胜强，颜继忠，钟朝康，等．超临界流体 CO_2 提取虎杖中的有效成分［J］．应用化工，2006，35（3）：208－209.

［2］李霞，唐玉海，赵新峰，等．CO_2 超临界流体萃取丹参中的有效成分［J］．西安交通大学学报（医学版），2004，25（6）：614－617.

［3］DeBernardi M，Uberti E，Vidari G. High-performance liquid chromatography of flavonoid glycosides from *Dryas octopetala*［J］. *Journal of Chromatography A*，1984，284：269－272.

［4］Elliger CA，Wong RY，Waiss AC，et al. Petuniolides，unusual ergostanoid lactones from *Petunia* species that inhibit insect development［J］. *Journal of the Chemical Society*，*Perkin Transaction*，1990，3：525－531.

［5］Zheng GQ. Cytotoxic terpenoids and flavonoids from Artemisiaannua［J］. *Planta Medica*，1994，60（1）：54～57.

［6］陈英杰．纸层先导设计法［J］．植物学报，1980，22（4）：384－389.

［7］Nakatani M，Huang RC，Okamura H，et al. Limonoid antifeedants from Chinese *Melia azedarach*［J］. *Phytochemistry*，1994，36：39－41.

［8］Zhao W，Xu J，Qin G，et al. New triterpenoid saponins from *Mussaenda pubescens*［J］. *Journal of Natural Products*，1994，57（12）：1613－1618.

［9］Schaufelberger D，Hostettmann K. Analytical and preparative reversed-phase liquid chromatography of secoiridoid glycosides［J］. *Journal of Chromatography A*，1985，346：396－400.

［10］Zogg GC，Nyiredy SZ，Sticher O. Operating conditions in preparative medium pressure liquid chromatography（MPLC）. II influence of solvent strength and flow rate of the mobile phase，capacity and dimensions of the column［J］. *Journal of Liquid Chromatography*，1989，12：2049－2065.

［11］Govindachari TR，Gopalakrishnan G，Suresh G. Isolation of various azadirachtins from neem oil by preparative high performance liquid chromatography［J］. *Journal. Liquid. Chromatog-*

raphy & Related Technologies, 1996, 19 (11): 1729 – 1733.

[12] Suzuki H, Koike Y, Takamatsu S, et al. A glycosidic lupin alkaloid from *Lupinus hirsutus* [J]. *Phytochemistry*, 1994, 37: 591 – 592.

[13] Zarate R, Sukrasno, Yeoman MM. Application of two rapid techniques of column chromatography to separate the pungent principles of ginger, *Zingiber officinale* Roscoe [J]. *Journal of Chromatography. A*, 1992, 609: 407 – 413.

[14] Hostettmann K, Hostettmann M, Marston A. Isolation of natural products by droplet counter-current chromatography and related methods [J]. *Natural Product Reports*, 1984, 1 (5): 471 – 570.

[15] Ito Y. Efficient preparative counter-current chromatography with a coil planet centrifuge [J]. *Journal of Chromatography A*, 1981, 214: 122 – 125.

[16] Ito Y, Sandlin J, Bowers WG. High-speed preparative counter-current chromatography with a coil planet centrifuge [J]. *Journal of Chromatography A*, 1982, 244: 247 – 258.

[17] Ito Y. Experimental observations of the hydrodynamic behavior of solvent systems in high-speed counter-current chromatography: I. Hydrodynamic distribution of two solvent phases in a helical column subjected to two types of synchronous planetary motion [J]. *Journal of Chromatography A*, 1984, 301: 377 – 386.

[18] Slimestad R, Marston A, Hostettmann K, et al. Preparative separation of phenolic compounds from *Picea abies* by high-speed counter-current chromatography [J]. *Journal of Chromatography A*, 1996, 719 (2): 438 – 443.

[19] 杨肖锋，宋纯清．天然产物研究中的人工产物［J］．药学学报，1999，34（12）：949 – 954.

第四章　结构研究方法

扫码“学一学”

学习目标

1. **掌握**　结构研究的一般程序；不同波谱分析方法在天然产物结构研究中的应用特点。

2. **熟悉**　紫外、红外、质谱及一维核磁共振谱的基础知识。

3. **了解**　经典化学法在结构测定中的应用；二维核磁共振谱与其他分析方法的基础知识。

结构研究是天然药物化学的一项重要研究内容。从天然药物中分离得到的单体即使具有很强的活性与较大的安全性，但如果结构不清楚，也无法进一步深入探讨有效成分的生物活性、构效关系、体内代谢，也不可能进行人工合成、结构修饰或改造工作，更谈不上进行高质量的新药研究开发，其学术及应用价值将会大大降低。

与合成化合物相比，对天然化合物进行结构研究难度较大。因为合成化合物原料已知，反应条件一定时可能得到什么产物、结构可能发生什么改变，事先均可做出某种程度的预测。但天然化合物则不然，即使不是新化合物，“未知”因素仍然很多。另外对于一些超微量生理活性物质来说，得量甚少，有时仅几个毫克，难于采用经典的化学方法（如化学降解、衍生物合成等）进行结构研究，主要依靠谱学分析的方法解决问题。即尽可能在不消耗或少消耗试样的条件下通过测定得到各种图谱，获取尽可能多的结构信息，而后加以综合分析，并充分利用文献数据进行比较鉴别，必要时则辅以化学手段，以推断或确认化合物的平面乃至立体结构。

第一节　结构研究的一般程序

一、化合物纯度的判定

纯度不合格，会给结构测定工作带来很大难度，因此在结构研究前必须首先确定化合物的纯度。

纯度检查的方法最常应用的是各种色谱法如薄层色谱（TLC）、纸色谱（PC）、气相色谱（GC）或高效液相色谱（HPLC）等。需要注意的是无论采用何种色谱法检查，一般需用两种以上差别较大的溶剂系统或色谱条件进行检测，均显示单一的斑点或谱峰时方可确认其为单一化合物，因为仅用一种溶剂系统或色谱条件，其结论常会出现偏差。在用硅胶薄层色谱法或高效液相色谱时，最好使用正相和反相薄层或色谱柱同时进行检验，这样可以进一步保证结论的正确性。

此外，固体物质还可通过检查有无均匀一致的晶形，有无明确、敏锐的熔点；液体物质还可通过测定沸点、沸程、折光率及比重等判断其纯度。对已知物来说，无论是固体还是液体物质，如其比旋度与文献数据相同，则表明其已是或接近纯品。

二、理化常数的测定

物质的物理常数是表明该物质性质的重要依据，在天然化合物结构研究中经常测定的重要物理常数有：熔点、沸点、比旋度、折光率和比重等。固体纯物质的熔点，其熔距应在0.5～1.0℃的范围内，如熔距过大，则可能存在杂质，应进一步精制或另用不同的溶剂进行重结晶，直至熔点恒定为止。液体物质可测定其沸点。液体纯物质应有恒定的沸点，除高沸点物质外，其沸程不应超过5℃的范围。此外，液体纯物质还应有恒定的折光率及比重。比旋度也是物质的一种物理常数。中药的有效成分多为光学活性物质，故无论是已知还是未知物，在鉴定化学结构时皆应测其比旋度。此外，记录和测定化合物的其他理化常数，如 pH 值、不同溶剂中溶解度及色谱行为、灼烧试验、化学定性反应等，能为化合物结构的推测和确定提供必要的线索。

三、分子式的确定与不饱和度的计算

（一）测定分子式

分子式的测定目前主要有以下几种方法。

1. 元素定量分析配合分子量测定　一般在进行元素定量分析前应先进行元素定性分析，如采用钠融法等。一般委托专门的实验室进行。如果化合物只含 C、H、O 时，通常只作 C、H 定量，O 则由扣除法求得。所用样品量通常为几个毫克，通过元素分析，可以获得化合物中碳、氢、氧、氮和硫等几种元素各自的比例；如果能提供的样品有足够多的量（几十毫克）时，还可以测定出某些金属元素在化合物中所占的比例，如钠等。结合分子量的测定结果，可推定出化合物的分子式。值得一提的是：供元素分析的样品在测定前必须进行适当处理，以保证样品有足够的纯度。如果供试样品的纯度不够，则测定的结果没有意义。以刺果干草（*Glycyrrhiza pallidiflora* Maxim.）根中分得的刺果甘草皂苷元 A（glypallisapogenin A）为例。

元素定量分析得到下列结果

$$C\ 79.35\%\quad H\ 10.21\%$$

从 100 中扣除 C、H 后，得：

$$O = 100\% - 79.35\% - 10.21\% = 10.44\%$$

分别以各该元素的百分含量除以各该元素的原子量，即可求出三种元素在结构中所占的比例，继以其中数值最小的一项除以各数，即得三种原子比。

$$\left.\begin{array}{l} C = 79.35 \div 12.01 = 6.61 \\ H = 10.21 \div 1.008 = 10.1 \\ O = 10.44 \div 16.00 = 0.65 \end{array}\right\} \times 1/0.65 \qquad \begin{array}{c} \text{原子比} \\ 10.16 \\ 15.58 \\ 1 \end{array}$$

按倍比定律，原子间的化合一定是整数，故上述原子比可简化为 $C_{10}H_{16}O$。计算实验式中各元素的百分含量，并与实测值对照如下：

实验式：$C_{10}H_{16}O$

理论值：C，79.29%；H，10.13%；O，10.57%

实测值：C，79.35%；H，10.21%；O，10.44%

显然理论值与实测值比较相近，故确定该化合物分子式为 $(C_{10}H_{16}O)_n$，$n = 1, 2, 3$

……，确切的分子式则等分子量测定后才能确定。

分子量的测定有冰点下降法（固体物质）、沸点上升法（液体物质）、粘度法、凝胶滤过法等，但目前最常用的是质谱法（Mass Spectrometry，MS）。因该化合物由电子轰击质谱（EI－MS）法测得的分子离子峰 $[M]^+$ 为456。

即：$(C_{10}H_{16}O)\times n=456$，$n=456/152=3$

故确定刺果甘草皂苷元 A 的分子式为 $C_{30}H_{48}O_3$。

2. 同位素丰度比法 如表 4－1 所示，已知组成化合物的主要元素（氟、磷、碘除外）均由相对丰度比一定的同位素所组成，且重元素一般比轻元素重 1～2 个质量单位。

表 4－1 若干同位素及其丰度比

同位素	质量	丰度比（%）	同位素	质量	丰度比（%）	同位素	质量	丰度比（%）
^{1}H	1.007828	99.9855	^{2}H	2.01410	00.145	—	—	—
^{12}C	12.00000	98.8292	^{13}C	13.0033	1.1080	—	—	—
^{14}N	14.00307	99.635	^{15}N	15.0001	00.365	—	—	—
^{16}O	15.99491	99.759	^{17}O	16.9991	00.037	^{18}O	17.9991	00.204
^{19}F	18.99840	100	—	—	—	—	—	—
^{28}Si	27.97693	92.20	^{29}Si	32.9714	00.750	^{30}Si	29.9737	3.10
^{31}P	30.97376	100	—	—	—	—	—	—
^{32}S	31.97207	95.018	^{33}S	32.9714	00.750	^{34}S	33.9678	4.21
^{35}Cl	34.96885	75.537	^{37}Cl	36.9659	24.463	—	—	—
^{79}Br	79.9183	50.52	^{81}Br	80.9163	49.48	—	—	—
^{127}I	126.9044	100	—	—	—	—	—	—

故由重元素组成的分子将比轻元素组成的分子重 1～2 个质量单位。据此，在大多数有机化合物的 MS 图上，如能见到稳定的分子离子峰 $[M]^+$ 时，则在高出其 1～2 个质荷比（m/z）外还可同时见到 $[M+1]^+$ 及 $[M+2]^+$ 两个同位素峰。对一定的化合物来说，其 $[M]^+$、$[M+1]^+$ 及 $[M+2]^+$ 峰的相对强度应为一定值（含 Cl、Br 时除外）。同位素丰度比法之所以能求算分子式系根据这一原理。

同位素丰度比法因为试样用量少，故对分子量在 500 以下，又能生成稳定分子离子的化合物是一种值得优先选用的方法。

3. 高分辨质谱法（high resolution mass spectrometry，HR－MS） 高分辨质谱法是目前最常用的方法，其不仅可给出化合物的精确分子量，还可以直接给出化合物的分子式。如青蒿素的 HR－MS 谱中，分子离子峰为 m/z 282.1472，可计算出其分子式为 $C_{25}H_{22}O_5$（计算值，282.1467）。高分辨质谱仪可将物质的质量精确测定到小数点后第三位。如表 4－1 所示，以 $^{12}C=12.0000$ 为基准，则 ^{1}H 并不正好是一个原子质量单位（amu），而是 1.007825、$^{14}N=14.00307$、$^{16}O=15.99491$。因此，表 4－2 中所列 $C_8H_{12}N_4$、$C_9H_{12}N_2O$、$C_{10}H_{12}O_2$、$C_{10}H_{16}N_2$ 四个化合物，它们的分子量虽都为 164，但精确质量则并不相同，在 HR－MS 仪上可以很容易地进行区别。

表4－2　四个化合物的精确质量

序号	分子式	精确质量	序号	分子式	精确质量
M_1	$C_8H_{12}N_4$	164.1063	M_3	$C_{10}H_{12}O_2$	164.0837
M_2	$C_9H_{12}N_2O$	164.0950	M_4	$C_{10}H_{16}N_2$	164.1315

（二）饱和度的计算

分子式确定后，可按下式求算不饱和度（index of unsaturation，以 u 表示）。

$$u = \text{IV} - \text{I}/2 + \text{III}/2 + 1$$

式中，Ⅰ为一价原子（如 H，D，X）的数目；Ⅲ为三价原子（如 N，P）的数目；Ⅳ为四价原子（如 C，S）的数目。O，S 等二价原子与不饱和度无关，故不予考虑。

以 $C_{30}H_{48}O_3$ 化合物为例。不饱和度为：

$$u = 30 - 48/2 + 0/2 + 1 = 7$$

四、化合物的功能团和分子骨架的推定

在确定了一个化合物的分子式后，就需要进行分子结构骨架和官能团的确定。一般首先根据化合物的不饱和度，推算出结构中可能含有的双键数或环数。然后利用样品与某种试剂发生颜色变化或产生沉淀等化学定性实验对化合物类型进行初步判断。显色反应时最好将未知样品试验、空白试验及典型样品试验平行进行，以资对照。当根据产生沉淀判断结果时，要注意液体试样量如过多，会使沉淀现象不明显或沉淀溶解，掩蔽阳性结果；样品分子中含有两种以上官能团时，可能干扰检识反应。因此，根据一种检识反应的结果尚不足以肯定或否定该官能团的存在，最好做两种以上的试验，以求得正确的判断。最后将化学定性实验结果与所测得的物理常数、波谱数据（UV、IR、NMR、MS 等）结合起来综合分析，以确定化合物含哪些功能团，具有何种母核，属于哪类化合物。

五、化合物结构的确定

在进行化合物的结构鉴定时，由于同科、同属生物常含有相同或类似的化合物，应对文献中有关其原生物或近缘生物成分的报道进行调查。并且在进行提取、分离、精制过程中获得的该化合物部分理化性质（如酸碱性、极性、色谱行为及显色反应等），常可作为判断该化合物的基本骨架或结构类型的重要参考依据。在此基础上，综合运用经典的理化方法和各种波谱法，可对单体化学成分进行鉴定或结构测定。

当该化合物可能为已知化合物时，在有对照品的情况下，最好用对照品同时进行熔点、混合熔点、色谱和红外光谱（IR）对照。如果样品与对照品的熔点相同，混合熔点不降低，色谱中的 R_f 值相同，IR 谱相同，则可判定样品与对照品为同一化合物。若无对照品，则应多测试更多数据，或制备衍生物与文献数据核对以确定结构。如果欲鉴定的化合物为文献未记载的物质时，应测定该化合物或衍生物的各种波谱数据，并进行必要的化学沟通（chemical correlation）以确定其化学结构。此时如已推测出该化合物的结构类型，则应充分查找有关该结构类型、结构确定的最新文献。此外，考察它们的生物合成途径也有助于确定其化学结构。

总的来说，确定一个天然化合物的分子结构，是一项较复杂的工作，涉及面广，很难说有一个固定的、一成不变的研究程序。每个环节的应用方法均各有侧重，且因每个人的经验、习惯及对各种方法熟练掌握、运用的程度而异。有时，一个化合物结构的确定，往往是化学

工作、仪器分析、植物化学分类学及文献工作的互相配合、综合分析而获得的结果。

第二节　经典化学法在结构测定中的应用

传统的化学方法鉴定结构主要包括点滴反应、化学降解和化学转换。点滴反应是化学法在结构测定中最常用的手段，主要依靠各类天然产物成分的呈色反应和沉淀反应等特征反应来推定化合物类型，可以通过少量的样品快速初步地定性，大多数天然产物都可以通过特定的点滴反应加以鉴别。如羟基蒽醌类化合物通过碱液显色反应（Bornträger 反应）检识；黄酮类化合物可用盐酸镁粉反应、四氢硼钠还原反应等鉴定；强心苷类化合物可利用甾体母核、α,β-五元不饱和内酯环和 α-去氧糖的各种呈色反应结果综合考虑加以判断；以沉淀反应判断生物碱的存在；用 Molish 反应鉴别苷类化合物的；通过 Liebermann-Burchard 反应鉴别三萜和皂苷类化合物等。化学降解反应在分析和验证各类化合物的残基组成方面（如糖苷类化合物苷元和糖的组成）常常被应用到。经过降解产物验证和通过化学转换，使未知化合物转换为已知化合物或某些官能团与结构，使结构鉴定变得更方便或简单，同时与已知结构关联也能够大大提高结构鉴定的可靠性。这些常用的化学方法主要包括氧化反应、还原反应、水解反应和衍生化反应等。

一、氧化反应

氧化反应广泛应用于结构式的研究，一般是将双键或季碳键氧化裂解形成小分子化合物，或将羟基等基团氧化成醛、酮或羧酸，由此推知环状结构的类型和取代基的种类及位置。但氧化产物的规律性不十分明显，而且氧化剂的强度不同，其反应产物亦不同。氧化反应中常用的氧化剂有多种，一般温和氧化剂有过氧化氢、臭氧和过碘酸等；中等强度的氧化剂有碱性高锰酸钾、三氧化铬醋酸溶液等；较强的氧化剂有重铬酸钾硫酸溶液、二氧化锰硫酸溶液等。

过碘酸的氧化反应作用缓和而选择性高，氧化作用限于邻二醇，α-氨基醇、α-氨基醛（酮）、邻二酮和某些活性次甲基等结构上。此反应常用于测定糖的结构，是因为过碘酸能氧化邻二醇羟基而裂解糖链，且当羟基醚化或酯化后可避免裂解，它只裂解有游离羟基的碳键，据此可测定糖的连接方式，根据过碘酸的摩尔消耗数计算出有几个邻羟基。如甲基葡萄糖有三个邻羟基，它吸收二分子过碘酸，氧化成双醛。这种氧化方法稍加改进的 Smith 裂解法还是一种温和水解苷键的方法，特别适宜苷元结构容易改变的苷以及碳苷的水解研究。

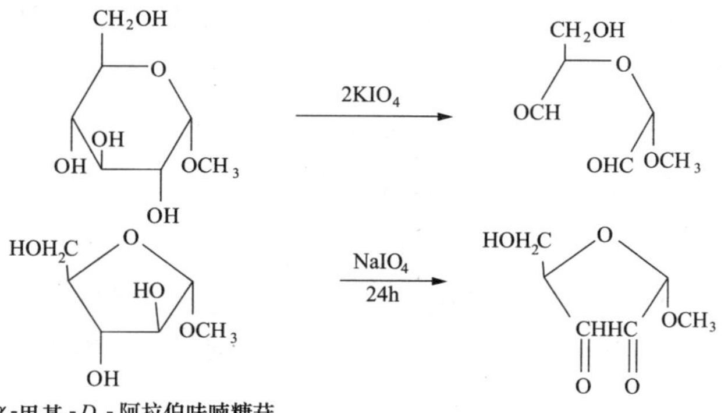

α-甲基-D-阿拉伯呋喃糖苷　　二醛

mp.65~67℃ $[\alpha]_D$ +123°

蒽醌的环上有羟基取代就有可能氧化开环，生成苯二甲酸的衍生物，通过对氧化产物的分析，有利于判断取代基的有无及位置。

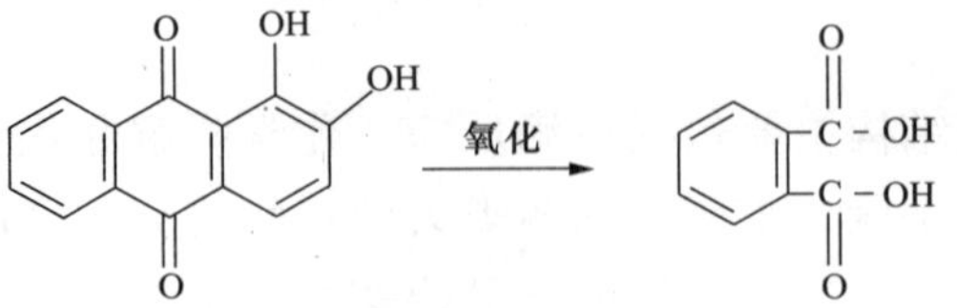

琼斯（Jone）试剂（$CrO_3 + H_2SO_4 + H_2O$）和贝克曼（Beckman）试剂（$K_2Cr_2O_7 + H_2SO_4 + H_2O$）均是选择性较好、反应条件温和的氧化剂，它们能将分子中的伯、仲羟基氧化成相应的醛和酮，且双键不受影响。

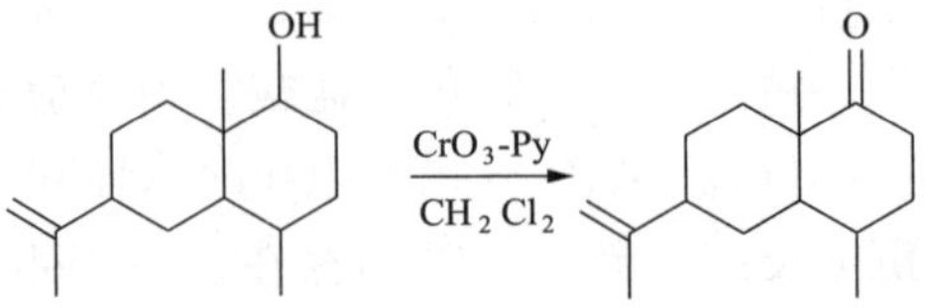

二、还原反应

还原反应亦是研究化合物结构常用的方法。一般说还原反应主要作用于结构中某些功能团，很少使分子结构发生降解。常用还原试剂有四氢铝锂、硼氢化钠、醇钠、钠氨及锌、铁等金属于酸水溶液释放出的新生态氢，铂或钯等催化剂的接触氢化等。还原反应常可用作化合物之间的化学沟通和化合物功能基团位置的确定，有时还用来测定化合物的绝对构型。

由于有些未知化合物与已知化合物的差别只是双键、羟基或羰基的差别，通过一二步反应即可转化为已知物而证明结构。如：

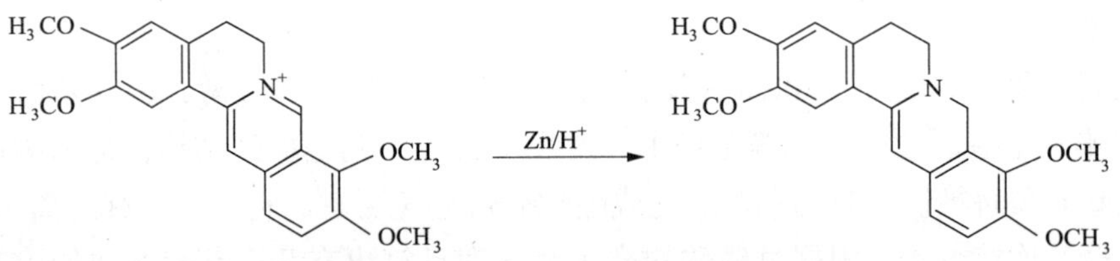

巴马丁　　延胡索乙素

三、水解反应

在天然物结构式研究中应用较多的水解反应是酯与苷的水解，常用的方法有酸水解、碱水解和酶水解。天然产物中某些黄酮、香豆素、蒽醌、生物碱与皂苷、强心苷、氰苷一样，可以与糖结合生成配糖体，常用酸或酶水解成苷元与糖，再分别加以证明。如苷的糖单元有二个以上的糖，则可用不同浓度的酸使糖完全水解或部分水解，即水解一个或二个糖而生成次生苷；如糖与苷元的羧基相连，则常用碱水解；酶水解具有选择性强，反应条件温和的优点，可避免某些苷在水解时可能产生的异构化或脱水反应，每一种酶只选择性地酶解 1 ~2 种糖，如常用的苦杏仁酶与纤维素酶酶解葡萄糖，橙皮苷酶酶解葡萄糖与鼠李糖等等。

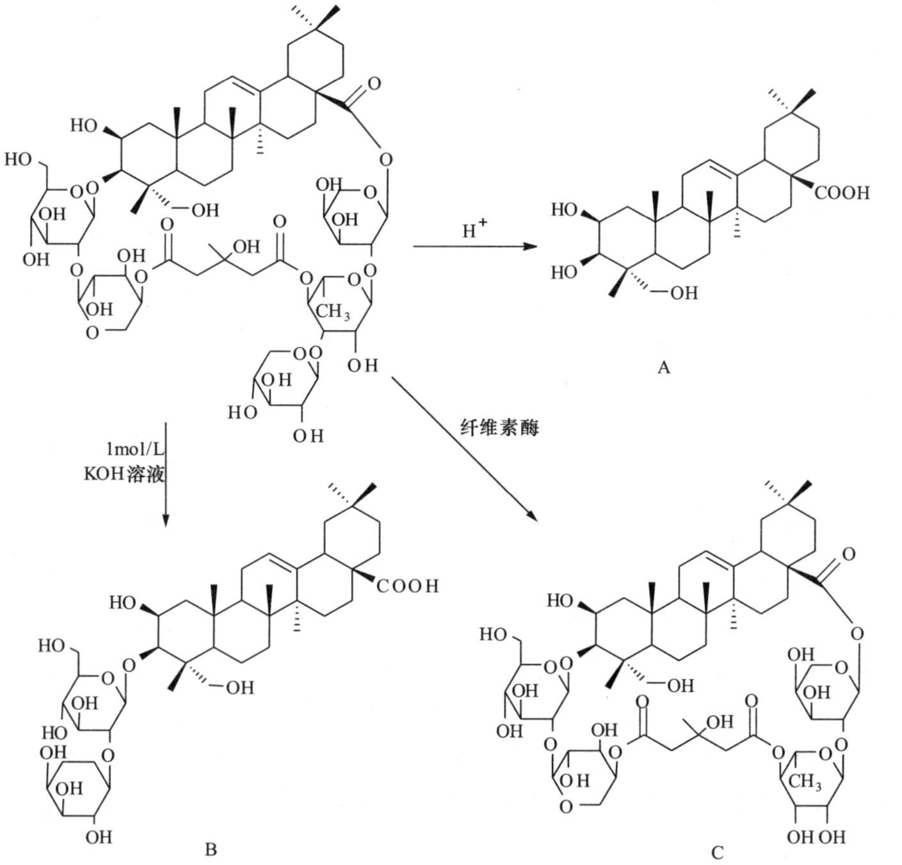

例如三萜皂苷土贝母苷甲（Tubeimoside I），用酸水解释放出皂苷元 A（bayogenin）和葡萄糖、鼠李糖、木糖及阿拉伯糖，四种糖的比为 1∶1∶1∶2；用 1mol/L 的 KOH 水解得到二糖苷 B；用纤维素酶水解去掉木糖得到化合物 C。

四、衍生化反应

衍生化反应在结构测定中常用的反应主要有甲基化反应、乙酰化反应和三甲基硅烷化反应等。甲基化和乙酰化反应主要用于确定化合物母核（如蒽醌，萜类化合物等）上取代羟基的数目和位置。三甲基硅烷化反应主要应用于通过气相色谱仪来鉴定糖苷类化合物中糖种类及其绝对构型。另外，一些热不稳定、大极性或难挥发的化合物如糖的聚合物、肽类也常通过衍生化后制成相对热稳定、低极性、易气化的化合物使之更易进行波谱数据测定来确定结构。

第三节　波谱分析在结构测定中的应用

目前，随着波谱技术的飞速发展，应用紫外光谱（UV）、红外光谱（IR）、核磁共振谱（NMR）和质谱（MS）使天然药物化学结构测定变得起来越方便、快捷。尤其是最近发展起来的超导核磁共振技术的普及和各种二维核磁共振谱（two dimension nuclear magnetic resonance，2D-NMR）及质谱新技术的开发利用，使其进一步具备了灵敏度高、选择性强、用量少及快速、简便的优点，大大加快了确定化合物结构的速度和提高了准确性。在波谱解析课程中已对各种波谱分析方法的基本知识作过详细介绍，这里仅对这些波谱在天然药物有效成分结构鉴定中的应用作简要的介绍。

一、紫外光谱

分子吸收波长范围在 200 ~ 400nm 区间的电磁波产生的吸收光谱称为紫外吸收光谱（ultraviolet absorption spectra，简称紫外光谱，UV）。图 4 – 1 为藏茴香酮（carvone）的 UV 吸收光谱图，横轴为波长，以 nm 表示，纵轴为吸收度（absorbance，A）。UV 光谱对于分子中含有共轭双键、不饱和羰基（醛、酮、酸、酯）结构的化合物以及芳香化合物结构鉴定来说是一种重要的手段，通常主要用于推断化合物的共轭体系。如香豆素类、黄酮类等化合物，它们的 UV 光谱在加入某种诊断试剂后因分子结构式中取代基的类型、数目及排列方式不同而发生不同的改变，故还可用于测定化合物的精细结构。对某些具有共轭体系类型的中药有效成分，如蒽醌类、黄酮类以及强心苷类等成分的结构确定却有重要的实际应用价值。

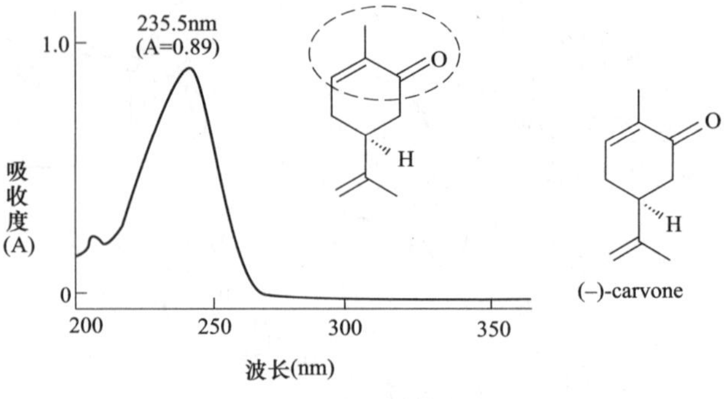

图 4 – 1　β-藏茴香酮的 UV 光谱

UV 光谱的测定仅需要少量的纯样品，如通常在纸色谱上黄酮类化合物的一个斑点的样品量，就足够测出几个 UV 光谱。这对于天然药物化学成分的研究是非常有利的。

二、红外光谱

红外光谱是研究红外光与物质分子间相互作用的吸收光谱。分子中共价键的伸缩及弯曲振动将在光的红外区域即 4000 ~ 500cm^{-1} 处引起吸收。测得的透光图谱叫做红外光谱（infrared spectra，IR）（图 4 – 2）。其中 1300cm^{-1} 以上为化合物的特征基团区，1300 ~ 500cm^{-1} 为指纹区。

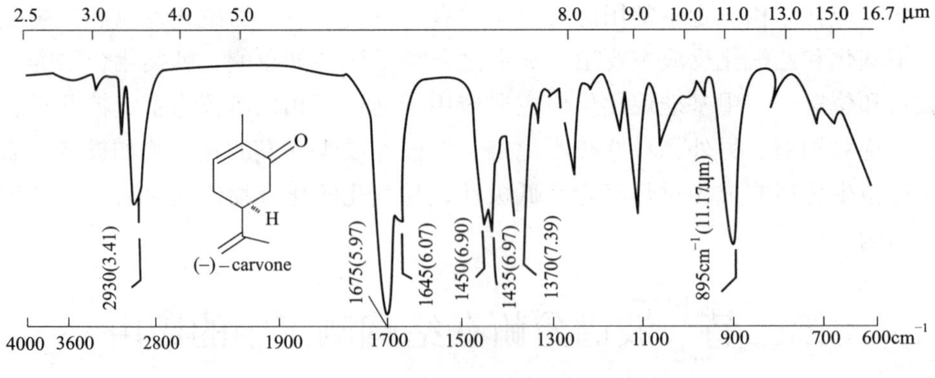

图 4 – 2　β-藏茴香酮的 IR 图谱

为了方便对红外光谱的解析，通常又把特征区和指纹区分得更细，初步划分为八个重要区段，见表 4 – 3。

表 4－3　红外吸收的八个重要区段

波长（μm）	波数（cm^{-1}）	键的振动类型
2.7～3.3	3750～3000	υ_{OH}，υ_{NH}
3.0～3.3	3300～3000	υ_{CH}（－C≡C－H，C＝C－H，Ar－H）（极少数可到 2900）
3.3～3.7	3000～2700	υ_{CH}（—CH_3，—CH_2—，$\rangle$C—，$\rangle$C=O（H））
4.2～4.9	2400～2100	$\upsilon_{C\equiv C}$，$\upsilon_{C\equiv N}$，$\upsilon_{-C\equiv C-C\equiv C-}$
5.3～6.1	1900～1650	$\upsilon_{C=O}$（酸，醛，酮，酰胺，酯，酸酐）
6.0～6.7	1680～1500	$\upsilon_{C=C}$（脂肪族及芳香族），$\upsilon_{C=N}$
6.8～7.7	1475～1300	δ_{C-H}（面内），$\upsilon_{X=Y}$
10.0～15.4	1000～650	$\delta_{C=C-H,Ar-H}$（面外）

用红外光谱法测定结构时，化合物用量只需 5～10μg。如果被测定物是已知物，只要和已知对照品做一张红外光谱图，如果二者红外光谱完全一致，则可推测是同一物质。如无对照品，也可检索有关红外光谱数据图谱文献。如果被测物结构基本已知，可能某一局部构型不同，在指纹区就会有差别，如 25*R* 与 25*S* 型螺甾烷型皂苷元，在 960～900cm^{-1} 附近有显著区别，很容易鉴别。红外光谱对未知结构化合物的鉴定，主要用于功能基的确认，芳环取代类型的判断等。

三、核磁共振谱

核磁共振谱（nuclear magnetic resonance spectra，NMR）是化合物分子在磁场中受电磁波的辐射，有磁距的原子核（如^1H、^{13}C 等）吸收一定的能量产生能级的跃迁，即发生核磁共振，以吸收峰的频率对吸收强度作图所得之图谱。它能提供分子中氢或碳原子的类型、数目、互相连接方式、周围化学环境、以及构型、构象的结构信息。近年随着超导核磁的普及，各种同核（如$^1H-{}^1H$、$^{13}C-{}^{13}C$）及异核（如$^1H-{}^{13}C$）二维相关谱的测试与解析技术等的开发应用日新月异，不断得到发展和完善，从而大大加快了结构测定工作的步伐。目前，分子量在 1000 以下，几个毫克的微量物质甚至单用 NMR 测定技术也可确定它们的分子结构。因此，在进行天然药物化学成分的结构测定时，NMR 谱与其他谱相比，其作用尤为重要。

（一）氢核磁共振谱（^1H-NMR）

氢同位素中，^1H 的自然丰度比最大，信号灵敏度也高，故^1H-NMR 的测定比较容易，应用得最广泛。^1H-NMR 谱的化学位移（δ）范围在 0～20。通常^1H-NMR 谱技术能提供的结构信息参数，主要是化学位移（δ）、偶合常数（*J*）及氢质子数。

1. 化学位移（δ）　^1H 核因周围化学环境不同，其外围电子云密度及绕核旋转产生的磁屏蔽效应不同，不同类型的^1H 核共振信号出现在不同区域，据此可以识别。

2. 峰面积　^1H-NMR 谱上积分面积与分子中的总质子数相当，分析图谱时，只要通过比较共振峰的面积，就可判断氢核的相对数目；当化合物分子式已知时，就可以求出每个吸收峰所代表氢核的绝对个数。

3. 峰的裂分及偶合常数（*J*）　磁不等同的两个或两组氢核，在一定距离内因相互自旋偶合干扰而使信号发生裂分，表现出不同裂分，如 s（单峰，singlet）、d（二重峰，doublet）、t（三重峰，triplet）、q（四重峰，quartet）及 m（多重峰，multiplet）等。

在低级偶合系统中，某一质子裂分后的谱线数为 $n+1$，其中 n 为干扰核的数目。裂分间的距离为偶合常数（coupling constant，J，Hz），用于表示相互干扰的强度，其大小取决于间隔键的距离。各种不同环境下^{1}H 核相邻结构具有一定的偶合常数值。间隔的键数越少，则 J 值越大；反之则越小。一般相互偶合的两个或两组^{1}H 核信号其偶合常数相等。所以测量并比较裂分间的距离对于判断^{1}H 核之间是否相关很有用处。通常超过三根单键以上的偶合可以忽略不计。但在 π 系统中，如烯丙基及芳环，因电子流动性较大，即使间隔超过了三根键，仍可发生偶合，但作用较弱。

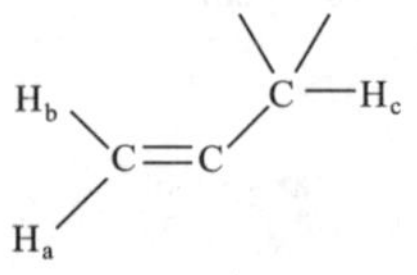

J_{ac}(trans) = 1.6～2.0Hz

J_{bc}(cis) = 0～1.5Hz

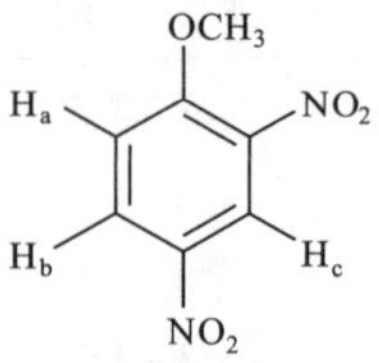

J_{ab}(ortho) = 8Hz

J_{bc}(meta) = 2Hz

J_{ac}(para) = 0Hz

4. 氢谱的简化 对有多重偶合影响的^{1}H 信号的复杂氢谱常需采用一些特殊的技术把复杂重叠的谱线简化和明确质子间的偶合关系，常用的有双照射去偶和核 Overhauser 效应等实验方法。

（1）双照射去偶 目前多采用同核去偶技术（homodecoupling），即通过选择照射（irradiation，IRR）偶合系统中某个（组）（单照射）或某几个（组）（双重照射或多重照射）质子并使之饱和，从而消除或部分消除相邻^{1}H 核的偶合影响，以利简化图谱，帮助识别或采用大型超导仪器进行测度，简化图谱，以利分析。

如图 4－3 为 arnebinol 的 400MHz ^{1}H－NMR 图[1]。其中 δ 5.67 处的烯烃质子（1H）表现为一组宽三重峰，表示除有两个相邻^{1}H 与之偶合外，还存在远程偶合影响。在去偶试验中，当用另一电磁辐射分别照射 δ 3.07，3.30（2H，brs × 2）、δ 2.34（2H，J = 7Hz）及 δ 1.24（3H，s）处的信号时，这些质子对 δ 5.67 信号的偶合影响消除。δ 5.67处的^{1}H 核信号在不同的去偶谱中分别表现为宽单峰（brs）、有着细微结构的三重峰，故意味着分子中存在下列结构片断。

（2）核 Overhauser 效应 当两个（组）不同类型质子位于相近的空间距离时，照射其中一个（组）质子会使另一（组）质子的信号强度增强。这种现象称为核的 Overhauser 效应（nuclear Overhauser effect，简称 NOE）。NOE 效应在相对构型的归属中是非常有用的，NOE 差谱是研究分子中质子空间相互接近的最有效的方法。先记录一个在某一位置去偶照射的^{1}H 谱，再选择一个远离照射位点的地方用相同的条件记录去偶^{1}H 谱，二谱相减，达到差谱。在差谱中，只有信号强度增加（正 NOE 信号）或减小（负 NOE 信号）的信号被保留。根据这些信号可以相关的质子在空间上是相互靠近的。图 4－4 是化合物 β-ionone 的 NOE 差谱，图 4－4 中（a）是照射 1，1′-二甲基时的 NOE 差谱，从高场侧起，2-H、8-H 和 7-H 信号分别增强了 5.5%、9.8% 和 12.9%。7-H 和 8-H 都显示 NOE 增强，并且 7-H 的 NOE 比 8-H 大表明分子内 $C_5=C_6$ 和 $C_7=C_8$ 两个双键的平面是相互垂直的，C_6-C_7 键是扭转的。谱（b）是照射 5-CH_3 得到的 NOE 差谱，对 4-H、7-H 和 8-H 都观测到 NOE 增强。谱（c）是照射 10-H（酰甲基）得到的 NOE 差谱，从结构式判断，8-H 因该有较大的 NOE 增强，实际结果如图 4－4 所示，7-H 的 NOE 大些。这是由于分子中羰基和乙烯基呈 E 式共轭为主的构象的缘故。

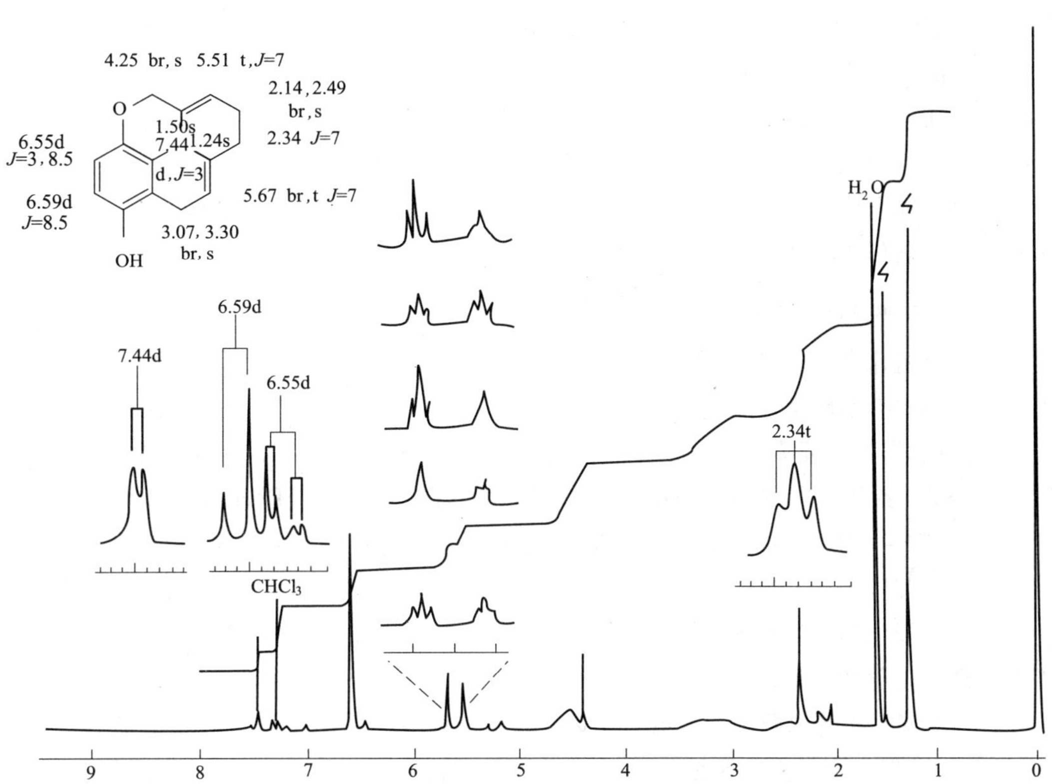

图 4－3　arnebinol 的^{1}H－NMR 图谱

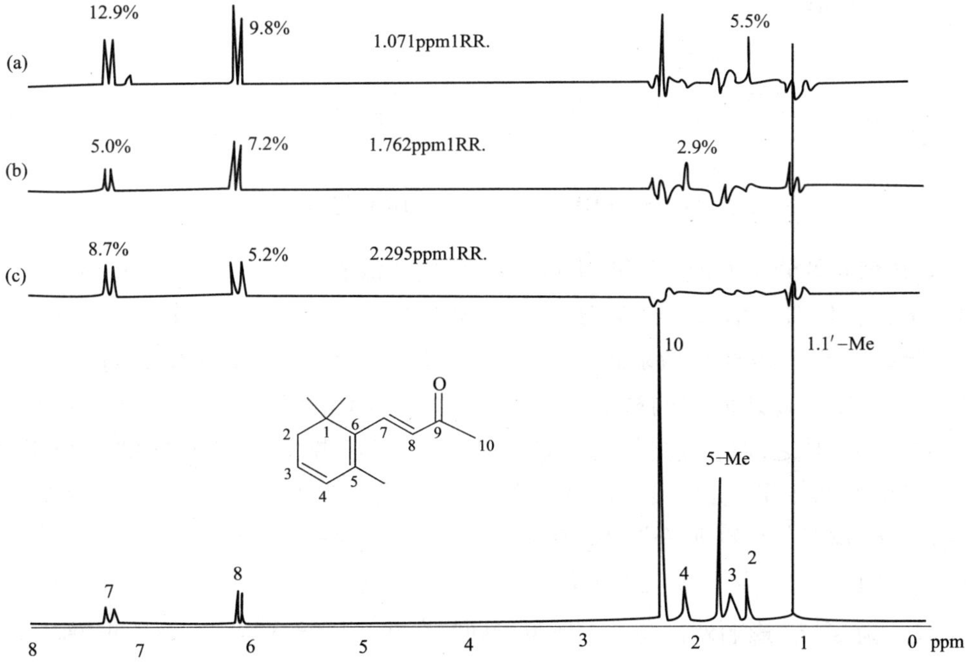

图 4－4　化合物 β-ionone 的 NOE 差谱图

需要指出的是，NOE 效应不仅能够提供有关分子构型和构象等立体化学的信息，并且能够提供分子片断之间的分子骨架的连接信息。上述 β-ionone 化合物中六元环的 6 位是季碳原子，无法简单地通过邻位 H-H 之间的偶合与侧链连接。由于 7-H 显示与 1，1′-二甲基和 5-CH_3的 NOE 相关，因此可以推测侧链连接于六元环的 6 位。这种借助于 NOE 进行的连接称之为通过空间的连接，在天然产物结构鉴定中当缺乏通过键的连接信息时，它往往能够提供有用的分子骨架的连接信息。

此外，还有其他许多特殊的测定方法用来提供结构信息，如加重水交换以判断分子中有无活泼质子，改变测试溶剂或加镧系试剂以测定溶剂位移或试剂位移，改变测试温度以判断有无氢键缔合或相对构型、构象的变化等，对决定有机化合物的结构都有重要的意义，可参阅有关专著作进一步了解，不再一一赘述。

（二）碳核磁共振谱（^{13}C－NMR 谱）

在决定有机化合物的结构时，与^{1}H－NMR 相比，^{13}C－NMR 起着更为重要的作用。但是由于 NMR 的测定灵敏度与磁旋比（r）的三次方成正比，而^{13}C 的磁旋比因为仅为^{1}H 的 1/4，加之自然界的碳元素中，^{13}C 的丰度比又只有 1%，故^{13}C－NMR 的测定灵敏度只有^{1}H－NMR 的 1/6000 致使^{13}C－NMR 长期以来不能投入实际应用。由于脉冲傅里叶变换核磁共振装置（pulse FT－NMR）的出现及计算机的引入，才使这个问题得与真正解决。^{13}C－NMR 谱的化学位移范围为 0～250，比^{1}H－NMR 谱大得多，^{13}C－NMR 谱提供的结构信息是分子中各种不同类型及化学环境的碳核化学位移，异核偶合常数（J_{CH}）及弛豫时间（T_1），其中利用度最高的是化学位移（δ）。

1. FT－NMR 的简单原理 在脉冲 FT－NMR 装置中，采用强的脉冲照射使分子中所有的^{13}C 核发生共振，生成在弛豫期内表现为指数形式衰减的正弦波信号，再经傅里叶变换即成为正常的 NMR 信号。如图 4－5 所示。随着脉冲扫描次数的增加及计算机的累加计算，^{13}C 信号将不断得到增强，噪声则越来越弱。经过若干次的扫描及累加计算，最后即可得到一张好的^{13}C－NMR 谱。

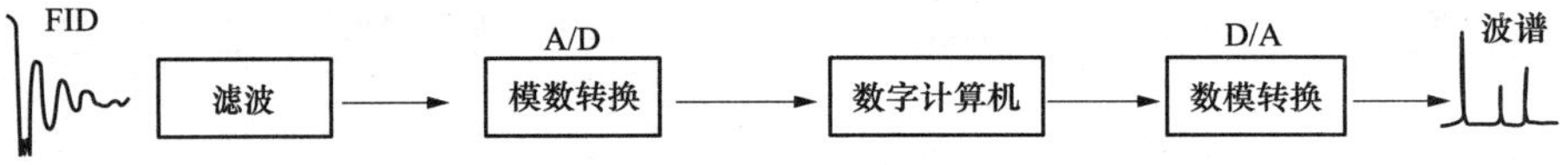

图 4－5 FID 转换成正常 NMR 信号的过程

2. ^{13}C 的信号裂分 由于^{13}C 和^{1}H 均为磁性核，故在间隔一定键数范围内也可通过自旋偶合干扰，使对方信号产生裂分。^{1}H－NMR 谱中，因为^{13}C 的自然丰度比较小，故这种偶合干扰极小，表现为微弱的“卫星峰”形式，埋在噪声之中，可以忽略不计。通常只须注意^{1}H－^{1}H 之间的同核偶合影响。^{13}C－NMR 谱中，两个^{13}C 相连的概率只有 0.1%，故^{13}C－^{13}C 之间的同核偶合影响一般可以不予考虑。相反^{1}H 的偶合影响（异核偶合）却表现得十分突出。因^{1}H 核自旋偶合干扰产生的裂分数目仍然遵守 $n+1$ 规律。以直接相连的^{1}H 的偶合影响为例，^{13}C 信号将分别表现为 s(C)、d(CH)、t(CH_2)、q(CH_3)，$^{1}J_{CH}$为 120～250Hz。

实际上，除了$^{1}J_{CH}$影响外，有由于还可能同时存在二根键（$^{2}J_{CH}$）及三根键（$^{3}J_{CH}$）范围内的远程偶合影响，^{13}C 信号还进一步裂分，表现为更复杂的图形。以图 4－6 所示 β-紫罗兰酮（β-ionone）为例，2-C 因直接相连的两个 2-H 的偶合影响（$^{1}J_{CH}$）裂分为三重峰，又因 3-H（$^{2}J_{CH}$）、4-H（$^{3}J_{CH}$）及 1-CH_3（$^{3}J_{CH}$）的远程偶合影响，所以其裂分很复杂，但$^{2}J_{CH}$ $^{3}J_{CH}$甚小，仅为$^{1}J_{CH}$的 1/10，故综合表现为具有复杂细微结构的三重峰，为指认各信号可通过 2D－NMR 的测试。综合分析这些图谱提供的结构信息，对于天然化合物的结构测定具有着重要的意义。

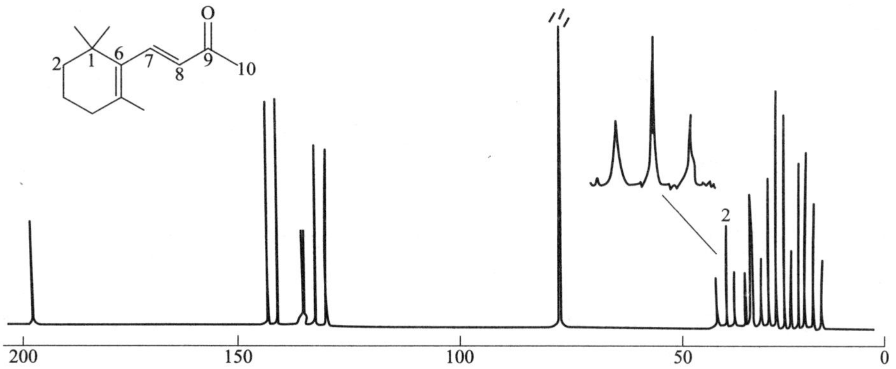

图 4-6　*β*-紫罗兰酮质子的非去偶谱（62.5MHz，^{13}C-NMR，$CDCl_3$）

3. 常见的^{13}C NMR 测定技术

（1）质子宽带去偶谱（broad band decoupling，BBD）　也称质子噪音去偶谱（proton noise decoupling spectrum）或全氢去偶谱（proton complete decoupling，COM）。方法是采用宽频的电磁辐射照射所有^{1}H 核使之饱和后测定^{13}C－NMR 谱，此时^{1}H 的偶合影响全部被消除，从而简化了图谱（图 4－7）。在分子中没有对称因素和不含 F、P 等元素时，每个碳原子都会给出一个单峰，互不重叠。所以宽带去偶碳谱具有信号分离度好、强度高的优点，常用于确定分子中不等价碳的数目，以及测定各碳的化学位移值，但不能区别伯、仲、叔碳。另外，因照射^{1}H 后产生 NOE 现象，连有^{1}H 的^{13}C 信号强度增加，季碳信号因不连有^{1}H，表现为较弱的峰。

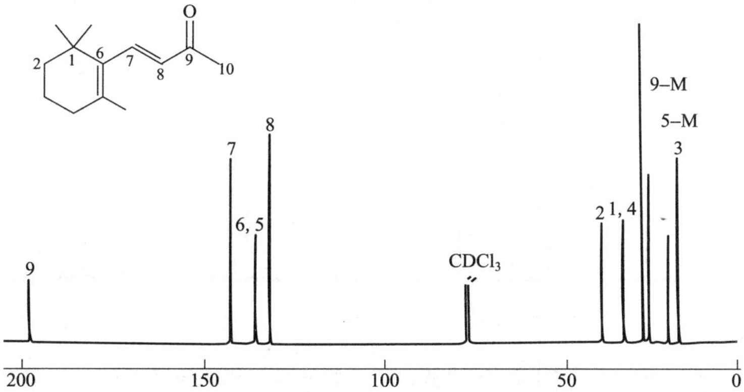

图 4－7　*β*-紫罗兰酮质子宽带去偶谱

（2）DEPT（distortionless enhancementby polarizationtransfer）　在 DEPT 法中，通过改变照射^{1}H 的脉冲宽度（θ）或不同的的弛豫时间（delay time），使不同类型的 C 信号在谱图上呈单峰并分别呈现正向峰或倒置峰，故灵敏度高，信号之间很少重叠，目前已成为^{13}C－NMR 谱的一种常规测定方法（图 4－8）。

4. ^{13}C 信号的化学位移　^{13}C－NMR 谱与^{1}H－NMR 谱不同，化学位移的幅度较宽，约为 200 个化学位移单位，故信号之间很少重叠，识别起来比较容易。和^{1}H－NMR 谱一样，^{13}C信号的化学位移也取决于周围的化学环境及磁环境，并可据此判断^{13}C 的类型。显然，改变某个^{13}C 核周围的化学环境或磁环境，如引入某个取代基，则^{13}C 信号即可能发生位移（取代基位移，substitution shift）。常见的有苯的取代基位移、羟基的苷化位移（glycosylation shift)、酰化位移（acylation shift）等，在结构研究中均具有重要的作用，详见有关章节。例图可见图 4 – 9。

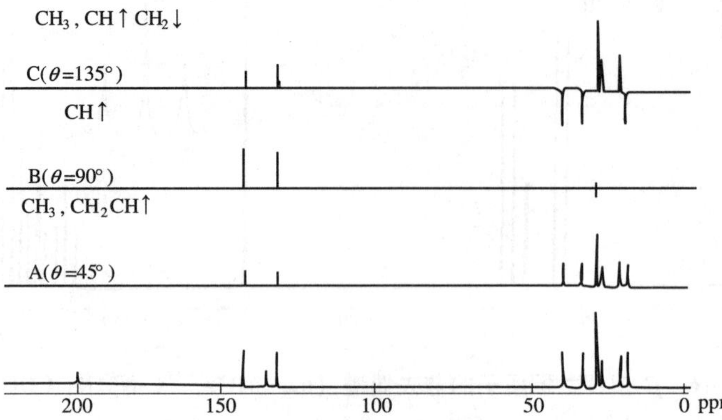

图 4 – 8　*β*-紫罗兰酮 DEPT 谱

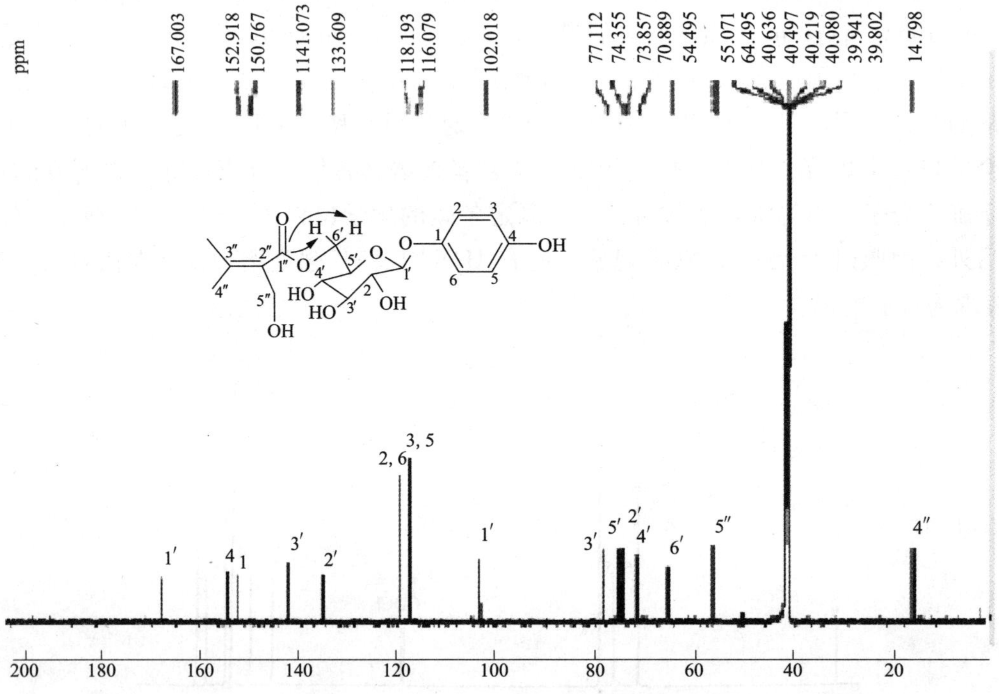

图 4 – 9　6′-[(*E*)-2″-羟甲基，2″-丁烯酰基] 熊果苷的宽带去偶谱

（三）二维核磁共振谱（2D – NMR 谱）

二维傅立叶变换核磁共振（2D – FT – NMR）是 20 世纪 80 年代发展起来的核磁共振新技术。二维谱是将 NMR 提供的信息，如化学位移和偶合常数，氢化学位移和碳化学位移等在二维平面上展开绘制成的图谱。可分为同核化学位移相关谱（homonuclear chemical shift correlation spectroscopy）和异核化学位移相关谱（heteronuclear chemical shift correlation spectroscopy），前者如 $^1H-^1H$ COSY 谱和 NOESY 谱，后者如 $^{13}C-^1H$ COSY 谱包括 HMBC 谱和 HMQC 谱等。

1. 同核化学位移相关谱　在二维谱中，最常用的是氢 – 氢化学位移相关谱（$^1H-^1H$ COSY 谱）。

（1）$^1H-^1H$ COSY 谱　是同一个偶合体系中质子之间的偶合相关谱。其可以确定质子化学位移以及质子之间的偶合关系和连接顺序。图谱多以等高线图表示。对角线上的峰为一维谱，对角线两边相应的交叉峰与对角线上的峰连成正方形，该正方形对角线上的两峰即表示有偶合相关关系。因此，通过$^1H-{}^1H$ COSY 谱，从任一交叉峰即可确定相应的两峰的偶合关系，完全不用管（一维）氢谱中的峰形。例如，在化合物 6′-[（*E*）-2″-羟甲基，2″-丁烯酰基] 熊果苷｛6′-[（*E*）-2″-hydroxymethyl，2″-butenylacyl] arbu tin｝ 的$^1H-{}^1H$ COSY（图 4-10）谱中可见 3″-H(δ 6.85）与 4″-H(δ 1.89)的交叉峰，从而把 3″-H（δ 6.85）与 2-，6-H(δ 6.84）区分开来。此外，在^1H-^1H COSY 谱能找到葡萄糖基上氢与邻位氢及其与直接相连的羟基的偶合关系。

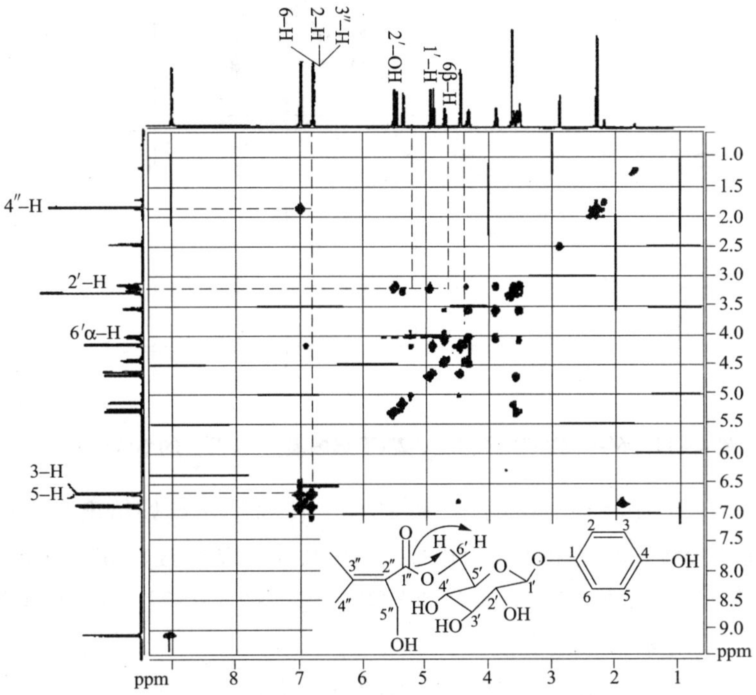

图 4-10　6′-[（*E*）-2″-羟甲基，2″-丁烯酰基] 熊果苷^1H-^1H COSY 谱

（2）NOESY 谱　NOESY 谱[2,3]是为了在二维谱上观测 NOE 效应而开发出来的一种新技术，与^1H-^1H COSY 谱相像，是方形的。对角线上有对角峰，对角线外显示相关峰，但是相关峰揭示的是质子与质子间在空间的相接近关系，而非质子与质子通过键的标量偶合。NOESY 谱能通过分子内质子与质子在空间上的相互位置关系，提供有关分子相对立体化学和溶液构象方面的重要信息，是研究分子构型、构象和运动性的重要工具。如在化合物 6′-[（*E*）-2″-羟甲基，2″-丁烯酰基] 熊果苷｛6′-[（*E*）-2″-hydroxymethyl，2″-butenylacyl] arbutin｝ 的 NOESY（图 4-11）中 δ 4.17（H-5″）与 δ 1.89(H-4″）相关，这说明了 2″-羟甲基，2″-丁烯酰基片段呈反式构型。同时，糖上的氢的 NOESY 相关峰（1′-H 与 5′-H，2′-H 与 4′-H）也证明葡萄糖片段的存在。

（3）^1H 检测的异核化学位移相关谱　异核化学位移相关谱特别是^{13}C-^1H COSY 谱，对于鉴定化合物的结构是十分重要的方法，常用的有 HMQC 谱和 HMBC 谱[4~7]。

①HMQC 谱：HMQC 谱是通过^1H 核检测的异核多量子相关谱（^1H detected heteronuclear multiple quantum coherence，HMQC），此谱能反映^1H 核和与其直接相连的^{13}C 的关联关系，以确定 C-H 偶合关系（$^1J_{CH}$）。在 HMQC 谱中，水平轴为^1H 化学位移，垂直轴为^{13}C 化学位

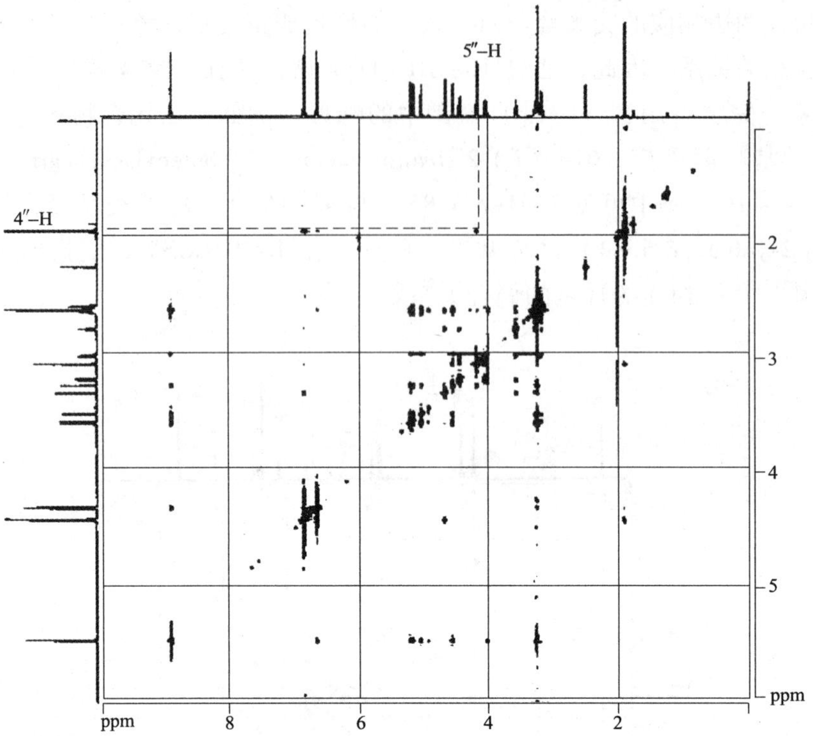

图 4-11　6′-[(E)-2″-羟甲基，2″-丁烯酰基] 熊果苷的 NOESY 图谱

移。直接相连的^{13}C 与^{1}H 将在对应的^{13}C 和^{1}H 化学位移的交点处给出相关信号。由相关信号分别沿两轴画平行线，就可将相连的^{13}C 与^{1}H 信号予以直接归属。例如，在化合物 6′-[(*E*)-2″-羟甲基，2″-丁烯酰基] 熊果苷的 HMQC 谱（图 4-12）中，可找到各碳、氢的相关峰，由此可容易确定各碳氢的归属。

②HMBC 谱：HMBC 谱是通过^{1}H 核检测的异核多键相关谱（^{1}H detected heteronuclear multiple bond correlation，HMBC），它把^{1}H 核和与其远程偶合的^{13}C 核关联起来。在 HMBC 谱中，水平轴为^{1}H 化学位移，垂直轴为^{13}C 化学位移，HMBC 可以高灵敏地检测相隔 2 键或 3 键的 C-H 远程偶合相关（即$^{2}J_{CH}$或$^{3}J_{CH}$）。从 HMBC 谱中可得到有关碳链骨架的连接信息、有关季碳的结构信息及因为杂原子存在而被切断的偶合系统之间的结构信息。近年来 HBMC 实验已在复杂天然活性成分结构中得到广泛应用。例如在化合物 6′-[(*E*)-2″-羟甲基，2″-丁烯酰基] 熊果苷的 HMBC 谱（图 4-13）中可见葡萄糖 1′-H（δ 4.68）与 C-1（δ 150.8）的相关峰，6′β-H（δ 4.44），6′α-H（δ 4.03）均与 1‴-C（δ 167.0）有相关峰，从而断定葡萄糖 1′-C 与醛基相连，6′-C 与（*E*)-2″-羟甲基，2″-丁烯酰基片段连接。

四、质谱

质谱（mass spectrum，MS）就是把带电荷的分子或经一定方式裂解形成的碎片离子按照质荷比（*m/z*）大小排列而成的图谱。如前所述，质谱可用于确定分子量及求算分子式和提供其他结构信息。此外，在一定条件下化合物的开裂还遵循一定规律，故比较样品与标准品在同一装置，同一条件下测得的 MS 图，可以鉴定是否为同一化合物；如为未知化合物，还可由分子离子丢失的碎片大小或由碎片离子的 *m/z* 值以及裂解特征推定或者复核分子的部分结构。近年来，新的离子源不断出现，使质谱在确定化合物分子量、元素组成和

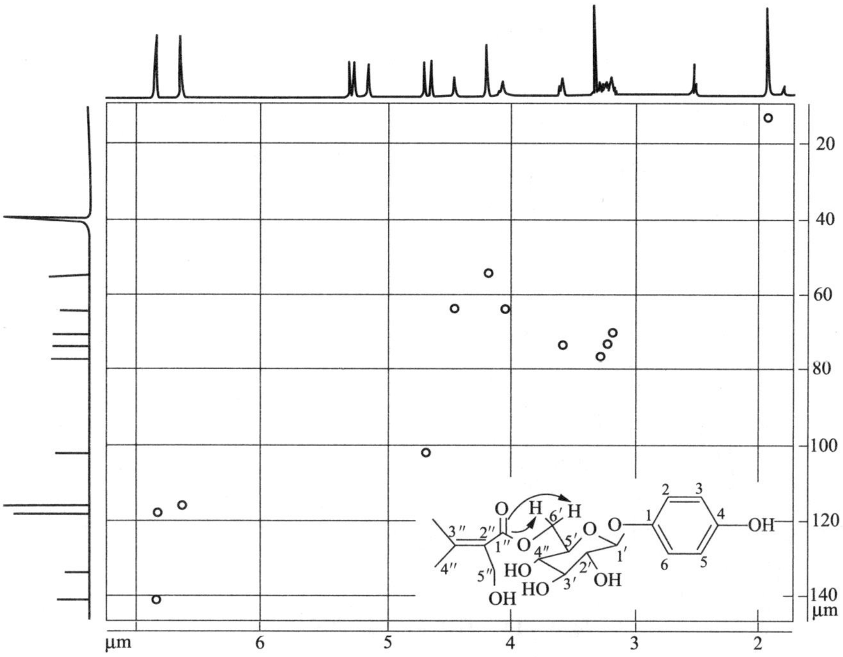

图 4－12　6′-[(*E*)-2′-羟甲基，2″-丁烯酰基] 熊果苷的 HMQC 谱

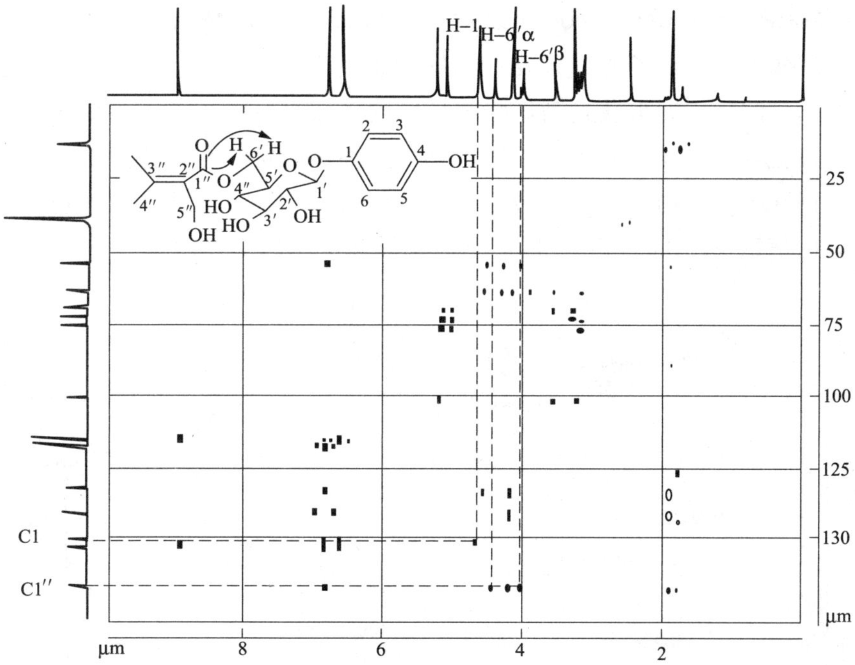

图 4－13　6′-[（*E*)-2″-羟甲基，2″-丁烯酰基] 熊果苷的 HMBC 谱

由裂解碎片检测官能团、推测残基序列、辨认化合物类型、推导碳骨架等方面发挥着重要作用。以下是较常用的离子源的电离方式及相应的特点。

1. 电子轰击质谱（electronimpact mass spectrometry，EI-MS）　样品气化后，气态分子受一定能量的电子冲击，使分子电裂和裂解而产生各种阳离子。在电子轰击条件下，大多数分子电离后生成缺一个电子的分子离子，并可以继续发生键的断裂形成“碎片”离子图（4－14）。故其有易于实现电离，重现性好，提供碎片信息多的优点而成为最为常见

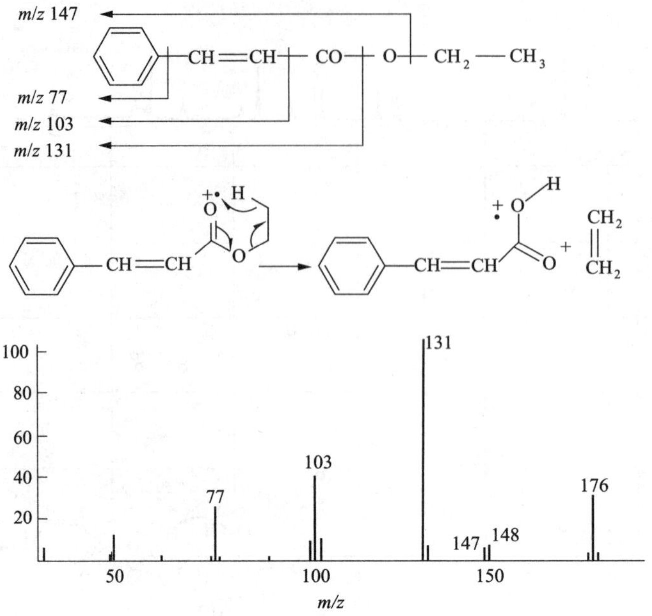

图 4-14 桂皮酸乙酯的质谱图

的离子源。但当样品相对分子质量较大难以气化或对热稳定性差时，常常得不到准分子离子峰，因而不能测定这些样品的相对分子质量。

2. 场解吸质谱（field desorption mass spectrometry，FD-MS） 将样品吸附在作为离子发射体的金属丝上送入离子源，只要在细丝上通以微弱电流，提供样品从发射体上解吸的能量，解吸出来的样品即扩散到高场强的场发射区域进行离子化。本法因为无需将样品加热气化即可使化合物电离，故特别适用于难气化和热稳定性差的固体样品分析，如有机酸、甾体类、糖苷类、生物碱、氨基酸、肽和核苷酸等。缺点是碎片离子峰较少，可提供的有关结构方面信息少。Balanitin-1 的 FD-MS 图见图 4-15。

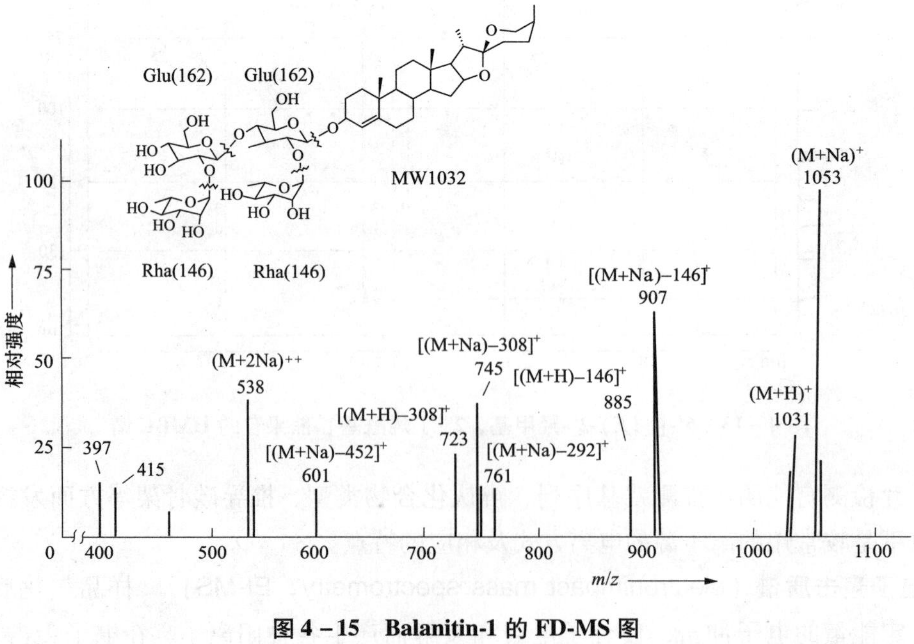

图 4-15 Balanitin-1 的 FD-MS 图

3. 快原子轰击质谱（fast atom bombardment mass spectrometry，FAB-MS）[8~9]　1981 年由 Barber 发明，方法原理如图 4－16 所示。从离子枪射出的一次离子 Ar_A^+，经加速后在碰撞室与 Ar_B碰撞，并交换电荷，产生高速中性粒子［Ar_A］。该高速中性粒子进一步撞击试样即可使之电离，得到分子离子及其进一步裂解的碎片。碎片类型与 FD-MS 基本相同。由于配备了阴离子捕获器，还可给出相应的阴离子质谱，与阳离子质谱互相补充，大大增加了信息来源及可信程度。

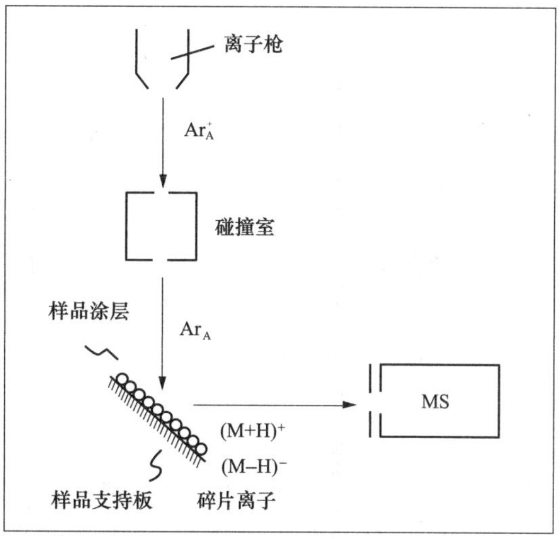

图 4－16　FAB-MS 的工作原理图

FAB-MS 在结构研究中应用比较普遍，适用范围较广，几乎各类天然成分都能利用它来测得分子量和获得主要碎片离子的信息。同 FD-MS 一样，FAB-MS 由于在电离过程中并未受到加热，常用于难气化、热不稳定、高极性化合物。特别是对于糖苷类化合物的研究，除得到分子离子峰外，还可得到糖甚至苷元的结构碎片峰，从而弥补了 FD-MS。例如从黄花龙牙（*Patrinia scabiosaefolia* Fisch）中分得一个皂苷化合物 patrinia saponin H_3，该皂苷的苷元为齐墩果酸，在其 C-3 位羟基和 C-28 位羧基均连有糖链，是一个齐墩果酸的双糖链皂苷。在其阴离子的 FAB-MS（图4－17）中出现 *m/z* 1381 的准分子离子峰$[M\text{-}H]^-$，说明分子量为 1382，可据此推测分子中含有 6 个糖。另外，在阴离子 FAB-MS 中还出现了皂苷分子失去糖基的主要碎片离子峰，据此我们可获得有关糖链及糖连接顺序的信息。如 *m/z* 1219 $[M\text{-}H\text{-}162]^-$为分子失去一个葡萄糖的信号，*m/z* 911 $[M-H-146-2\times162]^-$为分子失去一个鼠李糖和两个葡萄糖的信号，*m/z* 749 $[M-H-2\times146-3\times162]^-$为分子失去两个鼠李糖和三个葡萄糖的信号。由以上质谱信息并结合核磁共振谱分析确定了该化合物的糖链部分的结构乃至整个皂苷分子的结构[10]。

4. 电喷雾电离质谱（electrosprayionization mass spectrometry，ESI-MS）[11~13]　电喷雾电离（electrospray ionization，ESI）是一种使用强静电场的电离技术，其原理如图 4－18 所示。内衬弹性石英管的不锈钢毛细管（内径 0.1～0.15mm）被加以 3～5kV 的正电压，与相距 1cm 接地的反电极形成强静电场。被分析的样品溶液从毛细管流出时在电场作用下形成高度荷电的雾状小液滴；在向质量分析器移动的过程中，液滴因溶剂的挥发逐渐缩小，其表面上的电荷密度不断增大。当电荷之间的排斥力足以克服表面张力时（瑞利极限），液滴发生裂分，经过这样反复的溶剂挥发－液滴裂分过程，最后产生单个多电荷离子。

ESI-MS 应用范围较广，既可分析大分子也可分析小分子。在天然活性成分的结构研究中已是一种常规技术。对于分子量在 1000 以下的小分子，会产生$[M+H]^+$或$[M-H]^-$离子，选择相应的正离子或负离子形式进行检测，就可得到化合物的分子量。而分子量高达 20000 左右的大分子会生成一系列多电荷离子，通过数据处理也能得到样品的分子量。电喷雾电离是很软的电离方法，它通常很少或没有碎片离子峰，常与色谱技术联用。

5. 基质辅助激光解吸电离质谱（matrix-assisted laser desorption mass spectrometry，MALDI-MS）[14]　是将样品溶解于在所用激光波长下有强吸收的基质中，利用激光脉冲辐射分散在基质中的样品使其解离成离子，并根据不同质荷比的离子在仪器无场区内飞行和

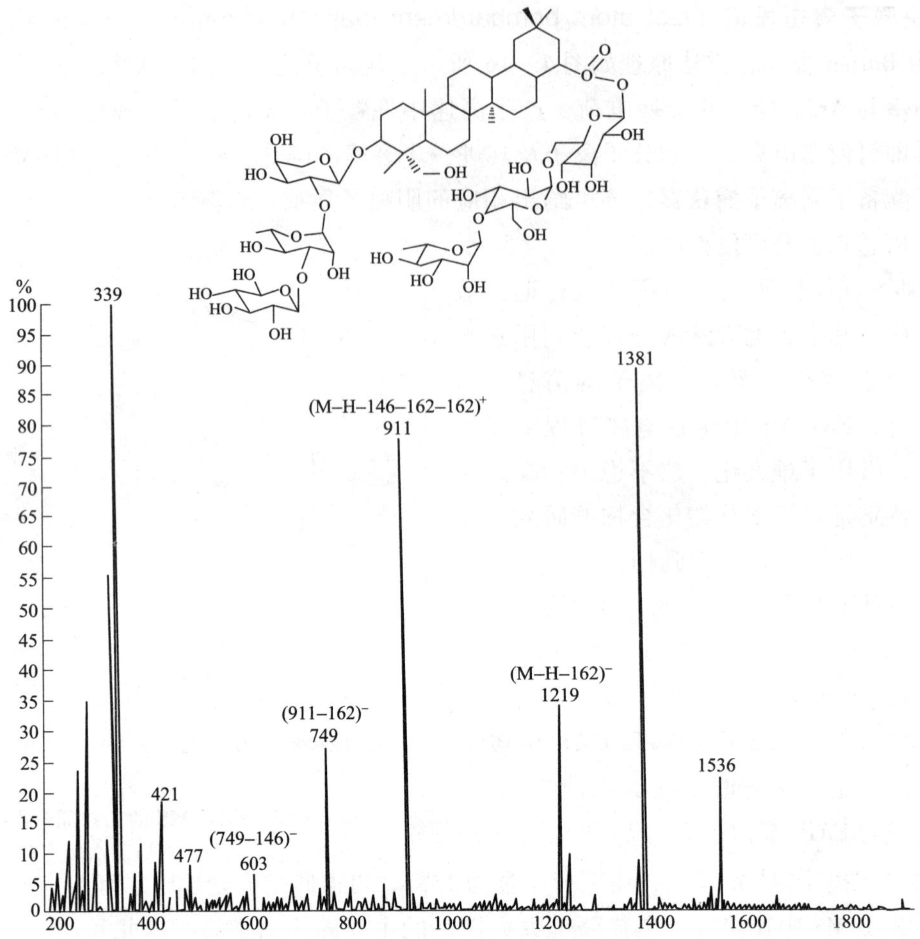

图 4－17　patrinia saponin H_3的阴离子 FAB-MS 谱

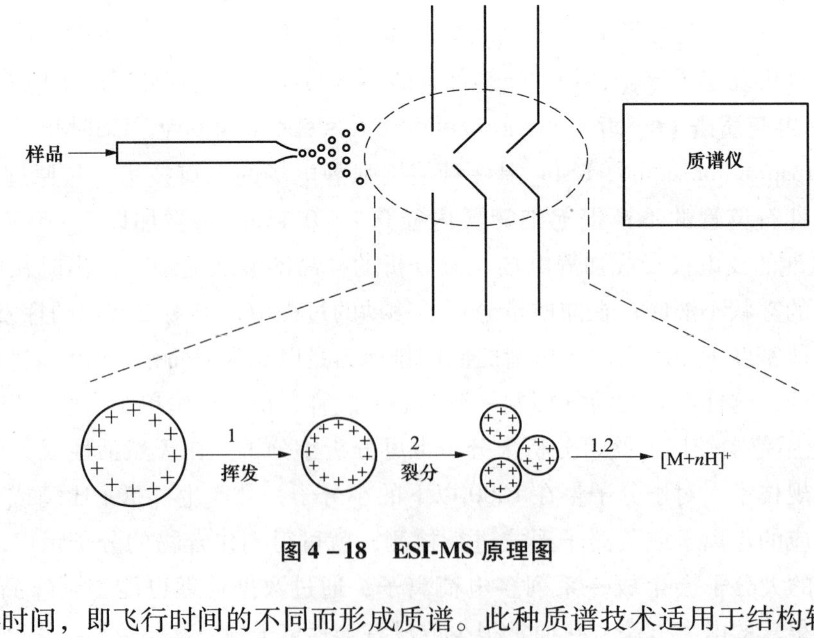

图 4－18　ESI-MS 原理图

到达检测器时间，即飞行时间的不同而形成质谱。此种质谱技术适用于结构较为复杂、不易气化的大分子如多肽、蛋白质等的研究，可得到分子离子、准分子离子和具有结构信息的碎片离子。

6. 串联质谱（tandem MS）　串联质谱可简表为 MS，随着串联级数的增加进而表示

为 MS^n，其中 n 表示串联级数。这是一种用质谱作质量分离的质谱技术。它可以研究母离子和子离子的关系，获得裂解过程的信息，用以确定前体离子和产物离子的结构。近年，国内亦有将此技术用于鉴定中药有效部位中的各种成分的化学结构的研究报道。从一级 MS 中得到有效部位中各成分的分子离子，再通过对各个分子离子进行二级至三级质谱分析，从而实现对有效部位中各种成分在未加分离的情况下分别快速鉴定的目的。

五、其他分析方法

（一）Mosher 法

1973 年，科学家 Mosher 首次报道了利用手性衍生化试剂将一对仲醇对映体样品转化为相应的非对映异构体，然后用 NMR 数据判断仲醇手性中心绝对构型的方法[15]。近年来，随着高场核磁共振技术的发展和新的手性试剂的开发应用，Mosher 法在天然有机化合物绝对构型测定中得到了广泛的应用。

1. 经典 Mosher 法　首先将手性仲醇分别与 R 和 S 构型的 α-甲氧基-α-三氟甲基－苯基乙酸（MTPA）反应成酯，然后测定 ^1H-NMR 化学位移数据，通过比较化学位移的差值（$\Delta\delta = \delta_S - \delta_R$），根据 Mosher 酯构型模式图，从而确定仲醇的绝对构型。

正如图 4－19 所示，在生成的 Mosher 酯中，α-三氟甲基，酯羰基和仲醇的 α-H 处在同一平面上。对于 S-MTPA 酯来说，苯环倾向于屏蔽 L_1 基团，使之处于高场区，化学位移减小，反之 R-MTPA 的苯环则屏蔽 L_2 基团。因此 L_1 基团的 $\Delta\delta = \delta_S - \delta_R < 0$，而 L_2 基团的 $\Delta\delta = \delta_S - \delta_R > 0$。由测得的 $\Delta\delta$ 值，根据 Mosher 酯构型模式图（图 4－20），将 $\Delta\delta$ 为负值的 L_1 基团放在模式图 MTPA 平面的后面，$\Delta\delta$ 为负值的 L_2 基团放在前面，即可确定该仲醇羟基的绝对构型。如下图所示的化合物，其左侧的 CH_3 的 $\Delta\delta$ 值为正，放在面前，右侧 CH_2 的 $\Delta\delta$ 值为负，放在面后，确定该化合物绝对构型为 S[16]。

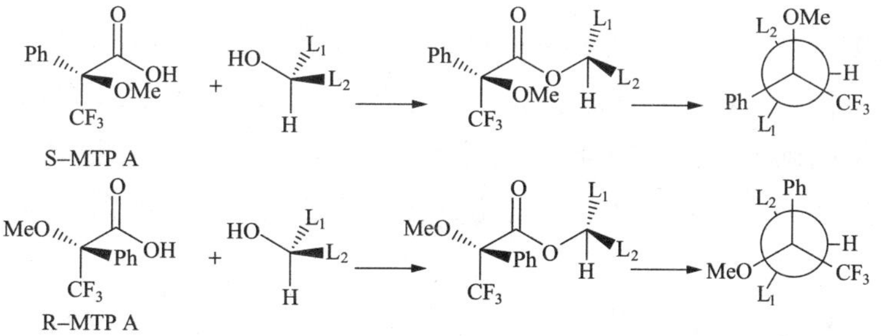

图 4－19　经典 Mosher 法的应用

2. 改良的 Mosher 法　随后的研究发现，苯环的屏蔽作用不仅仅局限于 β 位质子，还可以向更远的质子延伸。若将 S 和 R-MTPA 酯的各个质子的 $\Delta\delta$ 计算出来，$\Delta\delta$ 值将在化合物两侧整齐的排列，由此总结出改良的 Mosher 方法。

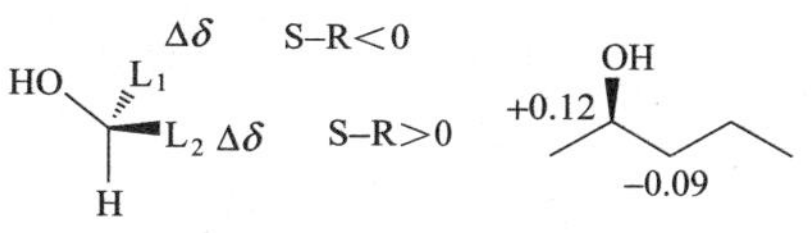

图 4－20　Mosher 酯模式图

如图 4－21 所示，由于苯环的屏蔽作用，R-MTPA 酯中 $H_{A,B,C}$ 的 NMR 信号比 S-MTPA 酯相应的信号出现在较高场，所以为正值；而 $H_{X,Y,Z}$ 刚好相反，为负值。将 $\Delta\delta$ 值为正的质子放在 MTPA 平面前面，$\Delta\delta$ 值为负的质子放在后面，根据模式图判断该仲醇的绝对构型。改良的 Mosher 法得到的结果比经典 Mosher 法中仅运用 H-β 的 $\Delta\delta$ 符号来判断手性碳的绝对构型的结果更加可靠。

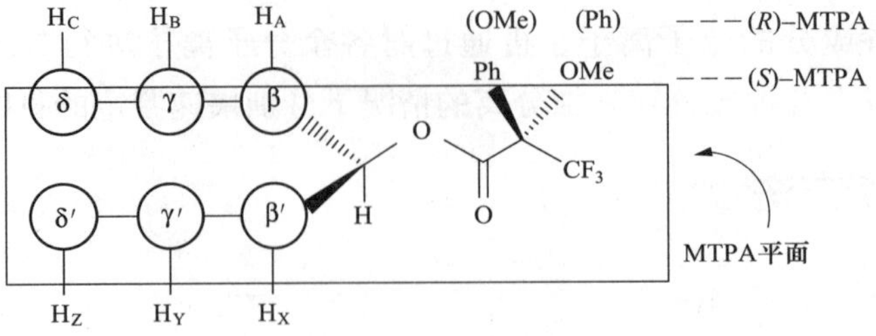

图 4－21　改良 Mosher 法的应用

文献中报道的天然产物绝大多数都应用改良的 Mosher 法来确定仲醇的绝对构型（图 4－22）。例如，nemoralisin A 是从大叶山楝（*Aphanamixis grandifolia*）果实中分到的链状二萜类化合物，其 C-8 位的羟基通过改良的 Mosher 法确定为 *S* 构型[17]。从中国五层龙（*Salacia chinensis* Linn）分到的糖苷类化合物 foliasalacioside E1，经过酶解后，苷元 C-3 位和 C-9 位的羟基的绝对构型也可以通过改良的 Mosher 法确定[18]。

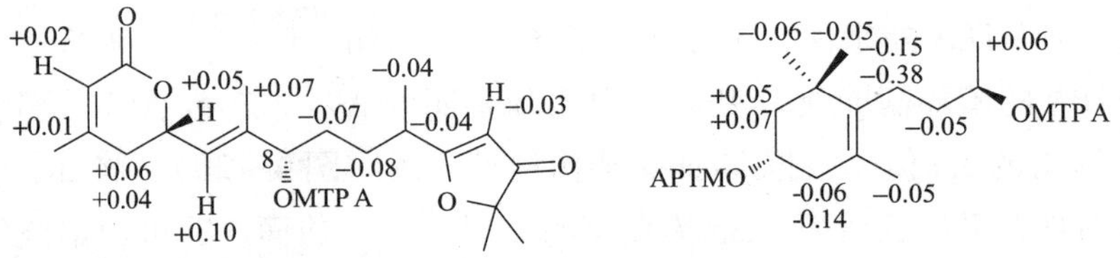

nemoralisin A　　foliasalacioside E1

图 4－22　Mosher 法确定化合物 nemoralisin A 和 foliasalacioside E1 的绝对构型

Mosher 法有如下优点：①根据 Mosher 酯的化学位移变化规律可以非经验的确定手性仲醇类化合物的绝对构型，也可用于手性胺类化合物的测定；②Mosher 酯通常具有较大的化学位移差值，结果明确可靠；③Mosher 酯衍生化后不但可用于 NMR 测定，也可用于色谱分析和 CD 等光谱测定；④Mosher 试剂很稳定，在严格的酸、碱、变温等条件下不发生外消旋化。

3. 应用 AMAAs 试剂的 Mosher 法　芳基甲氧基乙酸［aryl（methoxy）acetic acids，AMAAs］包括 MTPA 和 MPA 试剂以及其他芳基甲氧基乙酸试剂。近些年来，多个这一类型的手性试剂被开发应用到绝对构型的测定。新型 AMAAs 试剂，如 MPA、1-NMA、9-ATMA、2-NMA、2-ATMA 等，可使被测化合物 NMR 信号分离的程度增大（即 $\Delta\delta$ 值增大），并且其各向异性作用的距离较远，特别适合于长链化合物中手性中心绝对构型的测定[19]。

（二）圆二色谱

圆二色谱（circular dichroism，CD）作为一种光谱测量技术不仅灵敏，而且可以根据已知分子的几何图形和电子跃迁偶极矩运用分子轨道计算方法计算相应谱线。近几十年来，圆二色谱作为研究光学活性分子的重要光谱技术已得到了广泛的研究与应用。在其理论基础上，通过利用分子中已有或引入的各种生色团的激子手性法，以及通过计算获得理论模拟图谱的计算圆二色谱法已成为研究天然产物绝对构型的重要途径，并已基本取代了旋光光谱的测定。

1. 圆二色谱的基本理论 平面偏振光在具有旋光性化合物溶液中传播时具有两种特性：圆双折射性和圆二色性。圆双折射性是指由于化合物的不对称性，可使组成平面偏振光的左旋圆偏振光和右旋圆偏振光在穿过含有该物质的溶液时，产生不同的折射率。应用这一性质测得化合物的旋光度［α］或摩尔旋光度［M］并对其波长作图，所得曲线即为旋光光谱（optical rotator dispersion，ORD）。圆二色性则是指由于手性物质对组成平面偏振光的左旋圆偏振光和右旋圆偏振光的吸收系数不同，而使得穿过手性介质后左旋圆偏振光和右旋圆偏振光的振幅发生不同的改变。当测定仪器接收穿过手性介质溶液的平面偏振光时，记录手性化合物溶液对左旋圆偏振光和右旋圆偏振光的吸收系数之差$\Delta\varepsilon$，或化合物生色团吸收波长附近的摩尔椭圆度［θ］，即可得到CD谱。

因此CD谱是与ORD谱不同的吸收光谱，它的测定是基于两种圆偏振光的吸收之差，而光的吸收与分子中生色团的电子跃迁有关，所以CD谱亦称电子圆二色谱（electronic circular dichroism，ECD），可以反映含有生色团手性化合物的立体构型。如图4-23所示，CD谱的谱线特征是在所测化合物的紫外最大吸收波长处出现正的（a）或者负的（b）钟形吸收带，这些吸收带就是不同Cotton效应的表现，且谱线的正负性上CD谱与ORD谱是一致的。如在D-10-樟脑磺酸氨水溶液中，CD的正钟型谱线表明其为正的Cotton效应，最大吸收出现在290 nm；而ORD曲线在此处跨过基线，其从长波至短波先峰后谷的谱线也表明其为正的Cotton效应。

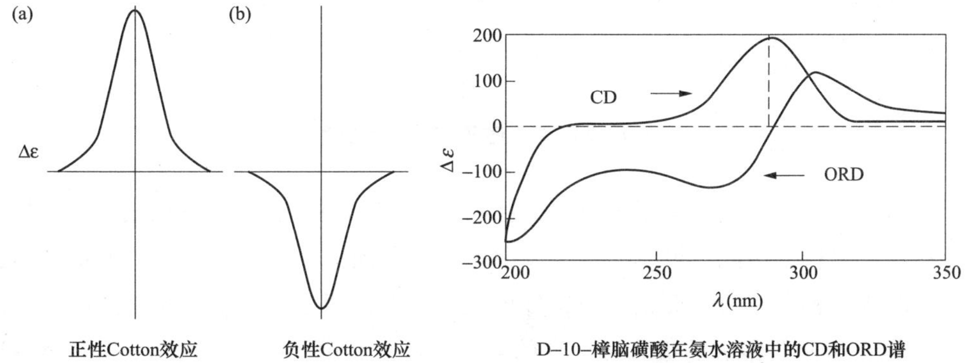

图4-23 CD谱与ORD谱的谱线特征

生色团对CD谱线的影响取决于其与手性中心的距离，即由一个基团诱导产生的生色团不对称性随着基团与生色团间距离的增加而迅速减弱。当两个化合物的分子结构仅在距离生色团较远处有所不同时，他们会产生类似的CD谱图；当两个化合物的分子结构在靠近生色团附近有所不同时，它们CD谱线的振幅就会不同，甚至Cotton效应的正负符号也不同。反之，如果两个化合物在CD谱中，以波长方向为轴在基线两侧呈现对映谱线，表明这两个化合物的立体结构为镜像关系，互为对映体。

通过进一步大量研究不同生色团的手性环境与CD谱线Cotton效应的关系，使得科学家们能够总结出一些经验规则，如饱和环酮的八区律、α，β-不饱和环酮的$n \rightarrow \pi^*$电子跃迁规则、螺旋规则等。这些规则将Cotton效应的正负性与生色团及生色团以外的手性环境关联了起来，进而可以确定一些具有特定生色团化合物的绝对构型。

2. CD激子手性法 激子手性法（exciton-coupled circular dichroism，ECCD）是两个测

定绝对构型的非经验方法之一，另一个是 X 射线单晶衍射法。如今激子手性法已成为一个灵敏而简单，并广泛用于微量、溶液状态下研究有机化合物绝对构型和构象的方法。

该方法由 K. Nakanishiti 提出，在其编著的 Circular Dichroism 一书中很好地介绍了这一方法。如图 4 – 24 所示，如果测定甾体化合物 C-2、C-3 位的邻二醇绝对构型意味着测定两个 C—O 键之间的一种扭转的绝对关系。如果两键间的扭转角为顺时针时，定义为正的手征性；而两键间的扭转角为逆时针时，定义为负的手征性。需要注意的是这种扭转的绝对关系无论从前往后观察，还是从相反的方向观察均是相同的。

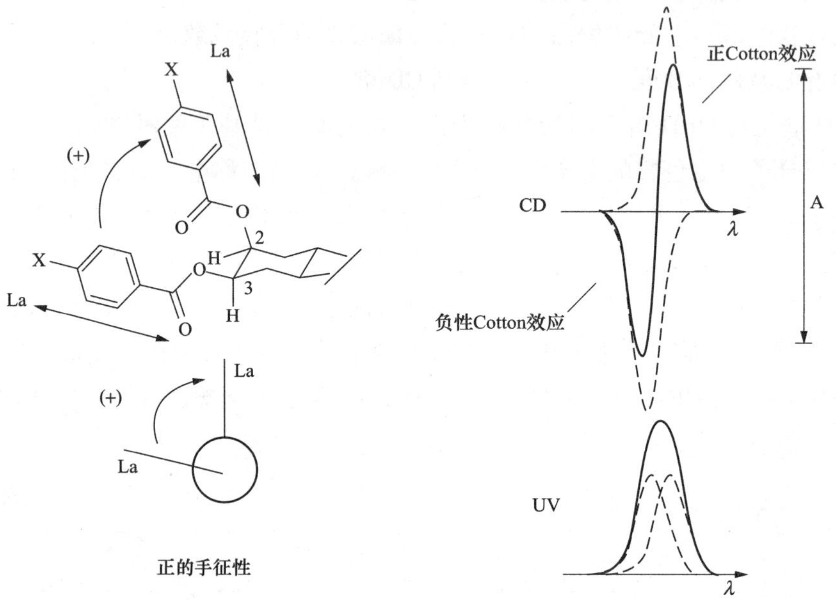

图 4 – 24　CD 激子手性法的应用

在两个羟基上均引入对位取代的苯甲酸酯后，由于苯取代的电子跃迁偶极矩方向与所连基团 C—O 键平行，因此也可以从两个苯甲酸酯生色团电子跃迁偶极矩的关系上推断出两个 C—O 键间的一种绝对扭转关系。在紫外可见光谱上，两个生色团偶极矩的偶合作用通常产生一个由两部分吸收组成的吸收峰，它的吸收强度具有单个吸收的两倍，如图 4 – 24。在 CD 谱上，这种偶合产生由一个正的和一个负的 Cotton 效应组成的谱线，即裂分的谱线。当从长波方向向短波方向观察，如果第一 Cotton 效应为正，而第二 Cotton 效应为负时，定义裂分的 CD 谱为正的手征性；相反则为负的手征性。裂分的 CD 谱中两个峰间的距离定义为振幅（A），其符号的正或负则取决于裂分的 CD 谱的手征性。因此如果裂分的 CD 谱线表现为正的手征性，则可确定两个电子跃迁偶极矩扭转角是顺时针的；相反如果是负的手征性，那么扭转角是逆时针的，由此就可确定两个 C—O 键之间的绝对关系，确定绝对构型。这也就是应用在 CD 激子手性法中的螺旋规则。

实际应用 CD 激子手性法时，符合一定要求的甚至化合物本身具有的生色团，均可以用于确定化合物的绝对构型，如以苦木素（quassin）分子内的两个烯酮为生色团的激子手性法测定绝对构型的研究即为一个典型的实例[20]（图 4 – 25）。一般认为用于 CD 激子手性法的生色团应具备有强的 $\pi \rightarrow \pi^*$ 电子跃迁（λ_{max}），跃迁偶极矩的方向在分子几何形状上应当确定，并且生色团最好有高度的对称性。同时需注意的是：由于两个生色团距离的平方与产生的 Cotton 效应的振幅成反比，如果两个生色团距离较远则偶和作用较小，不能予以应用；如果应用的两个发色团不相同，那么随着发色团紫外最大吸收波长 λ_{max} 之差的扩大，裂分的两部分逐渐拉开距离，振幅降低，直到变成两个独立的 CD 吸收谱。所以应用在 CD 激子手性法中的发色团 λ_{max} 应尽可能一致。另外，理论计算显示由两个发色团形成的二面角对裂分了的 Cotton 效应强度有很大影响，二面角大约 70°时达到最大，0°和 180°时为 0。

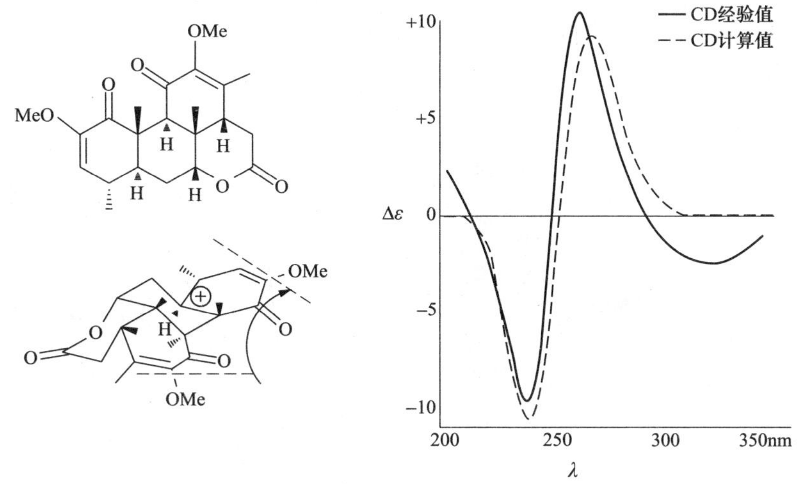

图 4-25　应用 CD 激子手性法研究苦木素的绝对构型示意图

在 CD 激子手性法的基本理论基础上引入过渡态金属络合物，利用来自金属原子的电子跃迁或金属原子与手性配体间的电荷转移电子跃迁，并通过分析总结手性分子诱导产生的 Cotton 效应，亦可经验性的判断手性中心的绝对构型。例如已经成熟应用的 $Mo(AcO)_4$ 试剂法（Snakze's method），可用于确定 1,2-二元醇手性中心的绝对构型，特别是非环状 1,2-二元醇的手性；使用 $Rh_2(O_2CCF_3)_4$ 试剂形成手性配体的方法则可以用于环状化合物上取代的仲醇和叔醇手性碳原子的绝对构型研究。

3. 计算圆二色谱法　利用计算化学判断手性分子绝对构型的方法有很多种，它们的原理基本一致，都是通过计算得到化合物的某些参数，例如自由度、二面角、旋光值等，根据得到的参数绘制图谱，再将理论计算得到的数据图谱与实验测得的数据图谱进行比较从而确定手性化合物的绝对构型。随着人们对于手性化合物的光学活性理论上的进一步认识，以及密度泛函数理论特别是基于时间依赖的密度函数理论（TD-DFT）的发展和量子化学软件等各方面条件的成熟，使得利用光学理论模拟圆二色谱，从而使鉴定化合物的绝对构型成为可能。

计算圆二色谱法（CD calculation）的具体方法：先对化合物进行优势构象及其分布系数分析并对各种优势构象进行几何优化，再根据待测化合物的性质选择适当的量子力学计算方法计算各构象的激发态信息，然后将得到的这些激发态信息带入根据 CD 理论推导的拟合公式，求解出该构象的圆二色谱，最后将各个构象的谱图按照其分布系数叠加，就得到此分子的计算 CD 谱图。将计算的 CD 图谱与实测化合物的 CD 谱进行比较与分析，从而判断出化合物的绝对构型。此法准确可靠，近年来已被广泛应用在天然产物绝对构型的测定中[21]。但是该方法显然需要具有一定的量子化学和计算化学知识且能熟练运用的研究人员才能胜任，否则很可能得出错误的结果。

11,14-dihydroxy-7-oxo-16-devinyl-ent-pimara-8,11,13-trien-17-oic acid[22]是一个从五加属植物五加（*Acanthopanax gracilistylus* W. W. Smith）的根皮中分离得到的含有 3 个手性中心的

海松烷型二萜类新化合物，通过计算圆二色谱法可以直接确定其绝对构型（图 4－26）。根据该化合物的 ROESY 谱图及 X 射线单晶衍射首先确定其相对构型；然后对化合物的优势构象进行分析，根据密度函数理论方法（TD-DFT）采用 B3LYP/6-311＋＋G(2d，p）函数进一步优化，得到对映异构体的多种优势构象；通过高斯程序分别计算出不同构象相应的 CD 谱线，经玻尔兹曼加权得到其计算 CD 图谱；最后将计算得到的图谱与实际该化合物测得 CD 图谱进行比较，可以看出 a 构型的计算图谱与实测 CD 图谱较为吻合，因此可以确定该化合物的绝对构型是：4*R*，5*S*，10*R*。

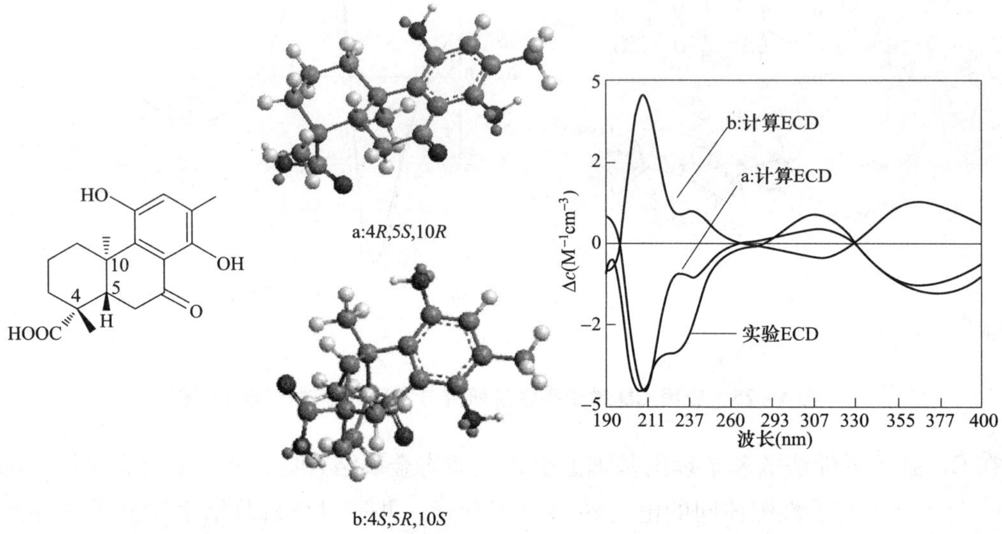

图 4－26 计算圆二色谱法确定海松烷型二萜衍生物的绝对构型

（三）晶体 X-射线衍射法

晶体 X-射线衍射法（X-ray diffraction method）是一种很好的测定化合物分子结构的方法。在单晶体分子中的原子是有序重复排列的，当 X-射线照射单晶时，晶体中的原子会对 X-射线产生衍射，由于单晶内原子的有序规则排列，使原子对 X-射线产生的衍射波也必然有一定的规律性。将衍射波用电子计算机按照一定的程序处理后，我们就可以得到各种原子在分子中的位置，并能够在计算机的显示屏上直接显示并打印出分子结构，同时还能得到分子的各种键长、键角、二面角等数据。从以上简单的介绍可以看出，X-射线单晶衍射测定化合物结构的特点是同时能得到分子结构的全部信息，包括平面结构、相对构型甚至绝对构型，而且最后得到的结果是直接显示出化学结构，即是“显示型”，而非“推断型”的技术，这就为能够培养得到单晶的天然药物有效成分的结构测定提供了强有力的武器。

1. X-射线单晶衍射法测定相对构型 传统的 X-射线单晶衍射法测得的有机化合物的结构均为相对构型。这是因为 X-射线本身不是手性的，所以它在一般的有机对映体之间不显示出任何差别。图 4－27 表示的是分子 A-B 和其对映体 B-A 的 X-射线衍射情况。

打在 A-B 的 A 和 B 上的射线被衍射，且此衍射波在感光片 P 处产生一个干扰图（如Ⅰ），如将 B 和 A 调换，将仍在 P 处产生一相同的干扰图（如Ⅱ），因为 AP 和 BP 二者之差不变。故一般 X-射线衍射法只能测定光学活性化合物的相对构型。

文献中报道的绝大多数应用 X-射线单晶衍射法测定的中药有效成分的结构均为相对构型。例如，从中药白花前胡中分得的白花前胡丙素有 C－3′和 C－4′两个手性碳原子，两个

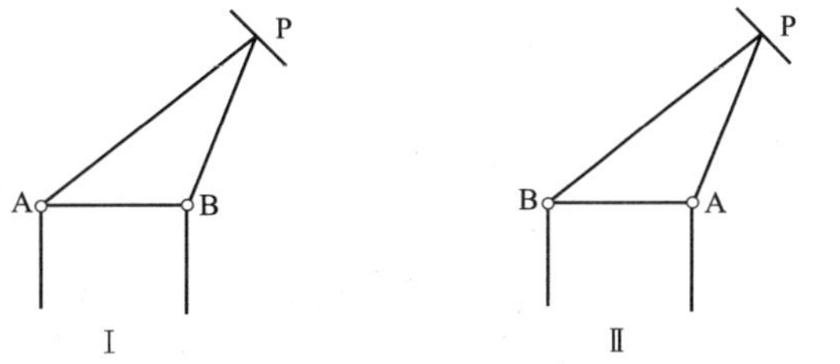

图 4－27　分子 A-B 和其对映体 B-A 的 X-射线衍射示意图

碳原子上均连接有酰氧基结构。以往文献中报道的用 ^{1}HNMR 法确定这两个手性碳相对构型的方法有些矛盾，故最后应用 X-射线单晶衍射的方法确证了这两个碳的相对构型[23]。

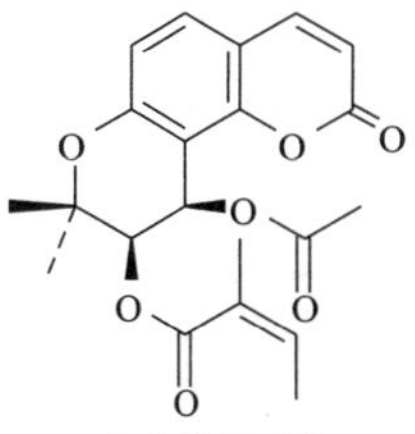

白花前胡丙素

X-射线单晶衍射的结果表明，晶态下的白花前胡丙素分子呈二聚体形式，两个分子具有相同的构象，分子骨架由三个六元环组成，其中两个环为苯骈 α-吡喃酮，另一个二氢吡喃环呈半船式构象，连接在二氢吡喃环上 C－3′和 C－4′上的两个酰氧基呈顺式构型。（图 4-28、图 4-29）。

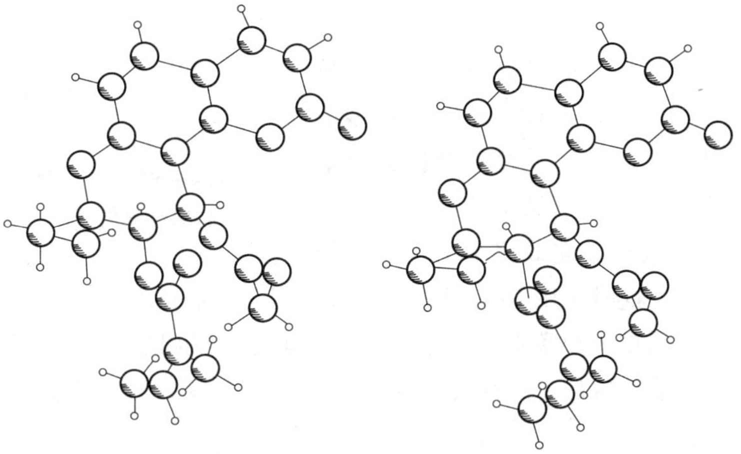

图 4－28　白花前胡丙素 X-射线单晶衍射立体投影图

2. X-射线单晶衍射法测定绝对构型　如图 4－27 所示，一般的 X-射线单晶衍射只能测定光学活性化合物的相对构型。如果要测定绝对构型，就要在两个干扰图之间产生差别。如可以在 A 的衍射过程引入一个位相滞后（phase lag），于是在Ⅰ中，A 衍射的已经较慢的射线（较慢是因为 AP > BP），还要再因此位相滞后所变慢，两个互相干扰的射线之间的相差应有所增大。但在Ⅱ中，在 A 引入位相滞后而变慢的射线是原来较快的射线（因为 AP < BP），于是两个干扰图必然不再相同，故就有可能相应地确定 A-B 和 B-A 的绝对构型。

如果使待测定绝对构型的手性分子与一个重原子（A）结合，并采用接近于原子 A 的吸收边缘的波长的 X-射线进行衍射实验。利用在这种选定的条件下，重原子具有较强的反常衍射，即可在 A 的衍射中引入比较显著的位相滞后。在 Bijvoet 的原始工作中，采用了（＋）-酒石酸铷钠盐和锆的 K_{α}X-射线，通过铷原子（A）的反常衍射产生衍射的位相滞后，结果得出（＋）-酒石酸的铷钠盐具有如图 4－30 所示的绝对构型。同样的原理应用于（－）-异亮氨酸溴氢酸盐，应用的X-射线是铀的 L_{α}射线，结果得出（－）-异亮氨酸是一个

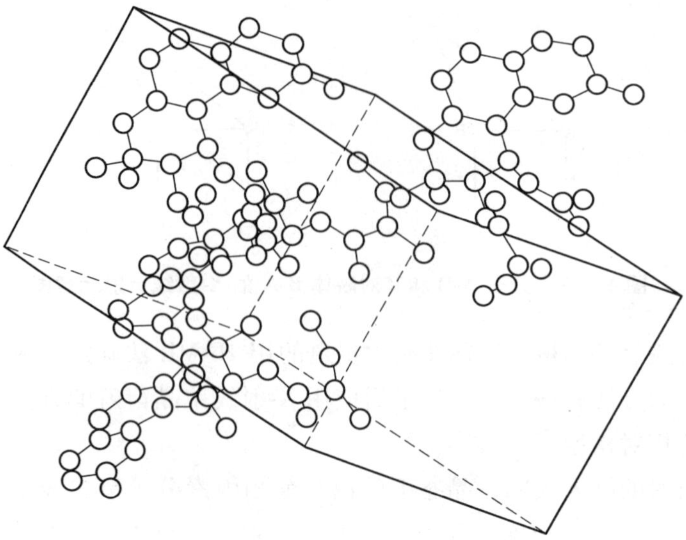

图 4－29　晶胞中白花前胡丙素分子立体示意图

D-构型的氨基酸，而天然的（＋）-异亮氨酸则是L-构型的氨基酸。

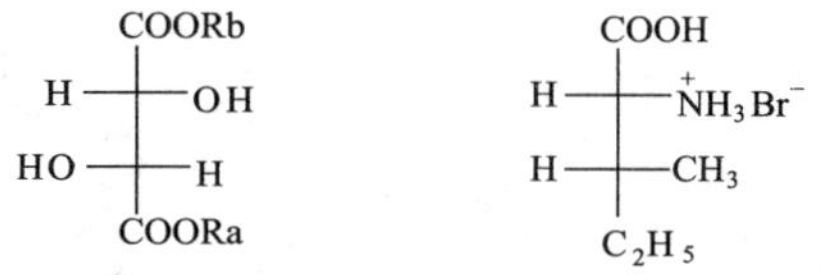

图 4－30　（＋）-酒石酸铷钠盐和（-）-异亮氨酸溴氢酸盐的绝对构型

中药中的有效成分和其他天然产物绝大多数都是光学活性化合物，结构均较复杂，涉及多个不对称碳原子，只有在确定了这些不对称碳原子的绝对构型后，才能算完成了结构研究工作。而靠化学沟通的方法一般很难完成多个手性碳原子的绝对构型确定工作，这时应用X-射线单晶衍射法测定它们的绝对构型，往往更加方便和迅速。如两种生物碱吗啡碱和番木鳖碱绝对构型的确定就是将它们分别制备成吗啡碱的碘氢酸盐和番木鳖碱的溴氢酸盐，经铜的K_αX-射线的衍射测定，表明它们具有如图 4－31 所示的绝对构型。

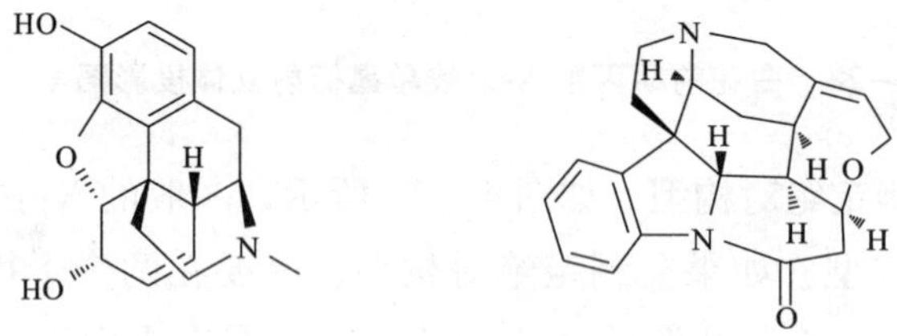

图 4－31　吗啡碱和番木鳖碱的绝对构型

这种将待测分子中引入一个重原子后测定绝对构型的方法就是人们常说的“重原子法”，也称为“Bijvoet 法”。但这种方法有其局限性，实际上这种方法用于有机酸和有机碱的绝对构型的测定比较方便，因为对于一个有机酸可以容易地引入一个相对原子质量大的金属离子使之成盐，而对于一个有机碱也可以容易地用含一个相对原子质量大的原子的酸与之成盐。而对于其他种类的中药有效成分和天然产物，特别是对于结构复杂，得量甚微的天然成分，将其分子中引入一个重原子则比较困难。

实际上，轻原子也具有对X-射线反常衍射的性能，只是轻原子的反常衍射很弱，所以在一般的条件下显示不出一对对映体之间的差别。自从出现了自动化的四圆 X-射线衍射仪之后，使得有可能在短时间内取得大量的衍射数据，并由电子计算机按解不等式的方式加以处理，从而使 X-射线衍射法测定绝对构型可以扩展到利用分子内氧原子和氮原子等很弱的反常衍射，而不必应用人工方法向分子中引入重原子。例如一个新的倍半萜日至萜（solstitialin）经铜的 K_α X-射线的衍射测定，得出其几个不对称碳原子具有 1*R*，3*S*，5*R*，6*R*，7*R*，11*R* 的绝对构型（图4－32）。

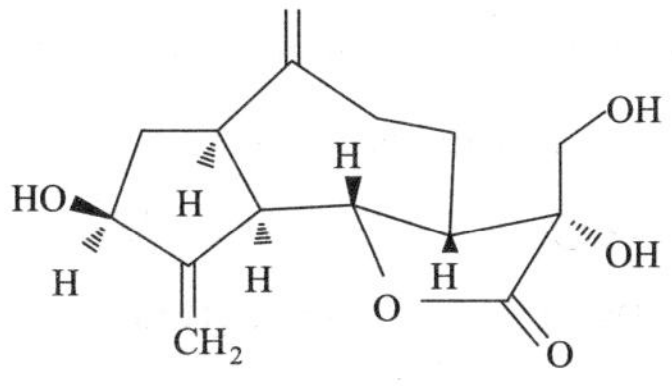

图 4－32　日至萜的绝对构型

应当指出，上述四圆 X-射线衍射仪直接测定绝对构型的方法，只适用于相对分子质量大约在 1000 以下，含较轻原子的化合物分子，而且各组分原子的相对原子质量越相近越好，所以除有机分子所必含的碳、氢之外，以含氧、氮等与碳同周期的元素为佳。含第三周期元素的原子，如含硫、磷等的分子，也可以得出较好的结果，但含更重原子的分子却不宜于使用这个方法。一般的中药有效成分和天然产物都符合上述元素组成要求，用四圆 X-射线衍射仪测定这些成分的绝对构型，无需也不应在分子中再引入重原子。在这个方法中，没有必要选择特定波长的 X-射线，因为铜 K_α射线已足能产生可度量的反常衍射，但有时钼 K_α和铬 K_α等 X-射线也被采用。另外应用该方法直接测定化合物的绝对构型，必需收集大量的衍射数据，相对于“重原子法”测定化合物的绝对构型所花费的时间要长得多。

最后值得提出，用 X-射线单晶衍射法测定化合物的结构，只有比较熟练的 X-射线结晶学者才能胜任，且必需将测定的化合物制备成符合要求的单晶。另外正确的测试参数的设定和条件的选择非常重要，否则也可能得出错误的结果。

扫码“练一练”

重点小结

结构研究方法
- 一般程序——判定纯度、确定分子式、推定官能团、确定结构
- 化学方法——氧化、还原、水解、衍生化反应
- 波谱分析方法
  - 紫外光谱
  - 红外光谱
  - 核磁共振谱
    - 1D-NMR——^{1}H-NMR、^{13}C-NMR
    - 2D-NMR
      - 同核相关谱
      - 异核相关谱
  - 质谱
  - 其他方法——Mosher法、圆二色谱、晶体X-射线衍射法

参考文献

［1］Xin-Sheng Y, Ebizuka Y, Noguchi H, et al. Structure of arnebinol, a new ANSA-type monoterpenylbenzenoid with inhibitory effect to prostaglandin biosynthesis［J］. *Tetrahedron Letters*,

1983, 24 (23): 2407 - 2410.

[2] Aue WP, Bartholdi E, Ernst RR. Two-dimensional spectroscopy: Application to nuclear magnetic resonance [J]. *Journal of Chemical Physics*, 1976, 64 (5): 2229 - 2246.

[3] Wider G, Macura S, Kumer A, et al. Homonuclear two-dimensional ^{1}H NMR of proteins. Experimental procedures [J]. *Journal of Magnetic Resonance*, 1984, 56 (2): 207 - 234.

[4] Bendall MR, Pegg DT, Doddrell DM. Distortionless enhancement of NMR signals by polarization transfer [J]. *Journal of Magnetic Resonance*, 1982, 48 (2): 323 - 327.

[5] Bax A, Summers MF. Proton and carbon-13 assignments from sensitivity-enhanced detection of heteronuclear multiple-bond connectivity by 2D multiple quantum NMR [J]. *Journal of the American Chemical Society*, 1986, 108 (8): 2093 - 2094.

[6] Summers MF, Marzilli LG, Bax A. Complete proton and carbon-13 assignments of coenzyme B12 through the use of new two-dimensional NMR experiments [J]. *Journal of the American Chemical Society*, 1986, 108 (15): 4285 - 4294.

[7] Bax A, Aszalos A, Dinya Z, et al. Structure elucidation of the antibiotic desertomycin through the use of new two-dimensional NMR techniques [J]. *Journal of the American Chemical Society*, 1986, 108 (25): 8056 - 8063.

[8] DonaldáSedgwick R. Fast atom bombardment of solids (FAB): A new ion source for mass spectrometry [J]. *Chemical Communications*, 1981 (7): 325 - 327.

[9] Barber M, Bordoli RS, Sedgwick RD, et al. Fast atom bombardment of solids as an ion source in mass spectrometry [J]. *Nature*, 1981, 293 (5830): 270 - 275.

[10] 姜三植，孙建浩. 天然产物结构鉴定方法 [M]. 首尔：首尔大学出版社，2000.

[11] Whitehouse CM, Dreyer RN, Yamashita M, et al. Electrospray interface for liquid chromatographs and mass spectrometers [J]. *Analytical Chemistry*, 1985, 57 (3): 675 - 579.

[12] Dole M, Mack LL, Hines RL, et al. Molecular beams of macroions [J]. *Journal of Chemical Physics*, 1968, 49 (5): 2240 - 2249.

[13] Gaskell SJ. Electrospray: principles and practice [J]. *Journal of Mass Spectrometry*, 1997, 32 (7): 677 - 688.

[14] Karas M, Bachmann D, Hillenkamp F. Influence of the wavelength in high-irradiance ultraviolet laser desorption mass spectrometry of organic molecules [J]. *Analytical Chemistry*, 1985, 57 (14): 2935 - 2939.

[15] MosherHS, Dale JA. Nuclear magnetic resonance enantiomer regents. configurational correlations via nuclear magnetic resonance chemical shifts of diastereomeric mandelate, O-methylmandelate, and . alpha. -methoxy-. alpha. -trifluoromethylphenylacetate (MTPA) esters [J]. *Journal of the American Chemical Society*, 1973, 95 (2): 512 - 519.

[16] SecoJ, QuiñoáE, Riguera R. Assignment of the absolute configuration of polyfunctional compounds by NMR using chiral derivatizing agents [J]. *Chemical Reviews*, 2012, 112 (8): 4603 - 4641.

[17] Zhang Y, Wang JS, Wei DD, et al. Bioactive terpenoids from the fruits of *Aphanamixis grandifolia* [J]. *Journal of Natural Products*, 2013, 76 (6): 1191 - 1195.

[18] Zhang Y, Wang JS, Luo J, et al. Novel nortriterpenoids from *Aphanamixis grandifolia*

[J]. *Chemical &Pharmaceutical Bulletin*, 2011, 59 (2): 282 -286.

[19] 滕荣伟，沈平，王德祖，等. 应用核磁共振测定有机化合物绝对构型的方法[J]. 波谱学杂志，2002, 19 (2): 203 -223.

[20] Koreeda M, Harada N, Nakanishi K. Exciton chirality methods as applied to conjugated enones, esters, and lactones [J]. *Journal of the American Chemical Society*, 1974, 96 (1): 266 -268.

[21] Berova N, Di Bari L, Pescitelli G. Application of electronic circular dichroism in configurational and conformational analysis of organic compounds [J]. *Chemical Society Reviews*, 2007, 36 (6): 914 -931.

[22] Wu ZY, Zhang YB, Zhu KK, et al. Anti-inflammatory diterpenoids from the root bark of acanthopanax gracilistylus [J]. *Journal of Natural Products*, 2014, 77 (11): 2342 -2351.

[23] 孔令义，裴月湖，李铣. 分子内氢键对芳氢化学位移值影响的研究 [J]. 波谱学杂志，1993, 10 (4): 304 -306.

扫码“学一学”

第五章 天然药物的研究与开发

学习目标

1. **掌握** 天然药物有效成分、有效部位、中药复方研究的新思路、新方法。
2. **熟悉** 天然药物研发的一般流程。
3. **了解** 天然药物化学在药物研究中的重要作用，天然药物研究的现状及面临的问题。

第一节 概 述

天然药物化学是支撑天然药物研究的基础，天然药物活性成分在历史上对人类健康事业发挥了重要的作用。利血平、青蒿素、麻黄素、石杉碱甲、去甲乌药碱、川芎嗪、三尖杉酯碱、靛玉红、喜树碱、秋水仙碱、斑蝥素、紫杉醇、山莨菪碱等，这些药物具有独特的治疗效果和生理活性，为药物研究者继续以天然药物活性成分为基础从事新药研发提供了经典范例。

一、天然药物的研究开发现状

（一）天然药物活性成分是新药发现的重要来源

从天然药物（天然产物）或中药中发现新药是创新药物研制的重要方式，早期的药物大多数都来自天然产物，如阿司匹林（Aspirin）（1）、吗啡（Morphine）（2）、毛果芸香碱（Pilocarpine）（3）、奎宁（Quinine）（4）、洋地黄毒苷（Digitoxin）（5）、利血平（Reserpine）（6）等。

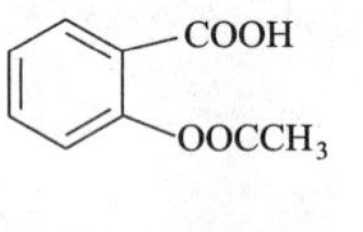

(1)

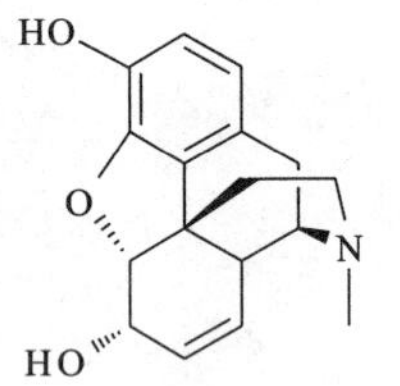

(2)

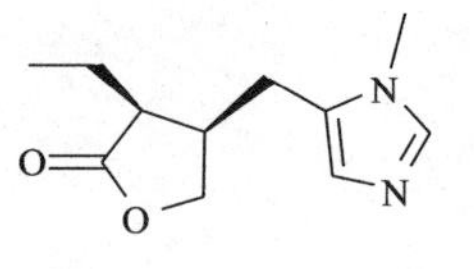

(3)

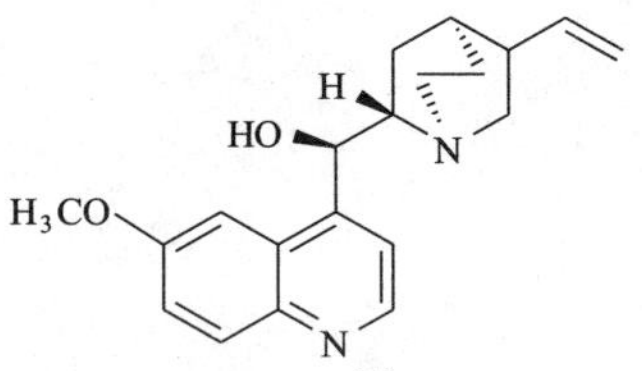

(4)

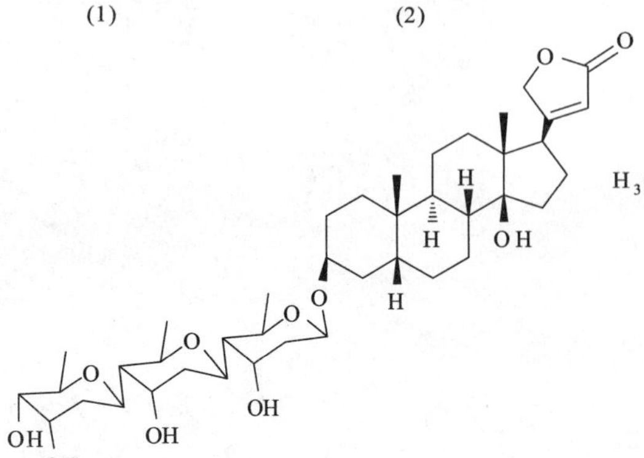

(5)

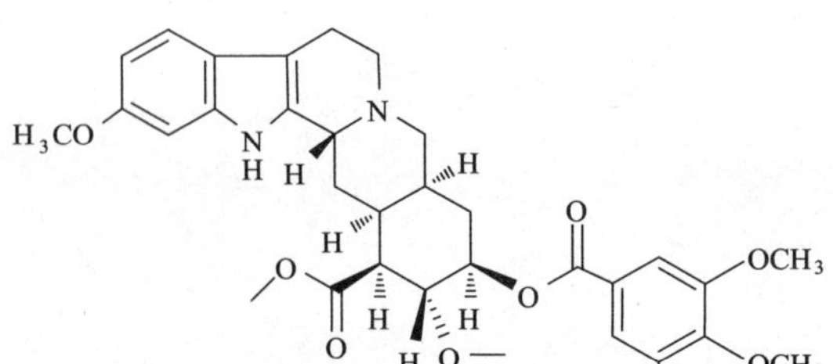

(6)

天然药物化学成分在药物发现（drug discovery）中一直扮演着十分重要的角色。David J. Newman[1]等分析了1981～2014年近三十年来的上市药物，发现天然产物及其衍生物占有重要的地位（图5－1），源于天然产物的新药发现具有重要的作用。

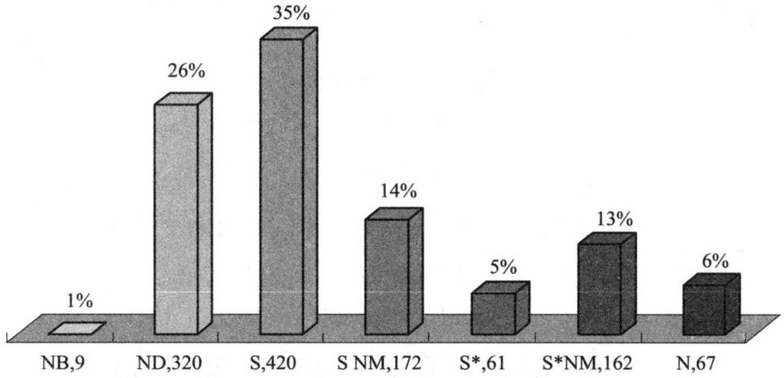

图5－1　1981～2014年小分子药物来源分类比例示意图

"N"表示天然产物；"ND"表示来源于天然产物的半合成药物；"S"表示全合成药物；"S＊"表示以天然产物药效团为先导的全合成药物；"NM"表示模拟天然产物；"NB"表示新发现药用植物；字母后面的数表示获批小分子药物的数量

（二）我国天然药物国际竞争力较低

目前，中药在国际上主要有三大市场：一是以华裔为中心的中药传统市场（东南亚、我国港澳台以及西方国家以华裔社区为中心的中药传统市场）；二是日本、韩国中药传统市场；三是西方草药市场。在这三大市场中，中药材出口偏多，中成药出口少。事实上，中成药的出口主要还是集中于以华裔为中心的中药传统市场，真正能够让西方主流社会接受的药品还几乎是空白。至今我国已有10个以上中药制剂申报美国FDA临床试验，其中7个在进行Ⅱ期临床，只有复方丹参滴丸进入Ⅲ期临床。且中药以食品、健康食品、营养补充剂的形式打入西方市场的现状也是很不理想。根据《中国海关》杂志发布的2009～2010年度《中国制造实力榜——行业国际竞争力指数》显示，中药出口仅占医药出口的2%左右，从侧面反映了中药的国际竞争力水平不足。我国在2011年中药出口达23.3亿美元，其中中成药及保健品出口分别为2.3亿和2.1亿美元，不足总额的五分之一，主要是药材提取物（11.3亿美元）和中药饮片（7.7亿美元）出口。

中药新药研究与十年前比较，由原来的有效成分转向有效部位、有效部位群的研究，从以往的以探讨药效学为主开始向作用机制、方剂组成、配伍规律等多方面发展，在药效的研究上，也由过去的单一指标向多指标研究发展。近十年来，虽然中药药理研究仍以整体动物试验为主，但计算机自动控制、图像分析处理等多种现代最新的方法和技术已开始应用，中药体外实验方法学的兴起亦已引起国内中药药理学界的重视。研究手段除利用整体反应、组织和细胞反应、生化测定外，一些先进的技术如细胞因子、神经递质等生物活性物质测定以及离子通道、基因、受体功能分析等分子生物学手段均已进入中药研究领域。近年来才发展起来的基因探针、细胞重组技术等用于中药对基因表达与调控影响的研究亦已成为热点。

21世纪将是一个大健康产业获得极大发展的时代，医药事业将是本世纪的黄金行业。

我国十二五规划中适时提出“培育大健康产业、加强新型健康产品开发”，鼓励和支持大健康产业的创新和科技进步，这为天然药物的产品如药品、化妆品、保健（功能）食品等的开发创新提供了契机，也为利用国内外新技术进行产品升级并最终走向国际化创造了条件。

二、以天然药物化学为基础的药物研究面临的问题

首先，随着生命科学的发展，从天然药物中发现新药正面临着其他药物发现方式（如合成药物和生物制品）的激烈竞争。药物发现是一个包括化学、药理学、毒理学以及临床科学等多学科交叉、复杂的系统工程。过去天然药物为制药工业提供许多药物或先导化合物，在药物发现策略中处于枢纽地位。近十年来，由于新药研发和临床研究费用不断攀升，许多大制药公司大幅减少了在天然药物项目方面的投入。大制药公司在新药发现策略上变化的原因在于：十几年前，组合化学的应用对制药工业产生了极大的激励作用，紧随其后的人类基因组计划又展示了许多新颖的分子靶标，这些新靶点可以作为诊断、预防、治疗人类疾病的全新工具，二者结合使这种激励作用发酵。一个基本的假设就是组合化学将产生含有百万计化合物的化合物库，通过基于药物作用机制的高通量筛选（HTS）技术，必将会产生大量新颖的先导化合物，其速度较传统的药物发现方式更为迅捷，因此从天然产物中发现新药的优先性降低也就不足为奇了。近十年来全合成药物在药物发现中所占的比例由33%（2003年）上升到现在的38%（2010年）充分体现了这点。

其次，简单地将西药筛选模式移植到天然药物活性研究不能真实地反映天然药物的传统疗效；单靶点筛选模式不能充分反映天然药物作用的特殊性和复杂性；某些模型由于自身作用机理和特点，不适用于中药复杂样品的筛选。

很明显，新药的创制已经成为不同领域的新理论、新方法及核心技术组合而成的系统工程，包括基因组学、蛋白组学、组合化学、高通量筛选、化学信息学、网络药理学等相互渗透、紧密结合的多学科的协同研究。基于天然药物化学成分的药物研究仍停留在单纯的以化学成分分离为基础的先导化合物发现显然不能适应现代科技发展的需要。天然产物的研究开发的特点和优势，必须有效地整合到创新药物开发计划之中。因此，天然药物化学应在以下几个方面加以改进，才能保持其在药物发现方面的竞争力。

（一）高通量筛选技术的应用

高通量筛选技术的应用是药物发现过程中最重要的变化之一，已成功应用于化合物库的筛选。一个含有十万个化合物或提取物的样品库，应用184孔板进行筛选，只需要一周多的时间即可完成。对一个药物作用的靶标来说，样品的筛选不再是药物发现的限速步骤。但是，高通量筛选技术在天然药物样品上的应用却呈现下降趋势。主要原因在于：无论活性化合物的分离和结构鉴定速度有多快，它的活性测试总是落后于那些结构和合成方法已知的纯化合物。对于一个新靶点来说，人们总是愿意优先使用合成的化合物库，也就是说，所有的合成样品库被筛选完成而仍未找到合适的先导化合物时，天然产物提取物才会成为最后的选择。另外，天然产物提取物库的筛选相对于纯化合物库来说，也存在更多的问题需要解决。提取物库中大多是未经鉴定的混合物，其理化性质不明，如一些成分具有荧光或紫外吸收可能干扰筛选的结果，干扰成分可能与活性成分相互拮抗而筛选不出真正的活性成分等。这些问题随着相关技术的发展正在逐步解决。

（二）加快分离纯化与结构阐明的步伐，保障活性化合物的供给

应用生物活性导向分离技术来分离鉴定活性天然化合物一直是从天然药物中发现先导

化合物的限速步骤。现在，仪器设备的显著改善，如 HPLC 的自动化，各种生物质谱的应用，柱色谱技术的进步，以及高通量筛选的快速反馈，使生物活性导向分离速度快速提高。而 NMR 技术也取得了长足进步，如新型探头技术与高磁场强度 NMR 仪的应用使获取天然产物的 NMR 数据及结构阐明的时间大为缩短，结构测定的样品量少于 1mg。天然化合物结构解析自动化的尝试也在进行之中。

对于天然药物化学来说，持续供给足量的化合物进行下一步的生物活性评估才是以天然药物发现新药面临的最大的考验。特别是当活性成分是植物源时，如果在天然药物中含量低，而通过全合成或者半合成的方法又不易实现，往往给新药研究造成极大的障碍。组织培养技术和基因技术的应用是可能的解决方案。如果活性成分是微生物源的，可以应用所谓的“OSMAC”（one strain-many compounds）方法来增加活性化合物的产量，这也是许多制药公司愿意筛选微生物提取物的原因。

（三）加强天然产物化学和现代药物研发的结合

我国传统强项天然产物化学和现代药物研发的结合，可能会更有效地帮助选择市场需要的优质项目，理顺整个研发过程。尽管候选药物的研究发现是关键，但开发成新药是对资本、研发经验和判断力的更大考验。例如，我国首先发现了青蒿素和三氧化二砷，但二者都是依靠国外公司的判断和投入才得以在世界范围内上市。中国药厂要成为世界级的企业，必须掌握开发的风险控制和实际操作的技巧，发现青蒿素和将青蒿素开发成世界级药物是两个不同的过程。

（四）重视复方的研究与开发

随着研究的深入，越来越多的证据表明疾病在其病理过程中是受多因素影响的，而且大都涉及机体多重靶点与相关信号网络的变化。近年来，以单一“基因－疾病－药物”研究模式进行药物研发面临的困难与问题日趋明显，尤其在解决复杂系统、复杂疾病的问题上显得捉襟见肘。系统生物学、网络药理学等有关学科所倡导的多成分、多靶点及系统调控的思想正在引导着药物研发哲学理念和方法学上的革命。中医用药之精华在于复方，有着传统医药理论背景的复方与这些最新的思想理念不谋而合，提示拥有几千年临床实践的这种用药形式确有其科学内涵。另外，对于一些疑难杂症的治疗，复方有其独特的优势。疾病是机体整体功能的失衡，复方的作用在于调整失衡状态恢复到平衡状态，因而不仅要重视复方在药物发现中的作用，而且不能忽视复方这个有机组合的天然产物化学库对于致病机制发现的提示作用。因此，我们对于复方的研究应该更加积极主动，充分挖掘其在药物发现、防病治病原理研究等方面的作用，在阐明复方科学内涵的同时，及时将相关研究成果进行转化。

（五）发挥天然药物化学在传统医药理论与现代科技之间的桥梁作用

长久以来，传统医药理论难以用现代科学语言阐释，中药由于物质基础、作用机制和质量控制等方面的问题难以走出国门。天然药物化学有着很高的学科兼容性，能够与相关学科相互渗透，充分吸收相关学科最新的理论和技术，更特别的是，天然药物化学的研究对象包括在中医药理论指导下配伍组合而成的中药，这为天然药物化学“汇今朝之科技，扬汉方之精粹”提供了平台，既架起了传统医药与现代科技之间的桥梁，亦可助力中药现代化与国际化。

第二节　有效成分的研究与开发

天然药物或中药在创新药物研究开发中扮演着越来越重要的作用，目前生物靶分子与药物小分子间的相互作用已成为创新新药的基础，从天然药物中分离得到活性化合物或具有潜在活性的化合物是利用天然药物或中药开发新药的立足之本，没有新结构、强活性的化合物，创新新药的研发就成了空中楼阁。中药具有数千年的用药历史，对某些疾病具有独特的疗效，有丰富的临床基础，化合物结构新颖，从中寻找活性化合物相对容易；但植物中化合物种类繁多，性质各异，有些含量甚少，所以在天然药物生物活性成分的研究过程中，必须利用先进的化学成分研究方法，利用合理的现代评价手段才能得到较好的效果。

一、天然药物及中药中原生生物活性成分的研究

早期传统的天然药物研究模式一般是：原料药—提取—分离—纯化—纯化合物（化学成分）—药理实验—生物活性化合物。其缺点是盲目性大、花费多、工作量大、筛选中标率低，而且易漏筛一些微量的或难以纯化得到的化合物。在根据医学典籍记载、民间用药经验、临床观察或文献调查选定准备研发的天然药物后，从创新药物研发的角度出发，应采用活性追踪方法从以下几个方面着手研究。

（1）确定合理的活性评价体系，对将要研究的药物进行药效评价并再次确认其开发价值。一些民间用药可能存在药效评价不确切或片面等情况，需要用现代药效学评价方法进行确定。药理活性实验方法常用的有在体实验和离体实验，由于天然药物一般成分复杂，有些天然成分属于本身无活性而经体内代谢后得到的代谢产物具有较强活性的化合物（前体药物），因此在确定开发前对药材进行活性测试时最好采用在体实验方法。

（2）根据药材中化学成分的性质将其粗分成几个部分，常用的方法是利用药材化学成分极性大小不同进行粗分，如水煎、醇沉，依次用石油醚、三氯甲烷、乙酸乙酯、丙酮等萃取，按等剂量不等强度的原则对每部分均进行活性测试，确定有效部位。如果每部分均有活性，但活性均不强，则说明粗分失败，需要改用其他方法进行粗分，如利用化合物种类如生物碱（用阳离子树脂富集）、黄酮（可用聚酰胺树脂富集）等进行粗分，直到找到其中某一部分或几部分活性强、剩余部分无活性或活性很弱为止。

（3）采用现代色谱分离方法对活性部位进行分离，每次分离所得组分均需经活性测试，由于所得量均较少，可采用体外的方法进行活性测试；原则上对于无效的组分常弃去不再研究，但如果分离得到的所有成分体外活性实验均无活性或活性很弱，就应考虑把所有成分（包括离体实验的无效成分）进行在体实验，直到追踪到活性成分。经分离纯化得到一个或多个化合物后，利用现代光谱技术或化学方法确定各个单体的化学结构，并对各个化合物进行活性评价，确定活性化合物。

（4）对具有潜在开发价值的化合物（候选化合物）进行体内代谢研究，了解其吸收、生物利用、转化等情况。体内活性研究对利用候选化合物进行新药开发相当重要。美国曾有一项报告指出[2]：药物研究只有10%的候选药物进入市场，有大约40%是因药物生物转

化或代谢原因而被淘汰，具体表现在如下方面：①吸收不良导致新药开发失败；②肠内菌对药物结构的生物转化导致药物失效；③肝脏药物代谢对药物结构的修饰导致药物失效；④不良的药代动力学参数，如半衰期太短等导致开发失败；⑤生物转化或代谢产物产生毒性；⑥药物代谢基因多态性导致药物效果的个体偏差和应用受限。

（5）根据药物代谢等信息，对候选化合物进行结构修饰和构效关系的研究，进而将其开发成创新药物。

实例一、大黄泻下活性成分的研究

大黄是蓼科植物掌叶大黄（*Rheum palmatum* L.）、唐古特大黄（*R. tangutium* Maxim. ex Regel）或药用大黄（*R. officinale* Baill.）的干燥根及其根茎，具有泻下通肠、凉血解毒、逐瘀通经之功效。生大黄在临床上用于术前清肠和治疗便秘有很好的效果。

为了研究生大黄的泻下活性成分，利用活性追踪方法，首先对大黄化学成分进行粗分，利用化合物极性不同依次用正己烷、三氯甲烷、丙酮、乙醇、水提取，得到成分不同的提取物（图 5－2）。

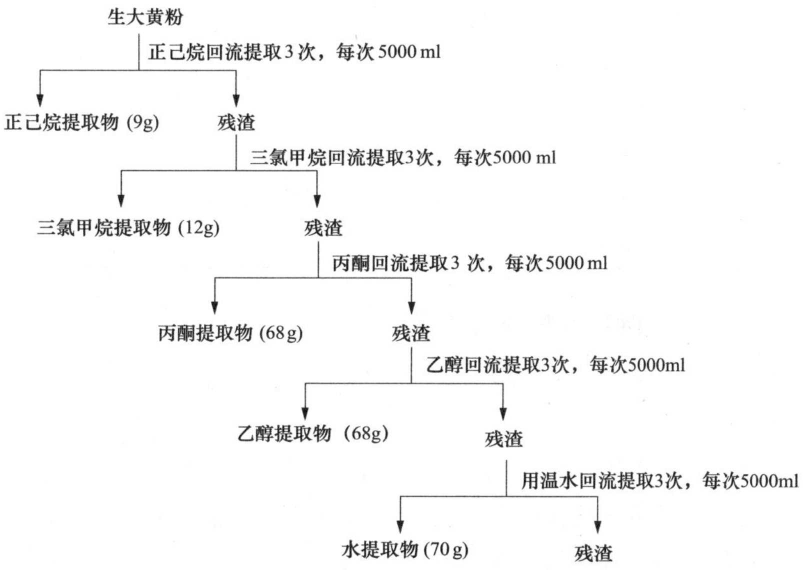

图 5－2　大黄泻下活性部位提取分离

对各部位进行活性检测，各提取物以大白鼠口服观察其致泻作用作为活性追踪指标。活性测试显示正己烷、三氯甲烷和丙酮提取物基本上无泻下作用；乙醇提取物有较弱泻下作用；水提取物泻下作用最强，200mg/kg 时对 10 只大白鼠全都具有泻下作用，故其主要活性部位应为水提取物。

对有效部位进行成分分离。取水提取物 70g，加水 1000ml，研磨均匀后通过阳离子交换树脂除去离子成分，流出液用正丁醇提取，正丁醇提取物加入乙醇溶解，乙醇不溶物用丙酮重结晶，得番泻苷 A 2.4g（图 5－3），各部分分别进行活性测试，结果见表 5－1。由表 5－1 可知水溶物无效，乙醇可溶物虽然略有效，但不是主要有效成分，乙醇不溶物才是它的有效部位或组分，番泻苷 A 的作用较乙醇不溶物强，应是它的泻下有效成分。此外通过色谱方法从乙醇不溶物还检出番泻苷 B 和 C，可能也是其泻下的有效成分。

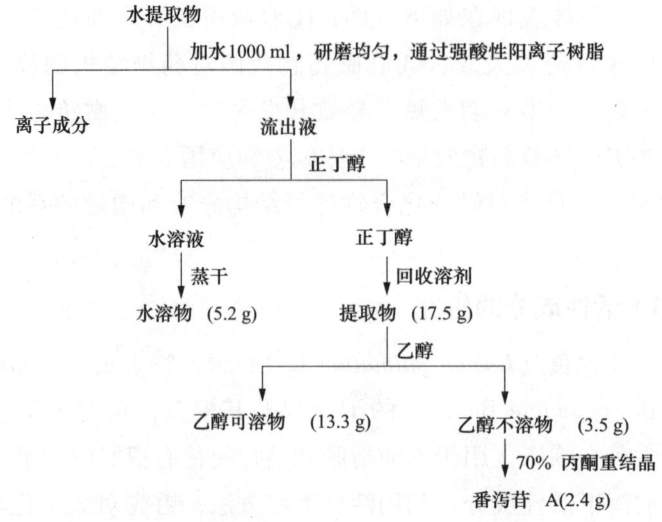

图5－3　大黄泻下活性部位化学成分分离

表5－1　生大黄各组分泻下作用

剂量（mg/kg） 提取物	5	8	10	12	15	18	20	50	100	200	500
水溶物	—	—	—	—	—	—	—	—	—	—	—
乙醇可溶物	—	—	—	—	—	—	—	1	7	9	10
乙醇不溶物	—	3	4	5	7	7	9	10	10	10	10
番泻苷 A	2	4	4	5	8	8	9	10	10	10	10

实例二、茜草根中抗肿瘤活性成分研究

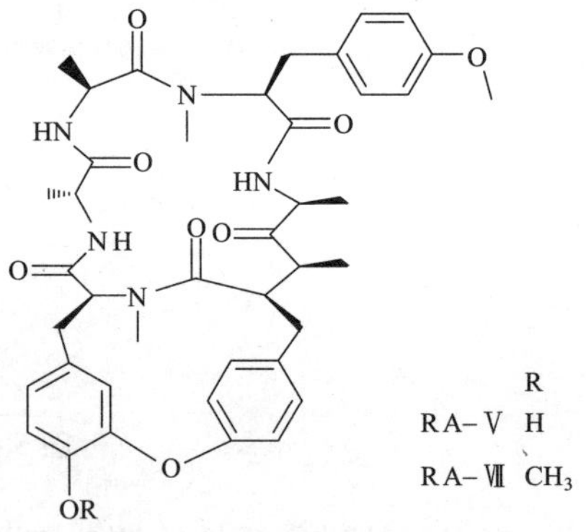

茜草根为茜草科植物茜草（*Rubia cordfolia* L.）的根，1982年日本学者系川秀治等采用小鼠腹水型S180癌细胞，筛选64种生药醇提取物的抗癌作用，发现其具有抗癌作用。其后在对茜草化学成分研究中，发现存在于茜草中的多种蒽醌类色素都没有抗癌作用，根据生物活性指导分离方法，以P-388白血病小鼠作抗癌实验，对茜草根中抗肿瘤活性成分进行追踪分离，从中分离得到了具有抗肿瘤活性的RA-Ⅴ、Ⅶ等环肽类化合物（图5－4）。

按等剂量不等强度进行活性测试，甲醇、苯、乙酸乙酯及水提取物按200mg/kg剂量给药，其余则按200×(*Y*/100)mg/kg剂量给药（*Y*为苯提取物为100时各组分的收率，故实际上各组分的剂量与苯提取物剂量相当，测得的活性有定量的比较意义），给药方式为腹腔注射，每日一次，连续五次。

抗癌效果以给药组平均存活天数（*T*）相对于对照组动物平均存活天数（*C*）的百分率表示，$T/C>125\%$时认为有效。其活性追踪分离过程如上图所示。

在得到化合物RA-Ⅴ、Ⅶ后，进一步实验发现二者都具有较好的抗肿瘤活性，其中RA-Ⅶ对P388白血病小鼠有效剂量达0.01mg/kg(*T/C*：130.1)。它们在药材中含量都很低，只有近万分之一，1987年完成了它们的合成，但还没有生产价值。目前RA-Ⅶ在日本已进入一期临床。

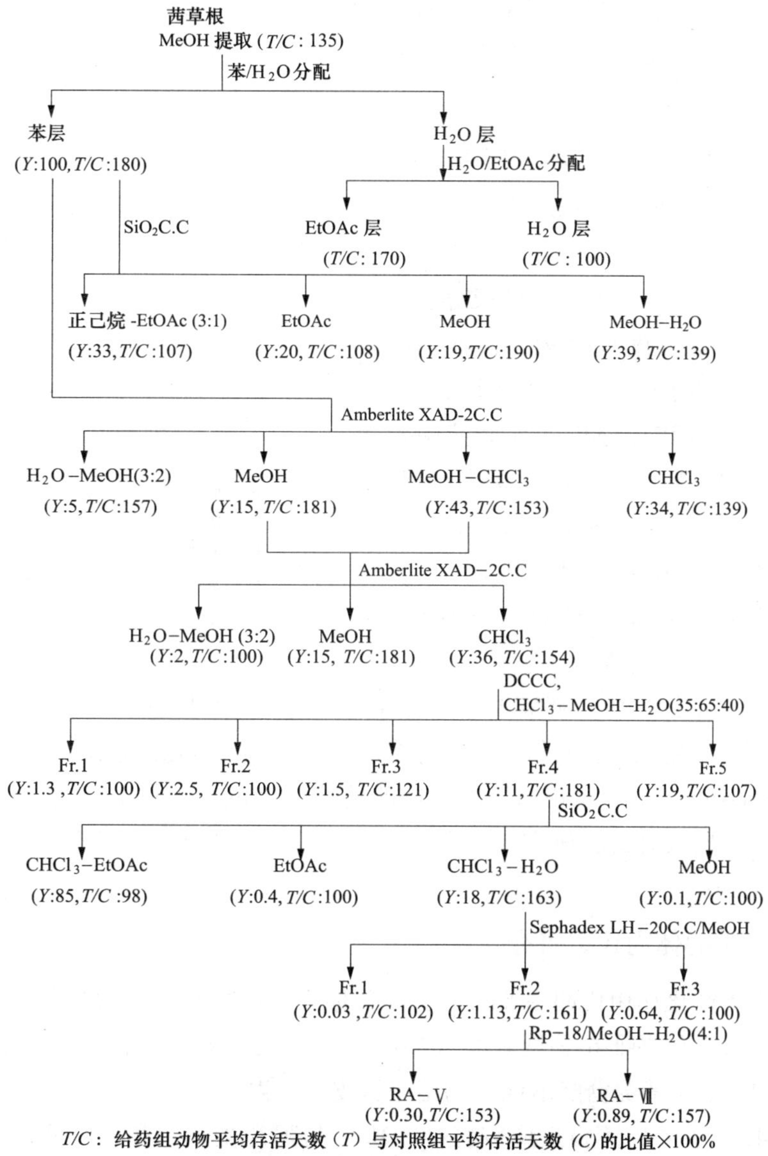

图 5－4　茜草中抗肿瘤活性成分的追踪分离

二、天然药物及中药中前体活性成分的研究

现代天然药物及中药成分代谢研究表明，在肠内菌和肝脏中酶的作用下，一些经体外活性筛选显示有很好活性的化合物经体内代谢发现失去了活性，从而失去开发价值，但也有一些本身并无生物活性的成分经体内代谢后有了很强的生物活性，如中药秦皮具有清热利湿的作用，在临床上用于治疗痢疾效果良好，其中的主要成分秦皮素在体外并无抗菌活性，但经体内代谢成 3,4-二羟基苯丙酸后，其抗菌作用则优于氯霉素。这些成分实际上也是中药的有效成分，被称为前体活性成分。天然药物研究与开发新药利于源头创新，研究这些化合物经生物转化或代谢后的产物，并以此进行活性评价与新药开发，更利于新药的源头性创新。

对于这类成分的研究通常是将天然药物（既可以是天然药物中某种成分，也可以是动植物原材料）给动物食用后，分别收集粪便、尿、胆汁，采用 HPLC 等方法跟踪比较，然后采用各种提取分离方法分离它们中的代谢产物，并用光谱技术确定它们的结构，进行生物活性评价，对于有开发价值的化合物可采用与中药原生生物活性成分研究相同的方法进一步开发。

实例三、桑白皮平喘活性成分研究

桑白皮是桑科植物桑（*Morus alba* L.）的干燥根皮，具有宣肺平喘、利水消肿之功效。采用体内代谢的方法对桑白皮中平喘活性成分进行了研究，大白鼠口服桑白皮水提物后，分别收集20min 的血样、24h 的尿样和 3～6h 的胆汁与投药前进行比较，经 3D-HPLC 分析发现血液中含有 *trans*-mulberroside A（M-1）和 *cis*-mulberroside A（M-2），胆汁中含有 oxyresveratrol-2,3′-di-*O*-*β*-*D*-glucuronide（M-3）、oxyresveratrol（M-4）、oxyresveratrol 2-*O*-*β*-D-glucuronide-3′-*O*-sulfate（M-5）和 M-1，尿中含有 M-3、M-4、M-5。

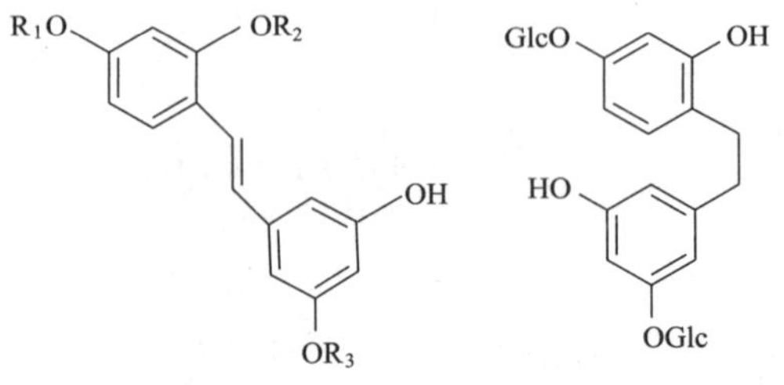

M－1　$R_1=R_2=Glc$　$R_2=H$

M－3　$R_2=R_3=GlcA$　$R_1=H$

M－4　$R_1=R_2=R_3=H$

M－5　$R_2=GlcA$　$R_3=SO_3^-$　$R_1=H$

M－2

经体外活性测试表明 M-1 和 M-2 对组胺引起的气管平滑肌痉挛无解痉效果，而 M-4 在 50μg/ml 浓度下具有明显的松弛作用且有一定的量效关系，由此提示，桑白的平喘有效成分可能是 mulberroside A，而真正起平喘作用的是其苷元 oxyresveratrol，即 mulberroside A 为一前体活性成分。如果对其的研究，用分离—结构鉴定—离体药理活性筛选，就可能无法得到其活性成分。

实例四、吗啡的体内代谢研究

吗啡经体内极性化作用代谢主要在肝脏与葡糖醛酸结合并产生两种代谢产物[3]：吗啡-3-葡糖醛酸（M3G）和吗啡-6-葡糖醛酸（M6G）。M6G 能结合阿片受体，动物实验显示其镇痛作用比吗啡强，6-葡萄糖醛酸结合物给小鼠皮下注射的活性比吗啡强 4 倍左右，脑室内给药比吗啡强 45 倍左右，不良反应较轻微。M3G 与阿片受体亲和力较低，没有镇痛作用，且动物实验表明 M3G 能对抗吗啡和 M6G 的镇痛作用，可能参与吗啡耐受的形成。

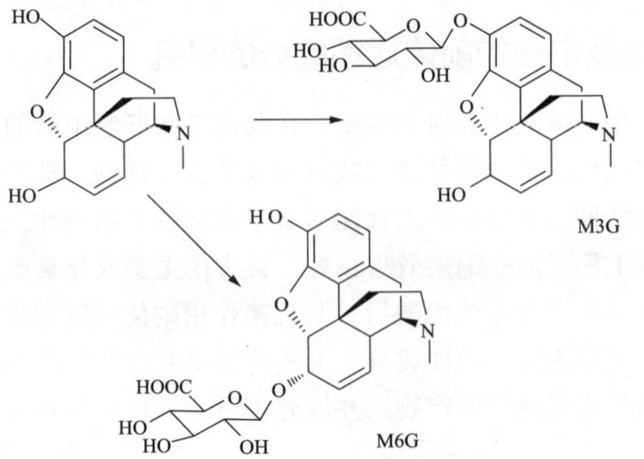

图 5－5　吗啡体内代谢活性成分的结构

根据上述研究结果，M6G是一具有开发价值的活性先导化合物，而吗啡是前体药物。目前M6G已能全合成[4]，并已完成Ⅲ期临床研究。

三、天然药物中生物活性成分研究需要注意的问题

（1）进行天然生物活性成分研究应加强原始创新研究。近年来我国中药新药申请每年维持在100项左右，从2008～2013年的六年间一类中药申报达20余项，2014年中药申报数量达历史新低，一类中药新药仅两项。在一类新药的研究过程中普遍存在的问题是基础研究薄弱，中药基础研究相对薄弱是影响创新中药研究与开发的重要因素。但有些只是单纯为了申报新药而申报，仅根据原药效学指南进行简单的药效学评价，缺乏结合药物特点进行主动性研究和探索的意识，缺乏对机制研究的重视。深入研究中药的作用机理，不仅对于阐明受试药物的作用特点具有重要意义，而且对于进一步发展创新中药具有重要的指导作用。若轻视中药作用机理的研究，显然不利于创新中药水平的提高。我国是传统中药资源大国，尽管近几年来启动了中医药基础研究的若干项国家级研究计划，但与支撑化学药物研究与开发的基础研究相比，与周边国家如日本、韩国相比，目前中医药基础仍处于相对滞后的状态。加强对中药成分分离和活性筛选研究，发现具有显著活性的化合物单体或先导化合物具有重要意义。

（2）一些研究者只是单纯进行化学研究，满足于发现一些新化合物以发表文章，对活性研究不够重视。为了能够发现新的化合物或新的结构，一些人对有临床多年经验积累的中药或民间药兴趣不大，宁可去研究寻找新的植物资源，而不管它是否有活性或是否有临床经验。而有的活性成分研究的思路和方法不当，所谓“活性成分研究”，多半只是将分离得到的化合物在测定结构之后，再送至有关活性筛选部门进行活性筛选，收效甚微。较少有人采用活性指导下的导向分离（Bioactivity-guided isolation）方法，因此那些含量甚微、又难于分离的活性成分在分离途中可能丢失，且丢失了也难于察觉。

（3）创新药物的开发是一个高技术、高风险、高回报、知识密集型的系统工程，涉及化学、药理、制剂、临床药学、毒理学等多学科领域，研发过程需要多学科相互配合、联合攻关。我国现有的研发项目，多不是以一个有机的研究整体进行的，许多单位是以委托研究的方式，分成若干部分，分别委托不同的研究单位完成。化学家与生物学家相互脱节：生物学家尽管不断宣布在身体机能、细胞或基因调控方面的新发现，但未能投入实际应用，未能在此基础上建立起新的灵敏、简便、可靠的活性筛选体系，故化学家即使想进行活性成分研究，也常常无法进行。因此，学科之间缺乏信息沟通，导致某些涉及到多学科的问题无法得到有效解决。如用于心脑血管的药物，药代结果表明在心脑中无分布，对此如果不与药效学研究密切合作，就拿不出合理的分析结果；另外如药代动力学研究常忽视对药物靶器官的药物分布检测；对水溶性低或不溶于水、生物利用度很低的口服药物也不进行深入研究和寻找解决方法等，这些对中药新药的综合评价均造成较大影响。

（4）建立特异性强、灵敏度高、靶点明确的体内外筛选模型是源于天然产物的新药先导化合物发现的重要环节。常出现的问题是：一个药物在整体动物实验中有效，而在体外实验中或单体则效果明显下降。除了前面提及的该药物可能是前体药物外，另一原因可能

是由于在体外实验中，在限定的条件和已知的模型上，药物或其单体并非主要影响这一靶点，而是作用在其他靶点上，导致作用效果不强。如有些抗糖尿病药物，体内作用明显，但它们对糖代谢和胰岛素分泌均无影响，而是影响肠道内的葡萄糖苷酶来减少葡萄糖的吸收。

常用的活性测试方法有整体动物、动物的器官、组织、酶、受体以及药物对体内某些生物活性物质的抑制或促进等。天然成分的活性筛选采用整体动物进行试验与人更为接近，但所需实验费用很大、现象复杂、时间长，加以动物个体差异以及病理模型难于建立等因素，实际上用其指导活性追踪分离难以做到。最好的方法是寻找活性部位时用整体动物试验，追踪分离成分用体外的方法。理想的体外活性测试方法应具有简易、快速、不需要特殊设备、方便、抗干扰性强、假阳性和假阴性均较低、临床相关性强等优点，但在实际工作中理想的活性测试方法往往很难找到，只有综合分析考虑，根据实际情况、条件以及研究开发的课题选择较理想的活性测试方法。同时也要根据实践经验积累和科学技术的发展，改进现有的一些活性测试方法和在生命科学研究基础上，建立起新的、可以简便用于指导目标活性物质分离追踪的生物活性筛选体系。

（5）确保供试材料具有活性是能够追踪到活性化合物的前提。在活性追踪分离之前一定要采用体内体外多种方法、多个指标对实验材料进行活性测试，其目的一是再次确证实验材料的活性，确定有无进行下一步研究的价值；二是为选择活性追踪分离所用的活性测试方法提供依据。图 5 –6 所示的流程是美国癌症研究中心（NCI）用于筛选确认植物或动物粗提物抗肿瘤活性的改进方案，通过该方案确认的实验材料至少有以下三个优点：①不至于丢失活性低或含量少的化合物。②增加了分离出新化合物的机会。③有可能分离到具有不同作用机理或新的作用机理的化合物。

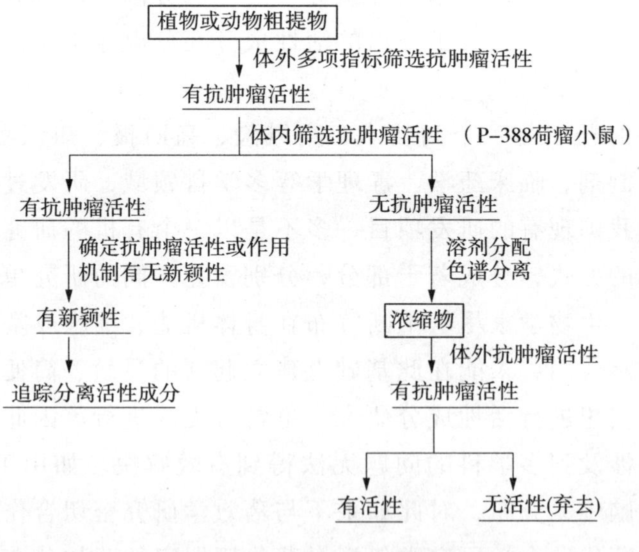

图 5 –6　NCI 用于筛选确认植物或动物粗提物抗肿瘤活性方案

由于植物原材料中所含的化学成分及活性成分与产地、采收季节、气候、品种及放置时间等有关，为了保证所用实验材料质量的稳定性，在正式开始活性追踪分离之前，最好要一次采集或购买到所需实验材料，并经简易的方法再次确认活性并一次提取完毕，将提取物置于冰箱中保存。

（6）在分离过程中要按“等剂量不等强度原则”对每一阶段所得组分进行活性定量评估，并与母体进行比较，追踪分离活性最强的部分。

四、天然活性化合物的化学合成与结构修饰

天然活性成分直接作为药物往往存在较大缺陷，如有的化合物在天然药物或中药中含量极低，原料药来源难以得到保障，典型的例子如紫杉醇；有的活性低，或者抗菌谱窄、耐药性强、稳定性差；有的副作用大等。目前我国天然药物化学研究的目的之一就是获得高效低毒的创新药物，这就需要以天然活性化合物为先导物，采用相应技术进行化学合成和结构修饰，对所得的衍生物进行定量构效关系比较，寻找到较理想的活性化合物，并将其开发成创新新药。

实例五、青蒿素（Arteannuin）结构修饰

青蒿素是由菊科植物青蒿（*Artemisia annua* L.）全草中分离得到的一种抗疟疾活性成分，但其生物利用度低，口服后大部分以原型排出，需对其进行结构改造，经过一系列衍生化合成了 3 种类型的化合物：醚类、酯类和碳酸酯类共 300 多个衍生物，经过活性比较发现其中有多个化合物的活性比青蒿素高出 10 ~ 30 倍，在经过一系列药效、毒性及临床研究综合评价后，化合物甲基化还原青蒿素（蒿甲醚，artemether）抗恶性疟疾疗效是青蒿素的 14 倍，已开发成一类新药上市（图 5 –7）。

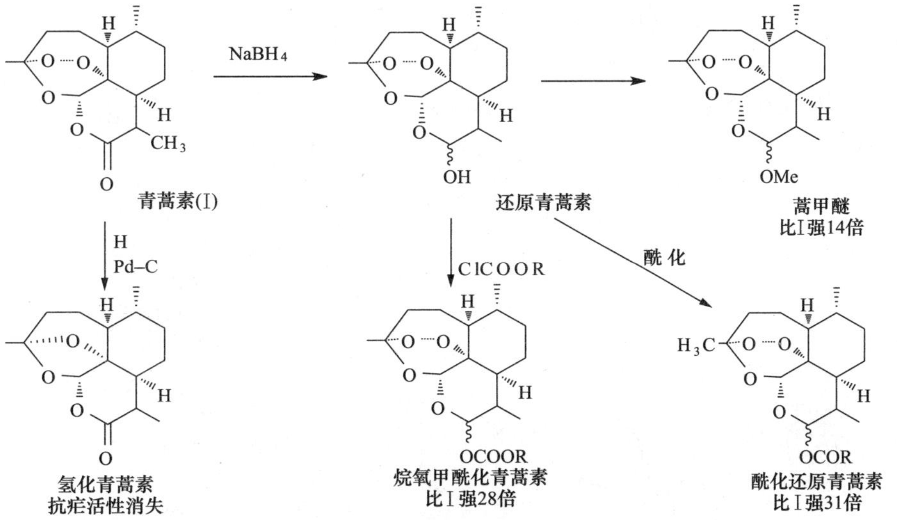

图 5 –7　青蒿素结构改造

实例六、鬼臼毒素（Podophyllotoxin）结构修饰

鬼臼毒素最早得自盾叶鬼臼（*Podophyllum peltatum* L.），后从八角莲（*Dysosma versipellis*（Hance）M. Cheng ex Ying）、桃儿七（*Sinopodophyllum hexandrum*（Royle）Ying）和山荷叶（*Dickinsia hydrocotyloides* Franch.）等近缘植物中得到。其具显著的抗肿瘤和抗病毒活性，但因毒性强，副作用大而受限制使用。通过结构改造后，所得的衍生物依托泊苷（Etoposide，VP-16）及其磷酸盐（Etoposide phosphate，etopophos）和替尼泊苷（Teniposide，VM-26）已成为临床应用于抗癌的代表药物。

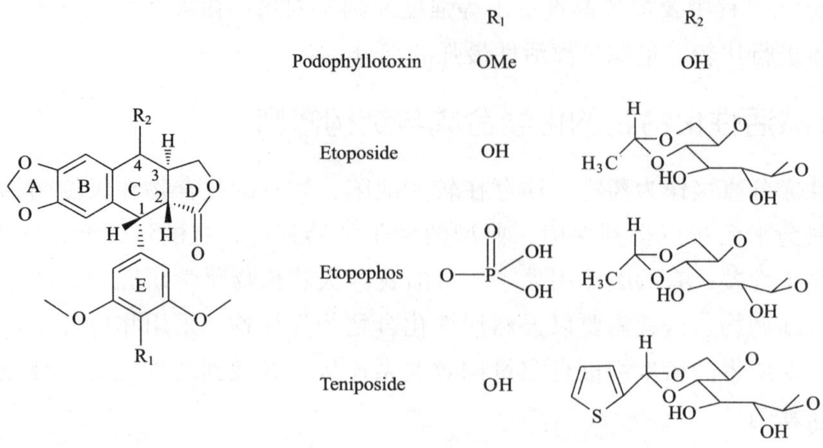

临床发现，上述药物对小细胞肺癌、睾丸癌、急性白血病以及恶性淋巴肿瘤等多种癌症均有良好的疗效。但也存在诸如抗瘤谱较窄、水溶性较差以及较严重的骨髓抑制与胃肠道反应等缺点，还是限制了其应用。为进一步寻找更为有效且低毒性的抗肿瘤新药，近年来通过对鬼臼毒素衍生物结构改造和构效关系的研究合成了很多活性化合物。VP-16 和 VM-26 经结构修饰，其衍生物 GP-11、NK-611、TOP-53、NPF 作为抗肿瘤药已进入临床Ⅱ、Ⅲ期。

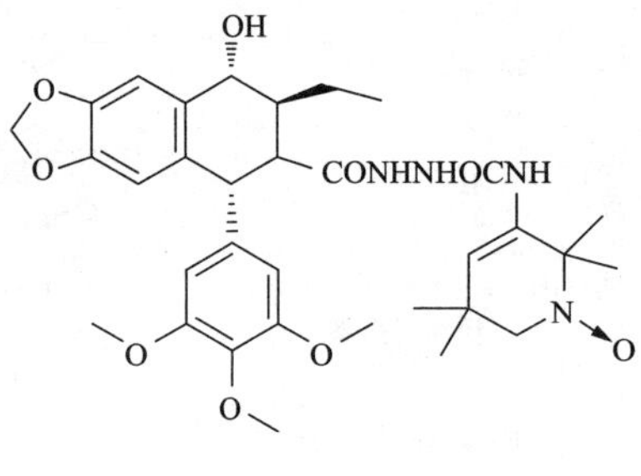

GP–11

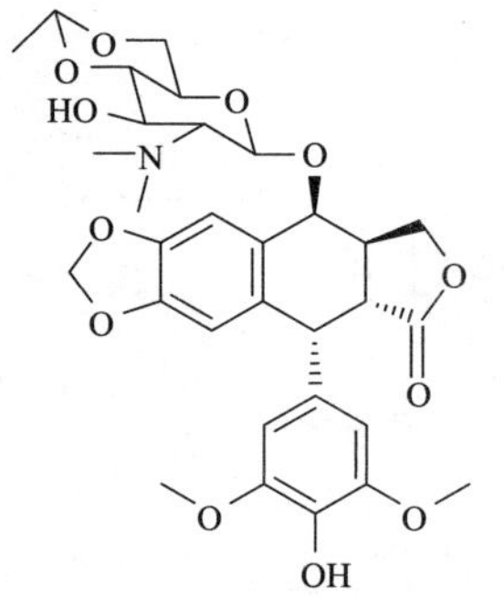

NK–611

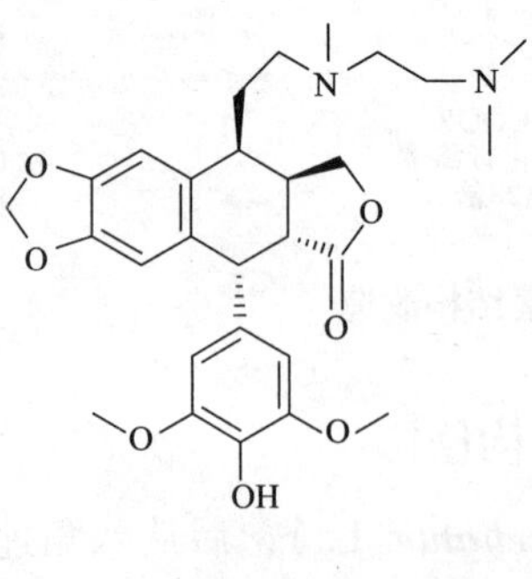

TOP–53

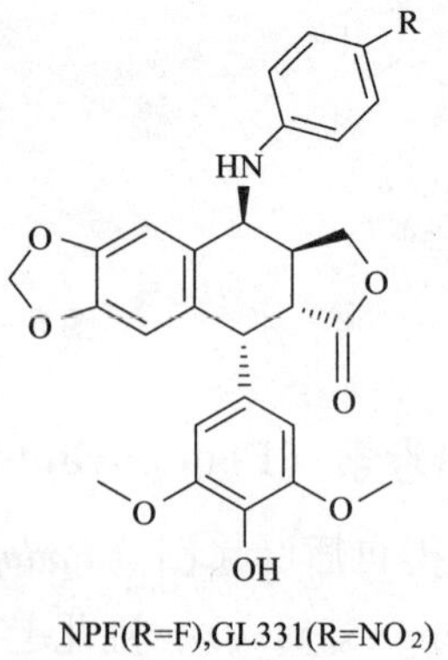

NPF(R=F),GL331(R=NO$_2$)

实例七、齐墩果酸（Oleanolic acid）的结构修饰

齐墩果酸，是一种分布广泛、含量丰富的天然三萜类成分，以游离或结合成苷的形式广泛存在于白花蛇舌草、山楂、丁香、大枣、枇杷叶、穗木、夏枯草等植物中，具有抗肿瘤、抗 HIV 病毒、降血糖、保肝、抗炎等多种重要生物活性，但多数活性较弱，且生物利用度低，限制了其在临床上的应用。为改善齐墩果酸的生物活性和水溶性，对齐墩果酸进行了结构修饰，试图发现活性较强、溶解度好、口服生物利用度高的抗肿瘤先导化合物或药物。

经过构效关系研究，发现在A环中，3-羰基-1-烯的结构能够提高活性，碳2位的取代基为氰基时，抗肿瘤活性显著提高，在C环中，12-羰基-9(11)-烯的结构最能提高活性。活性最好的一个是2-氰基-3,12-二羰基齐墩果烷-1,9-二烯-28-酸，其抑制活性 $IC_{50}=0.1nmol/L$。这是一个多功能化合物，具有抗增殖和抗炎作用，它的28-羧酸甲酯化合物已经进入临床研究（图5-8）。

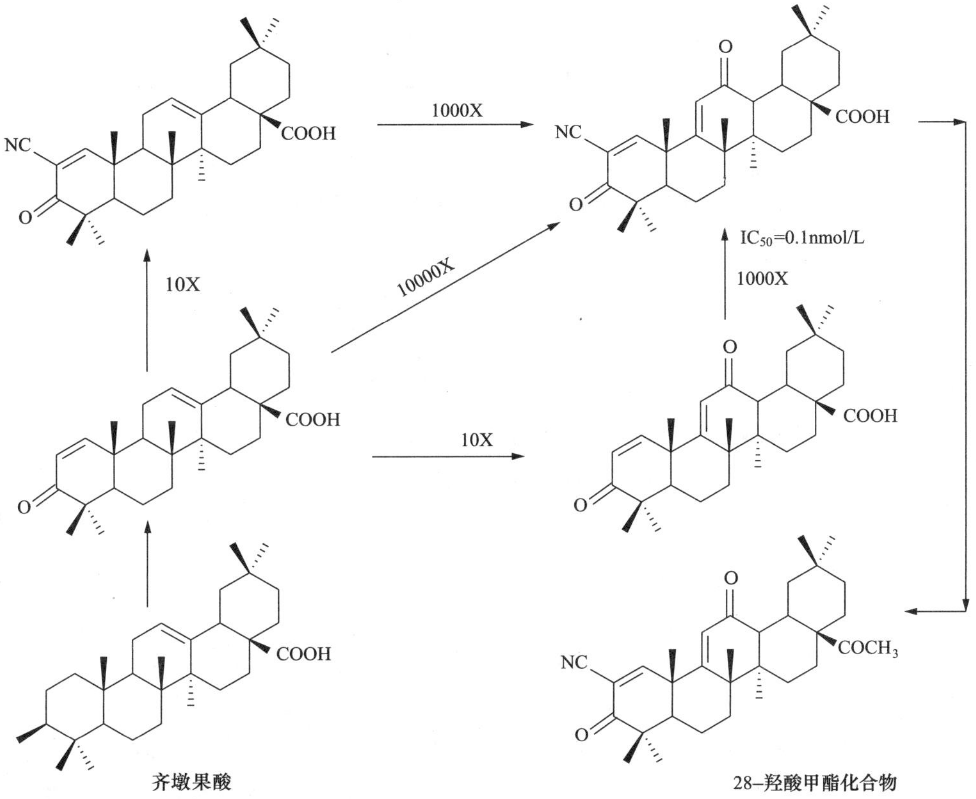

图5-8　齐墩果酸的结构修饰

五、组织培养和细胞工程等生物技术在天然产物制备方面的应用

对天然活性化合物进行药物开发，在受到天然资源太少或有些天然材料中有效成分含量极低等限制时，化学合成的研究是一种有效的手段，但全化学合成在仿生性、立体结构选择性方面均有一定的难度。对于复杂结构的天然活性成分来说，利用化学合成来进行结构修饰存在得率低、反应专一性差、副产物多等缺点，特别是有些反应（如醚键的断裂等）目前利用化学手段较难实现甚至难以实现，需要寻找新的方法，协助完成那些纯化学合成较难进行的部分。此时生物技术（biotechnology）应运而生，为天然活性成分的开发提供了新的工具。组织培养技术用植物体某一部分组织经过培养，在试管内繁殖，保存种质、脱除病毒和进行育种工作。山东怀地黄脱毒苗在生产上应用，平均增产30%；北京农业大学育成杜仲三倍体新品种；山西育成枸杞多倍体新品种；安徽、广西对石斛种子进行无菌萌发形成试管苗，并在产区移植成功；杜仲利用组培技术生产富含次生代谢物的愈伤组织，个体重已达15kg多。还可以利用细胞工程产生次级代谢物。如利用紫草（*Lithospermum* erythrorhizon Sieb. et Zucc.）培养细胞生产紫草素；利用人参根培养物生产食品添加剂；利用黄连（*Coptis chinensis* Franch.）培养细胞产生小檗碱；利用长春花［*Catharanthus roseus*（L.）G. Don］培养细胞生产蛇根碱及阿吗碱；利用洋地黄（*Digitalis purpurea* L.）培养细胞生产地高辛等。利用发状农杆菌感染植物组织，建立的“毛发状根”（hairy root）无性系，生长迅速，次生代谢物产量高、稳定，对于活性成分集中在根部的药用植物有重要意义。生物体经过亿万年的演化进化，长时间的优胜劣汰，使其体内物质的生成路线处于最佳状态。因此，探索天然活性成分的生物合成路线并据此设计仿生合成路线，对创新药物的研究将起到事半功倍的效果。另外酶工程为天然产物的合成提供了新的途径，如金东史等利用酶转化方法将人参中的主要皂苷成分转化成含量只有十万分之几的人参皂苷 Rh_2，并达到了月产 30kg 的生产规模；李继珩等利用酶法进行了伪麻黄碱的生物合成并实现了产业化。

第三节　有效部位的研究与开发

有效部位是指从中药中提取的一类或几类化学成分的混合体，其可测定物质的含量达到总提取物的 50% 以上，且这一类或几类已知化学成分要被认为是有效成分。根据《药品注册管理办法》，有效部位属于中药、天然药物新药五类。“有效性”是有效部位的基本特征。有效部位新药，由于既能体现中药多成分、多靶点、多途径发挥药效的特点，又能使药物有效成分更加富集，药理作用和临床疗效增强，已经成为天然药物研发的重要方向之一。

一、有效部位新药研究开发的基本原则

有效部位应在中医药理论指导下，运用天然药物化学的方法技术，结合中药功效和适宜的现代药效学方法筛选确定。其研发的基本原则包括：①在所选的功效方面与原药材相比较应具有明显的优势。②活性成分组成相对明确，通常是一类化学成分组合物，如总多糖、总黄酮、总皂苷、总生物碱等。③制备工艺应符合生产实际需要，且生产成本与所获得的有效部位及其疗效应相适宜。④复方有效部位应进行组方配伍研究，并在混合有效部位组方中能够建立不同有效部位的质量控制方法[5]。

二、有效部位新药研究开发的优势

（一）符合中医药传统理论

有效部位中药虽然经过了现代方法精制，但中药的性味归经及功效没有太大改变，多组分、多靶点、多途径的作用模式没有改变，其配伍仍然符合君臣佐使的配伍理论，其应用也是由中医药传统理论指导，仍然可对“证”治疗。

（二）有利于物质基础、作用机制和质量控制的研究

有效部位提取物中的药效物质的含量之和占总成分的 50% 以上，化学成分类型也基本清楚。在此基础上进行药效物质的作用机理研究相对中药及其复方更容易些。有效部位有效成分含量较高，杂质含量较少，质量标准对有效物质控制的针对性较强。

（三）疗效更优、毒副作用更低

有效部位经过“去粗取精，去伪存真”的过程，去除了中药及其复方中的无效甚至有

害成分，使其疗效更为突出，毒副作用更低[6]。

三、中药有效部位新药研究开发需要注意的问题

（一）有效部位的确认

有效部位的确认是有效部位新药研究开发的根基和轴心，整个新药研究工作都要立足有效部位的确认并围绕其展开。有效部位的确认正确与否，关乎其后一系列研究是否有意义，关乎有效部位新药开发的成败。但是，当前在有效部位的确认方面仍有一些问题需要注意。例如：①中医药理论的指导不够，使筛选出来的有效部位有可能不能反映原有中药的功效。在通过科学量化指标筛选有效部位的同时要兼顾中医药理论多靶点，弱活性协同作用的整体性和特殊性；②有效部位筛选研究不能忽视非有效部位成分（辅助成分）的协同作用，如果一味地进行精制，而忽视了辅助成分对有效成分的吸收促进作用，会导致开发的新药疗效不高。在以中药材原有用途为起点，提取精制有效部位时，需在有效部位的筛选中进行比较药理学实验，将各部位与药材的总提取物在药效方面进行对比研究，同时需将其与已有国家标准的同类药品进行比较，这样才能真正筛选出活性较高的有效部位，才能开发出高效的有效部位新药[7]。

（二）有效部位的制备

有效部位的分离、纯化方法是其制备的关键环节，在有效部位筛选试验基础上，结合有效部位的物理化学性质，选择适宜的分离方法富集所确认的有效部位，使其纯度符合规定要求。常用的方法有酸碱溶剂法、溶剂分配法、分馏法、膜分离法、结晶法、色谱分离法等。其中，大孔吸附树脂因选择性好、吸附容量大、解吸容易、再生处理方便可反复使用、机械强度高和流体阻力小等特点，而在有效部位的纯化中应用较为广泛。但是，当前在有效部位的制备方面仍存在一些问题，如工艺路线优选的评价指标过于单一，新技术应用的产业化适宜性研究不够等。

（三）有效部位的质量研究

目前有效部位新药质量研究项目包括性状、鉴别、检查和含量测定等几个方面。这些检测项目在有效部位新药的安全性和有效性方面起到了一定的保证作用，但由于检测手段和方法的有限性，并不能很好地控制有效部位新药的质量。另外，有效部位含量测定方法学专属性不强，未控制有效部位的主要成分组成等问题也应注意。

四、中药及天然药物有效部位新药研究开发实例

实例八、Veregen（绿茶提取物）

Veregen 作为第一个得到美国 FDA 批准的植物处方药，对于我们研究开发中药意义重大。Veregen 由德国 MediGene 公司开发，于2006 年上市。其适应症主要用于18 岁及以上年龄、免疫力正常并患有外生殖器和肛周疣（尖锐湿疣）患者的局部治疗。

Veregen™，亦称为 Polyphenon E Ointment，是来源于绿茶的一个混合物，主要成分为茶多酚，在 FDA 注册的药效物质为 kunecatechins。kunecatechins 是绿茶［*Camellia sinenis*（L.）O. Ktze.］水提物的部分纯化部位，其中 85% ~95% 为儿茶素类成分。儿茶素类成分中有超过 55% 以上的成分为表没食子儿茶素没食子酸酯（EGCg），其他成分为表儿茶素（EC），表没食子儿茶素（EGC），表儿茶素没食子酸酯（ECg）以及少量的没食子儿茶素

没食子酸酯（GCg），没食子儿茶素（GC），儿茶素没食子酸酯（Cg）和儿茶素（C）。除儿茶素成分外，kunecatechins 中还含有没食子酸，咖啡因和可可碱，三者约占 2.5%，其余是尚未确证的未知成分[8]。

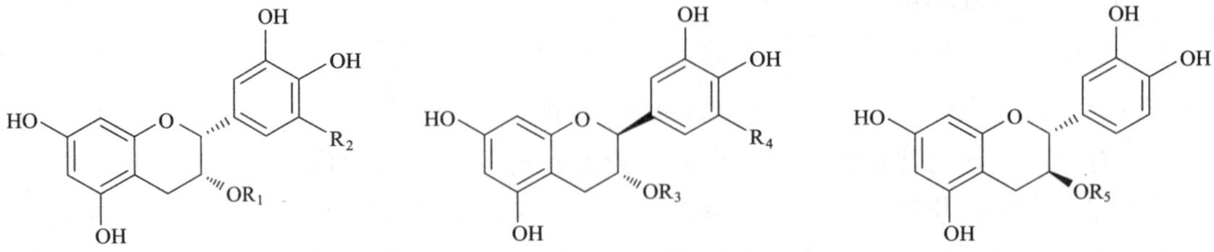

Component	R_1	R_2	R_3	R_4	R_5
(-)-EGCg	G	OH	—	—	—
(-)-ECg	G	H	—	—	—
(-)-EGC	H	OH	—	—	—
(-)-EC	H	H	—	—	—
(-)-GCg	—	—	G	OH	—
(-)-GC	—	—	H	OH	—
(-)-Cg	—	—	G	H	—
(+)-C	—	—	—	—	H

G=

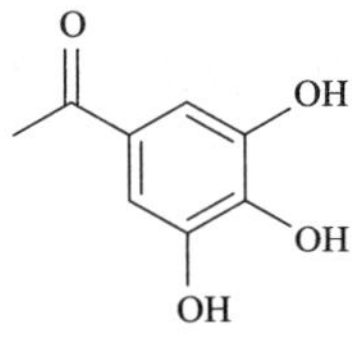

在 2004 年颁布的美国 FDA 植物药指南中，FDA 并未刻意强调需要把植物药所有的成分都搞清楚，认为中药作为天然复杂混合物，植物产品批次间的差异不可避免，有效部位新药审批的关键之处在于安全、有效和质量可控，使患者用药安全，并让药物对患者产生的效益最大化。

值得一提的是，MediGene 公司对 Veregen™ 中的活性成分 kunecatechnis 进行了非常深入细致的研究，使未知成分只占总有效成分约 7.5%，为 Veregen™ 在 FDA 的成功申报起到了非常大的推动作用[9]。

实例九、地奥心血康（黄山药提取物）

2012 年我国首个植物药地奥心血康胶囊获欧盟药监局批准上市。地奥心血康是中国科学院成都生物研究所研制开发出来的一种预防和治疗心血管系统疾病的天然药物，其活性成分为黄山药（*Dioscorea panthaica* Prain et Burkill）根茎的提取物，其药源后来又扩大到穿龙薯蓣（*D. nipponica* Makino）的根茎。地奥心血康具有活血化瘀、行气止痛、扩张冠脉血管和改善心肌缺血等功效，可用于预防和治疗冠心病、心绞痛以及瘀血内阻之胸痹、眩晕、气短、心悸、胸闷等病症[10]。

地奥心血康的有效成分并非单体，而是组分群——甾体总皂苷（黄山药或穿龙薯蓣根茎的提取物）。

黄山药中的化合物类型包括：甾体皂苷和非甾体皂苷类。到目前为止，从新鲜或干燥的黄山药根茎中共分离得到近 40 个化合物，其主要为甾体皂苷，还包括少数非甾体皂苷成分，如：palmitic acid，其中甾体皂苷依据苷元的结构主要分为呋甾烷醇型皂苷和异螺甾烷醇型皂苷[11]。

从我国第一个有效部位中药新药—地奥心血康获准在荷兰上市中得到几点启示：第一

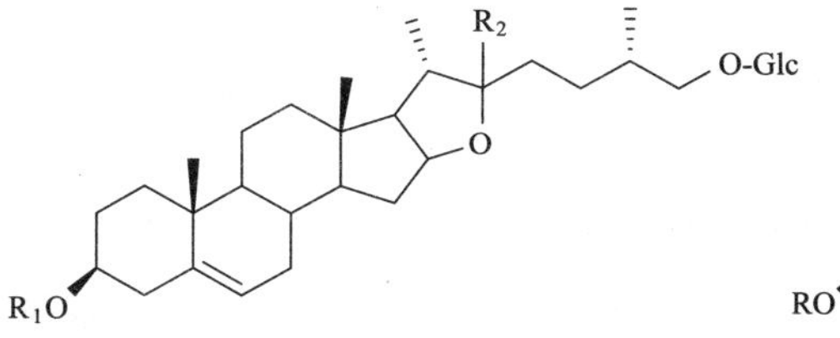

5-烯-呋甾烷醇型

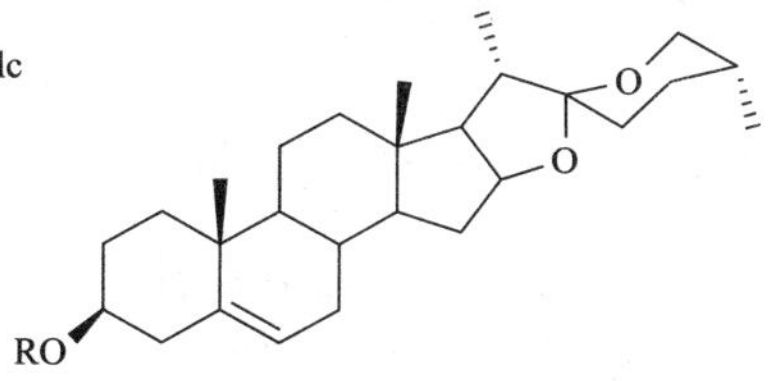

异螺甾烷醇类25R

是基础研究要扎实、精确，把药品的物质基础和作用机理弄清楚、搞明白；第二是要通过长期的临床表现资料，让对方认可药品的有效性、安全性；第三是从原料加工到生产销售，都要严格按照生产管理规范来操作。从源头药材种植到原料加工再到成品制造，整个生产过程以国际现代制药生产规范为标杆，药材、原料、半成品、成品标准以欧洲药典为标准，严格保证临床的有效性和安全性。

第四节　复方的研究与开发

在中国或亚洲其他国家，有着几千年临床实践的天然药物大都是以复方的形式入药的，它们为人类的生存与健康做出了巨大的贡献，其中很多复方至今仍在临床广泛使用，疗效确切。但是，国际上药物研发的主流模式是单一“基因—疾病—药物”的研究模式，即设计和筛选对精心选择的疾病单一靶点有高选择性的配体。长期以来复方的研究与开发也大多沿用此种化学药的研究思路，即采用化学成分分离和活性成分筛选相结合的方法，进行大量的单一成分的分离与活性测试。这种典型的化学药研发思路，一方面，抛离了传统中医理论，割裂了中药众多成分之间的联系，不能体现出复方的整体特征，很难真正阐释复方的科学内涵；另一方面，仅仅只把复方当做药物研发的来源，大大弱化了其本身的价值。

近年来，在单一“基因－疾病－药物”研究模式下进行研发的化学药在治疗复杂疾病时面临的困难日益显著。正如 Nature Reviews Drug Discovery 评论专栏的主编 Simon Frantz 说的：忘记那些精心为一个特殊目标分子设计的药物，一个更好的治疗如癌症这种复杂疾病的设计思路，应该可针对多个目标分子。随着分子生物学、系统生物学、病理生理学等相关学科的发展，研究发现复杂疾病在其病理过程中是受多因素影响，发生多组织器官变化的，也就是说，在这些病变过程中，大都涉及机体多重靶点与相关信号网络的变化。从生物学角度看，机体对某一持续性刺激的反应和调控，也是逐步从代偿向失代偿转化，使相关信号网络产生适应性病理变化，这种病理网络必然涉及多个关键节点（靶点）[12]。

对这种变化，采用单靶点、单个药物干预的方式显然难以奏效。要对复杂疾病的研究与防治有所突破，就必须在指导思想和研究方法学上都有革命性的突破。功能基因组学、蛋白质组学、代谢组学和网络药理学等的发展代表着这种哲学理念和方法学上的革命。而中医药整体观和辨证观的理念与复方多成分、多途径、低选择性的特征以及方剂中君臣佐使、七情配伍等原则，体现了中医药多成分、多靶点及系统调控的思想，与这种理念和方法不谋而合。因此，复方的研究与开发受到越来越多的重视。例如，2007 年 2 月，美国食品药品管理局（FDA）新发布了一项与中医药密切相关的指导性文件草案—《补充和替代医学产品及 FDA 管理指南》草案。该草案承认了中医药是有完整理论和实践体系的“整体医学体系”，其发布为中医药产品进入美国市场提供了更多可能性和可操作性。

一、物质基础研究

（一）物质基础研究的重要性

物质基础的研究是阐明复方作用奥秘的关键，是质量控制的基础与核心，是药材及其产品安全、有效和质量稳定、可控的保障。复方药效物质基础研究是中医药现代化及中医药走向世界亟待解决的关键问题和制约瓶颈。

（二）物质基础研究的思路和方法

复方的物质基础研究正处于百花齐放时期，其研究的思路与方法各异。近年来，随着相关学科和技术的不断发展，复方物质基础研究取得了较大进展，新思路和新方法不断涌现，如血清药物化学与血清药理学相结合的研究方法、“血清药物化学－药代（效）动力学－系统生物学”（SPS）三维整合体系方法[13]、基于亲和色谱和分子烙印技术的中药物质基础研究[14]、基于计算机虚拟筛选技术的中药物质基础研究、多成分的药代动力学和多指标的药效学同步的药效物质基础研究等。

在进行复方物质基础的研究过程中，逐步形成了一些共识，包括：①复方是一个天然组合化学库，这种“天然组合化学库”所含的化学成分是多类型的，包括生物大分子、小分子及无机元素，是一个多样化的库。②复方发挥药效的直接物质应该在体内，其药效物质基础应在体内研究。③复方中的成分会在肠道菌群或体内酶等生物内环境的作用下发生代谢，可能会使无活性的物质转变为有活性的药理成分，同时使有毒的物质无毒化；复方有效成分可能使机体应激发生内源性生理活性物质的改变，甚至产生新的生理活性物质；复方进入人体后，起效的是复方中所含成分的原形，或代谢产物，或内源性生理活性物质。④吸收入血的成分或代谢产物并不等于复方的药效物质基础，吸收入血的成分或代谢产物不仅包括药效成分，也包括无效成分和毒性物质。⑤各效应成分之间存在拮抗或协同的相互作用。⑥需要考虑复方药效物质基础与人体病理状态的连结与互动关系。⑦需要确定有效成分的体内过程，研究复方有效成分的吸收、分布、代谢等的动力学及其影响因素，揭示各成分之间的相互影响。⑧任何一种研究复方物质基础的方法最终都必须接受药效验证以确证该方法筛选的复方物质基础的正确性。⑨在进行复方药效评价时，应考虑复方所对应的中医病证，采用与临床疾病密切相关的动物模型和相同的给药途径。⑩动物作用模型评价的方法除了动物的外在表现（毛色、体重、精神状态等）和现代西医学的诊断指标外，还需要利用代谢组学等系统生物学方法对复方的整体药效进行表征。

复方临床疗效的发挥是通过复方有效成分组成的复杂物质体系和病理条件下药物作用病证靶点组成的复杂生物体系两个系统之间整体动态地相互作用过程实现的。复方物质基础的研究应考虑药效物质与病症本质的关联性，遵循整体性、动态性原则[15]。面对“系统－系统”的复杂研究，必须以多学科联合为出发点，以现代科技进步为支撑，密切配合、通力合作，构建汇聚今朝科技，符合中医理论的复方研究模式，才能达到明确复方物质基础的目的。在基础研究取得成果后，要及时将其进行转化，研发复方新药，开发产品群，拓展产业链。

科学的发展和进步离不开不断创新的思路和方法。复方物质基础的研究正在不断地吸取新的思路和技术。当然，任何一个创新方法与思路都需要经过实践来不断地补充和完善。

（三）需要注意的问题

复方物质基础的研究还处于不断探索的阶段，在这个过程中有一些需要注意的问题：

①复方药效物质的辨识和筛选技术不能脱离中医药理论，要与中医药整体观及多成分、多靶点整体作用特点吻合。②要注意到复方整体性和复杂性的特点，复方具有君臣佐使的组方原则，其组方构成是一个具有一定层次与结构的有机整体，同时中药复方中每味药材又是由多类化学成分组成。③不要将药效物质基础的研究陷入机械还原论的思路中，复方是以“整体调整”人体的病理状态为学术特点的，“调整”一定是双方的，要把“药物”与病理状态的“机体－证”联系起来进行药效物质基础的研究。离开机体的药效物质基础的研究，只是药物化学成分的研究。④在目前中医证候无法复制的前提下，研究复方药效物质基础大都是在实验室里进行的，即大都是在动物身上进行的，缺乏临床上的研究，只能称为复方的动物实验药效，不能概称为复方药效。⑤要注意复方在临床上大都是水煎煎剂口服、多次用药、动态的调整药物，短期的治疗无法达到疗效。复方的优势就在于“整体调整人体病理状态”从而达到“阴阳平衡，阴平阳秘”的状态。复方治病的目的，追求的是远期的临床疗效，复方与人体的互动，动态的调整人体的病理状态。⑥要注意炮制、煎熬等过程对复方成分的影响，以及这些过程中多种成分间的相互作用。⑦有些有效成分可能是间接途径发挥作用，在脱离机体整体后单独成分可能不能表现出应有的作用。⑧有些成分的作用可能是我们目前尚未认识的，对这些成分，在研究中可能被忽视。⑨注意复方物质基础组分/成分之间的组成比特征，加强量效关系的研究。⑩要重视复方有效成分体内的动态变化过程（吸收、分布、代谢等）。B11　注意复方的二次开发，拓展产业链，开发产品群，如开发新的适应症，或对原处方进一步优化，调整处方比例或通过增减药味形成新的处方结构，或去繁留精，开发药效与原方基本一致的组分中药（有效成分配伍，有效部位配伍）。⑫在阐明复方物质基础与配伍规律的基础上，要注意将基础研究成果及时转化，指导复方新药的创制，为新药开发提供思路和技术上的参考，同时，推进中医临床给药方案的规范化及科学化。

二、作用机制研究

（一）作用机制研究的重要性

对复方作用机制的研究，是中药科学发展的必然要求，是促进中药国际化应用的基础，应用现代科学理论和技术方法从整体上阐明复方的作用机制，是复方研究与开发的重要内容。

（二）作用机制研究相关理论和方法

复方是多味药按照君臣佐使、七情和合的原则组成有序的系统成方，即使是单味中药，也是由多组分、多成分组成的。复方所作用的疾病，尤其是复杂疾病，在其病理过程中是受多因素影响，发生多组织器官变化的。“冰冻三尺，非一日之寒”，在这些病变过程中，必然涉及机体相关信号网络系统与多重靶点的变化。复方作用的基础是多种有效成分的合理、有机的组合，其模式是多途径作用于机体内与疾病相关的多靶点，发挥对机体的整体调节作用。复方作用机制实际上是两个复杂系统的相互作用，即药物有效成分组成的复杂物质体系和病理条件下药物作用靶点组成的复杂生物体系。正是由于这两个复杂体系的相互作用才达到了药物治疗疾病的目的。

“系统－系统”的复杂研究是一个艰巨的科学问题，它需要用符合中医药理论的现代科技、方法和手段来回答。不断发展的系统生物学、生物信息学、网络生物学、网络药理学等相关学科，提供了相应的现代科学语言来阐释复方的作用机制。

系统生物学整体观和系统论的思想与复方研究的思路和方法不谋而合，为解决复方作用机制的研究带来了希望。它包括基因组学、转录组学、蛋白质组学和代谢组学等一系列“组学”技术。生物信息学主要从事生物信息的获取、加工储存、分配、分析和解读，并综合运用数学、计算机科学和生物学工具，以达到理解数据中的生物学含义的目的。系统生物学方法为中药复方的现代化研究提供了海量信息，利用生物信息学手段，从多层次的海量信息中经过复杂的统计、提炼、分析、发掘和建模过程，能有效地揭示复方的作用机制。网络生物学也为我们探索复方提供了一个全新的视角。将现有的不同来源的关于疾病、药物的信息与人类基因组学、蛋白组学等数据库有机整合起来，结合中药药效物质基础、网络生物学方面的研究方法和成果，构建疾病相关网络和药物作用网络，可望从系统生物学和网络生物学的角度、在分子网络调控的层面认识中药复方的作用机制。

网络药理学是基于系统生物学的理论，对生物系统进行网络分析，选取特定信号节点进行多靶点药物分子设计的新学科。网络药理学强调对信号通路的多途径调节，提高药物的治疗效果，降低毒副作用，这与复方的作用机制高度契合[16]。

随着现代科技的高速发展，化学、信息学、生物学等多学科之间的交叉融汇，将会形成既符合中医药理论，又充分利用现代科技的独特而行之有效的研究方法来阐明复方的作用机制，使复方的奥秘客观明了地展现在世人面前。

（三）需要注意的问题

（1）既要基于系统生物学和生物信息学等技术手段整体表征复方的作用特点，也要深入到基因、蛋白和小分子代谢物的分子水平上阐释复方的作用机制。

（2）复方中的多成分是根据疾病治疗的需要形成的能够互相配合、发挥整体作用的有机组合体，不要忽视那些没有直接治疗作用的成分，它们可能对有效成分有协同作用，或者能提高有效成分的治疗效果，其作用的规律和特点还有待深入的研究。

（3）与药物作用相关的靶点不是孤立的，而是多种靶点在分子水平变化的综合效果，也就是说，在对于发挥主导作用的靶点进行重点调节外，对于辅助性的靶点也应该进行适当地调节，复方是通过对相关靶点的综合作用发挥疗效的。

（4）多成分不一定是多靶点，多成分也可能作用于单一靶点，从而使对某一靶点的作用增强；单成分也不一定是单靶点，一个天然产物的作用靶点可能是多样的[17]。

（5）疾病是机体整体功能的失衡，复方作用在于调整失衡状态到平衡状态，所以要注意到复方作为小分子探针库在疾病发生相关生物分子发现中的作用。

（6）既要重视基础研究，也要重视应用研究，应及时将作用机制的基础研究成果进行转化，为复发的开发提供思路，指导新药研发。

三、质量控制研究

药品的质量不是控制出来的，而是生产出来的。质量并不是最后研究的，而应该是在科研的早期阶段率先纳入到整个科研设计流程中，并贯穿研究的始终。因此，在中药产品的研究初期先确定其质控方法和质控目标，进而在质量标准的指导下开发新药的思路是符合现今国际新药开发的指导原则的。

（一）质量控制研究现状

现行中药复方质量控制的基本模式是借鉴化学药品的质控模式建立的，理化鉴别和个别指标成分检测是其主要内容。孤立的去构建某一个指标性成分的定性定量标准，从而对整个中药复方进行质量控制。个别指标性成分或活性成分的生物活性不能全面反映中药复方的独特疗效。复方复杂体系与化学药的单一成分完全不同，构建这样的标准体系只能是中药复方质量标准构建进程中的过往与历史。

中药复方质量标准体系构建的方法却一直是仁者见仁，智者见智。如孙国祥教授提出的系统指纹定量评价牛黄解毒片质量[18]，认为系统指纹定量法是对系统化学指纹的整体定性分析和整体定量分析的密切整合。李萍教授提出了以“等效成分群”为标示量的中药质量控制体系，中药质量控制应该“围绕药效，找准成分”[19]。王晶娟教授提出了中药与“质－效－代”关联的“质量评价方法研究模式”[20]。肖小河教授提出了中药质量控制和评价模式应多元化[21]，提出在质量标准中采用生物效价检测方法。

（二）质量控制存在的问题

第一是质量标准相关的基础研究较为薄弱。复方中起作用的成分很可能不是某一确定的化学成分；此外，由于药材的化学成分比较复杂，有效成分等基础研究难度较大，进展缓慢。第二是中药复方质量标准中所选择的指标性成分与复方有效性和安全性的关联度不强，而复方质量的研究又主要按照化学药的模式进行，受基础研究薄弱、对照品提取分离难度较大等因素影响，部分中药复方质量标准中所选择的检测指标不能完全体现复方的治疗作用。第三中药复方质量分析方法比较局限，主要参照有关中药指纹图谱进行研究，中药指纹图谱虽然可以在一定程度上反映药材内在质量的均一性、稳定性、差异性以及个体间群体的相似性，国外也普遍认可用指纹图谱来评价中药材的质量，但指纹图谱在评价药材质量好坏时体现出药材本身化学成分不清，化学成分与其药理作用的相关性不明确等缺憾，因此中药指纹图谱只能作为过渡性的质量控制方法。

（三）质量控制研究的思路和方法

任何一种药物在任何一个国家能否获准上市的主要评价指标均为药物的安全性、有效性和质量可控性。药品的质量控制不是为了“控制”而控制，而是为了保证药品的安全和有效，保证不同批次药品之间临床疗效的一致性和品质的均一性以及质量的稳定性而进行的质量控制。从某种意义上讲，保证了产品的一致性（均一性）就达到了质量控制的要求，这也是质量控制的核心。

可以基于以下考虑确认上市批次产品疗效的一致性：第一，采用原始申请所使用的栽培品种以及专用种植场以使原药材质量的变异性最小化；第二，采用提取物勾兑投料提高批次间均一性；第三，实施稳健的质控方法以确保提取物中的成分与临床试验所用的批次相同；第四，控制平坦的量效关系以保证疗效不受不同批次间差异的影响[22]。

四、复方研发案例

PHY906[23]是耶鲁大学研究人员根据具有 1800 多年历史的“经方”黄芩汤（黄芩、芍药、甘草、大枣）制备的实验室配方。动物和临床实验研究显示，PHY906 单独应用并不能缩小肿瘤，但当 PHY906 与化疗药物一起使用时，能够明显的减轻化疗药物对胃肠道的毒性，例如伊立替康。而且，PHY906 能够提高一些抗癌药物的疗效，包括伊立替康、卡培他滨、吉西他滨对于肺癌、结肠癌、胰腺癌、肝癌的治疗。

（一）PHY906 的主要化学成分

PHY906 由四位中药组成，不是单一化合物，其化学成分复杂。采用 HPLC-MS/MS 分析 PHY906 和服用后患者体内 PHY906 及其代谢物，得到 64 个化合物，而口服后鉴定的化合物共 57 个，其中 27 个是代谢产物（图 5－9）。

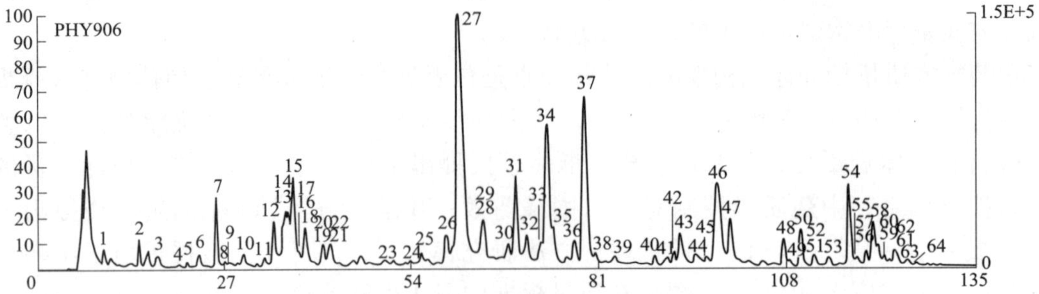

图 5－9　HPLC-MS 分析 PHY906

共鉴定其中 64 个化合物，其中 33 个来自黄芩，26 个来自乌拉尔甘草，4 个来自芍药，1 个来自大枣。主要可以分为以下几类：①单萜苷类（芍药苷、芍药内酯苷）；②黄酮类以及它们的葡萄糖酸苷（黄芩素、黄芩苷、汉黄芩素、汉黄芩苷、木蝴蝶素、白杨素、芹黄素、野黄芩素、野黄芩苷）；③二氢黄酮苷类（黄烷酮、甘草素、甘草苷）；④黄酮苷类（芦丁）；⑤三萜皂苷类（甘草酸、甘草皂苷 A3、B2、G2、J2）；⑥其他（没食子酸、阿拉克苷）；出于仪器、方法限制未完全分析所含成分。

（二）PHY906 的作用机制

PHY906 与抗癌药伊立替康合用时，能降低其肠道毒性，增强其抗癌效果，其作用机制是多靶标、多途径的。对其他化疗药，如卡培他滨、依托泊苷、吉西他滨、铂、索拉非尼、紫杉醇、舒尼替尼的研究有同样发现。

1. 增强化疗药抗癌作用　研究 PHY906 对伊立替康的影响时发现，当处于肿瘤微环境时，伊立替康对 NF-kB 家族基因表达和细胞凋亡有主要影响，PHY906 单用时对这些路径无影响。但 PHY906 与伊立替康联用可以激活多个 NF-kB 相关路径和转录因子，如 IRF-5/Myd88 路径，STAT-1/IRF-1 路径，CCL-2/MCP-1 和 CCL-5/RANTES，IRF-5 表达上调，促进肿瘤细胞炎症反应和细胞凋亡。此外，伊立替康与 PHY906 联合作用于肿瘤细胞后，F4/80 抗体阳性细胞数目增加，表明有大量巨噬细胞渗透，进一步促进细胞炎症反应，导致肿瘤细胞发生凋亡。

2. 降低化疗药肠道毒性　PHY906 与伊立替康联用在肿瘤细胞中产生的效应具有组织特异性，其他组织如肝、脾、肠道中均观察不到。但 PHY906 能修复肠道上皮细胞，在 CTP-11 处理 4 天后，促进肠道祖/干细胞的再生长，增加 Wnt 信号组件表达，增强 Wnt 活性。伊立替康能增加 TNF-α 的表达，而 PHY906 通过降低中性粒细胞/巨噬细胞渗透，降低 TNF-α 在肠道的表达而发挥抗炎作用，降低促炎细胞因子的血清水平。PHY906 还能抑制其他促炎细胞因子表达；此外研究发现，PHY906 抑制速激肽 NK1 受体和阿片 δ 受体。这些机制表明，PHY906 在肠道中能抑制化疗药引起的细胞凋亡，同时还促进肠道细胞修复再生，具有很好地肠毒保护作用。

（三）PHY906 的质量控制

PHY906 的质量控制是基于化学指纹图谱—生物效应指纹图谱—动物药理模型来实现的。化学指纹图谱（chemical fingerprinting）是提取物的全成分图谱，是进行全成分控制。

通过多批精选原药材相似度确定下来，构建中药化学指纹图谱库。生物效应指纹图谱（bio-response fingerprinting）是通过细胞给药实验，提取总 RNA，基因芯片技术，得到差异的 mRNA，获取差异基因表达谱，进行多批药材实验，经过相似度计算，构建中药的生物效应指纹图谱库。

最后，通过构建的化学指纹图谱，生物效应指纹图谱得到的样品经过动物药理模型验证（animal pharmacology），三者结合起来，采用基于强度/强度比统计模式比较法（statistical pattern comparison method）确定不同批次的生产原料的一致性、均一性，从而实现对 PHY906 的质量控制。

（四）PHY906 的临床应用

临床前和临床研究发现 PHY906 可以提高广谱抗癌药物的治疗指数。经过多中心、双盲、随机、安慰剂对照、剂量递增和交叉试验等研究发现，PHY906 作为氟尿嘧啶与伊立替康化疗患者中的辅助用药，并未对氟尿嘧啶与伊立替康及其代谢产物的药动学产生影响。在 PHY906 联合卡培他滨治疗晚期胰腺癌和其他胃肠道恶性肿瘤的Ⅰ期临床研究发现病人联合服用 PHY906 和卡培他滨，耐受性好。PHY906 可以通过减轻副作用比如腹泻来提高卡培他滨对患者的治疗指数，且和卡培他滨联合较卡培他滨单用疾病控制率大大提高。

PHY906-卡培他滨治疗晚期肝癌的临床Ⅰ/Ⅱ期研究发现，与单独服用卡培他滨比较，PHY906 和卡培他滨联合使用虽然对卡培他滨引起的骨髓抑制毒性没有改善作用，但病人所发生的恶心和呕吐减少，毒性大大降低，而且，对于亚洲的肝功能代偿期肝癌患者，PHY906-卡培他滨联合治疗，特别有效。

第五节　天然药物研究与开发的程序及模式

从天然药物或中药中开发新药有多种途径，归纳起来主要可分为如下几种：①从古方、验方研究开发中药新药。古方、验方是千百年来临床经验总结，许多方剂疗效确切，这是我国的优势。②对中药新药进行二次开发，对过去研究方面得出的一些不太成熟的成果进行系统学习和总结，选择有潜力的苗头进行二次开发。③利用现代药效学研究方法，对中药有效部位进行研究，进而将其开发成新药。④研究天然产物活性成分，从中发现有药用价值的活性单体或潜在药用价值的活性单体即先导化合物，经进一步研究开发创新成新药。

据国际上开发新药的成熟经验，结合我国国情，天然药物研发的大致过程为：首先根据医学典籍记载或民间经验或临床观察或文献调查，来选定研究对象，收集原料进行活性测试。然后进行药效试验、毒性试验（包括急性毒性试验、长期毒性试验、特殊毒性试验，即致畸、致癌、致突变、依赖性等试验）和药代动力学试验。其次需进行原料保障供应研究，包括资源调查、栽培研究、组织培养和人工合成。再次是进行制剂工业化研究，即处方及工艺研究、临床及生产用药品质量研究、原料及制剂稳定性研究和生物利用度或溶出度试验。在取得相当的成果后，向卫生行政主管部门申报临床研究，经过包括Ⅰ期（起始期）和Ⅱ期（对照治疗试验期）的临床试验，申请新药证书及生产批文号，然后进行试生产及Ⅲ期（安全性考察期）临床试验，最后才能进行正式生产。

一类新药开发是个非常复杂的高技术密集性系统工程，涉及化学、药理、毒理、制剂、临床医学等多个学科领域。根据经验，大约平均合成与筛选 1 万个化合物才可能有希望研制成功一个一类创新药物上市，故成功率极低、难度极大。周期至少 10 ~ 12 年，多则 15

年，投资为2亿~2.5亿美元。然而，中药或天然药物因有千百年临床实践经验积累，从中开发一类新药，成功率较高，可能会缩短一些过程。但其工作量之大、投入之多也可想而知，大量、长期、并冒有极大风险的投入迫使各研究部门及企业集团千方百计保护自己的利益。故一旦从天然药物或中药中筛选、分离得到新结构、新活性的化合物，并判断其可能有开发、利用前景时，需要先申请专利，求得知识产权保护。只有在确保知识产权的前提下，才能做大量、长期、全面的战略投入，并在研究过程中随时分析、调整开发计划，以求获得最好效果。

除了从天然药物或中药中开发一类新药外，天然药物或中药新药的开发对象还有药材及其复方和有效部位等。根据《药品注册管理办法》，可以注册的中药、天然药物新药包括：①未在国内上市销售的从植物、动物、矿物等物质中提取的有效成份及其制剂。②新发现的药材及其制剂。③新的中药材代用品。④药材新的药用部位及其制剂。⑤未在国内上市销售的从植物、动物、矿物等物质中提取的有效部位及其制剂。⑥未在国内上市销售的中药、天然药物复方制剂。⑦改变国内已上市销售中药、天然药物给药途径的制剂。⑧改变国内已上市销售中药、天然药物剂型的制剂。⑨仿制药。

在天然药物的研究与开发中，功能发现也不容忽视。天然药物或中药一般具有多种生物活性，也就是说除了具有原来的药理活性外，很有可能存在其他生物功能。因此，对天然药物或中药应该进行多种药理活性筛选，充分发掘其功能。活性筛选（功能发现）的对象可以是中药总提物，提取分离的部位，或分离纯化的单体化合物。活性筛选（功能发现）的方式分为两种情况：①在样品充足和条件具备时，可以进行尽可能多的活性测试甚至全面的高通量筛选。②在样品不足或条件有限时，可以采取预测加验证的模式，即先综合文献报道，信息学分析，知识经验推测等多种方式预测出可能性较大的生物活性，再进行相应的药理实验验证。

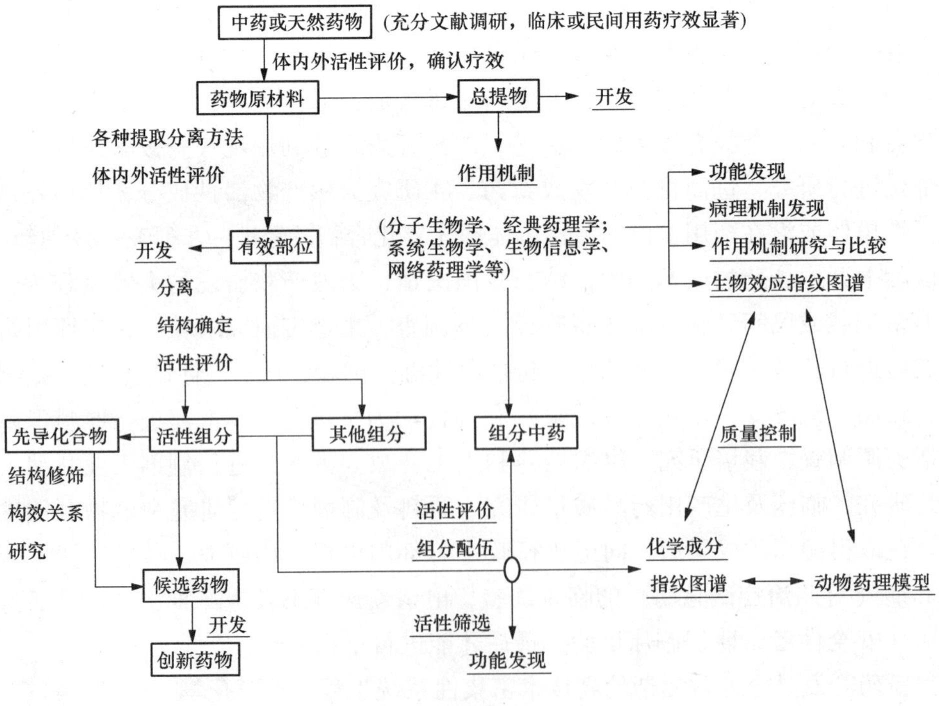

图5-10　天然药物研发模式

天然药物研究与开发的成功离不开好的研发模式。理想的天然药物研发模式应既尊重中医药理论，又符合转化医学的思想，能全面高效地解决中药现代化与国际化过程中的三大难题：物质基础、作用机制、质量控制，同时，要能兼顾天然产物生物活性的多样性，对其进行充分地功能发现研究。这种模式必定要结合天然药物化学，中药血清药物化学，分子生物学，系统生物学，生物信息学，化学信息学，网络药理学等多个相关学科的方法和技术。图 5－10 是一种比较符合以上理念的天然药物研发模式，当然，随着科技和思想的进步，会有更好的研发模式出现。

扫码“练一练”

重点小结

天然药物的研究与开发
- 现状 —— 存在问题
- 有效成分
  - 原生生物活性成分：大黄、茜草
  - 前体活性成分：桑白皮，吗啡
  - 化学合成与结构修饰：青蒿素，鬼臼毒素，齐墩果酸
- 有效部分
  - 基本原则
  - 开发优势
  - 注意问题
  - 新药研究开发实例：Veregen，地奥心血康
- 中药复方
  - 物质基础
  - 作用机制
  - 质量控制
  - （以上）—— PHY906
- 天然药物研发模式

参考文献

［1］Newman DJ, Cragg GM. Natural Products As Sources of New Drugs from 1981 to 2014［J］. *Journal of Natural Products*, 2016, 79（3）: 629－661.

［2］Obach RS, Baxter JG, Liston TE, et al. The prediction of human pharmacokinetic parameters from preclinical and in vitro metabolism data［J］. *The Journal of Pharmacology and Experimental Therapeutics*, 1997, 283（1）: 46－58.

［3］黄宇，苏瑞斌．吗啡代谢产物的药理作用［J］．军事医学科学院院刊，2004，28（2）：177－179.

［4］Rukhman I, GutmanAL. Synthesis of morphine 6-alpha-D-glucuronide［J］. *Tetrahedron Letters*, 2000, 41（35）: 6889－6892.

［5］邵璟，狄留庆，刘产明，等．中药有效部位新药研发中关键问题分析［J］．中国新药杂志，2010，19（2）：98－101.

［6］黄显章，赵清超，袁林．中药有效部位（群）研究在中药及复方研究中的优势与展望［J］．江苏中医药，2010，42（5）：1－3.

［7］张晓东，张磊，潘国凤．中药有效部位新药研发中有效部位筛选存在问题浅析［J］．中药药理与临床，2007，23（4）：58－59.

［8］贾薇，宫平．kunecatechins（Veregen）［J］．中国药物化学杂志，2007，17

(5)：334.

[9] 孙鹤，罗瑞芝，郭治昕．从 VEREGEN ~ (TM) 的商品说明书内容看 FDA 植物新药评审的思路与要求 [J]．世界科学技术 - 中医药现代化，2007，9 (4)：8 - 13.

[10] 陈洪超，付铁军，刘忠荣，等．地奥心血康中的两个新甾体皂苷 [J]．化学学报，2005，63 (9)：869 - 872.

[11] 荆文光．黄山药化学成分和质量标准研究 [D]．北京：中国中医科学院，2010.

[12] 潘家祜．基于网络药理学的药物研发新模式 [J]．中国新药与临床杂志，2009，28 (10)：721 - 726.

[13] 张爱华，孙晖，闫广利，等．“血清药物化学 - 药代 (效) 动力学 - 系统生物学”三维整合体系研究中药复方的构建及其在茵陈蒿汤分析中的应用 [J]．中国中药杂志，2013，38 (21)：3786 - 3789.

[14] 杨佃志，张永萍．分子烙印技术在中药新药开发研究中的应用前景 [J]．贵阳中医学院学报，2006，28 (1)：39 - 41.

[15] 杜武勋，朱明丹，肖学风，等．复方中药药效物质基础研究及其今后应该注意的问题 [J]．时珍国医国药，2013，24 (3)：692 - 694.

[16] 严诗楷，赵静，窦圣姗，等．基于系统生物学与网络生物学的现代中药复方研究体系 [J]．中国天然药物，2009，7 (4)：249 - 259.

[17] 杜冠华，王月华，张冉，等．多成分多靶点是对中药作用机制的表面认识 [J]．世界科学技术 (中医药现代化)，2009，11 (4)：480 - 484.

[18] 孙国祥，胡玥珊，毕开顺．系统指纹定量法评价牛黄解毒片质量 [J]．药学学报，2009，44 (4)：401 - 405.

[19] 杨华，齐炼文，李会军，等．以“等效成分群”为标示量的中药质量控制体系的构建 [J]．世界科学技术 - 中医药现代化，2014，16 (3)：510 - 513.

[20] 王晶娟，刘洋，赵保胜，等．质效代关联理论在道地药材质量研究中的应用分析 [J]．中草药，2015，46 (2)：157 - 162.

[21] 孙琴，肖小河，金城，等．中药质量控制和评价模式应多元化 [J]．中药材，2008，31 (1)：1 - 4.

[22] 韩炜，周刚，康廷国．从美国首个批准植物药 veregen 软膏看我国中药质量控制 [J]．中国新药与临床杂志，2010，29 (4)：244 - 247.

[23] Wang E, Bussom S, Chen JG, et al. Interaction of a traditional Chinese Medicine (PHY906) and CPT-11 on the inflammatory process in the tumor microenvironment [J]. *BMC Medical Genomics*, 2011, 4: 38.

第六章　糖和苷类

扫码“学一学”

学习目标

1. **掌握**　糖和苷的定义、分类；单糖的立体化学；糠醛形成反应，苷键的酸催化水解、双向水解、酶解、过碘酸裂解；单糖的绝对构型测定方法，苷键构型和氧环的测定方法；确定糖与糖、糖与苷元连接位置和连接顺序的质谱法、苷化位移法。

2. **熟悉**　糖和苷的氧化反应，与硼酸的络合反应，苷键的酸催化甲醇解、乙酰解、碱催化水解；单糖、低聚糖和苷的分子量测定方法，糖的种类和数目的测定方法；确定糖与糖、糖与苷元连接位置和连接顺序的2D-NMR法。

3. **了解**　糖和苷的醚化反应、酰化反应、缩醛缩酮化反应，糖醛酸的选择性水解；糖和苷的提取分离方法；多糖的纯度测定方法，多糖的分子量测定方法；确定糖与糖、糖与苷元连接位置和连接顺序的全甲基化法、过碘酸氧化法、弛豫时间法。

第一节　概　述

一、糖和苷类的定义及分布

糖类（saccharides）亦称碳水化合物（carbohydrates），是植物光合作用的初生产物，同时也是许多天然产物生合成的原料。糖类除了作为植物的储藏养料和骨架材料之外，还是其他天然产物的生物合成前体。无论在植物界还是在动物界都有糖及其衍生物的存在，糖及其衍生物是一类分布十分广泛的天然产物。在植物中糖类占其干重的80%～90%，许多具有增强免疫、强壮、营养作用的天然药物如黄芪、人参、刺五加、灵芝、香菇等中均含有大量的糖类，并且这些糖类是它们的有效成分。

苷类（glycosides）亦称甙或配糖体，是由糖或糖的衍生物，如氨基酸、糖醛酸等与另一非糖物质（称为苷元或配基，aglycone 或 genin）通过糖的半缩醛或半缩酮羟基与苷元脱水形成的一类化合物。几乎所有的天然产物如黄酮类、蒽醌类、苯丙素类、萜类等均可与糖或糖的衍生物形成苷，故苷类化合物无论在植物界还是在动物界都广有分布，且其理化性质千变万化，结构各异。苷的共性是糖和苷键，由糖与糖及糖的衍生物组成的化合物虽然不称为苷，但糖与糖及糖的衍生物形成的化学键也称为苷键。

二、糖和苷类的生物活性

糖类与核酸、蛋白质和脂质一起合称生命活动所必需的四大类化合物。糖类在细胞间的识别、受精胚胎的形成、神经细胞发育、激素激活、细胞增殖、病毒和细菌的感染、肿瘤细胞转移等许多生命过程中具有重要的作用，所以对糖类的研究一直十分活跃。

自20世纪60年代以来逐渐发现多糖对肿瘤、肝炎、心血管、抗衰老等方面具有独特的生物活性，且毒性很低。越来越多的研究证明：多糖不但能治疗机体免疫系统受到严重损伤时的肿瘤，还能治疗多种免疫缺损疾病如慢性病毒性肝炎和某些耐药细菌或病毒引起的慢性疾病，有的多糖还可产生干扰素等。近年来多糖在治疗代谢、感染以及肿瘤等方面疾病的应用在不断的增加，多糖作为生物反应调节剂将具有广阔的前景。

多糖在自然界高等植物、低等植物、动物体内及菌类中广泛存在。迄今研究最多的是从细菌中得到的各种荚膜多糖，它们在医药上主要用作免疫治疗的疫苗。近年来研究发现多糖可以作为生命活动中起核心作用的遗传物质，它能控制细胞分裂和分化，调节细胞的生长与衰老等，具有多种复杂的功能。自20世纪70年代以来，我国在芸芝多糖、银耳多糖、刺五加多糖、竹黄多糖、黄芪多糖等的研究中取得了很大的进展，近年来我国对多糖的研究更加广泛深入，同时世界各国如日本、美国等国也对多糖进行了广泛深入的研究。

需要指出的是多糖是一大类化合物的总称，虽然一些天然药物中的多糖具有较强的生物活性，是该药的有效成分，如人参多糖具有明显的抗肿瘤作用和抗突变作用[1,2]，茶叶多糖具有抗凝血、抗血栓和降血脂作用[3,4]，女贞子多糖具有明显的增强免疫作用[5]等，但在多数天然药物中多糖仍然是无效成分，在生物活性成分和新药研究开发中仍须尽量除去。多糖与蛋白质等生物大分子一样也具有明确的三维空间结构，可以用一、二、三、四级结构来描述。由于单糖的种类比氨基酸多，连接的位点也多，故具有多分支结构的杂多糖结构的确定比蛋白质困难的多。多糖与蛋白质一样，其活性不但与立体结构有关，也存在活性中心，而且还与它所结合的蛋白质、色素、金属离子等有关。

如上所述，几乎所有的天然产物均可与糖或糖的衍生物形成苷，不仅苷的理化性质千差万别，化学结构类型繁多，而且其生物活性也是多种多样。由于苷类化合物的生物活性多与其苷元密切相关，有关苷类化合物的生物活性将在以后各章中根据其苷元不同分别给与介绍，本章不再赘述。

第二节　糖和苷的分类

一、糖的分类

根据含有单糖基的个数可将糖类分为单糖、低聚糖和多聚糖。

（一）单糖及其衍生物

单糖是多羟基醛或酮类化合物，在天然界从三碳糖到八碳糖都有，但以五碳糖和六碳糖最为多见，现已发现的天然单糖有200多种。多数单糖在生物体内以结合状态存在，只有少数单糖如葡萄糖、果糖等以游离状态存在。根据单糖碳链的长度、氧化程度、是否具有分支或含有氧原子以外的杂原子等可将较常见的单糖及其衍生物分为以下几类。

1. 五碳醛糖

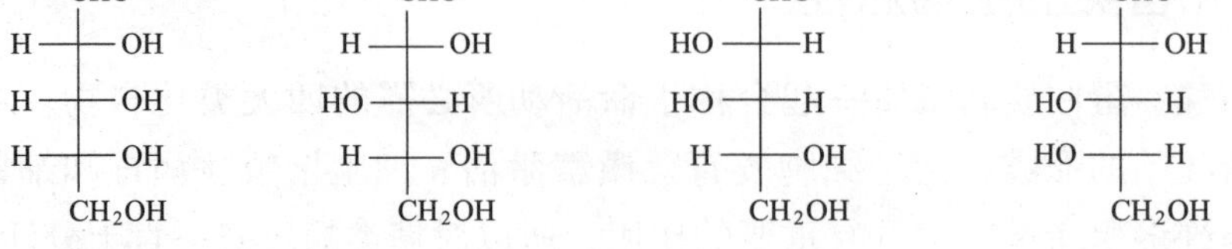

D-核糖　D-木糖　D-来苏糖　L-阿拉伯糖

2. **六碳醛糖**

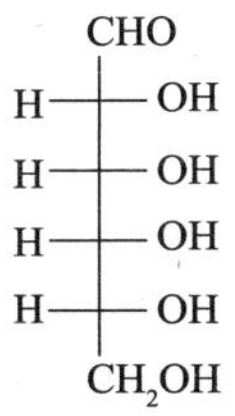

D-阿洛糖

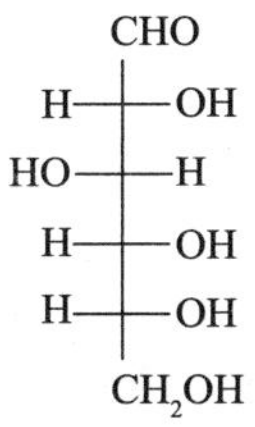

D-葡萄糖

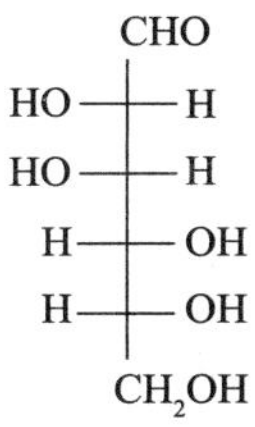

D-甘露糖

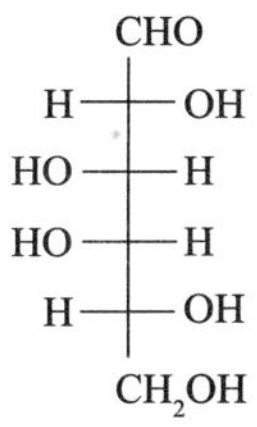

D-半乳糖

3. **六碳酮糖**

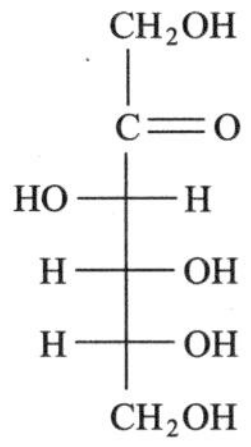

D–果糖

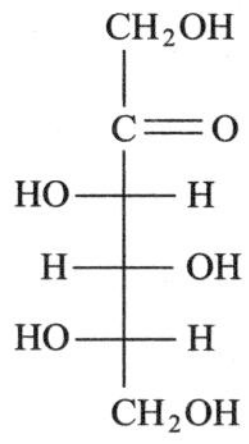

L–山梨糖

4. **去氧糖**　单糖分子中的一个或两个羟基被氢原子取代的糖称之为去氧糖（deoxysugars），常见的有6-去氧糖（亦称甲基五碳糖）和2，6-二去氧糖及其3-*O*-甲醚等。2,6-二去氧糖及其3-*O*-甲醚主要存在于强心苷和微生物代谢产物中，并具有一些特殊的性质。

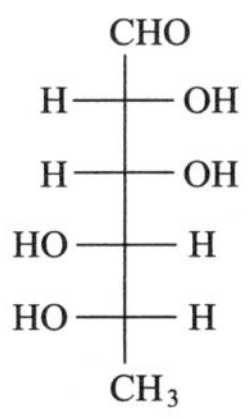

L–鼠李糖

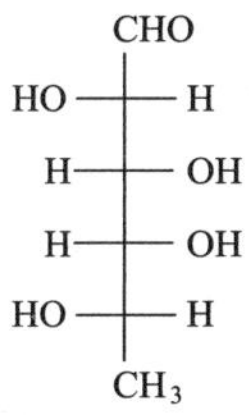

L–呋糖

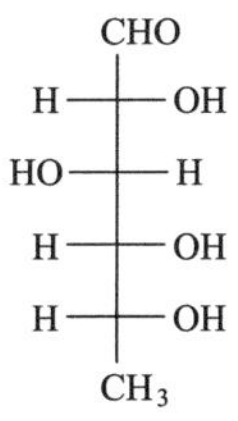

D–鸡纳糖

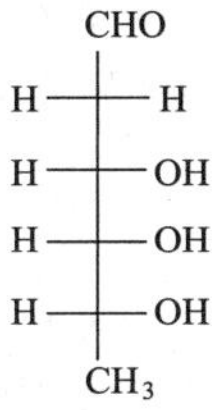

D–毛地黄毒糖

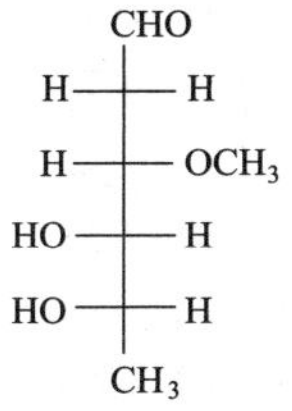

L–夹竹桃糖

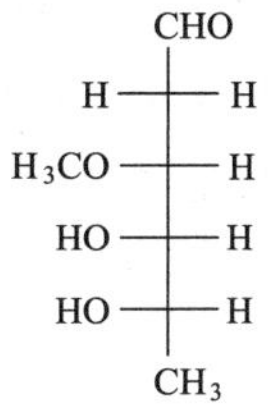

L –地芰糖

5. **糖醛酸**　单糖分子中的伯醇羟基被氧化成羧基的化合物称为糖醛酸（uronic acid），最常见的糖醛酸是葡萄糖醛酸和半乳糖醛酸。糖醛酸主要存在于苷类和多聚糖类化合物中。糖醛酸易环合成内酯，在水溶液中呈平衡状态。3-deoxy-2-keto-octulosonic acid是一个特殊的去氧酮糖糖醛酸，其羧基的位置在1位，常存在于脂多糖和革兰氏阳性菌的成分中。

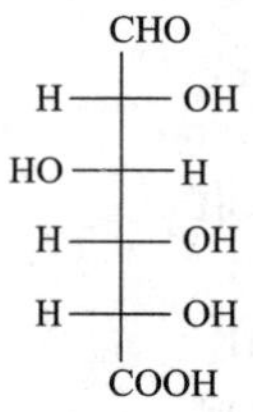

D-葡萄糖醛酸

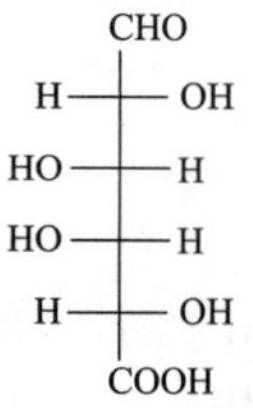

D-半乳糖醛酸

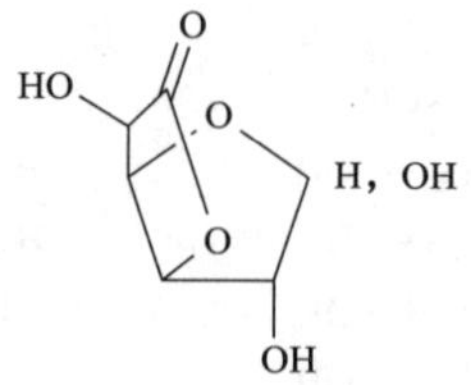

D-葡萄糖醛酸-γ-内酯

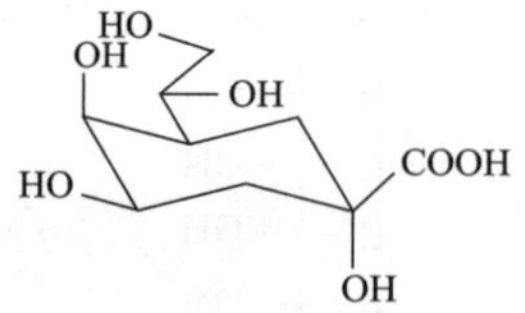

3-deoxy-2-keto-octulosonic acid

6. 支碳链糖 糖链中的H或OH被CH_3、CH_2OH或CHO取代的糖称为支碳链糖。该类单糖可看成是四碳糖、五碳糖或六碳糖的衍生物，如金缕梅糖（D-hamamelose）可命名为2C-羟甲基-D-核糖。

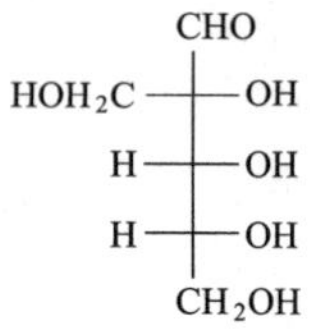

D-金缕梅糖

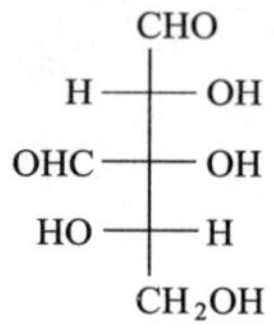

L-链霉糖

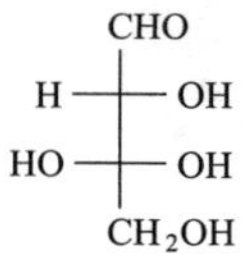

D-芹糖

7. 氨基糖 单糖上一个或几个醇羟基被氨基取代的糖称为氨基糖（amino sugar）。存在于天然界的氨基糖大多数为2-氨基-2-去氧醛糖，现已发现的氨基糖有60余个，主要存在于动物和微生物中。在天然界发现的第一个氨基糖是2-氨基-2-去氧-D-葡萄糖，亦称之为葡萄糖胺。含有氨基糖结构片段的抗生素，氨基糖对其药理作用具有明显的影响。

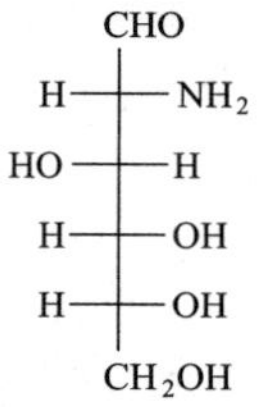

2-氨基-2-去氧-D-葡萄糖

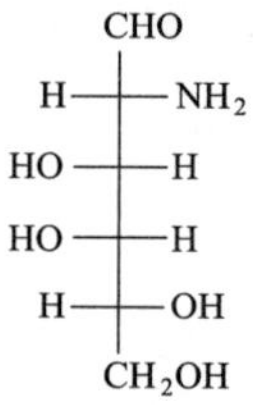

2-氨基-2-去氧-D-半乳糖

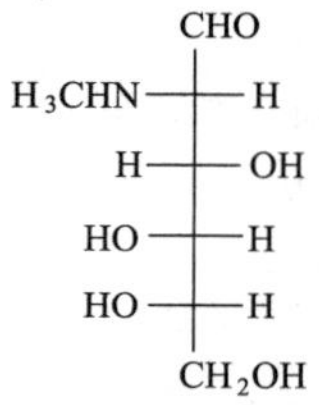

2-甲氨基-2-去氧-L-葡萄糖

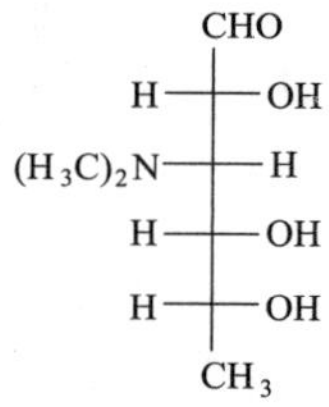

碳霉氨基酸

8. 糖醇 单糖的醛基或酮基被还原成羟基后所得的多元醇称为糖醇。糖醇在天然界分布很广泛，有的也有甜味。如卫矛科植物中的卫矛醇，蔷薇科植物果实中的山梨醇等。多聚糖的末端有时也连有糖醇。

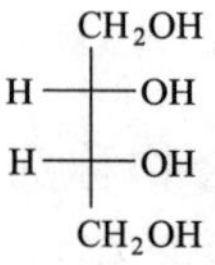

赤醇

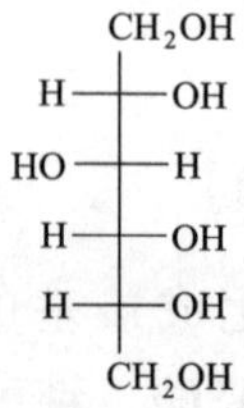

D-山梨醇

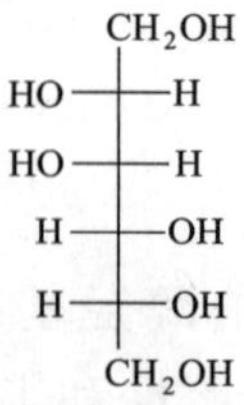

D-甘露醇

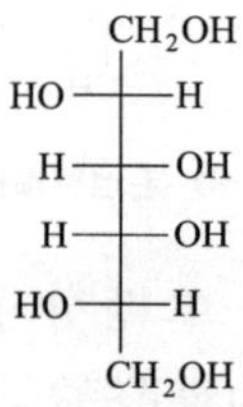

L-卫矛醇

9. 环醇 环状的多羟基化合物称为环醇（cyclitols），从生源上看该类化合物也属于单糖的衍生物。环醇类化合物水溶性很大，常以游离或苷的形式从动植物中分离得到。其中六羟基环己烷类即肌醇类最为常见，共有九个异构体，不同的异构体加前缀标明。环醇上的羟基也可以被氢取代或被甲醚化，如从橡树果中分得的D-槲皮醇只有五个羟基，从大戟科和菊科中分得的 L-(－)-matezo-dambose 其中一个羟基被甲醚化。

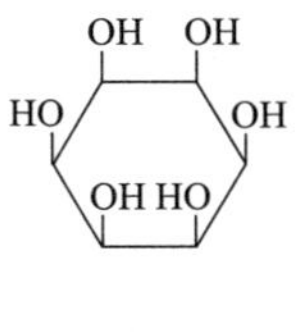
cis-inositol

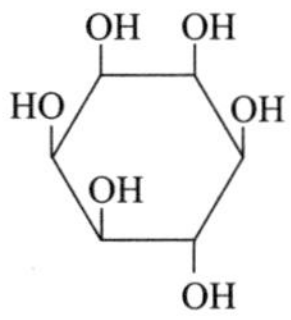
epi-inositol

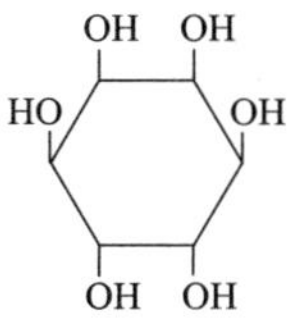
all-inositol

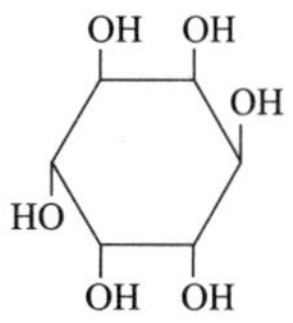
neo-inositol

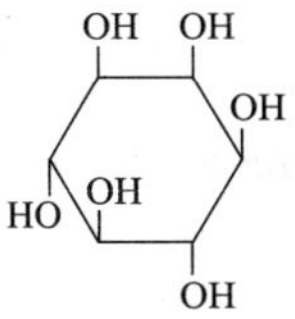
myo-inositol

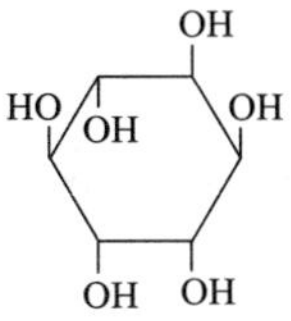
D-inositol

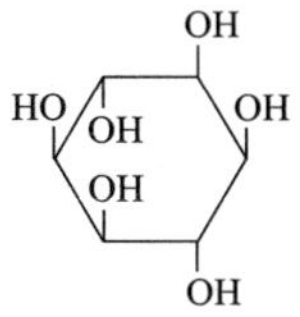
muco-inositol

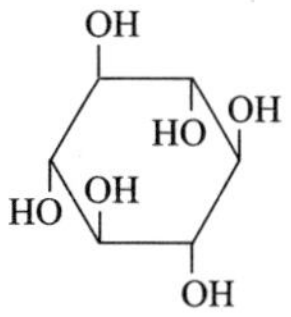
scyllo-inositol

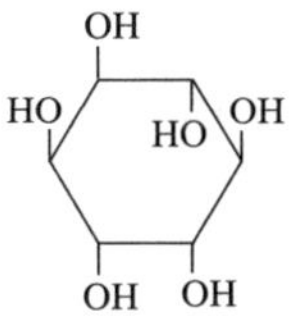
L-inositol

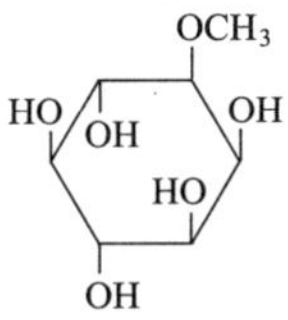
L-(-)-matezo-dambose

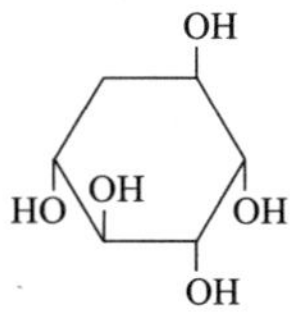
D-槲皮醇(D-quercitol)

（二）低聚糖

由 2～9 个单糖基通过苷键结合而成的直糖链或支糖链的聚糖称为低聚糖或寡糖（oligosaccharides）。根据低聚糖中含有的单糖基的个数可将其分为二糖、三糖、四糖等。根据低聚糖中是否含有游离的醛基或酮基又可将其分为还原糖和非还原糖，如二糖中的槐糖（sophprse）、樱草糖（primverose）等都具有游离的醛基或酮基，故它们均为还原糖。海藻糖（trehalose）、蔗糖（sucrose）等均无游离的醛基或酮基，故它们均为非还原糖。低聚糖的化学命名方法是把除末端糖之外的糖叫糖基，并标明糖与糖的连接位置和苷键的构型，如槐糖可命名为 2-*O*-*β*-D-葡萄吡喃糖基-D-葡萄吡喃糖或 *β*-D-葡萄吡喃糖基（1→2）-D-葡萄吡喃糖（2-*O*-*β*-D-glucopyranosyl-D- glucopyranose，*β*-D-glucopyranosyl-(1→2)-D-glucopyranose。

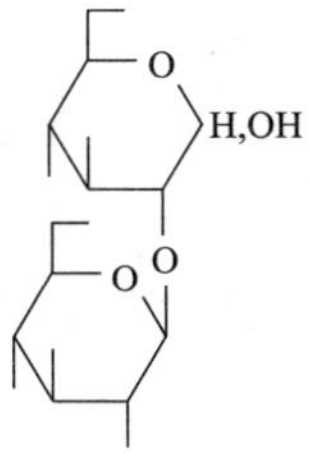
槐糖

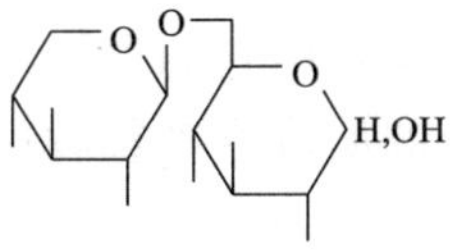
樱草糖

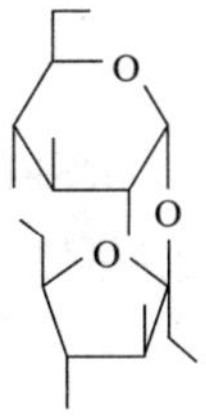
蔗糖

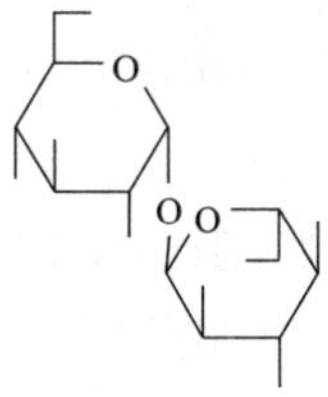
海藻糖

植物中的三糖（trisaccharides）、四糖、五糖等大多是在蔗糖的基础上再连接糖基而成的，故它们大多为非还原糖。在低聚糖结构中除了常见的单糖外，还常插入糖醇、氨基糖、糖醛酸等。值得注意的是目前所发现的许多低聚糖并非是生物体内的游离物质，而是各种酶或酸对多聚糖或苷的水解产物。

为了比较简明的表示低聚糖的结构，常以单糖的缩写符号表示低聚糖的组成。如四糖结构可用 α-D-Galp-(1→4)-β-D-Glcp-(1→4)-D-Glcp 来表示。

6
↑
1
β-D-Fruf

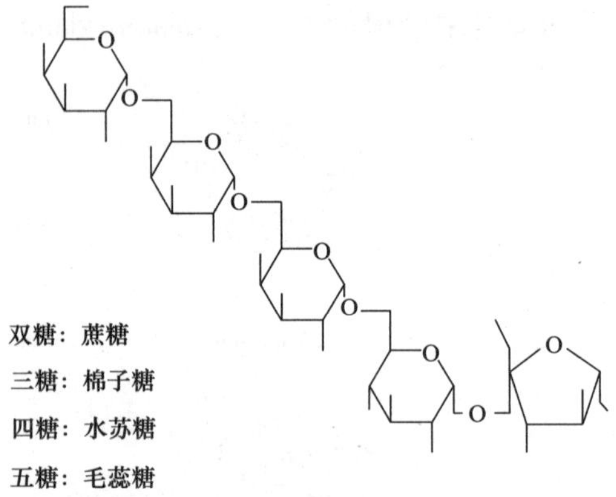

其中的“p”表示吡喃型，“f”表示呋喃型，数字表示糖与糖之间的连接位置。

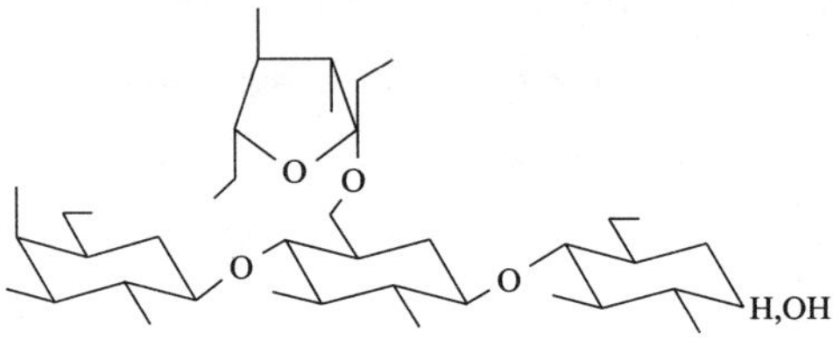

四糖

（三）多聚糖

由十个以上单糖通过苷键连接而成的糖称为多聚糖（polysaccharides）或多糖。按多糖在生物体内的功能可将其分为二类：一类为水不溶的，主要是形成动植物的支持组织，如组成植物细胞壁的纤维素、甲壳类动物的甲壳素等，分子呈直链型；另一类为动植物的贮存养料，该类成分可溶于热水成胶体溶液，能经酶催化水解释放出单糖为动植物提供能量，如淀粉、肝糖原等，多数为支糖链形分子。按多糖中单糖的组成可又将多糖分为均多糖（homosaccharide）、杂多糖（heterosaccharide）和复合多糖。由同种单糖组成的多糖称为均多糖（聚糖），如葡聚糖、果聚糖、甘露聚糖、木聚糖等。均多糖的系统命名是在糖名后加词尾-an，如葡聚糖为 glucan、果聚糖为 fructan 等。为了方便起见常忽略末端糖基，用通式表示均多糖的组成，如葡聚糖通式为$(C_6H_{10}O_5)_n$。由两种以上单糖组成的多糖称为杂多糖，其系统命名是将几种糖名按字母顺序先后排列，然后再加词尾-an，如葡萄甘露聚糖为 glucomannan、半乳甘露聚糖为 galactomannan 等。由糖和蛋白质或肽组成的多糖称为复合多糖，如从云芝菌丝体中分离出的具有抗肿瘤活性的多糖 PSK[6]、从刺五加中分离出的具有降血糖作用的多糖 eleutheran F、eleutheran G[7]等。

许多多糖中除含有单糖基外还含有糖醛酸、去氧糖、氨基糖、糖醇等，有的还含有 *O*-乙酰基、*N*-乙酰基、磺酸酯等。复杂多糖的结构常用它的重复单元（repeating unit）的结构来表示，单糖及其衍生物用英文缩写体表示。例如以下是具有抗肿瘤活性的香菇多糖（lentinan）的结构通式[8~10]。

β-D-glcp　　　　　　　　　　β-D-glcp
1　　　　　　　　　　　　　　1
↓　　　　　　　　　　　　　　↓
6　　　　　　　　　　　　　　6
—[β-D-glcp-(1→3)-β-D-glcp-(1→3)-β-D-glcp-(1→3)-β-D-glcp-(1→3)-β-D-glcp]$_n$—

1. 均多糖类　香菇多糖（lentinan）是从侧耳科植物香菇（*Lentinus edodes*）子实体中提取、分离、纯化的一个具有抗肿瘤活性的多糖。该多糖可使多种实验性肿瘤明显缩小及带瘤动物生存时间明显延长，在人体中可增加DNA的合成和外周单核细胞免疫球蛋白的产生。香菇多糖为白色至淡灰白色粉末，无臭或略带特殊气味，无味，几乎不溶于水、甲醇、乙醇或丙酮，但可溶于0.5mol/L氢氧化钠溶液中，具有吸湿性。分子量约500 000，基本结构为5个β-(1→3）结合的葡萄糖直链上有两个β-(1→6）结合侧链的高分子葡聚糖。

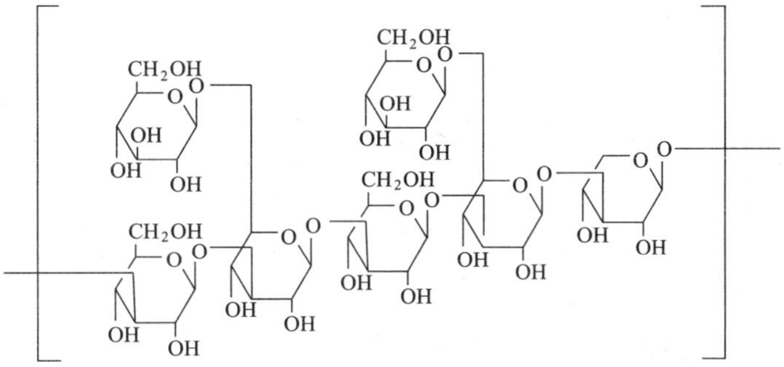

香菇多糖

黄芪多糖Ⅱ是从内蒙黄芪（*Astragalus mongholicus* Bge）根的水提液中分得的一种D-葡聚糖。平均分子量为12300，比旋度为 $[\alpha]_D^{30.5}$ = +170.8°(c=0.837，H_2O），遇碘蒸气显紫红色。分析结果证明黄芪多糖Ⅱ的组成除含有少量的α-(1→6)-D-葡萄糖缩合键外，主要是α-(1→4)-D-葡萄糖的缩合键。药理实验结果表明黄芪多糖Ⅱ具有促进小鼠的各种免疫作用。

淀粉（starch）主要存在于植物的叶、根和种子中，呈颗粒状。颗粒状淀粉并不溶于水，只有经加热使颗粒破裂后淀粉才能与水混合成胶态悬浮液。淀粉由直链的糖淀粉（amylose）和支链的胶淀粉（amylopectin）组成。糖淀粉为α1→4连接的D-葡萄吡喃聚糖，聚合度一般为300~350，高的可达1000，能溶于热水得澄明溶液，占淀粉总量的17%~34%。胶淀粉也是α1→4葡聚糖，但有α1→6的支链，平均支链长为25个葡萄糖单位，聚合度为3000左右，不溶于冷水，在热水中呈粘胶状。淀粉分子呈螺旋状结构，每一个螺环由六个葡萄糖组成。因碘分子或离子可以进入螺环通道中，形成有色的包结化合物，故遇碘可显色。其呈现的颜色与聚合度有关。随着聚合度的增高，其颜色逐渐加深（由红色→紫色→紫蓝色→蓝色）。通常聚合度为4~6不呈色，12~18呈红色，50以上呈蓝色。因胶淀粉螺旋结构的通道在分支处被中断，虽然整个分子的聚合度很高，但其支链的平均聚合度只有20~25，故遇碘仅呈紫红色。糖淀粉则遇碘呈蓝色。

2. 杂多糖类　刺五加多糖ASⅢ是从五加科植物刺五加（*Acauthopanax senticosus*）中分到的一种杂多糖。刺五加根干粉用甲醇回流，除去脂溶性成分，残渣用0.5mol/L NaOH水溶液在4℃提取，在提取液中加入丙酮得浅棕色沉淀，将沉淀溶于水中用三氯乙酸沉淀和透析，得粗多糖，再经纯化就可获得刺五加多糖ASⅢ。ASⅢ的比旋度为 $[\alpha]_D^{25}$ = -48°，分子量为30000，元素分析不含氮。用三氯乙酸水解后经GC分析单糖组成为*L*-阿拉伯糖：D-木糖（D-xylose，Xyl)：4-*O*-甲基-D-葡萄糖醛酸，其摩尔比1∶11∶1。ASⅢ经酸完全水解，结合NMR综合分析认为刺五加多糖ASⅢ的基本骨架为β-(1→4）连接的木吡喃糖基，在2位有一个支链，而阿拉伯呋喃糖和4-*O*-甲基-D-葡萄糖醛酸为非还原端末端。动物实验表明刺五加多糖ASⅢ对小鼠S37、S180有显著抑制作用，体外活性试验表明刺五加多糖ASⅢ对肿瘤细胞无杀伤作用，并可使幼鼠脾重增加，胸腺萎缩。用药后荷瘤小鼠肿瘤生长被抑制，同时脾重增加。

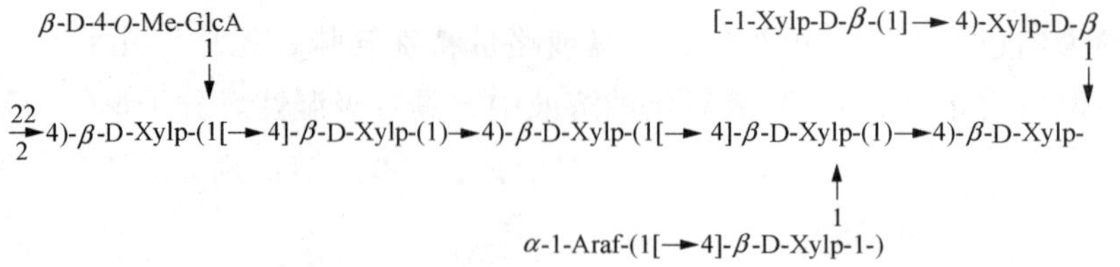

刺五加多糖ASⅢ

银耳多糖B是从银耳（*Tremella fuciformis* Bcrk）子实体的水和碱水提取物中分离出的一种酸性杂多糖，比旋度为 $[\alpha]_D^{20} = +11°$（$c=1$，H_2O），分子量为 4.7×10^6。全水解后定性分析结果表明该多糖主要是由木糖、葡萄糖醛酸和甘露糖组成，也含有少量的葡萄糖及微量的岩藻糖，同时还含有 *O*-乙酰基。定量分析结果表明该多糖中的主要单糖组成摩尔比是：木糖-葡萄糖醛酸-甘露糖（少量葡萄糖）=1.5∶1∶3.7。经对该多糖进一步结构确证表明银耳多糖B是由 α-(1→3）连接的-D-甘露吡喃糖构成主链，并有很多分支。D-吡喃葡萄糖醛酸，D-吡喃木糖和 β-(1→2）或 β-(1→3）连接的D-吡喃木糖侧链均被接到吡喃甘露糖主链的2位上。*O*-乙酰基被连在甘露糖的4位或6位及葡萄糖醛酸的2位或4位上。药理实验结果表明银耳多糖B对小鼠移植性肿瘤S180具有抑制作用。

肝素（heparin）由二种二糖单元A和B聚合而成，其分子量均为5000～15000，属于一种高度硫酸酯化的右旋多糖。其中的A为 *L*-iduronic 酸和D-葡萄糖（D-glucose，Glc）胺通过 α1→4 连接而成，B为D-葡萄糖醛酸（D-glucuronic acid）和D-葡萄糖胺通过 β1→4 连接而成。其糖链上还常接有丝氨酸（serine）或小分子肽。肝素具有很强的抗凝血作用，其钠盐主要用于预防和治疗血栓。

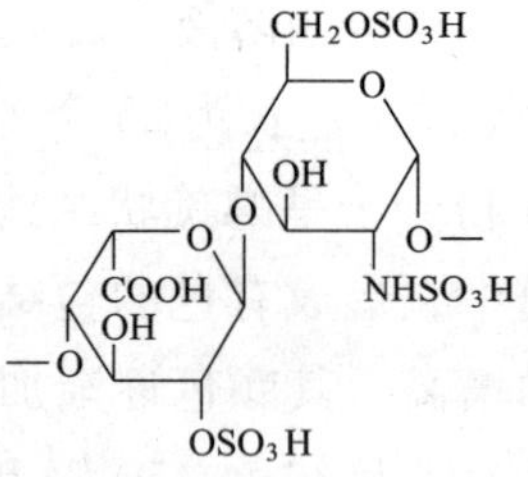

A

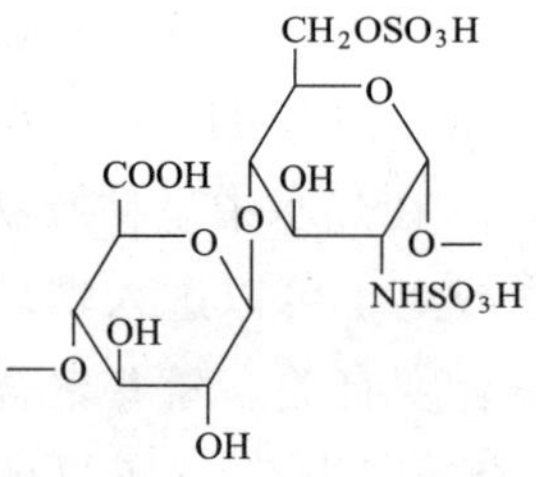

B

硫酸软骨素（chondrotin sulfate）具有降低血脂、改善动脉粥状硬化的作用，是动物组织的基础物质，在动物体内用以保持组织的水分和弹性。硫酸软骨素有A、B、C等数种，其中A是软骨的主要成分，由D-葡萄糖醛酸 β1→3 和4-硫酸酯基乙酰D-半乳糖胺 β1→4 相间连接而成。当 C_6 羟基被硫酸酯化后则称为软骨素C。由半乳糖胺和 *L*-伊杜糖醛酸组成双糖重复单位的聚合物则称软骨素B，亦称硫酸皮肤素（dermatan sulfate）。

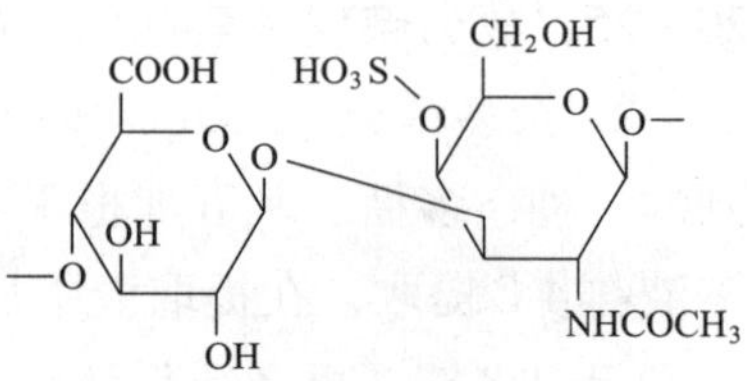

软骨素A

3. 复合多糖类 云芝多糖PSK是从担子菌纲云芝（*Corilus versicolor*）菌丝体中分得的一种含蛋白质的葡聚糖。该多糖含糖70%，含蛋白质18.2%，由18种氨基酸组成，分子量约10万。主链由 β-(1→4）(1→3）或 β-(1→4）(1→6）葡聚糖组成。云芝多糖PSK能增强免疫功能，对于治疗肿瘤也有一定的疗效，对喉癌疗效最为显著。

槐耳多糖是从槐耳经固体发酵培养所得的菌丝体中分得的一种复合多糖。结合蛋白量为12.93%，主要有天门冬氨酸、苏氨酸、丝氨酸等18种氨基酸组成。糖部分组成主要有L-岩藻糖、L-阿拉伯糖、D-木糖、D-甘露糖（D-mannose，Man）、D-葡萄糖和D-半乳糖。药理实验结果表明槐耳多糖是槐耳抗肿瘤及增强免疫的主要有效成分。

蛹虫草多糖CM-Ⅱ是从蛹虫草培养液中分得的一种水溶性复合多糖，其分子量为3.21 $\times 10^6$，比旋度为 $[\alpha]_D = +23.7°$。糖部分主要由半乳糖、葡萄糖、甘露糖、阿拉伯糖、木糖和鼠李糖组成。结构分析表明蛹虫草多糖CM-II具有高度分支的结构，是以（1→6）吡喃半乳糖基为主干，并在*O*-2上有分支，每7个半乳糖残基就有5个分支点，多糖链和蛋白质之间的结合是通过丝氨酸和苏氨酸的*O*-糖苷键连接的。

二、苷的分类

根据苷在生物体内是原生的还是次生的可将苷分为原生苷和次生苷（从原生苷中脱掉一个以上单糖的苷称次生苷或次级苷）。根据苷中含有的单糖基的个数可将苷分为单糖苷、双糖苷、三糖苷等。根据苷元上与糖连接位置的数目可将苷分为单糖链苷、双糖链苷等。根据苷元化学结构的类型可将苷分为黄酮苷、蒽醌苷、苯丙素苷、生物碱苷、三萜苷等。根据苷的某些特殊性质或生理活性可将苷分为皂苷、强心苷等。根据苷键原子又可将苷分为氧苷、氮苷、硫苷、碳苷等，其中氧苷最多。同一植物或天然药物可以存在不同类型的苷，它们可以是苷元相同，连接的糖的数目和种类不同；也可以是不同的苷元连接同种糖。如迄今从桔皮的甲醇提取物中已分离得到73种苷，其中黄酮苷51种，苯丙素苷9种，萜类苷7种，柠檬苦素苷2种，烷基苷4种[11]。最常见的苷的分类方法是按苷键原子分类，故下面重点介绍按苷键原子对苷类的分类。

（一）氧苷（O-苷）

根据苷元成苷官能团的不同（如醇羟基、酚羟基、羧基等）又可将氧苷分为以下几类。

1. 醇苷　通过苷元上醇羟基与糖或糖的衍生物的半缩醛或半缩酮羟基脱水缩合而成的化合物称醇苷。如具有杀虫、抗菌作用的毛茛苷（ranunculin），强壮和增强适应能力的红景天苷（rhodioloside），泻下和利胆作用的京尼平苷（geniposide），抗肿瘤作用的甘草酸等均属于醇苷。醇苷的苷元以萜类化合物和甾醇类化合物最多。此外近年来发现的环苷类化合物也属于醇苷，如从海星（*Echinaster sepositus*）中分得的一种环苷，是由三个糖单元与甾体 C_3、C_6 位结合而成的苷[12]。

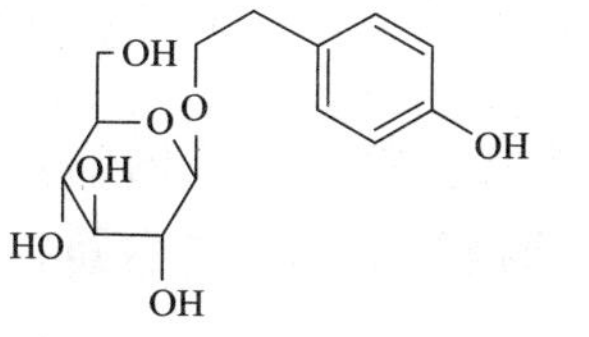

红景天苷

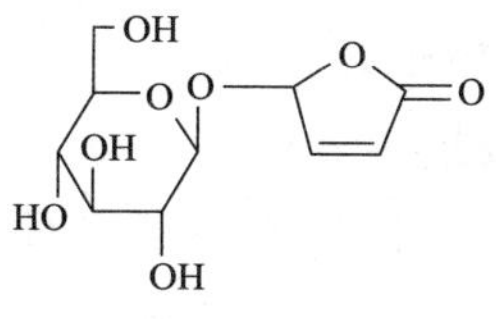

毛茛苷

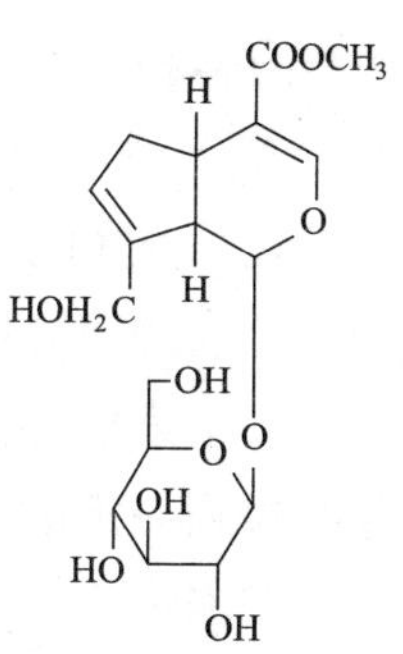

京尼平苷

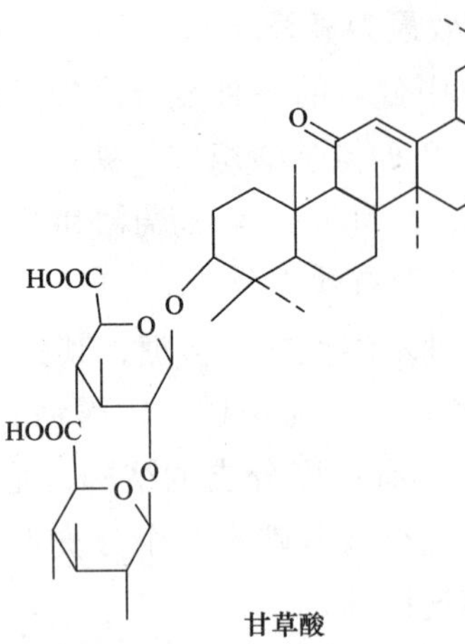

甘草酸

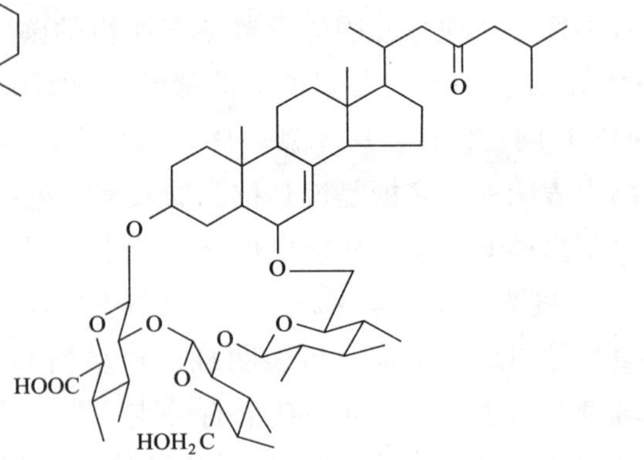

海星环苷

2. **氰苷** 氰苷（cyanogenic glycoside）主要是指一类 α-羟腈的苷，实际上也是醇苷的一种，现已发现的有50余种。该类苷多数易溶于水，不易结晶，易水解，尤其是在有酸和酶催化时更易水解。生成的 α-羟腈苷元很不稳定，很快分解成醛或酮和氢氰酸；有些氰苷分解后的氢氰酸既是该类化合物具有止咳作用的成分，也是引起人和动物中毒的成分。在碱性条件下虽不易水解，但可异构化为羧酸类化合物。

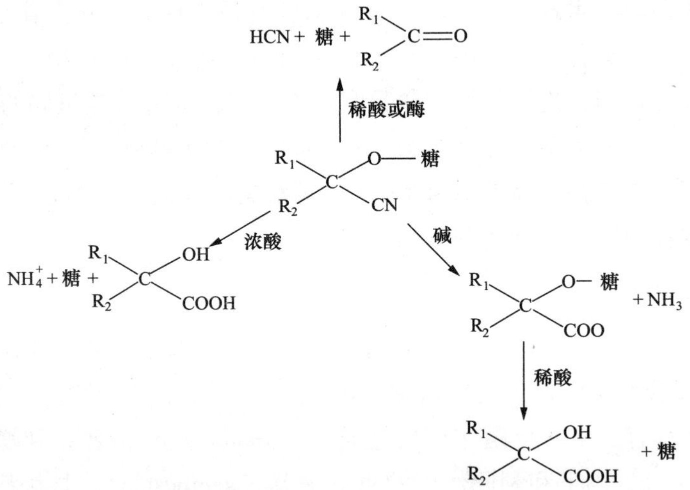

如苦杏仁苷（amygdalin）、野樱苷（prunasin）、亚麻氰苷（linamanin）和百脉根苷（lataustralin）等都属于 α-羟腈苷。这些化合物都可在体内各种微生物产生的酶的作用下，分解成醛（酮）和氢氰酸，发挥镇咳作用；但食用剂量过大时可引起人及动物中毒，甚至死亡。当给动物事先服用乳糖或抗生素时，由于乳糖与该类化合物竞争体内的 β-葡萄糖苷水解酶，抗生素可抑制微生物的生长从而降低了体内 β-葡萄糖苷水解酶的含量，故对动物的中毒可起到一定的预防作用和提高 LD_{50} 的剂量。

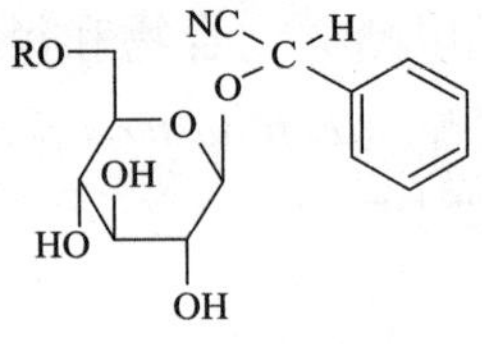

R=H 野樱苷
R=β-D-glc 苦杏仁苷

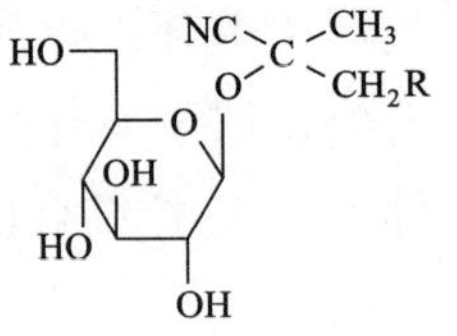

R=H 亚麻氰苷
R=CH_3 百脉根苷

除 α-羟氰苷外还有一些其他结构类型，如 γ-羟氰苷和氧化偶氮类等，这类化合物经酸或酶水解后并不产生氢氰酸。如垂盆草（*sedum sarmentosum*）中具有降低血清谷丙转氨酶的活性成分垂盆草苷（sarmentosin），属于 γ-羟氰苷类，该化合物遇稀碱可定量转变为无生物活性的异垂盆草苷。苏铁（*cycas revoluta*）种子中的苏铁苷（cycasin）和新苏铁苷（neocycasin）属于氧偶氮苷类。苏铁苷和新苏铁苷在肝脏内可代谢成重氮甲烷，故家畜食后易中毒，并可导致肝癌。

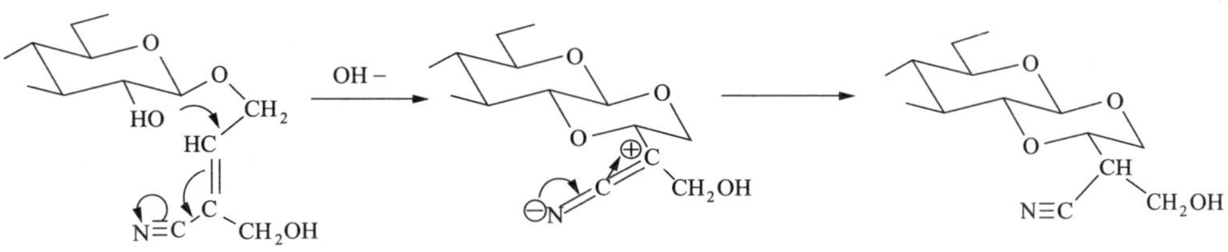

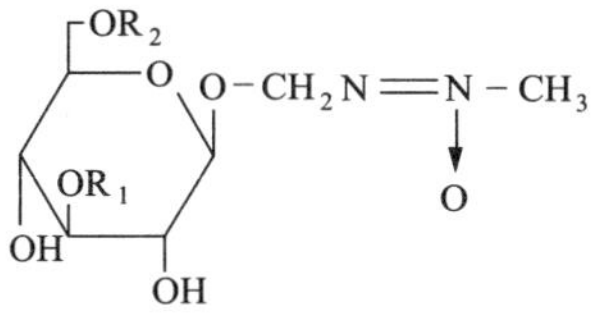

	R_1	R_2
苏铁苷	H	H
新苏铁苷A	β-D-glc	H
新苏铁苷B	H	β-D-glc

3. 酚苷　通过苷元上的酚羟基与糖或糖的衍生物的半缩醛或半缩酮羟基脱水缩合而成的化合物称为酚苷。如生大黄中的泻下成分番泻苷 A（sennoside A），具有软化血管作用的芦丁（rutin），具有抗菌作用的秦皮素，天麻中的镇静成分天麻苷（gastrodin），存在于何首乌中的2,3,5,4′-四羟基二苯乙烯-2-*O*-*β*-*D*-葡萄苷等。

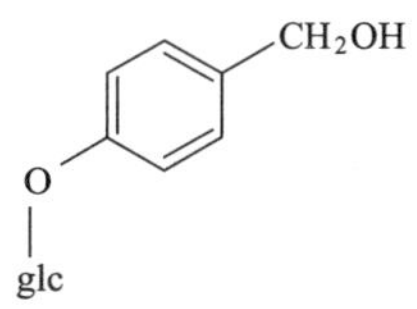

天麻苷

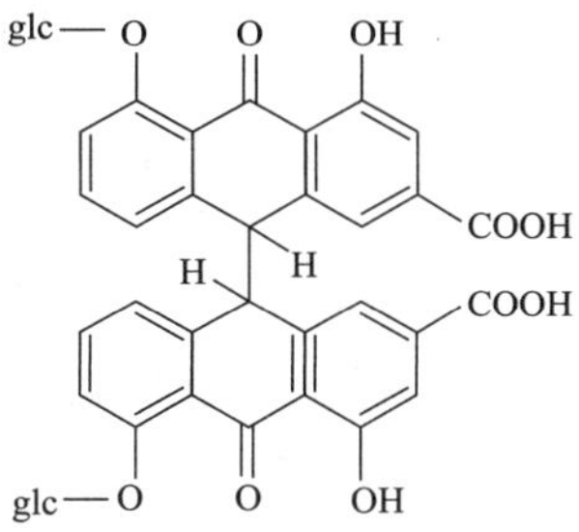

番泻苷A

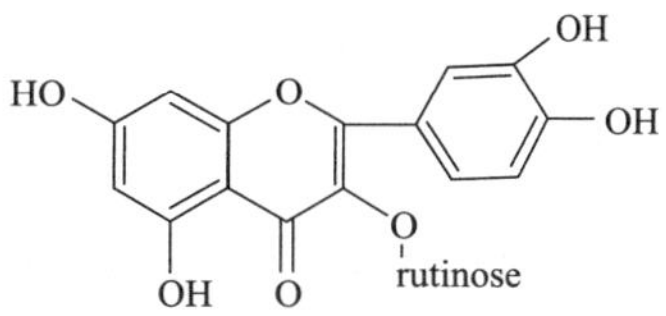

芦丁

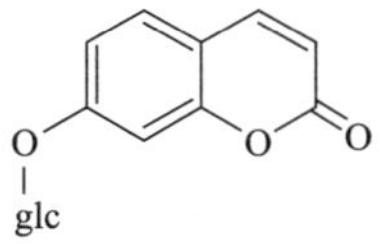

秦皮素

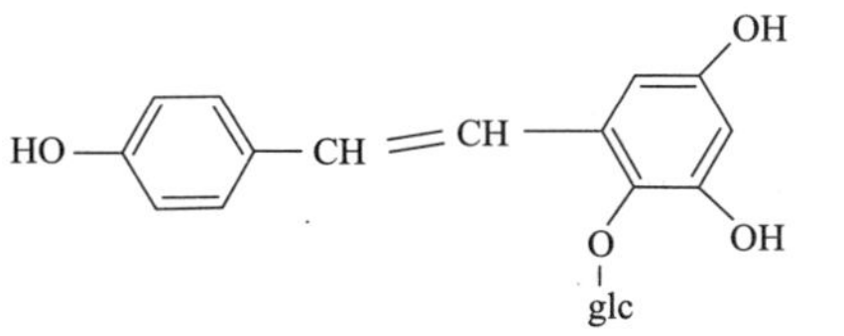

2,3,5,4′-四羟基二苯乙烯-2-*O*-*β*-D-葡萄糖苷

4. 吲哚苷　吲哚苷类较少，常见的是靛苷（indicum）和菘蓝苷（isatin B）。实际上菘蓝苷并不属于苷类，它是由羟基吲哚与果糖酮酸6位上的羧基形成的酯。

5. 酯苷（亦称酰苷）　通过苷元上的羧基与糖或糖的衍生物的半缩醛（半缩酮）羟基脱水缩合而成的化合物称酯苷或酰苷。如山慈菇苷 A（tuliposide A）、瓜子金皂苷乙，瓜子金皂苷丁等均属于此类化合物。山慈菇苷 A 不稳定，放置日久酰基易从 C_1—OH 重排至 C_6—OH，同时失去抗真菌活性，水解后苷元即环合成山慈菇内酯（tulipalin）。酰苷的苷键既有缩醛的性质又有酯的性质，易被稀酸和稀碱水解。

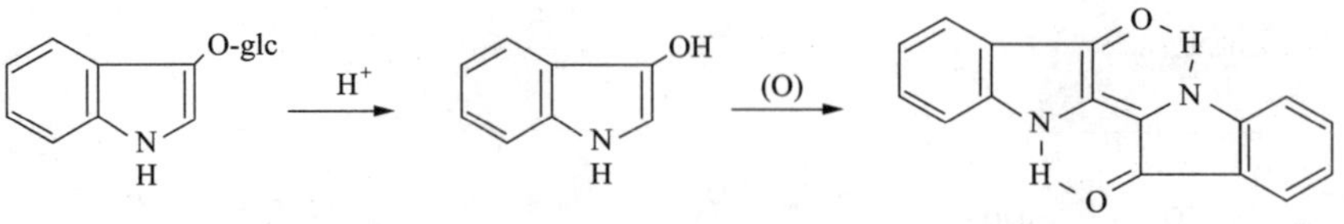

靛苷　　　　靛蓝

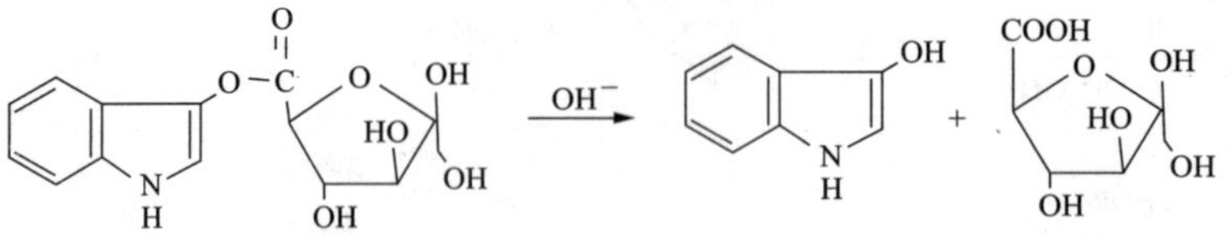

菘蓝苷　　　　果糖酮酸

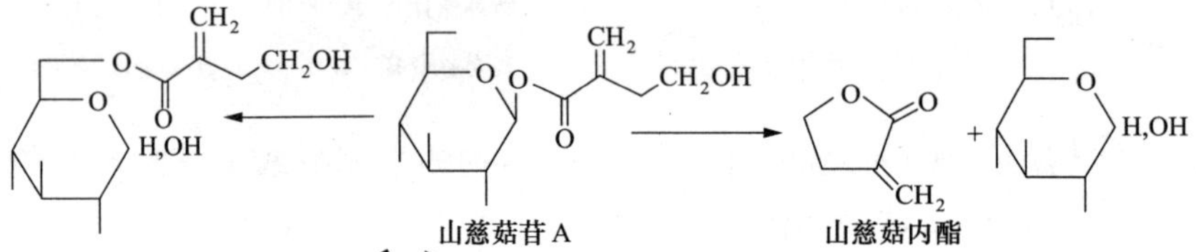

山慈菇苷 A　　　　山慈菇内酯

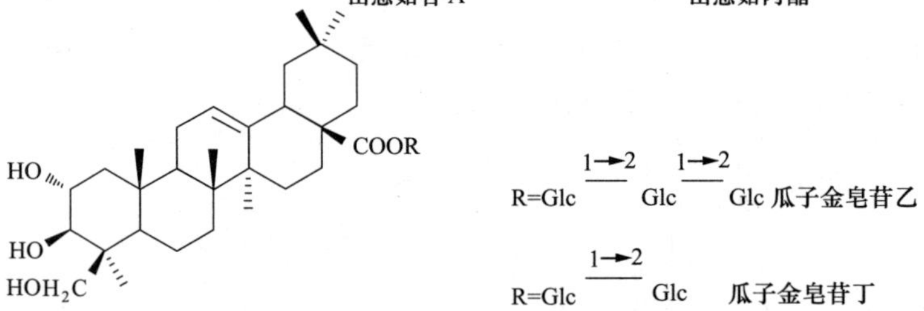

（二）氮苷（N-苷）

通过苷元上的胺基与糖或糖的衍生物的半缩醛（半缩酮）羟基脱水缩合而成的化合物称氮苷。如腺苷（adenosine）、鸟苷（guanosine）、胞苷（cytidine）、尿苷（uridine）、巴豆苷（crotonside）等均属于氮苷。

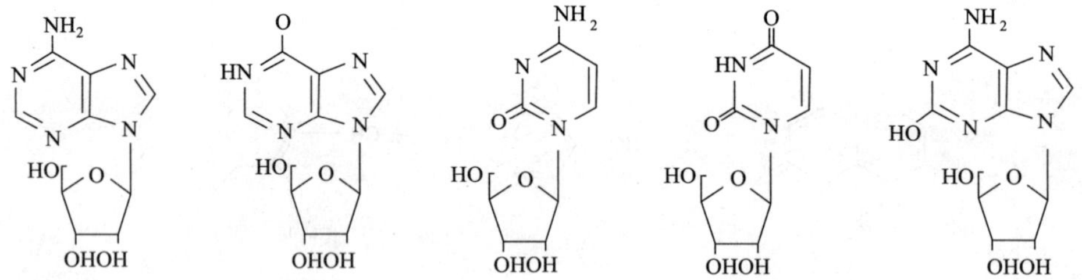

腺苷　　鸟苷　　胞苷　　尿苷　　巴豆苷

（三）硫苷（S-苷）

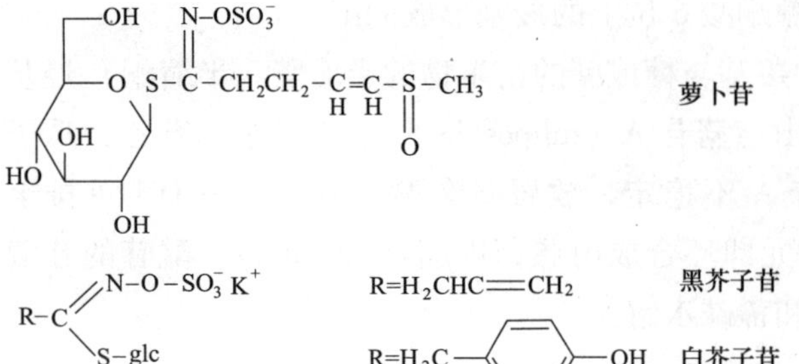

通过苷元上的巯基与糖或糖的衍生物的半缩醛（半缩酮）羟基脱水缩合而成的化合物称硫苷。如萝卜中的萝卜苷（glucoraphenin）、黑芥子（*Brassia nigra*）中的黑芥子苷（sinigrin）以及白芥子（*B. alba*）中的白芥子苷（sinalbin）等均属于硫苷。该类苷的苷元均不稳定，

水解后易进一步分解。如煮萝卜时的特殊气味即与含硫的苷元的分解有关，芥子苷经酶解后形成的芥子油（mustard oils）实际上是异硫氰酸酯类、葡萄糖和硫酸盐的混合物，它们具有止痛和消炎的作用。

（四）碳苷（C-苷）

通过苷元碳上的氢与糖或糖的衍生物的半缩醛（半缩酮）羟基脱水缩合而成的化合物称碳苷。由于 OH 和 OR 的邻对位电子云密度较高，易形成碳苷，故苷元常为间苯二酚或间苯三酚类化合物，且多数情况下糖的两个邻位有 OH 或 OR 取代。碳苷的苷元主要有黄酮类、蒽醌类及酚酸类等，尤以黄酮碳苷最多，且在黄酮碳苷中糖基一般在 A 环，并仅限于在 C-6 或 C-8 位上。如杜荆毒素（vitexin）、异杜荆素（isovitexin）、三色堇素（violanthin）、芒果苷（mengiferin）、异芒果苷（isome ngiferin）、芦荟苷（barbaloin or aloin）、胭脂酸（carminic acid）、矮地茶素（亦称岩白菜内酯，bergenin）等均属于碳苷。芦荟苷 A、B 实际上是一对差向异构体，由于糖基的邻位为 sp^2 杂化的碳，故可在一定条件下互相转换。矮地茶素属于二氢异香豆素类化合物，从生合成上看它是甲基没食子酸碳葡萄糖苷所生成的内酯，该化合物在紫金牛属（*Ardisia*）植物中特别多。碳苷具有在各类溶剂中溶解度均小，难于水解获得原苷元等特点。但在消化道等某些微生物的作用下，可水解生成原苷元。

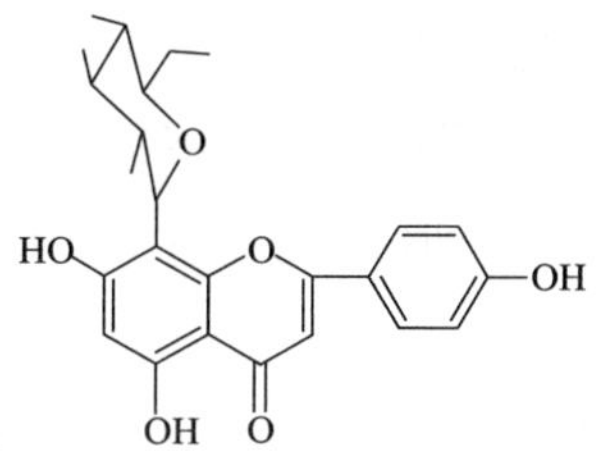
牡荆素

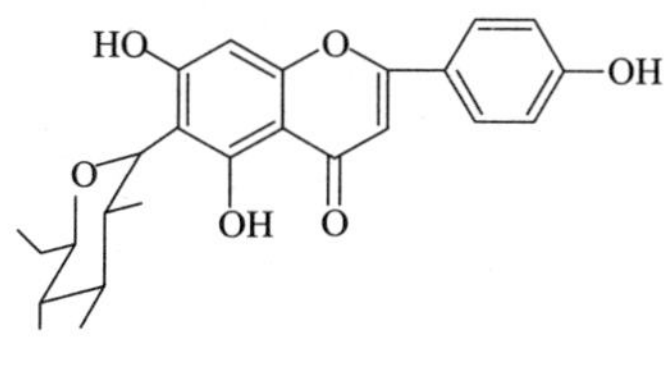
异牡荆素

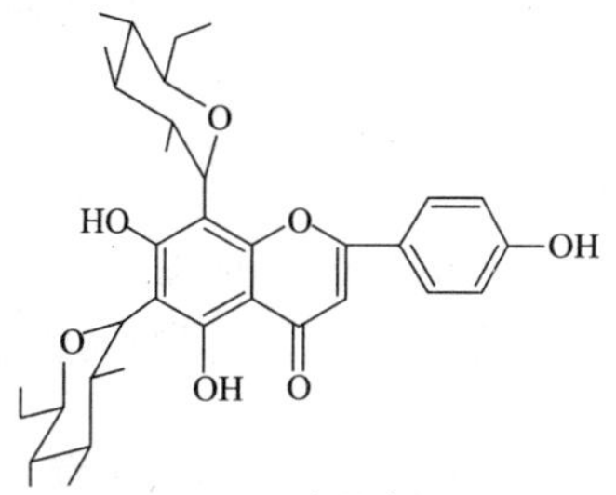
三色堇素

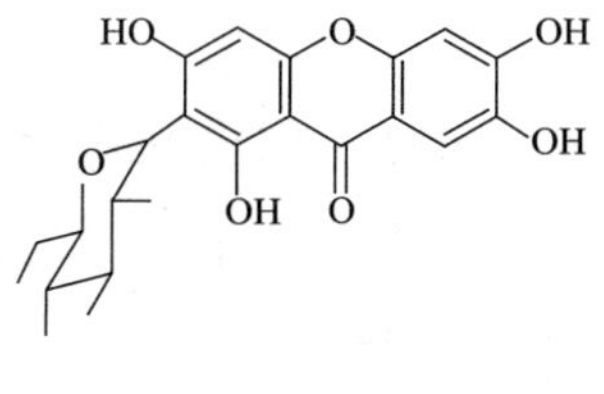
芒果苷

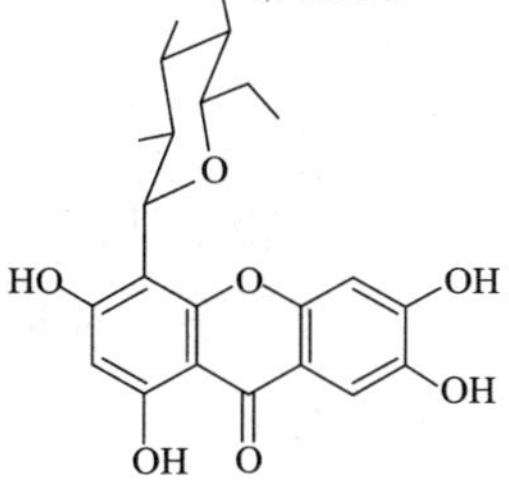
异芒果苷

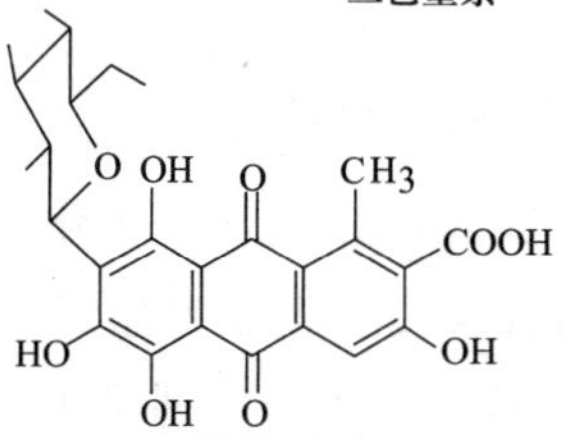
胭脂酸

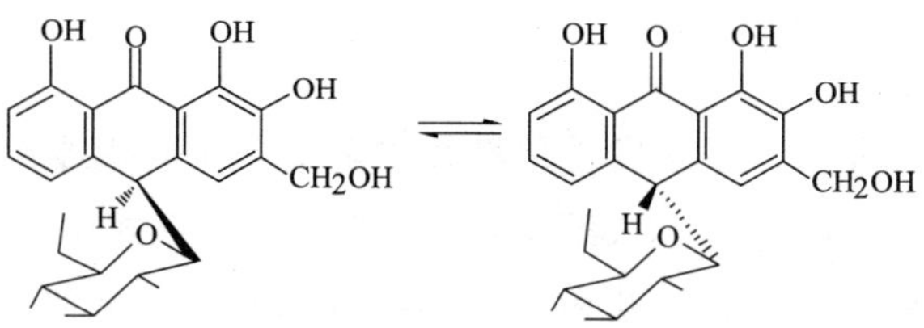
芦荟苷

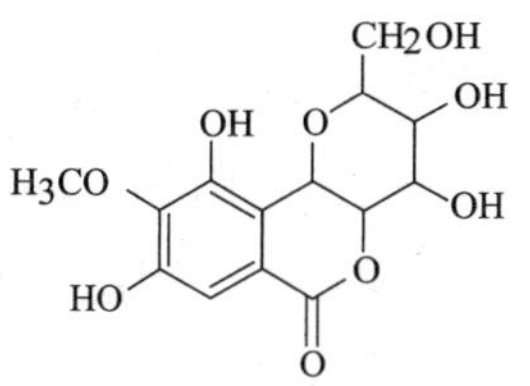
矮地茶素

第三节　糖和苷的性质

一、一般形态和溶解性

单糖羟基多，极性大，易溶于水，难溶于低极性有机溶剂。呈晶形，熔融前炭化分解，味甜。糖醇也是晶形固体，溶解性能与单糖相似，糖醇和单糖一样有甜味，但悬殊很大，由微甜的至极甜的，如木糖醇是最甜的糖醇，山梨醇甜味为蔗糖（sucrose）的一半，均可用作糖尿病患者的甜味剂。低聚糖还保持单糖相似的物理性质。二糖也呈晶形，有甜味和易溶于水。多糖随着聚合度的增加，性质与单糖相差越来越大。大多数多糖为无定形粉末、无甜味，除了链端可能有自由还原基外，一般不具还原性。单糖、低聚糖和多糖均具有旋光性，但非还原糖无变旋现象。多糖经某些酶或酸水解，可以水解生成低聚糖或单糖，有些还产生各种单糖的衍生物，如葡萄糖醛酸、半乳糖醛酸、己糖胺等，甚至还有乙醇、硫酸等非糖类化合物。多糖的分子量常随来源不同而异，在水中溶解度通常随分子量的增加而降低，难溶于冷水，或溶于热水成胶体溶液，不溶于有机溶剂中。纤维素和甲壳素几乎不溶于任何溶剂。

苷类多数是固体，其中含糖基少的可以是结晶，含糖基多的如皂苷则多呈具有吸湿性的无定形粉末。苷类一般是无味的，但也有很苦的和有甜味的，例如穿心莲新苷是无味的，有甜味的苷极少。苷类的亲水性与含有糖基的数目有密切的关系，其亲水性往往随糖基的增多而增大。大分子苷元如甾醇等的单糖苷常可溶于低极性的有机溶剂，如果糖基增多，则苷元所占的比例相应变小，亲水性增加，在水中的溶解度也就增加。因此用不同极性的溶剂顺次提取时，在各提取部分都有发现苷的可能。

二、单糖的立体化学

（一）单糖的氧环

单糖是多羟基醛（酮）类化合物，当空间位置合适时，分子内的醛（酮）基易与羟基发生羟醛缩合反应，生成半缩醛（酮）类环状化合物。实际上单糖在水溶液中主要是以半缩醛（酮）形式存在的。理论上单糖在形成半缩醛（酮）的氧环时，羰基碳与C-5、C-4、C-3和C-2位上的羟基均有可能成环。由于五元环、六元环张力最小，所以天然界糖都以六元或五元氧环存在。五元氧环的称为呋喃型糖（furanose），六元氧环的称为吡喃型糖（pyranose）。

（二）单糖的绝对构型

单糖的结构起初用Fischer投影式表示，后来发现单糖在水溶液中主要以半缩醛（酮）的环状结构形式存在，因此又有了Haworth投影式表示法。在Fischer投影式中主碳链上下排列，氧化程度较高的一端在上，水平方向的价键和与之相结合的基团指向纸面的前方，主碳链上下两端的价键和所结合的基团指向纸面后方。因此Fischer投影结构式只能在纸面上转动 n 个180°（$n=1, 2, 3, \cdots$），而不能使之翻转。现以D-葡萄糖为例，说明单糖的Fischer投影式和Haworth投影式的相互转换关系。将环状Fischer式的成环碳原子（第四个或第五个碳原子）旋转120°，使环张力为最小，然后将此投影式向右倾倒90°就得Haworth

投影式。在 Haworth 投影式中，环状结构 Fischer 投影式的右侧基团一律写在环的面下，左侧基团一律写在面上。

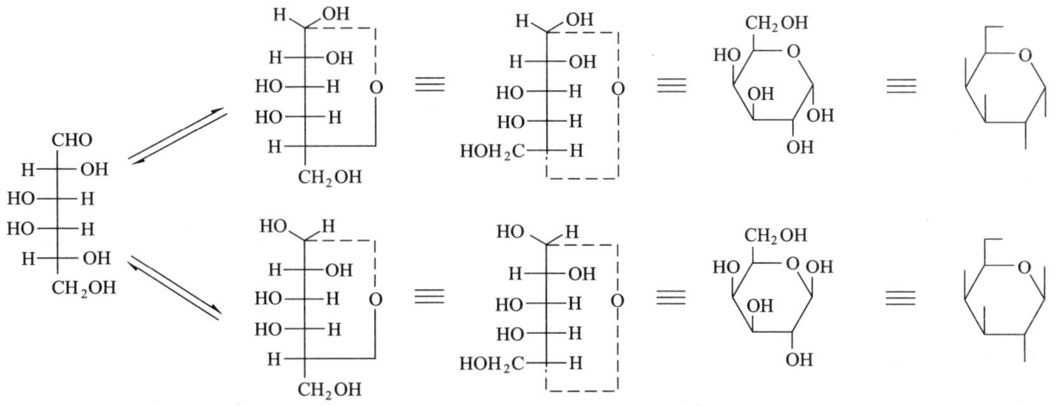

β-D-半乳糖　　Haworth式　　Haworth略简式

习惯上单糖的绝对构型仍以 D、L 型来表示。在 Fischer 投影式中距羰基最远的那个手性碳原子上的羟基在右侧的为 D 型糖，在左侧的则为 L 型糖。在 Haworth 投影式中对于五碳吡喃型醛糖，C-4 位羟基在面下的为 D 型糖，在面上的则为 L 型糖。对于甲基五碳吡喃型醛糖、六碳吡喃型醛糖和五碳呋喃型醛糖，由于距羰基最远的那个手性碳原子上的羟基已与羰基形成氧环，故无法用羟基的取向判断糖的绝对构型，只能根据 C_4—R（五碳呋喃型醛糖）或 C_5—R（甲基五碳吡喃型醛糖和六碳吡喃型醛糖）的取向来判断。由于成环碳原子上的取代基发生了旋转，故 C_4—R 或 C_5—R 的取向与 D、L 的关系正好与五碳吡喃型醛糖相反，即当 C_4—R 或 C_5—R 在面下时为 L 型糖，在面上时则为 D 型糖。

（三）单糖的端基差向异构体

当一个化合物含有两个以上手性碳原子时，如果一对化合物只有一个手性碳原子构型相反，其余结构均相同，则这一对化合物称为差向异构体。单糖形成氧环后，即生成了一个新的手性碳原子（不对称碳原子），该碳原子称为端基碳（anomeric carbon），形成的一对异构体称为端基差向异构体（anomer），分别称之为 α 和 β 型。在 Fischer 投影式中，新形成的羟基与距羰基最远的手性碳原子上的羟基同侧者为 α 型，异侧者则为 β 型。在 Haworth 投影式中，对于五碳吡喃型醛糖，其端基碳上的羟基与C-4 羟基在同侧者为 α 型，在异侧者则为 β 型。对于五碳呋喃型醛糖、六碳或甲基五碳吡喃型醛糖，由于距羰基最远的那个手性碳原子上的羟基已与羰基形成氧环，故只能用 C_4—R（五碳呋喃型醛糖）或 C_5—R（六碳或甲基五碳吡喃型醛糖）来判断端基碳的构型，由于该碳原子上取代基发生了旋转，故其 α、β 的关系正好与五碳吡喃型醛糖相反，即 C_4—R 或 C_5—R 与端基碳上的羟基同侧者为 β 型，异侧者则为 α 型。α、β 表示的仅是糖端基碳的相对构型，β-D 和 α-L、α-D 和 β-L 型糖的端基碳的绝对构型是一样的。实际上单糖在溶液中是以一个 α 型、β 型、呋喃型、吡喃型及开链式等的混合平衡体形式存在的，如 D-半乳糖在吡啶溶液中平衡后，用气相色谱测定，证明含有 32.5% 的 α-吡喃糖，53.5% 的 β-吡喃糖，14% 的 β-呋喃糖。但当糖形成苷或缩醛（酮）后就固定为一种结构。

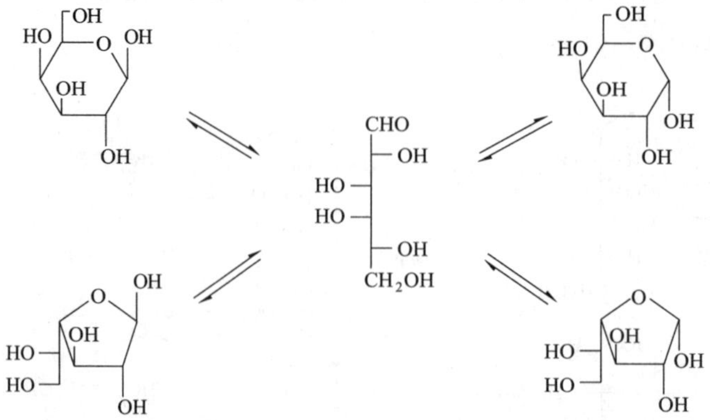

（四）单糖的构象

Haworth 式表示方法虽然较 Fischer 式有所改进，但它仍是一种简化了的表示方法，尚不能完全表示糖分子的真实样子。因为根据环的无张力学说，呋喃糖的五元氧环基本为一平面（如信封式），唯醛糖的 C-5 位和酮糖的 C-4 位（酮糖的羰基在 2 位，在呋喃环上酮糖的 C-4 位实际上就是醛糖的 C-5 位）超出环平面 0.05nm，并无明显的构象变化。而六元氧环不可能在同一个平面上，应该具有船式和椅式两类可能的构象。经实验证明吡喃型糖在溶液或固体状态时其优势构象均是椅式构象，不是 C1 式便是 1C 式。这里的 C 表示椅式（chair form），以 C_2、C_3、C_5、O 四个原子构成的平面为准，当 C_4在面上，C_1在面下时，称之为$^4C_1$式，简称为 C1 式或 N 式（normal form）；当 C_4在面下，C_1在面上时，称之为$^1C_4$式，简称为 1C 式或 A 式（alternative form）。严格地说应在 C1、1C 后面再标上糖的 *D*、*L* 绝对构型符号。

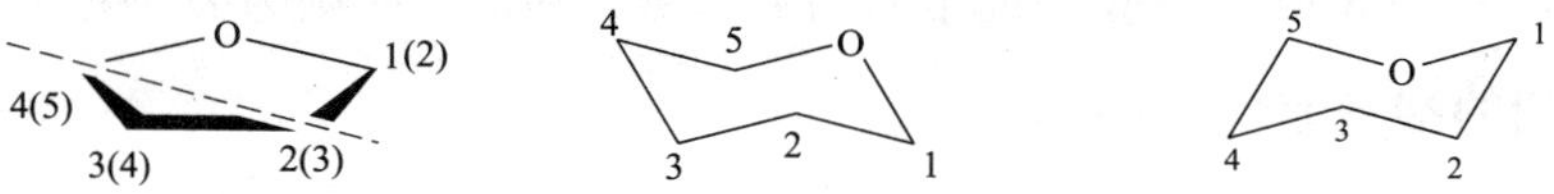

( )为酮糖的编号　　$^4C_1$式，简称 C1 式或N式　　$^1C_4$式，简称 1C式或A式

吡喃型糖的优势构象是 1C 式还是 C1 式，Angyal[13] 曾用计算自由能的方法来分析 1C 式和 C1 式的稳定性。该计算中不仅考虑了同边双竖位基团间的作用，同时也考虑到了邻位折式（gauche）相处的基团间的作用，以及端基羟基的效应，是较为定量的方法。具体计算方法如下：①每一与 *a*-OH 同侧的 *a*-H 为 0.45kcal/mol；②每一与 *a*-CH_2OH 或 *a*-CH_3 同侧的*a*-H 为 0.90kcal/mol；③两个同侧的 *a*-OH 为 1.5kcal/mol；④每一与 *a*-CH_2OH 或 *a*-CH_3 同侧的 *a*-OH 为 2.5kcal/mol；⑤两个邻位折式相处的-OH（*a*，*e* 或 *e*，*e*）为 0.35kcal/mol；⑥每一与—CH_2OH 或—CH_3 邻位折式相处的—OH 为 0.45kcal/mol。

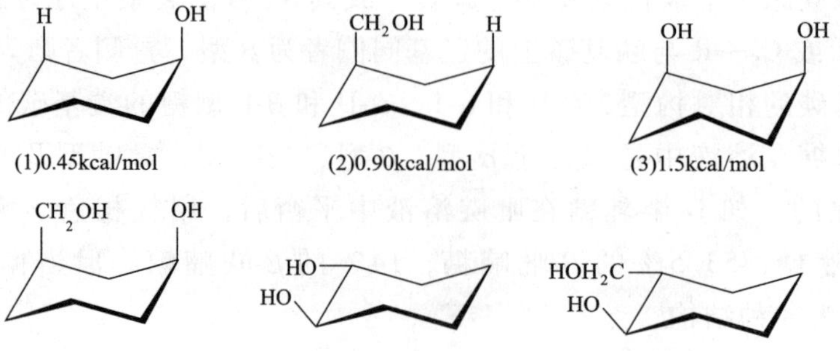

(1)0.45kcal/mol　(2)0.90kcal/mol　(3)1.5kcal/mol

(4)2.5kcal/mol　(5)0.35kcal/mol　(6)0.45kcal/mol

当端基羟基处在横键上时，这是较竖键羟基更不稳定的构象，需另加：①C_2无 OH 者，加 0.85kcal/mol；②C_2有 *a*—OH 者，加 1.00kcal/mol；②C_2有 *e*—OH 者，加 0.55kcal/mol。

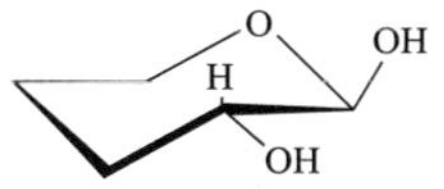

(1)0.55kcal/mol　　(2)0.85kcal/mol　　(3)1.00kcal/mol

根据计算，二种椅式构象的总自由能差值小于 0.7kcal/mol，二种构象呈平衡状态；差值大于 0.7kcal/mol，能量低的就是优势构象。也可用质子核磁共振的方法确定糖的优势构象。通常绝大多数单糖的优势构象是 C1 式，只有极少数如 L-鼠李糖（L-rhamaose，Rha）等的优势构象是 1C 式（表 6－1）。

对于*β*-D 型和*α*-L 型吡喃型糖，当优势构象为 C1 式时，因其 C_1—OH 在环的面上，故处于横键上（亦称平伏键或 *e* 键，equatorial bond）；当优势构象为 1C 式时则在竖键上（亦称直立键或 *a* 键，axial bond）。对于*α*-D 型和*β*-L 型吡喃糖，当优势构象为 C1 式时，因其 C_1—OH 在环的面下，故处于竖键上；当优势构象为 1C 式时则在横键上。

竖键和横键的具体写法是①在 C1 式中位于 C_4、C_2面上和 C_1、C_3、C_5面下的基团为竖键，在 1C 式中位于 C_1、C_3、C_5面上和 C_2、C_4面下的基团为竖键；②横键与环上的键隔键平行，如 C_2上的横键与 C_1-O 和 C_3、C_4之间的化学键平行；③横键或竖键在环的面上面下交替排列。

值得注意的是不能把 C1 式和 1C 式看作是唯一的两种固定构象。实际上无张力的这类歪斜构象（Skew conformation）有无数个，写成这种固定形式只是为了便于跟 Haworth 式联系起来。

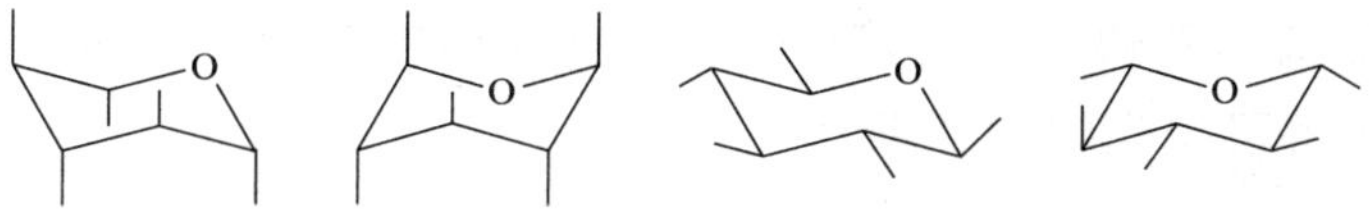

表 6－1　常见 *D* 系吡喃糖的优势构象分析

	总自由能（kcal/mol）		
	C1	1C	优势构象
α-D-半乳糖	2.85	6.30	C1
β-D-半乳糖	2.50	7.75	C1
α-D-葡萄糖	2.40	6.55	C1
β-D-葡萄糖	2.05	8.00	C1
α-D-甘露糖	2.50	5.55	C1
β-D-甘露糖	2.95	7.65	C1
α-D-阿拉伯糖	3.20	2.05	1C
β-D-阿拉伯糖	2.90	2.40	C1 $\rightleftharpoons$ 1C
α-D-来苏糖	2.05	2.60	C1 $\rightleftharpoons$ 1C
β-D-来苏糖	2.50	3.55	C1
α-D-核糖	3.45	3.55	C1 $\rightleftharpoons$ 1C
β-D-核糖	2.50	3.10	C1 $\rightleftharpoons$ 1C
α-D-木糖	1.95	3.60	C1
β-D-木糖	1.60	3.90	C1

三、氧化反应

单糖分子有醛（酮）基、伯醇、仲醇和邻二醇等结构单元。以参与化学反应的活性来讲，端基碳原子最为活泼，其次是伯碳原子，再其次是仲碳原子。在化学氧化反应中多数氧化剂无选择性，但在严格控制反应条件的情况下，具有一定的选择性。如 Ag^+、Cu^{2+} 以及溴水可将醛基氧化成羧基，作用在醛基上（非还原糖无游离的醛基，不能发生这些反应）；硝酸可使醛糖氧化成糖二酸，作用在醛和伯醇基上；过碘酸和四醋酸铅可氧化邻二醇羟基，由于反应必须经过环状中间体，一般只作用在邻二醇羟基上，而且要有合适的空间位置。关于糖的结构的许多知识，多数是由选择性的作用在邻二醇羟基上的反应而获得的。以 Ag^+ 作氧化剂生成的是金属银，称之为银镜反应（Tollen reaction）。以 Cu^{2+} 作氧化剂生成的是砖红色的 Cu_2O，称之为弗林反应（Fehling reaction）。

过碘酸氧化邻二醇的反应常用在糖苷类、多元醇类、尤其是多糖类的结构研究中，它的氧化作用缓和，并具有高度的选择性。过碘酸氧化作用限在邻二醇、α-氨基醇、α-羟基醛（酮）、α-羟基酸、邻二酮、酮酸和某些活性次甲基等结构上。对活性次甲基、α-羟基醛（酮）反应慢，对酮酸反应非常慢。过碘酸对于1,2-二元醇的氧化几乎是定量进行的，对于各种不同的结构有各种不同的稳定的氧化产物，其中包括甲醛、甲酸、碳酸等。从过碘酸的消耗量到甲醛、甲酸等生成物量的测定，对糖类结构的推测，如糖的氧环的大小（呋喃型糖、吡喃型糖）、碳原子的构型、糖与糖的连接位置以及多糖的聚合度等的确定都有很大的用处。过碘酸对顺邻二醇羟基的氧化速度比反式快的多，在连续有三个邻羟基的化合物中，如有一对顺邻羟基则对顺邻羟基的氧化就较三个互为反式的容易氧化的多。故对同样的六碳吡喃型糖苷，半乳糖苷和甘露糖苷的氧化速率比葡萄糖苷快。用过碘酸氧化棉籽糖或水苏糖（slachyose）时，优先开裂在半乳糖上，水解可得完整的蔗糖。

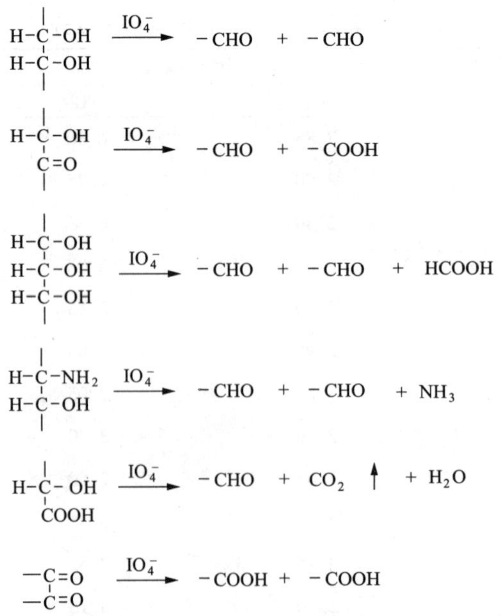

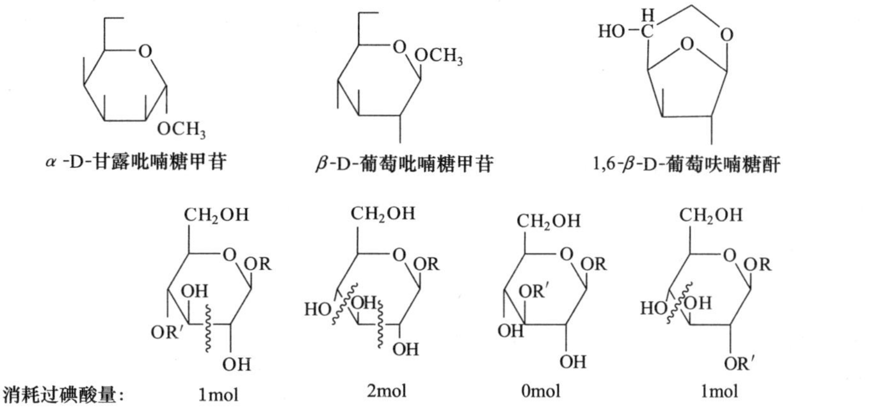

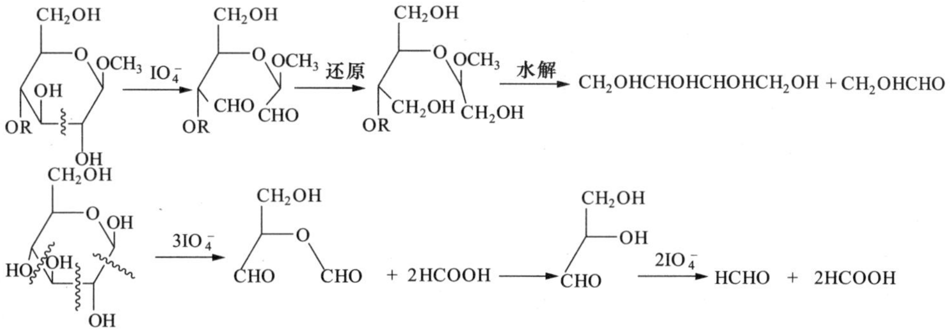

过碘酸对固定在环的异边并无扭曲余地的邻二醇羟基不反应，如过碘酸不与1，6-β-D-葡萄呋喃糖酐和1,6-α-D-半乳呋喃糖酐反应，因此不与过碘酸反应者不能贸然决定无邻二醇羟基结构单元。过碘酸氧化能力与溶液的 pH 值有关，如在中性或弱酸性条件下对 α-D-甘露醇吡喃糖甲苷的反应速度大大快于 β-D-葡萄吡喃糖甲苷，但在弱碱性条件下顺式和反式邻二醇羟基的反应速度相差不大。糖类一般在pH 3～5 时反应较为合适，对部分甲醚化的糖、由空间位阻的邻二醇羟基，需提高到 7 方能较快的氧化。分子中如另有缩醛（酮）或酯基的保护基，使用何种 pH 条件应加以考虑。

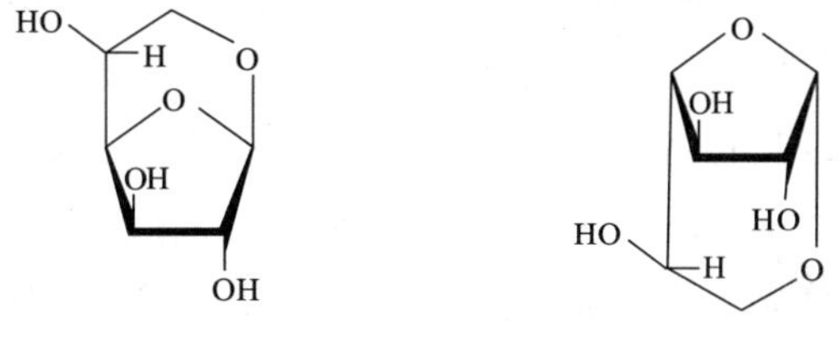

1,6-β-D-葡萄呋喃糖酐　　　　1,6-α-D-半乳呋喃糖酐反应

过碘酸对 α-羟醛的作用慢，但如在醛基的 γ 或 δ 位有羟基就氧化的快，其原因是形成了环状的分子内半缩醛的假邻二醇。具有该结构的化合物其氧化最终产物中有甲酸酯生成。

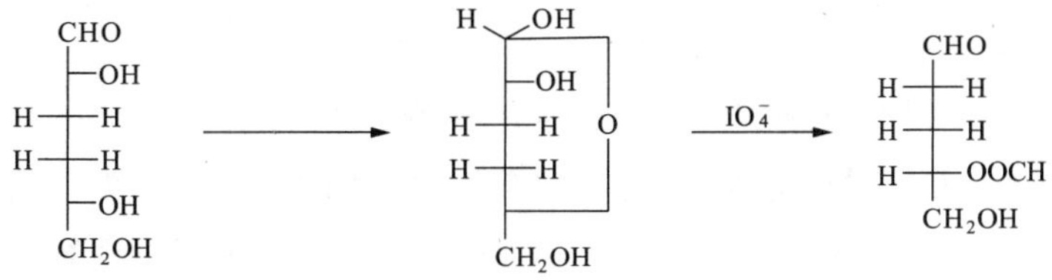

过碘酸氧化的作用机理是首先过碘酸与邻二醇羟基形成五元环状酯的中间体，然后再将醇羟基氧化成羰基。在酸性或中性介质中，过碘酸以一价的 $H_2IO_5^-$ 离子作用，其中碘离子呈六面体结构。这就是为什么在酸性或中性条件下对顺式的氧化比反式快的多的原因。虽然 *a*、*e* 键两面角相近，但 *a*、*e* 键可通过环的扭曲形成半船式，使 *a*、*e* 键上的醇羟基处于同一平面，有利于五元环状酯中间体的形成；而 *e*、*e* 键则无法通过环扭曲使 *e*、*e* 键上的醇羟基处于同一平面。在碱性条件下，由于碘离子是八面体，与 *a*、*e* 和 *e*、*e* 键上醇羟基都可形成稳定的中间体，故顺式和反式的反应速度相同。

过碘酸反应除了用于结构研究外，若与其他试剂如联苯胺、酮酸钾等联合使用，还可以作为具有邻二醇结构单元的化合物的显色剂使用。

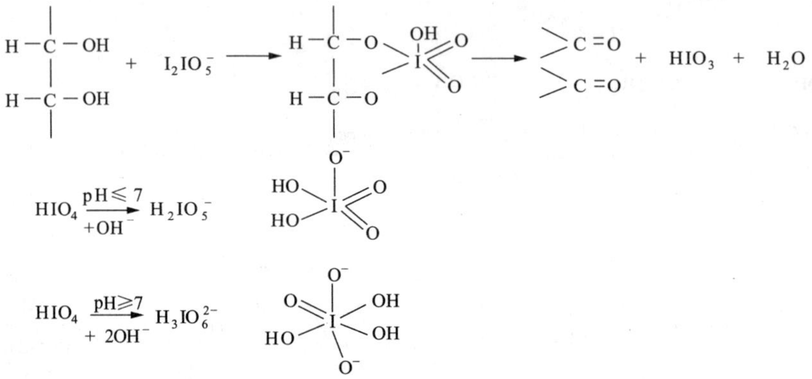

四、与硼酸的络合反应

糖的邻二羟基可与许多试剂生成络合物，借生成络合物的某些物理常数的改变，可以有助于糖的分离、鉴定和构型的推定。其中重要的如硼酸络合物、钼酸络合物、铜氨离子络合物、碱土金属络合物等。

硼酸是一种 Lewis 酸，在水溶液中可与羟基络合，使硼原子由原来的平面三叉体变为四面体，由于硼酸的四面体型结构没有平面三叉体型结构稳定，故硼酸仅为一种弱酸。当硼酸与具有适当空间位置的二羟基（1,2 或 1,3）结合形成五元或六元环状络合物后，使硼原子变成四面体结构，故其酸性和导电度均增加。该反应分两步进行，首先硼酸与邻二羟基或 1,3-二羟基化物络合形成 1∶1 的络合物（Ⅰ）。络合物（Ⅱ）不稳定，易脱水形成平面三叉体的中性酯（Ⅱ）；然后络合物（Ⅰ）再与另一分子络合形成 2∶1 的螺环状络合物（Ⅲ），该络合物四面体结构稳定，酸性和导电性都大增，在溶液中完全离解，呈强酸性。实际上该三种络合物在硼酸溶液中均存在，彼此间处于平衡状态。其平衡的移动与溶液的 pH、羟基化合物和硼酸的比例以及化合物的结构有关，通常当硼酸量大时以Ⅰ式占优势。

与硼酸的络合反应对羟基位置的要求比较严格，只有处在同一平面上的羟基才能形成稳定的络合物。通常在开链化合物中，由于邻二醇羟基相互排斥往往呈对位交叉式构象，对于形成硼酸络合物并不有利，增加醇羟基可以改变这种局面。碳链上醇羟基愈多，愈容易造成有利位置，愈有利于与硼酸络合。*α*-羟酸与硼酸络合可使其导电度大大增加，这可能是—COOH 水化成—$C(OH)_3$的缘故。但*β*-羟酸无此作用。芳环上的邻羟酸、五元酯环上的顺邻二羟酸都可与硼酸形成络合物，但反式则不能，所以可用与硼酸形成络合物的方法区别顺反异构体。对于芳环上的二酚羟基，则邻位的较间位和对位的易于形成络合物。五元酯环顺邻二羟基形成的络合物稳定，反式的络合物则不能形成。六元 1,3 二竖键羟基络合物的稳定性大于顺邻二羟基，反式的顺邻二羟基则不能形成络合物，这是因为 a、e 型二羟基可通过扭曲形成半椅式从而达到适当的空间位置，而 e、e 型则无法达到硼酸络合时对空间的要求。对于糖及其苷类化合物，呋喃糖苷络合能力最强；单糖次之，吡喃糖苷最弱；由于六碳醛糖形成呋喃环的位阻较大，故五碳醛糖比六碳醛糖更易形成络合物。

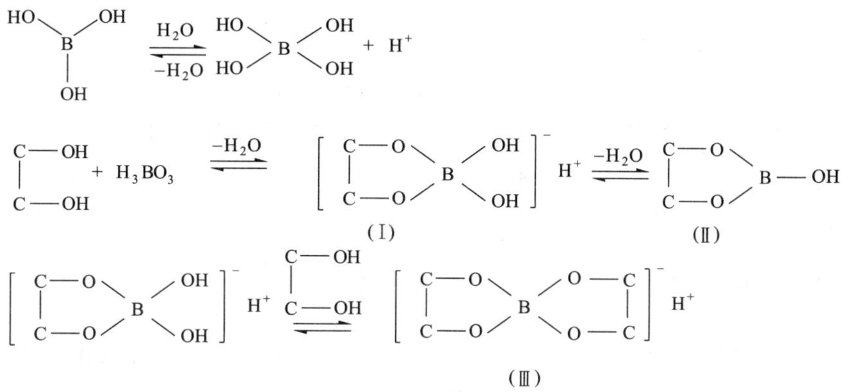

多羟基类化合物与硼酸络合后，使原来的中性变为酸性，因此可采用中和滴定的方法进行含量测定。由于羟基所处的位置及空间结构不同，与硼酸形成络合物的能力就不同，故可以通过离子交换、硅胶（在硅胶中掺加硼砂）、电泳等色谱方法进行分离和鉴定。糖自动分析仪（sugar analyzer）对糖的检测，其原理就是制成硼酸络合物后进行离子交换色谱分离。

五、醚化反应

糖及其苷类最常用的醚化反应有甲醚化、三甲基硅醚化和三苯甲醚化等。糖的醚化反应对于阐明多糖、低聚糖、低聚糖苷中糖的连接位置、氧环的大小（呋喃型糖、吡喃型糖）等具有重要的意义。

糖及其苷常用的甲醚化方法有 Haworth 法、Purdic 法、Kuhn 法、箱守法（Hakomori）等。Haworth 法是以硫酸二甲酯作试剂，在 NaOH 或碳酸钠、碳酸钾溶液中进行。该法的缺点是要获得全甲醚化产物需反复多次进行，因使用了碱做催化剂，对于羧基也不能甲基化。如果控制试剂用量即试剂与反应物的摩尔比为 1∶1 时，则可获得糖的甲苷。Purdic 法是以碘甲烷作试剂，Ag_2O 作催化剂（通常在丙酮或四氢呋喃溶液中进行），该法虽然较 Haworth 法甲醚化能力强，但也需反复多次进行，且由于 Ag^+ 的存在不能用于还原糖的甲醚化。Kuhn 法所用的试剂及催化剂与 Purdic 法相同，只是所用的溶剂改为二甲基甲酰胺（DMF），其甲醚化的能力有所增强。CH_3I 与羟基的反应是亲核取代反应，属于 S_N2 反应，要加快反应速度，使反应完全，主要从三个方面着手，即增加羟基的亲核能力（如将羟基制成氧负离子），加速过渡态中的碘离子的离去（如加入银离子），增加碘甲烷的用量等。目前糖类最常用的甲基化方法箱守法和改良箱守法就是从以上几方面作了改进。箱守法和改良箱守法的甲醚化能力不仅较强，后处理也相对简单。箱守法所用的试剂是 NaH 和 CH_3I，溶剂是二甲基亚砜（DMSO）。NaH 首先与二甲基亚砜生成甲基亚磺酰阴碳离子，甲基亚磺酰阴碳离子再与醇羟基反应生成氧负离子，最后氧负离子与 CH_3I 反应生成甲醚化物，由于甲基亚磺酰阴碳离子的参与使甲醚化的速度大大加快，一次反应即可获得全甲醚化物。因为多数甲醚化方法都使用了碱作为催化剂，不但羧基不能甲醚化，而且在甲醚化过程中也会引起酯和酯苷键的断裂。在箱守法中由于能产生初生氢也会使某些基团还原，所以在实际应用中应引起注意。

$$CH_3SOCH_3 + NaH \longrightarrow CH_3SOC^-H_2Na^+ + H_2$$

二甲基亚砜甲基亚磺酰阴碳离子

$$CH_3SOC^-H_2Na^+ + ROH \longrightarrow RO^-Na^+ + CH_3SOCH_3$$

$$RO^-Na^+ + CH_3I \longrightarrow ROCH_3 + NaI$$

部分甲醚化的糖的制备可利用某些试剂，如后述的酯化、缩醛（酮）化反应，将一部分不需醚化的羟基先进行保护，待醚化反应完成后再将保护基脱除。应考虑所选用的保护基能耐醚化的 pH 条件，不致被水解。如糖和三苯甲氯在吡啶溶液中反应可制备三苯甲醚，三苯甲醚反应在伯醇基上的反应速度数倍于仲醇基，因此首先在伯醇基上反应，可保护 C-6 位羟基不被醚化。醚化后该保护基的脱除也很方便，在溴氢酸的醋酸溶液中室温放置即可。

六、酰化反应

糖的酰化反应最常用是乙酰化和对甲苯磺酰化。羟基对乙酰化反应的活性与醚化反应中所述类似。如对甲苯磺酰化和前述的三苯甲醚一样，由于受空间位阻的影响，主要发生在伯醇上。比较起来 C-3 位羟基最难酰化，可能是两侧羟基被酰化后空间障碍较大的缘故。磺酸酯碱水解时常引起羟基的构型发生改变，如有游离羟基存在时，水解时常生成三环氧或五元环氧的糖酐。

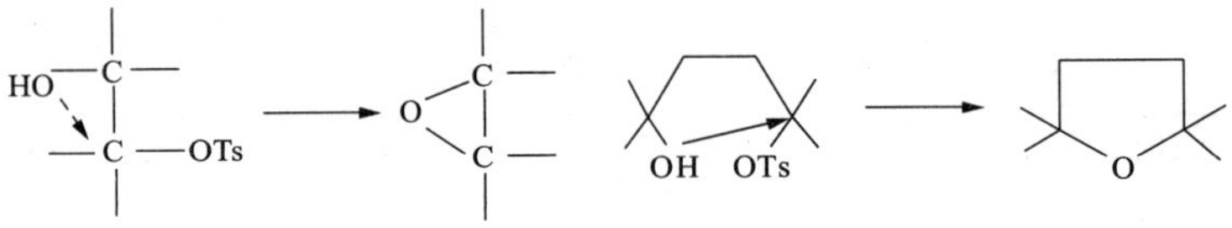

乙酰化反应在分离、鉴定和合成糖类时最常用。反应可在醋酐加醋酸钠，醋酐加氯化锌或醋酐加吡啶溶液中进行，得全乙酰化产物。一般室温放置即可，必要时可加热。糖的乙酰化反应无选择性，但端基羟基的乙酰化条件不同可得不同的立体异构体。如 D-葡萄糖用醋酐氯化锌乙酰化主要得 α-乙酰化物，而用醋酐醋酸钠主要得 β-乙酰化物。若将糖做成缩醛（酮）后则可进行部分乙酰化。

当乙酰化糖有游离羟基存在时，在碱的催化下可能会引起酰基转位反应。在大多数情况下这种转位反应是向伯醇基转移，如 C-4 位乙酰化糖易形成 C-6 位乙酰化糖。天然存在的苷类的糖基上有酰基的不少，在反应时也常发生这种酰基的重排反应，应引起注意。

光气和糖在吡啶溶液中能形成环状碳酸酯，可用于保护糖上的羟基，但必须有顺式邻二羟基，这与下述的生成缩酮衍生物要求的位置相同。碳酸酯对酸碱的稳定性与缩醛（酮）相反，对酸稳定而对碱不稳定。

七、缩酮和缩醛化反应

醛或酮在脱水剂作用下易与具有适当空间的 1,3-二醇羟基或邻二醇羟基生成环状的缩醛（acetal）或缩酮（ketal）。常用的脱水剂有矿酸、无水氯化锌、无水硫酸铜等。通常醛易与 1,3-二醇羟基生成六元环状物，酮易与顺邻二醇羟基生成五元环状物。糖与丙酮生成的五元环缩酮称异丙叉衍生物，亦称丙酮加成物。六碳醛糖常形成双异丙叉衍生物，如果吡喃环上没有两对顺邻羟基，则易转变为呋喃糖结构，所以单糖制成缩醛或缩酮后，氧环大小不一定和游离糖相同。如半乳糖在酸性条件下以 α-D-吡喃糖形式存在，有两对顺式羟基，与丙酮作用得 1,2；3,4-二－异丙叉-α-D-半乳吡喃糖，而葡萄糖则以呋喃糖形式反应。

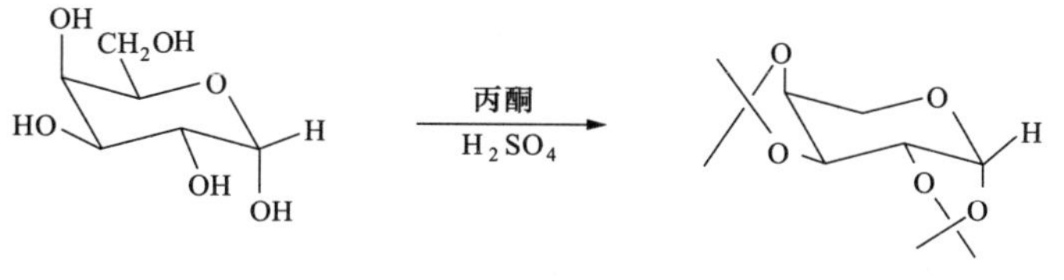

α－D－半乳糖　　1,2,3,4-二-*O*-异丙叉-α-D-半乳吡喃糖

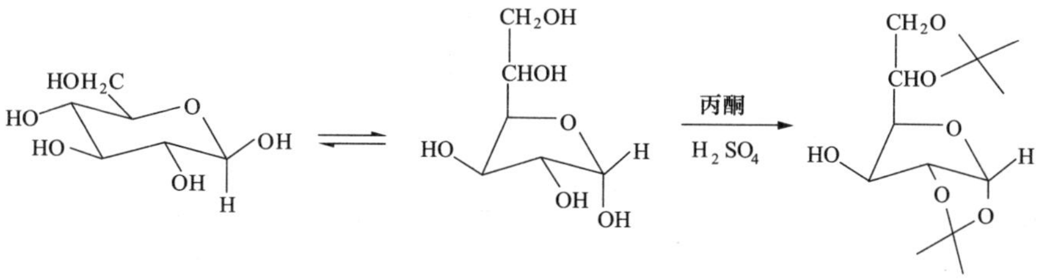

D-葡萄糖　　1,2,5,6-二-*O*-异丙叉-α-D-葡萄吡喃糖

苯甲醛与糖生成的六元环状缩醛称为苯甲叉衍生物。苯甲醛与吡喃糖生成的苯甲叉衍生物有顺式和反式两种，其中顺式又有 *O*-内位和 *H*-内位两种。前者为 C1 式构象，以 *O*-内位构象较稳定。在反式苯甲叉衍生物中，虽然导入了一个手性碳原子，由于较大的取代基必定处于横键上，而且糖的氧环构象也不能发生改变（如改变则羟基和羟甲基将由 *e*、*e* 键变为 *a*、*a* 键，两环无法骈合），故没有异构体产生。

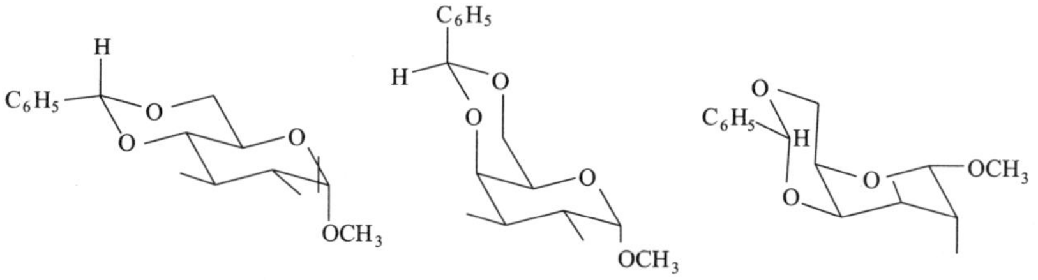

反式4,6-*O*-苯甲叉-α-D-葡萄吡喃糖甲苷　　顺式（*O*-内位）　　顺式（*H*-内位）

4,6-*O*-苯甲叉-α-D-半乳吡喃糖甲苷

缩醛和缩酮衍生物对碱稳定对酸不稳定，既可以利用缩醛、缩酮反应作为某些羟基的保护剂，也可以利用它来推测结构中有无顺邻二醇羟基或 1,3-二醇羟基。对于特定的糖则还可推测其氧环的大小。如在合成 3-*O*-甲基葡萄糖中以异丙叉物保护 1,2,5,6 羟基不被甲基化。

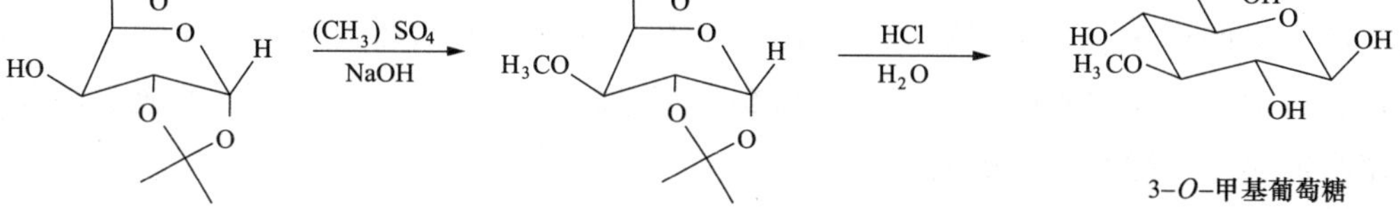

3-*O*-甲基葡萄糖

又如改变 D-葡萄糖 C-3 位的立体结构，使其转变成 D-阿洛糖（D-allose，All）。

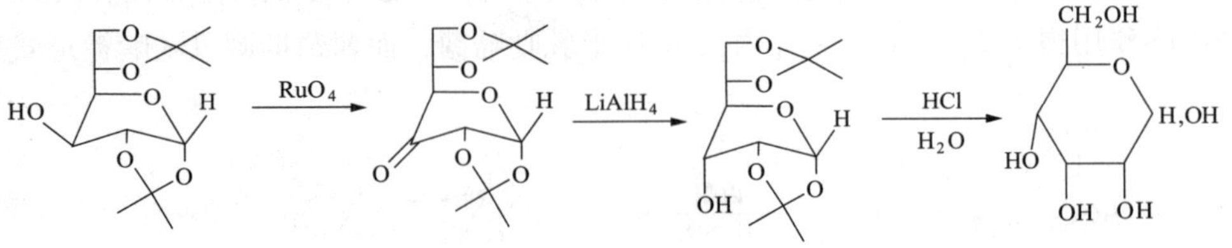

D-阿洛糖

再如由山梨糖制备L-抗坏血酸（L-ascorbic acid），用丙酮保护2,3,4,6羟基不使其被氧化。

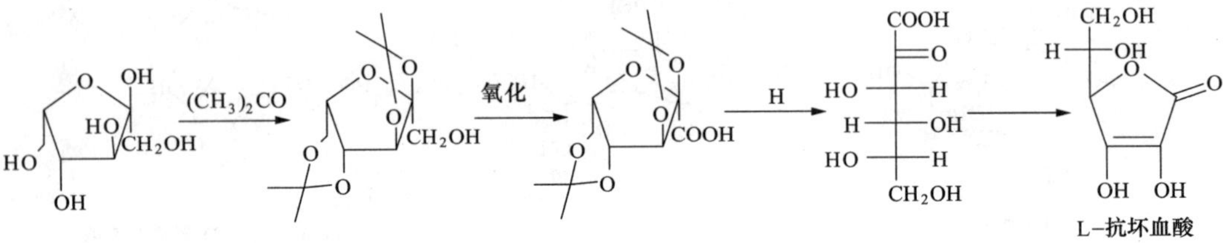

L-抗坏血酸

八、糖醛形成反应

单糖在浓酸（4～10mol/L）加热作用下，脱去三分子水，生成具有呋喃环结构的糠醛衍生物。多糖和苷类化合物在浓酸的作用下首先水解成单糖，然后再脱水形成相同的产物。这种产物由五碳醛糖生成的是糠醛，甲基五碳醛糖生成的是5-甲基糠醛，六碳醛糖生成的是5-羟甲基糠醛，六碳糖醛酸在其条件下往往脱羧，并形成糠醛。

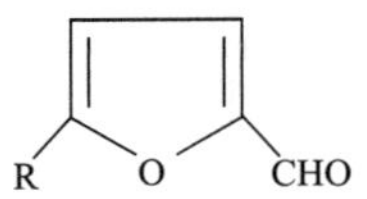

五碳糖	R=H	糠醛	bp 161℃
甲基五碳糖	R=CH_3	5-甲基糠醛	bp 187℃
六碳糖	R=CH_2OH	5-羟甲基糠醛	bp 114～116℃/1mmHg
六碳糖醛酸	R=COOH	5-羧基糠醛	

六碳糖以浓氢卤酸如盐酸、氢溴酸处理时，生成5-氯或5-溴甲糠醛。糖类与氢溴酸在乙醚中作用生成深紫色物质，可能即属于此类化合物。这种有色物质在酮糖上可立刻生成，在醛糖上需放置一周以上。脱水形成糠醛的反应以五碳糖和甲基五碳糖最容易（糠醛和5-甲基糠醛较5-羟甲基糠醛稳定，在酸中不易聚合或继续分解）。糠醛和5-甲基糠醛挥发度较高，能随水蒸气蒸馏，几乎可以定量获得，故可以用于定量分析。六碳糖中酮糖较醛糖反应容易的多，产物5-羟甲基糠醛得率较高。唯有六碳醛糖如葡萄糖等生成5-羟甲基糠醛较为困难，得率低。如加剧反应条件，产物5-羟甲基糠醛不稳定，将继续分解成甲酸和果糖酸或聚合成腐蚀质样物质而遭致破坏。

糠醛衍生物可以和许多芳胺、酚类以及具有活性次甲基基团的化合物缩合生成有色的化合物（酚和胺的缩合位置在邻对位）。许多糖的显色剂就是根据这一原理配制而成的。如常用于糖类和苷的检测反应－Molish反应的试剂就是浓硫酸和α-萘酚。常用的纸色谱显色剂是邻苯二甲酸和苯胺。在这些试剂中常用的酸有无机酸如硫酸、磷酸等，有机酸如三氯乙酸、邻苯二甲酸、草酸等，其中中强度酸具有水解苷键的作用。常用的酚有苯酚、间苯二酚、α-萘酚、β-萘酚等。常用的胺则有苯胺、二苯胺、氨基酚、联苯胺等。常用的具有活性次甲基的化合物是蒽酮等。由于各类糖形成糠醛衍生物的难易程度不同、生成的产物不同、产物的挥发度不同、糠醛、甲基糠醛、5-羟甲基糠醛与酚或芳胺的缩合产物的颜色稍有不同，因此可利用糠醛反应形成的不同颜色来区别五碳糖、六碳酮糖、六碳醛糖以及糖醛酸等，在糖的鉴定上很有用处。糠醛和芳胺的缩合位置与酚类一样在氨基的邻位和对位。下面是一些呈色物质的化学结构。

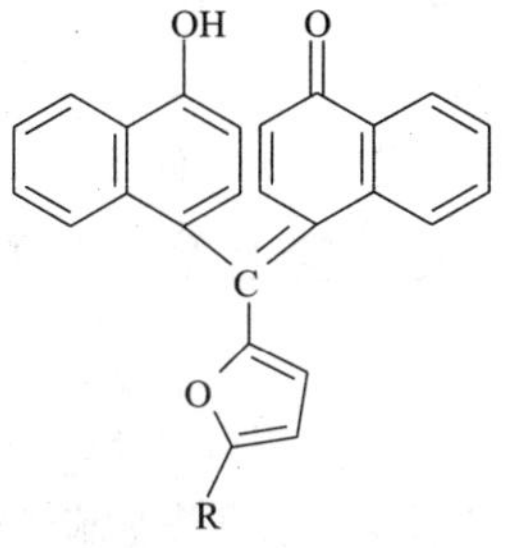

糠醛及衍生物与α-萘酚缩合物(紫色)

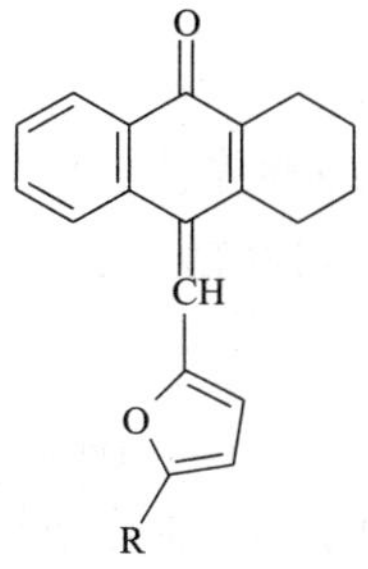

糠醛及衍生物与蒽酮缩合物($R=H或CH_3$)

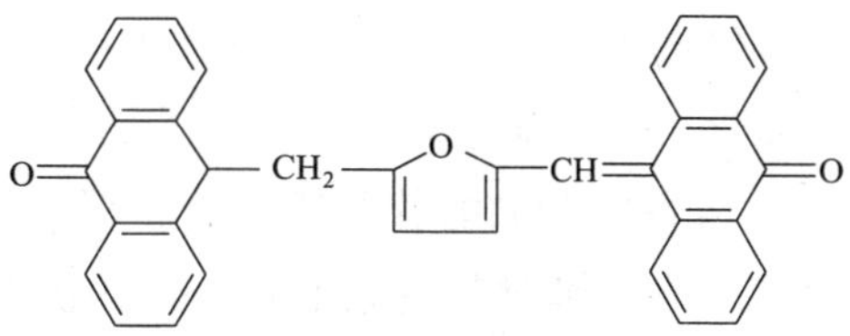

5-羟甲基糠醛与蒽酮的缩合物(蓝色)

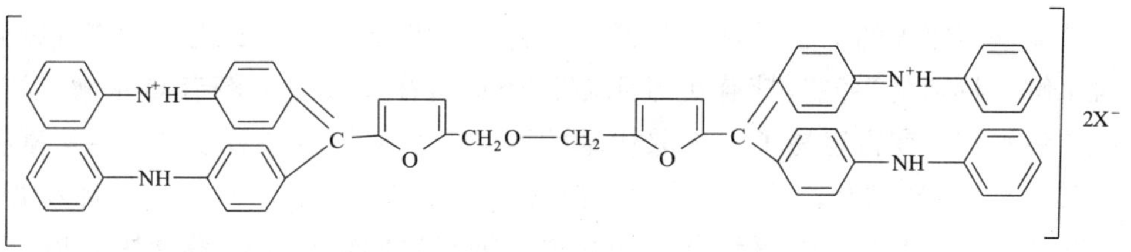

5-羟甲基糠醛与二苯胺的缩合物(蓝色)

九、苷键的裂解

苷键裂解反应是研究苷键和糖链结构的重要反应。要了解苷类的化学结构必须了解苷元结构、糖的组成、苷元与糖以及糖与糖之间的连接方式等。为此必须使用某种方法使苷键切断，切断苷键有的可用酸、碱催化等化学方法，有的需采用酶和微生物等生物学方法。苷键的裂解按所用的方法可分为均相水解和双相水解，双相水解可避免苷元长时间受酸、碱等的作用，有利于提高苷元的收率或获得原苷元。按裂解的程度可分为全水解和部分水解。部分水解所用的试剂和方法有8%～10%甲酸、40%～50%醋酸、酶解、乙酰解、甲醇解等。按所用催化剂可分为酸催化水解、碱催化水解、乙酰解、酶解、过碘酸裂解等。下面重点介绍苷键常用的裂解方法。

（一）酸催化水解反应

苷键属于缩醛（酮）结构，对酸不稳定，对碱较稳定，易为酸催化水解。酸催化水解常用的溶剂是水或稀醇，常用的催化剂是稀盐酸、稀硫酸、乙酸、甲酸等。其反应机理是苷键原子先被质子化，然后苷键断裂形成糖基阳碳离子或半椅型的中间体，该中间体再在水中溶剂化形成糖，并释放出催化剂质子。以葡萄糖氧苷为例：

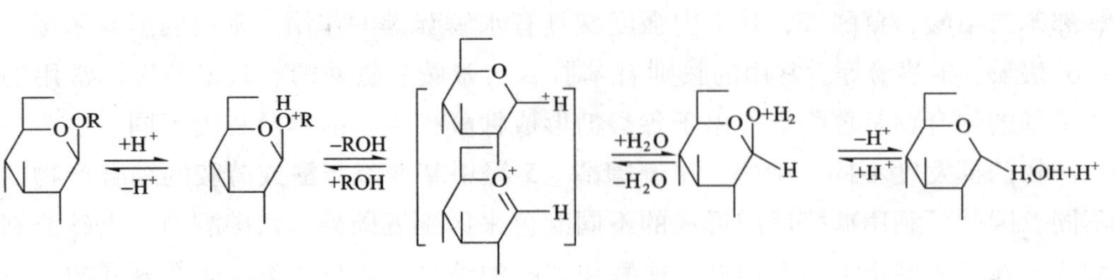

从酸催化水解的反应机理可看出苷键原子的碱度，亦即苷键原子的电子云密度以及它的空间环境，对水解难易有很大的影响。下面从苷键原子、糖、苷元等几方面来讨论水解难易的规律。

（1）按苷键原子的不同，酸催化水解的难易顺序为：C－苷＞S－苷＞O－苷＞N－苷。在形成苷键的 N、O、S、C 四个原子中，N 的碱性最强，最易质子化。碳上无孤电子对，几乎无碱性，最难质子化。

（2）芳香族苷如酚苷及烯醇苷，因 p-π 共轭作用，酚苷及烯醇苷的苷元在苷键原子质子化时芳环或双键对苷键原子有一定的供电作用，故酚苷及烯醇苷比脂肪族醇苷如萜类苷、甾体苷等容易的多。某些酚苷如蒽醌苷、香豆素苷等不用酸，只加热就有可能被水解成苷元。

（3）由于氨基和羟基均可与苷键原子争夺质子，特别是 2-NH_2和 2-OH 糖，当 2 位被质子化后使端基碳原子的电子云密度降低，不利于苷键原子的质子化，故氨基糖苷较羟基糖苷难水解，特别是 2-氨基糖苷更难水解，羟基糖苷又较去氧糖苷难水解。当氨基、羟基乙酰化后水解又变得容易了。按取代基的不同，水解的难易程度为：2-氨基糖苷最难水解，其次是 2-OH 糖苷，然后依次是乙酰化的 2-氨基糖苷、乙酰化的 2-羟基糖苷、6-去氧糖、2-去氧糖和 2,6-二去氧糖苷。如 6-去氧糖苷比同样羟基己糖苷快五倍；2,6-二去氧糖苷用 0.02～0.05mol/L HCl 即可将其水解。

（4）氮原子虽然碱性较强，易于质子化，但当氮原子连在酰胺或嘧啶环上时，由于受到强烈的 p-π 共轭效应和诱导效应的影响，此时的氮已几乎没有碱性，甚至在酰亚胺中还有一定的酸性，所以这类苷很难水解。如朱砂莲（*Aristolochia tuberosa*）块根中的朱砂莲苷（tuberosinone-*N*-*β*-D-glucoside）不能被 10% HCl 水解，将此苷溶于四氢呋喃中，经氢化锂铝还原后才能被 1mol/L HCl 水解。

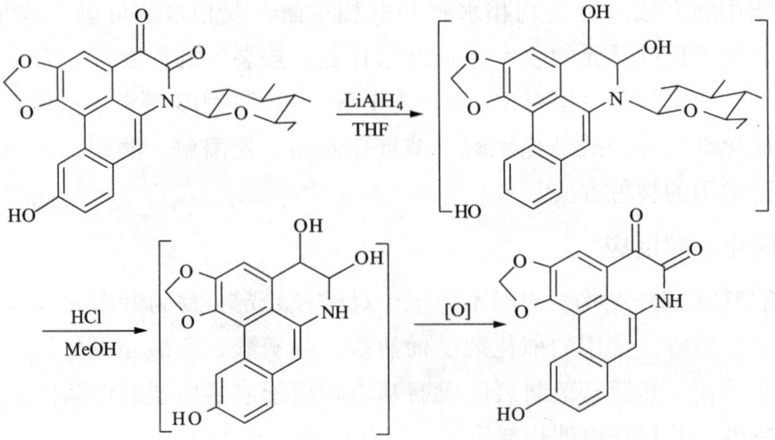

朱砂莲素

（5）呋喃型糖苷较吡喃型糖苷易水解，水解速率大 50～100 倍。由于五元呋喃环是平面结构，使各取代基处于重叠位置比较拥挤，形成水解中间体可使拥挤状态有所改善，环的张力减少，故有利于水解。所以在多糖水解时最易水解的是果糖，但当为了水解别的苷键而加剧水解条件时，往往会使果糖破坏。在天然糖苷中，果糖和核糖都为呋喃型糖，阿拉伯糖二者都有，葡萄糖、甘露糖、半乳糖一般为吡喃型糖。由于酸催化水解后生成的是游离糖，故一般酸水解难于区别是呋喃糖环还是吡喃糖环，对此可采用甲醇水解的方法来确定，因为生成的是糖的甲苷而不是游离糖，而呋喃型糖甲苷和吡喃型糖甲苷的色谱行为不同。

（6）因为酮糖多数为呋喃型糖结构，而且酮糖端基上又增加了一个—CH_2OH 大基团，更增加了呋喃环的拥挤状况，水解时形成的中间体可以减少分子中的立体障碍，使反应有利于水解的方向，故酮糖较醛糖易水解。

（7）在吡喃型糖苷中由于 C-5 位上 R 会对质子进攻苷键造成一定的位阻，故 C-5 位上取代基愈大愈难水解。其水解的难易程度有如下顺序：糖醛酸 > 七碳糖 > 六碳糖 > 甲基五碳糖 > 五碳糖。

（8）当苷元为小基团时，由于横键上的原子易于质子化，故横键的苷键较竖键的苷键易水解。当苷元为大基团时，其空间因素占主导地位，苷元的脱去有利于中间体的稳定，故竖键的苷键较横键的苷键易水解。

（二）双相水解反应

当采用酸催化水解时常采用稀酸，遇到难水解的苷类时才采用较为剧烈的条件。那些对酸不稳定的苷元，为了防止结构变化，有时可采用双向水解反应，即在反应混合物中加入与水不相混溶的有机溶剂如苯等，使水解后的苷元即刻进入有机相，避免苷元与酸长时间接触而发生变化。如仙客来皂苷（cyclamin）的水解，用 10% H_2SO_4加热水解 12h，生成的仙客来皂苷元是裂环产物。当采用双相水解时，则可获得仙客来皂苷元 A（cyclamiretin A），这才是原苷元。

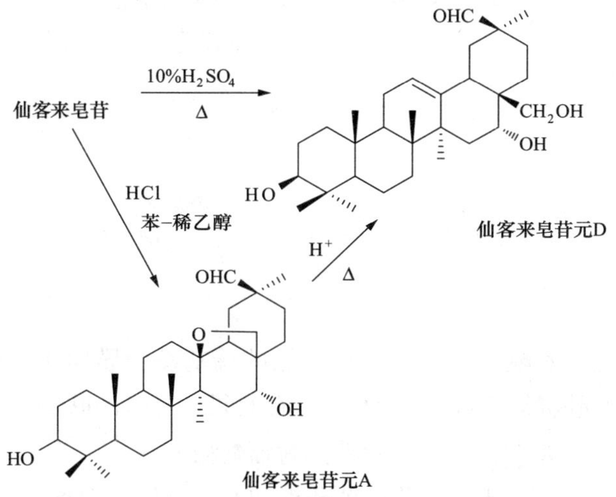

（三）酸催化甲醇解反应

用其他方法进行苷键裂解时，得到的糖的部分或者是游离糖或者是糖的碎片，很难保证原来糖环的结构，难于通过苷键裂解的方法确定存在于苷中的糖是呋喃型糖还是吡喃型糖。在酸的甲醇溶液中进行甲醇解，聚糖或苷可生成一对保持原环形的甲醇糖苷的异构体，由于呋喃型糖甲苷和吡喃型糖甲苷的色谱行为不同，故可通过酸催化甲醇解的方法确定苷或聚糖中糖的氧环的大小（呋喃型糖或吡喃型糖）。酸催化甲醇解的反应机理与酸催化相似，所用的催化剂也基本相同，只是溶剂用的是甲醇而不是水或稀醇。以葡萄糖苷为例说明如下。

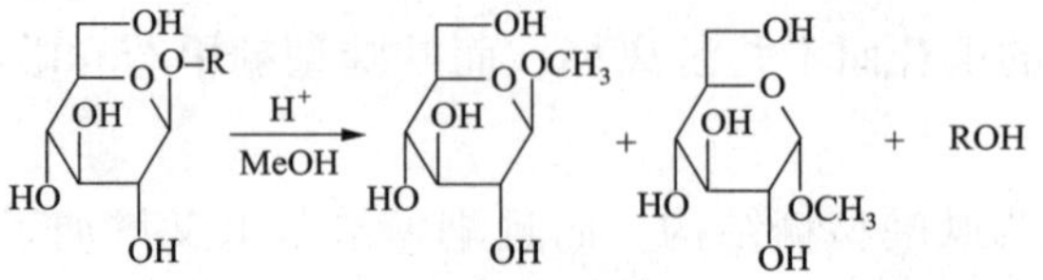

（四）乙酰解反应

用乙酰解（acetolysis）法可以开裂一部分苷键而保留另一部分苷键，在水解产物中得到乙酰化的单糖和低聚糖。同时也可以保护苷元中的部分羟基使其乙酰化，得到的是一些亲脂性的成分，增加了反应产物的脂溶性，有利于提纯和鉴定。反应操作简便，条件温和，一般是在室温放置数天即可。乙酰解所用的试剂是醋酐与不同的酸组合使用，常用的酸有 H_2SO_4、$HClO_4$、CF_3COOH 或 Lewis 酸如 $ZnCl_2$、BF_3 等。其反应机理与酸催化水解相似，但进攻的基团是 CH_3CO^+ 而不是质子。虽然反应机理相似，在苷键裂解的难易程度上有时却相反。当苷键邻位羟基能乙酰化或苷键邻位有环氧基时，由于强的诱导效应致使苷键裂解反应变慢。从对双糖苷键乙酰解裂解反应速度的研究，可获知糖与糖乙酰解的难易程度，如 β-苷键的葡萄糖双糖乙酰解的难易程度是：(1→2) > (1→3) > (1→4) ≥ (1→6)。

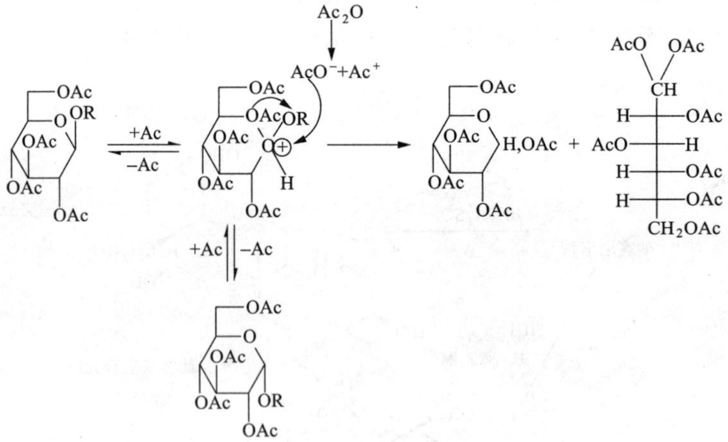

但应该引起注意的是乙酰解反应有时会使糖的端基发生异构化。用上述开环中间体的机理是不难解释的。此外糖对于在 C-2、C-3 位有顺邻二羟基的呋喃型糖，其C-2、C-3 位有时也会发生差向异构化，如由甘露呋喃型糖变为葡萄糖。

纤维素经乙酰解之后，生成乙酰化的葡萄糖和八乙酰纤维双糖（主产物）。由于多糖是由双糖、三糖等重复单元连接起来的，了解这个纤维双糖的组成，对于了解多糖的结构是十分重要的。

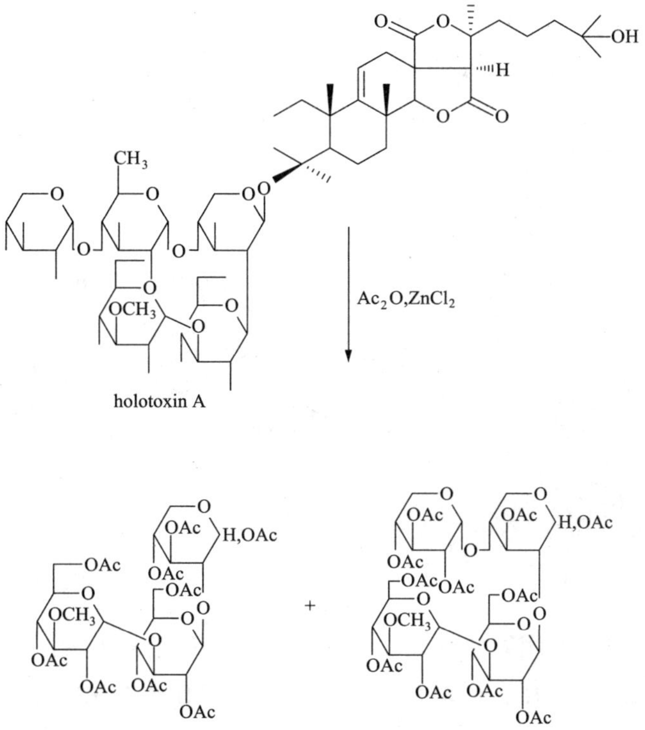

Holotoxin A 是 *Stichopus japonica* 中的一个具有抗真菌活性的五糖皂苷，其糖的组成为 D-木糖、D-鸡纳糖（D-quinovose）、D-葡萄糖和 D-葡萄糖三甲醚。当用醋酐-氯化锌乙酰解后，薄层色谱检出有三糖和四糖的乙酰化物，糖部分的结构即由此而确定。

（五）碱催化水解和 *β*-消除反应

从苷键的局部构造来看，它本身是缩醛或缩酮型的醚键，对碱性试剂应当稳定，对酸不稳定，不易被碱水解。由于酚苷中的芳环具有一定的吸电作用，使糖端基碳上氢的酸性增强，有利于 OH^- 的进攻，形成负碳离子后，芳环有利于负碳离子的稳定；与羰基共轭的烯醇类从插烯规律来看实际上具有酯的性质，故酰苷、酚苷、与羰基共轭的烯醇苷可被碱水解。如 4-羟基香豆素苷、水杨苷、靛苷、海韭菜苷（triglochinin）等遇碱能够被水解。

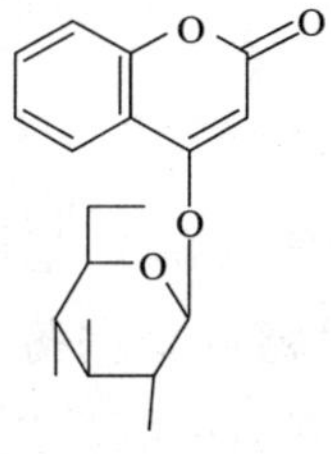
4-羟基香豆素苷

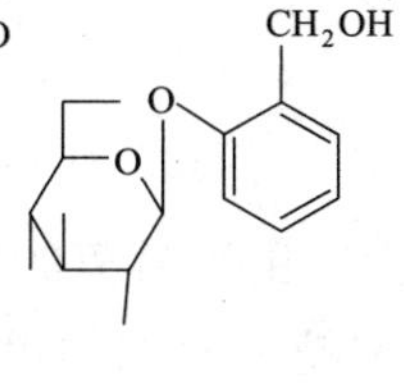
水杨苷

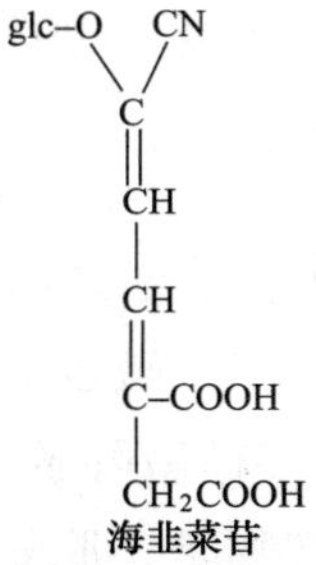
海韭菜苷

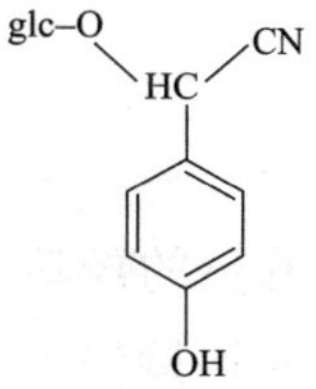
蜀黍苷

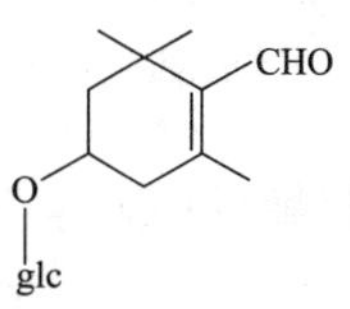
藏红花苦苷

酚苷和酯苷在进行碱水解时，如果糖的 C-2 位—OH 与 C_1 苷键处于反式时则较顺式的易于水解。前者水解获得的是 1,6-糖苷，后者得到的是正常的糖。1,6-糖苷的生成，可能是发生了二次 Walden 转换所致。根据这一事实可用来判断苷键的构型。如存在于甜叶菊中的二萜糖苷，dulcoside A 在羧基上接的葡萄糖，当用碱水解时，生成 1,6-葡萄糖苷，由此推定其连接在羟基上的葡萄糖苷键的构型为 *β* 型。

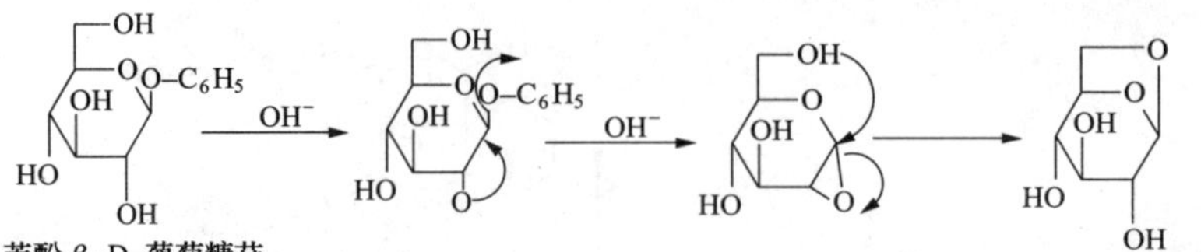

苯酚β-D-葡萄糖苷　　1,6-葡萄糖苷

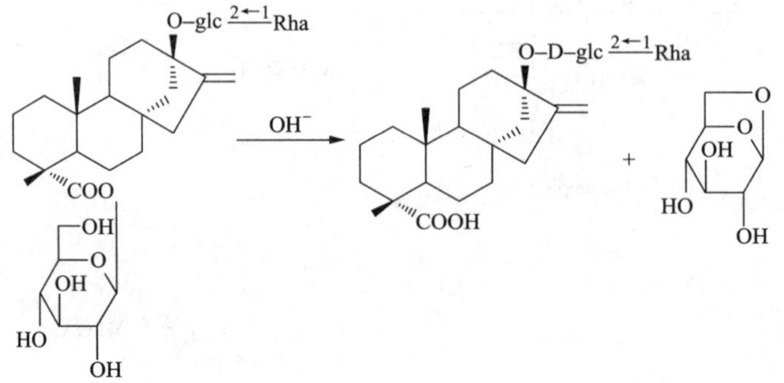

dulcoside A

由于苷键β位吸电子基团能使苷元α-位氢活化，有利于OH^-的进攻，故苷键的β位有吸电子取代的苷如藏红花苦苷、蜀黍苷等在碱液中可与苷键发生消除反应而开裂苷键，此反应称为β-消除反应。

4,6-去氧六碳糖酮-2或4-去氧五碳糖酮-2的双连苷也可用碱催化水解。如存在于卫予科福木（*Elaeodendron glaucum*）中的福木苷B（elaeodendroside B），用酸、过碘酸、酶水解均未获得苷元，而在甲苯中加入少量三乙胺、吡啶或Al_2O_3后回流就可获得苷元。该苷能被碱水解，可能与C-4位上双键既可以活化C-3位上的氢，有利于OH^-的进攻，又可以增加C-3位脱掉质子后形成的碳正离子的稳定性有关。

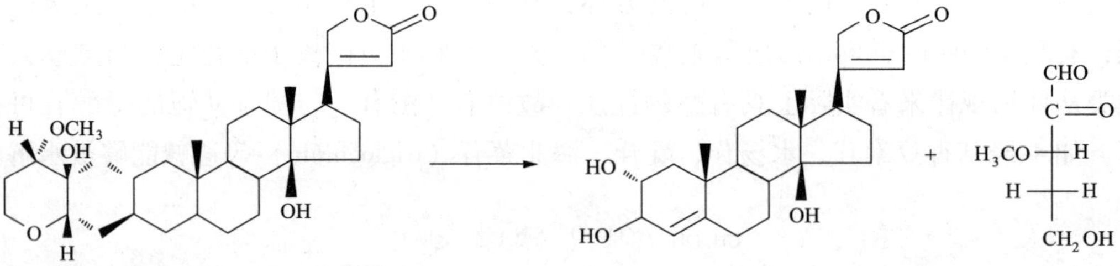

elaeodendroside B

碱降解反应通常发生在糖的羟基或羧基连接的酯上，由于游离的醛（酮）基能活化邻位的氢，故在1→3或1→4连接的聚糖中，碱也能使聚糖还原端的单糖逐个剥落（peeling reaction），对非还原端则无影响，分析多糖碱降解所得的糖酸就可推测出单糖的连接情况。1→3连接聚糖还原末端剥落所形成的产物是3-脱氧糖酸，其降解速度是1→4连接的10倍，如多糖含有1，3，4分支，碱降解反应仅发生在1→3支链上，而1→4支链是稳定的。1→4连接聚糖的产物则是3-脱氧-2-羟甲基糖酸，二个以上取代的还原糖则很难形成糖酸，因此可根据所形成的产物推断还原糖的取代方式，这在聚糖的结构研究中是非常有用的。1→4连接聚糖还原末端剥落糖的反应机理虽然与1→3连接的相似，由于存在3位竞争性的脱羟基反应，故其降解速度比1→3连接慢得多。碱水解后，一般用分子筛凝胶过滤法分离水解下来的低聚糖，若在水解反应时加入四氢硼钠（$NaBH_4$），水解下来的糖链的还原末端糖基

立即被还原为糖醇，很容易被识别出来。

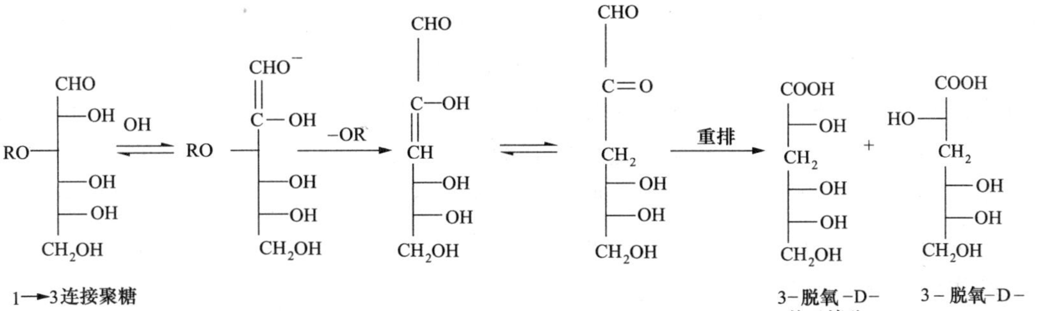

（六）酶催化水解反应

由于酸碱催化水解条件总的来说比较剧烈，糖和苷元部分均有可能发生进一步的变化，使产物复杂化，而且无法区别苷键的构型。与此相反，酶催化水解具有反应条件温和，专属性高，可保持苷元的结构保持不变，并可获得保留部分苷键的次级苷或低聚糖，根据所用酶的特点可确定苷键构型，根据获得的次级苷、低聚糖可推测苷元与糖及糖与糖的连接关系等特点。如存在于穿心莲［*Andrographis paniculate*（Burm. f.）Nees］中的穿心莲内酯19-*β*-D-葡萄糖苷（andrographolide-19-*β*-D-glucoside）用硫酸水解时产生去氧和末端双键移位的苷元，而用纤维素酶水解则可获得原苷元。再如碳苷用其他的方法水解很难获得原苷元，而用人或动物体内某些微生物产生的酶水解则可获得原苷元[13]。

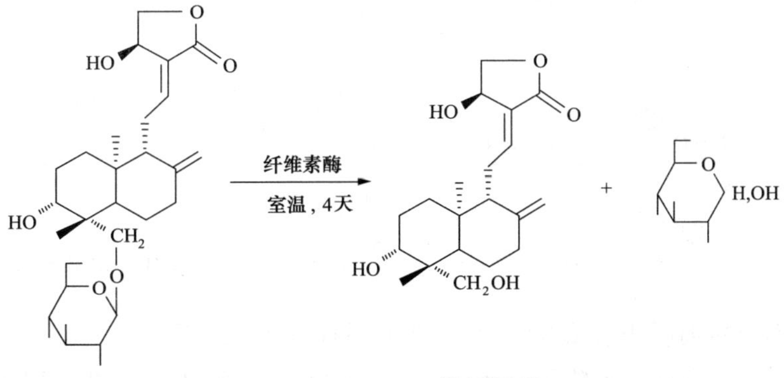

穿心莲内酯19-*β*-D-葡萄糖苷　　　穿心莲内酯

常用于苷键水解的酶有转化糖酶（invertase），水解*β*-果糖苷键，因而对蔗糖、龙胆糖、棉籽糖、水苏糖等用此酶水解都是去一果糖而保留其他结构。麦芽糖酶（maltase）专使*α*-D-葡萄糖苷键水解。杏仁苷酶（emulsin）是一种*β*-D-葡萄糖苷键水解酶，专属性较低，水解一般*β*-D-葡萄糖苷和有关六碳醛糖苷。纤维素酶（cellulase）也是*β*-D-葡萄糖苷键水解酶。此外蜗牛酶（*β*-苷键水解酶）、高峰氏糖化酶（takadiastase）、橙皮苷酶（hesperidinase）、柑橘苷酶（naringenase）等也是常用的酶。

总的来说水解苷的酶是一些基团特异性的酶，即只需要底物分子中的一部分构造适合就可反应。这是一些同工酶，即分子的结构、大小、形状不同而可催化同一类反应的一类酶。但少数酶的立体选择性非常强，只能水解某个化合物的某个糖，如存在于毒毛旋花子中的*β*-D-葡萄糖苷酶（*β*-D-glucosidase）和毒毛旋花子双糖酶（strophanthobiase），前者只能水解 k-毒毛旋花子苷中的末端葡萄糖，后者则只能水解该苷末端的葡萄糖双糖。实际上，由于酶的分离纯化很困难，目前使用的酶大多为未提纯的混合酶，随着进一步的分离纯化，酶的专一性会有很大的改变。如幼高粱（*sorghum vulgare*）的粗蛋白提取物具有 β-葡萄糖水解酶的活性，能够水解蜀黍苷（dhurrin）、txiphyllin 等。随着进一步分离纯化从中获得二种 β-葡萄糖苷酶，该两种酶只能水解蜀黍苷，而对其他的苷则无水解作用。再如杏仁苷酶实际上是一种混合酶，其中存在的 β-D-葡萄糖苷酶水解苦杏仁苷是分段进行的。一种 β-D-葡萄糖苷酶首先水解端基的葡萄糖，得到野樱苷（prunasin），然后第二种酶水解野樱苷得苯羟乙腈（mandelonitrile），完整的龙胆双糖（gentiobioside）在水解中没有得到。最后苯羟乙睛在酶的作用下分解成苯甲醛和氢氰酸。

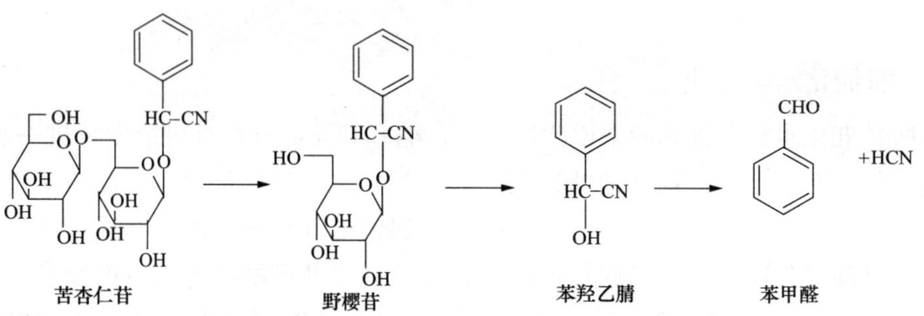

pH 是影响酶解的一个重要因素，某些酶的酶解产物会随 pH 的改变而改变。如芥子苷酶（mgrosinase）是存在于十字花科植物特别是芥菜种子中的一种特殊的酶，对芥子苷起专属性的水解作用。水解产物随着 pH 改变而不同，在 pH 7 时对芥子苷的酶解产物是异硫氰酸酯，在 pH 3 ~4 时则是腈和硫磺。

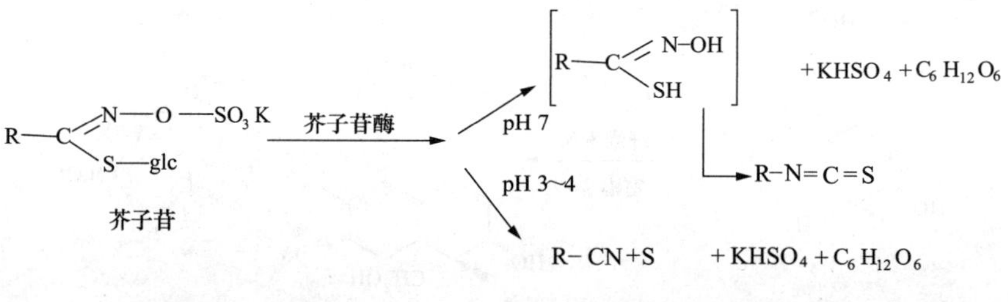

在植物中不同的细胞内苷和能水解该苷的酶往往是共存的。由于它们不在同一位置，故无法将它们水解。只有当植物细胞被破坏后，酶和苷才能相遇，进而把苷水解。如幼高粱中蜀黍苷分布于表皮细胞的胞液中，而 β-葡萄糖苷酶则集中于叶内细胞，只有当组织被粉碎后该苷才能被酶水解。

由于酶的分离纯化较困难和麻烦，市售的酶的品种有限。近年来有人采用微生物发酵的方法水解苷类。在微生物培养液中加入苷，利用微生物产生的酶将苷水解。某些微生物会把苷中糖当作碳源消耗掉而只留下苷元。

（七）过碘酸裂解反应

糖的 1,2-二元醇结构可用过碘酸氧化来鉴别，这种氧化方法稍加改进便可用于苷键的裂解研究，而且是一种温和的方法（亦称 Smith 降解法）。这种方法对苷元结构容易改变的苷以及碳苷的研究特别适宜，但不适用于苷元上也有 1,2-二元醇结构的苷类，因为过碘酸在氧化糖的同时它们也将随之被氧化。总的来讲该方法是一个反应条件温和、易得到原苷元、通过反应产物可以推测糖的种类、糖与糖的连接方式以及氧环大小的一种苷键的裂解方法。

过碘酸裂解法所用的试剂是 $NaIO_4$ 和 $NaBH_4$，首先将样品溶于水或稀醇溶液中，加入 $NaIO_4$，在室温下将糖氧化开裂成二醛，然后用 $NaBH_4$ 将醛还原成伯醇，以防醛与醇进一步缩合而使水解困难。最后调节 pH 2 左右，室温放置即可将其水解。由于这种醇的中间体具有真正的缩醛结构，比苷的环状缩醛更容易被稀酸水解，故在非常弱的酸性条件下就可水解。

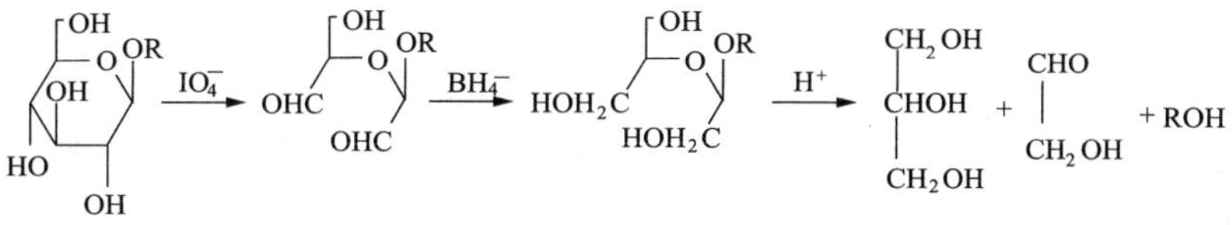

人参、柴胡、远志等的皂苷，用此法水解获得了真正的皂苷元。以人参皂苷 Rb_1（ginsenoside Rb_1）为例，人参皂苷 Rb_1 用各种方法水解均未获得原苷元，只是采用 Smith 裂解法后才获得原苷元即 20-*S*-原人参二醇（20-*S*-protopanaxadiol），这也是为什么原人参二醇上有三个羟基但却称原人参二醇的原因。因为最早用其他裂解方法所获得的苷元上只有二个醇羟基，故将其称为人参二醇，只是用 Smith 裂解法后才知道原来获得的苷元实际上是一个人工产物，为了与原产物区别才在名称前加了一个“原”字。

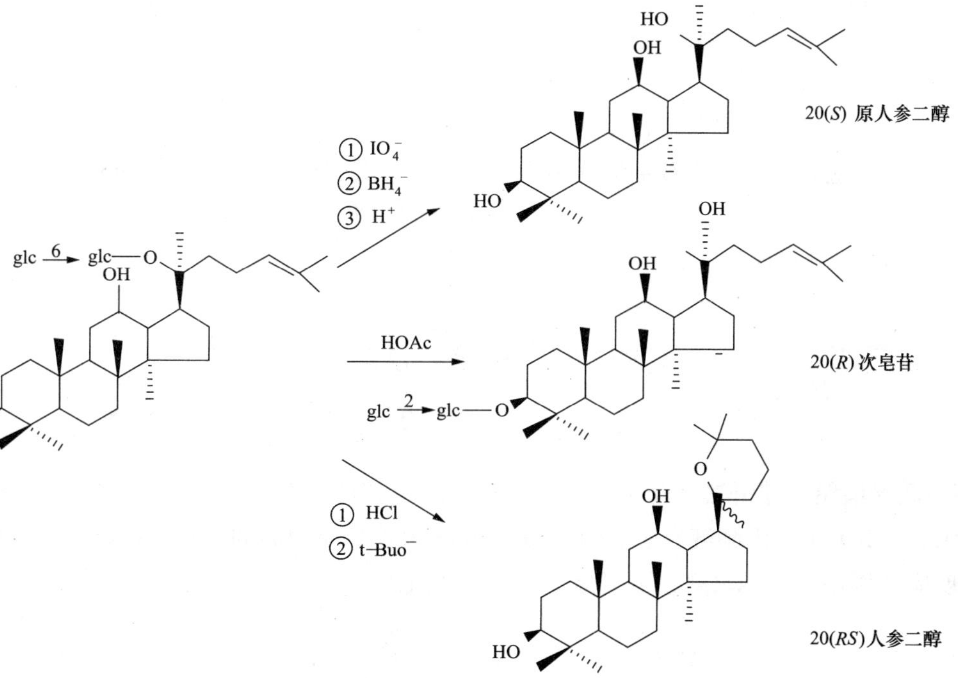

碳苷是很难用酸催化水解的，而用 Smith 裂解可获得苷元连有一个醛基的苷元。

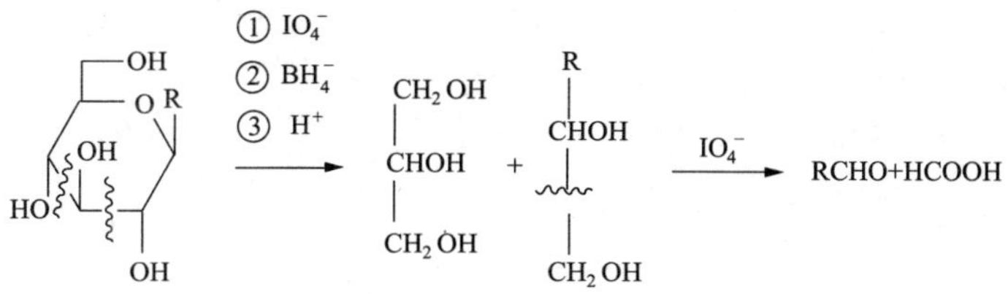

碳苷用 $FeCl_3$ 氧化法开裂苷键时，获得的糖并不是存在于原苷中的糖，而是其 C_1-C_2 间的开裂产物。如葡萄糖碳苷用 $FeCl_3$ 氧化法开裂，获得的糖是阿拉伯糖。

（八）糖醛酸苷的选择性水解反应

许多苷和聚糖中都含有糖醛酸，特别是在皂苷和生物体内肝脏的代谢产物中，糖醛酸苷更为常见。糖醛酸苷键用普通的裂解方法很难开裂，常需要在剧烈的条件下进行酸催化水解，皂苷元往往会发生脱水、环合、双键移位等变化，得到的不是存在于植物中的原苷元（protosapogenin），而是一些转化产物。如人参皂苷、柴胡皂苷的酸催化水解，均得不到原苷元。Δ^5-甾体皂苷则容易产生 C-3 位—OH 的脱水反应，形成双烯产物，因此应引起注意。为了获得原苷元，下述的几种苷键的裂解方法可供选用。

1. 光分解法 光分解法是利用紫外线，一般用高压汞灯为光源，对皂苷进行照射，将原皂苷元从皂苷中裂解出来，此法具有选择性。

皂苷元（三萜或甾体）直接和葡萄糖醛酸、阿拉伯糖或半乳糖相连而成的单糖苷或多糖苷才可用光分解法分离出原皂苷元，且以葡萄糖醛酸皂苷对光反应活性最高，直接照射即可获得原皂苷元，其反应机理如下：

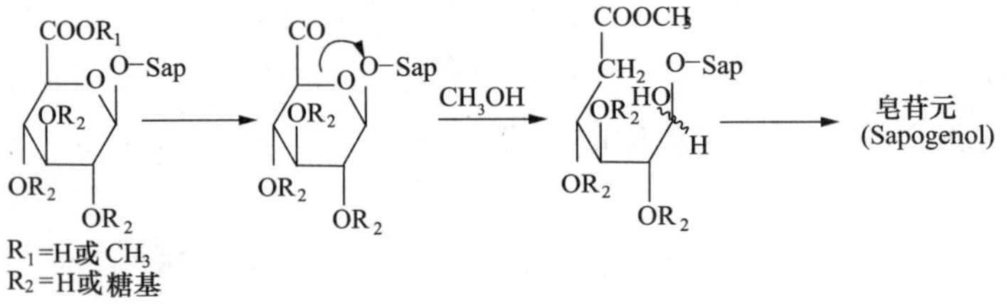

阿拉伯糖或半乳糖的皂苷，需要将 C-2 位—OH 转变为酮基，才能发生光分解反应，因此光分解时，应先将 C-3 和 C-4 位—OH 进行异丙叉化（isopropylidene）加以保护，再进行氧化得 C-2 位酮基衍生物，然后再进行光分解反应。半乳糖 C-6 位—OH亦须用三苯甲基氯（tritylchloride）进行保护，如此所得的皂苷元为酮基衍生物。

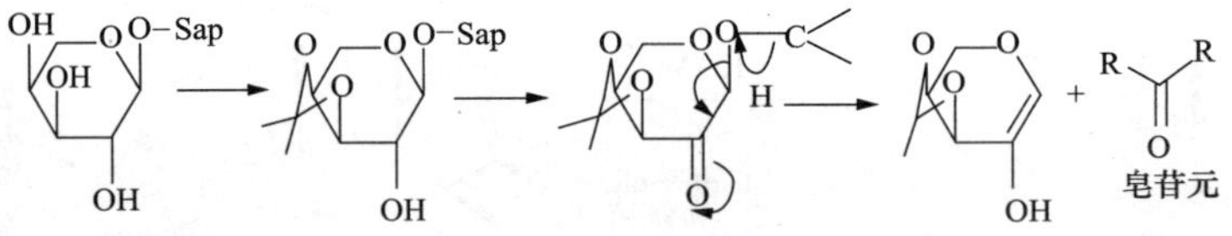

2. 四醋酸铅－醋酐法 此法用于葡萄糖醛酸皂苷的裂解。先将皂苷进行全甲基化，在部分水解（K_2CO_3－丙酮液）。葡萄糖醛酸上的羧基必须是游离的，然后在苯中与四醋酸铅－醋酐反应，再用甲醇钠水解，可得原皂苷元乙酰化物。

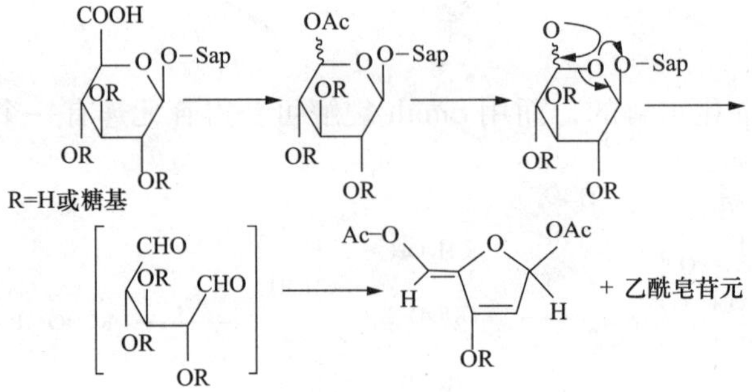

3. 醋酐－吡啶分解法　此法只能裂解多聚糖的葡萄糖醛酸皂苷。在葡萄糖醛酸的 C-2 和 C-4 位一定要与其他的糖相连，C-6 位羧基要游离，其机制如下：

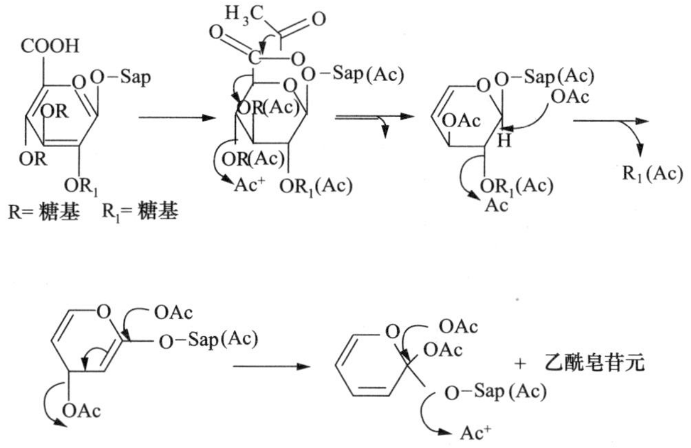

试剂首先进攻羰基，然后脱去 C-5 位上取代基（酐）和 C-4 位上的糖基，接着脱去 C-1 位上的氢和 C-2 位上的糖基，同时分别引入两个双键，最后使苷键裂解，获得皂苷元的乙酰化物。

上述光分解法、化学法［$Pb(Ac)_4$，Ac_2O/Py］选择性较高，应用范围较窄，但由于葡萄糖醛酸形成的苷类，一般水解条件要求比较剧烈，不易获得原苷元，因此这些方法作为葡萄糖醛酸与皂苷元直接相连的皂苷类的选择性裂解是值得重视的。

4. 土壤微生物淘汰培养法　首先使用不同土壤样品，加上需要裂解苷键的皂苷，于培养基中进行培养、淘汰，选择出对皂苷水解能力强的土壤菌株，然后进行大量培养，用薄层色谱检查水解情况。培养物用有机溶媒提取、分离、精制就可获得原皂苷元。此法具有应用范围广，条件要求不严，方法较简便，若无特殊需要不用保存菌种，直接用土壤样品就可进行等特点。

5. 化学修饰－水解法　为了获得原皂苷元，避免次生产物的生成，也有将皂苷中的皂苷元部分先进行适当的化学修饰，然后再进行水解。

例如人参皂苷的水解，将人参皂苷先进行催化还原，使 C-17 位侧链中的双键饱和，然后再进行水解，侧链就不会发生环合反应，得到二氢原人参二醇，即皂苷元的二氢衍生物。如果人参皂苷直接进行酸水解，则侧链会发生环合反应，得到的是人参二醇，而不是原皂苷元，即原人参二醇。

值得注意的是个别苷除了苷元用苷键与糖相连外，还用醚键与同一糖相连。如存在于赤芍（*Paeonia lactiflora*）根中的芍药新苷（lactiflorin），这种苷即使用前述方法将苷键开裂也无法获得苷元和糖。在苷类化合物中，有些苷键很难开裂，有些苷键则很容易开裂，甚至在水和稀醇中加热稍长时间就可开裂，如人参皂苷 Rb_1 在加热中就容易脱掉 C-20 位上的糖基生成次皂苷 Rg_3，且该位的构型也由 *S* 型转变为 *R* 型。

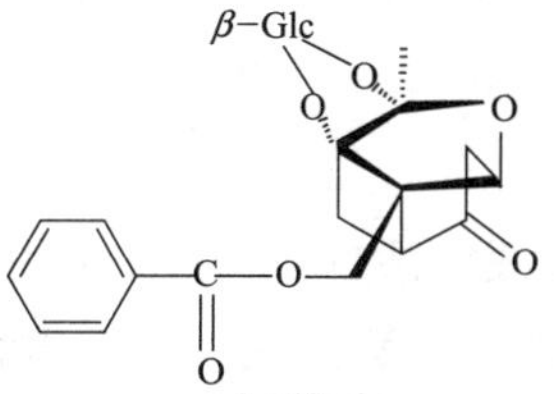

lactiflorin

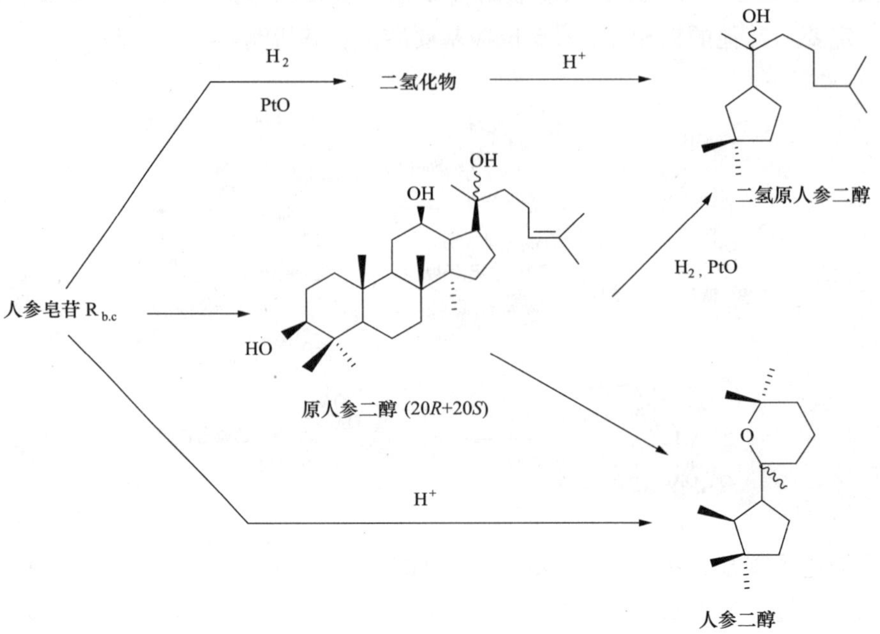

第四节　糖和苷的提取分离

一、糖的提取

自天然药物中直接提取糖类时，首先都是利用水（包括酸水、碱水等）或醇进行提取。由于植物体内有水解酶共存，必须采用适当的方法破坏或抑制酶，才能获得原生糖类。故材料必须用新鲜采集的，并经迅速加热干燥的样品。糖类不但久受高温会遭致破坏，而且当温度在渐渐上升之际，反而能促进酶的水解作用。冷冻可抑制酶的作用，但并不破坏酶。通常所采用的方法是用沸水、沸醇或加入碳酸钙等，它们都可以破坏或抑制酶的活性。用沸醇提取时，有时会得到糖的乙苷，亦非原存成分，应加以注意。根据糖类对水和酒精的溶解度不同，可分别采用以下几种方法。

第一类：易溶于冷水及温乙醇者，包括单糖类，如葡萄糖、半乳糖、阿拉伯糖、鼠李糖、果糖等；双糖类，如蔗糖、麦芽糖等；三糖类，如棉籽糖、龙胆糖等；四糖类，如水苏糖等；多元醇类，如甘露醇、卫矛醇等。原材料粉碎先经乙醚或石油醚脱脂，拌加碳酸钙后，以50%乙醇温浸，浸液合并，低温去除乙醇。所得提取液以中性醋酸铅处理，去除沉淀，滤液脱铅，浓缩至干。以甲醇或乙醇温浸，除去不溶物，如无机盐、蛋白质等。醇液经活性炭脱色，浓缩，冷却，滴加乙醚，以待结晶析出。

第二类：易溶于冷水而不溶于乙醇者，主要为果胶及阿拉伯聚糖等类似胶样物质。这类多糖常以钙或镁盐的形式存在于植物中。经乙醚、乙醇处理过，已提去第一类糖类的原材料用水浸取，水提液用中性醋酸铅脱除杂质，滤液再加入碱式醋酸铅，阿拉伯树胶等多糖即成铅盐沉出。取此沉淀，悬浮于水中，通入硫化氢脱铅，脱铅液低温浓缩，加少量盐酸，加入乙醇使其沉淀。将沉淀溶于水，再加少量盐酸及乙醇沉淀之。如此反复进行至不含无机盐为止（也可采用透析的方法脱除无机盐）。用铅盐法纯化此类物质，脱铅时多糖胶溶液甚难与硫化铅沉淀分离，是一困难。也可直接在水溶液中加乙醇沉淀多糖胶质。

第三类：易溶于温水，难溶于冷水，而不溶于乙醇者，包括黏液质、树胶、木聚糖、菊淀粉、肝糖元等。上述冷水浸过的原材料用温水浸数次，浸出液加微量醋酸至呈酸性，除去大部分蛋白质沉淀，滤液再用盐酸酸化，加碘化汞钾，或用硫酸酸化后加磷钨酸使剩余蛋白质完全沉淀（但须注意磷钨酸亦能沉淀肝糖元）。脱除蛋白质后的水溶液中含有此类多糖，可进一步用铜盐或铅盐沉淀而分离之，部分多糖能为中性醋酸铅沉淀，部分多糖能为碱式醋酸铅沉淀，分别脱铅后浓缩，加盐酸、乙醇沉淀，如上法精制纯化。最后可以含盐酸的乙醇、乙醇及乙醚洗涤，干燥即可。

第四类：难溶于水、热水，可溶于稀碱者，包括水不溶性胶类，如五碳聚糖、木聚糖、半乳聚糖等。上述温水浸过的原材料，用5%氢氧化钠水溶液提取，提取液加盐酸中和，加入乙醇，多糖即可析出。此类多糖为稀碱溶出的难易有所不同，不易溶出者可在碱液中加入硼砂。此法对某些甘露聚糖、半乳聚糖等能形成硼砂络合物的多糖可得相当纯的物质。

如果不了解原材料中多糖的性质，则可采用下列通法进行提取。先用甲醇或1∶1的乙醇、乙醚混合液脱脂，然后用水加热提取2～3次，每次4～6h，最后再用0.5mol/L NaOH水溶液提取2次，将多糖分为水溶和碱溶两部分。提取液经浓缩后以等量或数倍量的甲醇或乙醇、丙酮等沉淀，所获的粗多糖经反复溶解与醇沉。从不同材料中提取多糖，究竟以何种溶剂提取为宜，需根据具体情况，先以小量样品摸索，观察提取效率，并应注意用不同溶剂提取有何特点，即可先用水、稀酸或稀碱、稀盐提取，也可分别先用水、稀酸、稀碱提取，方法不同所得产物往往不同。为防止糖的降解，用稀酸提取时时间宜短，温度最好不超过5℃；用碱提取时，最好通入氮气或加入硼氢化钾，提取结束后要迅速中和或透析除去碱。含有糖醛酸或硫酸基等的多糖，可在盐类或稀酸溶液中直接醇析，而使多糖以盐的形式或游离形式析出。

采用醇沉或其他溶剂沉淀所获得的多糖，常混有较多的蛋白质，脱去蛋白质的方法有多种：如选择能使蛋白质沉淀而不使多糖沉淀的酚、三氯甲烷、鞣质等试剂来处理，但用酸性试剂宜短，温度宜低，以免多糖降解。脱除蛋白质常用的方法如下：①sevag法：将三氯甲烷按多糖水溶液1/5体积加入，然后加入三氯甲烷体积1/5的丁醇，剧烈振摇20min，离心，分去水层与溶液层交界处的变性蛋白。此法较温和，需重复5次左右才能除去大部分蛋白。②酶解法：在样品溶液中加入蛋白质水解酶如胃蛋白酶、胰蛋白酶、木瓜蛋白酶、链霉蛋白酶等，使样品中的蛋白质降解。通常上述两个方法综合使用除蛋白质效果较好。③三氟三氯乙烷法：将1份三氟三氯乙烷加入到1份多糖溶液中搅拌10min，离心得水层，水层再用上述溶剂处理2次可得无蛋白多糖。此法效率较高，但因溶剂沸点较低（bp 56℃），易挥发，不易大量应用。搅拌时应在低温下进行。④三氯醋酸法：在多糖水溶液中滴加3%三氯乙酸，直到不再继续混浊为止，5～10℃放置过夜，离心除去胶状沉淀即可。此法较为剧烈，往往会引起某些多糖的降解。某些多糖，因含有酸、碱性基团，易与蛋白质相互作用，虽不是糖蛋白，也较难去除。对碱稳定的糖蛋白，在硼氢化钾存在下，用稀碱温和处理可以把这种结合蛋白分开。上述方法均不适合于糖肽，因糖肽也会像蛋白质一样沉淀出去。

二、糖的分离

（一）糖液中杂质的去除

糖的水提取液中常含有某些非糖水溶性杂质，或水解糖液中有酸存在，在分离单体或鉴定糖的时候都必须先行除去。常用的有以下几种方法。

1. 铅盐和活性炭法 在糖液中先加中性醋酸铅并以磷酸氢钠脱铅或用动物性骨炭处理糖液以除去杂质。此法对水溶性的低聚糖类几乎无不良影响，但曾发现非动物性活性炭对蔗糖吸附较多，回收率仅43～87%，在使用中应引起注意。

2. 离子交换法 糖的水溶液经硅藻土过滤后依次流进一个阴离子交换树脂和阳离子交换树脂柱，去掉离子性杂质，如无机盐、酸根等。所用阴离子交换树脂宜用弱碱性的，阳离子交换树脂宜用弱酸性的。因强碱性的能与还原糖结合，用水不能洗脱，需用10%氯化钠水溶液才能洗脱下来，并易使糖异构化或降解成乳酸等，正如强碱对糖所起的作用一样。强酸性阳离子交换树脂虽然对吡喃型糖苷键无影响，但对呋喃型糖苷键不稳定，有被水解的危险。

3. 化学沉淀法 多糖或苷经酸水解后，必须除去酸根，除离子交换法外，用硫酸水解者可加碳酸钡中和除去之，此法不宜加热，否则五碳醛糖易异构为酮糖。用盐酸水解者可加碳酸银或氧化银中和除去，但留存的胶状银盐尚需通硫化氢除去。用硝酸水解者可加碳酸钡中和，中和液蒸干，用乙醇提取以除去无机盐类。

（二）糖的分离

混合糖类的相互分离是困难的，因为它们之间性质非常近似，尤其是多糖类不易获得纯品。通常糖类即使是纯品，要获得结晶也是较为困难的。可以参考下述的各种方法，适当综合采用，以期达到分离成单体的目的。

1. 钙、锶及钡复盐形成法 糖类有与氢氧化钙、氢氧化锶、氢氧化钡形成复盐的性质，所形成的复盐对水的溶解度和对热的稳定性因糖而异。在水中溶解度小者能直接沉淀分离。稳定者在水溶液中加热不分解，可与易分解的不稳定的糖的复盐分离。通常含有顺1,2-二元醇羟基的糖类，如果糖、甘露糖、半乳糖和它们的多糖，如果聚糖、甘露聚糖、木聚糖等可形成不溶性的碱土金属复盐，借以纯化。如果糖与葡萄糖在冷时制成钙复盐，果糖溶解度小，即可析出，分取后，悬浮于水中，葡萄糖则存在于溶液中。二者分别通入二氧化碳或加草酸脱钙，即可得果糖和葡萄糖单体。

2. 铅盐沉淀法 水溶及醇溶性糖类中能为碱式醋酸铅沉淀的有葡萄糖醛酸、半乳糖醛酸、肌醇等，甘露糖在较浓的溶液中亦能为之沉淀，可与其他单糖分离。多糖中能为铅盐沉淀的成分较多，它们的提取液常用铅盐分离，分成中性醋酸铅沉淀，碱式醋酸铅沉淀以及氨水加碱式醋酸铅沉淀三部分。三部分各取小量以硫酸分解后做糖的反应，属阴性者弃去。阳性者用二氧化碳或硫化氢等脱铅，滤液浓缩分离。

3. 分级沉淀或分级溶解法 分级沉淀或分级溶解常用于多糖类及其衍生物如甲醚、乙酸酯、硝酸酯等的分离上。系借改变溶剂的组成、pH值、温度，或加无机盐的方法，使多糖类分次沉淀或溶解。如根据各种多糖在不同浓度的低级醇、丙酮或醋酸中具有不同溶解度的性质，在多糖的水溶液中逐次按比例由小到大加入甲醇、乙醇、丙酮或醋酸，收集不同浓度下析出的沉淀，测定其物理常数（最常用的是比旋光度、黏度、分子量、沉降速率及渗透压或电泳检查也是常用的方法），经反复溶解与沉淀后，直到测得的物理常数恒定。糖的衍生物如甲醚、乙酸酯等，可在有机溶剂中如丙酮、三氯甲烷中分级沉淀。用此法只是按照分子量起分级作用而已，而多糖的分子量范围较宽且有共沉淀现象，故此法用途有限，但可除去非糖物质，并加以粗略分离。某些多糖如菊糖、不溶性昆布多糖等可借此法分纯。该法仅适合于具有不同分子量的多糖的混合物或在各种溶剂中溶解度相差较大的多糖的分离。为了多糖的稳定，常在 pH 7 进行，唯酸性多糖在 pH 7 时—COOH 是以—COO^- 离子形式存在的，需在 pH 2 ~4 进行分离，为了防止苷键水解，操作宜迅速。除改变溶剂组成外，也可借逐渐冷却溶液，或加入无机盐如硫酸铵等而起分级沉淀作用。

4. 活性炭柱色谱　用活性炭和天然硅藻土（Celite 535）等量混合的吸附柱色谱适合于单糖和低聚糖的分离。天然硅藻土的作用在于使溶液容易流过。先用水洗脱单糖，然后在水中增加乙醇的浓度逐步洗出二糖、三糖以及更高分子量的低聚糖。活性炭中常含有 Fe^{3+}、Ca^{2+}、Na^+等离子，如用较高浓度的乙醇洗脱时，这些离子能被洗出，易于三糖类混杂，最好先经处理除去这些无机离子。先用 0.2mol/L 枸橼酸缓冲液(pH 7)洗涤炭粉，直至黄色的枸橼酸铁络合物洗净为止。分离时每 1g 糖约需活性炭 100g，将活性炭装入柱中，以水湿润，糖液配成 10% 或低于 10% 的水溶液。将样品加至柱上后，先用水洗脱单糖，每 100ml 收集一份。各收集部分测定旋光。当洗脱液中不能检出糖时，继续以水洗脱一段时间，然后用 5%（或 7.5%）乙醇洗出双糖。双糖洗完后再以 15% 乙醇洗出三糖，继续用 20%、25% ~50% 乙醇洗脱。对吸附力强的糖类洗脱有困难者，可在洗脱液中加入洗脱能力更强的物质如麻黄碱等。糖类对活性炭的亲和力为：L-鼠李糖 < L-阿拉伯糖 < D-果糖（D-fructose，Fru）< D-木糖 < D-葡萄糖 < D-半乳糖 < D-甘露糖 < 蔗糖 < 乳糖 < 麦芽糖 < 棉籽糖 < 苯酚 < 麻黄碱。此方法分离效果甚高，并不受洗脱液组成或无机盐的影响。活性炭利用普遍，价格低廉，且选择性高，吸附量大。太细的粉末洗脱流速太慢，需加入天然硅藻土，但会引起吸附容量降低。采用 40 或 60 目炭的颗粒也可使流速大增。

5. 纤维素柱色谱　由于纸色谱法分离糖极为成功，用纤维素柱色谱能起到相同的作用。分离中性糖类常用的溶剂系统有水、丙酮、水饱和的正丁醇、异丙醇、乙酸乙酯 - 乙酸 - 水（9∶ 2∶2）等。分离酸性糖类常用的溶剂系统有正丁醇 - 乙酸 - 水(9∶2∶1)、乙酸乙酯 - 乙酸 - 水（9∶2∶2）等。分离多糖时可先用乙醇平衡色谱柱，将多糖混合物加于色谱柱顶端，然后按醇浓度由高到低进行洗脱，最终将各类多糖分离开来。通常是水溶性大的先出柱，水溶性差的最后出柱，与分级沉淀法正好相反。纤维素可以自制，吸附量中等，亦可用于甲基化糖的分离，应用范围广。纤维素色谱柱极易为溶剂通过，不需减压，不需加惰性物质作助滤剂。

6. 淀粉柱色谱　此法适合于分离单糖。用马铃薯淀粉色谱柱，先经正丁醇处理，再以正丁醇 - 正丙酮 - 水（4∶1∶1）溶剂系统洗脱，成功的分离了鼠李糖、呋糖、核糖、木糖、甘露糖、葡萄糖和半乳糖等 7 种醛糖。淀粉的吸附量不大，样品与吸附剂的最高比值为 1∶1000，适合于结构上相似的糖的分离。

7. 离子交换法　根据糖类在纸色谱上具有很好分离效果这一事实，将纤维素改性，使离子交换和纤维素色谱结合起来制成一系列离子交换纤维素，用于多糖的分离效果良好。常用的阳离子交换纤维素有 CM-cellulose、P-cellulose、SE-cellulose，SM-cellulose；阴离子交换纤维素有 DEAE-cellulose、ECTEOLA-cellulose、PAB-cellulose 和 TEAE-cellulose 等。其中阳离子交换纤维素特别适用于分离酸性、中性多糖和黏多糖。交换剂对多糖的吸附力与多糖的结构有关，通常多糖分子中酸性基团增加则吸附力随之增加；对于线状分子，分子量大的较分子量小的易吸附；直链的较分枝的易吸附。在 pH 6 时酸性多糖可吸附于交换剂上，中性多糖则不能被吸附。当用硼砂将交换剂预处理后，则中性多糖也可以被吸附。分离酸性多糖所用的洗脱剂通常是 pH 相同离子强度不同的缓冲液，分离中性多糖的洗脱剂则多是不同浓度的硼砂溶液。

8. **季铵盐沉淀法** 季铵盐及其氢氧化物是一类乳化剂，根据长链季铵盐类可与酸性多糖成盐形成不溶性沉淀物，常用于酸性多糖的分离。通常季铵盐及其氢氧化物并不与中性多糖产生沉淀，但当溶液的 pH 增高或加入硼砂缓冲液使糖的酸度增高时，也会与中性多糖形成沉淀。常用的季铵盐有十六烷基三甲胺的溴化物（CTAB）及其氢氧化物（cetyl trimethyl ammonium hydroxide，CTA—OH）和十六烷基吡啶（cetylpyridium hydroxide，CP—OH）。CTAB 或 CP—OH 的浓度一般为 1% ~ 10%（*W/V*），在搅拌下滴加于 0.1% ~1%（*W/V*）的多糖溶液中，酸性多糖可从中性多糖中沉淀出来，通常酸性强或分子量大的酸性多糖首先沉淀下来，所以控制季铵盐的浓度也能分离各种不同的酸性多糖。根据形成的沉淀能溶于不同的盐溶液、酸溶液和有机溶剂的性质，使多糖游离出来。值得注意的是酸性多糖混合物溶液的 pH 要小于 9，而且不能有硼砂存在，否则中性多糖将会被沉淀出来。

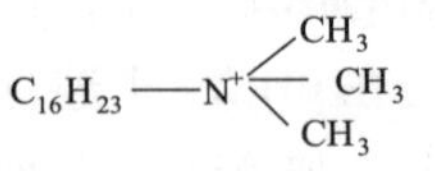
CAT-OH

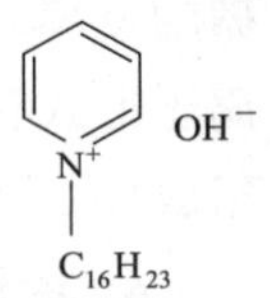
CP-OH

9. **凝胶柱色谱** 凝胶柱色谱可将多糖按分子大小和形状不同分离开来，常用的有葡聚糖凝胶（Sephadex G）、琼脂糖凝胶（Sepharose Bio-gel A）、聚丙烯酰胺凝胶（Bio-gel P）等，常用的洗脱剂是各种浓度的盐溶液及缓冲液，但它们的离子强度最好不低于 0.02。出柱的顺序是大分子的先出柱，小分子的后出柱。由于糖分子与凝胶间的相互作用，洗脱液的体积与蛋白质的分离有很大差别。在多糖分离时，通常是用孔隙小的凝胶如 Sephadex G-25、G-50 等先脱去多糖中的无机盐及小分子化合物，然后再用孔隙大的凝胶 Sephadex G-200 等进行分离。凝胶柱色谱法不适合于黏多糖的分离。凝胶柱色谱是分离多糖常用的方法之一，色谱柱装填的好坏对分离效果和分离所需时间有很大的影响。一般要一次装柱，平衡时流速要慢且稳定。

10. **制备型区域电泳** 分子大小、形状及所负电荷不同的多糖其在电场的作用下迁移速率是不同的，故可用电泳的方法将不同的多糖分开，电泳常用的载体是玻璃粉。具体操作是用水将玻璃粉拌成胶状，装柱，用电泳缓冲液（如 0.05mol/L 硼砂水溶液，pH 9.3）平衡 3 天，将多糖加于柱上端，接通电源，上端为正极（多糖的电泳方向是向负极的），下端为负极，其单位厘米的电压为 1.2 ~2V，电流 30 ~35mA，电泳时间为 5 ~12h。电泳完毕后将玻璃粉载体推出柱外，分割后分别洗脱、检测。该方法分离效果较好，但只适合于实验室小规模使用，且电泳柱中必须有冷却夹层。

三、多糖的提取分离实例

黄芪为重要的益气中药，广泛应用于中医临床。从黄芪水提取液中分得葡聚糖 AG-1、AG-2 及两种杂多糖 AH-1、AH-2，其中 AG-1、AH-1 两种多糖经药理试验证明能增强小鼠腹腔巨噬细胞吞噬功能，用溶血素法测定证明其有明显的体液免疫促进作用。这四种多糖经电泳、凝胶柱色谱等证实均为单一组成，AH-1 为水溶性酸性多糖，水解后纸色谱检出含半乳糖醛酸、葡萄糖醛酸、葡萄糖、鼠李糖和阿拉伯糖。AG-1 为水溶性，经水解、过碘酸氧化、Smith 降解、乙酰解、IR、NMR 等确定为 α（1→4）（1→6）葡聚糖，α(1→4）与 α（1→6）苷键组成比例为 5∶2。

取黄芪，用乙醇提取数次，将残渣干燥，用水提取，浓缩水提取液至适量，取一半量浓缩水提取液，加适量饱和醋酸铅水溶液，滤除沉淀，在滤液中加入 2 倍量乙醇，过滤，沉淀用水溶解，水不溶部分为沉淀 A。将水溶部分用乙醇重复处理一次，将沉淀溶于水，除去水不溶部分。水溶液通过硼酸型 DEAE 纤维素色谱柱，依次用水、0.01mol/L 硼砂溶液洗脱。0.01mol/L 硼砂溶液洗脱部分用 0.2% 蒽酮硫酸液检查，按检出曲线收集其中单一区域部分，再用乙醇、丙酮处理，得 AG-1。沉淀 A 用稀碱溶解后过滤，再用稀酸中和，离心除去黄色沉淀，溶液加 2 倍量乙醇放置，离心后可得白色粉末，经反复处理得单一组分 AG-2。将另一半浓缩水提取液用分级沉淀法从 3 倍量乙醇中分离得到沉淀，取此沉淀溶于水，除去不溶物。将水溶液通过硼酸型 DEAE 纤维素色谱柱，依次用水、0.01mol/L 硼砂溶液、0.5mol/L NaOH 水溶液洗脱。水洗脱部分用蒽酮试剂检查，0.5mol/L NaOH 水溶液洗脱部分用咔唑试剂检查，按检出曲线收集其中单一区域部分，再以乙醇、丙酮处理，分别得到粗品 AH-1 及 AH-2，再通过 Sephadex G-100 凝胶色谱柱精制，即得精品 AH-1 和 AH-2。

四、苷的提取分离

（一）苷的提取

如前所述，在植物体内，苷类化合物常与苷的水解酶共存，当植物组织细胞受到破坏时，会使苷类化合物与酶发生接触，使其酶解，产生次级苷或苷元。为了获得天然药物中的原生苷，在提取前就要设法抑制或杀死其中的酶。常用的方法有用甲醇、60% 以上的乙醇或沸水直接提取，在药材中加入一定量的碳酸钙拌匀后用水提取等。为了防止药材在放置过程中发生酶解，最好采用新鲜的植物原材料，并在提取分离过程中尽量避免与酸、碱接触，以防在提取分离过程中发生苷键断裂。当然如果提取的目标是苷元或次生苷，就要尽量利用其中共存的酶的活性，如某些强心苷的提取。

由于苷类化合物所连糖的数目、种类不同，苷元性质各异，故苷类化合物的极性差别很大，很难用统一的方法来提取苷类化合物。通常大多数苷类化合物在沸水、甲醇、乙醇等极性较大的溶剂中溶解度较大，故常以这些溶剂作为提取所用的溶剂。

（二）苷的分离

1. 萃取法　通常极性较大的苷类化合物在正丁醇中溶解度较大，极性较小的苷类化合物（如 C_{21} 甾苷类、单糖苷类等）在乙酸乙酯中溶解度较大，可利用这一性质通过溶剂分布萃取法获得总苷类化合物。如将粗提物溶于水中，依次用石油醚、三氯甲烷、乙酸乙酯、正丁醇萃取，在乙酸乙酯萃取物中可获得极性较小的苷类化合物，在正丁醇萃取物中可获得极性较大的苷类化合物。

2. 吸附树脂法　上述正丁醇萃取物中不仅含有苷类化合物和其他极性较大的化合物，还含有大量的极性较大的杂质（如单糖、低聚糖、氨基酸等），采用大孔吸附树脂柱色谱的方法可将这些极性较大的杂质除去。将正丁醇萃取物溶于水中，并吸附于非极性大孔吸附树脂柱上，依次用水、不同浓度乙醇洗脱，在 30% ~70% 乙醇洗脱物中可获得纯度较高的总苷类化合物。

3. 色谱法　通过上述方法获得的这些混合物，通常很难用溶剂法获得单一的化合物，常需通过色谱法甚至多种色谱法进行进一步分离才能获得纯品。一般极性较小的苷类或苷元，常采用吸附色谱进行分离，极性较大的苷类常采用分配色谱或反相色谱等方法进行分离。

第五节　糖和苷的结构研究

多糖是生物高分子化合物，像蛋白质一样也具有一、二、三、四级结构，多糖的生物活性不仅与其分子量（通常中等的较好）、溶解度、黏度以及糖链的结构等一级结构有关，而且还与其二、三级结构有很大关系。由于单糖的种类比氨基酸多，连接的位置也多，而且还有端基碳的构型等问题，故聚糖的糖链比蛋白质要复杂的多，如三个相同的氨基酸只能构成一种形式的三肽，而三个糖则能构成176个异构体，所以具有分支结构的多糖在一级结构测定方面比蛋白质要复杂的多。多聚糖、低聚糖和苷的共性是糖链，在含有低聚糖的苷中，糖链的结构测定占主要地位，糖链的结构测定主要包括单糖的组成、糖的氧环、糖与糖的连接位置和顺序、苷键的构型等，故本节重点介绍一些适合于多糖链的测定方法。

一、多糖的纯度测定

多糖是高分子化合物，其纯度不能用小分子化合物的标准判断，即使是一种多糖纯品，其外观也并不均一。通常所说的多糖纯品实质上是指一定分子量范围的均一组分。它的纯度只代表相似链长的平均分布。目前多糖纯度常用的测定方法有以下几种。

（一）超离心法

由于微粒在离心力场中移动的速度与微粒的密度、大小和形状有关，故当将多糖溶液进行密度梯度超离心时，如果是组分均一的多糖，则应呈现单峰。具体的做法是将多糖样品用0.1mol/L NaCl或0.1mol/L Tris盐缓冲溶液或水配制成1%～5%的溶液，然后进行密度梯度超离心，待转速达到恒定后（通常是60000r/min），间隔照明，如果得到的结果是单一峰，则证明该多糖是均一组份。

（二）高压电泳法

由于中性多糖导电性差、分子量大、在电场中的移动速度慢，故常将其制成硼酸络合物进行高压电泳。多糖的组成不同、分子量不同，其与硼酸形成的络合物就不同，在电场作用下的相对迁移率也会不同，故可用高压电泳的方法测定多糖的纯度。通常高压电泳所用的支持体是玻璃纤维纸、纯丝绸布、聚丙酰胺凝胶、纤维素醋酸酯薄膜等。缓冲液是pH 9.3～12的0.03～0.1mol/L的硼砂缓冲溶液，电压强度约为30～50V/cm，时间是30～120min。由于电泳时会产生大量的热，所以一定要有冷却系统，将温度维持在0℃左右，否则会烧断支持体。电泳完毕，用对甲氧基苯胺（*p*-anisidine）或过碘酸希夫试剂等显色（通常单糖、低聚糖因醛基而发生的颜色反应在多糖上不明显），在120℃加热20min。或将支持体按一定长度剪下，放入试管中用水洗脱，然后比色测定。电泳结果，均一组份的多糖则呈单一色斑或单一峰。

（三）凝胶柱色谱法

常用的凝胶为Sephadex、Sepharose和Sephacryl，洗脱剂为0.02～0.2mol/L氯化钠溶液或0.04mol/L吡啶与0.02mol/L乙酸1∶1的缓冲溶液，柱高与柱直径之比大于40。分别收集洗脱液，然后比色测定。如果只获得单一峰位，且峰形对称，则说明该多糖为均一组份。

（四）旋光测定法

在多糖水溶液中加入乙醇使其浓度为10%左右，离心得沉淀。然后在上清液再加入乙醇使其浓度为20% ~25%，离心得第二次沉淀，比较两次沉淀的比旋度。如果两次沉淀的比旋度相同，则说明为均一组份，否则则为混合物。

（五）其他方法

官能团摩尔比恒定法，即如为纯品两次分离所得产物的官能团如—COOH、—NH_2、—SO_3H、—CHO 等摩尔比应该恒定；类似的方法还有示差折射法、HPLC 法等[14]。

通常要确定一种多糖的均一性，至少要有两种以上方法才能确定。

二、糖和苷的分子量测定

（一）单糖、低聚糖和苷的分子量测定

单糖、低聚糖和苷的分子量测定目前大都采用质谱法。由于电子轰击质谱（EIMS）对于那些对热不稳定，易分解，不易气化，极性较大的化合物不能得到分子离子峰，故早期使用电子轰击质谱时常将单糖、低聚糖及其苷制成乙酰化、甲基化或三甲基硅醚化衍生物。现在对于这一类化合物分子量的测定已不用制成衍生物了，常用的质谱有场解析质谱（field desorption ionization，FDMS）、场致电离质谱（field ionization，FIMS）、快原子轰击质谱（fast atom bombardment，FABMS）、液体二次离子质谱（liquid secondary ion，LSIMS）、电喷雾质谱（electrospray ionization，ESIMS）等。电喷雾质谱不仅能测定小分子化合物的分子量，而且也可测定多糖、蛋白质等高分子化合物的分子量，近年来发展起来的基质辅助激光解析电离质谱或基质辅助激光解析电离飞行时间质谱（matrixasisted laser desorption ionization/time of flight，MALDIMS 或MALDI-TOF-MS）更是主要用于蛋白质、多糖等高分子化合物的分子量测定，为这些高分子化合物分子量的测定带来了极大的方便。

在场解析质谱、场致电离质谱、快原子轰击质谱、电喷雾质谱等中往往得到的不是分子离子峰，而是 $[M+H]^+$、$[M+Na]^+$、$[M+K]^+$ 等的伪分子离子峰。在电喷雾质谱中有时还会得到 $[nM+H]^+$ 伪分子离子峰。场解析质谱、场致电离质谱、电喷雾质谱往往得不到碎片峰，获得的只是伪分子离子峰或分子离子峰。在快原子轰击质谱中不但能获得伪分子离子峰或分子离子峰，而且还可获得脱掉糖的碎片峰，对于测定糖与糖的连接顺序很有帮助。电喷雾质谱和快原子轰击质谱通常都配有阳离子源和阴离子源，在阴离子源时获得的是 $[M-H]^-$ 伪分子离子峰，阳离子源和阴离子源质谱结合起来对于正确的判断苷的分子量很有好处。

在快原子轰击质谱中，当在离子源样品探头尖端同时注入糖苷样品的溶液和 NaCl、LiCl 溶液时，在图谱上将出现一对强度相似的伪分子离子强峰 $[M+Na]^+$ 和 $[M+Li]^+$，两者质量相差 $\Delta m=16$。该差值很奇特，所以很容易在图谱上辨认它们。快原子轰击质谱中碎片离子并不产生这样的加合离子，利用这一对加合离子正确的判断苷和在混合糖苷中逐一辨认出各组份的伪分子离子，并求得它们的分子量是很有帮助的。如图 6－1 是两种糖苷混合物的快原子轰击质谱图，图谱中出现两组相差 16 个质荷单位的双峰 m/z 771，993 和 m/z 885，901，说明该组分中有两个糖苷，分子量分别为 770 和 878。再如图 6－2 是九种糖苷混合物的快原子轰击质谱图，图谱中出现九组相差 16 个质荷单位的双峰，说明该组分中有九个糖苷，分子量分别为 632，748，778，794，866，912，957，1058 和 1234。

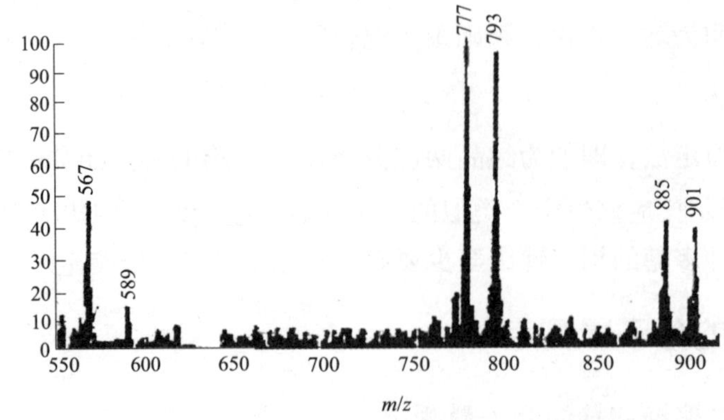

图 6-1　两种糖苷混合物的快原子轰击质谱图

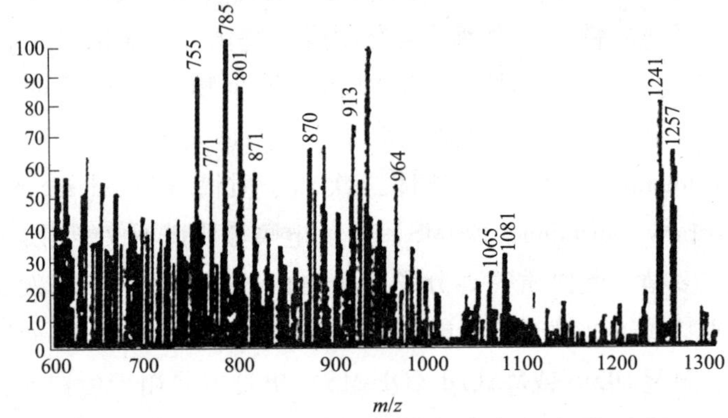

图 6-2　九种糖苷混合物的快原子轰击质谱图

（二）多糖的分子量测定

多糖的分子量可以从几万到几百万，而且虽经提纯，实际上仍为大小分子不同的混合物，所测得的分子量只是一种统计平均值。往往用不同的方法会测得不同的分子量，即使是同一种多糖，其重均分子量（*M*w，用沉降法、光散射法、黏度法等测得的分子量称重均分子量）与数均分子量（*M*n，用渗透压法等测得的分子量称数均分子量）也会相差很大。如商品化的标准多糖 Dx-10（Pharmacia 出品）其 *M*w 与 *M*n 分别为 9.4×10^3 和 5.5×10^3，通常文献中的多糖分子量均为重均分子量。

目前常用的测定多糖分子量的方法有很多，而在实验室中最常用的方法是凝胶过滤法。它是根据在凝胶柱上不同分子量的多糖与洗脱体积成一定关系的特性，先用各种已知分子量的多糖制成标准曲线，然后由样品的洗脱体积从曲线上求得分子量。用凝胶过滤法测分子量，每次缓冲液及流速均需一致，否则会产生较大的误差。高效凝胶渗透色谱法（HPGPC）测定多糖的纯度和分子量，其原理和方法与常压凝胶渗透色谱法一样。高效凝胶渗透色谱法具有快速、高分辨和重现性好的优点。另外测定高分子化合物分子量的许多物理方法如超滤过法、超离心法、光散射法、蒸汽压渗透法（适合于分子量小于 20000 的高分子化合物）、溶液渗透压法（适合于分子量在 20000~50000 的高分子化合物）、沉降法、黏度法等也适用于多糖分子量的测定，而且过去多糖的分子量大多是用这些方法测定的。此外，用化学方法测定多糖末端，再推算出数均分子量也是常用的。末端分析较好的方法是甲基化法和过碘酸氧化法。如纤维素为直链分子，全甲基化后再水解，水解物中只有非还原端，可得四甲基化的葡萄糖，测定该产物在水解物中的比例就可求得多糖的平均链长。

三、糖及苷中组成糖的种类和糖的数目的测定

（一）糖及苷的完全酸水解

无论是多糖、低聚糖、苷，在糖链测定之前都要首先了解它含有哪些单糖，各单糖之间的比例是多少。最常用的方法是将多糖、低聚糖或苷加入稀酸中，水解成单糖。通常己醛糖用1mol/L硫酸，在100℃水解4h；氨基葡聚糖用4mol/L的盐酸，在100℃水解9h；戊聚糖用0.25mol/L硫酸，在70℃水解8h；果聚糖则在更温和的条件下加热10min以上即可完全水解。如果含有糖醛酸，水解条件要更强烈，而含有阿拉伯糖则阿拉伯糖很易被水解下来。糖及其苷水解的难易与其组成中单糖的性质、单糖氧环的大小和糖苷键的构型等有关。呋喃型糖苷键一般较吡喃型糖苷键易水解，α 型苷键较 β 型苷键易水解。在水解过程中要适时检查，掌握合适的条件使苷键完全水解，又不使水解下来的单糖变化或重新聚合为宜。水解完成后，用碱中和，除去无机离子，浓缩后用纸色谱或薄层色谱的方法，以标准单糖作对照，检出糖的种类，经显色后用薄层扫描的方法测定出各糖之间的分子比。当然也可衍生化后采用气相色谱或HPLC的方法对各单糖进行定性定量分析。气相色谱常以甘露醇或肌醇为内标，以已知的各种单糖做对照品。

（二）糖的纸色谱

糖类的纸色谱常用水饱和的有机溶剂展开，其中以正丁醇-乙酸-水和用水饱和的苯酚两种溶剂系统应用得最为普遍。因为糖类的水溶性大，R_f 值与溶剂的含水量有很大的关系，用含水量少的溶剂系统展开时，R_f 值很小。例如水饱和的正丁醇含水量比较少，如加入醋酸、吡啶或乙醇就可大大增加含水量，也就增加了糖的 R_f 值。

在单糖中，通常碳原子数目小的糖的 R_f 值比碳原子数多的大。若碳原子数目相同，则酮糖比醛糖的大，去氧糖则更大。分子组成相同的糖，构象式中竖键羟基多的比横键羟基多的 R_f 值大（表6-2）。

表6-2 常见单糖纸色谱的 R_f 值

单糖	$R_f\times100$				显色剂：苯胺邻苯二甲酸盐
	BAW	BEW	BBPW	PhOH	
葡萄糖	12	16	24	34	棕色
半乳糖	12	16	21	38	棕色
阿拉伯糖	18	22	29	52	红色
木糖	20	26	35	43	红色
鼠李糖	32	37	47	60	黄棕色
葡萄糖醛酸	16	21	03	13	橙黄色
半乳糖醛酸	15	19	03	15	橙黄色
核糖	27	36	45	62	红色
果糖	19	21	29	54	黄色
芹糖	22	24	54	54	淡红色
甘露糖	17	23	29	44	棕色

BAW：正丁醇-乙酸-水（4:1:5）上层；BEW：正丁醇-乙酸-水（4:1:2.2）；BBPW：正丁醇-苯-吡啶-水（5:1:3:3）；PhOH：水饱和苯酚。

如果纸色谱上行法 R_f 值太接近而难以分辨时，可改用下行法。将滤纸下端剪成锯齿形，让溶剂不断滴落，一直进行到糖自源点移动到足够距离为止。这种下行色谱法在纸条取出干燥后，仍可重复以同一种溶剂系统或另一溶剂系统进行同方向展开。下行法常以 *D*-葡萄糖的移动距离为1，其他糖的移动距离和它的比值称为 R_G 值。对难以区分的糖，还可以采用由硼酸、硼砂缓冲液浸过的滤纸，用硼酸硼砂缓冲液饱和的正丁醇－乙酸乙酯（1∶1）的溶剂系统下行展开。

低聚糖在以水为固定相的一般纸色谱中 R_f 值很小，彼此难于分离，也可用下行法分离。具有还原端的低聚糖还可制成 *N*-苄氨基糖苷（*N*-benzlglycosylamine），增加亲脂性，然后进行分离。具体方法是将还原糖样品溶液（2μl）点在滤纸的起点上，干燥后与糖的斑点上滴加10%苄胺的甲醇溶液（3μl），然后将滤纸置于85℃处加热5 min，即可展开。

纸色谱后糖斑点的显色，可利用它的还原性或形成糠醛后引起的一些呈色反应。挑选适当的显色剂，不但可以决定糖的斑点所在位置，尚可区别属何类型。如区分五碳糖和六碳糖，醛糖和酮糖等。有些显色剂，斑点呈色深度与糖量成正比者，尚可利用比色法或双波长扫描法进行定量。常用的显色剂有：三苯四氮唑（triphenyltetrazole）盐试剂，使单糖和还原性低聚糖呈红色；硝酸银试剂，使还原糖显棕黑色；苯胺－邻苯二甲酸盐试剂使单糖中的五碳醛糖和六碳醛糖所呈颜色略有区别；用3,5-二羟基甲苯（orcinol）-盐酸试剂使酮糖和含有酮糖的低聚糖呈红色；过碘酸加联苯胺使糖、苷和多元醇中有邻二醇羟基结构者显蓝底白斑。

（三）糖的薄层色谱

糖的极性大，在进行硅胶薄层色谱时，点样量不宜过大（通常少于5μg）。如果点样量过多，斑点就会明显拖尾，R_f 值也会下降，使一些 R_f 值相近的糖难以获得满意的分离。若硅胶用0.03mol/L硼酸溶液或一些无机盐的水溶液代替水调制吸附剂涂布薄层，则样品承载量可明显增加，分离效果也有改善。用无机盐水溶液制备薄层时所用的主要是强碱与弱或中等强度的酸所成的盐。常用的有0.3mol/L磷酸氢二钠溶液或磷酸二氢钠溶液；0.02mol/L醋酸钠溶液；0.02mol/L硼酸盐缓冲液；0.1mol/L亚硫酸氢钠水溶液等。用盐溶液代替水制备的薄层，能增加糖在固定相中的溶解度，这和把糖溶在盐水溶液中，在一定浓度范围内，随着盐浓度的增加，糖的溶解度也增加的现象是一致的。同时这种处理使硅胶薄层吸附能力下降，有利于斑点的集中。

显色剂除纸色谱所用的同样适用之外，还常用硫酸的水或乙醇溶液；茴香醛－硫酸试剂；苯胺－二苯胺磷酸试剂；1,3-二羟基萘－硫酸等。各种糖显色略有差别。表6－3是在0.03mol/L硼酸或0.02mol/L乙酸钠溶液制备的薄层上糖的显色情况。

表6－3　糖在薄层上的显色

糖	茴香醛－硫酸试剂（硅藻土板）	1,3-二羟基萘－硫酸试剂（硅胶板）	苯胺－二苯胺－磷酸试剂（硅胶板）
D-洋地黄毒糖	蓝色	—	—
L-鼠李糖	绿色	樱红色	浅绿色
D-核糖	蓝色	蓝绿色	—
D-木糖	灰色	蓝绿色	亮蓝色
L-阿拉伯糖	黄绿色	蓝绿色	亮蓝色

续表

糖	茴香醛－硫酸试剂（硅藻土板）	1,3-二羟基萘－硫酸试剂（硅胶板）	苯胺－二苯胺－磷酸试剂（硅胶板）
L-山梨糖	紫色	红色	—
D-果糖	紫色	—	深红色
D-甘露糖	绿色	紫色	—
D-葡萄糖	浅蓝色	灰紫色	灰绿色
D-半乳糖	绿灰色	灰色	灰绿色
D-岩藻糖	—	紫红色	—
蔗糖	紫色	深红色	浅紫色
麦芽糖	紫色	灰紫色	—
棉籽糖	—	橙红色	—
乳糖	绿色	蓝紫色	蓝紫色

（四）糖的气相色谱及气质联用色谱

气相色谱是分析糖结构的有力工具，它具有选择性强，分辨率好，灵敏度高，快速等优点，可定性、定量的测定糖及苷中单糖的组成。糖进行气相色谱分离时的两个不利因素：难于挥发和形成端基异构体，已基本上被克服。前者是通过制备成三甲基硅醚等来增加糖的挥发性；后者可先将醛糖用 $NaBH_4$ 还原成多元醇，然后制成乙酰化物或三氟乙酰化物。在糖链的结构研究中，部分甲基化的糖以及 Smith 裂解获得的产物也常制备成挥发性衍生物，然后进行气相色谱或气质连用色谱分析鉴定。

三甲基硅醚衍生物要在临分析前制备。先将要分析的糖样品在水溶液中室温平衡 24h 或回流 1h，然后真空抽净水分，溶于用氢氧化钠干燥过的二甲基亚砜或二甲基甲酰胺溶液中，浓度为0. 2～0. 6mg/ml。在有塞的试管中加0. 3ml HMDS（hexamethyldisilazane，六甲基二硅烷）和0. 2ml TMCS（trimethylchlorosilane，三甲基氯硅烷），滴加 1ml 糖溶液，充分混合均匀，放置。如用二甲基甲酰胺则等 16～20h 后取上清液分析。氨基糖的盐酸盐用 HMDS 和 TMCS 在吡啶中不能得到氨基糖的硅醚化衍生物，而需改用 BSA［双三甲基硅乙酰胺，*N*,*O*-bis（trimethylsilyl）acetamid］或 BSTFA［双三甲基硅三氟乙酰胺，*N*,*O*-bis（trimethylsilyl）trifluoroacetamide］作为三甲基硅醚化试剂。

质谱在糖的结构研究中是一种十分重要的手段，应用 EI-MS、CI-MS 和 FAB-MS 等可鉴别糖的甲基化产物；分析低聚糖的衍生化物，并能直接测到低分子量的低聚糖的分子离子峰，以及特定单糖的排列顺序等。若用气相－质谱联用技术，可大大简化糖的结构分析工作，只要找到适合的气相色谱条件，就能获得清晰的质谱碎片图谱，确定低聚糖及苷组成的糖单元以及单糖连接的可能顺序等。

（五）糖的离子交换色谱

应用糖的硼酸络合物，进行离子交换色谱在单糖和低聚糖的分析方面已经取得了很大的进展，它与气相色谱相比优点在于不必制成衍生物，而且可以直接用水溶液进行分离。目前已有像氨基酸分析仪那样的糖自动分析仪（automatic carbohydrate analyzer），用离子交换树脂分离单糖和低聚糖，以3,5-二羟基甲苯－浓硫酸显色，在425nm 波长下检测。一般用季铵离子交换树脂，上样以每种组成不超过 1mg 为宜，以四硼酸钠（potassium tetraborate）的缓冲溶液洗脱。

（六）糖的液相色谱

近年来糖的混合物分析越来越多的采用液相色谱，因为可以直接进样，不必制备成衍生物，特别适合于分析对热不稳定的、不挥发的低聚糖和多糖。但在分析单糖和低聚糖的方面其灵敏度不及气相色谱。早期液相色谱分离糖类的填充材料主要是硼酸处理过的离子交换树脂。而目前填充材料的范围很广，用得最多的是一些化学修饰的硅胶类，并备有几种检测器。其中折光检测器的灵敏度为可见出 20μg，糖在液相色谱中的热力学函数也已作过研究。

（七）糖的^{1}H-NMR 谱

与其他天然产物相比，糖在^{1}H-NMR 中的信号分布于一个很狭窄的范围内，自旋系统的归属比较困难。通常糖的端基质子信号在 δ 4.3 ~ 6.0，甲基五碳糖的甲基信号在δ 1.0左右，其余信号在 δ 3.2 ~ 4.2。糖的端基质子信号和甲基质子信号与其他信号相隔较远，易于辨认，在 2D-NMR 谱中，糖的碳氢信号的归属和每个糖上自旋系统的归属常从端基质子信号或甲基质子信号开始。根据糖上端基质子信号的个数和化学位移值可推测连有糖的个数、糖的种类，以及糖与糖、糖与苷元的连接位置等。根据甲基质子信号的个数和化学位移值可推测甲基五碳糖的个数、糖的种类，以及糖与糖、糖与苷元的连接位置等。如在黄酮类化合物中当 β-D-葡萄糖连在 3 位时，其端基质子的化学位移在 δ 5.7 ~ 6.0，当连在 7,5,4′位时，则化学位移在δ 4.8 ~ 5.2。又如在芦丁糖和新橙皮糖中鼠李糖甲基质子的化学位移值相差 0.3 个化学位移单位（详见黄酮类化合物一章）。还可根据端基质子的偶合常数确定苷键的构型。

低聚糖苷、低聚糖和多糖的^{1}H-NMR 通常在 D_2O 中测定，会产生一个 HDO 的残峰，该峰的强弱与 D_2O 的质量有关，由于该峰正好落在端基质子的区域，会影响^{1}H-NMR 谱的解析。HDO 信号会随温度改变而改变（0.01 化学位移单位/K），温度升高，则化学位移值向高场移动，所以可以通过改变温度的方法来解决这一问题。

（八）糖的^{13}C-NMR 谱

糖的甲基碳的化学位移在 δ 18 左右，羟甲基在 δ 62 左右，—CHOH 在 δ 68 ~ 85，端基碳则在 δ 95 ~ 105。由于端基碳信号远离糖上其他碳的信号，因此可根据 δ 95 ~ 105 区域碳信号的个数和化学位移值来推测低聚糖及其苷中所含糖的个数。同样糖上甲基的信号也远离糖上其他碳的信号，故可根据 δ 18 左右的碳信号的个数和化学位移值来推测低聚糖及其苷中所含甲基五碳糖的个数。表 6 - 4 中列出了常见单糖及其衍生物的碳谱数据。

表 6 - 4　常见单糖及其衍生物的碳谱数据

化合物	C_1	C_2	C_3	C_4	C_5	C_6	OCH_3
α-D-glucopyranose	92.9	72.5	73.8	70.6	72.3	61.6	
β-D-glucopyranose	96.7	75.1	76.7	70.6	76.8	61.7	
methyl-α-D-glucopyranoside	100.0	72.2	74.1	70.6	72.5	61.6	55.9
methyl-β-D-glucopyranoside	104.0	74.1	76.8	70.6	76.8	61.8	58.1
α-D-glucopyranosepentaacetate	89.2	69.3	69.9	68.0	69.9	61.6	
β-D-glucopyranosepentaacetate	91.8	70.5	72.8	68.1	72.8	61.7	
α-D-galactopyranose	93.2	69.4	70.2	70.3	71.4	62.2	
β-D-galactopyranose	97.3	72.9	73.8	69.7	76.0	62.0	

续表

化合物	C_1	C_2	C_3	C_4	C_5	C_6	OCH_3
methyl-α-D-galatopyranoside	100. 1	69. 2	70. 5	70. 2	71. 6	62. 2	56. 0
methyl-β-D-galatopyranoside	104. 5	71. 7	73. 8	69. 7	76. 0	62. 0	58. 1
α-D-galactopyranose pentaacetate	89. 5	67. 2	67. 2	66. 2	68. 5	61. 0	
β-D-galactopyranose pentaacetate	91. 8	67. 8	70. 6	66. 8	71. 5	61. 0	
α-D-fructopyranose	65. 9	99. 1	70. 9	71. 3	70. 0	61. 9	
β-D-fructopyranose	64. 7	99. 1	68. 4	70. 5	70. 0	64. 1	
α-D-fructofuranose	63. 8	105. 5	82. 9	77. 0	82. 2	61. 9	
β-D-fructofuranose	63. 6	102. 6	76. 4	75. 4	81. 6	63. 2	
α-D-mannopyranose	95. 0	71. 7	71. 3	68. 0	73. 4	62. 1	
β-D-mannopyranose	94. 6	72. 3	74. 1	67. 8	77. 2	62. 1	
methyl-α-D-mannopyranoside	101. 9	71. 2	71. 8	68. 0	73. 7	62. 1	55. 9
methyl-β-D-mannopyranoside	101. 3	70. 6	73. 3	67. 1	76. 6	61. 4	56. 9
α-L-rhamnopyranose	95. 1	71. 9	71. 1	73. 3	69. 4	17. 9	
β-L-rhamnopyranose	94. 6	72. 5	73. 9	72. 9	73. 2	17. 9	
methyl-α- rhamnoside	102. 6	72. 1	72. 7	73. 8	69. 5	18. 6	
methyl-β-rhamnoside	102. 6	72. 1	75. 3	73. 7	73. 4	18. 5	
α-D-arabinopyranose	97. 6	72. 9	73. 5	69. 6	67. 2		
β-D-arabinopyranose	93. 4	69. 5	69. 5	69. 5	63. 4		
methyl-α-D-arabinopyranoside	105. 1	71. 8	73. 4	69. 4	67. 3		58. 1
methyl-β-D-arabinopyranoside	101. 0	69. 4	69. 9	70. 0	63. 8		56. 3
α-D-arabinofuranose	101. 9	82. 3	76. 5	83. 8	62. 0		
β-D-arabinofuranose	96. 0	77. 1	75. 1	82. 2	62. 0		
methyl-α-D-arabino furanoside *	109. 2	81. 8	77. 5	84. 9	62. 4		
methyl-β-D-arabino furanoside *	103. 1	77. 4	75. 7	82. 9	62. 4		
α-D-ribopyranose	94. 3	70. 8	71. 1	68. 1	63. 8		
β-D-ribopyranose	94. 7	71. 8	69. 7	68. 2	63. 8		
α-D-ribofuranose	97. 1	71. 7	70. 8	83. 8	62. 1		
β-D-ribofuranose	101. 7	76. 0	71. 2	83. 3	63. 3		
α-D-xylopyranose	93. 1	72. 5	73. 9	70. 4	61. 9		
β-D-xylopyranose	97. 5	75. 1	76. 8	70. 2	66. 1		
methyl-α-D-xylopyranoside	100. 6	72. 3	74. 3	70. 4	62. 0		56. 0
methyl-β-D-xylopyranoside	105. 1	74. 0	76. 9	70. 4	66. 3		58. 3

* D_2O 中测定。

四、单糖绝对构型的测定

过去认为在天然界存在的单糖绝对构型只有一种，其对映体在天然界并不存在的。如在天然界存在的葡萄糖均为 D 构型，阿拉伯糖均为 L 构型等。近年来发现有些单糖对映体在天然界是存在的，故在确定糖和苷的化学结构时，不仅要确定是何种糖，还要确定糖的绝对构型。

1. 旋光比较法　旋光比较法是将糖或苷类化合物水解后，通过各种分离方法获得单糖的单体，测定其旋光，并通过旋光方向或比旋度确定单糖的绝对构型，该法的缺点是样品用量大[15,16]。

2. 手性柱色谱法 手性柱可将一对对映体分开，如果使用 GC 法分离，则需要柱前衍生化，而且还需要特殊的手性柱和糖的一对对映体对照品，故在一般实验室中不太适用[17]。

3. 手性检测器法 同一种糖如果 D 型糖是右旋的，L 型糖就一定是左旋的，用旋光检测器通过测定样品的旋光方向就可确定糖的绝对构型，这无疑是一种比较好的方法，但需要旋光检测器和适合于单糖分离的色谱柱。

4. GC 法 同一种单糖的 D 型和 L 型是一对对映体的关系，采用常规分离手段是不能将其分开的，但如果在分子中引入一个同种构型的手性中心，这一对对映体就变成了非对映体，采用常规分离手段就可将其分开。将单糖与手性试剂反应，制备成相应的衍生物，通过 GC 比较被测单糖衍生物与 D 和 L 型单糖对照品衍生物的比移值，就可确定被测单糖的绝对构型。GC 法常用的手性试剂为 L-半胱氨酸甲酯盐酸盐，如果只有一种单糖的对照品，则可以通过该对照品分别与 D-和 L-半胱氨酸甲酯盐酸盐，或分别与 D-半胱氨酸甲酯盐酸盐和 DL-半胱氨酸甲酯盐酸盐，或分别与 L-半胱氨酸甲酯盐酸盐和 DL-半胱氨酸甲酯盐酸盐反应，从而得到另一个异构体（主要是考察在该条件下两种非对映异构体是否可分开），比移值相同的即为构型相同，反之亦然。该法具有操作简单，样品用量少，灵敏度高等特点[18]。

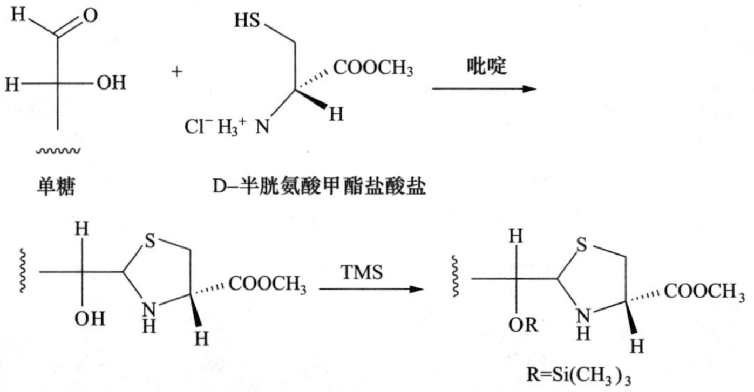

5. HPLC 法 HPLC 法测定单糖绝对构型的原理与 GC 法相同，也是在单糖中引入新的手性碳原子，使原来的一对对映异构体转变成非对映体，其不同之处在于所采用的手性试剂不同。HPLC 法常用的手性试剂是(S)-(－)-1-苯基乙基胺[(S)-(－)-1-phenylethylamine]。该法的特点是样品用量少，不需要特殊仪器，大部分实验室都适用等，但灵敏度比较低[19]。

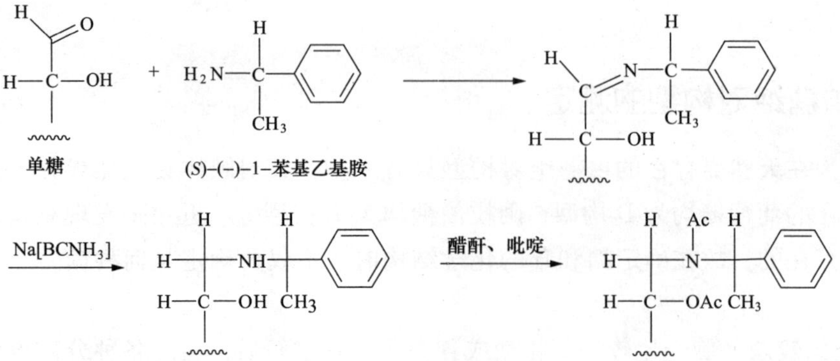

五、苷键构型及氧环的确定

(一)¹H-NMR 法

利用¹H-NMR 谱中糖的端基质子的耦合常数来判断苷键的构型是目前确定苷键构型的常用方法之一。在¹H-NMR 谱中，质子的邻位偶合常数与两面角有关，当两面角为 90°时，偶合常数为 0；当两面角为 90°～180°时，随着角度的增大偶合常数增大；当两面角为 0°～90°时，随着角度的变小偶合常数增大。在吡喃环中当相邻的两个质子均为竖键时，其两面角为 180°，偶合常数为 6～8Hz；当一个为竖键，一个为横键时，其两面角为 60°，偶合常数为 2～4Hz。

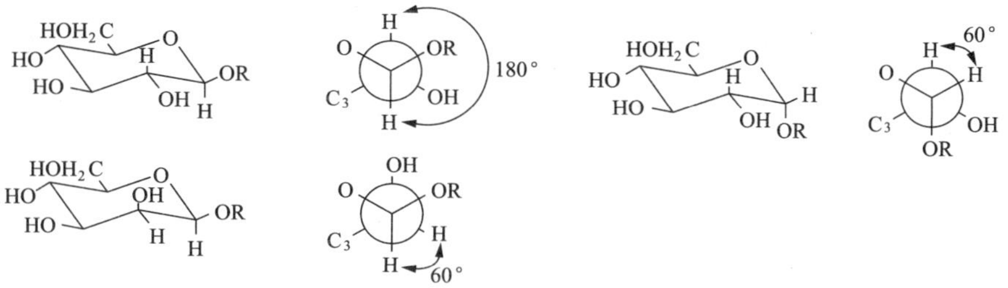

对于优势构象为 C1 式且 C_2羟基在环的面下（Haworth 式）或右侧（Fischer 式）的吡喃型糖，当苷键为 β-D 或 α-L 型时，其端基质子和 C_2位质子均为竖键，故偶合常数为 6～8Hz；当苷键为 α-D 或 β-L 时，其端基质子为横键，C_2位质子为竖键，故偶合常数为 2～4Hz。由于甘露糖、阿卓糖、塔罗糖、来苏糖的 C_2位质子在横键上，鼠李糖的优势构象是 1C 式，其 C_2位质子也在横键上，故无法用此方法确定它们的苷键构型[20]。对于呋喃型糖，无论其端基质子和 C_2位质子是处于反式地位还是顺式地位，其偶合常数变化均不大（都在 0～5Hz），故无法用端基质子的偶合常数来判断它们的苷键构型。

需要注意的是多数常见的糖（如 D-半乳糖等）的优势构象是 C1 式，不常见的糖（如 L-半乳糖）的优势构象是 1C 式。对于同一种糖来讲，在对映体之间其苷键的相对构型（α 或 β）是一样的，如 β-D-半乳糖的对映体是 β-L-半乳糖。因为无法通过氢谱确定糖的优势构象式（C1 式或 1C 式），故不能通过端基氢的偶合常数确定糖的绝对构型（D 或 L）。对于同一种糖来讲，其 β-D 和 β-L（或 α-D 和 α-L）的端基氢的偶合常数是一样的，故仍然可以通过端基氢的偶合常数来确定苷键的相对构型（α 或 β）。

(二)¹³C-NMR 法

¹³C-NMR 法也是目前确定苷键构型常用的方法之一。其中尤为化学位移值法最为常用。

1. 化学位移值法　在¹³C-NMR 谱中，葡萄糖、半乳糖、古洛糖、核糖、木糖、阿拉伯糖、鸡纳糖、岩藻糖、来苏糖等糖苷的端基差向异构体的端基碳的化学位移值相差较大，可以通过端基碳的化学位移值确定他们的相对构型（α 或 β）。β-D 和 α-L 型苷键的端基碳化学位移值通常大于 100，当为酯苷、叔醇苷及个别的酚苷时，其化学位移值可降至 δ98。α-D 和 β-L 型苷键的端基碳化学位移值则小于 δ 100。因此可根据 95～105 区域碳信号的化学位移值来推测低聚糖及其苷的苷键的构型。由于甘露糖、阿卓糖、塔罗糖、鼠李糖等糖苷的端基差向异构体的端基碳的化学位移值相差较小，故不能通过端基碳的化学位移值确定他们的相对构型（α 或 β）。甘露糖、阿卓糖、塔罗糖、来苏糖、艾杜糖、鼠李糖、阿洛糖等糖苷的端基差向异构体之间，有些位置上碳的化学位移值相差较大，故可以通过分析比较糖上碳的化学位移值来推断苷键的构型（α 或 β）[21]。通常呋喃型糖 C_3和/或 C_5位的化学位移值明显偏大，多数大于80。因此可根据其化学位移值区别氧环的大小。

2. 偶合常数法 在吡喃糖中，端基碳的碳氢偶合常数（$^1J_{C1\text{-}H1}$）也可用于确定苷键的构型。当端基质子处于横键时，其端基碳氢的偶合常数为170～175Hz，处于竖键时则为160～165Hz。即当优势构象为C1式，且偶合常数为170～175Hz时，为α-D或β-L型苷键；偶合常数为160～165Hz时，为β-D或α-L型苷键。由于鼠李糖的优势构象是1C式，故当为α-L型时，其偶合常数是170～175 Hz，β-D型时是160～165Hz。呋喃型糖苷则无法用端基碳的碳氢偶合常数判断其苷键的构型。表6－5列出了甘露糖和鼠李糖与不同苷元成苷后的$^1J_{C1\text{-}H1}$值。

表6－5 甘露糖苷和鼠李糖苷的$^1J_{C1\text{-}H1}$值

苷元	糖	$^1JC_1$-H_1	δH_1	糖	$^1JC_1$-H_1	δH_1
甲醇	α-D-甘露糖	166	5.10	β-D-甘露糖	156	4.62
	α-L-鼠李糖	168	5.04	β-L-鼠李糖	158	4.55
正丁醇	α-D-甘露糖	166	5.26	β-D-甘露糖	155	4.72
	α-L-鼠李糖	166	5.02	β-L-鼠李糖	152	4.60
仲醇	α-D-甘露糖	165	5.37	β-D-甘露糖	155	4.93
	α-L-鼠李糖	167	5.27	β-L-鼠李糖	154	4.72
d-薄荷醇	α-D-甘露糖	164	5.52	β-D-甘露糖	154	4.88
	α-L-鼠李糖	166	5.23	β-L-鼠李糖	152	4.83
l-薄荷醇	α-D-甘露糖	166	5.36	β-D-甘露糖	154	4.92
	α-L-鼠李糖	168	5.30	β-L-鼠李糖	152	4.90
叔丁醇	α-D-甘露糖	165	5.56	β-D-甘露糖	153	5.00
	α-L-鼠李糖	164	5.92	β-L-鼠李糖	153	4.87

（三）酶解法

如前所述，酶具有专属性高、立体选择性强等特点。能被α苷键水解酶水解的苷必然是α苷键，能被β苷键水解酶水解的苷必然是β苷键。

（四）红外波谱法

多糖在红外波谱的960～1500cm^{-1}的范围内有许多吸收峰，但在确定糖苷键的构型上应主要观察730～960 cm^{-1}的吸收峰。吡喃糖环的红外波谱数据见表6－6。

表6－6 吡喃糖环的红外波谱

振动类型	吸收范围（cm^{-1}）
环的逆对称震动	917±13
C_1-H横键变角振动（α型）	844±8
C_1-H竖键变角振动（β型）	891±7
环的对称呼吸振动	770±14
环上CH_2的摇摆振动	867±2
末端CH_3的摇摆振动	967±6

此外，多糖中如具有甘露糖组分，其红外波谱中均呈现810cm^{-1}及870cm^{-1}的特征吸收峰。

糖的氧环测定有^{13}C-NMR法、红外法、甲醇解法、Smith降解法等，其中多数方法在前面已作了介绍，故不再重复。

六、糖与糖、糖与苷元连接位置和连接顺序的确定

（一）全甲基化法

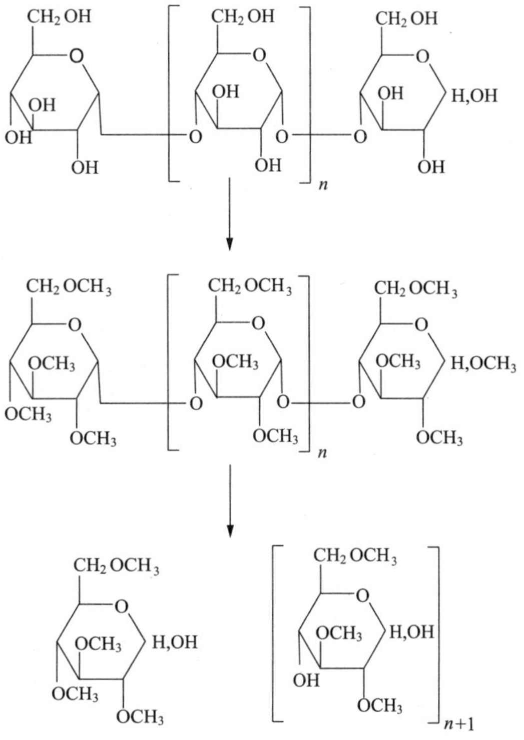

(Ⅰ)　　(Ⅱ)

将多糖进行甲基化，对于阐明多糖中单糖的连接方式具有重要的意义。将甲基化多糖水解，得到甲基化的单糖，而此单糖上未甲基化的羟基所在的碳原子就是连接糖的位置。另外由不同类型甲基化的单糖的数目可以推测出多糖重复结构中这种连接位置单糖的数目，以及末端糖的性质（全甲基化的单糖即是末端糖，含分支末端糖）和分支点的位置、氧化的大小等。该法虽然可以获知哪些糖是末端糖、糖的连接位点是哪些、重复单位有哪些糖，但仍然无法获知糖的连接顺序，且在进行气相色谱分析时需要各种甲基化单糖的对照品。

对于全甲基化的多糖，通常是先用90%甲酸全水解，然后用0.05mol/L H_2SO_4或三氟乙酸水解。水解条件要尽可能温和，否则会发生去甲基化反应和降解反应，导致得出错误的结论。采用甲醇解的方法虽然可获知糖的氧环大小、苷键构型及减少α、β异构体，有利于气相色谱分析，但因甲醇解有可能会造成糖连接位点的甲基化，故通常不用。甲基化多糖水解后，接着将新生成的羟基乙酰化，然后用气相色谱分析生成的各种单糖的甲基化衍生物（存在己糖醛酸的多糖，甲基化后不易水解，因此必须先用硼氢化钠还原为醇再水解）。根据其甲基的数目和位置就可以判断出单糖的组成和连接的情况。各种甲基化的单糖均有不同的理化性质，如下图所示的直链葡聚糖，经甲基化后水解得到两种不同的甲基化单糖。2,3,4,6-四甲基葡萄糖（Ⅰ），mp196℃，$[\alpha]_D = +84° \sim +92°$；2,3,6-三甲基葡萄糖（Ⅱ），mp 121～123℃。

（二）过碘酸氧化法

过碘酸盐可以选择性的断裂糖分子中的邻二羟基或邻三羟基，生成相应的多糖醛、甲醛或甲酸，反应定量进行，每开裂一个碳碳键消耗一分子过碘酸。多糖非末端的1→2或1→4连接的糖基经过碘酸氧化，平均每个糖基消耗1分子过碘酸，生成2分子醛，无甲酸生成。多糖的非还原末端和非末端的1→6连接的糖基经过碘酸氧化，平均每个糖基消耗2分子过碘酸，生成1分子甲酸。非末端1→3连接的糖基或在C-2和C-4位有分支的糖基则不被过碘酸氧化。因此，多糖氧化后定量测定过碘酸的消耗量，甲酸的生成量和剩余糖的比例，就可确定多糖中各种单糖的连接位置、支链多糖的聚合度、支链多糖的分枝数目等。多糖的过碘酸氧化一般在pH 3～5的水溶液中于暗处进行，pH过低导致苷键水解，过高的pH则会引起无选择性的氧化。常用的方法是：多糖用稀的过碘酸钠在冷、暗条件下氧化，甲酸的生成与过碘酸钠消耗间歇测定。过碘酸钠可用滴定法或分光光度法测定，甲酸直接

用标准碱滴定或间接用碘化钾测定，同时需作空白试验。氧化完全后用硼氢化钠还原 10h 以上，然后中和，于稀酸中水解。可用纸色谱鉴别水解产物，或制成三甲基硅醚化物后进行气相色谱鉴别，根据水解产物推断糖的连接情况。

（三）质谱法

质谱分析是解决低聚糖及其苷中糖连接顺序的一个有力工具，在了解了糖的组成后，可根据质谱中的裂解规律和该化合物的裂解碎片推测低聚糖及其苷中糖链的连接顺序。具有所需样品少（每次分析只需 10～100μg），在数分钟之内即可测试完毕，即可测试糖苷的分子量、鉴定苷元、糖基顺序，在某些情况下又可测试糖基连接位置等优点。但值得注意的是在用质谱解决糖的连接顺序时，低聚糖及其苷中的糖不能是同一类糖如六碳醛糖、五碳醛糖、甲基五碳糖等。如果所连的糖是同一类糖如鼠李糖、呋糖、鸡纳糖等，因其所丢失的质量相等，故无法推断糖的连接顺序。

由于糖苷是难挥发和不稳定的物质，因此必须采用软电离源质谱，最常用的是快原子轰击源质谱（FAB-MS）。快原子轰击源质谱往往给出的碎片离子峰少而弱，不利于糖基序列的分析。为了克服此缺点，可采用串联质谱，即 FAB-MS/MS。将 MS-Ⅰ中的 $[M+H]^+$ 伪分子离子从中选择出来进入碰撞室，碰撞活化裂解后，所得碎片离子进入 MS-Ⅱ，经分离测定得碰撞活化解离谱（collision-activated dissociation，CAD）亦称碰撞诱导解离谱（collision-induced dissociation，CID），再根据 CAD 谱推测糖基序列。若将 MS-Ⅰ中苷元离子引入碰撞室，由 MS-Ⅱ测得其 CAD 谱，经与标准图谱对照即可鉴定出苷元。

如皂苷Ⅰ经酸水解，测得其糖为 D-核糖（D-ribose，Rib），L-鼠李糖和 D-葡萄糖。在 FABMS 谱中主要碎片有 *m/z*：877（M^+ + Na），855（M^+ + 1），721，575，413，397（图 6－3）。其 *m/z* 885 碎片经 FABMS-MS 分析，在 CAD 谱中主要碎片有 *m/z*：721，575，413，397，而没出现 *m/z* 707 峰（图 6－4）。根据这些碎片即可推断该化合物的结构是 A，而不是 B。再如皂苷Ⅱ经酸水解测知含有葡萄糖和鼠李糖。在 FAB-MS 谱中主要碎片有 *m/z*：917（M^+ +1），899（M^+ +1－H_2O），753，557，445，429，411（429－H_2O）（图 6－5）。其 *m/z* 917 碎片经 FABMS-MS 分析，在 CAD 谱中主要碎片有 *m/z*：917，899，769，753，735（M^+ －H_2O－葡萄糖基），606，445，429，而没出现 *m/z* 591 峰（图 6－6）。根据这些碎片即可推断该化合物的结构是 A，而不是 B（这两个化合物糖的连接位点是根据其他方法确定的。如果单根据质谱，皂苷Ⅱ中两个末端糖的位置是可以互换的）。

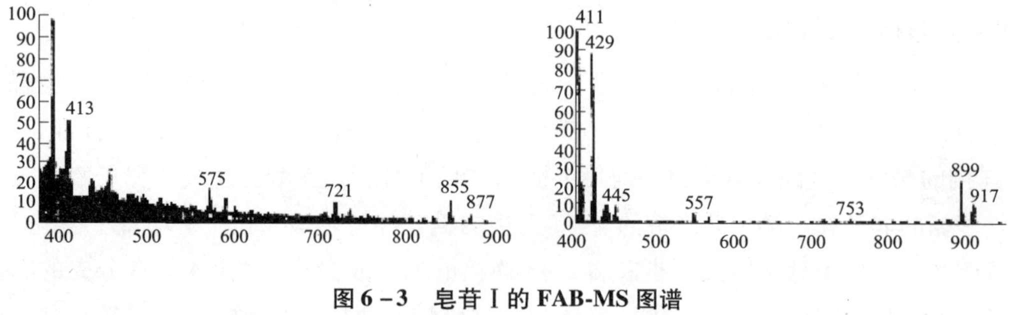

图 6－3 皂苷Ⅰ的 FAB-MS 图谱

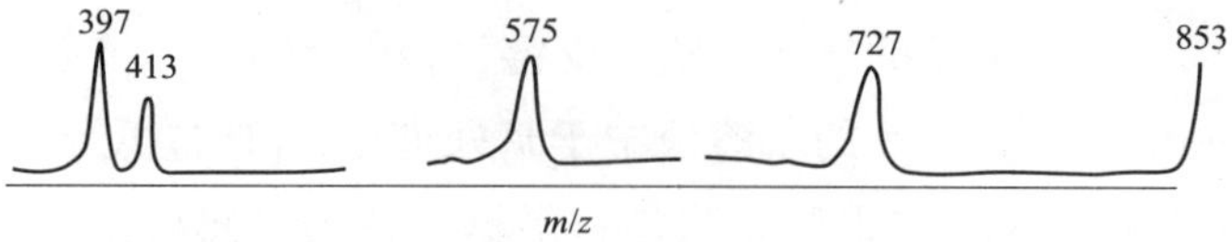

图 6－4 皂苷Ⅰ的 $[M+H]^+$ 的 CAD 图谱

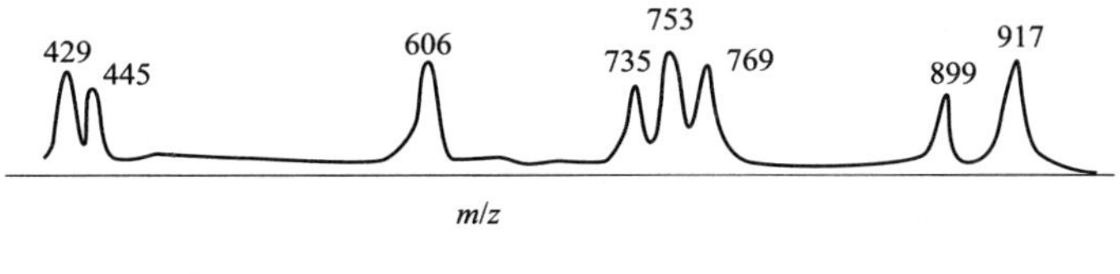

图 6－5　皂苷Ⅱ的 FAB-MS 图谱

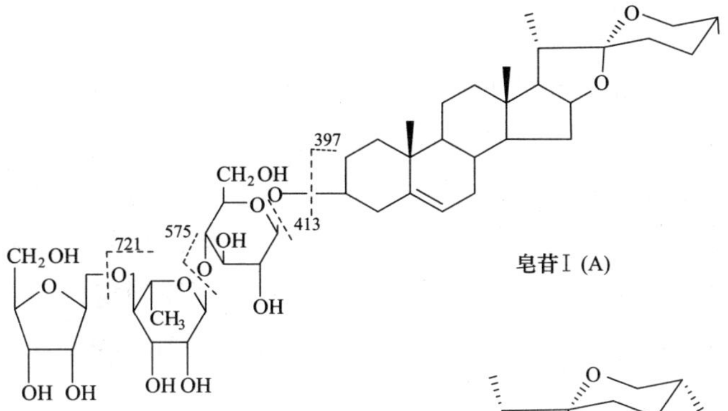

皂苷Ⅰ(A)

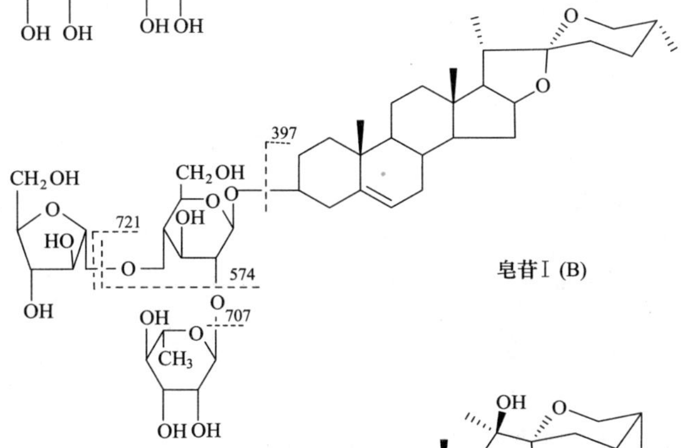

皂苷Ⅰ(B)

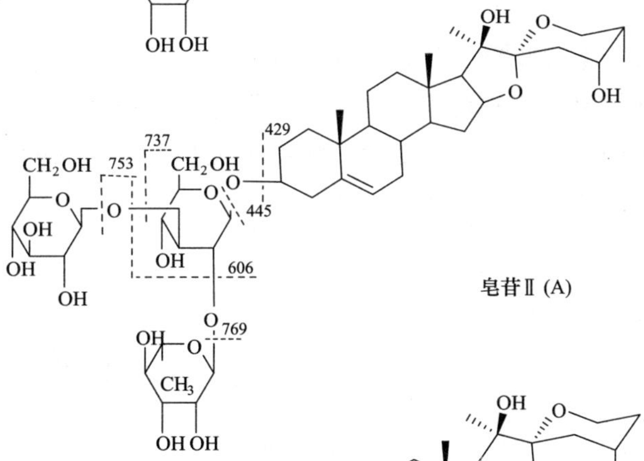

皂苷Ⅱ(A)

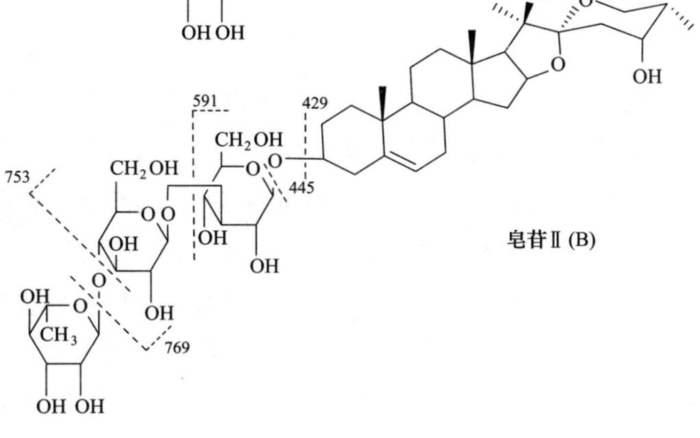

皂苷Ⅱ(B)

图 6－6　皂苷Ⅱ的［M＋H］⁺的 CAD 图谱

（四）苷化位移法

糖与苷元成苷后，苷元的 α-C、β-C 和糖的端基碳的化学位移值均发生了改变，这种改变称为苷化位移（glycosylation shift，GS）[20]，苷化位移值与苷元的结构有关，与糖的种类关系不大。苷化位移在推测糖与苷元、糖与糖的连接位置、某些苷元被苷化碳的绝对构型和碳氢信号归属上具有重要的作用。糖与糖通过苷键相连虽然并不称为苷，但在解决它们相互之间的连接位置时，苷化位移仍然实用。

用苷化位移确定糖与糖之间的连接位置，关键是首先要将糖中碳的信号正确归属，糖中碳的信号归属一旦出现错误，则糖与糖连接位置的准确性就会出现问题。在被苷化的糖中，通常 α-C 的位移较大，β-C 稍有影响，其他碳则影响不大。对于双糖苷在确定了苷中糖的基础上，可参考该糖甲苷的化学位移值归属末端糖中碳的信号，然后再根据内侧糖甲苷的化学位移值归属内侧糖的碳信号，最后根据苷化位移规律确定糖与糖的连接位置。对于三糖以上的苷，糖中碳信号的归属往往较困难，需要借助2D-NMR 才能正确归属。下面仅就苷化位移作一简要介绍。

1. 环醇苷

（1）两个 β-C 均为仲碳的苷在一个对称碳上增加一个取代基后，该碳就变成了非对称碳，这样的碳称为前手性碳（prochiral carbon）或潜非对称碳。前手性碳又有pro-*S* 和 pro-*R* 之分。对于环醇类化合物，在 *e* 键上增加一个基团，并将该基团的优先序列定为第三，按 *R*、*S* 命名规则进行命名，当为 *R* 构型时则称该碳为 pro-*R* 碳，反之则称 pro-*S* 碳。当氢原子在面下时，顺时针旋转为 *R*，逆时针旋转为 *S*，当氢原子在面上时则与之相反。

糖与两个 β-C 均为仲碳的仲醇成苷后，苷与苷元相比 α-C 向低场位移约 7 个化学位移单位，糖与该糖的甲苷相比，糖的端基碳向高场位移约 1－4 个化学位移单位。其 β-C 的苷化位移与糖端基碳的构型有关，当糖端基碳的构型为 *R* 时，pro-*S* 碳和 pro-*R* 碳分别向高场位移约 4 和 2 个化学位移单位；当其构型为 *S* 时则与之相反。

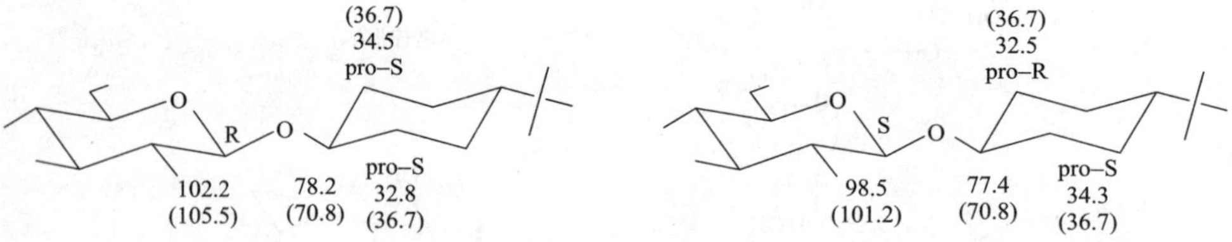

（2）一个 β-C 为仲碳，另一个 β-C 为叔碳或季碳的苷当苷元碳的绝对构型与糖端基碳的绝对构型相同时，α－C 向低场位移约 5 个化学位移单位，β-C 的苷化位移见表6－6，糖的端基碳向高场位移约 4 个化学位移单位；当苷元碳和糖的端基碳的绝对构型不同时，α-C 向低场位移约 10 个化学位移单位，β-C 和糖端基碳的苷化位移见表 6－6。需要注意的是：虽然鼠李糖、甘露糖的一对端基差向异构体的端基碳的化学位移值相差很小，不能用端基碳化学位移值确定苷键构型（α 或 β）；但在 β-C 有立体障碍的环仲醇苷中，因为这一对差向异构体端基碳的苷化位移值相差较大，故仍可通过端基碳的化学位移值推断苷键的构型[21]。

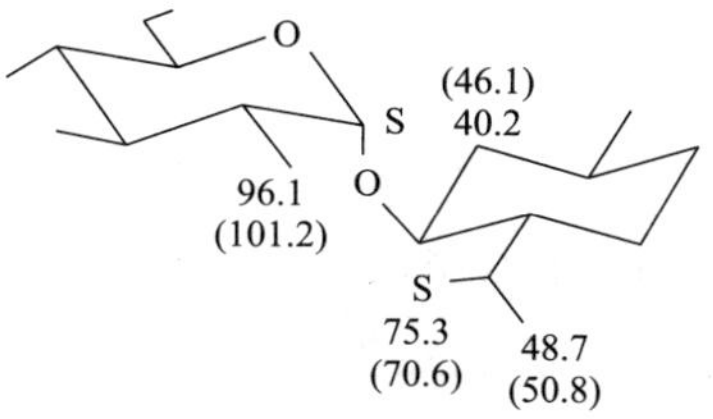

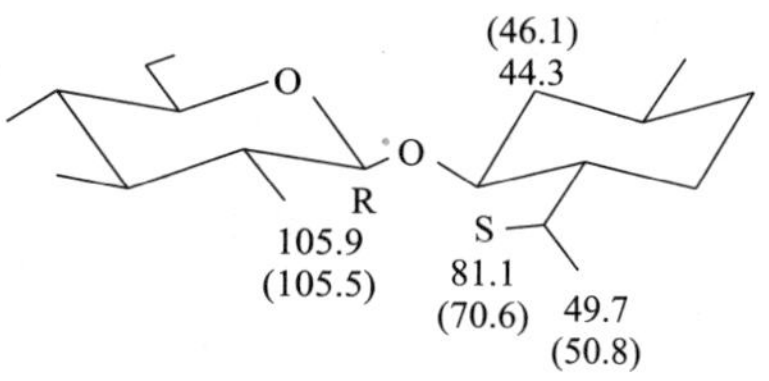

2. 伯醇苷　糖与伯醇成苷后，苷与苷元相比 α-C 向低场位移约 8 个化学位移单位（增大），β-C 向高场位移约 4 个化学位移单位（减小）；苷与该糖的甲苷相比，端基碳（C-1′）向高场位移约 1 ~2 个化学位移单位（减小）。

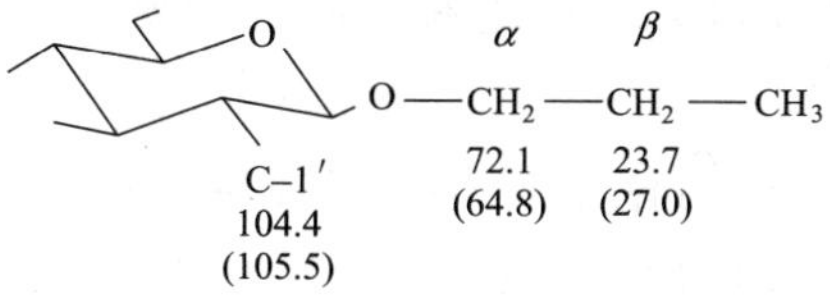

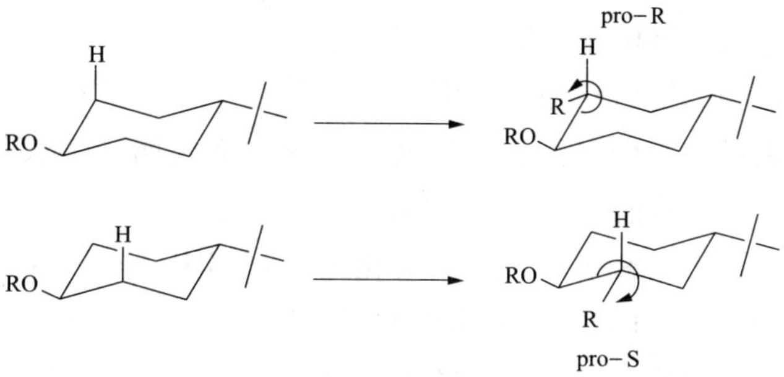

注：括号中数值为苷元或糖的甲苷的化学位移值

3. 叔醇苷　糖与叔醇成苷后其 α-C 向低场位移约 7 个化学位移单位，β-C 向高场位移约 3 个化学位移单位，糖的端基碳向高场位移约 7 个化学位移单位。

4. 酯苷和酚苷　酯苷和酚苷的苷化位移比较特殊，其 α-C 通常向高场位移（详见黄酮类一章）。

苷化位移的数据较多，记起来较麻烦，只要记住同五异十其余七和同小异大两句话就可解决大部分问题（表 6 –7）。同五异十其余七的含义是当苷元和端基碳的绝对构型相同时，α-C 向低场位移约 5 个化学位移单位，不同时则位移约 10 个化学位移单位（当然仅限于两个 β-C 取代不同的环醇苷），其余的苷则位移约 7 个化学位移单位。同小异大的含意是当苷元 β-C 的前手性和端基碳的绝对构型相同时，β-C 向高场位移约 2 个化学位移单位，不同时则为约 4 个化学位移单位（当然仅限于两个 β-C 为前手性碳的环醇苷）。*β-D* 和 *α-L* 型糖的端基碳的绝对构型为 *R* 型，*α-D* 和 *β-L* 型糖端基碳的绝对构型则为 *S* 型（按糖的甲苷命名）。

表 6 –7　苷化位移规律

<table>
<tr><th colspan="3">苷　　元</th><th>C-1′</th><th>α-C</th><th>β-C</th></tr>
<tr><td colspan="3">伯醇</td><td>−1.2</td><td>8</td><td>−4</td></tr>
<tr><td rowspan="8">环醇</td><td rowspan="2">β-C 均为仲碳</td><td>C-1′（R）</td><td>（−1）−（−4）</td><td>7.0</td><td>pro-S　−4，　pro-R　−2</td></tr>
<tr><td>C-1′（S）</td><td>（−1）−（−4）</td><td>7.0</td><td>pro-S　−2，　pro-R　−4</td></tr>
<tr><td rowspan="6">一个 β-C 为仲碳，另一个为叔碳或季碳</td><td rowspan="3">C-1′和 α-C 构型相同</td><td rowspan="3">−4</td><td rowspan="3">5</td><td>碳　−5</td></tr>
<tr><td>叔碳　−2</td></tr>
<tr><td>季碳　−0.5</td></tr>
<tr><td rowspan="3">C-1′和 α-C 构型不同</td><td rowspan="3">0 ±1.5</td><td rowspan="3">10</td><td>仲碳　−2</td></tr>
<tr><td>叔碳　−1</td></tr>
<tr><td>季碳　±0.5</td></tr>
<tr><td colspan="3">叔醇</td><td>−7</td><td>7</td><td>−3</td></tr>
</table>

（五）2D-NMR法

2D-NMR对于确定糖链结构是一个非常有力的武器，许多复杂的糖链结构都是通过2D-NMR确定的，它不但可以确定糖的连接顺序，还可以确定糖的连接位点、具体连接位置、氧环的大小、苷键的构型、糖的种类等。采用2D-NMR法确定糖链的化学结构，首先要通过碳氢相关谱（^{13}C-^{1}H COSY）或HMQC谱确定出糖中各质子和碳的化学位移值（活泼氢除外）以及质子在谱中的准确位置，区分出CH_2和CH质子，然后再根据氢氢相关谱（^{1}H-^{1}H COSY）、NOESY或相敏NOE（PSNOE）、HOHAHA（在同一自旋系统中即同一糖中的质子具有相关峰）等谱准确的归属糖中的各个质子，最后再根据碳氢相关谱或HMBC谱确定糖的连接位点和相互的连接关系。在运用NMR确定糖链结构中，往往是各种谱（含一维谱和二维谱）综合运用、相互印证、优势互补、综合分析才能得出正确的结论，其中最关键的是糖中各个碳和氢信号的正确归属（活泼氢除外）。一旦碳氢信号归属出现问题，则极可能导致整个糖链结构出现错误。

如将低聚糖及其苷乙酰化后，其CHOAc中CH质子的化学位移位于δ 4.75～5.4，CH_2OAc、CH_2OR或CHOR中的CH_2或CH质子的化学位移位于δ 3.0～4.3，端基质子的化学位移位于两个区域之间，通过2D-NMR不难确定哪些是CH_2OAc中CH_2的质子，哪些是CHOR和CH_2OR中CH或CH_2中的质子。根据CHOR和CH_2OR的种类就不难判断出糖连接位点的情况。对于含糖基较多的寡糖苷，对其先进行乙酰化，然后再通过2D-NMR确定其糖链的结构，对于提高化学结构测定的准确度、降低2D-NMR的解析难度是一个比较理想的方法。

（六）弛豫时间法

弛豫时间法也是早期解决糖的连接顺序的方法之一。通常外侧糖的自旋晶格弛豫时间T_1比内侧糖大，而同一糖上各碳的T_1时间基本相同，可以根据这种性质推测哪些糖是外侧糖，哪些糖是内侧糖，同时还可以为各糖碳信号的归属提供有力的依据。

第六节　糖和苷的研究实例

一、多糖的结构研究实例

蒙古黄芪为豆科植物 *Asrtagalus membranacevs*（Fsch.）Bge. Var. mongholicus（Bge.）Hsiao干燥根。具有补气固表，利尿托毒，排脓，敛疮生肌等作用，其中多糖是其有效成分之一。蒙古黄芪干燥的根经乙醇脱脂，水提醇沉，脱蛋白，透析，DTE-Sepharose Cl-6B和Sephacryl S-400等柱色谱分离得到白色粉末状黄芪多糖。该多糖在高效液相色谱和凝胶过滤柱色谱上均显示单一对称峰，证明其为均一组分。该组分能溶于水，经高效液相色谱测定其分子量为5×10^4。$[\alpha]_D^{16}=+192°$（$c=1$，H_2O）。元素分析表明既不含有氮也不含有灰分，经全水解，薄层色谱和气相色谱分析证明只含有单一的葡萄糖，故该多糖为葡聚糖。在红外波谱中845cm^{-1}有吸收峰，表明它的糖苷键为α型。

该多糖用改良的Hakomori法全甲基化，全甲基化产物经水解、还原、乙酰化，然后用气相色谱与质谱联用仪分析，气相色谱的相对保留值和质谱的碎片与标准品对照及与文献比较，其与标准品基本一致，主要质谱碎片与文献完全一致[23]（表6－8）。

表 6－8　部分甲基化 Alditol 乙酸酯在气相色谱上的相对保留值和质谱碎片

部分甲基化单糖	ri，s	主要质谱碎片（m/z）	黄芪多糖	摩尔比 峰 1	峰 2	连接位点
2，3，4，6-Me_4-Glc	1.00	43，45，71，87，101，117，129，145，161，205	1	2	1	Glcp-(1→
2，3，6-Me_3-Glc	2.65	43，45，87，99，101，113，117，233	9	3	2	→4)-Glcp-(1→
2，3-Me_2-Glc	4.32	43，101，117，127，261	1	1		→4，6)-Glcp-(1→
2，3，4-Me_3-Glc	1.94	43，87，99，101，117，129，161，189			1	→6)-Glcp-(1→

ri，s 为组分的保留时间与 1，5-*O*-2，3，4，6-Me_4-Glcp 的保留时间的比值；表中的数据是部分甲基化单糖经乙酰化后的数据。

黄芪葡聚糖用过碘酸盐氧化 6 天，过碘酸盐的消耗量以及甲酸形成的最终值分别为 1.04mol/L 和 0.10mol/L 已糖单元，其结果与理论值 1.09mol/L 和 0.09mol/L 相符，与甲基化结果一致。将黄芪葡聚糖进行 Smith 降解，产物乙酰化后经气相色谱分析，结果表明降解产物为丙三醇和丁四醇，其摩尔比为 1.1∶8.5（表 6－9），丙三醇为非还原末端葡萄糖残基的降解产物，丁四醇为 1,4 和 1,4,6-葡萄糖残基的降解产物，其结果也与甲基化的结果相符，详见表 6－8。

表 6－9　黄芪葡聚糖 Smith 降解产物的气相色谱分析

柱温（℃）	保留时间 t_R（min） 降解产物	标准样品	黄芪葡聚糖	摩尔比
200	丙三醇	1.54	1.58	1.2
	丁四醇	4.22	4.23	8.4
	葡萄糖	39.87	40.20	0.5
180	丙三醇	2.47	2.46	1.1
	丁四醇	6.58	6.57	8.5
	葡萄糖	57.10	—	—

黄芪葡聚糖在温和条件下进行部分水解，水解产物经 Sephadex G-25 柱色谱分离，得到两个完全分离的低聚糖，分别进行全甲基化、水解、还原、乙酰化，然后用气相色谱与质谱联用仪分析，气相色谱的相对保留值和质谱的碎片与标准品对照及与文献比较，发现第 1 峰的部分甲基化单糖残基为 2,3,4,6-四甲基葡萄糖、2,3,6-三甲基葡萄糖和 2,3-二甲基葡萄糖，其摩尔比为 2∶3∶1；第 2 峰的部分甲基化单糖残基为 2,3,4,6-四甲基葡萄糖、2,3,4-三甲基葡萄糖和 2,3,6-三甲基葡萄糖，其摩尔比为 1∶1∶2，据此可以推定峰 1 和峰 2 的结构分别如下式所示。

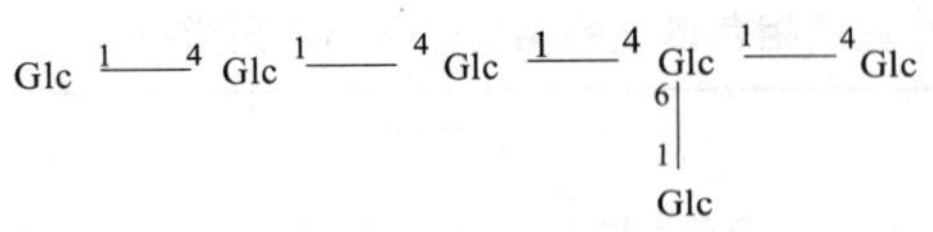

峰1

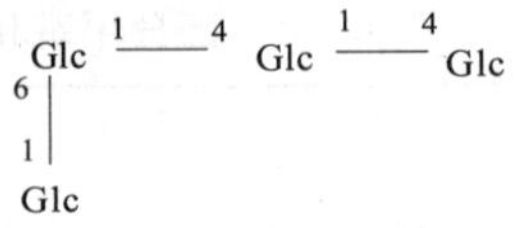

峰2

综上所述，可以推定黄芪葡聚糖是α-(1→4) 葡萄糖为主链，并且每10个重复单元有一个6-*O*位分枝的葡聚糖，其结构如下式所示。

[4→α-D-Glcp-(14)-α-D-Glcp-(1 [→4)-α-D-Glcp-(1_6] →4)-α-D-Glcp-(1→]$_{7n}$

6
↑
1
α-D-Glcp

根据上述实验结果，黄芪葡聚糖的结构也可能是重复单元的主链有9个α-(1→4) 连接的葡萄糖残基及1个在4位上有α-(1→6) 分枝的葡萄糖残基组成，但根据现已发现的多糖，这种可能性很小。

二、苷的结构研究实例

合掌消苷F（amplexicoside F）是从合掌消（*Cynanchum amplexicaule* Sieb. et Zucc.）根的95%乙醇提取物中分离获得的一个三糖苷，为白色无定型粉末（甲醇），HRESI-MS测得其准分子离子峰为 *m/z* 831.4145，确定其分子式为 $C_{42}H_{64}O_{15}$（$C_{42}H_{64}O_{15}Na$ 计算值为 831.4143）。IR（KBr）光谱显示有羟基（3452cm^{-1}）、酯羰基（1735cm^{-1}）和双键（1653cm^{-1}）等吸收峰。Liebermann-Burchard反应和Keller-Kiliani反应阳性，推测其可能为甾体2-去氧糖苷类化合物。合掌消苷F苷元部分的^{13}C-NMR数据与白前苷A苷元部分的数据基本一致，表明合掌消苷F的苷元是白前苷A苷元，且糖链的连接位置在C_3位（表6-10）[23]。

表6-10　合掌消苷F等4个化合物的^{13}CNMR数据（溶剂：C_5D_5N）

NO.	合掌消苷F	tylophoside A	白前苷A	白前苷A苷元
1	44.8	36.5	44.8	45.6
2	69.9	30.1	70.0	72.4
3	85.0	77.5	85.2	76.7
4	37.4	39.1	37.5	40.1
5	139.8	140.6	139.8	140.9
6	120.9	120.5	120.9	120.1
7	28.5	30.0	28.5	28.5
8	40.2	53.3	40.2	40.6
9	53.0	40.9	53.0	53.2
10	39.5	38.7	39.5	40.3
11	23.8	24.0	23.9	23.9
12	30.0	28.5	30.1	30.1
13	118.6	118.6	118.6	118.6

续表

NO.	合掌消苷 F	tylophoside A	白前苷 A	白前苷 A 苷元
14	175.4	175.5	175.4	175.5
15	67.8	67.8	67.8	67.8
16	75.6	75.6	75.6	75.6
17	56.2	56.2	56.2	56.2
18	143.9	143.9	143.9	143.9
19	19.0	17.9	19.0	19.2
20	114.4	114.4	114.3	114.4
21	24.8	24.8	24.8	24.8
	β-D-Ole	β-D-Ole	β-D-Ole	
1′	99.0	98.2	99.3	
2′	37.7	38.1	37.2	
3′	78.9	79.2	81.5	
4′	82.7	83.2	76.0	
5′	71.9	71.7	73.1	
6′	18.7	18.8	18.5	
3′-OMe	57.5	57.5	57.0	
	β-D-Cy	β-D-Dig		
1″	98.2	98.7		
2″	35.2	40.0		
3″	77.6	69.6		
4″	82.4	82.4		
5″	69.5	67.8		
6″	18.5	18.5		
3″-OMe	57.3			
	α-L-Ole	α-L-Ole		
1‴	100.5	100.3		
2‴	35.8	35.8		
3‴	79.0	78.8		
4‴	76.9	76.9		
5‴	69.5	69.0		
6‴	18.7	18.7		
3‴-OMe	57.1	57.1		

Ole，oleandropyranosyl；Cym，cymaropyranosyl；Dig，digitoxopyranosyl。

根据2D-NMR（图6－7）合掌消苷 F 中 3 个糖基的氢、碳信号归属如下：糖基Ⅰδ：4.79（1H，brd，*J*=9.0Hz），2.45、1.78（各1H，m），3.57（1H，m），3.50（1H，m），3.58（1H，m），1.4（3H，d，*J*=6.0Hz），3.54（3H，s）；δ：99.0，37.7，78.9，82.7，71.9，18.7，57.5。糖基Ⅱδ：5.22（1H，brd，*J*=9.6Hz），2.37、1.74（各1H，m），3.93（1H，m），3.46（1H，m），4.29（1H，m），1.41（3H，d，*J*=6.0Hz），3.44（3H，s）；δ：98.2，35.2，77.6，82.4，69.5，18.5，57.3。糖基Ⅲδ：5.15（1H，brd，*J*=3.0Hz），2.46、1.72（各1H，m），3.89（1H，m），3.57（1H，m），4.22（1H，m），

1.41（3H，d，$J=6.0$Hz），3.40（3H，s）；δ：100.5，35.8，79.0，76.9，69.5，18.7，57.1。在HMBC谱中δ4.79氢信号与δ85.0碳信号相关，说明糖基Ⅰ与苷元C_3相连；δ5.22氢信号与δ82.7碳信号相关，说明糖基Ⅱ与糖基ⅠC_4相连；δ5.15氢信号与δ82.4碳信号相关，说明糖基Ⅲ与糖基ⅡC_4相连。氢谱中糖基Ⅰδ：4.79（1H，brd，$J=9.0$Hz）共振峰说明糖基Ⅰ为β苷键，糖基Ⅱδ：5.22（1H，brd，$J=9.6$Hz）共振峰说明糖基Ⅱ也为β苷键，糖基Ⅲδ：5.15（1H，brd，$J=3.0$Hz）共振峰说明糖基Ⅲ为α苷键。氢谱和碳谱数据经与同类化合物比较将糖基Ⅰ和糖基Ⅲ鉴定为夹竹桃糖，糖基Ⅱ鉴定为加拿大麻糖，这与合掌消苷F经酸水解后，其水解产物与糖标准品进行TLC色谱检测，分别只检测到夹竹桃糖和加拿大麻糖的结果一致。加拿大麻糖、夹竹桃糖在3中展开剂中R_f值分别为：0.51、0.45（$CHCl_3$-CH_3OH 9∶1）；0.58、0.49（CH_2Cl_2-C_2H_5OH 9∶1）；0.41、0.36（石油醚－丙酮3∶2）（图6－7）。

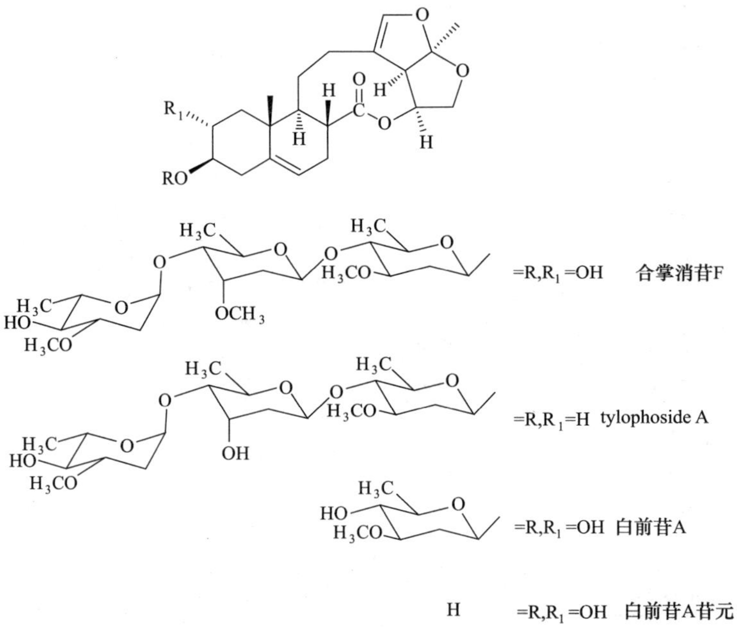

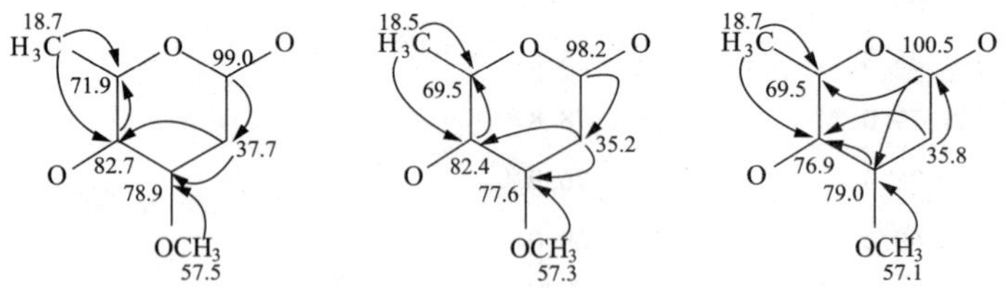

图6－7 合掌消苷F中3个糖基HMBC相关图

文献中报道的加拿大麻糖均为D型糖，但夹竹桃糖既有D型糖也有L型糖。对白前苷A已有研究报道，其夹竹桃糖为D型糖，合掌消苷F中苷元部分的碳谱数据与白前苷A中的苷元部分的数据基本一致，说明合掌消苷F中糖基Ⅰ也为D型糖（根据苷化位移规律，如果是L型糖，因其端基构型与D型糖相反，其苷元部分C－2、C－3、C－4位的数据不会基本一致）。综上所述，合掌消苷F中的末端糖基的绝对构型需要确证。

已有文献报道，tylophoside A中糖基Ⅰ是D-夹竹桃糖，糖基Ⅲ是L-夹竹桃糖(L-oleandrose)。将tylophoside A用酸全水解，并对水解产物进行分离，所得夹竹桃糖的比旋度为0，这与tylophoside A中含有的夹竹桃糖1个是D型糖，1个是L型糖结果相一致。取白前苷

A100mg，用0.05mol/L H_2SO_4水解，对水解产物进行分离，获18mg D-夹竹桃糖对照品，$[\alpha]_D^{25}$ −11.5°（c=0.12，水溶液中放置24h后测试）。取tylophoside A，用同样的方法进行全水解，对水解产物进行分离，获得DL-夹竹桃糖对照品，其比旋度为0。取合掌消苷F 2mg，用同样的方法进行全水解，除去苷元，获糖部分的待测样品。分别取待测样品、D-夹竹桃糖对照品、D、L-夹竹桃糖对照品，溶于吡啶中，加入等体积L-半胱氨酸甲酯盐酸盐的吡啶溶液（10mg/ml），60℃反应1h，向反应液中加入等体积乙酸酐，继续反应1h。反应液吹干溶剂，用GC分析〔毛细管柱：DB-5型（30m×0.25mm，0.25μm）；检测器：氢焰离子化检测器；载气：N_2；进样口温度280℃，检测器温度280℃，柱温150℃（1min），10℃至250℃（20min）〕，结果表明在合掌消苷F的水解产物中分别检测出D-和L-夹竹桃糖衍生物（D-夹竹桃糖衍生物的保留值为18.07min，L-夹竹桃糖衍生物的保留值为18.22min），由此说明合掌消苷F的糖基Ⅲ为L-夹竹桃糖。综上所述，合掌消苷F的化学结构确定为：芫花叶白前苷元A 3-*O*-α-L-夹竹桃吡喃糖基-(1→4)-*β*-D-加拿大麻吡喃糖基-(1→4)-*β*-D-夹竹桃吡喃糖苷。

扫码“练一练”

重点小结

- 糖和苷类
  - 概述
    - 定义及分布
    - 生物活性
  - 分类
    - 糖
      - 单糖——五碳醛糖、六碳醛糖、六碳酮糖等
      - 低聚糖——还原糖、非还原糖
      - 多糖——均多糖、杂多糖、复合多糖
    - 苷——氧苷、氮苷、硫苷、碳苷
  - 性质
    - 形态和溶解度
    - 单糖立体化学——氧环、绝对构型、端基异构、构象
    - 氧化反应——银镜反应、弗林反应、过碘酸氧化反应
    - 与硼酸络合反应
    - 醚化反应——Haworth法、Purdic法、Kuhn法、箱守法
    - 酰化反应
    - 缩酮和缩醛反应——异丙叉反应、苯甲叉反应
    - 糠醛形成反应
    - 苷键的裂解——酸催化水解、双相水解、酸催化甲醇解等
  - 提取分离
    - 糖的分离——钙、锶及钡复盐形成法、铅盐形成法、分级沉淀或分级溶解法等
    - 苷的分离——溶剂法、大孔吸附树脂法、色谱法
  - 结构研究
    - 多糖的纯度测定
    - 糖的种类和糖的数目测定
    - 单糖的绝对构型测定
    - 苷的构型及氧环确定
    - 连接位置及顺序确定

参考文献

[1] 季宇彬，杨书良，台宝山，等．人参多糖抗突变及抗肿瘤作用的实验研究［J］．中成药研究，1988，5：26－27.

[2] 杨桦，赫牲，杨明久，等．人参多糖抗肿瘤活性的研究［J］．中国药理学报，1992，8（3）：218－221.

[3] 王淑如，王丁刚．茶叶多糖的抗凝血及抗血栓作用［J］．中草药，1992，23（5）：254－256.

[4] 王丁刚，王淑如．茶叶多糖的分离、纯化、分析及降血脂作用［J］．中国药科大学学报，1991，22（4）：225－228.

[5] 于鲁钢，郝丽敏，杨明，等．女贞子多糖的提取及对小鼠免疫功能的影响［J］．中国药学杂志，1992，27（1）：26－27.

[6] 李兆兰．真菌多糖对肿瘤的免疫作用［J］．微生物学通报，1983，10（5）：222－224.

[7] Hikino H, Takahashi M, Otake K, et al. Isolation and Hypoglycemic Activity of Eleutherans A, B, C, D, E, F, and G: Glycans of Eleutherococcus senticosus Roots [J]. *Journal of Natural products*, 1986, 49 (2): 293－297.

[8] Saito H, Ohki T, Takasuka N, et al. A ^{13}C-N. M. R. -Spectral study of a gel-forming, branched (1 → 3)-β-d-glucan, (lentinan) from lentinus edodes, and its acid-degraded fractions. Structure, and dependence of conformation on the molecular weight [J]. *Carbohydrate Research*, 1977, 58: 293－305.

[9] Saito H, Ohki T, Sasaki T, et al. A ^{13}C-nuclear magnetic resonance study of polysaccharide gels. Molecular architecture in the gels consisting of fungal, branched (1→3)-β-d-glucans (lentinan and schizophyllan) as manifested by conformational changes induced by sodium hydroxide [J]. *Carbohydrate Research*, 1979, 74 (1): 227－240.

[10] Sasaki T, Takasuka N. Further study of the structure of lentinan, an anti-tumor polysaccharide from Lentinus edodes [J]. *Carbohydrate Research*, 1976, 47 (1): 99－104.

[11] Sawabe A, Matsubara Y. Bioactive compounds in citrus fruit peels [J]. *Foods& Food Ingredients Journal of Japan*, 1996, 169: 37－44.

[12] Riccio R, Simone DE, Dini A, et al. Starfish saponins VI-unique 22, 23-epoxysteroidal cyclic glycosides, minor constituents from Echinaster sepoeitus [J]. *Tetrahetron Letters*, 1981, 22 (16): 1557.

[13] Angyal SJ, Dawes K. Conformational analysis in carbohydrate chemistry. II. Equilibria between reducing sugars and their glycosidic anhydrides [J]. *Australian Journal of Chemistry*, 1968, 21 (11): 2747－2760.

[14] Glassgen WE, Hofmann R, Emmerling M, et al. Structure elucidation of saccharides in anthocyanins and flavonols by means of methylation analysis and gas chromatography [J]. *J ournal of Chromatography A*, 1992, 598 (1): 81－87.

[15] Li W, Asada Y, Koike K, et al. Bellisosides A-F, six novel acylated triterpenoid saponins from Bellis perennis (compositae) [J]. *Tetrahedron*, 2005, 61 (11): 2921－2929.

[16] Reategui RF, Wichlow DT, Gloer JB, et al. Phaeofurans and sorbicillin analogues from a fungicolous Phaeoacremonium species (NRRL 32148) [J]. *Journal of Natural Products*, 2006, 69 (1): 113 – 117.

[17] Huang J, Ogihara Y, Zhang H, et al. Ardisimamillosides C-F, four new triterpenoid saponins from Ardisia mamillata [J]. *Chemical & Pharmaceutical Bulletin*, 2000, 48 (10): 1413 – 1417.

[18] Sargent JM, Taylor CG. Appraisal of the MTT assay as a rapid test of chemosensitivity in acute myeloid leukaemia [J]. *British Journal of Cancer*, 1989, 60 (2): 206 – 210.

[19] Hara S, Okabe H, Mihashi K, et al. Gas-liquid chromatographic separation of aldose enantiomers as trimethylsilyl ethers of methyl 2- (polyhydroxyalkyl) thiazolidine-4 (*R*) -carboxylates [J]. *Chemical & Pharmaceutical Bulletin*, 1987, 35 (2): 501 – 506.

[20] 田中治. 药学杂志（日）. 1985, 105: 323.

[21] 裴月湖，华会明，李占林，等. 核磁共振法在苷键构型确定中的应用 [J]. 药学学报, 2011, 46 (2): 127 – 131.

[22] 方积年. 黄芪葡聚多糖的化学结构 [J]. 化学学报, 1988, 46 (11): 1101 – 1105.

[23] Huan C, Nan X, Yuzhi Z, et al. Steroidal glycosides from the roots of *Cynanchum amplexicaule* Sieb. et Zucc [J]. *Steroids*, 2008, 73 (6): 629 – 636.

扫码“学一学”

第七章　苯丙素类

学习目标

1. **掌握**　香豆素类化学成分的分类和特征性理化性质。

2. **熟悉**　苯丙素类化学成分的基本化学结构形式，明确区分苯丙酸类，香豆素和木脂类成分的基本分子骨架。

3. **了解**　木脂素的几种类型的骨架；香豆素类化合物母核的质谱特征；苯丙素类化合物的核磁共振波谱特征。

天然化学成分中有一类苯环与三个直链碳连在一起为单元（C_6-C_3）构成的化合物，统称为苯丙素类（phenylpropanoids）。这类成分有的单独存在，也有的以两个、三个、四个至多个单元聚合存在，包括苯丙烯及其氧化程度不同的衍生物、香豆素和木脂素等。从生物合成途径来看，它们多数由莽草酸（shikimic acid）通过苯丙氨酸和酪氨酸等芳香氨基酸，经脱氨、羟基化、偶合等反应步骤形成最终产物，如图 7－1。通常将苯丙素分为苯丙酸类（简单苯丙素类）、香豆素和木脂素三类成分。

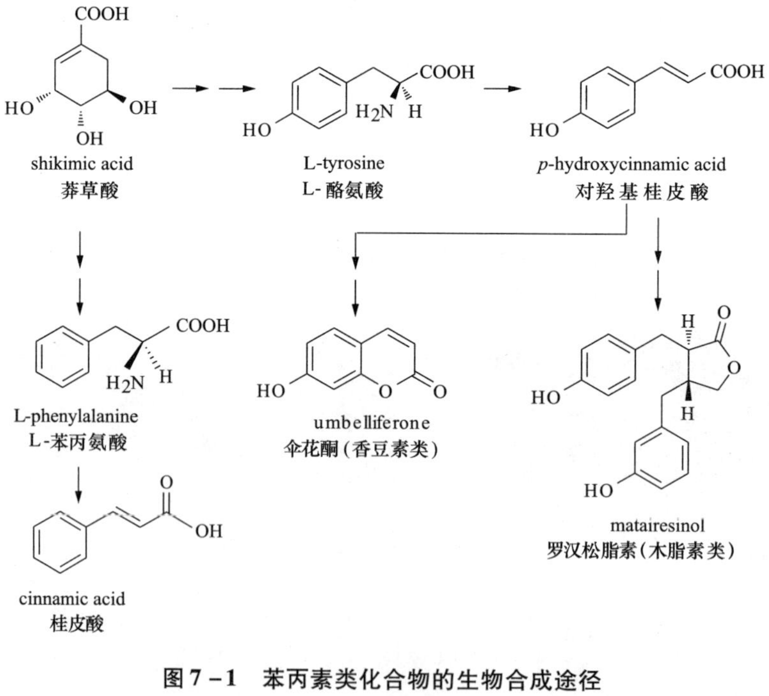

图 7－1　苯丙素类化合物的生物合成途径

第一节　苯丙酸类

一、苯丙酸类化合物

苯丙酸类化合物在植物中广泛分布，它们的基本结构是由酚羟基取代的芳香环与丙烯酸构成。分子中取代基多为羟基、糖基，也有的取代基为植物中的脂类，萜类氨基酸等成分；许多苯丙酸类化合物以两个或多个分子以酯键、醚键形式聚合存在。常见的苯丙酸类成分有桂皮酸（cinnamic acid）、对羟基桂皮酸（*p*-hydroxycinnamic acid）、咖啡酸（caffeic acid）、阿魏酸（ferulic acid）和异阿魏酸等结构单元及其衍生物。

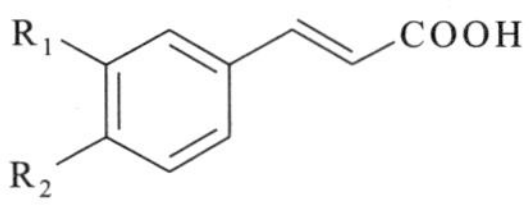

桂皮酸　$R_1=R_2=H$

咖啡酸　$R_1=R_2=OH$

阿魏酸　$R_1=OH, R_2=OCH_3$

异阿魏酸　$R_1=OCH_3, R_2=OH$

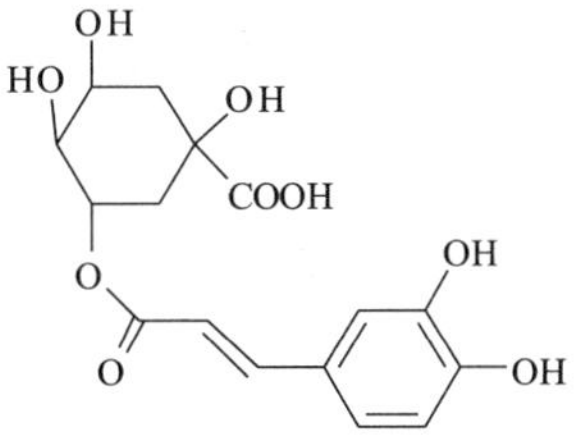

绿原酸

许多苯丙酸类化合物是中草药中的有效成分。如绿原酸（chlorogenic acid）是咖啡酸与奎宁酸（quinic acid）形成的酯，它存在于茵陈、苎麻、金银花等常用中药中，具有抗菌利胆作用。

百合科葱属（*Allium*）植物的鳞茎中存在多种苯丙素类成分，除了常见的咖啡酸、阿魏酸、对羟基桂皮酸，还有邻羟基桂皮酸、*N*-(对-顺桂皮酰基)酪胺、*N*-羟基桂皮酰酪胺、*N*-反式阿魏酰酪胺等。这些成分大多具有抗血小板凝聚作用。

日本蛇菰（*Balanophora japonica* Makino）中的松柏苷（coniferin）和咖啡酸葡萄糖苷具有抗组胺释放作用。粗糠树（*Ehretia macrophylla* Wall）中的苯丙酸二聚体迷迭香酸（rosmarinic acid）具有止泻作用。

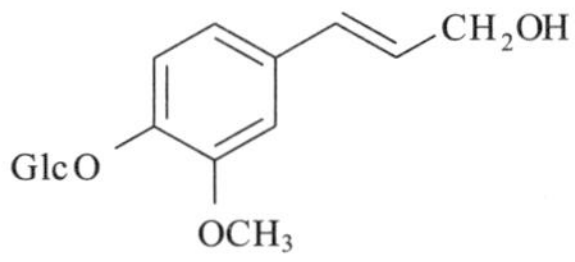

松柏苷

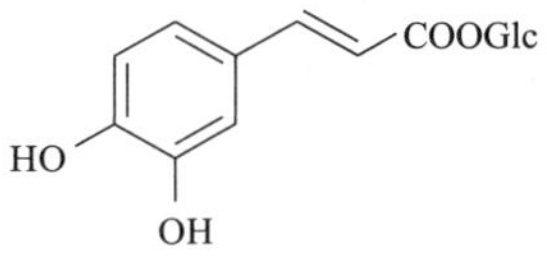

咖啡酸葡萄糖苷

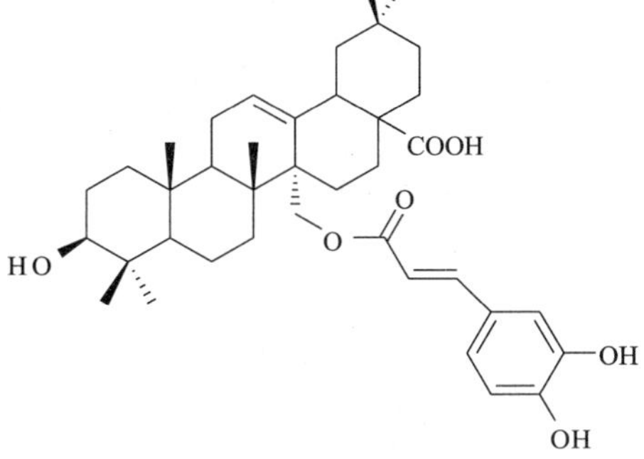

马尾树萜酯

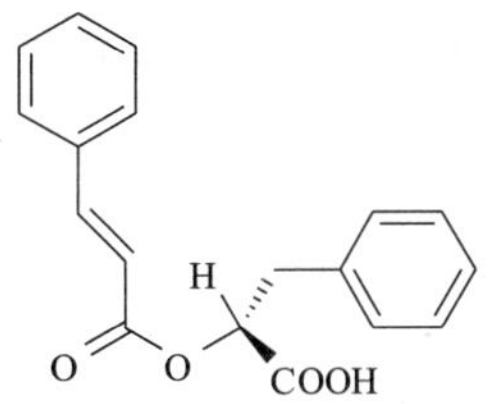

迷迭香酸

阿美里坎宁（americanin）系列[1]和从樟科植物 *Eusideroxylon zwageri* Teijsm. &Binn. 中获得的优西得灵（eusiderin）系列化合物，构成了两分子苯丙素通过氧桥架接形成二氧六环结构类苯丙素。

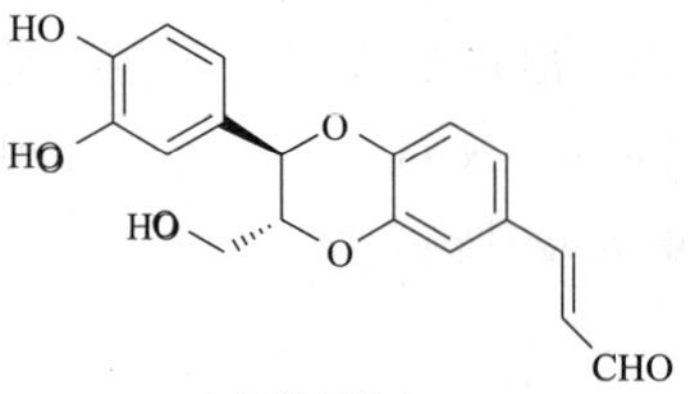

阿美里坎宁

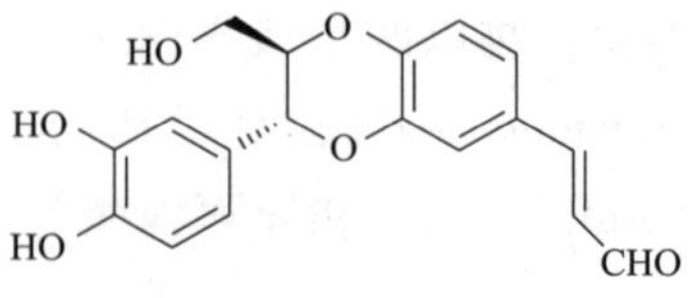

异阿美里坎宁

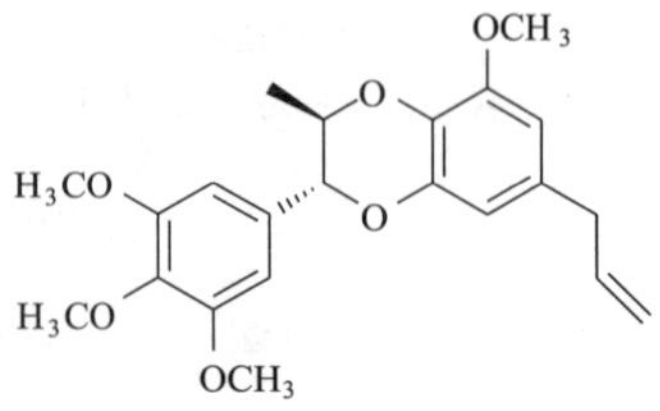

优西得灵甲素

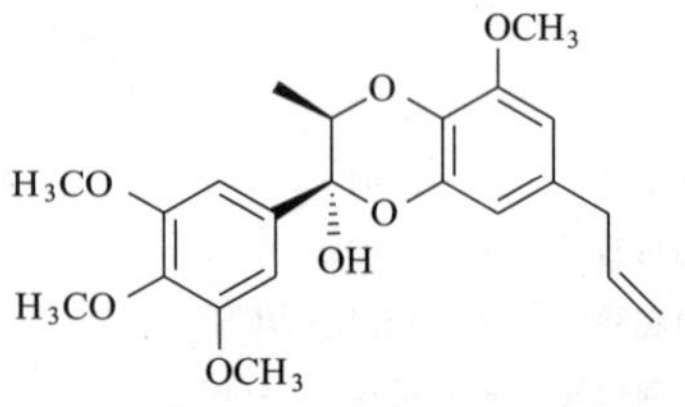

优西得灵已素

二、苯丙酸的提取

植物中的苯丙酸类及其衍生物大多具有一定的水溶性，且常常与其他一些酚酸、鞣质、黄酮苷等混在一起，分离有一定困难，一般要经大孔树脂、聚酰胺、硅胶、葡聚糖凝胶以及反相色谱多次分离才能纯化。利用苯丙素结构中酚羟基性质，有多种试剂可用在薄层色谱方法中通过颜色反应进行鉴别。常用的有：①1% ~2% $FeCl_3$ 甲醇溶液；②Pauly 试剂：重氮化的磺酸胺；③Gepfner 试剂：1% 亚硝酸钠溶液与相同体积 10% 的醋酸混合，喷雾后在空气中干燥，再用 0. 5mol/L 的氢氧化钠溶液处理。④Millon 试剂。

三、苯丙酸的波谱特征

（一）紫外光谱（UV）

苯丙酸化合物中的取代苯环具有强的紫外吸收，在中性溶液中，它的紫外与其酯或苷相似，但加入醋酸钠后，波长发生紫移；加入乙醇钠，波长发生红移（表 7 – 1）。

表 7 – 1　常见苯丙酸及其酯的紫外光谱

苯丙酸化合物	波长 λ（MeOH，OH，nm）	苯丙酸化合物	波长 λ（MeOH，nm）
邻羟基桂皮酸	214，273，325	绿原酸（3-咖啡酰基奎宁酸）	240，325
间羟基桂皮酸	214，232，276，312	新绿原酸（5-咖啡酰基奎宁酸）	245，328
对羟基桂皮酸	210，233，293，302，310	1-咖啡酰基奎宁酸	245，327
咖啡酸	217，240，297，325	1-阿魏酰基葡萄糖	327，329
阿魏酸	217，233，297，320	对羟基桂皮酰基基鼠李糖	229，312
异阿魏酸	217，240，292，322	1-咖啡酰基葡萄糖	247，332

（二）红外光谱（IR）

苯丙酸化合物中酚羟基在红外光谱 3300 ~ 3500cm^{-1} 位置具有强的吸收；苯环在 1440 ~ 1650cm^{-1} 位置具有芳香环的特征吸收。

（三）核磁共振氢谱（^{1}H-NMR）

简单苯丙素通常在低场区 δ 6.0 ~ 7.5 之间出现一对偶合常数为 6 ~ 8Hz 的二重峰，以及一个单峰，这是苯环上两个相邻的质子和间位上的一个质子。与苯环相连的反式烯键出现在 δ 6.2 ~ 7.8，并有 16Hz 的偶合常数；但是这个双键在很多情况下被还原成烃基（δ 2.0 ~ 4.0）或氧化为氧取代的烃基；除了通过质子间的偶合常数可以用来推断烃基的连接，这个脂肪链在结构上的关联还可以通过二维核磁共振谱的质子偶合技术（^{1}H－^{1}H COSY）判断。

（四）核磁共振碳谱（^{13}C-NMR）

苯丙酸或简单苯丙素往往给出相对简洁明了的核磁共振谱。对于这类化合物结构的确证，特别是新结构的确定，核磁共振碳谱技术的应用也是非常重要的。在指定了结构中的为数不多的烃基，尤其是取代较多的烃基之后，烃基之间的连接，它们与取代苯环的连接，或者多个苯丙素分子通过酯键跨氧原子相连的方式，可以用二维核磁共振碳谱的碳－氢远程偶合技术（HMBC）很快推断。

四、苯丙素研究实例

丹参（*Salvia miltiorrhiza* Bunge）为唇形科鼠尾草属植物，它的根为常用中药。丹参的水溶性化学成分中包含 3,4-二羟基苯甲醛、丹参素甲、乙、丙等。药理试验证明这些成分具有耐缺氧、扩张冠状动脉、增加冠脉流量、抑制凝血和促进纤溶作用，是丹参治疗冠心病的主要成分。

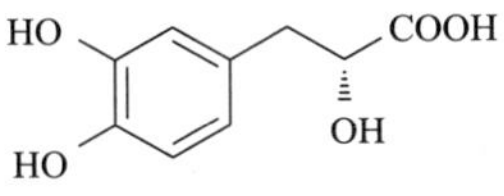

丹参素

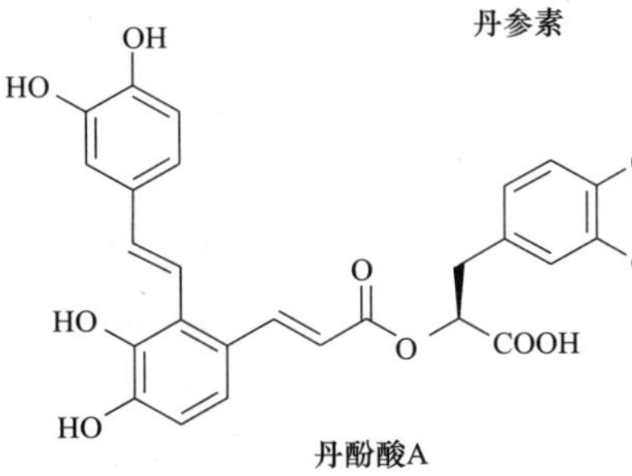

丹酚酸A

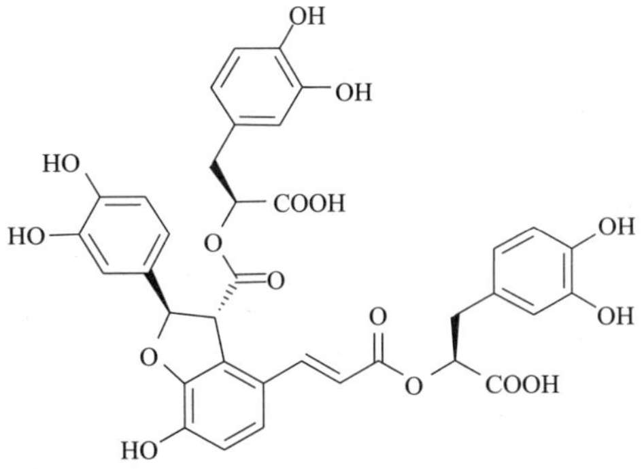

丹酚酸B

丹参素甲为 D（＋）-β-(3,4-二羟基)乳酸，属苯丙酸类。丹参素乙为苯丙酸的四聚体，丹参素丙为丹参素甲的二聚体。

丹参素甲又简称丹参素，为白色针状结晶，熔点 84 ~ 86℃，对三氯化铁呈黄绿色，红外光谱（IR）显示羧基（1732）和羟基（3450 ~ 3150）的存在。核磁共振氢谱（^{1}H-NMR CD_3CO）：δ 2.86（2H，m），4.30（1H），6.60（1H，d，J = 7Hz），6.70（1H，d，J = 7Hz），6.80（1H，s），显示三取代的苯环，基中有两个酚羟基处于邻位，并具有—CH_2—CH—结构单元。丹参素的结构由合成品的^{1}H-NMR 波谱数据以及 R_f 值一致得到证实[6]。结构中的手性碳原子绝对构型根据化合物的旋光性及文献，推定为 D 型。丹参素可将其成盐进一步纯化和增加水溶性。丹参素甲钠盐为白色细针状结晶，$[\alpha]_D^{20}$ +35（H_2O）。UV（MeOH）λ_{max}：279，301nm；IR（KBr cm^{-1}）ν_{max}：3500（羟基），1530，1465（苯环），1560，1395（COO^-）。

植物次生代谢产物中的一些苯丙酸与糖构成配糖体。中药王不留行是石竹科麦蓝菜属植物麦蓝菜［*Vaccaria segetalis*（Neck.）Garcke ex Asch］的种子，具有行血通经的作用。从它的乙酸乙酯可溶部分得到一无色油状物麦蓝菜苷，FAB-MS（*m/z*）521［M+H］$^+$，结合它的碳谱（^{13}C-NMR），确定其分子式为 $C_{22}H_{32}O_{14}$。比旋光度$[\alpha]_D^{24}$ +38.2（MeOH）；红外光谱（KBr，cm^{-1}）显示羟基（3391），酯基（1724）和苯环（1603，1518，993）。^{1}H-NMR（500MHz，C_5D_5N，δ）显示一个甲氧基 3.87（3H，s），三个芳香质子 7.02（1H，d，J=1.5Hz），7.23（1H，d，J=7.9Hz），6.91（1H，dd，J=7.9，1.5Hz），两个亚甲基质子 3.04（2H，t，J=7.5Hz）和 2.84（2H，t，J=7.5Hz），提示化合物有个阿魏酸结构单元（dihyroferuloyl）。化合物的氢谱在 δ 4.0～6.2 处存在 14 个质子，它的碳谱在 δ 65～106 处存在 12 个碳，并且碳谱数据与蔗糖一致，因此推测化合物含有一个蔗糖基（葡萄糖－果糖）。化合物碳氢相关远程偶合谱 HMBC 显示蔗糖基单元中葡萄糖的 6′-位两个质子（δ 4.82，5.06）与氢化阿魏酸的酯基碳（δ 173.2）有相关点，表明 6′-羟基与氢化阿魏酸的羧基形成酯。化合物的氢谱、碳谱数据进一步用二维核磁共振谱得以归属见表 7－2。

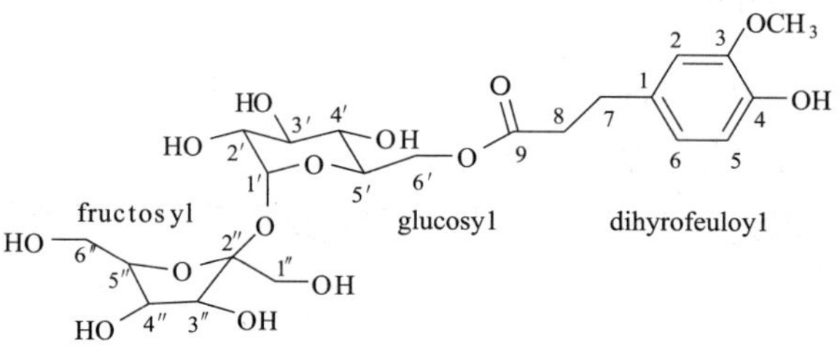

表 7－2　化合物麦蓝菜苷的氢谱和碳谱数据（C_5D_5N，δ，JHz）

位置	H	C
Dihydroferuloyl		
1		132.2s
2	7.02，d，1.5，1H	112.7d
3		148.6s
4		146.6s
5	7.23，d，7.9，1H	116.5d
6	6.91，dd，7.9，1.5，1H	121.4d
7	3.04，t，7.5，2H	30.9t
8	2.84，t，7.5，2H	36.6t
9		173.2s
3-OCH_3	3.87，s，3H	55.9s
Glucosyl		
1′	6.23，d，3.6[a]，1H	93.4d
2′	4.25，dd，3.7[a]，9.5[b]，1H	73.3d
3′	4.77，t，9.6[b]，1H	74.9d
4′	4.16，t，9.4[b]，1H	71.8d
5′	4.95，m，1H	71.7d

续表

位置	H	C
6′	4.82，dd，5.7，11.7，1H； 5.06，m，1H	64.8t
Fructosyl		
1″	4.39，d，11.9，1H； 4.44，d，11.9，1H	64.8t
2″		105.8s
3″	5.30，m，1H	79.7d
4″	5.30，m，1H	75.9d
5″	4.61，m，1H	84.5d
6″	4.56，dd，6.0，12.0，1H； 4.47，dd，2.9，12.0，1H	63.6t

[a]1′-H 与 2′-H 之间的偶和常数由于仪器分辨率原因，在实测值有微小差别。
[b]同样原因，2′-H，3′-H 及 4′-H 之间偶合常数实测值有微小差别。

第二节　香豆素类

香豆素（coumarin）类化合物是邻羟基桂皮酸内酯类成分的总称。目前，已经从自然界中分离出约 1200 余种这类化合物，它们都具有苯骈 α-吡喃酮母核的基本骨架。除 35 个香豆素类化合物外，其他香豆素类都具有在 7 位连接含氧官能团的特点。因此，7-羟基香豆素（伞形花内酯，umbelliferone）被认为是香豆素类化合物的母体。

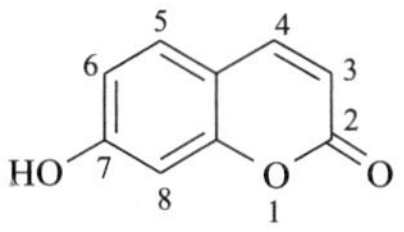

伞形花内酯

香豆素广泛分布于高等植物的根、茎、叶、花、果实、皮和种子等各部位。特别是在伞形科、芸香科、瑞香科、木樨科、黄藤科、虎耳草科、五加科、菊科、豆科、茄科和兰科等科中存在。只有少数发现存在于微生物和动物中，如来自假蜜环菌中的亮菌甲素（armillarisin A）等。部分香豆素在生物体内是以邻羟基桂皮酸苷的形式存在，酶解后其苷元—邻羟基桂皮酸内酯化，形成香豆素。如香草木樨苷（melitoside）在生物体内酶解后，再内酯化，最后形成了伞形花内酯。

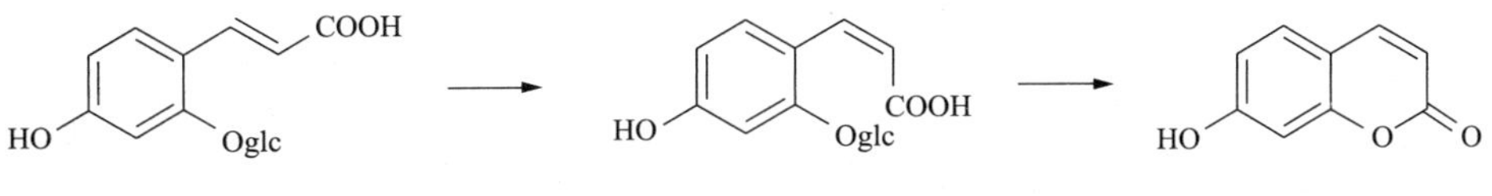

一、香豆素的结构类型

香豆素的母核为苯骈 α-吡喃酮。环上常常有羟基、烷氧基、苯基和异戊烯基等取代基，其中异戊烯基的活泼双键与苯环上的邻位羟基可以形成呋喃环或者吡喃环的结构，我们就根据香豆素结构中取代基的类型和位置，把它们分成如下四类。

（一）简单香豆素类

这类化合物是指仅仅在它的苯环上有取代，且 C-7 位羟基与其 C-6 位或者 C-8 位没有形成呋喃环或者吡喃环的香豆素类。取代基包括羟基、甲氧基、亚甲二氧基和异戊烯基等。

异戊烯基除接在氧上外，也可以直接连接在苯环的 5 位碳、6 位碳或者 8 位碳上。然而，从生合成的途径来看，苯环上的 6 位碳或者 8 位碳的电负性较高，比较容易烷基化；因此，异戊烯基在苯环的 C-6 位或者 C-8 位上出现的取代情况较多。在结构中，侧链异戊烯基有一个、二个或者三个相连接的情况出现。在秦皮中的七叶内酯（esculetin）、独活中的当归内酯（angelicon）和柚皮中的葡萄内酯（aurapten）等都属于简单香豆素类[2]。

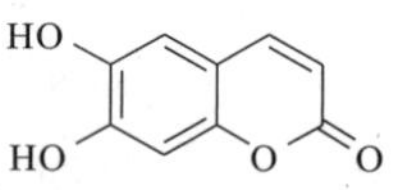

七叶内酯

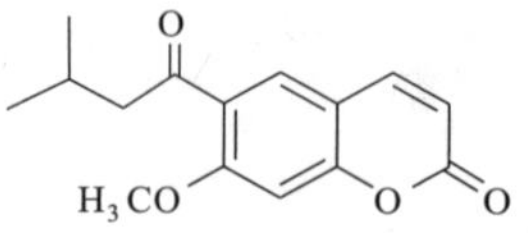

当归内酯

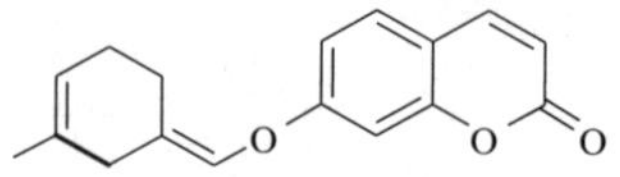

葡萄内酯

（二）呋喃香豆素类

呋喃香豆素类是指其母核的 7 位羟基与 6 位或者 8 位取代异戊烯基缩合形成呋喃环的一系列化合物。成环后，它常常伴随着失去异戊烯基上的三个碳原子。如果 7 位羟基与 6 位上的异戊烯基形成呋喃环时，结构中的呋喃环、苯环和 α-吡喃酮环同处于一条直线上，称作线型（linear）呋喃香豆素。若 7 位羟基与 8 位碳上的异戊烯基形成呋喃环时，结构中的呋喃环、苯环和 α-吡喃酮环则在一条折线上，称作角型（angular）呋喃香豆素。紫花前胡中的紫花前胡内酯（nodakenetin）和补骨脂中的补骨脂素（psoralen）属于线型呋喃香豆素类。牛尾独活中的异佛手柑内酯（isobergapten）则归为角型呋喃香豆素类。

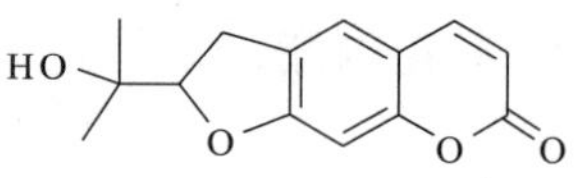

紫花前胡内酯

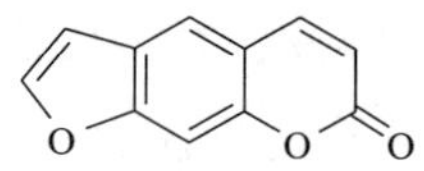

补骨脂素

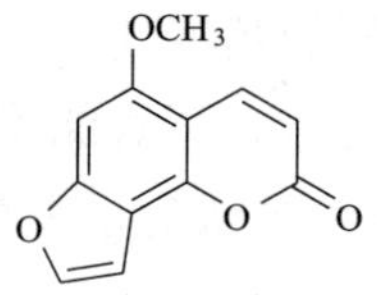

异佛手柑内酯

（三）吡喃香豆素类

吡喃香豆素类是指其母核的 C-7 位羟基与 6 位碳或者 8 位碳上取代的异戊烯基缩合形成吡喃环的一系列化合物。如果 C-7 位羟基与 C-6 位异戊烯基形成吡喃环时，结构中的吡喃环、苯环和 α-吡喃酮环同处于一条直线上，叫线型吡喃香豆素。若 C-7 位羟基与 C-8 位异戊烯基形成吡喃环时，结构中的吡喃环、苯环和 α-吡喃酮环则在一条折线上，称作角型吡喃香豆素。如美花椒内酯（xanthoxyletin）属于线型吡喃香豆素类，而白花前胡苷Ⅱ（praeroside Ⅱ）和北美芹素（pteryxin）归为角型吡喃香豆素类。

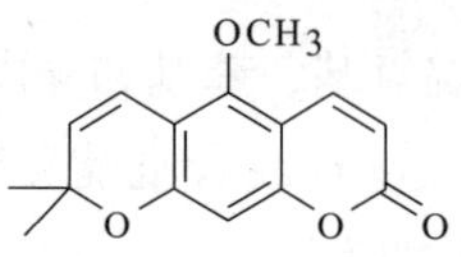

美花椒内酯

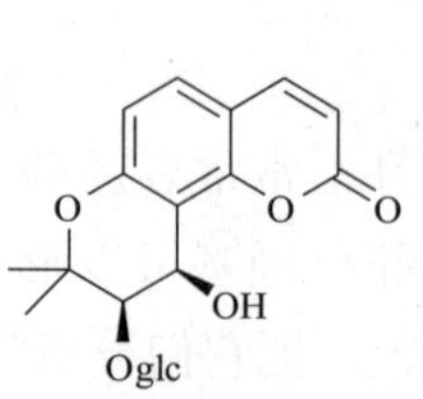

白花前胡苷Ⅱ

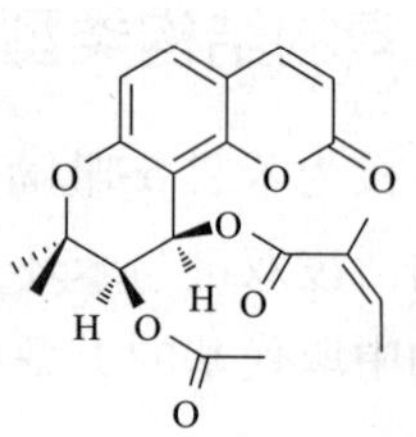

北美芹素

（四）其他香豆素类

凡是无法归属于以上三类型的香豆素类化合物都属于其他香豆素类。主要的结构类型是指在 α-吡喃酮环上有取代的香豆素类化合物或者香豆素的二聚体及三聚体等。比如亮菌甲素（armillarsin A）、蟛蜞菊内酯（wedelolactone）和红厚壳内酯（inophyllolide）的 α-吡喃酮环上有取代基，而双七叶内酯（bisaesculetin）是香豆素的二聚体等。

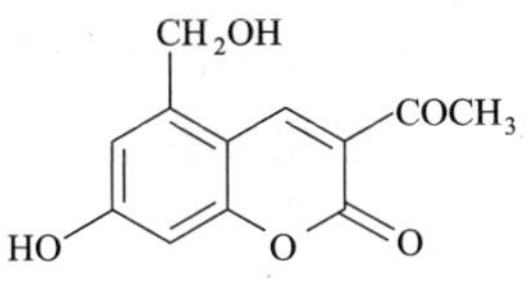

亮菌甲素

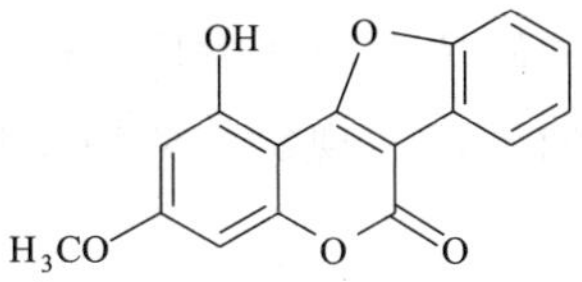

蟛蜞菊内酯

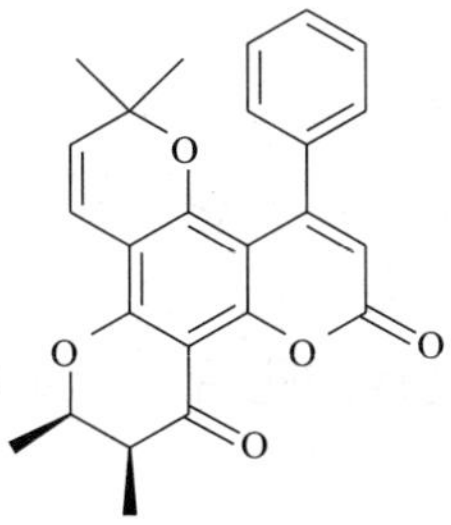

红厚壳内酯

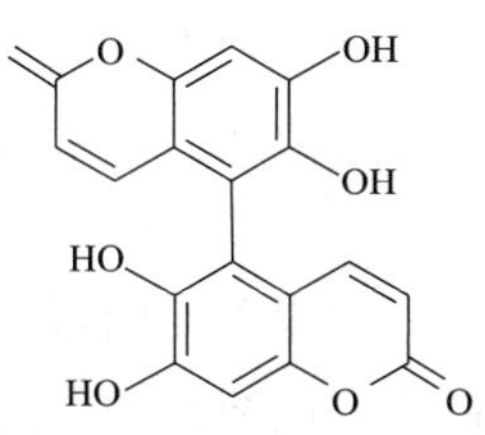

双七叶内酯

二、香豆素的理化性质

（一）性状

游离香豆素多有完好的结晶，常常是淡黄色或者无色，并且具有香味。小分子的游离香豆素有挥发性，可以随着水蒸气蒸馏，还能升华。而一旦形成苷以后，一般呈粉末状，多数无香味，也不具有挥发性和升华性等。香豆素衍生物在紫外光照射下呈现蓝色或者紫色荧光，在碱性溶液中荧光增强。荧光的强弱和有无，与结构中的取代基种类和位置有关，但它们的关系目前尚不清楚。

（二）溶解性

游离香豆素类可以部分溶于热水，但难溶或者不溶于冷水；易溶于苯、乙醚、三氯甲烷、丙酮、乙醇和甲醇等有机溶剂。香豆素苷类则是可溶于甲醇、乙醇及水；难溶于苯、乙醚和三氯甲烷等低极性有机溶剂。

（三）内酯的性质

香豆素类化合物的分子中具有内酯结构，因此它具有内酯环的性质。遇到稀碱溶液可以开环，形成溶于水的顺式邻羟基桂皮酸盐；酸化后，又立即合环，形成不溶于水的香豆素类成分。但是，如果长时间把香豆素类化合物放置在碱液中或者紫外光照射，顺式邻羟基桂皮酸盐就会转化成为稳定的反式邻羟基桂皮酸盐，再酸化时就不会合环。此外，表现内酯环的另外一个性质是在碱性条件下，香豆素类化合物的内酯环打开，与盐酸羟胺缩合生成异羟肟酸，在酸性条件下再与 Fe^{3+} 络合呈现红色。

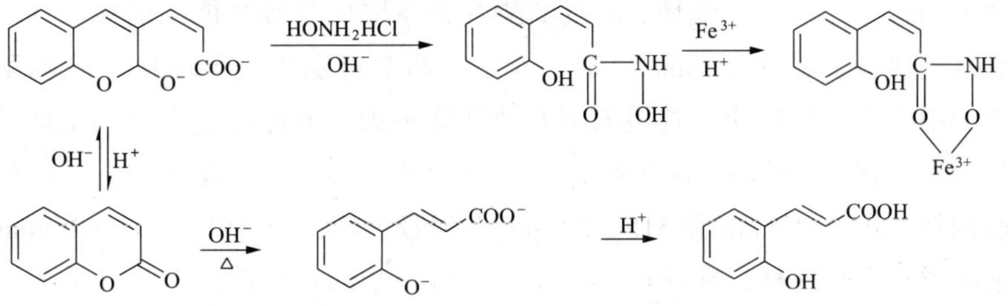

（四）显色反应

具有酚羟基取代的香豆素类化合物可以与诸如三氯化铁等多种酚类试剂产生颜色反应。如果酚羟基的对位无取代或者6位碳上无取代的香豆素衍生物，可以和Gibb's试剂及Emerson试剂呈现颜色反应。

三、香豆素的提取分离

通常根据香豆素类化合物的溶解性、挥发性和升华性及其内酯结构的性质来设计其提取分离方案。有溶剂提取法、水蒸气蒸馏法和碱溶酸沉法等。水蒸气蒸馏法适应面窄、温度高、受热时间长，可能会引起化合物结构的破坏，现在少用。碱溶酸沉法的条件难以控制，如果条件剧烈，会造成酸化后不能闭环的不可逆现象，要慎重使用。在此，重点介绍最常用的溶剂提取法。

香豆素类化合物一般采用甲醇、乙醇或者水作为起步溶剂从植物中加以提取，合并提取液后回收溶剂得到提取物；再用石油醚、乙醚、乙酸乙酯和正丁醇等极性由低到高的有机溶剂依次萃取，将提取物分为极性不同的五个萃取物部分。每个部分所含的化合物极性类似，需要进一步色谱分离，才能得到单体化合物。常用的分离方法包括经典柱色谱、制备薄层色谱和高效液相色谱等。

经典柱色谱一般采用硅胶或者酸性及中性氧化铝作为固定相，常用石油醚－乙酸乙酯、石油醚－丙酮、三氯甲烷－丙酮和三氯甲烷－甲醇等为流动相。同时，可以结合羟丙基葡聚糖凝胶（Sephadex LH-20）的柱色谱，用三氯甲烷－甲醇或者甲醇－水等混合溶剂为洗脱剂对香豆素类化合物进行分离和纯化。

制备薄层色谱是分离纯化香豆素类化合物的方法之一。其固定相和流动相的选择可以参考柱色谱，化合物斑点的确定依靠它自身荧光现象。

目前，利用高效液相色谱来分离香豆素类化合物已经非常普遍，如果是分离极性小的香豆素类，一般用正相高效液相色谱，固定相是硅胶，流动相用石油醚－乙酸乙酯、石油醚－丙酮、三氯甲烷－丙酮和三氯甲烷－甲醇等有机溶剂；而对于极性较大的香豆素苷类的分离纯化，则用反相高效液相色谱，固定相是Rp18或者Rp8，流动相选择用甲醇－水等。

四、香豆素的谱学特征

香豆素类化合物的结构研究常用紫外光谱、红外光谱、质谱和核磁共振等谱学方法，同时，结合理化检查加以确定。在此，我们着重介绍它们的谱学特点。

（一）紫外光谱

香豆素类的紫外光谱是由苯环、α-吡喃酮和含氧取代基等官能团的吸收所产生。无氧取代的香豆素类成分，将在274nm和311nm出现两个分别代表苯环和α-吡喃酮环的吸收峰。如果结构中引入烷基取代，其最大吸收值变化不大；但母核上有含氧基取代时，最大吸收波长将向红位移。7-羟基、7-甲氧基、7-β-D-葡萄糖基、6,7及7,8-二氧取代的香豆素其紫外光谱相似，即在217nm和315～330nm有强吸收峰，而在240nm和255nm处出现弱峰。与其他酚类化合物一样，在碱性溶液中，含有羟基的香豆素其紫外光谱将发生显著的红移。

（二）红外光谱

香豆素类的红外光谱同样主要是由内酯环和芳环的结构所引起。苯环在 1660 ~ 1600cm^{-1}区间产生三个较强的吸收峰；内酯环在 1750 ~ 1700cm^{-1}出现一个强的吸收峰，如果内酯环羰基附近有羟基等基团与其形成分子内氢键时，内酯环羰基的吸收带移到 1680 ~ 1660cm^{-1}；此外，内酯环在 1270 ~ 1220cm^{-1}、1100 ~ 1000cm^{-1}也产生强的吸收峰。利用以上特征吸收峰可以确定被测定的化合物是否为香豆素类化合物。

（三）质谱

香豆素类衍生物一般具有较强的分子离子峰，在质谱中最常出现的是失去一系列 CO 的碎片离子峰。

母体香豆素有强的分子离子峰，基峰是失去 CO 的苯骈呋喃离子。

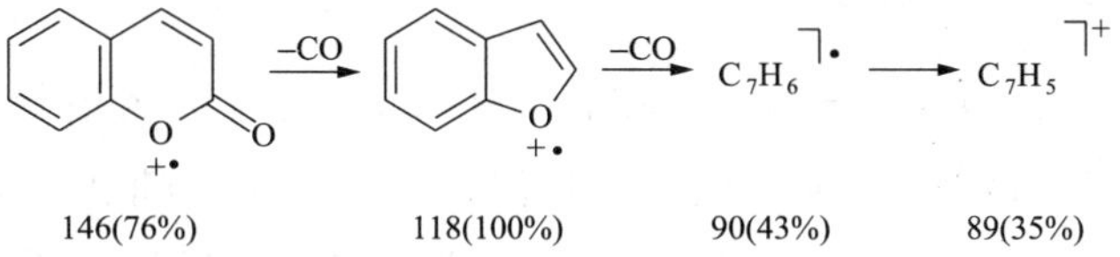

取代香豆素出现一系列失去 CO 峰。

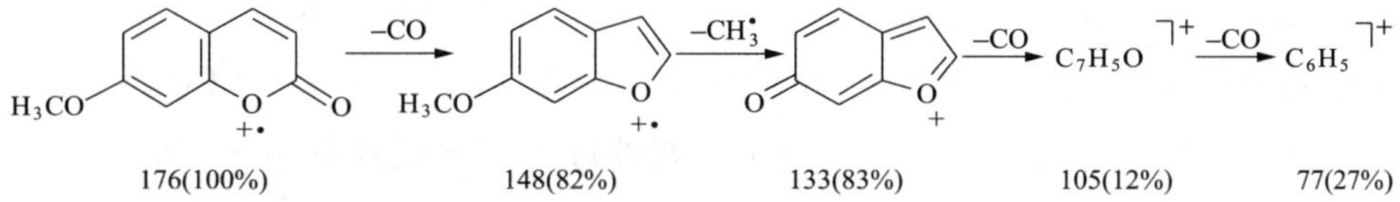

呋喃香豆素失去 CO 的苯骈呋喃离子。

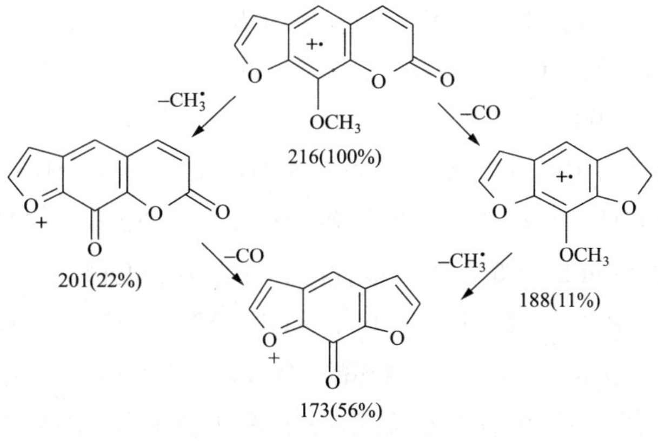

（四）核磁共振谱

核磁共振技术是进行香豆素类化合物结构研究时最重要的方法之一，它包括氢谱（^{1}H-NMR）、碳谱（^{13}C-NMR）和二维谱（2D-NMR）等。

在氢谱中，简单香豆素、呋喃香豆素和吡喃香豆素的 H-3 和 H-4 分别出现在δ 6.10 ~ 6.50 和δ 7.50 ~ 8.20 区域，香豆素的 H-3 和 H-4 之间形成一组 dd 峰，偶合常数大约是 9.5Hz。这是该类化合物在氢谱中最为标志性的信号。此外，苯环上的氢信号与普通芳核上的氢信号特点类似，它们的化学位移出现在δ 6.0 ~ 8.0 范围。由于受到内酯上的羰基影响，H-6 和 H-8 与 H-3 的信号出现在高场；H-5 和 H-7 与 H-4 的信号出现在低场。如果是 7 位取代香豆素，H-5 出现 d 峰（J 大约 8.0Hz），H-6 形成 dd 峰（J 大约 8.0Hz，2.0Hz），H-8 是

d 峰（J 大约 2.0Hz）。

在碳谱中，香豆素母核上的 9 个碳原子出现在 δ 100 ~ 160 之间。其中 C-2 是羰基碳，C-7 位上则常有含氧官能团的取代等因素的影响，一般他们都均出现在 δ 160 左右；在香豆素化合物中 C-3 和 C-4 多数没有取代，其化学位移值也较为固定，C-3 出现在 δ 110 ~ 113 区间，而 C-4 则在 δ 143 ~ 145 范围内产生信号；母核上的 C-9 信号出现在 δ 149 ~ 154 区间，而 C-10 在 δ 110 ~ 118 范围产生信号。

香豆素母核碳的化学位移受取代基的影响较大，如果核上的碳原子连有含氧基取代时，直接连接的碳化学位移向低场移动约 30 个化学位移单位，它的邻位和对位碳则向高场分别移动 13 个化学位移单位和 8 个化学位移单位。此外，通过碳谱数据可以确定香豆素苷中糖的种类、连接位置和苷键的构型等。

五、香豆素的研究实例

紫花前胡［*Peucedanum decursivum*（Miq.）Maxim］具有散风清热，降气化痰的功效，主要用于治疗风热咳嗽和痰热喘满等疾病。其富含二氢线型呋喃和吡喃香豆素[3]，用硅胶柱色谱和制备型高效液相色谱进行分离纯化，从其根中得到紫花前胡 D，通过谱学分析和化学方法鉴定其结构为 3′(*S*)-羟基、4′(*R*)-当归酰氧基线型二氢吡喃香豆素［3′(*S*)-hydroxy-4′(*R*)-angeloyloxy-3′,4′-dihydroxanthyletin］，结构鉴定过程如下：

紫花前胡 D：白色粉状，熔点为 98 －99℃，$[\alpha]_D^{23}$-14.6°（c 0.5，$CHCl_3$），可溶于乙醇、丙酮，三氯甲烷等有机溶剂，不溶于水。紫外灯下观察呈现蓝色荧光，与异羟肟酸铁反应呈阳性，与三氯化铁反应呈阴性，以上现象说明该化合物是没有酚羟基取代的香豆素。经 HR-EI-MS：344.1215（计算值：344.1172），由此确定分子式为 $C_{19}H_{20}O_6$。

UV（MeOH）λ_{max}/nm：219，257，324. IR（KBr cm^{-1}）υ_{max}：3400，1730 ~ 1710，1620，1570，1460，1240，1080，1045. EI － MS m/z（%）：344（8），326（8），260（26），229（12），83（100），55（38）。

^{1}H-NMR 谱（$CDCl_3$）中，δ 7.60、6.24（各 1H，d，J = 9.3Hz）处的 AB 信号是香豆素 H-4 和 H-3 的典型吸收，δ 7.35、6.78（各 1H，brs）处的信号归属于香豆素母核上的 H-5 和 H-8，说明紫花前胡 D 是 6,7-为二取代的香豆素类衍生物。

由 δ 6.00、3.91（各 1H，d，J = 7.0Hz）和 δ 1.53、1.35（各 3H，s）的信号，可确定其是线型二氢吡喃香豆素，在二氢吡喃环的 3′位和 4′位上存在含氧取代。H-3′和 H-4′的偶合常数为 7.0Hz，表明 H-3′和 H-4′是反式。3′位和 4′位上取代基在氢谱上出现的信号峰 δ 3.91（1H，br. s，重水交换后消失），而 δ 6.00（1H，br. q，J = 7.0Hz），δ 2.01（3H，br. d，J = 7.0Hz），δ 1.94（3H，brs），结合 ^{13}C-NMRδ：168.9，126.8，141.0，16.1，20.6，其结构中有羟基和当归酰氧基。同时，依据 H-3′和 H-4′的化学位移值，判断 3′-羟基，4′-当归酰氧基。

通过温和碱水解，确定 3′和 4′位的绝对构型。首先将其溶解在二氧六环溶剂中，再加入 0.5mol/L 氢氧化钾，60℃保持 1h，冷却 30min，酸碱中和后用三氯甲烷萃取，再用硅胶柱进行色谱分离，得到的主产物是（＋)-反式紫花前胡醇［(＋)-*trans*-decursidinol］，由此证明紫花前胡 D 的 3′位和 4′位绝对构型是 3′(*S*) 和 4′(*R*)。

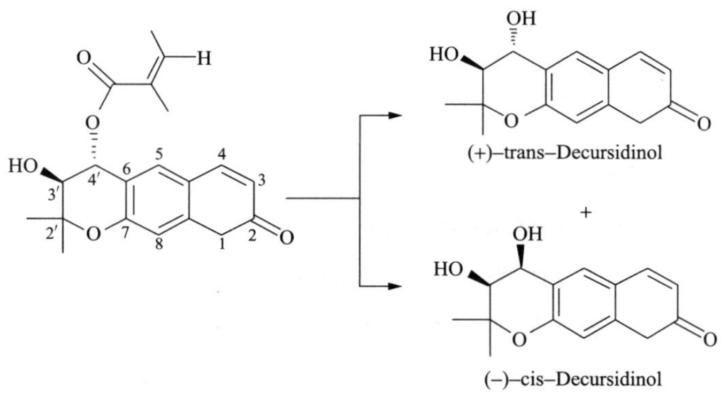

紫花前胡D水解所得产物

第三节　木脂素类

木脂素被定义为具有苯丙烷骨架的两个结构通过其中β，β′或8，8′-碳相连而形成的一类天然产物。20世纪30年代哈沃斯（Harworth）首先将木脂素作为单独一类天然产物进行描述。早期以植物树脂或木质部中存在较广泛或含量较大，所以称木脂素[4]。例如橄榄脂素（olivil）在橄榄树脂中含量高达50%。这类许多化合物早在19世纪就已经分离得到，右旋松脂醇（pinoresinol）是1816年分离得到的。

最早得到平面结构的一个木脂素化合物是愈创木脂酸（guaiaretic acid）。它的类似物去甲二氢愈创木脂酸（NGDA，nordihydroguaiaretic acid），从1940年起在商业上就广泛应用作食品抗氧化剂，用于防止油脂变质（rancidity）。天然NGDA以高达约10%的含量存在于北美洲用来防腐的灌木 *Larrea divaricata* Cav. 的叶中。20世纪三、四十年代有大量的愈创木脂酸衍生物被合成出来。

结构多样的木脂素类化合物具有多种多样的生物活性，其中最引人注目的是抗肿瘤化合物鬼臼毒素（podophyllotoxin）。除此之外，抗病毒逆转录酶作用和抗血小板凝聚作用（anti-PAF），抗真菌，免疫抑制活性也都有报道。

木脂素（lignans）是一类由苯丙素氧化聚合而成的天然产物，通常所指是其二聚物，少数是三聚物和四聚物。二聚物碳架多数是由侧链β碳原子C-8—C-8′连接而成的。木脂素（lignan）最初是指两分子苯丙素以侧链中碳原子连接而成的化合物；其他的称为新木脂素（neolignan）、苯丙素低聚体、杂木脂素（hybrid lignan）、降木脂素（norlignan）。多种多样的连接方式形成了结构式样形形色色的木脂素分子。组成木脂素的单体主要有四种：①肉桂醇（cinnamyl alcohol）；②桂皮酸（cinnamic acid）；③丙烯基酚（propenylphenol）；④烯丙基酚（allylphenol）。

与天然产物类似，大多数天然木脂素化合物采用俗名，根据其来源植物的属名或种名命名。例如从鬼臼属（*Podophyllum*）植物中分离到的木脂素鬼臼毒素，从厚朴（*Magnolia officinalis* Rehder & E. H. Wilson）中得到的厚朴酚（magnolol）。这类木脂素的碳原子编号通常将左边的苯丙素单元编号为1～9，右边的编号为1′～9′。但对于芳基萘和四氢呋喃类木脂素，有时选择化合物中所包含的萘或四氢呋喃等有机化合物母核进行命名，对于这类化合物，其有机化合物系统

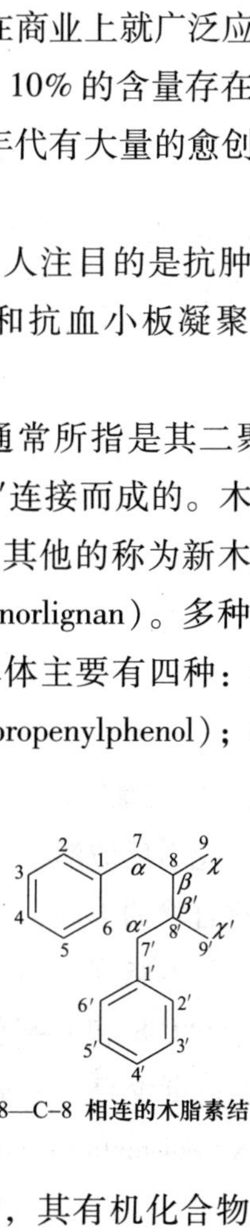

C-8—C-8 相连的木脂素结构骨架

名称中的碳原子编号可能会与俗名中有所不同。

一、木脂素的结构类型

（一）木脂素类（lignans）

木脂素类化合物中最大一个类型的结构是称为 lignan 的木脂素。这类结构两个桂皮酸或桂皮醇分别通过侧链β碳原子 C-8—C-8′连接而成；分子中连氧活性基团往往形成一个或两个四氢呋喃环或内酯环构成不同的亚类型结构。其中相当一部分结构通过侧链与苯环相连，或两个结构单元的苯环相连形成多环结构[5]。

1. 二苄基丁烷类 这类木脂素是由二分子苯丙素通过 C-8—C-8′连接形成的。它是其他类型木脂素的生源前体。这类木脂素的两个苯环可以是单取代、二取代或三取代的羟基、甲氧基、连氧亚甲基，或氧糖基。这类木脂素中烃基结构单元大部分以甲基存在，但也有部分结构中的甲基被氧化为连有羟基的亚甲基，少数化合物为双键亚甲基。有些化合物的7-位或 7′-位以仲醇形式存在，个别化合物的 C-7 或 C-7′位被氧化为羰基。

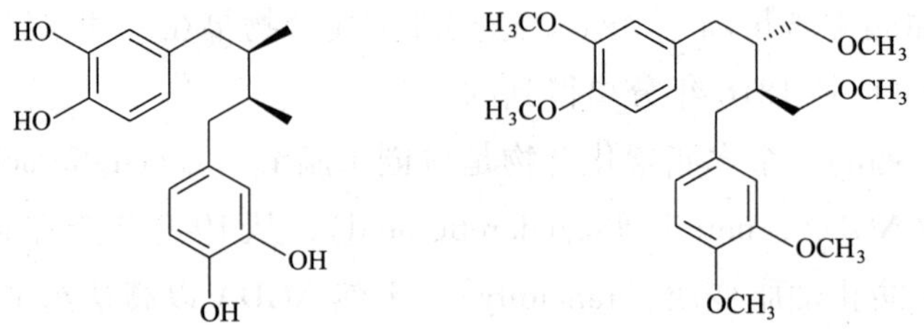

去甲二氢愈创木脂酸　　(+)-叶下珠脂素

Termilignan 是从植物 *Terminalia bellirica*（Gaertn.）Roxb. 的果壳中分离到的苄基丁烷类型的木脂素，它具有抗艾滋病毒 HIV-1 的体外活性[6]。

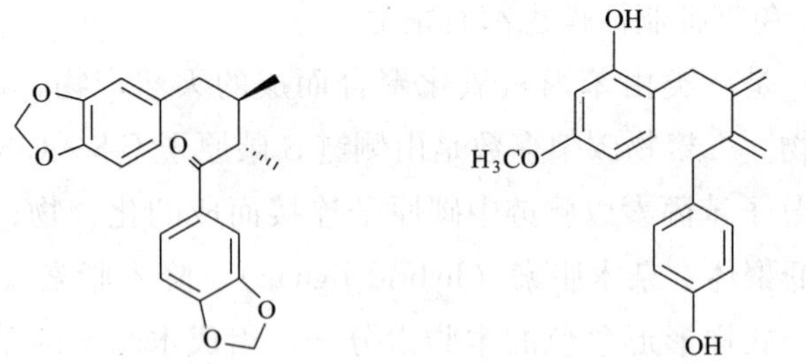

saururinone　　termilignan

2. 二苄基丁内酯类 作为生物体内苄基丁内酯类木脂素的合成前体，二苄基丁烷的甲基连氧化学反应活性基团之间的缩合在 C-8—C-8′位形成了五元内酯环，如下图中所示结构中依化合物的不同，内酯环可能“朝上”也可能“朝下”，往往将仅仅内酯环上下方向不同的这类木脂素异构体命名时将另一结构的名称前加“retro-”前缀。多数天然二苄基丁内酯木脂素 C-8 和 C-8′位的两个苯甲基为反式立体构型，如（－）-扁柏脂素［（－）-hinokinin］。也有少数二苄基丁内酯类木脂素 C-8 和 C-8′位的两个苯甲基为顺式立体构型，如 7-methoxy-epi-matairesinol。

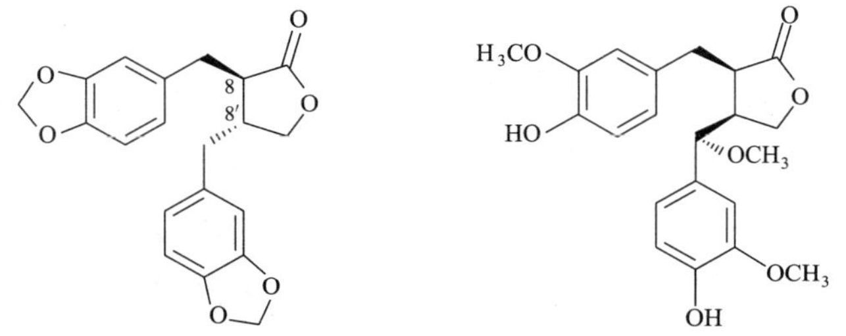

(−)-扁柏脂素　　7-methoxy-epi-matairesinol

从桧柏（*Sabina chinensis*），又称桧树、圆柏和台湾杉（*Taiwania cryptomerioides* Hayata）心材中获得的（−）-桧脂素［(−)-savinin］和台湾脂素A（taiwanin A），分别是7,8-位双键和7,8-位、7′,8′-位双键的二苄基丁内酯类木脂素。

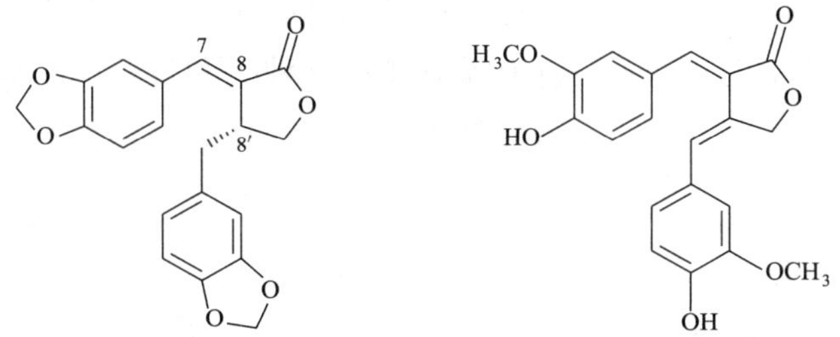

(−)-桧脂素　　台湾脂素

3. 芳基萘类　芳基萘类木脂素有芳基萘、芳基二氢萘、芳基四氢萘等基本结构骨架。

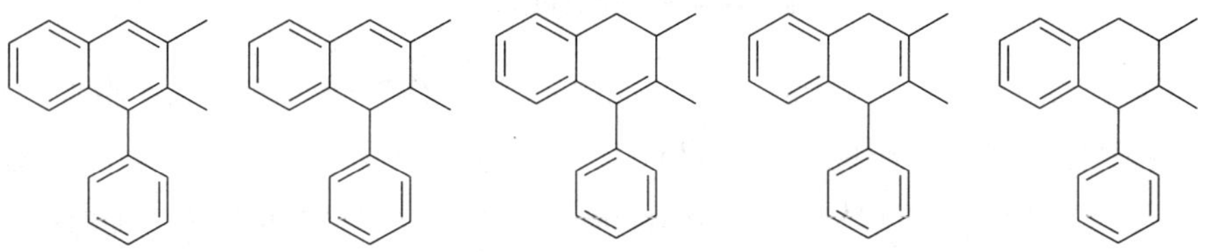

与上述两类木脂素情况相似，芳基萘类木脂素的侧链γ碳原子有的被氧化成醇、醛或酸，以开链形式存在，也有的缩合为五元环内酯如1-苯代-2,3-萘内酯（1-arylnaphthalide）和4-苯代-2,3-萘内酯等基本结构骨架。

1-苯代萘内酯结构骨架　　4-苯代萘内酯结构骨架

以鬼臼毒素（podophyllotoxin）为代表的芳基四氢萘内酯类木脂素是很重要的一类天然产物，主要存在于鬼臼属（*Podophyllum*）及其近缘植物中，其内酯环为反式，遇碱易异构化为顺式。鬼臼毒素最早从盾叶鬼臼（*P. peltatum*）中得到，从八角莲（*P. pleianthum*）、桃儿七（*Sinopodophyllum emodi*（Wall. ex Hook. f. & Thomson）T. S. Ying）和山荷叶（*Diphylleia grayi F. Schmidt*）等近缘植物中也得到过，(-)-鬼臼毒素-β-D-葡萄糖苷曾在植物桃儿七中分离得到。α-盾叶鬼臼脂素（α-peltatin）、β-盾叶鬼臼脂素（peltatin）及其葡萄糖苷均得自盾叶鬼臼。

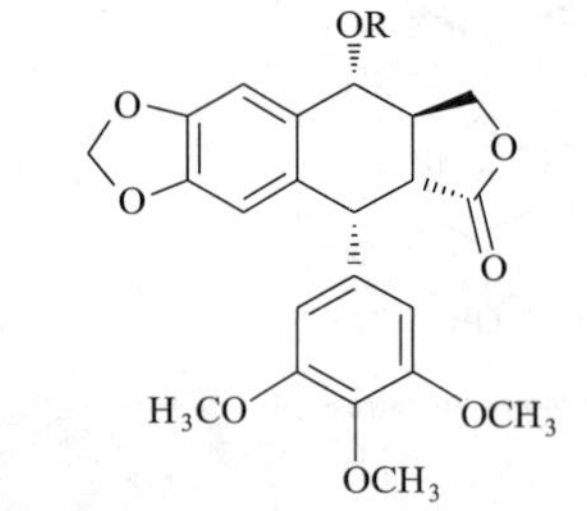

R=H(–)-鬼臼毒素
R=glc(–)-鬼臼毒素-β-D-葡萄糖苷

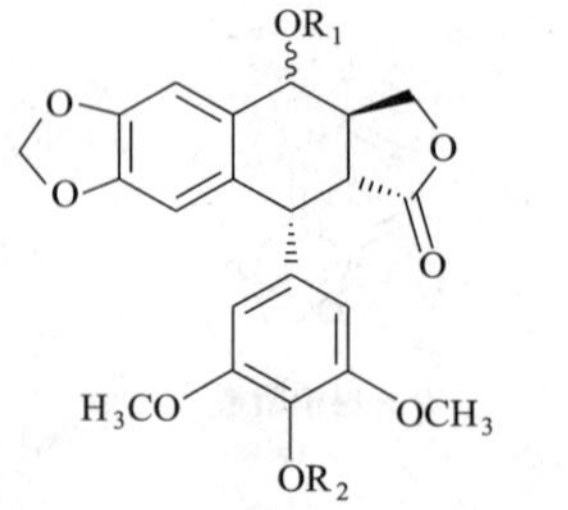

$R_1=R_2=H$　α-盾叶鬼臼脂素
$R_1=glc,R_2=H$　α-盾叶鬼臼脂素-5-O-β-D-葡萄糖苷
$R_1=H,R_2=CH_3$　β-盾叶鬼臼脂素
$R_1=glc,R_2=CH_3$　β-盾叶鬼臼脂素-5-O-β-D-葡萄糖苷

4. 四氢呋喃类　木脂素烃基上不同位置氧取代基的缩合形成了四氢呋喃型木脂素。根据连氧位置不同，其结构骨架有7-*O*-7′型、7-*O*-9′型和9-*O*-9′型；这些结构中苯环上各种连氧取代基种类和位置的变化，脂肪烃链上连氧取代基种类和位置的不同，及其立体构型的差异，构成了一系列数量众多的四氢呋喃型木脂素。从化学结构上看，这类化合物常被称为二芳基四氢呋喃衍生物。

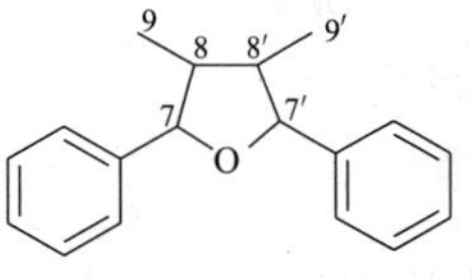

7-*O*-7′型

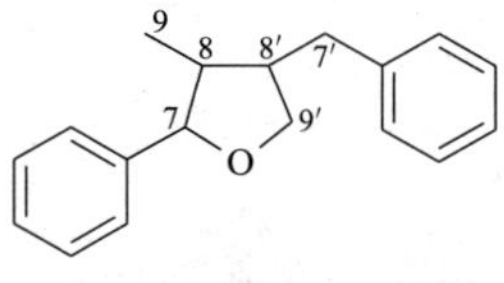

7-*O*-9′型

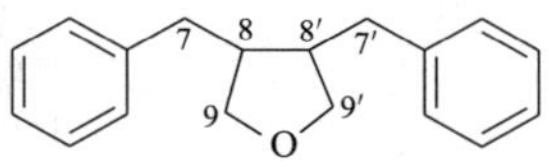

9-*O*-9′型

四氢呋喃型木脂素结构骨架

得自 *Himantondra baccata* 树皮的（–）-galbacin 为7-*O*-7′型四氢呋喃木脂素。自 *Olea europaea* L. 树脂中分离得到的橄榄脂素（olivil）和木兰科植物辛夷［*Magnolia fargesii*（Finet & Gagnep.）W. C. Cheng］的赫耳酮（hernone）为 7-*O*-9′型四氢呋喃木脂素。从荜澄茄（*Piper cubeba*）果实中得到的荜澄茄素（cubebin）则为9-*O*-9′型四氢呋喃脂素。

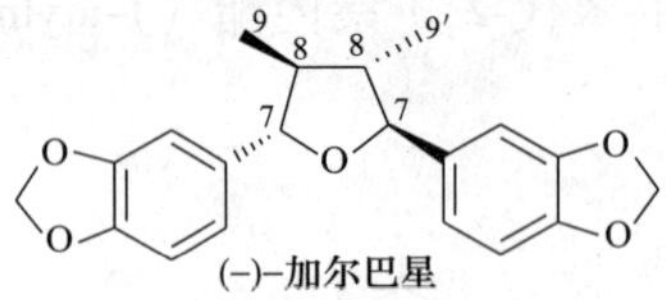

(–)-加尔巴星

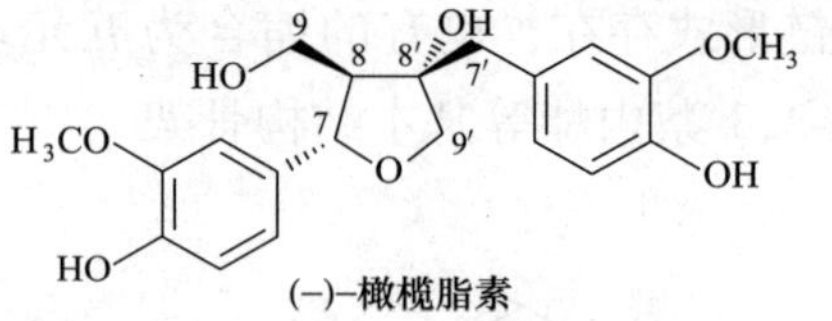

(–)-橄榄脂素

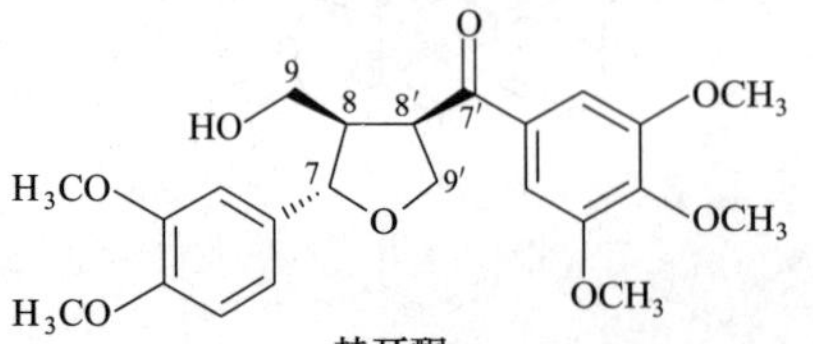

赫耳酮

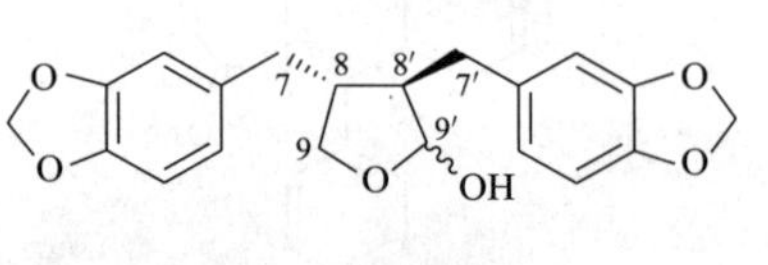

(–)-荜澄茄脂素

5. 骈双四氢呋喃类　四氢呋喃型木脂素中脂肪烃链上羟基的缩合形成了骈双四氢呋喃类木脂素的结构。到目前为止这类结构中两个四氢呋喃环均以顺式立体构型相骈合；双四氢呋喃环结构骨架也只有一种结构类型，即：7-*O*-9′型和7′-*O*-9 型四氢呋喃环通过 C-8/C-8′位骈合。这类木脂素结构骨架在化学系统命名中为：2,6-二芳基-3,7-二氧杂双环［3. 3. 0］辛烷（2,6-diaryl-3,7- dioxabicyclo［3,3,0］octane）。

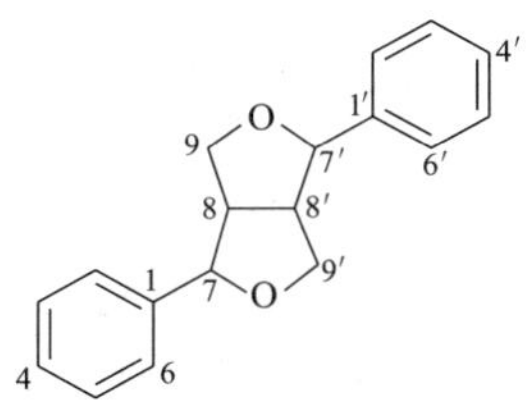

双四氢呋喃型木脂素结构骨架

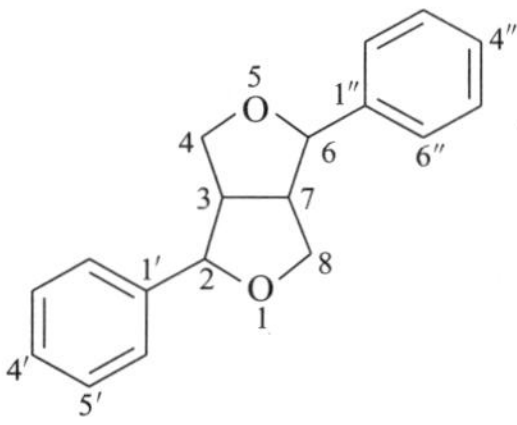

化学系统命名双四氢呋喃型木脂素结构骨架

现有的一系列天然双氢四氢呋喃环木脂素类化合物的结构仅仅是它们烃基链和苯环上含氧取代基种类和立体构型不同。这些结构上细微的差别造成了同一类型化合物分离和结构鉴定的困难。

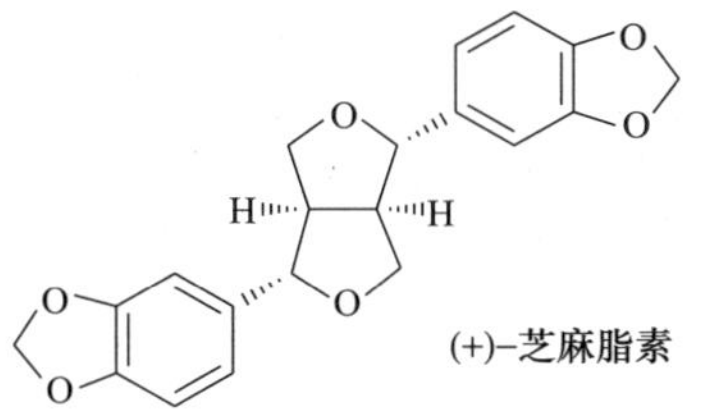

(+)-芝麻脂素

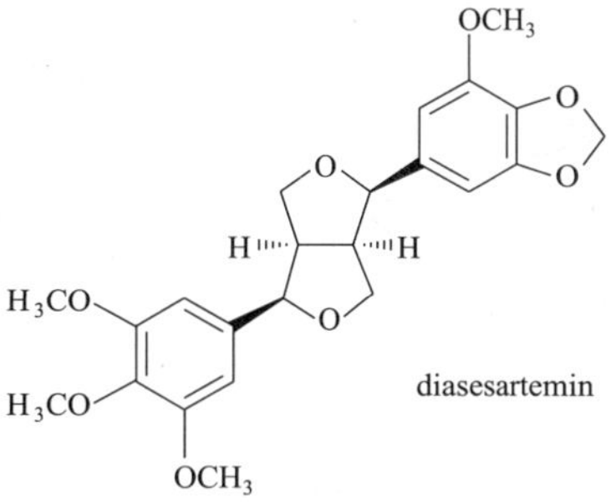

diasesartemin

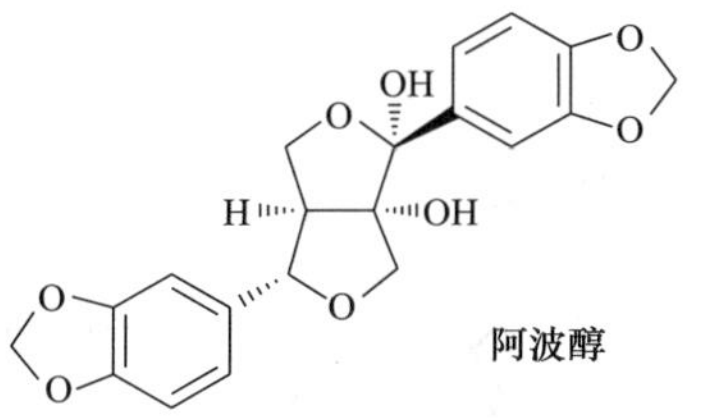

阿波醇

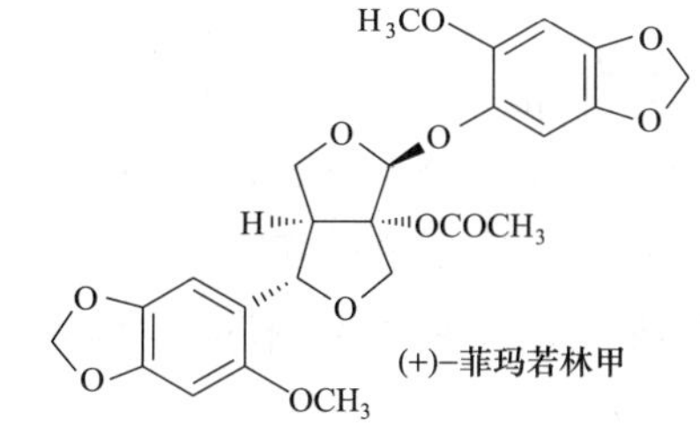

(+)-菲玛若林甲

6. 联苯环辛烯类　除了经典木脂素中 C-8—C-8′相连，两个苯丙素单元中的苯基的 C-2—C-2′同时相连，构成一类与两个苯环相骈合的连氧取代环辛烯结构骨架，形成了联苯环辛烯型木脂素。这种类型木脂素结构中除了环辛烯脂肪链上手性碳原子造成的立体异构以外，还有因两个近距离而不共平面的苯环产生的位阻立体异构体。这类木脂素集中存在于五味子科五味子属（*Schisandra*）和南五味子属（*Kadsura*）植物。如从五味子［*Schisandra chinensis*（Turcz.）Baill.］果实中获得的五味子甲素［(+)-deoxyschizandrin］、五味子乙素（γ-schizandrin）和五味子丙素（wuweizisu C）。华中五味子（*Schisandra sphenanthera* Rehder & E. H. Wilson）果实中分得的五味子酯（schisantherin）系列木脂素是环辛烷结构中接有酯基的类型，如五味子酯甲和五味子酯乙[12,13]。

从内南五味子（*Kadsura interior* A. C. Sm.）藤茎中获得的内南五味子素（interiorin）是具有螺苯骈呋喃（spirobenzofuranoid）结构骨架的联苯环辛烯类木酯素，在构成这种亚类型的一系列木脂素中，形成螺环的氧取代位置以及苯环中羰基位置有所不同，如从黑老虎［*Kadsura coccinea*（Lem.）A. C. Sm.］分到的南五脂素甲（kadsulignan A）和长梗南五味子（*Kadsura longipedunculata* Finet & Gagnep.）得到的南五脂素丙（kadsulignan C）。

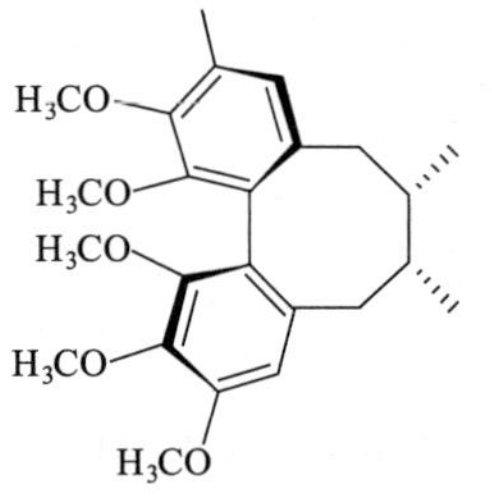

(+)-五味子甲素

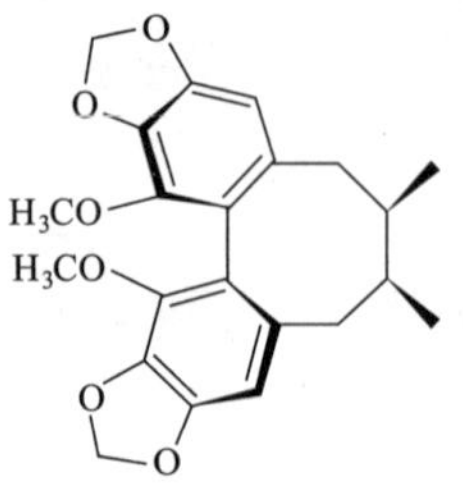

(-)-五味子丙素

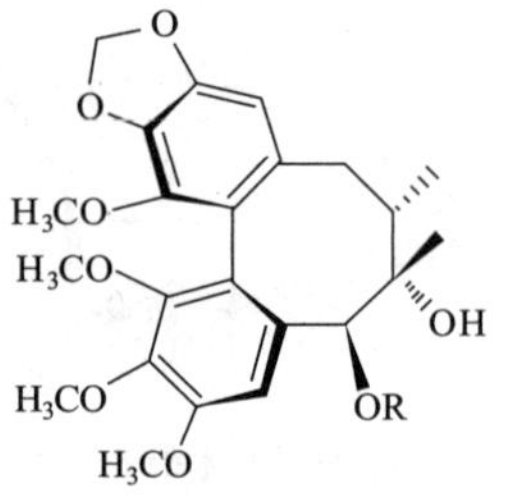

五味子酯甲R =COC_6H_5

五味子酯乙R =

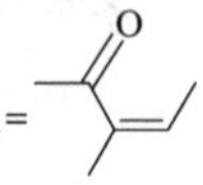

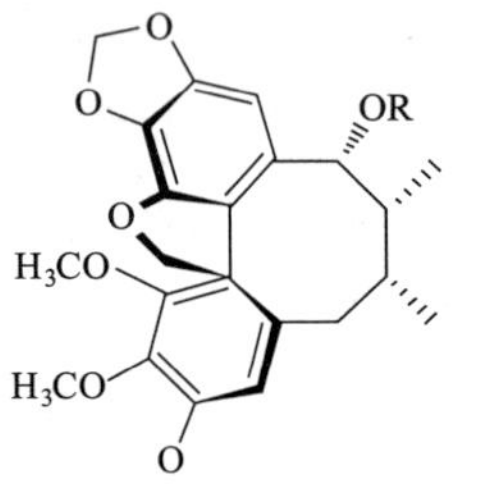

五味子酯甲-丁
R=angeloyl,tigloyl,acetyl,benzoyl

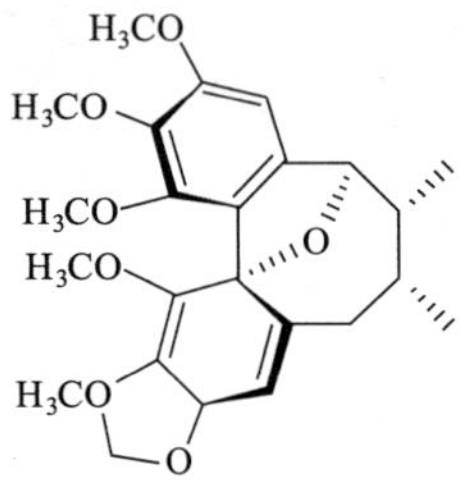

南五脂素甲

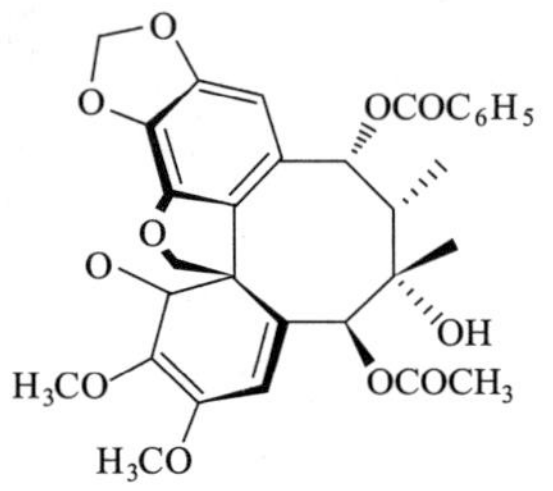

南五脂素丙

从伞形科植物 *Steganotaenia araliacea* Hochst. 中获得的化合物 steganacin，steganangin，steganol 和 steganalone 是一组 C-8 和 C-8′位呈氧化型并形成内酯结构的联苯环辛烯木脂素，具有显著的抗白血病 P-388 活性。

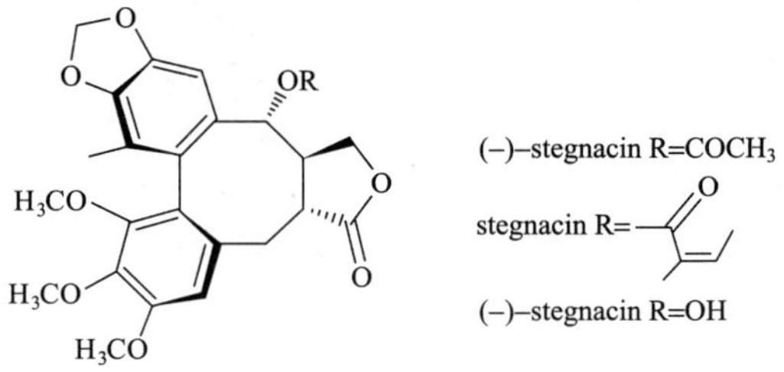

（二）新木脂素（neolignan）

通常将一个苯丙素的脂肪烃基碳与另一分子苯环相连接，或苯丙素的苯基相连接构成的各种木脂素归类为新木脂素，可以人为地分为以下几种亚类型。这些类型化合物骨架编号以构成木脂素的苯丙素单元的骨架碳顺序按排，并不是按化学系统命名中编号顺序按排，目的是使得所示结构单元看上去更为清晰，同时也与所引用的研究文献资料一致。

1. 尤普麦特苯骈呋喃型（C-8—C3′/C-7—*O*-4′型） 这一类型的新木脂素是一个苯丙素单元的 C-8 与另一苯丙素的 C-3′相连，C-7 同时与 C-4′通过氧相连形成一个与苯环相骈合的苯取代呋喃或四氢呋喃环结构骨架。其代表性新木脂素尤普麦特素（eupomatenoids）是一类从植物 *Eupomatia laurina* R. Br. 树皮中分离到的新木脂素结构。这类结构还有从茄科植物 *Solanum sisymbriifolium* Lam. 中得到的 sisymbrifolin[7]。

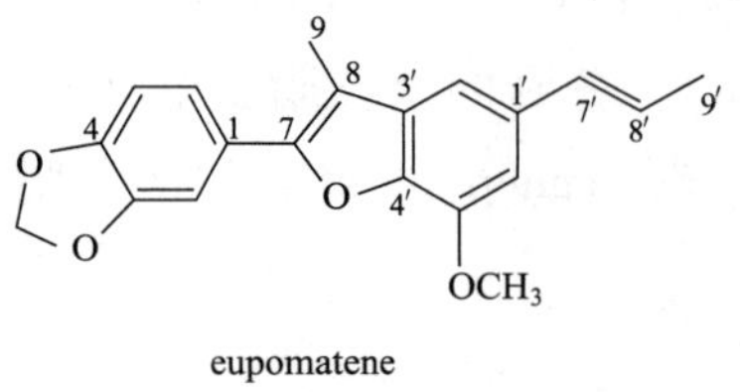

eupomatene

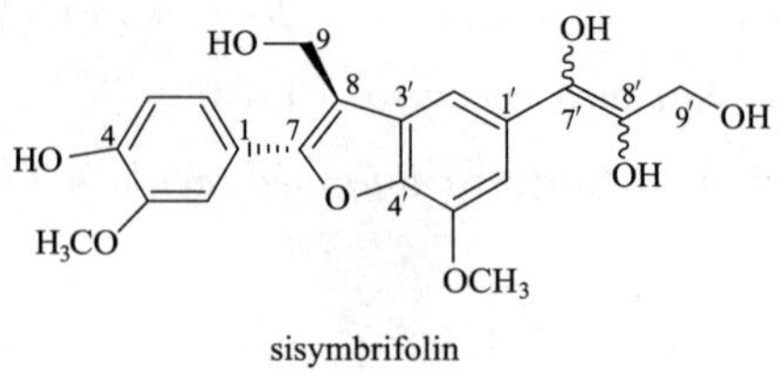

sisymbrifolin

2. 伯彻林苯骈呋喃型（C-8—C-1′/C-7—*O*-2′型）　从结构上看，这一类型的新木脂素是一个苯丙素单元的C-8与另一苯丙素的C-1′相连，同时C-7与C-2′通过氧相连形成一个与苯环相并的C-1′位有丙烯基的苯取代四氢呋喃环结构骨架。这类代表化合物伯彻林得自樟科植物 *Aniba burchellii* Kosterm.。同类型新木脂素还有从巴西植物 *Ocotea catharinensis* Mez 的叶中分到的凯瑟林甲素[8]。

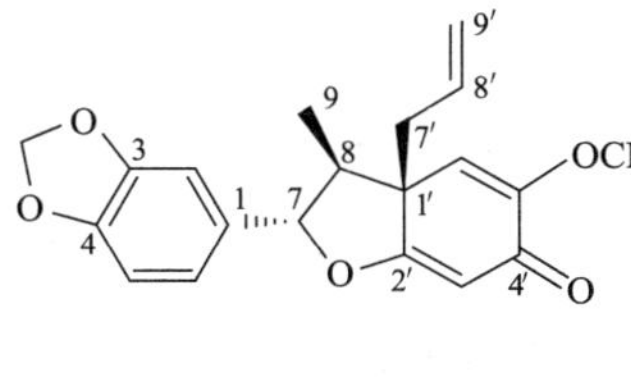

伯彻林

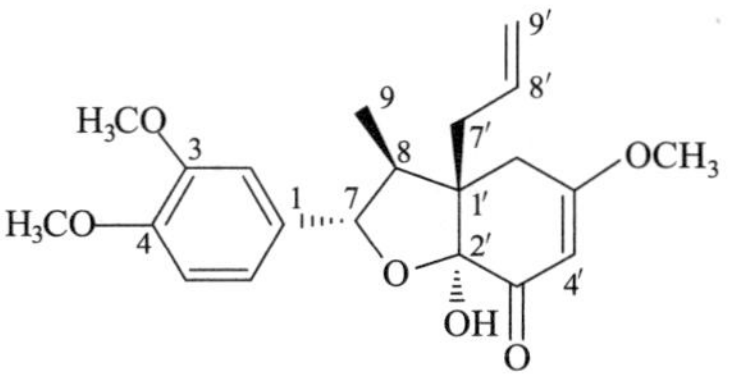

凯瑟林甲素

3. 双环辛烷型（C-8—C-3′/C-7—C-5′型）　一个苯丙素单元的C-8与另一苯丙素的C-1′相连，同时C-7与C-3′直接相连，形成一个与环已烃相并的苯取代五元环结构骨架：双环［3，2，1］辛烷（bicycle［3，2，1］）。得自植物 *Ocotea bullata*（Burch.）E. Meyer 的异奥克布烯酮（*iso*-ocobullenone）属于这种类型的新木脂素，其立体异构体奥克布烯酮C-8位甲基为*β*-位构型。

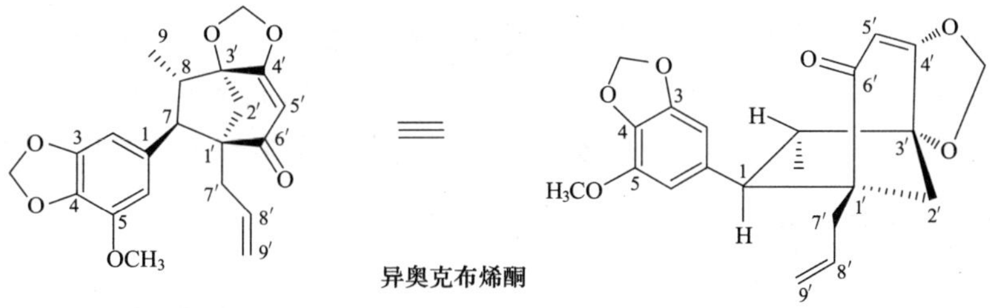

异奥克布烯酮

4. 风藤酮型（C-8—C-1′/C-7—C-9′型）　一个苯丙素单元的C-8与另一苯丙素的C-1′相连，同时C-7与另一苯丙素单元的烃基碳C-9′直接相连，形成有螺环的苯取代环已烷结构骨架。从胡椒属植物风藤葛（*Piper futokadsura* Siebold）的叶和茎得到的风藤酮（futoenone）是这种结构的代表性化合物。

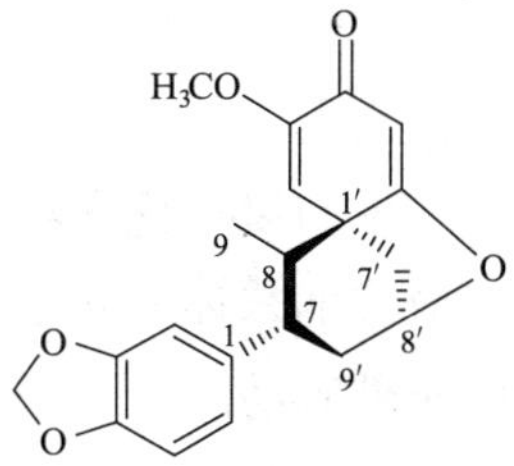

呋胡椒脂酮

5. 联苯型　两个苯丙素单元的芳基碳直接相连构成的新木脂素分子为联苯型新木脂素，又称作厚朴酚型。厚朴酚（magnolol）从中药厚朴（*Magnolia officinalis* Rehder & E. H. Wilson）树皮中获得，从日本厚朴（*M. obovata* Thunb.）树皮中得到的和厚朴酚（honokiol）是其异构体。从植物中分离得到的苯环和烃基上有羟基、甲氧基取代衍生物构成了一系列天然厚朴酚型新木脂素。

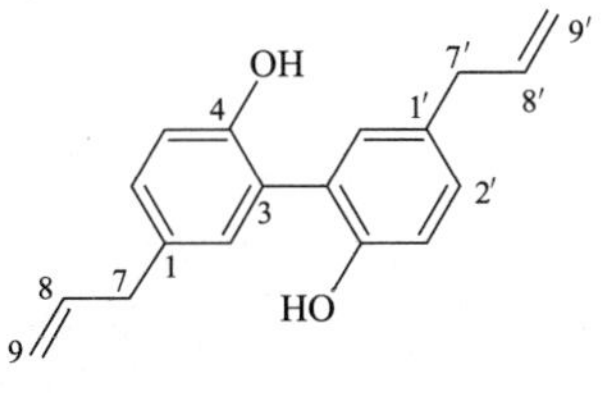

厚朴酚

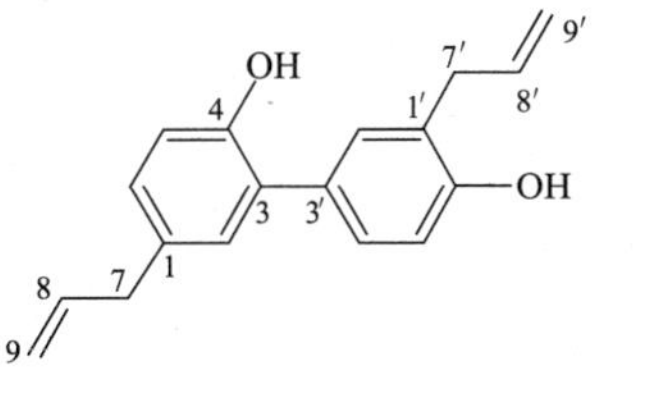

和厚朴酚

（三）降木脂素

构成上述类型木脂素或新木脂素的其中一个苯丙素单元的烃基失去一个或两个烃基碳而形成的一类木脂素结构骨架称为降木脂素（norlignan）。这种类型木脂素有从胡椒属植物 *Piper decurrens* C. DC. 中分到的苯骈呋喃型降新木脂素 decurrenal，从植物蒙蒿子（*Anaxagorea clavata* Hemsl.）中得到的蒙蒿素[9]。

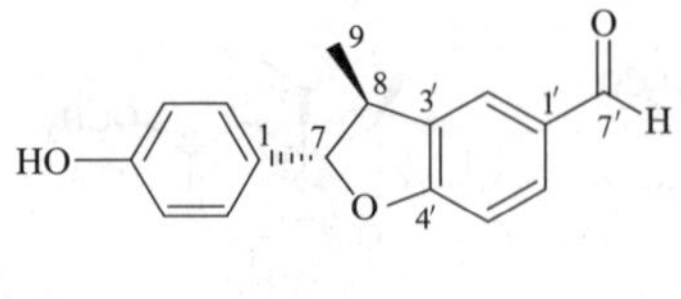

decurrenal

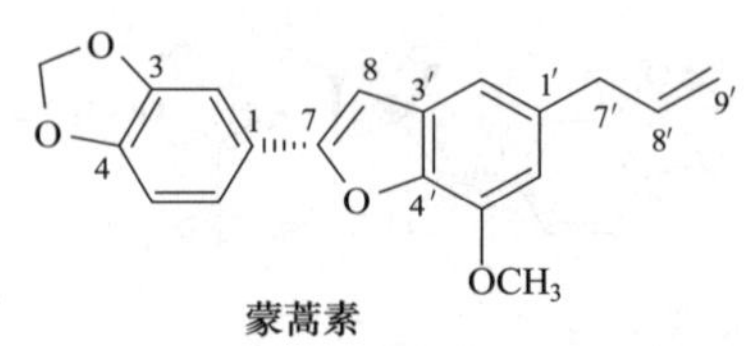

蒙蒿素

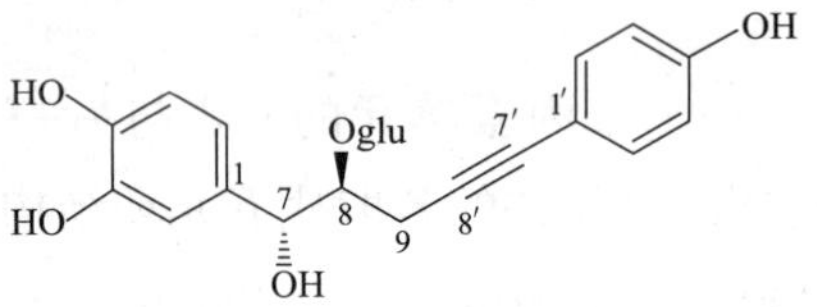

仙茅脂炔苷甲素

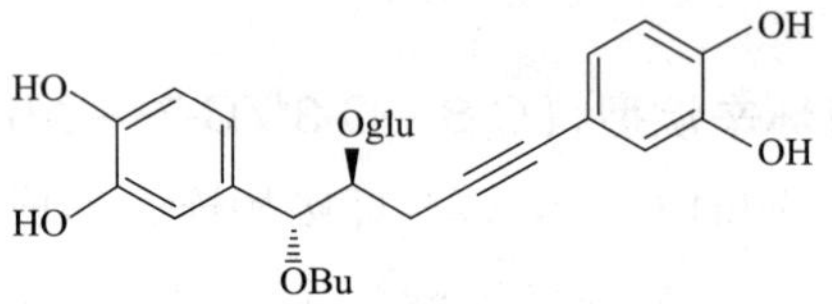

仙茅脂炔苷丙素

（四）杂木脂素

多个苯丙素单元通过碳碳键相互连接可形成多聚木脂素（oligomeric lignans）[22]。

木脂素与萜类、黄酮等其他类型的化合物形成复合体构成杂木脂素[23, 24]。随着植物药有效成分分离研究的深入，将会有更多数量的杂木脂素类和多聚木脂素化合物被分离得到。

二、木脂素的理化性质

纯的木脂素化合物为无色结晶或白色粉末。木脂素多数为脂溶性分子，能溶于三氯甲烷、乙醚、乙酸乙酯、丙酮、甲醇和乙醇等有机溶剂，难溶于水；少数与糖结合的木脂素极性增大，有一定水溶性。

木脂素类化合物大都具有光学活性，这是由于分子中具有手性碳，或者空间位阻造成了取代的苯环不能自由旋转形成的阻转光学活性异构体。木脂素在提取分离过程中遇到酸碱条件容易产生分子结构的立体异化，表现在物理性质上就是分子光学活性的改变。例如：芝麻脂素为双四氢呋喃类木脂素，它的一个立体异构体 *d*-芝麻脂素（*d*-sesamin）从麻油的非皂化物中获得，为右旋体，在盐酸乙醇溶液中加热，部分转化为 *d*-表芝麻脂素（*d*-episesamin），即细辛脂素（asarinin）；*l*-表芝麻脂素从细辛根中得到，是左旋体，在盐酸乙醇溶液中加热，部分转化为 *l*-芝麻脂素。这是由于呋喃环上的氧原子与苯甲基相连，容易开环，重复闭环时发生构型变化。

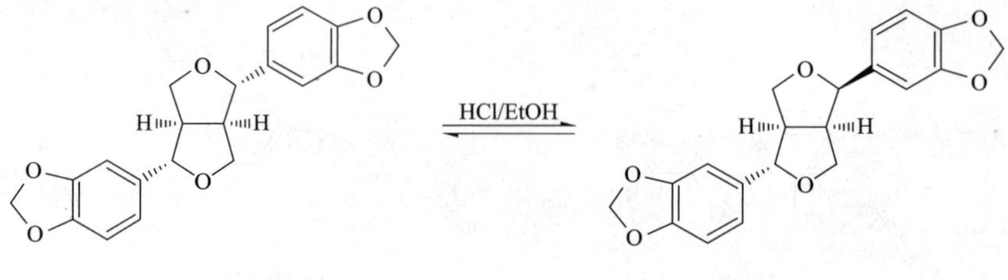

(+)-芝麻脂素　　(+)-表芝麻脂素

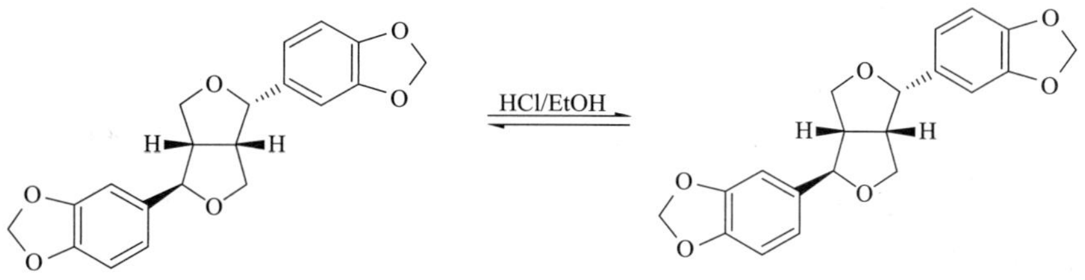

(-)-表芝麻脂素　　(+)-芝麻脂素

鬼臼毒素类属于四氢萘内酯木脂素，具有四氢萘和反式内酯环结构，7′/8′-顺式和7/8-反式构型是具有抗癌活性的必要结构要求，但此类成分遇碱易异构化，反式内酯变为顺式内酯。如天然鬼臼毒素为8β，8′α构型，内酯羰基碳邻位上有α-H，遇碱易异构化为苦鬼臼毒素。C-7的苯甲醇遇酸也易异构化，生成系列衍生物。

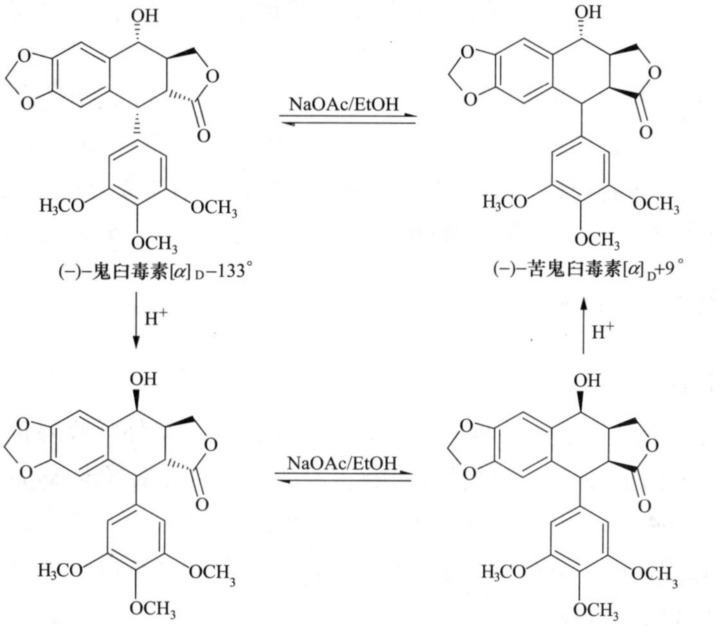

(-)-鬼臼毒素$[\alpha]_D$−133°　　(-)-苦鬼臼毒素$[\alpha]_D$+9°

(-)-表鬼臼毒素$[\alpha]_D$−74°　　(-)-表苦鬼臼毒素$[\alpha]_D$+84°

某些类型的木脂素在光照下能起环合反应从而发生结构碳架的变化。如台湾脂素A（taiwanin A）在丙酮溶液中光照下可以生成台湾脂素C和E（taiwanin C，E），这三个化合物在植物体内也是共存的。

不同结构类型的木脂素根据其结构特征表现出不同的化学性质。因此，研究木脂素的化学性质和药理活性应根据它们的结构类型分门别类进行考虑。但进行化合物的分离时一些非特征性化学试剂如20%～30%的硫酸溶液和5%磷钼酸乙醇溶液可用于薄层色谱的显色。

木脂素结构中的烃基能够被多种氧化剂作用形成酸，氧化反应可用于确定某些类型木脂素的骨架结构。如联苯环辛烯类木脂素五味子醇甲，在高锰酸钾和稀碱的作用下被氧化成六甲氧基联苯二酸。

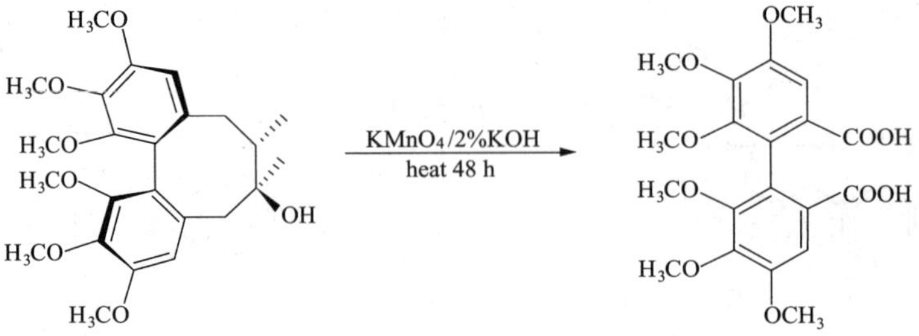

五味子醇甲　　　　六甲氧基联苯二酸

三、木脂素的提取分离

游离木脂素是亲脂性成分，多数呈游离型，少数与糖结合形成苷。因此木脂素易溶于三氯甲烷、乙醚和乙酸乙酯等极性不大的有机溶剂。但是低极性有机溶剂难于透入植物细胞，宜先用乙醇、丙酮等亲水性溶剂提取，得浸膏再以三氯甲烷、乙醚等分次抽提。近年二氧化碳超临界提取技术也用于木脂素的提取[25,26]。吸附色谱是分离木脂素的主要手段，常用吸附分离材料为硅胶，以石油醚－乙酸乙酯，石油醚－丙酮，三氯甲烷－丙酮，三氯甲烷－甲醇等溶剂系统进行洗脱。对于在甲醇中溶解性较好的木脂素成分也可以用葡聚糖凝胶 LH-20 分离和纯化。对于木脂素类结构相近的难以分离的类似物，反相填料 RP-18 等也可以用于木脂素的分离。木脂素类化合物极性较小，往往与植物叶绿素和脂质成分混合难以分离纯化，而一些新型高分子分离材料如 MCI 的合理使用，可能有效地解决这一分离难点。

四、木脂素的波谱性质

（一）紫外光谱

多数木脂素的两个取代芳环是两个孤立的发色团，两者紫外吸收峰位置相近，吸收强度是两者之和，立体构型对紫外光谱没有影响。如去氧鬼臼毒素（deoxypodophyllotoxin）的紫外吸收 λ_{max}290～294（ε 4400～4800）是两个发色团：亚甲二氧基苯 λ_{max}283nm（ε 3300）和三个甲氧基苯 λ_{max}270nm（ε 650）的加和。吸收峰略有红移是由于鬼臼毒素衍生物 B 环的存在，相当于苯环烷基取代。

紫外光谱可用于区别芳基四氢萘、芳基二氢萘、芳基萘型木脂素，还可以确定芳基二氢萘 B 环上的双键位置。

（二）红外光谱

多数木脂素如芳基四氢萘、芳基二氢萘、芳基萘和联苯环辛烯木脂素结构中都可能含有内酯环结构。红外光谱可以确定木脂素结构中是否具有内酯环的存在，以及内酯环的类型。饱和的 γ-内酯羰基在 1770cm^{-1}左右有一强吸收带。当化合物的羰基与一双键共轭时，羰基吸收带移至 1750cm^{-1}的位置。

（三）光学活性

多数木脂素分子结构具有光学活性。形成立体异构体的主要因素是木脂素结构中的手性碳原子的立体化学构型差异。形成木脂素分子立体异构体的另外一个因素是连接苯环之间的单键旋转受阻，使两个相邻苯环不能共平面而形成位阻型对映立体异构体，如联苯环辛烯类木脂素。因此，木脂素类化合物的比旋光度往往是分子的一个重要物理常数；在一些情况下，化合物的圆二色谱（CD）被用来确定木脂素化合物的立体构型。

（四）核磁共振氢谱（^{1}H-NMR）

（1）不同类型木脂素的核磁共振氢谱有其一定的信号特征。如未取代的二苄基丁烷类型的木脂素（图 7－2），愈创木酚衍生物在 δ 2.0～2.9 范围内有六个烃基质子信号，其中与苯基相邻的烃基质子具有清晰的偶合裂分。C-7′与苯基成环后失去一个质子，7′-H 信号也相应位移至低场 δ 3.61。烃基链上氧取代基的增加，使邻近的质子向低场移动。

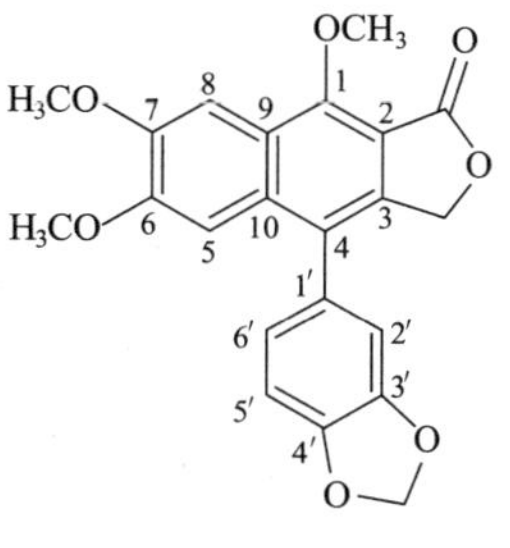

爵床脂素C

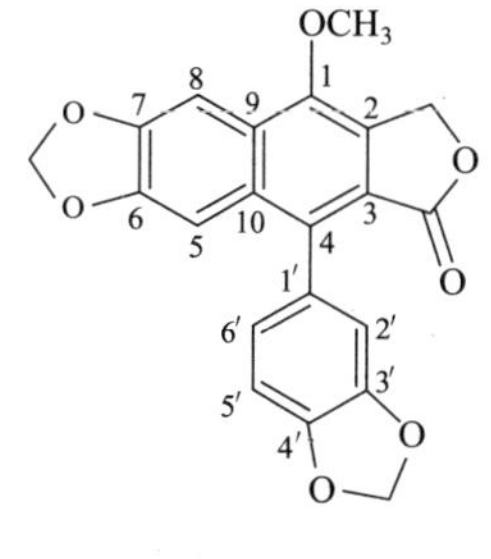

台湾脂素C

通过质子偶合常数的观察分析，可指定烃基质子的位置。苯环的氧取代位置可通过芳香质子化学位移值和偶合常数进行初步推断。对于环状结构的四氢萘结构，可通过质子间偶合常数，并结合二维氢谱（NOSEY 或 ROSEY）等判断质子空间位置关系的核磁共振技术确定化合物的立体化学构型。

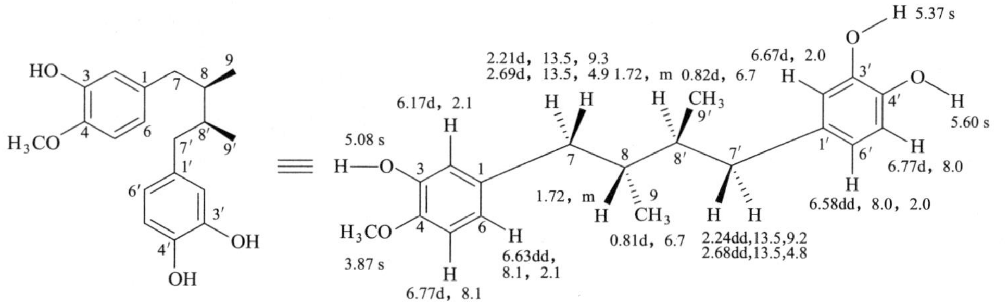

图 7－2　二苄基丁烷型木脂素愈创木酚衍生物的核磁共振氢谱数据[27]

当二芳基丁烷型木脂素的 7,8-位、8,9-位、8,8′-位、8′,9′-位、7′,8′-位中部分位置为烯键时，氢谱中出现烯烃质子信号。

与二苄基丁烷型木脂素相比，二苄基丁内酯木脂素类化合物氢谱中少了 δ 0.8 左右的两个烃甲基质子的信号，取而代之的是 δ 4.0 左右的两个质子信号的 dd 峰，它们属于五元环内酯中的连氧烷基质子，如羟基雅亭（6′-hydroxyyatein）。这些类型的化合物C-7 位和 C-7′常被羟基、甲氧基或羰基取代（图 7－3）。

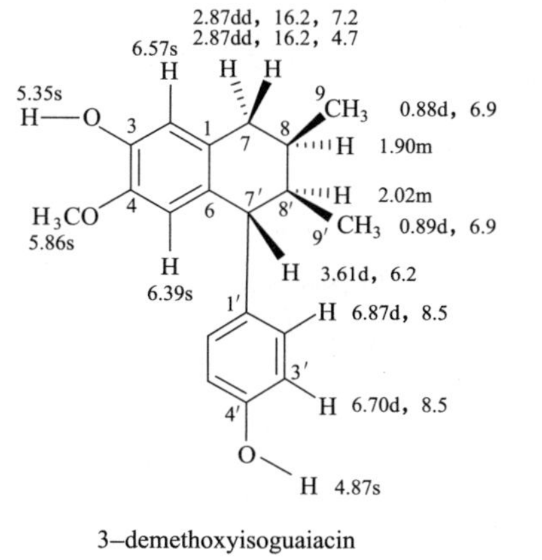

3–demethoxyisoguaiacin

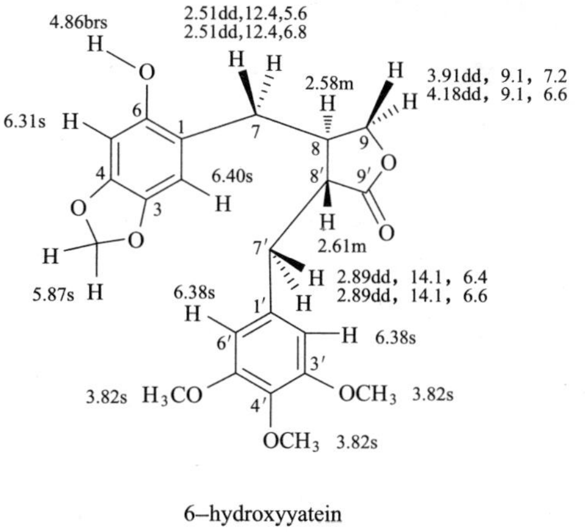

6–hydroxyyatein

图 7－3　二苄基丁内酯木脂素类化合物的核磁共振氢谱数据

（2）四氢呋喃环型木脂素的氢谱与氧化的二苄基丁烷型比较相似。骈双四氢呋喃环木脂素由于刚性结构骨架的形成，9-位和9′-位氢往往出现清晰的ddd偶合峰信号（图7-4）。

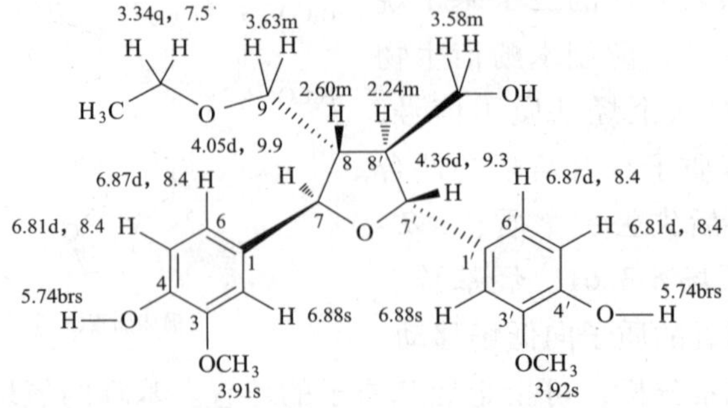

图7-4 美丽紫杉脂素（taxumairin）氢谱数据[11]

（3）骈双四氢呋喃型木脂素中四氢呋喃双环的立体结构的不同是构成一系列这类木脂素的重要因素之一。^{1}H-NMR中苯甲基质子的化学位移和偶合常数对于测定骈双四氢呋喃环的立体结构具有重要作用。在对称型骈双四氢呋喃型木脂素的下列立体结构中，三个立体结构分别为：A型［两个芳基同处平伏键（*e*键）］，B型［两个芳基同处直立键（*a*键）］，C型［两个芳基分别处于平伏键（*e*键）和直立键（*a*键）］（图7-5）。

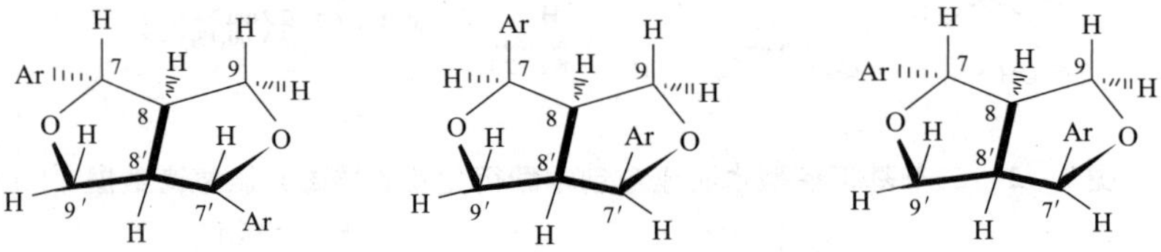

A型(e–Ar/e–Ar)　　B型(a–Ar/a–Ar)　　C型(a–Ar/a–Ar)

图7-5 骈双四氢呋喃木脂素的三种不同立体构型

8-H，8′-H等的多重峰信号对于结构的确定，特别是立体结构的确证具有非常关键的作用，但它们的偶合关系难以通过氢谱中偶合常数判断，所幸可以通过二维谱^{1}H-^{1}HCOSY确定它们的位置，运用二维氢谱NOSEY或ROSEY技术判断质子空间位置关系，从而确定化合物的立体化学构型（图7-6）。

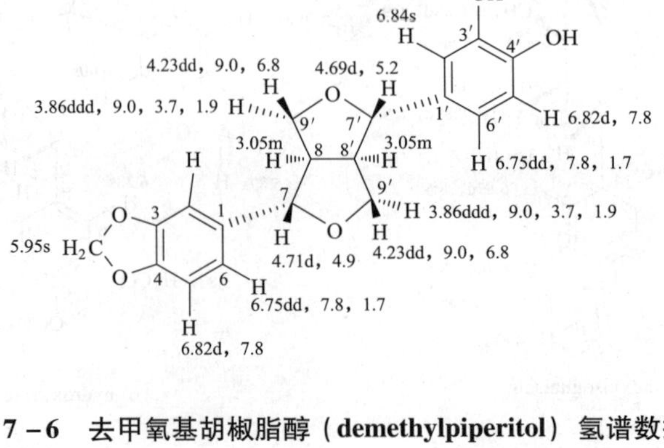

图7-6 去甲氧基胡椒脂醇（demethylpiperitol）氢谱数据

（五）核磁共振碳谱

碳谱不仅用于确定木脂素的碳架和平面结构，对于构型及构象的阐明也很有用。在联苯环辛烯类木脂素中，芳香质子邻位的甲氧基比其他甲氧基向高场位移约 5 个化学位移单位，3-OCH_3和 12-OCH_3在 δ 55.0，其余 CH_3O 在 δ 60.5 左右。二维相关谱 HMQC 有利于确证烃基碳，对于一些区别不明显的芳香碳的准确指定 HMBC（^{13}C-^{1}H远程相关谱）有重要作用，并确定苯丙素单元的连接方式。例如从菊科大翅蓟属植物 *Onopordum illyricum* L. 分到的木脂素大翅蓟脂素为三个苯丙素相接而成的多聚木脂素，其中三个苯丙素单元的中苯基碳的指定以及连接方式通过远程偶合谱可以确定（表 7－5）。

表 7－5　木脂素类化合物美丽紫杉脂素和去甲氧基胡椒脂醇的碳谱数据（结构式见图 7－4、图 7－6）

美丽紫杉脂素（taxumairin）				去甲氧基胡椒脂醇（demethylpiperitol）			
位置	δ_C	位置	δ_C	位置	δ_C	位置	δ_C
1	132.6	1′	132.0	1	135.1	1′	135.1
2	108.8	2′	108.8	2	106.5	2′	113.3
3	147.0	3′	146.7	3	148.0	3′	143.8
4	145.8	4′	145.5	4	147.1	4′	143.4
5	114.2	5′	114.1	5	119.4	5′	115.1
6	120.8	6′	119.5	6	108.2	6′	118.8
7	84.5	7′	84.6	7	85.7	7′	85.6
8	56.0	8′	52.9	8	54.2	8′	54.0
9	70.1	9′	63.8	9	71.7	9′	71.6
OCH_3	56.0			OCH_2O	101.1		
OCH_2CH_3	14.9						
OCH_2CH_3	63.8						

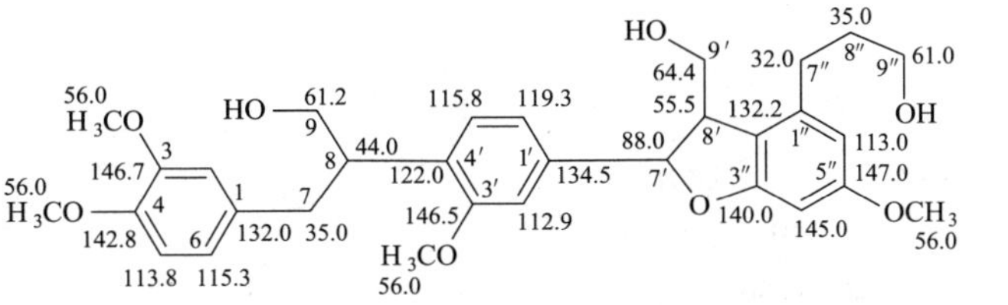

大翅蓟脂素^{13}C-NMR数据

（六）质谱（MS）

木脂素分子大都具有环状结构，因此质谱通常能给出丰度较高的分子离子峰，可以得到化合物的分子量。木脂素分子中的苯环和环烃基结构则有利于在质谱中得到一系列分子碎片峰信息。例如芳基四氢萘丁内酯类型木脂素具有四环系统，大多数这类化合物的分子离子峰很强，一般为基峰，其他离子峰较弱或很弱，这类化合物有共同的裂解方式，许多离子峰对于结构鉴定有一定意义。α-足叶草脂素（盾叶鬼臼脂素，α-peltatin）的质谱数据为 m/z（%）：400（100），355（8），341（10），315（7），285（6），246（25），201（20），189（18），167（15），154（14）。分子离子（m/z 400）是基峰，弱离子 m/z 355 是分子离子失去二氧化碳和一个氢原子的产物，m/z 341 离子来自分子离子失去甲氧羰基的裂解。两个离子都起源于丁内酯环的重排裂解，并要转移氢原子。两个更弱一些的离子 *m/z* 315（M－85）和 285（M－115），其来源可能与苯基四氢萘的有关离子的来源相似（图 7－7）。

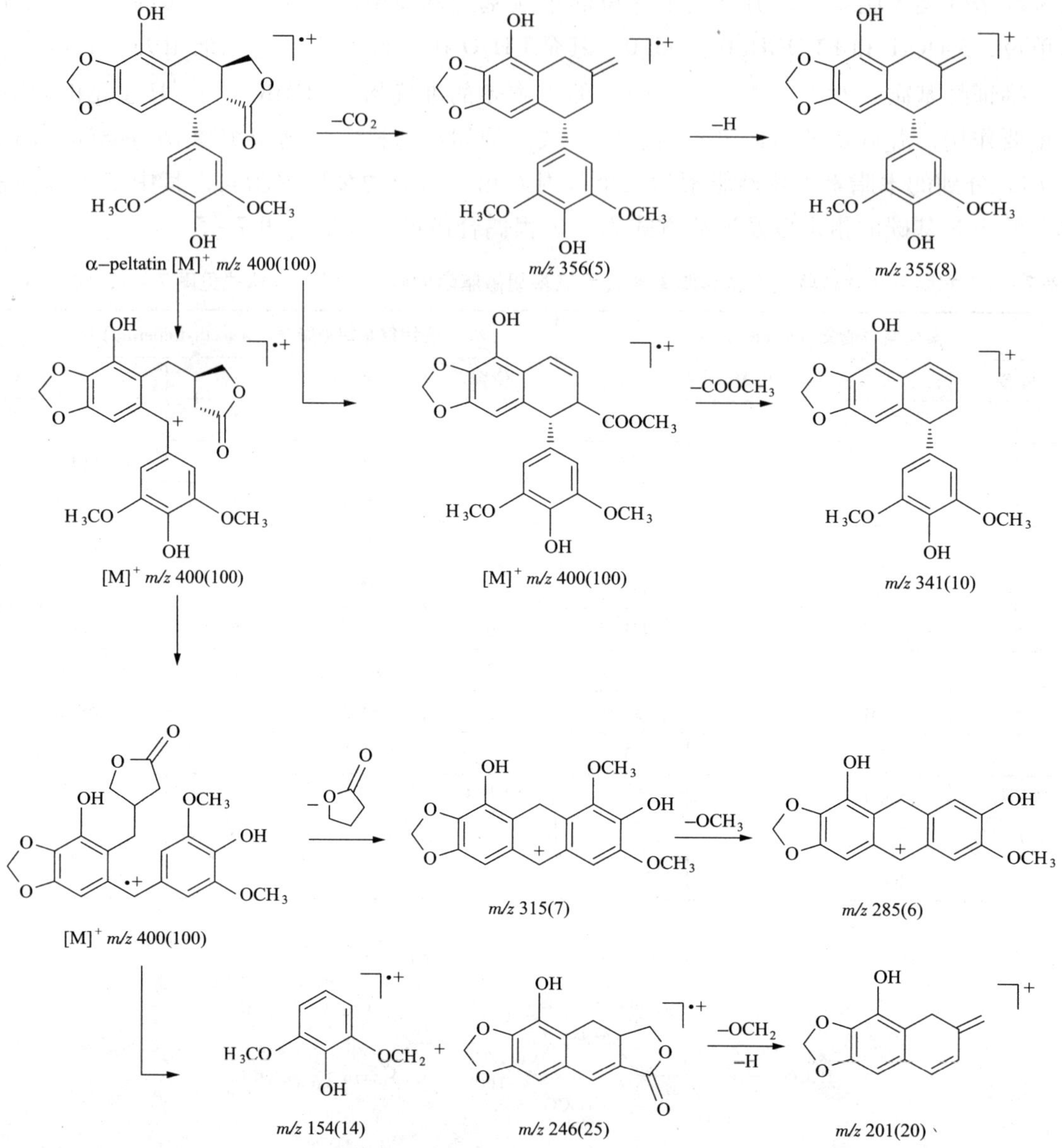

图 7－7　*α*-足叶草脂素（盾叶鬼臼脂素，*α*-peltatin）的质谱裂解方式

芝麻脂素（sesamin）的质谱裂解对于骈双四氢呋喃型一系列取代不同的木脂素结构确定具有借鉴作用。芝麻脂素主要质谱裂解碎片有 *m/z*（%）：[M]$^+$354（92），323（7），203（30），189（6），178（19），161（50），149（100），135（47），122（20），其可能裂解方式如图 7－8 所示。

分子量已经通过质谱确定的木脂素单体成分，用高分辨质谱（HRMS）技术可以得到化合物的分子式。

五、木脂素的生物活性

木脂素结构类型多样，生物活性广泛而且显著，主要的生物活性有如下几方面。

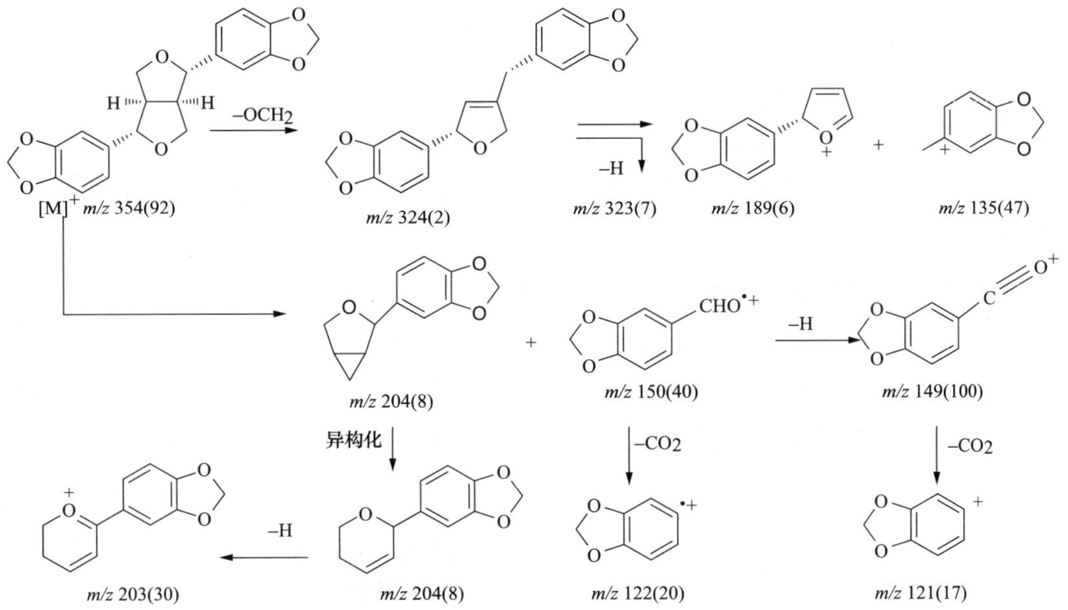

图 7－8　芝麻脂素（sesamin）的质谱裂解方式

（一）抗肿瘤作用

小檗科鬼臼属（*Podophyllum*）及其近缘植物中，普遍存在且含量较高的各种鬼臼毒素类木脂素，均显示强的细胞素活性，能显著抑制癌细胞的增殖。其化学结构中，C-3 和 C-1 的构型对抗癌活性非常重要，天然鬼臼毒素为 2β，3α 构型，异构化成 2β，3β 的苦鬼臼脂素后，细胞毒活性大为降低，1β—OH 的表鬼臼毒素活性也较 1α—OH 的鬼臼毒素低，另外 C－1 位上取代基的极性也很重要。天然鬼臼毒素类木脂素毒性很大，难以临床应用，但其半合成产物如 VP-16（etoposide）和 VM（teniposide）已开发成抗癌药物应用于临床。伞形科植物 *Steganotaenia araliacea* Hochst. 中得到的 steganacin 等联苯环辛烯内酯也具有很好的抗白血病 P-388 活性。

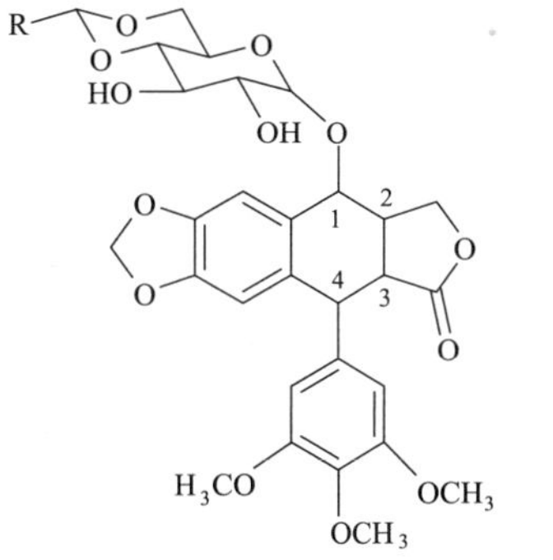

etoposide(VP–16)R=CH_3

teniposide(VM–26)R=

（二）肝保护和抗氧化作用

五味子［*Schisandra chinensis*（Turcz.）Baill.］和华中五味子 *Schisandra sphenanthera* Rehder & E. H. Wilson）果实中的各种联苯环辛烯类木脂素，均有保护和降低血清谷丙转氨酶作用，如五味子酯甲（schisantherin A）及其类似物已在我国成为治疗肝炎的药物。化学结构中的亚甲二氧基可能是主要活性基团。近年来的研究发现，此类木脂素具有显著的抗脂质过氧化和清除氧自由基作用，酚羟基的存在可使其抗氧化活性大大增强，如含有两个酚羟基的戈米辛 J（gomisin J）。联苯双酯（diphenyldimethylbicarboxylate）是我国研究五味子素类木脂素过程

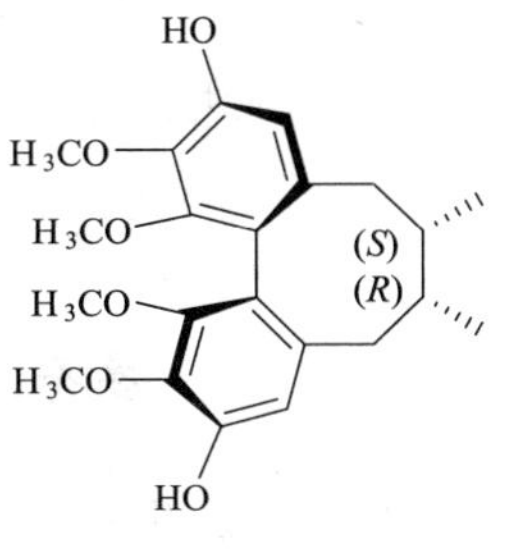

(−)-戈米辛J

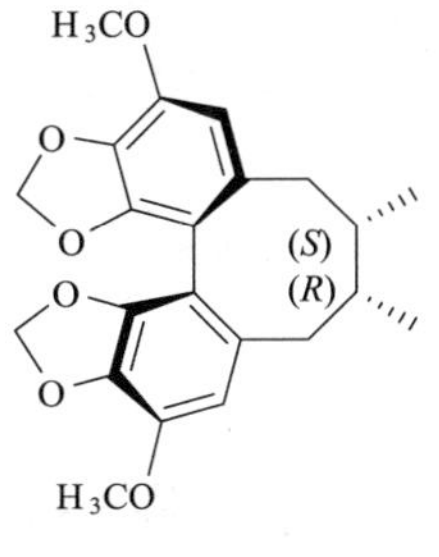

联苯双酯

中合成开发的一个肝类治疗新药。

（三）抗 HIV 病毒作用

鬼臼毒素类木脂素对麻疹和Ⅰ型单纯疱疹有对抗作用。二苄基丁内酯类、芳基萘类、鬼臼毒素以及五味子素类型的多种木脂素对艾滋病病毒（HIV-1）的增殖具有明显抑制作用。如戈米辛 J 和另一类似物 schisantherin D 对 HIV 的最低抑制浓度 ED_{50} 分别为 0.5 和 0.96mol/L，治疗指数均为 50[14, 15]。

（四）血小板活化因子（PAF）拮抗活性

海风藤中获得的新木脂素类成分对 PAF 受体结合有明显抑制作用，其中海风藤酮活性最强，浓度为 3μmol/L 时抑制率达 95%。异型南五味子中得到的 *R*-(+)-gomisin M_1 等多种联苯环辛烯类也具有 PAF 的拮抗活性，*R*-(+)-gomisin M_1 的 IC_{50} 为 3μmol/L。

（五）毒鱼作用

爵床属植物 *Justicia hayatai* Yamam. 中的爵床脂素 A，B 和山荷叶素均有毒鱼作用，其毒性强度与鱼藤酮（rotenone）相当，对昆虫和高等动物则素性较小。

扫码“练一练”

重点小结

- 苯丙素
  - 苯丙酸——结构、提取、波谱特征
  - 香豆素
    - 结构类型
      - 简单香豆素
      - 呋喃香豆素
      - 吡喃香豆素
      - 其他香豆素
    - 理化性质——内酯环特性
    - 提取分离
    - 波谱特征——UV、IR、MS、NMR
  - 木脂素
    - 结构类型
      - 木脂素
      - 新木脂素
      - 降木脂素
      - 杂木脂素
    - 理化性质
    - 提取分离
    - 波谱特征——UV、IR、MS、NMR
    - 生物活性

参考文献

[1] Tanaka H, Kato I., Ito K., et al. Total synthesis of neolignans, americanin A and isoamericanini A, *Chemical Pharmaceutical Bulletin*, 1987, 35: 3603 – 3608.

[2] 冯宝民，裴月湖．柚皮中的香豆素类化学成分的研究．沈阳药科大学学报，2000，17 (4): 253 – 255.

[3] 姚念环，孔令义．紫花前胡化学成分的研究．药学学报，2001，36 (5):

351 -355.

[4] Whiting DA. Natural phenolic compounds 1900 - 2000: A bird's eye view of a century's chemistry. *Natural Products Reports*, 2001, 18: 583 -606.

[5] Ward RS. (a) Lignans, neolignans and related compounds. *Natural Products Reports*, 1997, 43 -74; (b) 1999, 16: 75 -96.

[6] Valsaraj R, Pushpangadan P, Smitt UW, et al. New anti-HIV-1, antimalarial, and antifungal compounds from *Terminalia bellerica*. *Journal of Natural Products*, 1997, 60: 739 -742.

[7] Chakravarty AK, Mukhopadhyay S, Saha S, et al. A neolignan and sterols in fruits of *Solanum sisymbrifolium*. *Phytochemistry*, 1996, 41: 935 -938.

[8] Ishige M, Motidome M, Yoshida M, et al. Neolignans from *Ocotea catharinensis*, *Phytochemistry*, 1991, 30 (12): 4121 -4128.

[9] De Díaz AMP. Neolignans from *Anaxagorea clavata*. *Phytochemistry*, 1997, 44 (2): 345 -346.

[10] Cullmann F, Adam KP, Zapp J, et al. Pelliatin, a macrocyclic lignan derivative from *Pellia epiphylla*. *Phytochemistry*, 1996, 41: 611 -615.

[11] Shen YC, Chen CY, Lin YM, et al. A lignan from roots of *Taxus mairei*. *Phytochemistry*, 1997, 46 (6): 1111 -1113.

[12] Slanina J, Taborska E, Lojkova L. Lignans in the seeds and fruits of *Schisandra chinensis* cultured in Europe. *Planta Medica*, 1997, 786: 366 -370.

[13] Lojkova L, Slanina J, Mikesova M, et al. Supercritical fluid extraction of lignans from seeds and leaves of *Schizandra chinensis*. *Phytochemical Analysis*, 1997, 8: 261 -265.

[14] Fujihashi T, Hara H, Sakata T, et al. Anti-Human-Immunodeficiency-Virus (HIV) activities of halogenated Gomisin-J derivatives, new nonnucleoside inhibitors of HIV type-1 reverse-transcriptase. *Antimicrobial Agents Chemotherapy*, 1995, 39: 2000 -2007.

[15] Chen DF, Zhang SX, Chen K, et al. Two new lignans, Interiotherins A and B, as Anti-HIV principles from *Kadsura interior*. *Journal of Natural Products*, 1996, 59: 1066 -1068.

扫码“学一学”

第八章　醌　类

学习目标

1. **掌握**　蒽醌类化合物的结构分类、化学性质；羟基蒽醌的分离方法。
2. **熟悉**　醌类化合物的结构类型、理化性质；蒽醌的提取分离方法。
3. **了解**　醌类化合物的结构测定。

醌类化合物是天然产物中一类比较重要的活性成分，是指分子内具有不饱和环二酮结构（醌式结构）或容易转变成这样结构的天然有机化合物。

醌类化合物是许多中药如大黄、首乌、茜草、虎杖等的有效成分，主要分布在50多科100多种高等植物中，在低等植物藻类、菌类、地衣类的代谢中也含有，动物及细菌中也偶有发现。植物中的醌类化合物主要存在于根、枝、心材及叶中，也存在于茎、种子、果实中，近年在花的色素中也分离出了醌类化合物。

由于不饱和环二酮结构与二酚类结构容易发生氧化还原反应而相互转变，因而作为生物代谢物的某些醌类易于参加生物体内一些重要氧化还原反应。在反应过程中起传递电子的作用，从而促进或干预了这些生化反应，表现出抗菌、抗病毒、抗氧化、抗肿瘤、泻下、解痉、凝血等多种生物活性。

第一节　醌类化合物的结构类型

一、苯醌

苯醌类（benzoquinones）化合物从结构上分为邻苯醌和对苯醌两大类。邻苯醌结构不稳定，故天然存在的苯醌化合物大多数为对苯醌的衍生物。常见的取代基有—OH、—OCH_3、—CH_3或其他烃基侧链。

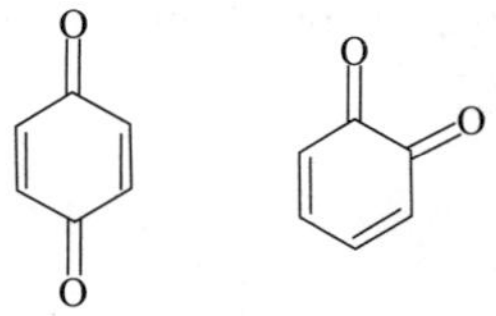

对苯醌　　邻苯醌

苯醌类化合物存在于27科高等植物中，在低等植物海洋微藻中也发现苯醌类化合物[1]。天然苯醌类化合物多为黄色或橙色的结晶体，如从两面针［*Zanthoxylum nitidum*（Roxb.）DC.］中分离得到的2,6-二甲氧基对苯醌，为黄色结晶，具有显著的细胞增殖抑制作用[2]。

从中药硃砂根（*Ardisia crenata* Sims）的根中分离得到化合物密花醌（rapanone），有抗毛滴虫作用，具有抗痢疾阿米巴原虫及抗阴道毛滴虫活性[3]。

从白花酸藤果（*Embelia ribes* Burm. f.）的果实及多脉酸藤子（*E. oblongifolia* Hemsl.）果实中分离得到的驱绦虫有效成分信筒子醌（embelin）为橙红色的板状结晶，是带有高级烃基侧链的对苯醌衍生物。

广泛存在于生物界的泛醌类（ubiquinones）能参与生物体内的氧化还原过程，是生物氧化反应的一类辅酶，称为辅酶Q（coenzymes Q），其中辅酶Q_{10}（$n=10$）已用于治疗心脏病、高血压及癌症。

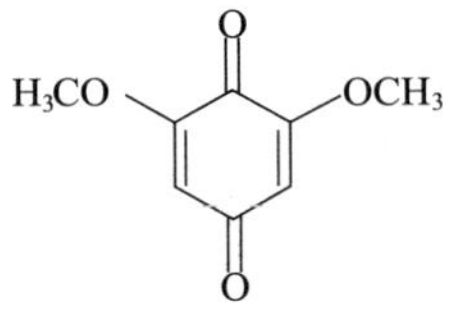

2,6-二甲氧基苯醌

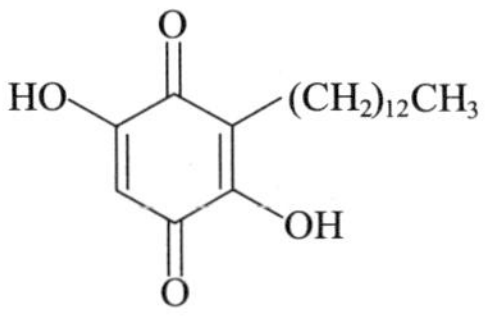

密花醌

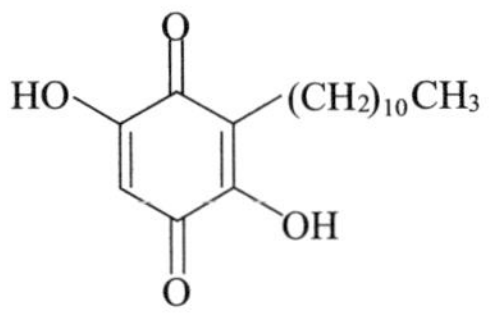

信筒子醌

从紫穗槐属植物紫穗槐（*Amorpha fruticosa* Linn.）根中分离得到化合物 amorphaquinone，为非晶型橙色固体，是一种类黄酮型苯醌，这类化合物在蝶形花科植物中含有较多[4]。

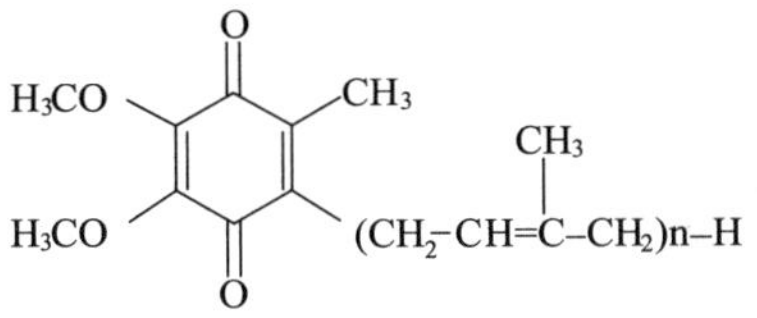

辅酶 Q_{10} (n=10)

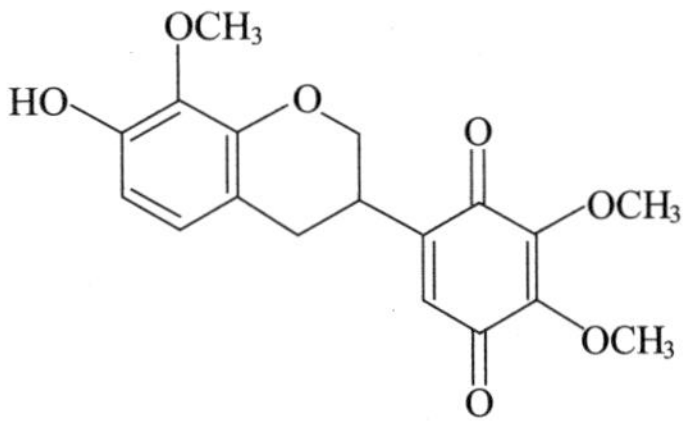

amorphaquinone

从中药软紫草［*Arnebia euchroma*（Royle）Johnst.］根中分得的 arnebinone 和 arnebifuranone 两个化合物是对前列腺素 PGE_2 生物合成具有抑制作用的微量活性物质[5]，也属于对苯醌类化合物。

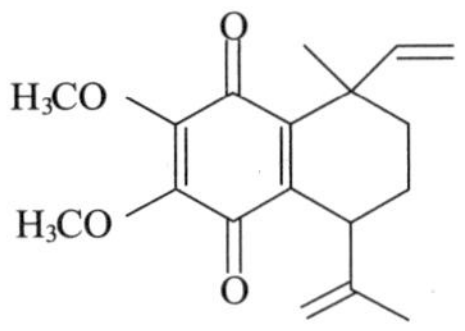

arnebione

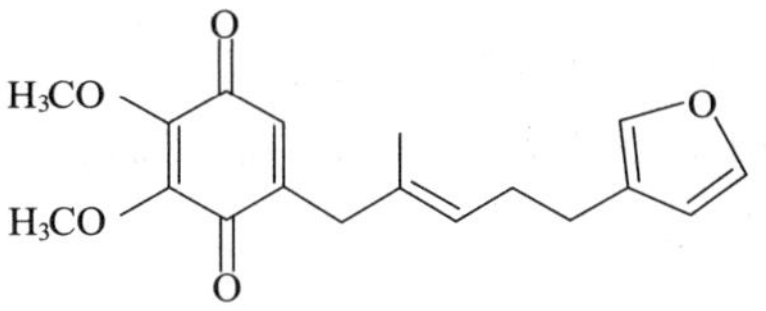

arnebifuranone

近年来，随着人们对海洋微生物代谢产物研究的深入，一些结构新颖且活性良好的苯醌类化合物相继从海洋微生物代谢产物中分离得到。如从深海海绵（*Neopetrosia* cf. *proxima*）中分离得到的 neopetrosiquinones A 和 B 属于倍半萜苯醌，具有抑制DLD-1 结肠癌细胞和 PANC-1 胰腺癌细胞增殖的作用[6]。

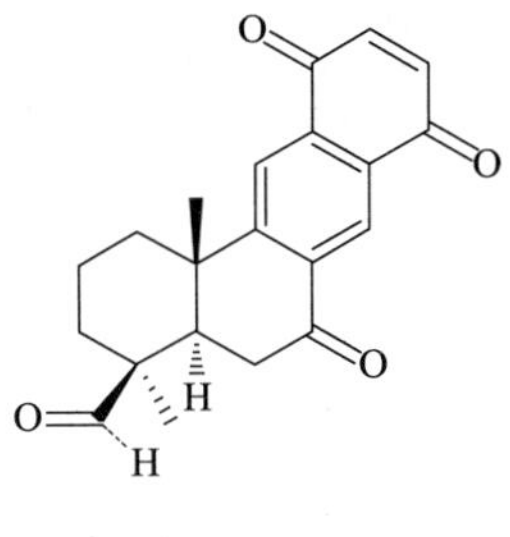

neopetrosiquinonesA

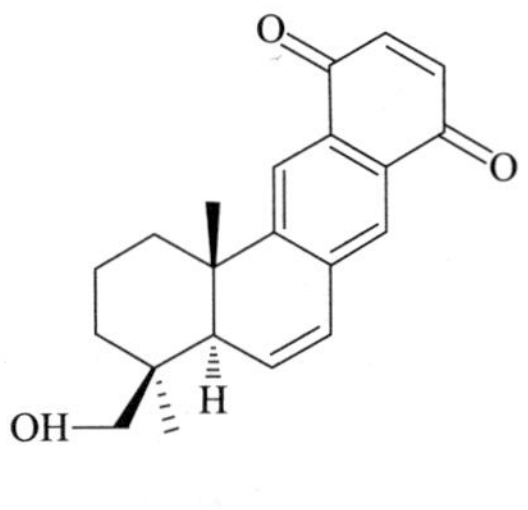

neopetrosiquinonesB

二、萘醌

萘醌类（naphthoquinones）化合物从结构上考虑可以有 α-(1,4)、β-(1,2) 及 *amphi*-

(2,6) 三种类型，天然存在的萘醌以 α-萘醌为主。

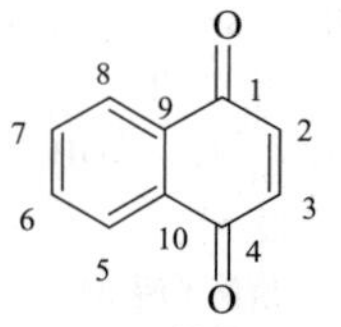

α-(1,4)萘醌

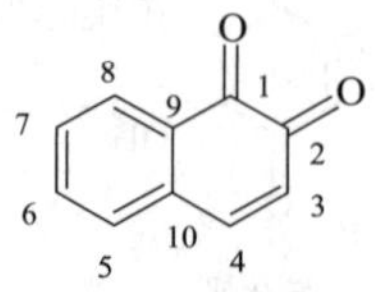

β-(1,2)萘醌

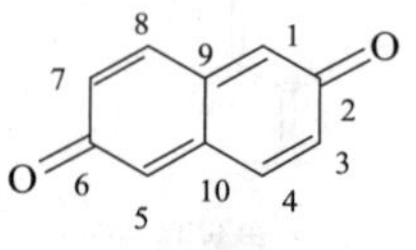

amphi-(2,6)萘醌

萘醌大致分布在20个科的高等植物中，较富含的科为紫草科、柿科、蓝雪科、紫葳科等。在低等植物地衣类、藻类中也有分布。许多萘醌类化合物具有显著的生物活性。如胡桃醌（juglon）具有抗菌、抗癌及中枢神经镇静作用；蓝雪醌（plumbagin）有抗菌、止咳及祛痰作用；拉帕醌（lapachone）具有抗癌作用。

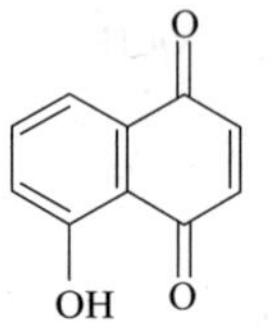

胡桃醌

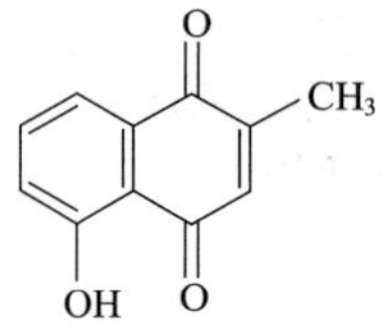

蓝雪醌

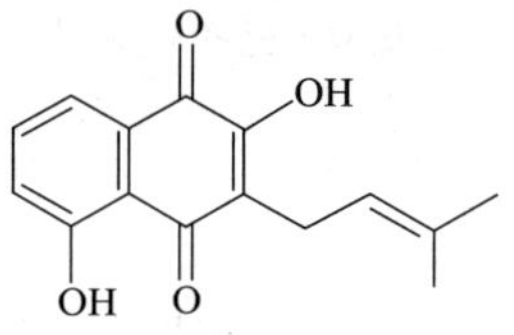

拉帕醌

从中药紫草及软紫草中分得的一系列紫草素（shikonin）及异紫草素（alkanin）类衍生物具有止血、抗炎、抗菌、抗病毒及抗癌作用，为中药紫草中的主要有效成分。维生素K类化合物，如维生素 K_1 及 K_2 也属于萘醌类化合物，具有促进血液凝固作用，可用于新生儿出血、肝硬化及闭塞性黄疸出血等症。

从鼠李科植物翼核果（*Ventilago leiocarpa* Benth.）根中分离鉴定的翼核果素（ventilagolin）实际上也是一种萘醌类化合物[7]。

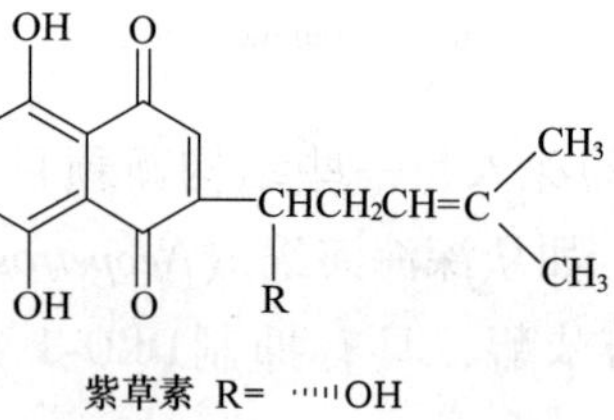

紫草素 R= ····OH

异紫草素 R= ◄OH

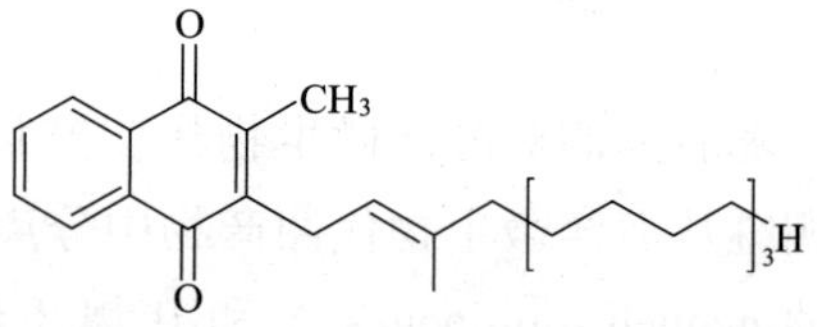

维生素K_1

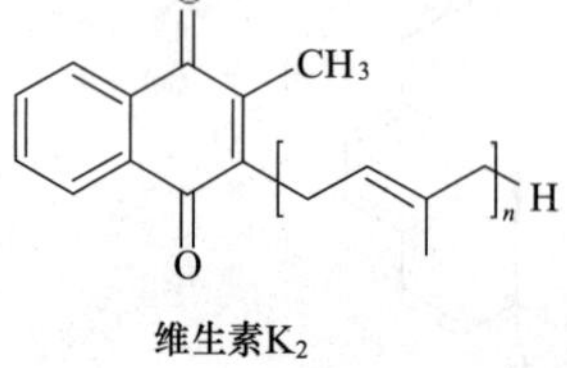

维生素K_2

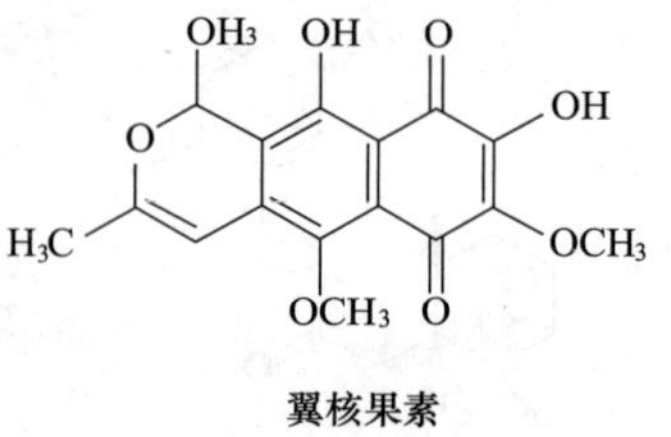

翼核果素

近年从子囊菌纲和半知菌类某些真菌中提取分离的一类聚合的二萘酮化合物，也称苝醌类化合物（perylenequinone，PQ），是一类分布于自然界生物中的光敏色素。研究证明其有良好的光敏杀伤肿瘤细胞和抑制艾滋病病毒（HIV-1）作用[8]。

从唇形科植物红根草（*Salvia prionitis* Hance.）全草中分离鉴

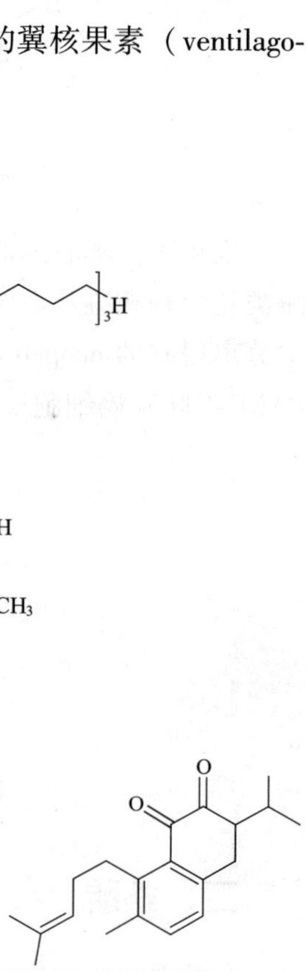

红根草邻醌

定的化合物红根草邻醌（saprorthoquinone），有较明显的抗菌活性，且对 P-388 白血病细胞有细胞毒性[9]。

三、菲醌

天然菲醌（phenanthraquinone）衍生物包括邻醌及对醌两种类型，含菲醌类的植物分布在唇形科、兰科、豆科、番荔枝科、使君子科、蓼科、杉科等高等植物中，在地衣中也有分离得到。例如从著名中药丹参（*Salvia miltiorrhiza* Bunge.）根中提取得到的多种菲醌衍生物[10,11]，均属于邻菲醌类和对菲醌类化合物。

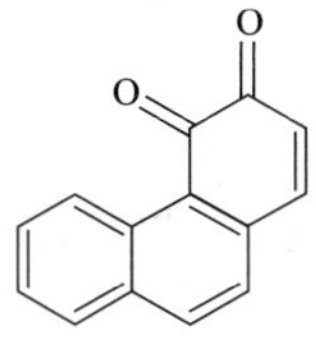

邻菲醌(Ⅰ)

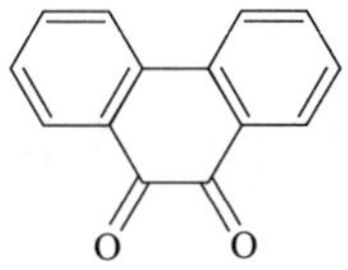

邻菲醌(Ⅱ)

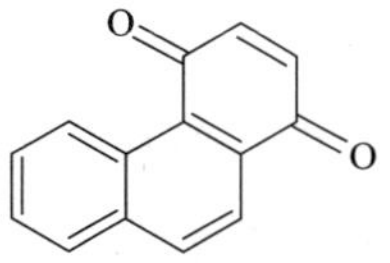

对菲醌

丹参醌类成分具有抗菌及扩张冠状动脉的作用，由丹参醌Ⅱ$_A$制得的丹参醌Ⅱ$_A$磺酸钠注射液可增加冠脉流量，临床上治疗冠心病、心肌梗塞有效。另外，从丹参的同属植物裂鼠尾草（*Salvia bians* Rogle.）根中也分离得到一系列邻菲醌类化合物[12]。

丹参醌类成分虽然在结构上为菲醌类，但从其他共存的同系物结构来看，在生物合成上属于二萜类，故也可把丹参醌Ⅰ（tanshinone Ⅰ）看成是二萜萘醌的脱氢衍生物，归属到萘醌类中。

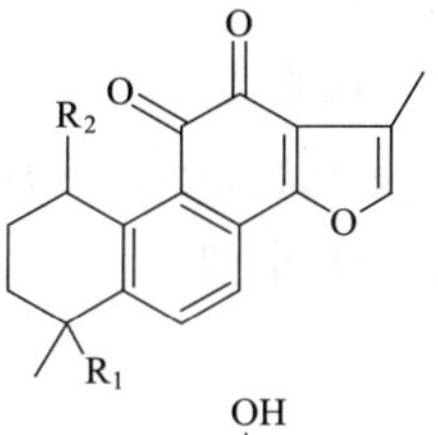

丹参醌Ⅱ$_A$	R_1=CH_3	R_2=H
丹参醌Ⅱ$_B$	R_1=CH_2OH	R_2=H
羟基丹参醌Ⅱ$_A$	R_1=CH_3	R_2=OH
丹参酸甲酯	R_1=$COOCH_3$	R_2=H

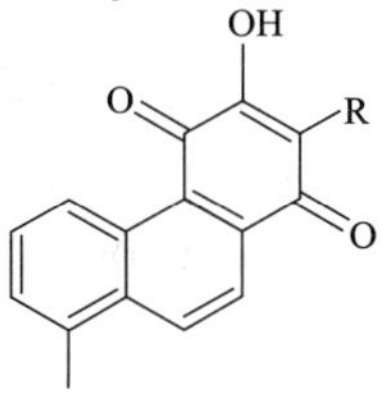

丹参新醌甲	R_1=$CH(CH_3)CH_2OH$
丹参新醌乙	R=$CH(CH_3)_2$
丹参新醌丙	R=CH_3

从苏木亚科羊蹄甲属植物洋紫荆（*Bauhinia variegata* L.）中分离得到的抗癌活性物质 bauhinione[13]及翅萼石斛（*Dendrobium cariniferum*）中分离得到的 dendronone[14]结构上也属于菲醌类。

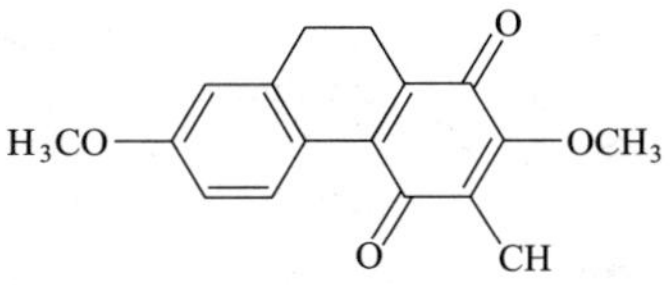

bauhinione

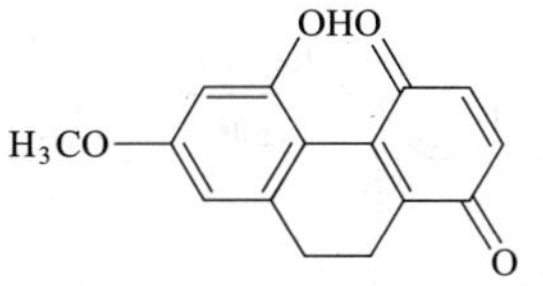

dendronone

四、蒽醌

蒽醌类（anthraquinones）成分包括蒽醌衍生物及其不同程度的还原产物，如氧化蒽酚、蒽酚、蒽酮及蒽酮的二聚体等。绝大多数蒽醌类化合物存在于高等植物、霉菌和地衣中。高等植物中含量较多的有茜草科、芸香科、鼠李科、豆科山扁豆属、蓼科大黄属和酸模属、马鞭草科、玄参科毛地黄属及百合科等。霉菌中以曲霉属（*Aspergillus*）及青霉属（*Penicillium*）中蒽醌类化合物较多。蒽醌类按其母核的结构分为单蒽核类和双蒽核类。

（一）单蒽核类

1. 蒽醌及其苷类 天然存在蒽醌以9,10-蒽醌最为常见，蒽醌母核上常有羟基、羟甲基、甲氧基和羧基取代。常以游离形式或与糖成苷形式存在于植物体内。

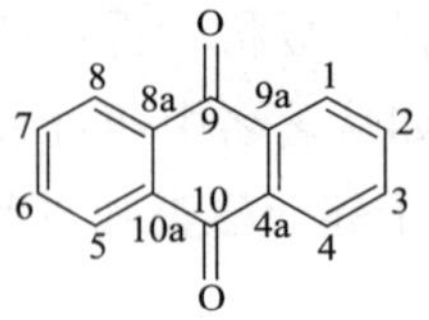

1,4,5,8位为α位
2,3,6,7位为β位
9,10位为meso位

根据羟基在蒽醌母核上的分布情况，可将羟基蒽醌衍生物分为两类。

（1）大黄素型　羟基分布在两侧的苯环上，多数化合物呈黄色。例如常用中药大黄中的主要蒽醌成分多属于这个类型。

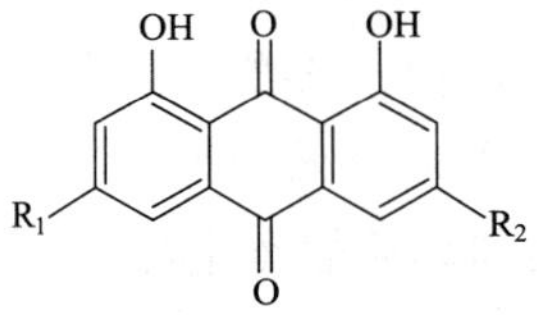

大黄酚	R_1=CH_3	R_2=H
大黄素	R_1=CH_3	R_2=OH
大黄素甲醚	R_1=CH_3	R_2=OCH_3
芦荟大黄素	R_1=H	R_2=CH_2OH
大黄酸	R_1=H	R_2=COOH

大黄中的羟基蒽醌衍生物多与葡萄糖结合成苷类，一般有单糖苷和双糖苷两种。

从中药巴戟天（*Morinda officinalis* How.）中分得的1,6-二羟基-2,4-二甲氧基蒽醌和1,6-二羟基-2-甲氧基蒽醌[15]及从虎刺（*Damnacanthus indicus* Gaerth.）中分得的1,5-二羟基-2-甲氧基蒽醌和1,3,5-三羟基-2-羧乙基蒽醌[16]也属于大黄素型。

（2）茜草素型　羟基分布在一侧的苯环上，化合物颜色较深，多为橙黄色至橙红色。例如中药茜草（*Rubia cordifolia*）中的茜草素等化合物即属此型。

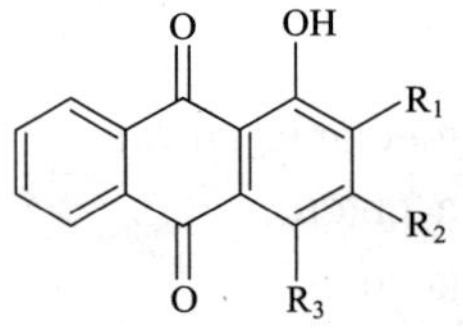

茜草素	R_1=OH	R_2=H	R_3=H
羟基茜草素	R_1=OH	R_2=H	R_3=OH
伪羟基茜草素	R_1=OH	R_2=COOH	R_3=OH

茜草中除含有游离蒽醌苷元外，还含有木糖和葡萄糖的蒽醌苷类化合物，已分离得到的有单糖苷和双糖苷[17]。

2. 蒽酚或蒽酮衍生物 蒽醌在酸性条件下被还原，生成蒽酚及其互变异构体蒽酮。

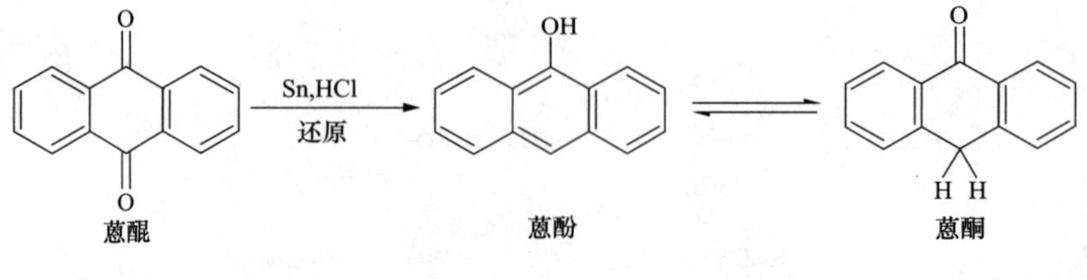

蒽酚（或蒽酮）的羟基衍生物一般存在于新鲜植物中，该类成分可以慢慢被氧化成蒽醌类成分。如在新鲜大黄中含有的蒽酚类成分，经过贮存两年以上就再也检查不出这些蒽酚类成分了。

蒽酚类衍生物也以游离苷元和结合成苷两种形式存在。*meso*-位上的羟基与糖结合的苷，其性质比较稳定，只有经过水解除去糖以后才易被氧化。

羟基蒽酚类对霉菌有较强的杀灭作用，是治疗皮肤病有效的外用药，如柯桠素（chrysarobin）治疗疥癣等症，效果较好。

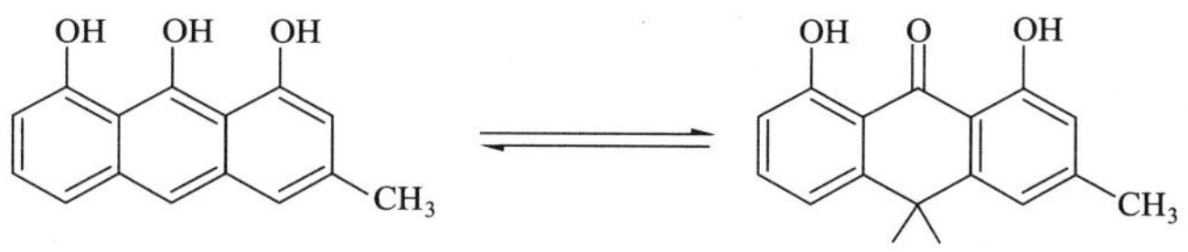

（二）双蒽核类

1. 二蒽酮类 二蒽酮类成分可以看成是两分子的蒽酮脱去一分子氢通过碳碳键相互结合而成的化合物。一般上下两环的结构相同且对称，多以 10 位碳与 10′位碳连接（称为中位连接），也有其他位置连接。大黄及番泻叶中致泻的主要有效成分番泻苷 A、B、C、D 等皆为二蒽酮衍生物。

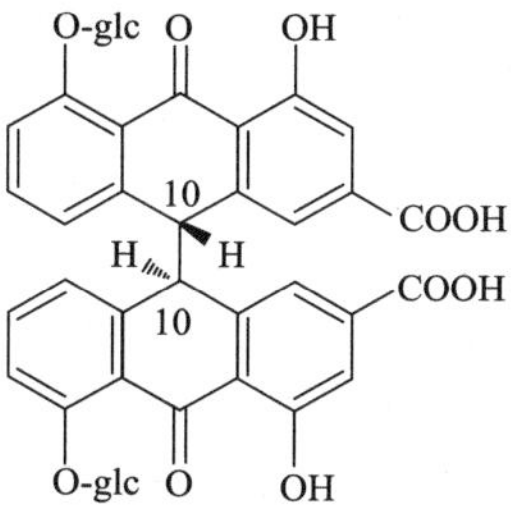

番泻苷A

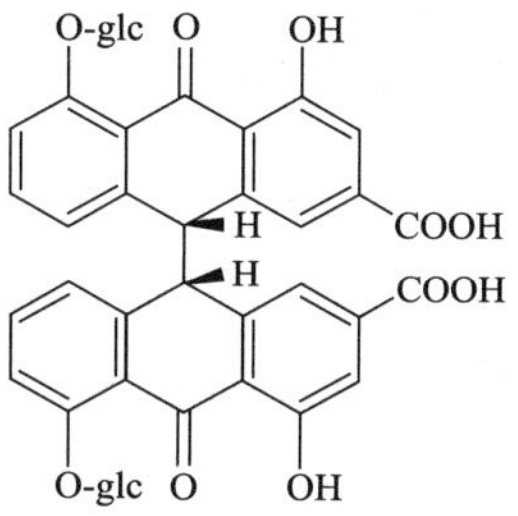

番泻苷B

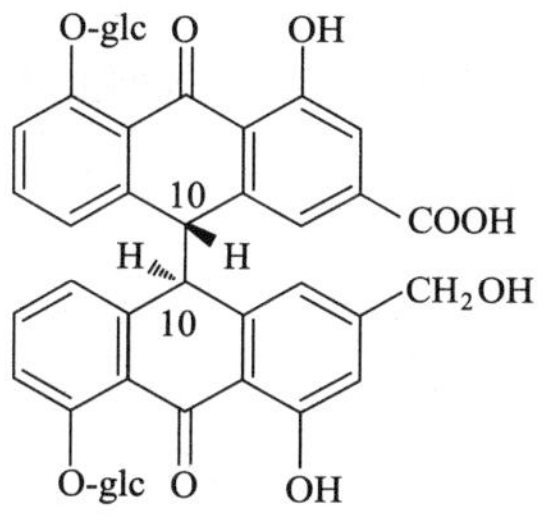

番泻苷C

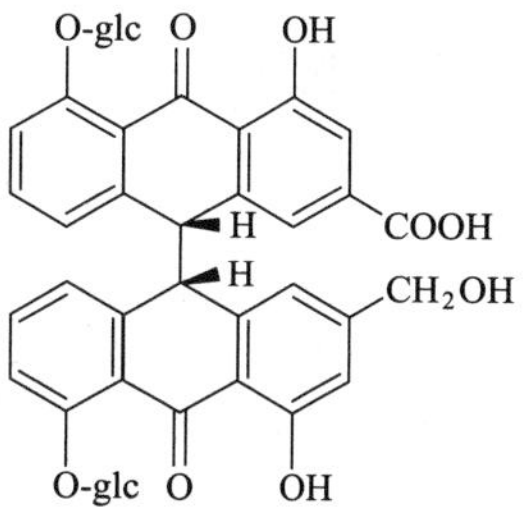

番泻苷D

番泻苷 A（sennoside A）是黄色片状结晶，被酸水解后生成两分子葡萄糖和一分子番泻苷元 A（sennidin A）。番泻苷元 A 是两分子的大黄酸蒽酮通过 C_{10}—$C_{10'}$相互结合而成的二蒽酮类衍生物，其 C_{10}—$C_{10'}$为反式连接。番泻苷 B（sennoside B）水解后生成番泻苷元 B（sennidin B），其 C_{10}—$C_{10'}$为顺式连接，是番泻苷元 A 的异构体。番泻苷 C（sennoside C）是一分子大黄酸蒽酮与一分子芦荟大黄素蒽酮通过 C_{10}—$C_{10'}$反式连接而形成的二蒽酮二葡萄糖苷。番泻苷 D（sennoside D）为番泻苷 C 的异构体，其 C_{10}—$C_{10'}$为顺式连接。

二蒽酮类化合物的 C_{10}—$C_{10'}$键与通常 C-C 键不同，易于断裂，生成稳定的蒽酮类化合物。如大黄及番泻叶中含有的番泻苷 A 的致泻作用是因其在肠内变为大黄蒽酮所致。

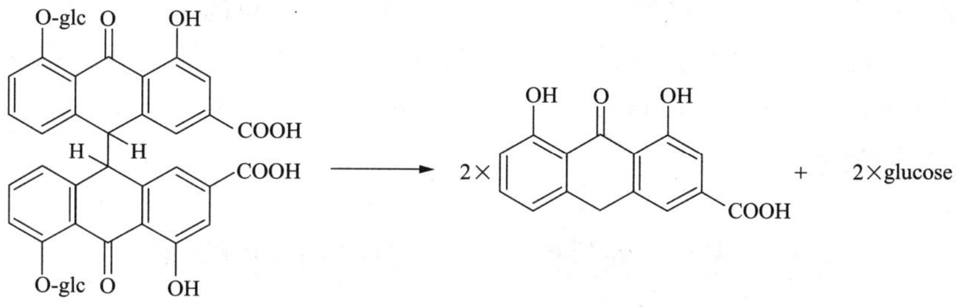

番泻苷A　　大黄酸蒽酮

2. 二蒽醌类 蒽醌类脱氢缩合或二蒽醌酮类氧化均形成二蒽醌类。天然二蒽醌类化合物中的两个蒽醌环都是相同且对称的，由于空间位阻的相互排斥，故两个蒽环呈反向排列，如天精（skyrin）和山扁豆双醌（cassiamine）。

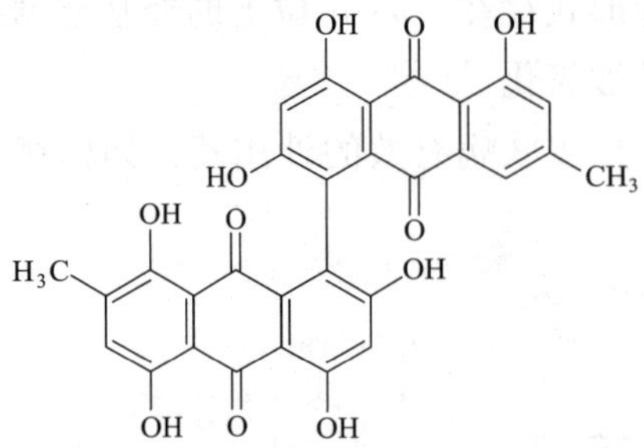

天精

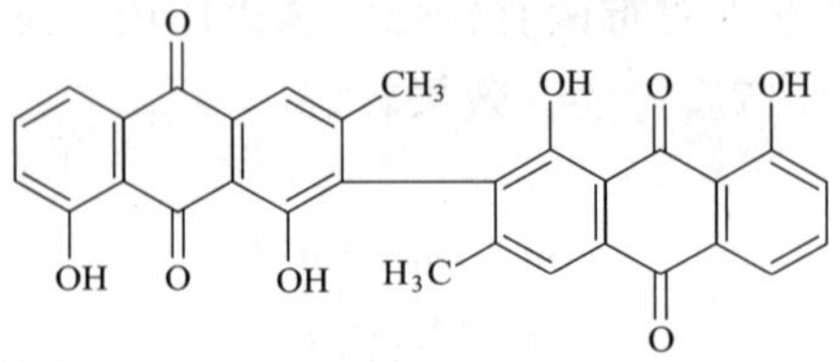

山扁豆双醌

3. 去氢二蒽酮类　中间二蒽酮再脱去一份子氢即进一步氧化，两环之间以双键相连者称为去氢二蒽醌。此类化合物颜色多呈暗紫红色。其羟基衍生物存在于自然界中，如去氢二大黄素蒽醌。

4. 日照蒽酮类　去氢二蒽醌进一步氧化，α 与 α′位相连组成一新的六元环，其多羟基衍生物也存在于金丝属植物中。

5. 中位萘骈二蒽酮类　这一类化合物是天然蒽醌衍生物具有最高氧化水平的结构形式，也是产物中高度稠合的多元环系统之一（含 8 个环）。如金丝桃素（hyperricin），存在于金丝桃属某些植物中，具有抑制中枢神经及抗病毒的作用。

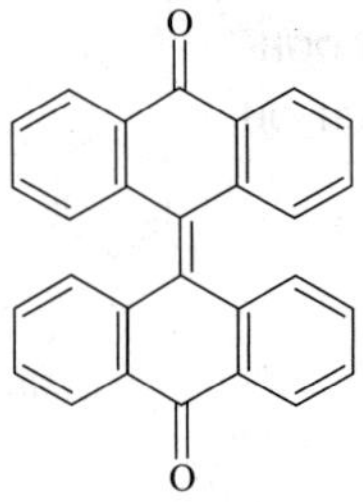

去氢二蒽醌

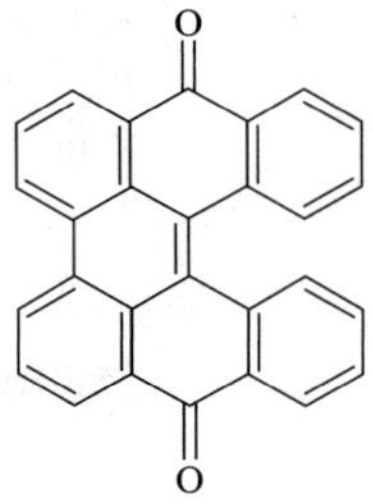

日照蒽醌

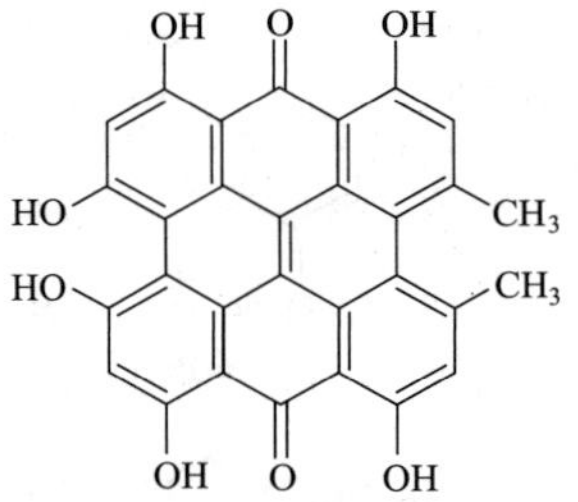

金丝桃素

天然蒽醌类化合物多具有致泻作用，其作用强度与结构有下述关系：①蒽醌苷的致泻作用强于苷元，苷元蒽酚的作用强于蒽醌类。若蒽醌类的酚羟基被酯化，则泻下作用消失；②含羧基的蒽苷致泻作用强于相应的不含羧基的蒽苷。含羧基的蒽苷中，二蒽酮（如番泻苷）的活性强于蒽醌类。

某些蒽醌类化合物（如大黄酸、大黄素、芦荟大黄素等）有抑菌作用，且苷元的作用强于苷类；某些蒽酚类成分（如柯亚素）具有较强的抗霉菌作用。

早在 19 世纪中叶人们就对蒽醌进行结构合成研究，由于蒽醌类化合物的生理作用，尤其是抗肿瘤蒽环类抗生素的发现，激励人们不断寻找新的合成方法。有关蒽醌环的合成方法大致有以下几种：①Friedel-Crafts 反应，②Michael 反应，③Diels-Alder 反应，④*N*, *N*-二乙基苯甲酰的邻位金属化。

第二节　醌类化合物的理化性质

一、物理性质

（一）性状

醌类化合物如果母核上没有酚羟基取代，基本上无色。但随着酚羟基等助色团的引入则表现有一定颜色。取代的助色团越多，颜色也就越深，有黄、橙、棕红色以至紫红色等。天然存在的醌类成分因分子中多有取代故为有色晶体。苯醌和萘醌多以游离态存在，而蒽醌一般结合成苷存在于植物体中，因极性较大难以得到结晶。

（二）升华性

游离的醌类化合物一般具有升华性。小分子的苯醌类及萘醌类还具有挥发性，能随水蒸气蒸馏，可据此进行分离和纯化工作。如大黄酚与大黄素甲醚升华温度在124℃左右，芦荟大黄素185℃左右，大黄素206℃左右，大黄酸210℃左右，一般升华温度随酸性的增强而升高。

（三）溶解性

游离醌类苷元极性较小，一般溶于乙醇、乙醚、三氯甲烷等有机溶剂，基本上不溶于水。成苷后极性显著增大，易溶于甲醇、乙醇中，在热水中也可溶解，但在冷水中溶解度大大降低，几乎不溶于乙醚、三氯甲烷等极性较小的有机溶剂中。有些醌类成分含有易被氧化的取代基，对光不稳定，操作时应在暗处进行，并须避光贮存。

二、化学性质

（一）酸性

醌类化合物多具有酚羟基，故具有一定的酸性。在碱性水溶液中成盐溶解，加酸酸化后被游离又可重新沉淀析出。

醌类化合物因分子中酚羟基的数目及位置不同，酸性强弱表现出显著差异。

（1）带有羧基的醌类化合物酸性强于不带羧基者，一般蒽醌核上羧基的酸性与芳香酸相同，能溶于 $NaHCO_3$ 水溶液。

（2）具有 β-位羟基的蒽醌化合物酸性强于 α-位羟基蒽醌化合物。例如2-羟基苯醌或在萘醌的醌核上有羟基时，实际上为插烯酸的结构，故表现出与羧基相似的酸性，可溶于 $NaHCO_3$ 水溶液中。萘醌及蒽醌苯环上的 β-位羟基的酸性则次之，可溶于碱性稍强的 Na_2CO_3 水溶液中，而 α-位上的羟基因与 C＝O 基形成氢键缔合，表现出更弱的酸性，只能用 NaOH 水溶液才能溶解。

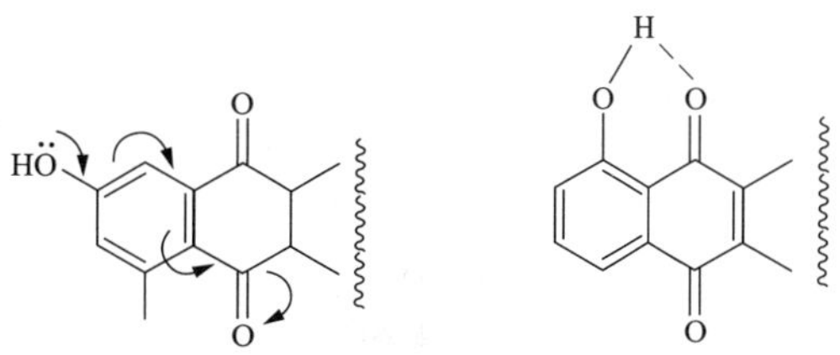

（3）羟基数目增多时，酸性也增加。根据醌类酸性强弱的差别，可用碱梯度萃取法进行这类化合物的分离工作。以游离蒽醌类衍生物为例，酸性强弱按下列顺序排列：含—COOH＞含2个以上 β—OH＞含一个 β—OH＞含二个 α—OH＞含一个 α—OH。故可从有机溶剂中依次用5% $NaHCO_3$、5% Na_2CO_3、1% NaOH 及5% NaOH 水溶液进行梯度萃取，达到分离的目的。

（二）显色反应

醌类的颜色反应主要取决于其氧化还原性质以及分子中的酚羟基性质。

1. Feigl 反应[18]　醌类衍生物在碱性条件下经加热能迅速与醛类及邻二硝基苯反应，生成紫色化合物。其反应机理如下：

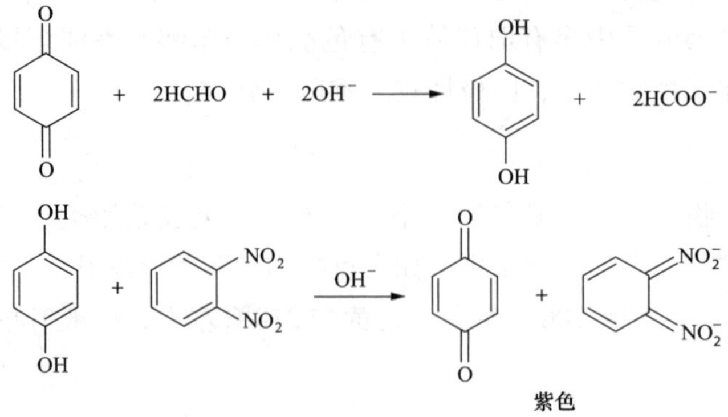

实际上，醌类在反应前后无变化，只是起到传递电子的媒介作用，醌类成分含量越高，反应速度也就越快。试验时可取醌类化合物的水或苯溶液 1 滴，加入 25% Na_2CO_3 水溶液、4% HCHO 及 5% 邻二硝基苯的苯溶液各 1 滴，混合后置水浴上加热，在1 ~ 4min 内产生显著的紫色。

2. 无色亚甲蓝显色试验[19]　无色亚甲蓝溶液（leucomethylene blue）用于 PPC 和 TLC 作为喷雾剂，是检出苯醌类及萘醌类的专用显色剂。试样在白色背景上作为蓝色斑点出现，可借此与蒽醌类化合物相区别。

无色亚甲蓝溶液可按下法配制：取 100mg 亚甲蓝溶于 100ml 乙醇中。加入 1ml 冰醋酸及 1g 锌粉，缓缓振摇直至蓝色消失，即可备用。

3. 碱性条件下的呈色反应　羟基醌类在碱性溶液中发生颜色改变，会使颜色加深。多呈橙、红、紫红色及蓝色。例如羟基蒽醌类化合物遇碱显红 ~ 紫红色的反应称为 Bornträger 反应，其机理如下：

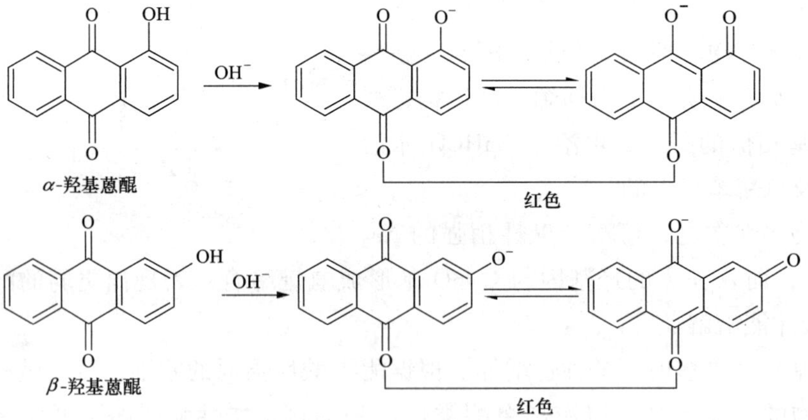

显然该显色反应与形成共轭体系的酚羟基和羰基有关。因此羟基蒽醌以及具有游离酚羟基的蒽醌苷均可呈色，但蒽酚、蒽酮、二蒽酮类化合物则需氧化形成羟基蒽醌类化合物后才能呈色。

用本反应检查天然药物中是否含有蒽醌类成分时，可取中草药粉末约 0.1g，加 10% 硫酸水溶液 5ml，置水浴上加热 2 ~ 10min，冷却后加 2ml 乙醚振摇，静置后分取醚层溶液，加入 1ml 5% 氢氧化钠水溶液，振摇。如有羟基蒽醌存在，醚层则由黄色褪为无色，而水层显红色。

4. 与活性次甲基试剂的反应（Kesting-Craven 法）[20]　苯醌及萘醌类化合物当其醌环

上有未被取代的位置时，可在氨碱性条件下与一些含有活性次甲基试剂（如乙酰醋酸酯、丙二酸酯、丙二腈等）的醇溶液反应，生成蓝绿色或蓝紫色。以萘醌与丙二酸酯的反应为例，反应时先生成产物（1），再进一步变为（2）而显色。

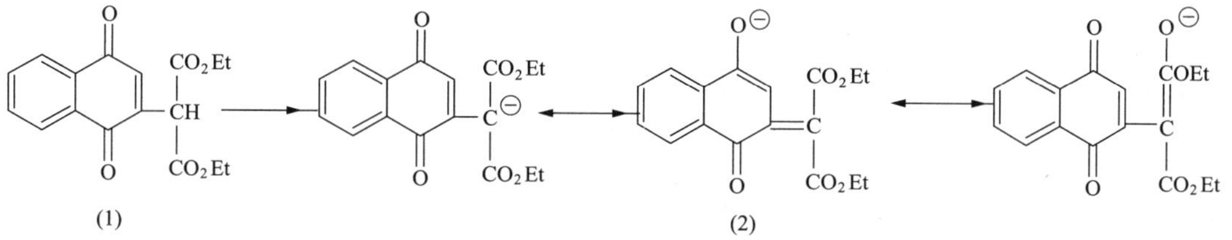

萘醌的苯环上如有羟基取代，此反应即会受到抑制。蒽醌类化合物因醌环两侧有苯环，不能发生该反应，故可加以区别。

5. 与金属离子的反应 在蒽醌类化合物中，如果有 α-酚羟基或邻位二酚羟基结构时，则可与 Pb^{2+}、Mg^{2+} 等金属离子形成络合物。以醋酸镁为例，生成产物可能具有下列结构。与 Pb^{2+} 形成的络合物在一定 pH 值下还能沉淀析出，故可借此精制该类化合物。

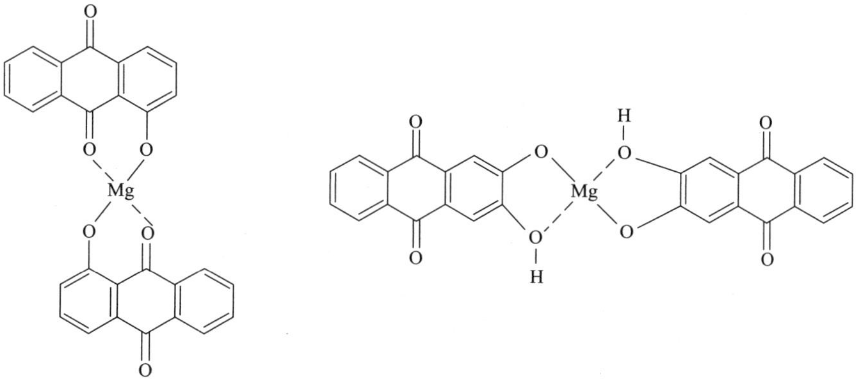

当蒽醌化合物具有不同的结构时，与醋酸镁形成的络合物也具有不同的颜色，可用于鉴别。如果母核上有 1 个 α—OH 或 1 个 β—OH，或二个—OH 不在同环时，显橙黄～橙色；如已有一个 α—OH，并另有一个—OH 在邻位时，显蓝～蓝紫色，若在间位时显橙红～红色，在对位时则显紫红～紫色。据此可帮助决定羟基的取代位置。试验时可将羟基蒽醌衍生物的醇溶液滴在滤纸上，干燥后喷以 0.5% 的醋酸镁甲醇溶液，于 90℃ 加热 5min 即可显色。

第三节 醌类化合物的提取分离

醌类化合物结构不同，其物理性质和化学性质相差较大，而且以游离苷元以及苷两种形式存在于植物体中，特别是在极性及溶解度方面差别很大，没有通用的提取分离方法，但以下规律可供参考。

一、游离醌类的提取

（一）有机溶剂提取法

一般游离醌类的极性较小，故苷元可用极性较小的有机溶剂提取。将药材用三氯甲烷、石油醚等有机溶剂进行提取，提取液再进行浓缩，有时在浓缩过程中即可析出结晶。

（二）碱提取－酸沉淀法

用于提取带游离酚羟基的醌类化合物。酚羟基与碱成盐而溶于碱水溶液中，酸化后酚羟基被游离而沉淀析出。

（三）水蒸气蒸馏法

适用于分子量小的苯醌及萘醌类化合物。

（四）其他方法

近年来超临界流体萃取法和超声波提取法在醌类成分提取中也有应用，既提高了提出率，又避免醌类成分的分解。

二、游离蒽醌的分离

由于蒽醌是醌类化合物中最主要的结构类型，故利用羟基蒽醌中酚羟基位置和数目的不同，对分子的酸性强弱影响不同而进行分离是羟基蒽醌类的化合物的一个重要分离方法。pH 梯度萃取法的分离原理前已叙及，图 8－1 为这类化合物较通用的分离方法。

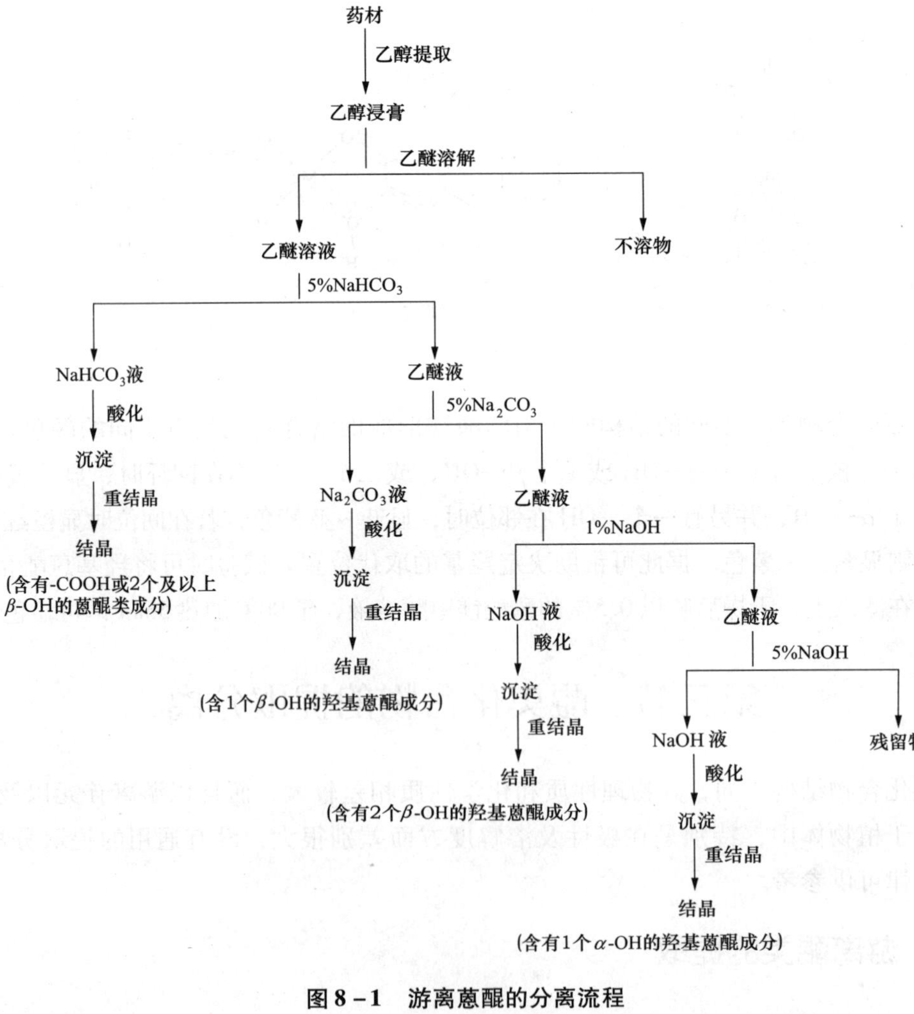

图 8－1　游离蒽醌的分离流程

当然，色谱方法是系统分离羟基蒽醌类化合物的最有效手段，当药材中含有一系列结构相近的蒽醌衍生物时，必须经过色谱方法才能得到彻底分离。而且也不可能通过一次色谱分离就获得完全成功，往往需要反复多次色谱才能收到较好效果。

游离羟基蒽醌衍生物色谱常用的吸附剂主要是硅胶，一般不用氧化铝，尤其不用碱性氧化铝，以避免与酸性的蒽醌类成分发生化学吸附而难以洗脱。另外，游离羟基蒽醌衍生物含有酚羟基，故聚酰胺也有时作为色谱吸附剂使用。

从决明子（*Cassia obtusifolia*）中主要用硅胶色谱法分离 13 种羟基蒽醌衍生物及其类似物是一个典型的例子[21]。方法如下，5kg 粉碎的种子用 70% 甲醇提取两次，滤过后滤液减压浓缩至糖浆状，用苯进行提取，苯提取液减压浓缩，进行硅胶柱色谱，苯 - 乙酸乙酯（19∶1）洗脱，分离得到大黄酚（chrysophanol，1），大黄素甲醚（physcion，2），isotoralactone（3），rubrofusarin（4），钝叶素（obtusifolin，5），obtusin（6）及两个化合物（7 和 8）的混合物。然后用苯 - 乙酸乙酯（4∶1）洗脱，分离得到甲基钝叶决明素（chryso-obtusin，9）及 aurantio-obtusin（10）与化合物（11）的混合物，还有 questin（12）与苯甲酸（13）的混合物。（7）和（8）的混合物再进行聚酰胺柱色谱分离，洗脱剂为 80% 甲醇，（10）和（11）的混合物也进行聚酰胺柱色谱分离，洗脱剂为 70% 甲醇，可得到（7）、（8）、（10）和（11）四种单体化合物。而（12）和（13）的混合物可通过重结晶加以分离。

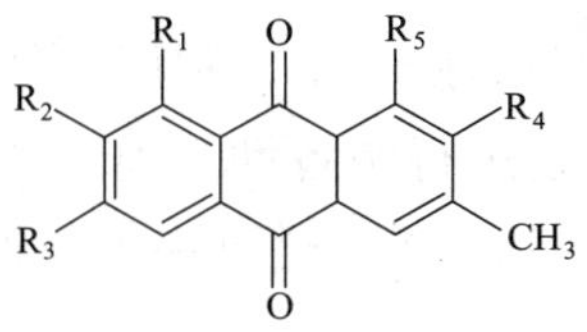

	R_1	R_2	R_3	R_4	R_5
1	OH	H	H	H	OH
2	OH	H	OCH_3	H	OH
5	OH	H	H	OH	OCH_3
6	OH	OCH_3	OCH_3	OH	OCH_3
7	OCH_3	OCH_3	OCH_3	OH	OH
8	OH	OCH_3	OCH_3	OH	OH
9	OCH_3	OCH_3	OCH_3	OH	OCH_3
10	OH	OCH_3	OH	OH	OCH_3
11	OH	OCH_3	OH	OH	OH
12	OCH_3	H	OH	H	OH

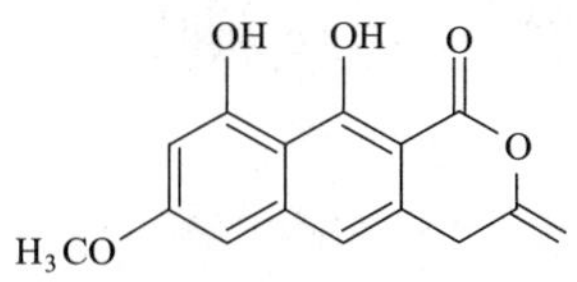

3

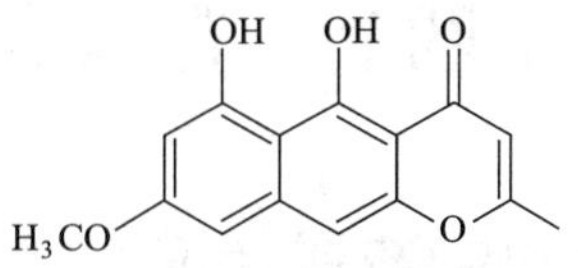

4

三、蒽醌苷的分离

蒽醌苷类与蒽醌衍生物苷元的极性差别较大，故在有机溶剂中的溶解度不同。如苷类在三氯甲烷中不溶，而苷元则溶于三氯甲烷，可据此进行分离。但应当注意一般羟基蒽醌类衍生物及其相应的苷类在植物体内多通过酚羟基或羧基结合成镁、钾、钠、钙盐形式存在，为充分提取出蒽醌类衍生物，必须预先加酸酸化使之全部游离后再进行提取。同理在用三氯甲烷等极性较小的有机溶剂从水溶液中萃取蒽醌衍生物苷元时也必须使之处于游离状态，才能达到分离苷和苷元的目的。

蒽醌苷类因其分子中含有糖，故极性较大，水溶性较强，分离和纯化都比较困难，一般都主要应用色谱方法。但在色谱之前，往往采用溶剂法或铅盐法处理粗提物，除去大部分杂质，制得较纯的总苷后再进行色谱分离。

铅盐法：通常是在除去游离蒽醌衍生物的水溶液中加入醋酸铅溶液，使之与蒽醌苷类结合生成沉淀。滤过后沉淀用水洗净，再将沉淀悬浮于水中，按常法通入硫化氢气体使沉淀分解，释放出蒽醌苷类并溶于水中，滤去硫化铅沉淀，水溶液浓缩，即可进行色谱分离。

溶剂法：用正丁醇等极性较大的溶剂，将蒽醌苷类从水溶液中提取出来，再用色谱法作进一步分离。

色谱法：分离蒽醌苷类化合物最有效的方法。主要应用硅胶柱色谱，反相硅胶柱色谱和葡聚糖凝胶柱色谱分离植物中存在的蒽醌苷类衍生物。有效结合使用以上所述的色谱方法，一般都能获得满意的分离效果。随着高效液相色谱和制备型中、低压液相色谱的应用，使蒽醌苷类化合物得到更有效分离。近年来高速逆流色谱，毛细管电泳也已广泛地应用于蒽醌苷类的分离。

应用葡聚糖凝胶柱色谱分离蒽醌苷类成分主要依据分子大小的不同，大黄蒽醌苷类的分离即是一例：将大黄的70%甲醇提取液加到凝胶柱上，并用70%甲醇洗脱，分段收集，依次先后得到二蒽酮苷（番泻苷B、A、D、C），蒽醌二葡萄糖苷（大黄酸、芦荟大黄素，大黄酚的二葡萄糖苷）、蒽醌单糖苷（芦荟大黄素、大黄素、大黄素甲醚及大黄酚的葡萄糖苷）、游离苷元（大黄酸、大黄酚、大黄素甲醚、芦荟大黄素及大黄素）。显然，上述化合物是以分子量由大到小的顺序流出色谱柱的。

从茜草（*Rubia cordifolia*）中分离蒽醌苷类成分结合应用了正相硅胶柱色谱和反相硅胶柱色谱。将茜草根的醇提物的正丁醇萃取物进行硅胶柱色谱，三氯甲烷－甲醇梯度洗脱，不纯的流份再进一步经反相硅胶RP-8柱分离，最后经重结晶和制备硅胶薄层色谱纯化，得到三种蒽醌衍生物的双糖苷单体化合物。

在使用高速逆流色谱对芦荟有效成分的制备性分离研究中，利用三氯甲烷∶甲醇∶水＝4∶3.8∶2的溶剂分离系统，对芦荟的95%乙醇提取物进行制备性分离，共收集到8个单一组分，3个二组分和1个三组分的分离峰，后经简单的硅胶色谱进一步分离，得多种蒽醌苷类和蒽醌苷元类单体化合物[22]。

第四节　醌类化合物的结构测定

一、醌类化合物的波谱特征

（一）醌类化合物的紫外光谱

1. 苯醌和萘醌类的紫外光谱特征　醌类化合物由于存在较长的共轭体系在紫外区域均出现较强的紫外吸收。苯醌类的主要吸收峰有三个：①～240 nm，强峰；②～285nm，中强峰；③～400nm，弱峰。萘醌主要有四个吸收峰，其峰位与结构的关系大致如下所示：

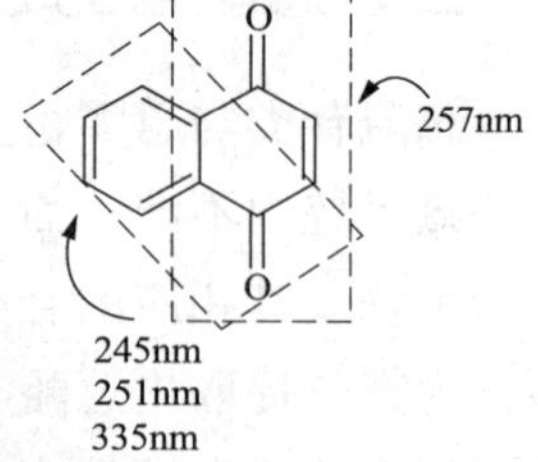

当分子中放入—OH，—OCH_3等助色团时，可引起分子中相应的吸收峰向红位移。例如1,4-萘醌，当醌环上引入＋Ⅰ或＋M取代基时，只影响257nm峰红移，而不影响苯环引起的三个吸收带。但当苯环上引入上述取代基时，如α-OH时将使335nm的吸收峰红移至427nm。

2. 蒽醌类的紫外光谱特征　蒽醌母核有四个吸收峰，分别由苯样结构（a）及醌样结构（b）引起。

羟基蒽醌衍生物的紫外吸收基本与上述蒽醌母核相似。此外，多数在230nm附近还有一强峰，故羟基蒽醌类化合物有五个主要吸收带。

第Ⅰ峰：230nm 左右

第Ⅱ峰：240～260nm（由苯样结构引起）

第Ⅲ峰：262～295nm（由醌样结构引起）

第Ⅳ峰：305～389nm（由苯样结构引起）

第Ⅴ峰：>400nm（由醌样结构中的 C=O 引起）

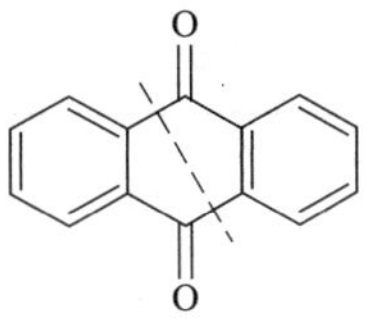

252nm
325nm

(a)

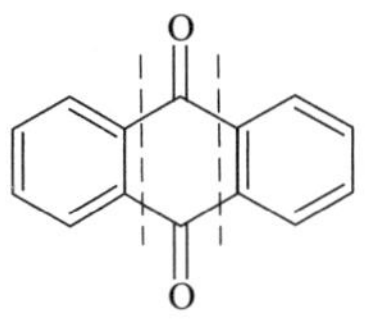

272nm
405nm

(b)

以上各吸收带的具体峰位与吸收强度均与蒽醌母核上取代基的性质，数目及取代位置有关。其中，峰带Ⅰ的最大吸收波长（λ_{max}）与羟基数目及取代位置大致有如下关系（表 8－1）。

表 8－1 羟基蒽醌类紫外吸收光谱（第Ⅰ峰）

OH 数	OH 位置	λ_{max}（nm）
1	1-；2-	222. 5
2	1,2-；1，4-；1，5-	225
3	1，2，8-；1，4，8- 1，2，6-；1，2，7-	230 ±2. 5
4	1，4，5，8-；1，2，5，8-	236

峰带Ⅲ（262～295nm）受 β-酚羟基的影响，β-酚羟基的存在可使该带红移，且吸收强度增加。

峰带Ⅴ主要受 α-羟基影响，α-羟基数目越多，峰带红移值也越大，如表 8－2 所示。

表 8－2 羟基蒽醌类峰带Ⅴ的吸收

α—OH 数		λ_{max}nm（logε）
无		356～362. 5（3. 30～3. 88）
1		400～420
2	1,5-二羟基	418～440
	1,8-二羟基	430～450
	1,4-二羟基	470～500（靠 500nm 处有一肩峰）
3		485～530（2 至多个吸收）
4		540～560（多个重峰）

（二）醌类化合物的红外光谱

醌类化合物的红外光谱的主要特征是羰基吸收峰以及双键和苯环的吸收峰。羟基蒽醌类化合物在红外区域有 $\nu_{C=O}$（1675～1653cm^{-1}）、ν_{OH}（3600～3130cm^{-1}）及 $\nu_{芳环}$（1600～1480cm^{-1}）的吸收。其中 $\nu_{C=O}$吸收峰位与分子中 α-酚羟基的数目及位置有较强的规律性，对推测结构中 α-酚羟基的取代情况有重要的参考价值。

当 9,10-蒽醌母核上无取代基时，因两个 C═O 的化学环境相同，只出现一个C═O 吸收峰，在石蜡糊中测定的峰位为 1675cm^{-1}。当芳环引入一个 α-羟基时，因与一个C═O缔合，使其吸收显著降低，另一个未缔合 C═O 的吸收则变化较小。当芳环引入的 α-羟基数目增多及位置不同时，两个 C═O 的缔合情况发生变化，其吸收峰位也会随之改变。α-羟基的数目及位置对 $\nu_{C=O}$吸收的影响如表 8－3 所示[23]。

表 8－3　蒽醌类 $\nu_{C=O}$ 与 α—OH 数目及位置的关系

α—OH 数	$\nu_{C=O}$（cm^{-1}）
—	1678～1653
1	1675～1647 和 1637～1621
2（1,4-和 1,5-）	1645～1608
2（1,8-）	1678～1661 和 1626～1616
3	1616～1592
4	1592～1572

（三）醌类化合物的 ^{1}H-NMR 谱

1. 醌环上的质子　在醌类化合物中，只有苯醌及萘醌在醌环上有氢质子，在无取代时化学位移 δ 值分别为 6.72（s）（*p*-苯醌）及 6.95（s）（1,4-萘醌）。

醌环质子因取代基而引起的位移基本与顺式乙烯中的情况相似。无论 *p*-苯醌或 1，4-萘醌，当醌环上有一个供电取代基时，将使醌环上其他质子移向高场。位移顺序在 1,4-萘醌中为：$—OCH_3$＞—OH＞$—OCOCH_3$＞$—CH_3$。如表 8－4 所示。

表 8－4　一些 1，4-萘醌的 ^{1}H-NMR 谱（600MHz）δ 值

1，4-萘醌	H-2	H-3	H-5	H-6	H-7	H-8	其他
母体	6.95	6.95	8.06(m)	7.73(m)	7.76(m)	8.07(m)	
2-甲基-	—	6.79	—	—	—	—	$—CH_3$，2.13（d）
2-羟基-	—	6.37	—	—	—	—	
2-甲氧基-	—	6.17	—	—	—	—	$—OCH_3$，3.89
2-乙酰氧基-	—	6.76	—	—	—	—	
2-乙酰基-	—	7.06	—	—	—	—	
5-羟基-	6.97	6.97	—	7.25(m)	7.60(m)	7.70(m)	—OH，11.07
5-羟基-7-甲基-	6.91	6.91	—	7.08(d)	—	7.41(d)	—OH，11.17；Me2.42
5-羟基-3,7-二甲氧基-	6.98	—	—	6.60(d)	—	7.18(d)	—OH，11.03
5，8-二羟基-	7.13	7.13		7.13	7.13		—OH，12.57
5，8-二羟基-2-甲氧基-	—	6.17	—	7.23	7.23		—OH，12.37，12.83
5，8-二羟基-2-乙基-	—	6.84(1)	—	7.20	7.20		—OH，12.55，12.40
5，8-二羟基-2,7-二甲氧基-	—	6.40	—	6.40	—		—OH，13.88，12.30

2. 芳环质子　在醌类化合物中，具有芳氢的只有萘醌（最多 4 个）及蒽醌（最多 8 个），可分为 α-H 及 β-H 两类。其中 α-H 因处于 C ═O 的负屏蔽区，受影响较大，共振信号出现在低场，化学位移值较大；β-H 受 C ═O 的影响较小，共振信号出现在较高场，化学位移值较小。1,4-萘醌的共振信号分别在 δ 8.06（α-H）及 δ 7.73（β-H），9,10-蒽醌的芳氢信号出现在 δ 8.07（α-H）及 δ 7.67（β-H）。当有取代基时，峰的数目及峰位都会改变[24,25]。

3. 取代基质子　在醌类化合物中，特别是蒽醌类化合物中常见的各类取代基质子的化学位移 δ 值有如下规律：

（1）甲氧基　一般在 δ 3.8～4.2，呈现单峰。

（2）芳香甲基 一般在δ 2.1～2.5，α-甲基可出现在δ 2.7～2.8，均为单峰。若甲基邻位有芳香质子，则因远距离偶合而出现宽单峰。

（3）羟甲基 （$—CH_2OH$）CH_2的化学位移一般在δ 4.4～4.7，呈单峰，但有时因为与羟基质子偶合而出现双峰。羟基吸收一般在δ 4.0～6.0。

（4）乙氧甲基 （$—CH_2—O—CH_2—CH_3$）与芳环相连的CH_2的化学位移一般在δ 4.4～5.0，为单峰。乙基中CH_2则在δ 3.6～3.8，为四重峰，CH_3在δ 1.3～1.4，为三重峰。

（5）酚羟基 α-羟基与羰基能形成氢键，其氢键信号出现在最低场。当分子中只有一个α-羟基对，其化学位移值大于δ 12.25。当两个羟基位于同一羰基的α-位时，分子内氢键减弱，其信号在δ 11.6～12.1。β-羟基的化学位移在较高场，邻位无取代的β-羟基在δ 11.1～11.4，而邻位有取代的β-羟基，化学位移值小于10.9[26]。

（四）醌类化合物的^{13}C-NMR谱

^{13}C-NMR作为一种结构测试的常规技术已广泛用于醌类化合物的结构研究。常见的^{13}C-NMR谱以碳信号的化学位移为主要参数，通过测定大量数据，已经积累了一些较成熟的经验规律。这里主要介绍1,4-萘醌及9,10-蒽醌类的^{13}C-NMR特征。

1. 1,4萘醌类化合物的^{13}C-NMR谱 1,4-萘醌母核的^{13}C-NMR化学位移值（δ）如下所示：

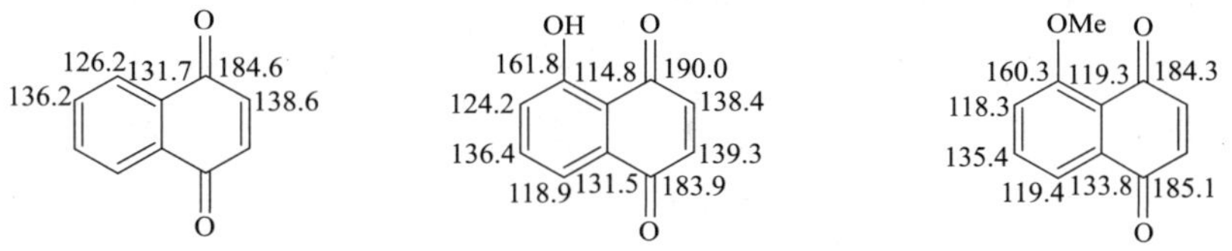

当醌环及苯环上有取代基时，则发生取代位移。

（1）醌环上取代基的影响 取代基对醌环碳信号化学位移的影响与简单烯烃的情况相似。例如，C-3位有—OH或—OR取代时，引起C-3向低场位移约20个化学位移单位，并使相邻的C-2向高场位移约30个化学位移单位。

如果C-2位有烃基（R）取代时，可使C-2向低场位移约10个化学位移单位，C-3向高场位移约8个化学位移单位，且C-2向低场位移的幅度随烃基R的增大而增加，但C-3则不受影响。

此外，C-2及3-C的取代对C-1及C-4的化学位移没有明显影响。

（2）苯环上取代基的影响 在1,4-萘醌中，当C-8位有—OH，$—OCH_3$或—OAc时，因取代基引起的化学位移变化如表8－5所示[27]。但当取代基增多时，对^{13}C-NMR信号的归属比较困难，一般须借助偏共振半去偶实验、DEPT技术以及2D-NMR技术，特别是^{13}C-^{1}H远程相关谱才能得出可靠结论。

表8－5 1，4-萘醌的取代基位移（Δδ）

取代基	C-1	C-2	C-3	C-4	C-5	C-6	C-7	C-8	C-9	C-10
8—OH	+5.4	−0.1	+0.8	−0.7	−7.3	+2.8	−9.4	+35.0	−16.9	−0.2
8－OCH_3	−0.6	−2.3	+2.4	+0.4	−7.9	+1.2	−14.3	+33.7	−11.4	+2.7
8－OAc	−0.6	−1.3	+1.2	−1.1	−1.3	+1.1	−4.0	+23.0	−8.4	+1.7

注：＋号示向低场位移；－示向高场位移。

2. 9,10-蒽醌类化合物的^{13}C-NMR 谱　蒽醌母核及 α-位有一个—OH 或—OCH_3时，其^{13}C-NMR 化学位移如下所示：

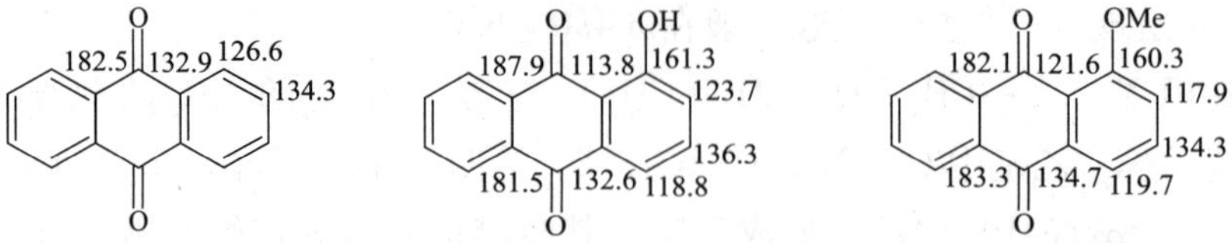

当蒽醌母核每一个苯环上只有一个取代基时，母核各碳信号化学位移值呈现规律性的位移，如表 8－6 所示。

表 8－6　蒽醌^{13}C-NMR 的取代基位移值（$\Delta\delta$）

C	C_1—OH	C_2—OH	C_1-OCH_3	C_2-OCH_3	C_1-CH_3	C_2-CH_3	C_1-$OCOCH_3$	C_2-$OCOCH_3$
C-1	+34.73	−14.37	+33.15	−17.13	+14.0	−0.1	+23.59	−6.53
C-2	−10.63	+28.76	−16.12	+30.34	+4.1	+10.1	−4.84	+20.55
C-3	+2.53	−12.84	+0.84	−12.94	−1.0	−1.5	+0.26	−6.92
C-4	−7.80	+3.18	−7.44	+2.47	−0.6	−0.1	−1.11	+1.82
C-5	−0.01	−0.07	−0.71	−0.13	+0.5	−0.3	+0.26	+0.46
C-6	+0.46	+0.02	−0.91	−0.59	−0.3	−1.2	+0.68	−0.32
C-7	−0.06	−0.49	+0.10	−1.10	+0.2	−0.3	−0.25	−0.48
C-8	−0.26	−0.07	0.00	−0.13	0.0	−0.1	+0.42	+0.61
C-9	+5.36	+0.00	−0.68	+0.04	+2.0	−0.7	−0.86	−0.77
C-10	−1.04	−1.50	+0.26	−1.30	0.0	−0.3	−0.37	−1.13
C-10a	−0.03	+0.02	−1.07	+0.30	0.0	−0.1	−0.27	−0.25
C-8a	+0.99	+0.16	+2.21	+0.19	0.0	−0.1	+2.03	+0.50
C-9a	−17.09	+2.17	−11.96	+2.14	+2.0	−0.2	−7.89	+5.37
C-4a	−0.33	−7.84	+1.36	−6.24	−2.0	−2.3	+1.63	−1.58

按照表 8－6 取代基位移值进行推算所得的计算值与实验值很接近，误差一般在 0.5 以内。可是当两个取代基在同环时则产生较大偏差，须在上述位移基础上作进一步修正[28,29]。

当蒽醌母核上仅有一个苯环有取代基，另一苯环无取代基时，无取代基苯环上各碳原子的信号化学位移变化很小，即取代基的跨环影响不大。

（五）醌类化合物的 2D-NMR 谱

应用^{13}C-NMR 谱分析醌类化合物的结构，虽然较^{1}H-NMR 谱大大提高了分辨率，但由于常规的^{13}C-NMR 谱主要应用化学位移（δ）一个参数，故一般需按有关经验规律加以计算，并和已知相似结构化合物比较确定结构，这样得不到取代基取代位置的直接证据。

现代 2D-NMR 技术的应用为醌类化合物的结构测定提供了强有力的手段。因为蒽醌类化合物中季碳较多，故^{13}C-^{1}H 远程相关谱（HMBC 谱）和 NOESY 谱对确定蒽醌类化合物中取代基的取代位置具有决定作用。

（六）醌类化合物的 MS

对所有游离醌类化合物，其 MS 的共同特征是分子离子峰通常为基峰，且出现丢失 1～

2 个分子 CO 的碎片离子峰。

苯醌及萘醌还从醌环上脱去 1 个 CH≡CH 碎片，如果在醌环上有羟基，则断裂同时还得伴随有特征的 H 重排。

1. *p*-苯醌的 MS 特征

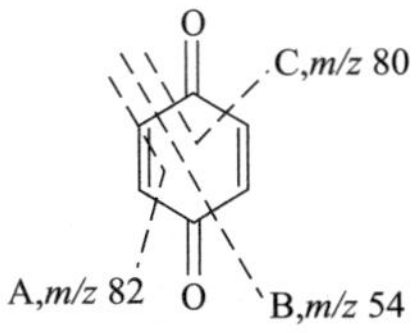

苯醌母核开裂过程

（1）苯醌母核的主要开裂过程　无取代的苯醌因 A、B、C 三种开裂方式，分别得到 *m/z* 82、*m/z* 80 及 *m/z* 54 三种碎片离子。

（2）连续脱去 2 个分子的 CO，无取代的苯醌将得到重要的 *m/z* 52 碎片离子（环丁烯离子）。

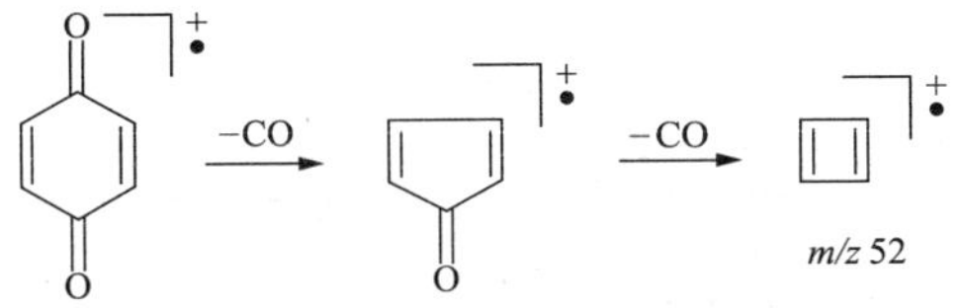

2. 1,4-萘醌类化合物的 MS 特征　苯环上无取代时，将出现 *m/z* 104 的特征碎片离子及其分解产物 *m/z* 76 及 *m/z* 50 的离子。但苯环上有取代时，上述各峰将相应移至较高 *m/z* 处。例如 2，3-二甲基萘醌的开裂方式如下：

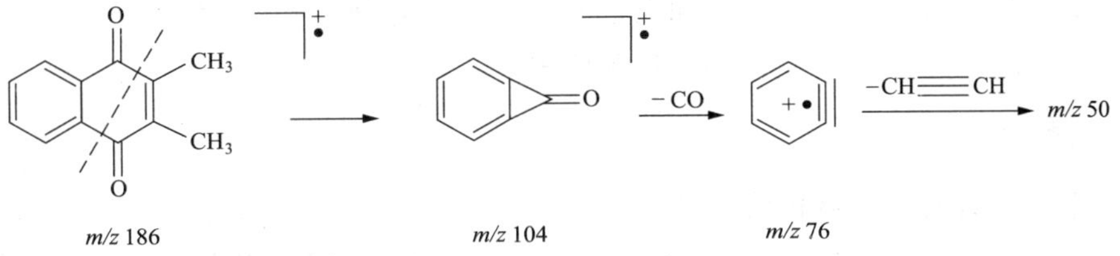

此外，羟基萘醌类化合物还经历一个特殊的氢重排过程，有关内容可参考文献[30]。

3. 9,10-蒽醌类化合物的 MS 特征　游离蒽醌依次脱去 2 分子 CO，得到 *m/z* 180（M-CO）及 152（M-2CO）以及它们的双电荷离子峰 *m/z* 90 及 *m/z* 76。

蒽醌衍生物也经过同样的开裂方式，得到与之相应的碎片离子峰。

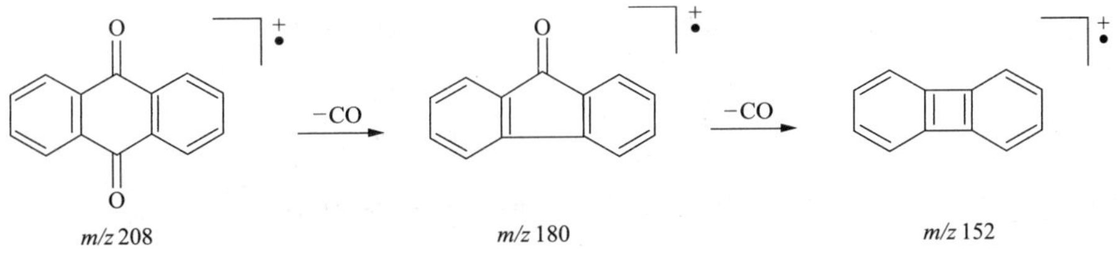

但要注意，蒽醌苷类化合物用常规电子轰击质谱得不到分子离子峰，其基峰一般为苷元离子，需用场解吸质谱（FD-MS）或快原子轰击质谱（FAB-MS）才能出现准分子离子峰，以获得分子量的信息。

二、化学法在醌类结构测定中的应用

醌类化合物结构研究，现在主要是通过对上述各种光谱数据的分析，但有时也须结合必要的衍生物制备等化学方法。在实际工作中主要制备醌类化合物的甲基化或乙酰化的衍生物，对于推测分子中羟基的数目和位置很有意义。

（一）甲基化反应

甲基化反应的难易及作用位置主要取决于醌类化合物苯环上羟基的类型与化学环境以及甲基化试剂的种类及反应条件。

结构类型及化学环境不同的羟基，甲基化反应按难易顺序依次为：醇羟基，α-酚羟基，β-酚羟基，羧基等，即羟基的酸性越强，则甲基化反应越容易进行。

常用甲基化试剂的反应能力强弱及其与反应官能团的大致关系如表 8－7 所示。

表 8－7　甲基化试剂与反应官能团的关系

甲基化试剂的组成	反应官能团
CH_2N_2/Et_2O	—COOH，β-酚羟基，—CHO
$CH_2N_2/Et_2O + CH_3OH$	—COOH，β-酚羟基，两个 α-酚羟基之一，—CHO
$(CH_3)_2SO_4 + K_2CO_3$ + 丙酮	β-酚羟基，α-酚羟基
$CH_3I + Ag_2O + CHCl_3$	—COOH，所有的酚羟基，醇羟基，—CHO

表 8－7 说明，$CH_3I + Ag_2O + CHCl_3$ 的甲基化能力最强，CH_2N_2/Et_2O 液的甲基化能力最弱。据此，采用不同甲基化试剂，严格控制反应条件进行选择性甲基化，将可得到甲基化程度不同的衍生物，再通过光谱分析和元素分析，很容易确定各个衍生物中甲氧基的数目，从而可进一步推断原来分子中羟基的数目和位置。

（二）乙酰化反应

常用的乙酰化试剂按乙酰化能力强弱顺序排列为：

$$CH_3COCl > (CH_3CO)_2O > CH_3COOR > CH_3COOH$$

试剂和反应条件不同，影响乙酰化的作用位置，如表 8－8 所示。

表 8－8　乙酰化试剂和反应条件及作用位置

试剂组成	反应条件	作用位置
冰醋酸（加少量乙酰氯）	冷置	—醇羟基
醋酐	加热　短时间	—醇羟基，-β-酚羟基
	长时间	—醇羟基，-β-酚羟基，两个-α-酚羟基之一
醋酐 + 硼酸	冷置	-醇羟基，-β-酚羟基
醋酐 + 浓硫酸	室温放置过夜	-醇羟基，-β-酚羟基，-α-酚羟基
醋酐 + 吡啶	室温放置过夜	-醇羟基，-β-酚羟基，-烯醇式羟基

从表 8－8 可以看出，羟基的乙酰化，以醇羟基最易乙酰化，α-酚羟基则相对较难。乙酰化试剂中乙酸酐－吡啶的乙酰化能力最强，而乙酸最弱。乙酸－吡啶可使环上所有酚羟基乙酰化。如果控制反应时间不同，作用位置也会有些差别，但一般很难掌握。

有时为了保护 α-酚羟基不被乙酰化，可采用乙酸酐－硼酸作为酰化剂。因为硼酸能和羟基蒽醌中的 α-羟基形成硼酸酯，使 α-羟基不参与乙酰化反应，仅使 β-酚羟基乙酰化。反应产物再用冷水处理，使缔合的 α-硼酸酯水解恢复 α-酚羟基，这样就可以得到 β-羟基的乙酰化产物。

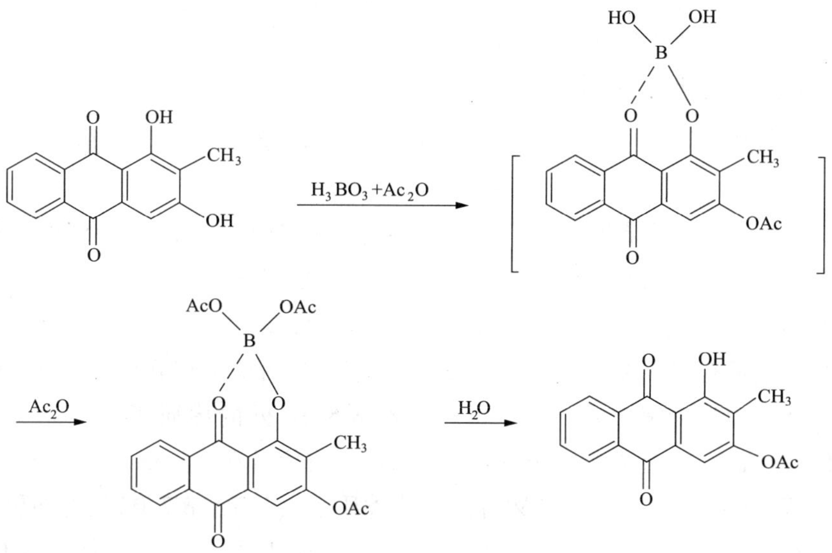

三、结构研究实例

实例一 1,5-二羟基-2-甲氧基-9,10-蒽醌的鉴定[16]

从中药虎刺（*Damnacanthus indicus* Gaertn.）中分得一种橙红色针晶，通过光谱分析确定了结构，其推导过程如下。

该化合物的高分辨质谱给出分子离子峰［M］$^+$的质量数为270.0495，表明分子式为$C_{15}H_{10}O_5$。其UV有5个吸收带，IR有2个羰基吸收峰及苯环特征吸收峰，均和蒽醌类化合物的特征相符，表明为蒽醌衍生物。

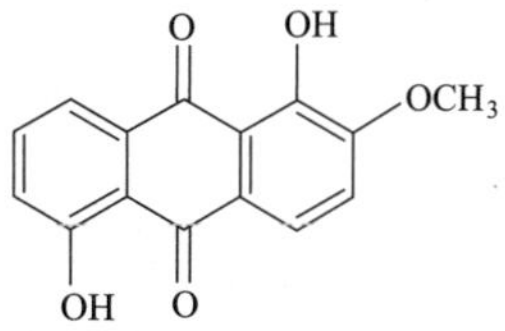

UV中第Ⅴ峰的λ_{max}（logε）为438nm（3.74），IR中出现ν_{max}为1630cm^{-1}和1610cm^{-1}的两个羰基吸收峰均说明为1,5-二羟基蒽醌衍生物。^{1}H-NMR中δ 4.03（3H，s）为甲氧基信号，δ 7.18（1H，d，J=8.4Hz）和δ 7.89（1H，d，J=8.4Hz）为芳环上相邻两个质子信号，以上三种氢信号说明在醌母核的一侧苯环α-酚羟基的邻位有甲氧基取代。^{1}H-NMR中由δ 7.13（1H，d，J=8.0Hz），7.67（1H，t，J=8.0Hz），7.84（1H，d，J=8.0Hz）三个芳香质子组成的ABC系统则表示蒽醌母核的另一侧苯环除α-酚羟基外没有其他取代基，综上所述，该化合物结构定为1,5-二羟基-2-甲氧基-9,10-蒽醌。

实例二 1,2,3,6-四羟基-9,10-蒽醌的鉴定[31]

从红大戟（*Knoxia valerianoides* Thorel ex Pitard）根部中分得一种橙红色非晶形固体，通过光谱分析确定了结构，其推导过程如下。

该化合物的高分辨质谱给出准分子离子峰［M－H］$^-$的质量数为271.0243，表明分子式为$C_{14}H_8O_6$。其UV有5个吸收带，IR有2个羰基吸收峰及苯环特征吸收峰，均和蒽醌类化合物的特征相符，表明为蒽醌衍生物。

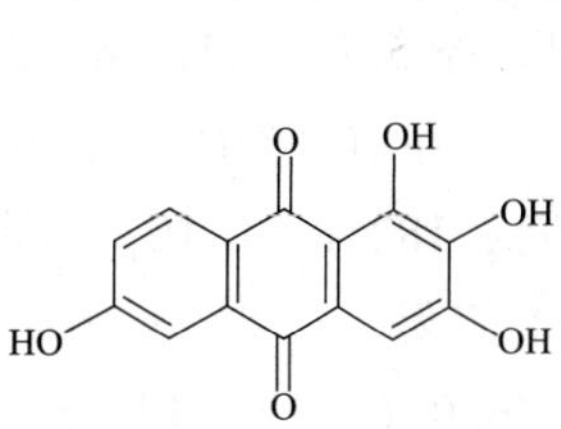

^{1}H-NMR中δ 12.95（1H，s）为形成氢键的α酚羟基，此外δ 11.04（1H，s），10.68（1H，s），9.86（1H，s）亦为酚羟基。由δ 7.44（1H，d，J = 8.4Hz），7.19（1H，dd，J = 8.4，1.8Hz），8.06（1H，d，J=1.8Hz）三个芳香质子组成的ABX系

统则表示蒽醌母核的另一侧苯环除 β-酚羟基外没有其他取代基。综上所述，该化合物结构定为 1,2,3,6-四羟基-9,10-蒽醌。

实例三　红根草邻醌的鉴定[9]

红根草邻醌是从红根草（*Salvia prionites* Hance.）的全草中分离得到的红色针状结晶，其结构推导过程如下。

该化合物的高分辨质谱表明分子式为 $C_{20}H_{24}O_2$。IR 中出现 ν_{max} 为 1685cm^{-1} 和 1655cm^{-1} 的两个羰基吸收峰说明存在共轭羰基，1632cm^{-1} 为双键。UV 中 λ_{max} 为 430nm，提示为邻醌类化合物。^{1}H-NMR 中当对 δ 1.14（6H，d），3.01（1H，m）两个信号相互照射时，均可使对方变成单峰，显示有异丙基存在，双照射实验还表明两个取代在烯键上的甲基（18,19-CH_3）在 δ 1.60，1.68 为宽单峰，与化学位移在 δ 5.28 处的烯质子（H-3）有远程偶合，另一个甲基信号在 δ 2.36 处亦为宽单峰（20-CH_3），与信号在 δ 7.33 的芳香质子（H-6）信号远程偶合。芳香质子（H-6）信号又与另一芳香质子（H-7）δ 7.02 互为邻位（AB 峰，*J* =7.6Hz），此外尚有一个芳香质子 δ 7.06（1H，s，H-14）。另外两个质子（H-2）信号 δ 2.16 的多重峰是与烯质子（H-3）和 δ 3.02（2H，H-1）偶合的结果。NOE 谱也可证明该化合物为邻醌而非对醌，当照射 δ 7.06（H-14）信号时，在 δ 7.02（H-7）信号和异丙基的甲基信号 δ 1.14（H-16，17）分别产生 7.99% 和 1.90% 的增值。这表明 C-14 上连有氢质子，C-13 上有异丙基取代，C-11 及 C-12 为酮基，即为邻醌。相反，若为对醌，则 H-7 将不产生 NOE 增值。质谱亦提示该化合物有异丙基（M-43）和异戊烯基侧链（M-69）的碎片离子存在，进一步证实了推测的结构。

将该化合物的光谱数据与具有类似骨架的 aethiopinone 的数据比较，两者非常接近，其区别仅在于孤立双键的位置不同，这样进一步证明其结构如下所示。

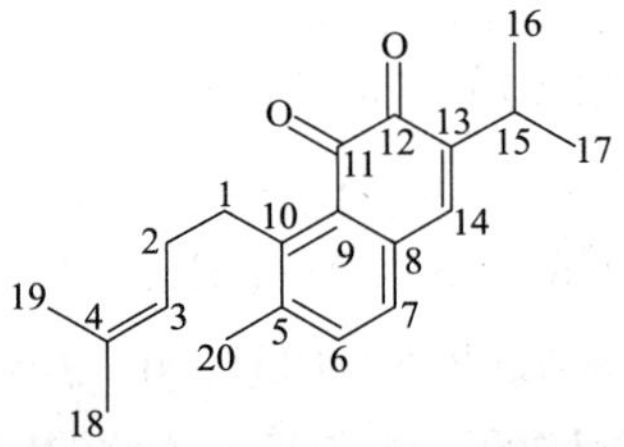

实例四　大黄素-8-*O*-β-D-吡喃葡萄糖苷的结构鉴定[22]

从唐古特大黄中提取分离得到的该化合物为黄色粉末，mp. 211 ~ 222℃，Bornträger 反应呈阳性，醋酸镁反应呈橙红色，显示为蒽醌类物质。ESI-MS 出现 *m/z* 为 431 ［M-H］$^-$ 的准分子离子峰，结合氢谱和碳谱推断分子式为 $C_{21}H_{20}O_{10}$。

在^{1}H-NMR 中，可见一个 α 酚羟基信号和一个 β 酚羟基信号，分别为 δ 13.17（1H，br. s），δ 11.25（1H，brs）。低场出现了四个芳氢质子信号，分别为 δ 7.46（1H，brs），7.28（1H，d，*J* =2.5Hz），7.16（1H，brs），7.00（1H，d，*J* = 2.5Hz），至少有一组为间位偶合。δ 4.61 ~3.23（6H，m）为糖上的氢质子信号，δ 2.40（3H，s）为连苯甲基信号，δ 5.10（1H，d，*J* =5.0Hz）为端基氢质子。

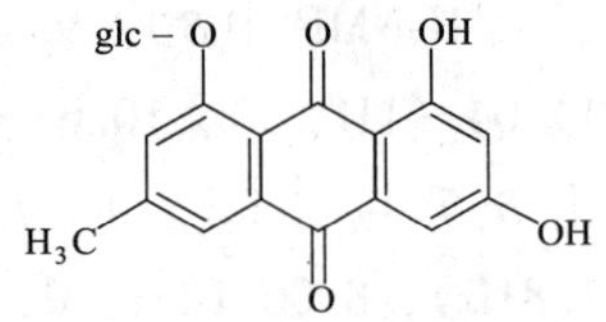

在^{13}C-NMR 谱中出现两个羰基碳信号，分别为 δ 186.4（C-9），182.1（C-10），同时还可见归属于蒽醌母核上的其余 12 个碳信号，分别为 δ164.2（C-6），161.7（C-8），161.0（C-1），146.9（C-3），136.5（C-10a），132.1（C-4a），124.1（C-2），

119.2（C-4），114.4（C-8a），113.3（C-9a），108.3（C-7，C-5），及糖上碳的信号，分别为δ 100.8（C-1′），77.3（C-3′），76.4（C-5′），73.2（C-2′），69.4（C-4′），60.6（C-6′）。此外，δ 21.4 为苯环上甲基取代基的信号。

将其酸水解后检出大黄素和葡萄糖，与大黄素的碳谱数据比较，C-8 的化学位移值向高场移动约 2 个化学位移单位，说明糖连在 C-8 位。综上所述，确定化合物为大黄素-8-*O*-*β*-D-吡喃葡萄糖苷。

扫码“练一练”

重点小结

- 醌类化合物
  - 化学结构
    - 苯醌、萘醌、菲醌
    - 蒽醌
      - 蒽醌、蒽酚、蒽酮
      - 二蒽酮、二蒽醌、去氢二蒽酮等
  - 理化性质
    - 物理性质——性状、升华性、溶解性
    - 化学性质——酸性强弱、显色反应
  - 提取分离
    - 游离醌类提取方法
    - 游离羟基蒽醌、蒽醌苷的分离方法
  - 结构测定
    - 波谱特征——UV、IR、NMR、MS
    - 化学法——甲基化、乙酰化

参考文献

［1］谭倪，邵长伦，佘志刚，等．海洋微生物次级代谢产物中醌类化合物的研究进展［J］．中国天然药物，2009，7（1）：71－80.

［2］胡疆，张卫东，柳润辉，等．两面针的化学成分研究［J］．中国中药杂志，2006，31（20）：1689－1691.

［3］倪幕云，韩力．中药朱砂根化学成分的研究［J］．中药通报，1988，13（12）：737－738.

［4］Shibata H，Simizu S. Amorphaquinone，a New Isoflavan-quinone from *Amorpha fruticosa* L［J］. *Heterocycles*，1978，10（1）：85－86.

［5］Xin-Sheng Y，Ebizuka Y，Noguchi H. Structure of arnebinone，a novel monoterpenylbenzoquinone with inhibitory effect to prostaglandin biosynthesis［J］. *Tetrahedron Letters*，1983，24（31）：3247－3250.

［6］Winder PL，Baker HL，Linley P，et al. Neopetrosiquinones A and B，sesquiterpene benzoquinones isolated from the deep-water sponge *Neopetrosia cf. próxima*［J］. *Bioorganic & Medicinal Chemistry*，2011，19（22）：6599－6603.

［7］翼核果，王雪芬，卢文杰，等．翼核果化学成分的研究［J］．药学学报，1993，28

(2): 122 - 125.

[8] Hudson JB, Imperial V, Haugland RP, et al. Antiviral activities of photoactive perylenequinones [J]. *Photochemistry and Photobiology*, 1997, 65 (2): 352 - 354.

[9] 杨保津, 毕培曦. 红根草化学成分的研究 [J]. 植物学报, 1988, 30 (5): 524 - 527.

[10] 杨保津, 钱名堃, 秦国伟, 等. 丹参有效成分的研究-V. 紫丹参甲素和乙素的分离和化学结构 [J]. 药学学报, 1981, 16 (11): 837 - 839.

[11] 房其年, 张佩玲, 徐宗沛. 丹参抗菌有效成分的研究 [J]. 化学学报, 1976, 34 (3): 197 - 209.

[12] Khetwal KS, Pathak RP, Vashisht A, et al. Constituents of high altitude himalayan herbs, Part V. A new diterpenoid quinone from Salvia hians [J]. *Journal of Natural Products*, 1992, 55 (7): 947 - 949.

[13] 赵燕燕, 曹悦, 孙启时. RP-HPLC 法测定白茅根中 siderin 含量 [J]. 沈阳药科大学学报, 2007, 24 (2): 86 - 88.

[14] Chen Y, Liu Y, Jiang J, et al. Dendronone, a new phenanthrenequinone from *Dendrobium cariniferum* [J]. *Food Chemistry*, 2008, 111 (1): 11 - 12.

[15] 杨燕军, 舒惠一, 闵知大. 巴戟天和恩施巴戟的蒽醌化台物 [J]. 药学学报, 1992, 27: 358 - 364.

[16] Lee SW, Kuo SC, Chen ZT, et al. Novel anthraquinones from Damnacanthus indicus [J]. *Journal of Natural Products*, 1994, 57 (9): 1313 - 1315.

[17] 王素贤, 华会明, 吴立军, 等. 茜草中蒽醌类成分的研究 [J]. 药学学报, 1992, 27 (10): 743 - 747.

[18] Feigl F, Neto CC. Spot test for diketones and quinones based on catalytic effect [J]. *Analytical Chemistry*, 1956, 28 (3): 397 - 399.

[19] Linn BO, Page Jr AC, Wong EL, et al. Coenzyme Q. VII. Isolation and distribution of coenzyme Q_{10} in animal tissues [J]. *Journal of the American Chemical Society*, 1959, 81 (15): 4007 - 4010.

[20] Jeffreys JAD. Michael additions to methoxy-p-benzoquinone [J]. *Journal of Chemical Society*, 1959: 2153 - 2157.

[21] Kitanaka S, Takido M. Torosachrysone and physcion gentiobiosides from the seeds of *Cassia torosa* [J]. *Chemical & Pharmaceutical Bulletin*, 1984, 32 (9): 34364 - 3440.

[22] 袁黎明, 谌学先, 刘国祥, 等. 高速逆流色谱对芦荟有效成分的制备性分离研究 [J]. 分析化学, 2003, 31 (2): 251 - 252.

[23] Bloom H, Briggs LH, Cleverley B. Physical properties of anthraquinone and its derivatives [J]. *Journal of Chemical Society*, 1959: 178 - 185.

[24] 宋国强, 贺贤国. 十二个蒽醌化合物的质子核磁共振谱研究 [J]. 药学学报, 1983, 18 (5): 345 - 350.

[25] McDonald IA, Simpson TJ, Sierakowski AF. ^{13}C NMR spectral studies of some naturally occurring quinones and related compounds [J]. *Australian Journal of Chemistry*, 1977, 30 (8): 1727 - 1734.

[26] 宋国强，吴吉安，贺贤国．羟基蒽醌衍生物中羟基质子的核磁共振研究［J］. 化学学报，1985，43（2）：145－149.

[27] Kobayashi M, Terui Y, Tori K, et al. Carbon-13 NMR spectra of juglone, naphthazarin and their derivatives [J]. *Tetrahedron Letters*, 1976, 17 (8): 619－620.

[28] Berger Y, Castonguay A. The carbon-13 nuclear magnetic resonance spectra of anthraquinone, eight polyhydroxyanthraquinones and eight polymethoxyanthraquinones [J]. *Organic Magnetic Resonance*, 1978, 11 (8): 375－377.

[29] 刘光明，丁维功，陈泽乃．近年来分离和鉴定天然蒽醌类的进展［J］. 国外医药植物药分册，1989，3：98－103.

[30] Thomson RH. Naturally Occurring Quinones [M]. 2nd ed. London: Academic Press, 1971.

[31] Zhao F, Zhao S, Han JT, et al. Antiviral anthraquinones from the roots of *Knoxia valerianoides* [J]. *Phytochemistry Letters*, 2015, 11: 57－60.

第九章　黄酮类

学习目标

1. **掌握**　黄酮类化合物的结构特点和分类；黄酮类化合物的酸碱性特性及与结构的关系；黄酮类化合物pH梯度萃取法、硅胶色谱法、聚酰胺色谱法在黄酮类化合物分离中的原理及应用；黄酮类化合物的紫外光谱的典型特征；黄酮类化合物的氢核磁共振谱和碳核磁共振谱的典型特征及在结构类型鉴定中的应用。

2. **熟悉**　黄酮、黄酮醇、二氢黄酮、二氢黄酮醇、异黄酮、查耳酮、橙酮的结构特征；不同类型黄酮化合物的显色反应及相互间的区别；黄酮类化合物的溶解性及与结构的关系。

3. **了解**　黄酮类化合物中的主要代表性化合物；黄酮类化合物的主要生物活性；几种富含黄酮类化合物的植物药。

黄酮类化合物（flavonoids）是一类重要的具有1,2-二苯基丙烷或1,3-二苯基丙烷结构的含氧杂环天然有机化合物，对植物的生长、发育、开花、结果以及防止病虫害等多方面起着重要作用。

黄酮类化合物在植物界分布广泛，甚至在人们日常生活中用到的粮食、蔬菜以及水果中也有较多的发现。高等植物中常见这类化合物，但藻类、菌类中却很少发现，仅个别种中发现含有黄酮类类似物。

由于黄酮类化合物的结构相对简单且分布广泛，因此是属于天然产物化学研究中研究比较成熟的一类成分。因此有学者认为不大可能期望这类化合物具有十分显著的生理活性。但是，近年来随着研究的深入，特别是生物活性检测模式的进步，愈来愈多的研究结果表明，黄酮类化合物显示出了多种多样的生物活性，特别是在抗癌、抗HIV、抗氧化等方面显示出的显著活性，引起人们的兴趣和关注。

至2005年的统计，已发现的各类黄酮化合物数量超过8000种，其中数量最多、分布最广的是黄酮醇类化合物（flavonols），约有1700多种，其次是黄酮类化合物（flavones），结构类型最多的则是异黄酮类化合物（isoflavones）。

黄酮类化合物在植物体内的存在形式既有游离的形式，也有与糖结合成苷的形式。

扫码“学一学”

第一节　黄酮类化合物的结构类型

黄酮类化合物（flavonoids）的结构分类主要以黄酮苷元结构的特点进行分类。以前，黄酮类化合物主要是指母核为2-苯基色原酮（2-phenyl chromone）类或2-苯基色满酮（2-phenyl chromanone）类的化合物。随着发现数量及结构类型的增加，现在则是泛指1,2-二苯基丙烷或1，3-二苯基丙烷（两个苯环通过中央三个碳原子相互连接，即具有C_6-C_3-C_6结构）的一系列化合物。

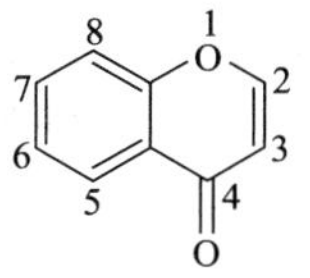

色原酮

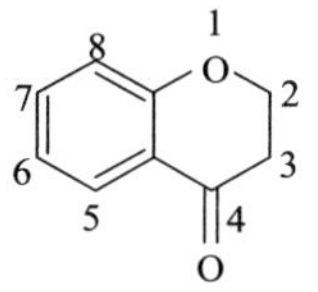

色满酮

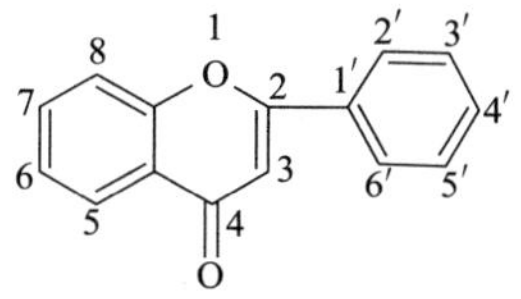

2–苯基色原酮

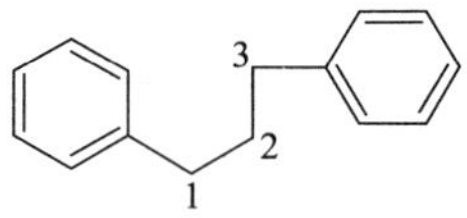

1,3–苯基色原酮

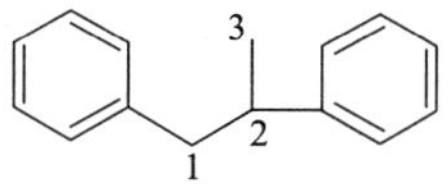

1,2–苯基色原酮

黄酮类化合物的结构分类主要根据中央三碳链（即 C_3 部分）的氧化程度、是否构成环状以及 B-环连接位置（2-或 3-位）等不同进行分类。主要的天然黄酮类化合物的分类如表 9－1 所示。

表 9－1 黄酮类化合物的主要结构类型

名称	基本骨架结构	名称	基本骨架结构
黄酮类（flavones）	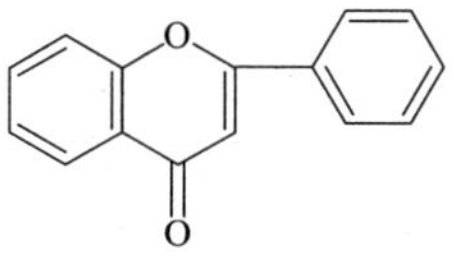	高异黄酮类（homoisoflavones）	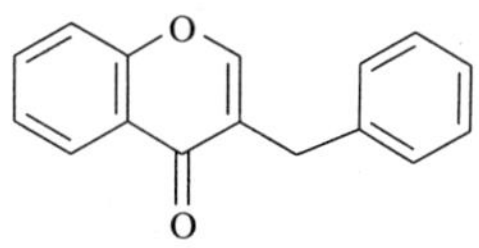
黄酮醇类（flavonols）	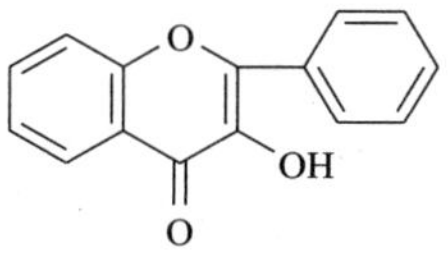	查尔酮类（chalcones）	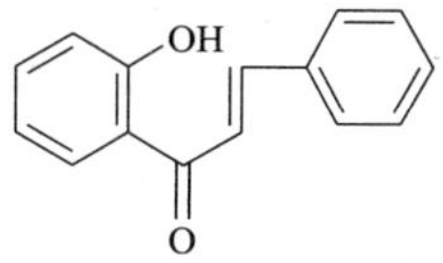
二氢黄酮类（flavanones）	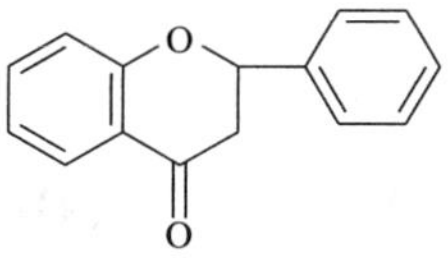	二氢查尔酮类（dihydrochalcones）	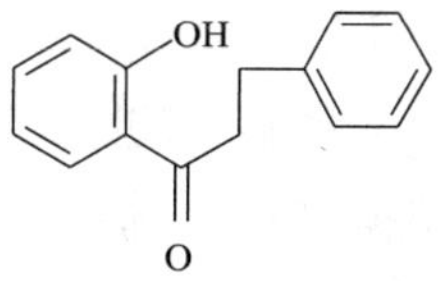
二氢黄酮醇类（flavanonols）	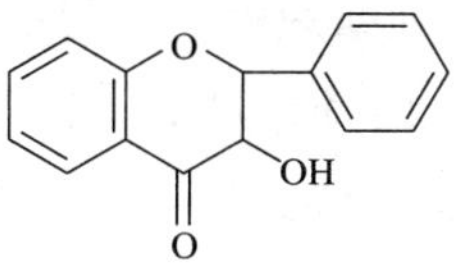	橙酮类（aurones）	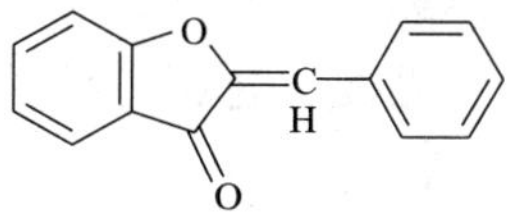
双黄酮类（biflavones）	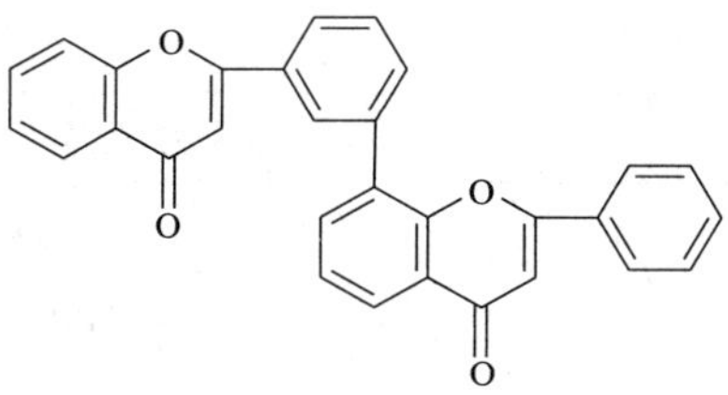	花色素类（anthocyanidines）	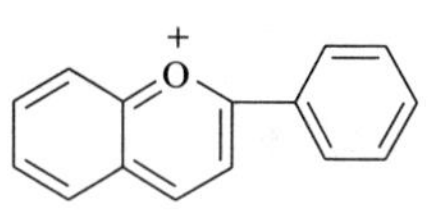

续表

名称	基本骨架结构	名称	基本骨架结构
异黄酮类 (isoflavones)	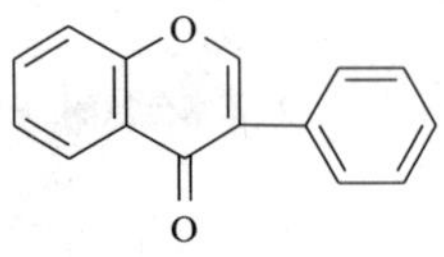	黄烷类 (flavanes)	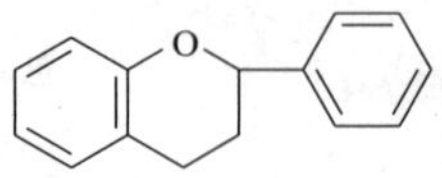
二氢异黄酮类 (isoflavanones)	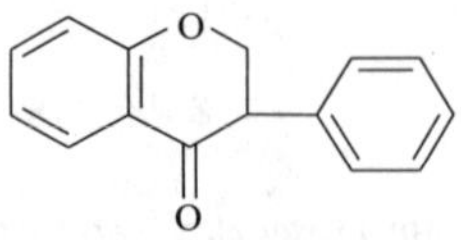	双苯吡酮类 (xanthones)	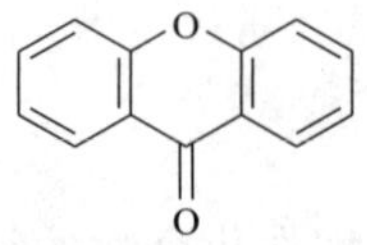

天然黄酮类化合物结构中常见的取代基有甲基、羟基、甲氧基、亚甲二氧基等，此外，还常见连接有五碳片段（单萜片段），异戊烯黄酮（isoprenylflavonoids）或吡喃黄酮（pyranoflavonoids）或呋喃黄酮（furanoflavonoids）。另有少数黄酮类化合物的结构很复杂，如水飞蓟素（silybin）为黄酮木脂体类化合物，而榕碱（ficine）和异榕碱（isoficine）则为黄酮生物碱。

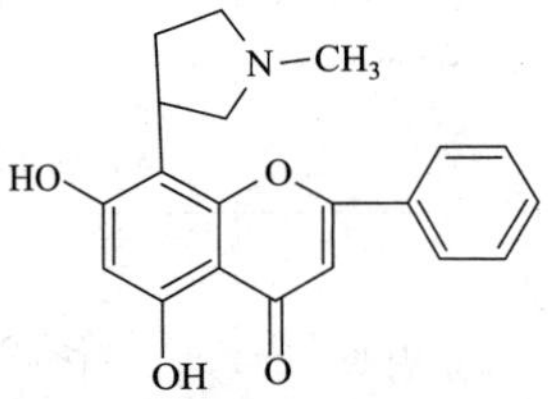

榕碱

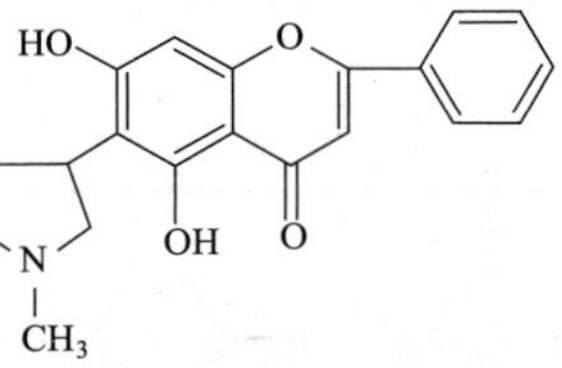

异榕碱

天然黄酮类化合物多以苷的形式存在，并且由于糖的种类、数量、连接位置以及连接方式的不同，可以组成丰富多彩的黄酮苷类化合物。

组成黄酮苷的糖类主要有以下几类。

单糖类：D-葡萄糖（D-Glc）、D-半乳糖（D-Gal）、D-木糖（D-Xyl）、L-鼠李糖（L-Rha）、L-阿拉伯糖（L-Ara）及D-葡萄糖醛酸（D-Glc A）等。

双糖类：槐糖、龙胆双糖、芸香糖、新橙皮糖、刺槐双糖等。见表9-2。

三糖类：龙胆三糖［Glc-(1→6)-Glc-(1→2)-Fru］、槐三糖［Glc-(1→6)-Glc-(1→2)-Glc］等。

酰化糖：2-乙酰葡萄糖、咖啡酰葡萄糖等。

表9-2　黄酮苷中常见的双糖

中文名	英文名	英文缩写
芸香糖	rutinose	α-L-Rha-(1→6)-D-Glc
新橙皮糖	neohesperidose	α-L-Rha-(1→2)-D-Glc
明萼草糖	rungiose	α-L-Rha-(1→3)-D-Glc
刺槐双糖	robinobiose	α-L-Rha-(1→6)-D-Gal
毒蚕豆糖	vicianose	α-L-Ara-(1→6)-D-Glc
香豌豆糖	lathyrose	α-D-Xyl-(1→2)-D-Gal

续表

中文名	英文名	英文缩写
山布双糖	sambubiose	β-D-Xyl-(1→2)-D-Glc
槐糖	sophorose	β-D-Glc-(1→2)-D-Glc
昆布双糖	laminaribiose	β-D-Glc-(1→3)-D-Glc
龙胆双糖	gentiobiose	β-D-Glc-(1→6)-D-Glc
乳糖	lactose	β-D-Gal-(1→4)-D-Glc
海葱双糖	scillabiose	β-D-Glc-(1→4)-L-Rha
麦芽糖	maltose	α-L-Glc-(1→4)-D-Glc

黄酮苷元与糖的连接形式主要为 *O*-糖苷。此外，天然界还发现有 *C*-糖苷，如牡荆素（vitexin）、葛根素（pueranrin）等。后者为中药葛根（*Pueraria lobata*（Willd.）Ohwi）中的扩张冠状动脉血管的有效成分。

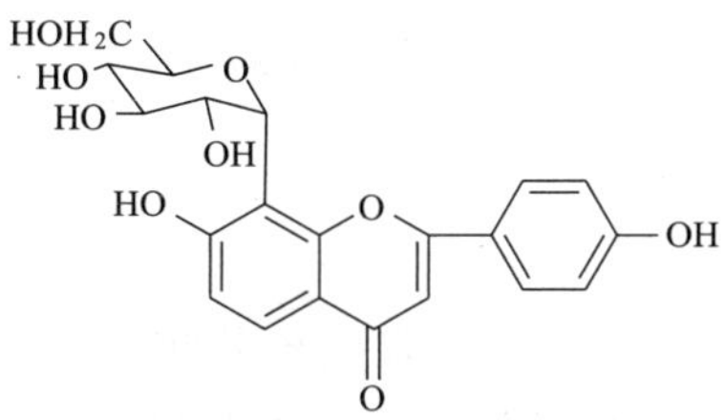

牡荆素

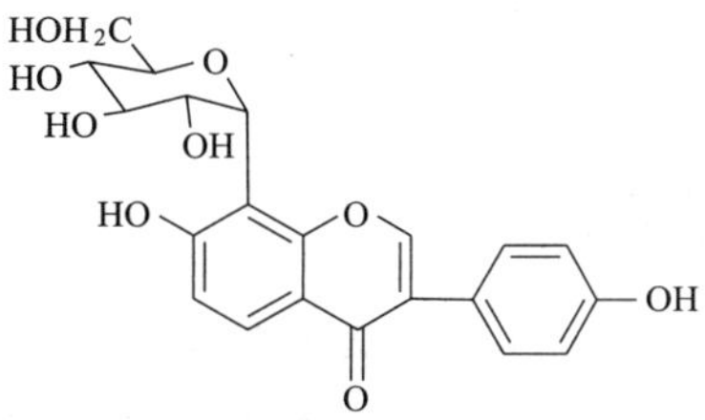

葛根素

一、黄酮

黄酮类（flavones）是指具有 2-苯基苯骈 γ-吡喃酮（2-苯基色原酮）结构的化合物，数量较多。其中既有游离的苷元，也有与糖结合形成的苷。其特征是 A、B 环上常见多个取代基团，如羟基、甲氧基、甲基、异戊基等，而 C 环无其他含氧取代基。已发现的此类化合物约有 850 多种，其中苷元约 350 多种、苷约 500 多种。本类型化合物在被子植物中广泛分布，其中以芸香科（rutaceae）、菊科（Compositae）、玄参科（Scrophulariaceae）、唇形科（Labiatae）、伞形科（Umbelliferae）、爵床科（Acanthaceae）、豆科（Leguminosae）等植物中分布较多。

木犀草素（luteolin）是最常见的黄酮类化合物，具有抗菌作用。中药黄芩（*Scutellaria baicalensis* Georgi）中含有较多的黄酮类化合物，其主要成分为黄芩苷（baicalin）、次黄芩素（wogonin）等。黄芩药材在贮存过程中变绿，是因为黄芩苷水解生成黄芩素（baicalein），黄芩素继而氧化成醌类而显绿色所致。芫花（*Daphne genkwa* Sieb. *et* Zucc.）具有止咳祛痰作用，其有效成分为芫花素（genkwanin）、芹菜素（apigenin）及羟基芫花素（hydrogenkwanin）。

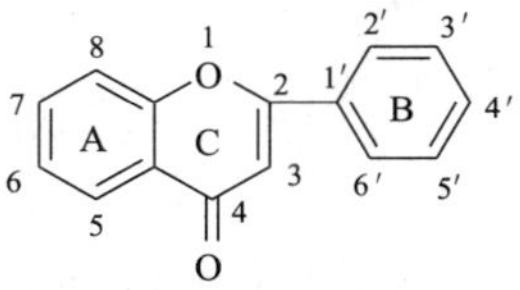

2-苯基色原酮

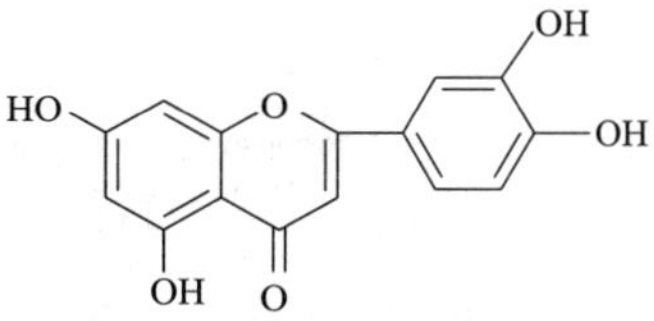

木犀草素

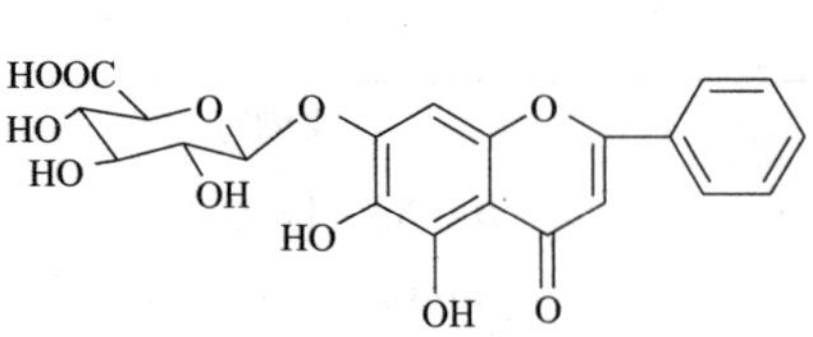

黄芩苷

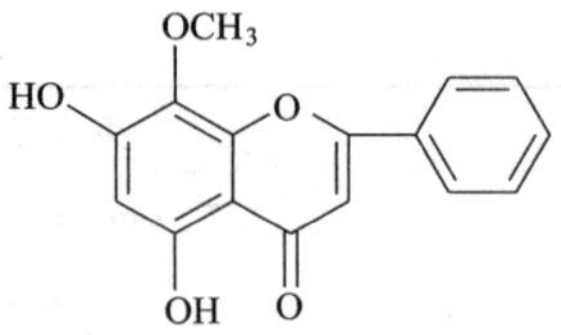

次黄芩素

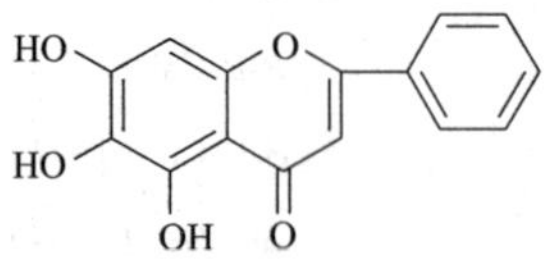

黄芩素

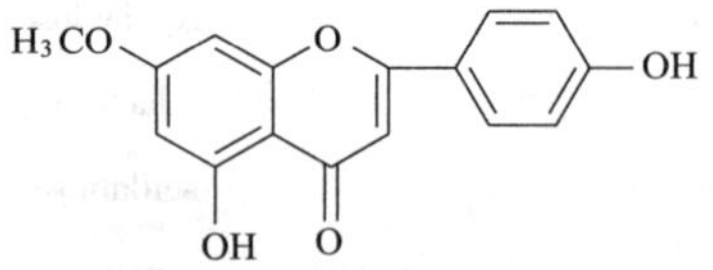

芫花素

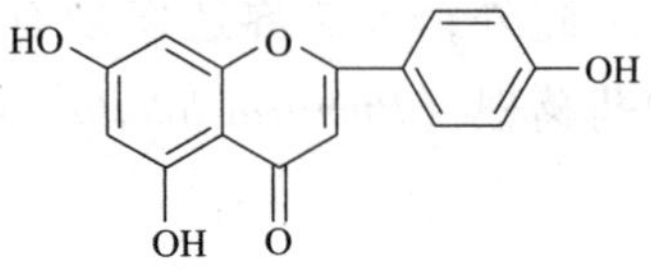

芹菜素

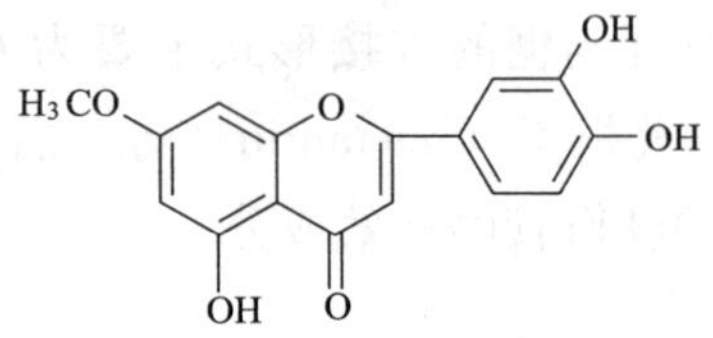

羟基芫花素

二、黄酮醇

黄酮醇类（flavonols）是指含有2-苯基-3-羟基（或含氧取代）苯骈γ-吡喃酮（2-苯基-3-羟基－色原酮）类化合物，是各类黄酮化合物中数量最多、分布最广泛的一类，已发现约有1700多种。其中最简单的黄酮醇类化合物为7-羟基黄酮醇；唯一一个分子中含有氯原子取代黄酮醇类是chlorflavanin，具有抗真菌活性；含氧取代最多的黄酮醇是digicitrin。槲皮素（quercetin）则是植物界分布最广、最常见的黄酮醇类化合物。

芦丁（rutin）是最常见的黄酮醇苷化合物，6-*C*-*β*-D-葡萄糖槲皮素苷（6-*C*-*β*-D- glucosylquercetin）则是已发现的为数不多的黄酮醇碳苷之一。

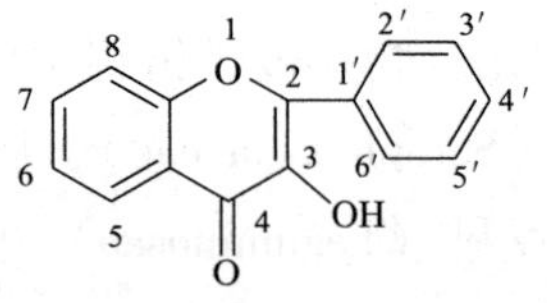

2-苯基-3-羟基-色原酮

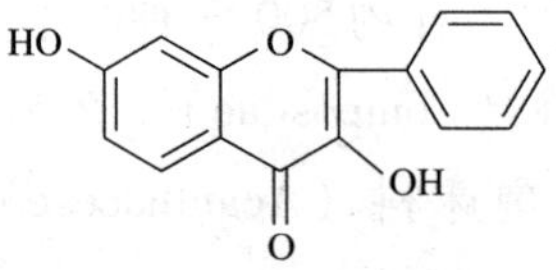

7-羟基黄酮醇

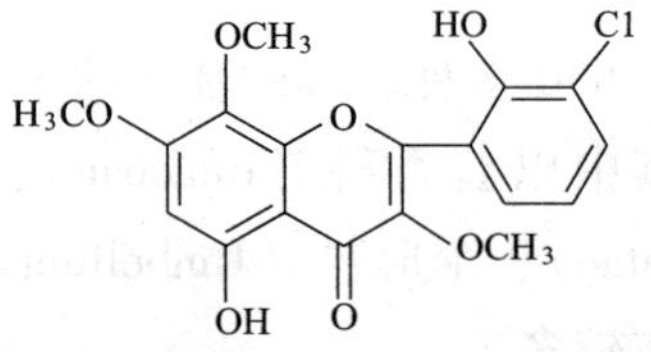

chlorflavanin

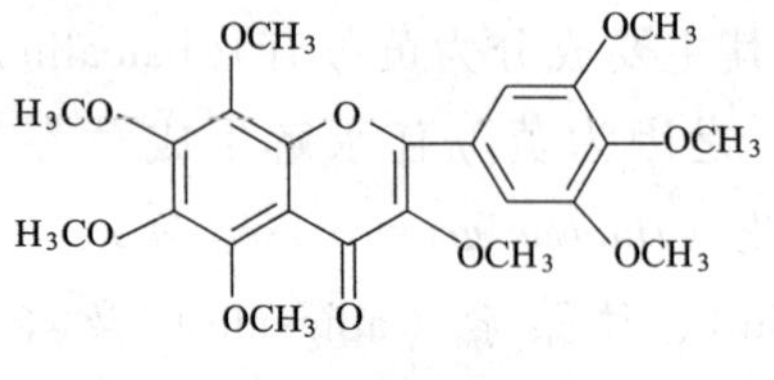

digicitrin

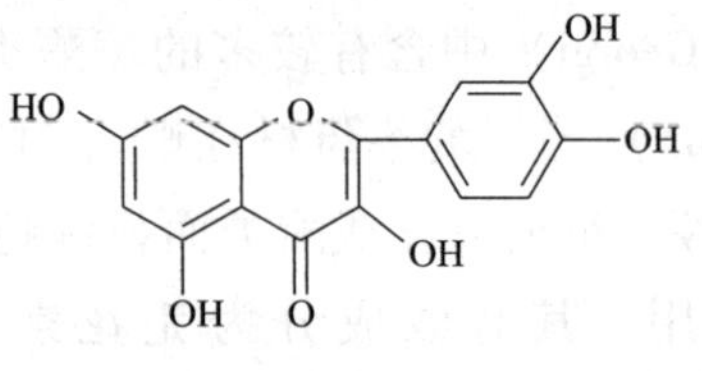

槲皮素

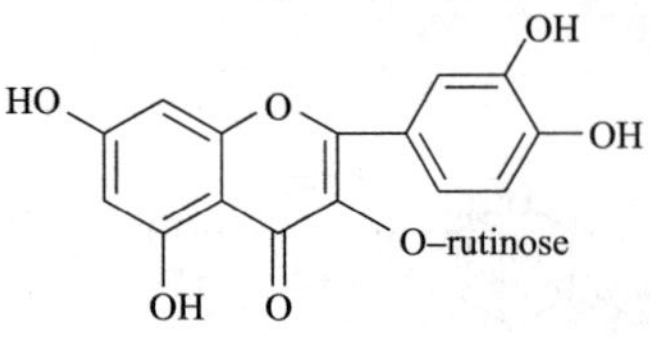

芦丁

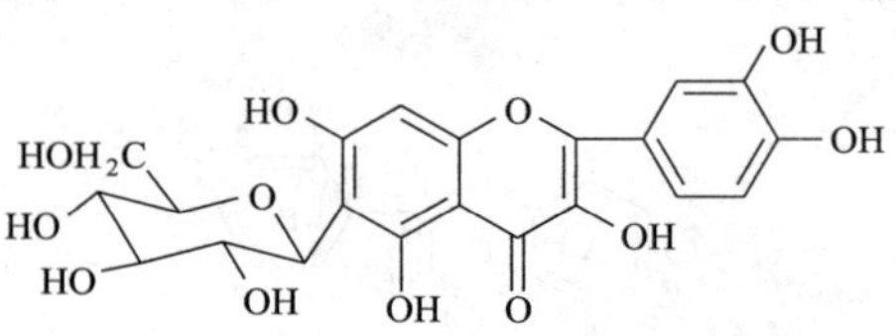

6-*C*-*β*-D-glucosylquercetin

三、二氢黄酮

二氢黄酮类（flavanones）是指含有2-苯基色满酮骨架的一类化合物，已发现约450个化合物，其中苷元314个，苷约136个。主要来源于芸香科、菊科、姜科（Zingiberaceae）、伞形科、杜鹃花科（Ericaceae）、豆科等植物。

二氢黄酮类化合物的取代情况与黄酮类化合物类似。最简单的取代二氢黄酮化合物是7-羟基二氢黄酮（7-hydroxyflavanone），最多取代基的是5,6,7,8,3′,4′-七甲氧基二氢黄酮（5,6,7,8,3′,4′-heptamethoxy-flavanone）。2-位有羟基取代的二氢黄酮类化合物仅发现了2个，如2β,5,7-三羟基二氢黄酮（2β,5,7-trihydroxyflavanone）。中药甘草（*Glycyrrhiza uralensis* Fisch.）所含甘草素（liquiritigenin）为二氢黄酮类化合物，对溃疡有抑制作用。

中药橙皮（*Citrus aurantium* L.）的具有VP样作用的有效成分橙皮苷（hesperidin），则是属于二氢黄酮苷类。

二氢黄酮类化合物的2-位为骨架结构中唯一的手性碳。天然来源的的二氢黄酮中绝大部分为2*S*构型。

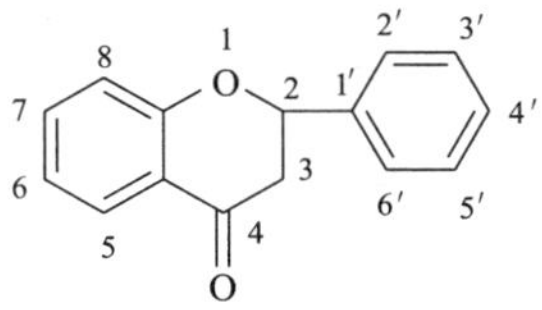

2,3–二氢–2–苯基色原酮

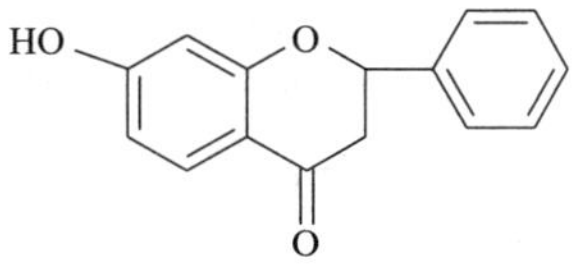

7–羟基二氢黄酮

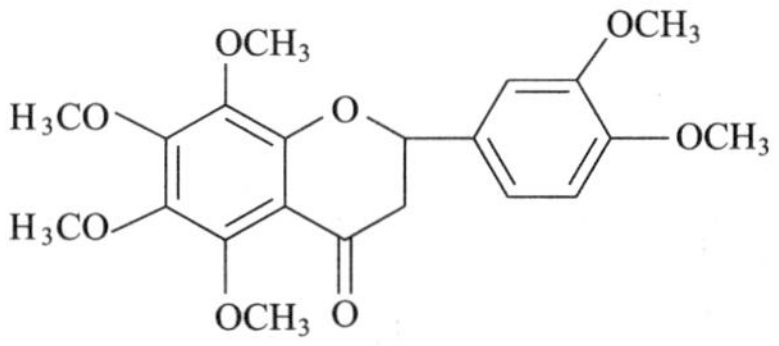

5,6,7,8,3′,4′–七甲氧基二氢黄酮

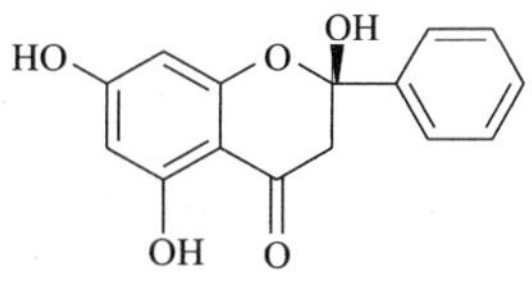

7–羟基二氢黄酮

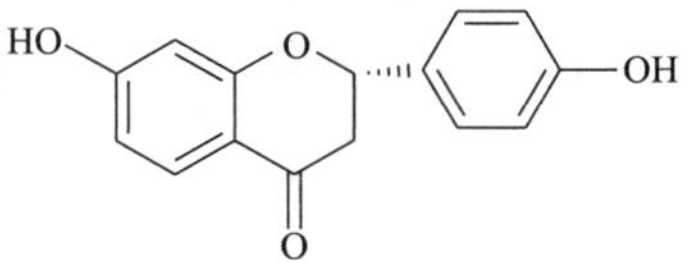

甘草素

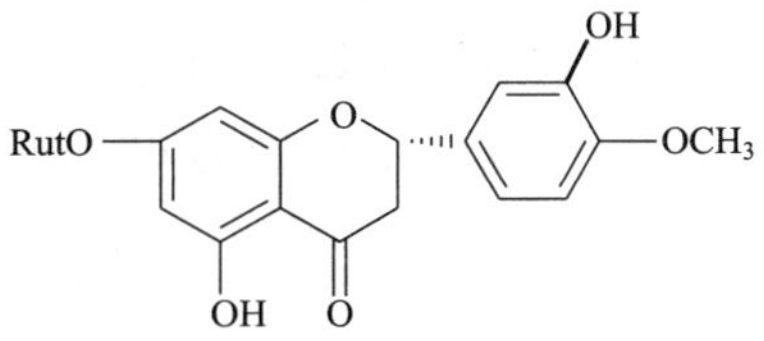

橙皮苷

四、二氢黄酮醇

二氢黄酮醇类（flavanonols）是指含有2-苯基-3-羟基（或3-含氧取代）色满酮骨架的一类化合物，已发现218个化合物，其中苷元151个，苷67个。主要来源于豆科、菊科、杨柳科（Salicaceae）、姜科、悬铃木科（Platanaceae）、唇形科、蔷薇科（Rosaceae）、芸香科等植物。

二氢黄酮醇类化合物的骨架中有2个手性中心。在已经确定构型的194个天然化合物中，175个化合物的绝对构型为2*R*,3*R*，如（2*R*,3*R*）-fustin；7个化合物为2*S*，3*S*，如（2*S*,3*S*）-fustin；9个化合物为2*R*,3*S*，如epipadmatin；以及3个化合物为2*S*,3*R*，如shuterone。

植物药水飞蓟（*Silybum marianum* Gaertn.）原产于欧洲，为民间治疗肝炎的草药，其具有很强的保肝作用活性成分为二氢黄酮醇类化合物，其代表成分为水飞蓟素（silybin）。

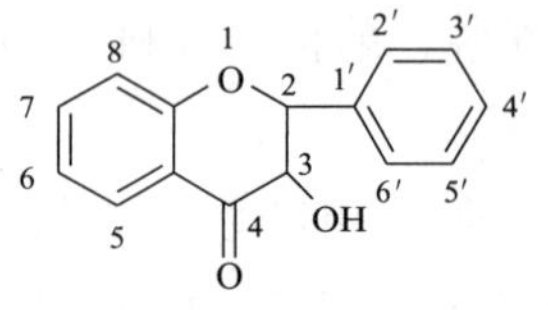

2,3-二氢-2-苯基-3-羟基色原酮

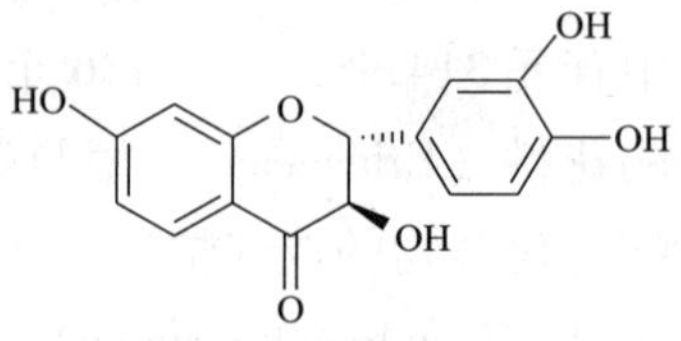

(2*R*,3*R*)-fustin

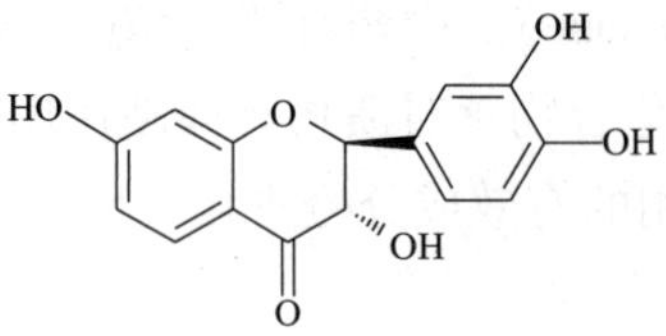

(2*S*,3*S*)-fustin

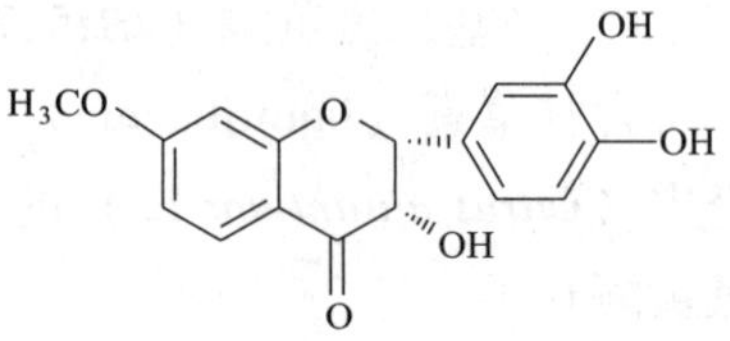

epipadmatin

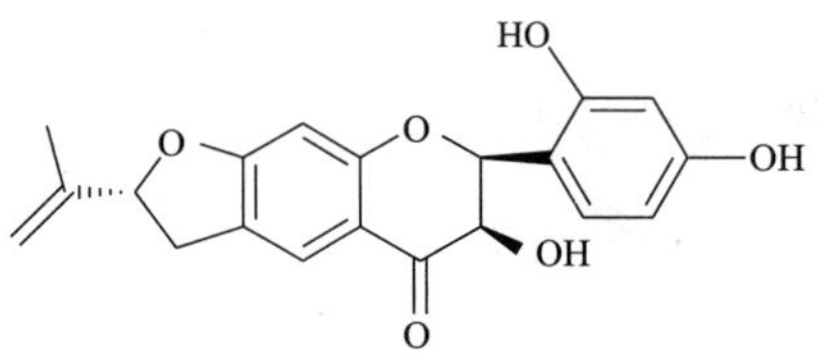

shuterone

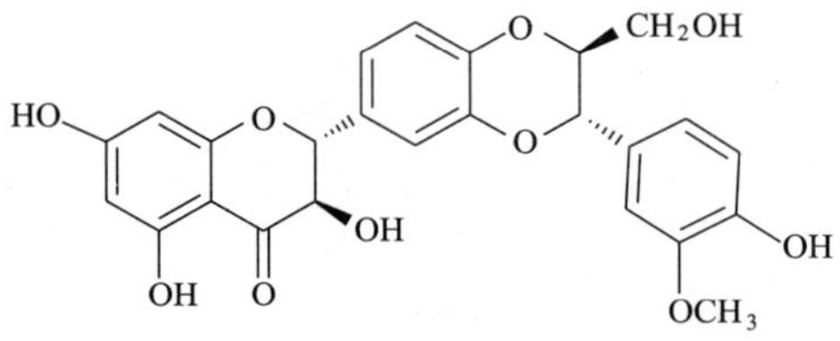

水飞蓟素

五、双黄酮

双黄酮类（biflavones）是由两分子黄酮，或两分子二氢黄酮，或一分子黄酮和一分子二氢黄酮以 C—C 或 C—O—C 键方式连接而成的一类化合物。双黄酮类多分布于裸子植物，以松杉纲（Coniferopsida）和银杏纲（Ginkgopsida）等植物中分布最普遍。

从银杏（*Ginkgo biloba* L.）叶中分离得到的银杏素（ginkgetin）、异银杏素（isoginkgetin）以及白果素（bilobetin）均为双黄酮类化合物，具有解痉、降压和扩张冠状动脉血管的作用。

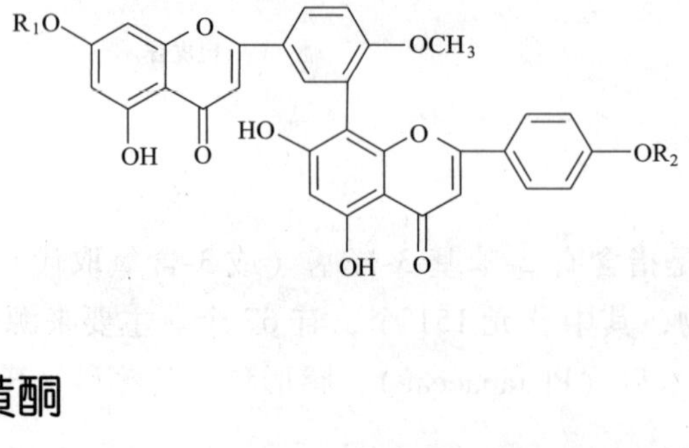

银杏素:R_1=CH_3,R_2=H
异银杏素:R_1=H,R_2=CH_3
白果素:R_1=H,R_2=H

六、异黄酮

异黄酮类（isoflavones）是母核具有 3-苯基色原酮结构的一类化合物。已发现约 420 多种。主要分布于被子植物的豆科、鸢尾科（Iridaceae）、桑科（Moraceae）等植物中。中药葛根［*Pueraria lobata*（Willd.）Ohwi］中所含的大豆素（daidzein）、大豆苷（daidzin）、大豆素-7,4′-*β*-D-二葡萄糖苷（daidzein 7,4′-*β*-D-diglucoside）、葛根素（puerarin）、葛根素-7-

β-D-木糖苷（puerarin 7-β-D-xyloside）等均为异黄酮类化合物。

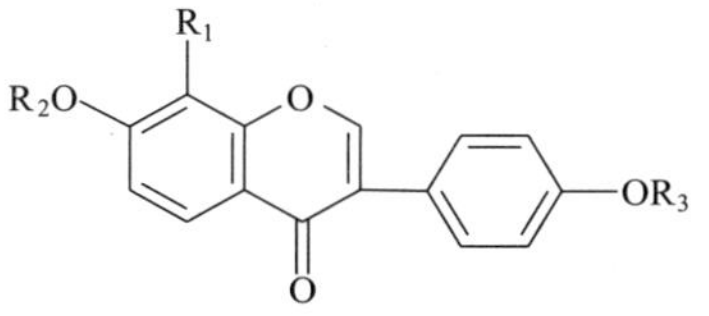

大豆素:$R_1=R_2=R_3=H$
大豆苷:$R_1=R_3=H$，$R_2=Glc$
大豆素-7,4′-二葡萄糖苷:$R_1=H$，$R_2=R_3Glc$
葛根素:$R_1=Glc$,$R_2=R_3=H$
葛根素-7-木糖苷:$R_1=Glc$,$R_2=Xy1$,$R_3=H$

七、二氢异黄酮

二氢异黄酮类（isoflavanones）是母核具有3-苯基色满酮结构的一类化合物。也已发现约420多种。

中药山豆（*Euchresta japonica* Hook. f. ex Regel）根中所含的紫檀素（pterocarpin）、三叶紫檀素（trifolirhizin）和山槐素（maackiain）属于二氢异黄酮的衍生物，均有抗癌活性，且苷类强于苷元。

鱼藤酮（rotenone）是我国南方广泛栽种的毛鱼藤（*Derris elliptica*（Roxb.）Benth.）植物所含的主要成分，属于二氢异黄酮类，具有较强的杀虫和毒鱼作用，当水中鱼藤酮的浓度为1∶13 000 000时，已足以使鱼类昏迷或死亡。对蚜虫的毒性比烟碱强10～15倍，对苍蝇的毒性比除虫菊素（pyrethrins）强6倍，而且对人畜无害，可做农业杀虫剂。

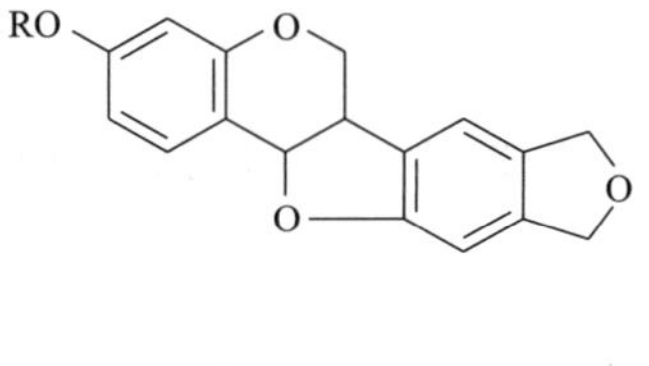

紫檀素：$R=CH_3$
三叶豆紫檀素：R=Glc
三槐素：R=H

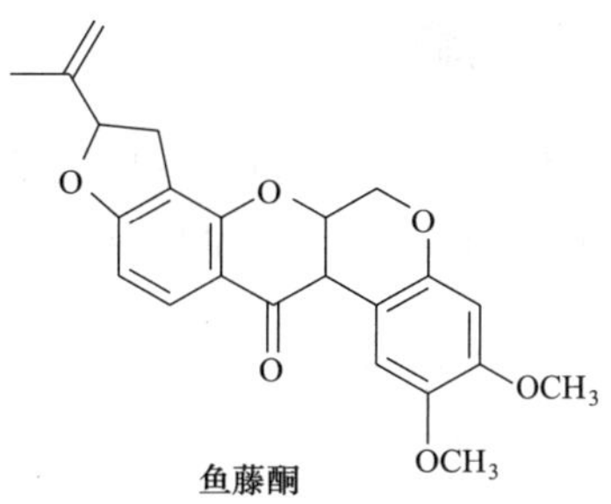

鱼藤酮

八、高异黄酮

高异黄酮类（homoisoflavanones）化合物是黄酮类化合物中比较特殊的一类，其母核结构中比异黄酮多一个碳原子。这类化合物在植物中分布较少，主要分布在百合科植物中，豆科植物中也有少量发现。已发现约110个化合物[1]。如中药麦冬［*Ophiopogon japonicus*（L. f.）Ker-Gawl.］中的2,5,7-三羟基-6-醛基-8-甲基-3-（4′-甲氧基苄基）色原酮［2,5,7-trihydroxy-6-aldehydro-8-methyl-3-(4′-methoxybenzyl) chromanone］[2]。

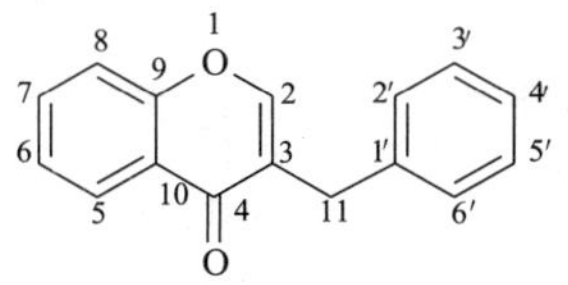

高异黄酮

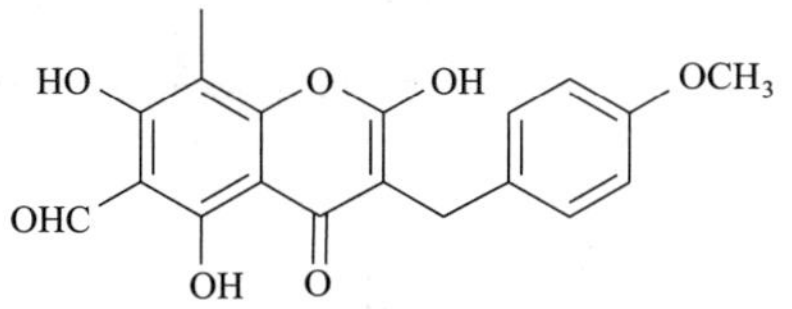

2,5,7-三羟基-6-醛基-8-甲基-3-(4′-甲氧基苄基)色原酮

九、查尔酮

查尔酮类（chalcones）的基本结构属于1,3-二苯基丙烷，丙烷部分为开链状，为α,β-

不饱和酮，呈现了与其他类型黄酮化合物的丙烷部分呈环状所不同的明显特征。已发现360多种查尔酮类化合物。其邻羟基衍生物可视为二氢黄酮的异构体，二者可以相互转化。查尔酮类化合物的原子编号与其他黄酮类化合物不同（见下图）。

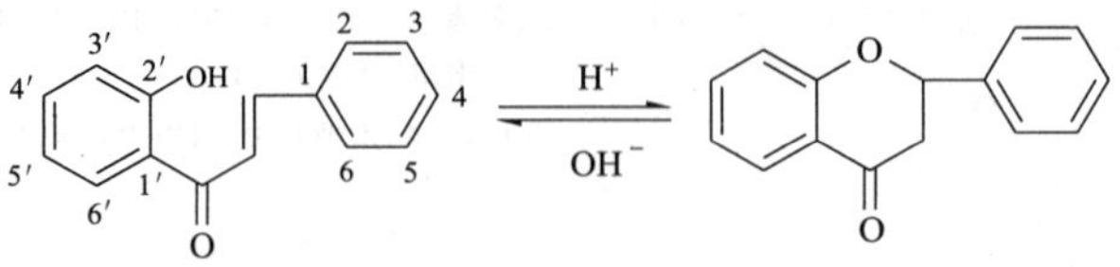

红花苷（carthamin）是红花（*Carthamus tinctorius* L.）中的主要成分。红花开花初期，花冠呈淡红色，此时花中主要含无色的二氢黄酮类成分——新红花苷（neocarthamin）及微量的红花苷；开花中期，花冠为深黄色，此时主要含的是红花苷；开花后期，或在采收干燥过程中，花的颜色会变为红色或深红色，这是，红花苷受酶的主要氧化变成了醌式红花苷（carthamone）所致。

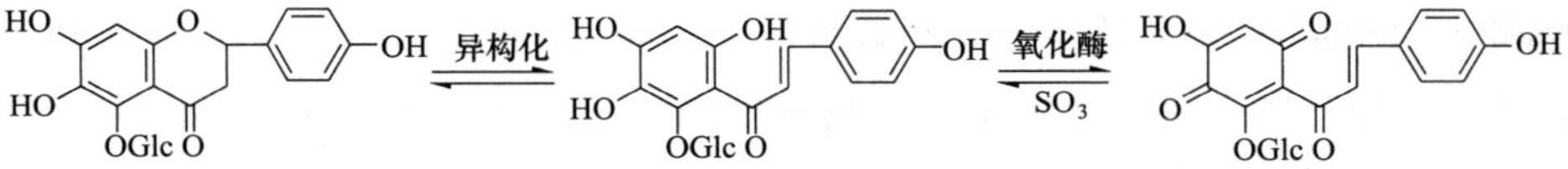

新红花苷　　红花苷　　醌式红花苷

十、二氢查尔酮

二氢查尔酮类（dihydrochalcones）的基本结构属于1,3-二苯基丙烷，但丙烷部分为α，β-饱和酮。已发现160多种，如phloretin和uvangoletin。

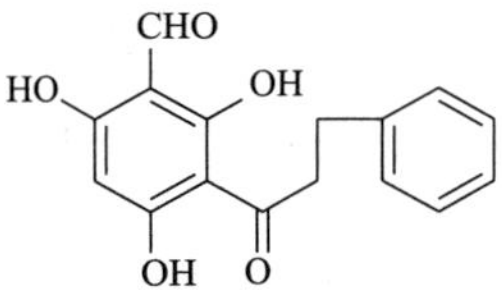

phloretin

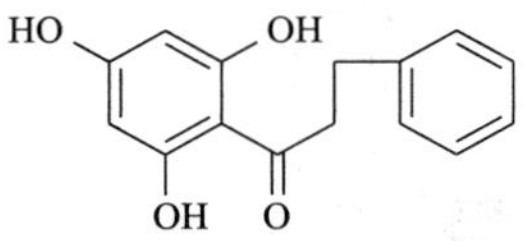

uvangoletin

十一、橙酮

橙酮类（aurones）属于1,3-二苯基丙烷，但C环为五元环。该类化合物的结构编号不同于其他黄酮类化合物。该类成分比较少见，目前仅发现55个。较多分布于玄参科、菊科、苦苣苔科（Gesneriaceae）以及单子叶植物莎草科（Cyperaceae）中。如波斯菊（*Cosmos bipinnata* Cav.）花中含有的硫磺菊素（sulfuretin）。

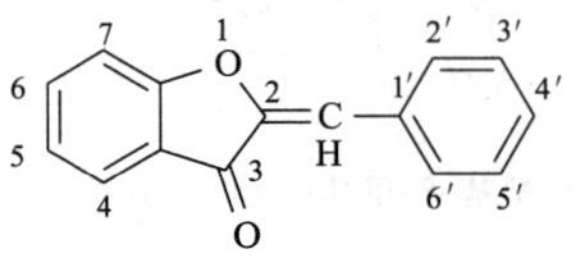

橙酮母核

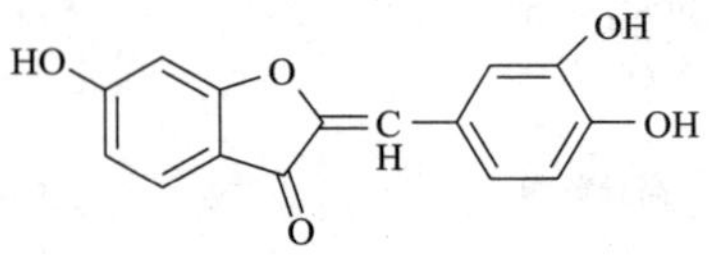

硫磺菊素

十二、花色素

花色素，又称花青素，属于1,3-二苯基丙烷，C环六元环，1,2-及3,4-为双键，4-位无羰基，1-位成盐。已发现464个本类化合物，其中苷元仅19个，其余均为苷。是使植物的茎、叶、花、果等呈现蓝、紫、红等颜色的化学成分，广泛地分布于被子植物中。以苷元或与糖结合成苷的形式存在。花色素苷易被酸水解。最常见的花色素有矢车菊素（cyanidin）、飞燕草素（delphinidin）、天竺葵素（pelargonin）、锦葵花素（malvidin）等。近年来，由于发现山楂（*Crataegus pinnatifida* Bge.）中的花色素苷对心脏启动阶段有增强作用，花色素苷的药理作用也开始被人们注意。

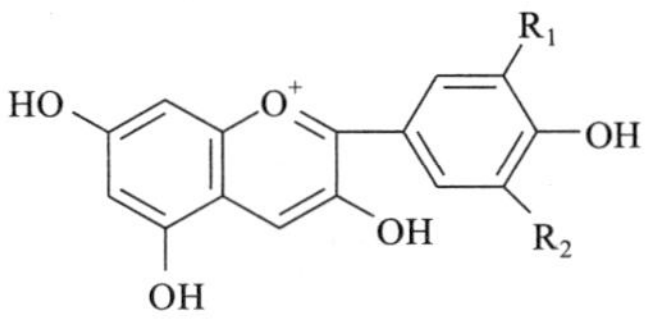

矢车菊素：R_1=OH, R_2=H

飞燕草素：R_1=R_2=OH

天竺葵素：R_1=R_2=H

锦葵花素：R_1=R_2=OCH_3

十三、黄烷

黄烷类（flavanes）的结构属于1,3-二苯基丙烷，C环六元环，4-位无羰基。根据C环3,4-位是否有含氧取代，还可以分为多种亚类型，其中黄烷-3-醇、黄烷-4-醇和黄烷-3,4-二醇是构成鞣质的基本单元。已发现的本类型化合物约有300种（不包括鞣质）。

中药儿茶[*Acacia catechu*（Linn. f.）Willd.]中的主要成分为儿茶素，具有一定的抗癌活性。儿茶素共有四种光学异构体，但在植物中存在的主要异构体为（+）-儿茶素[（+）-catechins]和（-）-表儿茶素[（-）-epicatechins]。草麻黄（*Ephedre sinica* Stapf）根中的麻黄宁A（mahuannin A）和麻黄宁B（mahuannin B）是黄烷-3-醇类的双聚物，均具有抗癌活性，两者的差异仅仅在于C_2\ C_3\ C_4的构型不同。

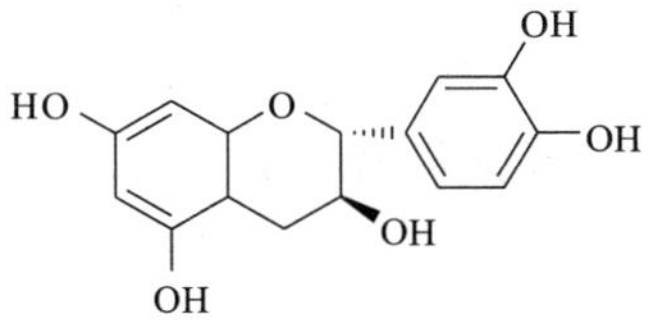

(+)-儿茶素

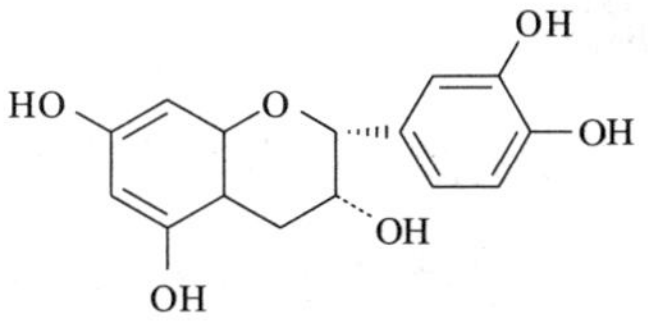

(-)-表儿茶素

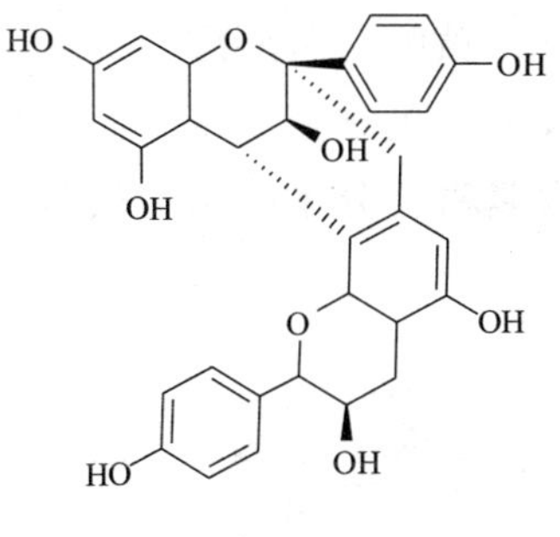

麻黄宁A

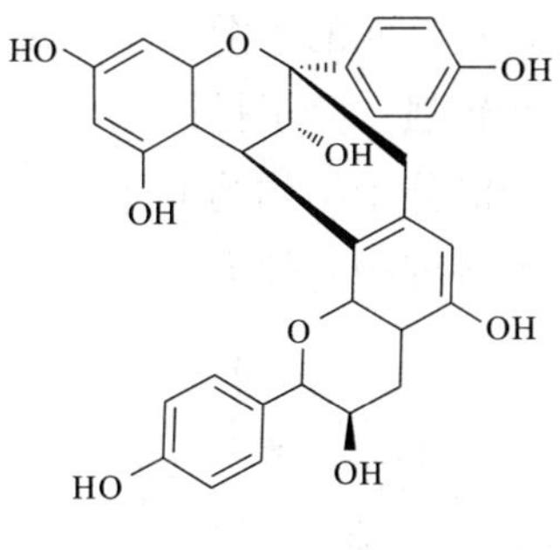

麻黄宁B

十四、苯骈色原酮

苯骈色原酮是一类特殊的黄酮类化合物。常存在于龙胆科（Gentianaceae）、藤黄科（Guttiferae）植物中，在百合科（Liliaceae）植物中也有分布。如芒果（*Mangifera indica* L.）叶和知母（*Anermarrhena asphodeloides* Bunge）叶中具有止咳祛痰的作用的异芒果苷（isomangiferin）。

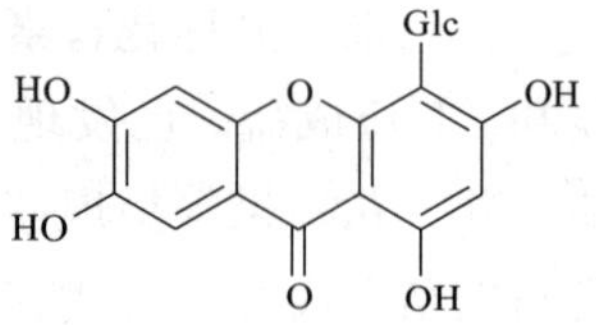

扫码“学一学”

第二节　黄酮类化合物的理化性质

一、性状

黄酮类化合物大多为结晶性固体，部分黄酮苷类为无定形粉末。

黄酮类化合物中的各种游离苷元结构中，二氢黄酮、二氢黄酮醇、黄烷及黄烷醇含有手性碳，故有旋光性，其余各类则无光学活性。黄酮苷类化合物，由于结构中引入了糖基，故均有旋光性，且多为左旋。

黄酮类化合物大多具有颜色，少数为无色。黄酮类化合物是否有颜色、以及其颜色的深浅与分子结构中是否存在交叉共轭体系及助色团（—OH、—OCH_3等）的种类、数目以及连接位置有关。一般情况下，黄酮、黄酮醇及其苷类多显灰黄～黄色，查耳酮为黄～橙黄色，异黄酮类微显黄色；而二氢黄酮、二氢黄酮醇因不具有交叉共轭体系或共轭短链，故不显色。花色素及其苷元的颜色随 pH 不同而改变，一般显红（$pH \leq 7$）、紫（$pH = 8.5$）或蓝（$pH > 8.5$）等颜色。黄酮、黄酮醇分子中，如在 7-位及4′-位引入—OH 或—OCH_3等助色团后，可产生电子移位、重排，使化合物的颜色加深。但在其他位置引入—OH 或—OCH_3则影响较小。

二、溶解性

黄酮类化合物的溶解行为与其结构及存在状态（苷元或糖苷等）有很大关系。

（一）黄酮类化合物苷元的溶解性

一般黄酮类化合物苷元难溶或不溶于水，易溶于甲醇、乙醇、乙酸乙酯、乙醚等有机溶剂。有游离羟基（—OH）的化合物还可溶于稀碱水溶液中。

黄酮类化合物苷元的水溶性均较差。但相比之下，黄酮、黄酮醇、查耳酮等化合物的分子结构平面性较强，分子排列紧密，分子间引力较大，更难溶于水；而二氢黄酮及二氢黄酮醇等化合物的分子结构为非平面，分子排列不太紧密，分子间引力较低，有利于水分子的进入，故水溶度相对较大。

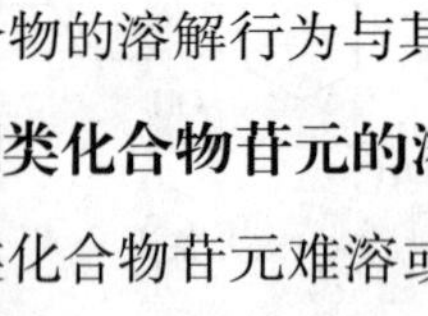

二氢黄酮　R=H
二氢黄酮醇　R=OH

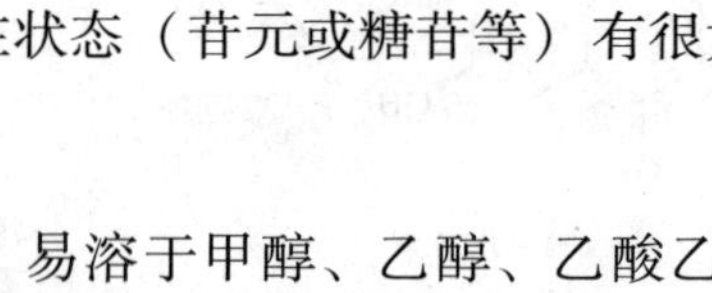

花色素

虽然花色素类化合物的苷元也具有平面性结构，但因其以离子形式存在，具有盐的通性，故亲水性较强，水溶度较大。

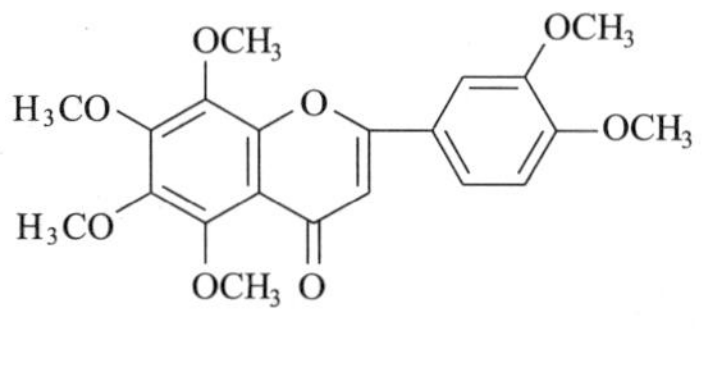

川陈皮素

当黄酮类化合物的苷元分子中引入羟基，将增加其水溶度；而羟基经甲基化后，则水溶度降低，脂溶度增加。例如，一般黄酮类化合物不溶于石油醚中，但川陈皮素（5,6,7,8,3′,4′-六甲氧基黄酮）却可溶于石油醚。

（二）黄酮苷类化合物的溶解性

黄酮苷类化合物一般可溶于水、甲醇、乙醇等强极性溶剂中，而难溶或不溶于苯、三氯甲烷等有机溶剂中。其水溶性与连接的糖基数量有关，糖基的数量越多，糖链越长则水溶度越大。

当分子中连接的糖基数量相同时，糖基与苷元的结合位置对苷的水溶度也有一定影响。以3,5,7,8,3′,4′-六羟基黄酮为例，其3-*O*-葡萄糖苷的水溶度大于7-*O*-萄糖苷。

三、酸碱性与结构的关系

（一）酸性

黄酮类化合物因结构上常有酚羟基取代，故呈酸性，可溶于碱水液或碱性溶剂如吡啶、甲酰胺及二甲基甲酰胺中。

黄酮类化合物的酸性强弱与结构中所含酚羟基的数目和位置有关。以黄酮为例，其酚羟基酸性强弱顺序依次为：

7,4′-二羟基 > 7-或 4′—OH > 一般酚羟基 > 5—OH

黄酮类化合物酸性强弱的差异可用于提取、分离及鉴定工作。例如 C_7—OH 因为处于羰基（$C_4=O$）的对位，在 p-π 共轭效应的影响下，酸性较强，可溶于碳酸钠水溶液中，据此可用以鉴别。

（二）碱性

黄酮类化合物 γ-吡喃环（C 环）1-位的氧原子上因存在未共用的孤电子对，故表现出微弱的碱性，可与强无机酸，如浓硫酸、盐酸等生成镁盐。但所生成的镁盐极不稳定，遇水即可分解。

黄酮类化合物溶于浓硫酸中生成的镁盐，常显示出特殊的颜色，可用于鉴别。此外一些甲氧基黄酮可溶于浓盐酸中显深黄色，且可与生物碱沉淀试剂生成沉淀。

四、显色反应

黄酮类化合物的显色反应多与分子中的酚羟基及 γ-吡喃酮环有关。

（一）还原反应

1. 盐酸－镁粉反应　盐酸－镁粉（HCl-Mg）反应是鉴定黄酮类化合物最常用的颜色反应之一。多数黄酮、黄酮醇、二氢黄酮及二氢黄酮醇类化合物的盐酸－镁粉反应呈现橙红～紫红色，少数紫～蓝色的颜色变化；当这些化合物的 B-环上有—OH 或—OCH_3取代基存在时，反应的颜色会随之加深。异黄酮类化合物除少数例外，多数不显色。查耳酮、橙酮、儿茶素类则无该显色反应。

盐酸－镁粉反应的具体试验方法是将试样溶于1.0ml甲醇或乙醇中，加入少许镁粉振摇后，滴加几滴浓盐酸，1～2min内（必要时微热）即可观察颜色变化。

由于花色素及部分橙酮、査耳酮等在单纯浓盐酸酸性下也会发生色变，故须预先做空白对照实验（即在供试液中仅加入浓盐酸进行观察）。

该方法也是试验植物中是否含有黄酮类化合物常用的显色反应之一。在用植物粗提取液进行试验时，提取液本身颜色可能干扰观察，此时可仔细观察加入浓盐酸后反应产生泡沫的颜色，如泡沫为红色，即示阳性。

盐酸－镁粉反应的机理过去认为是反应生成了花色苷元所致，但现在认为是反应产生了碳正离子之故。

2. 盐酸－锌粉反应 盐酸－锌粉（HCl-Zn）反应的机理与盐酸－镁粉反应相似，各类黄酮类化合物的反应颜色也与盐酸－镁粉反应类似，但颜色偏深。

3. 四氢硼钠（钾）反应 四氢硼钠（钾）（$NaBH_4$或KBH_4）是对二氢黄酮类化合物专属性较高的一种还原剂。与二氢黄酮类化合物反应产生红～紫色。其他黄酮类化合物均不显色，故可与之区别。具体试验方法是在试管中加入0.1ml含有试样的乙醇溶液，再加入等量2% $NaBH_4$的甲醇液，1min后加入数滴浓盐酸或浓硫酸，溶液应呈现红～紫色。

二氢黄酮可与磷钼酸试剂反应呈棕褐色，也可作为二氢黄酮类化合物特征鉴别反应。

（二）与金属盐类试剂的络合反应

黄酮类化合物分子中常含有下列结构单元，可与铝盐、铅盐、锆盐、镁盐等试剂反应，生成有色络合物。

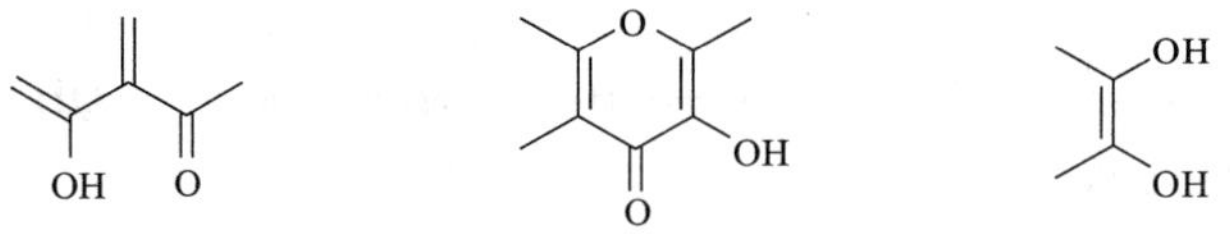

1. 与铝盐的络合反应 试剂为1%三氯化铝或1%硝酸铝溶液。黄酮类化合物反应生成的铝盐络合物多为黄色（$\lambda_{max}=415nm$），并有荧光，可用于定性及定量分析。

2. 与铅盐的络合反应 试剂为1%醋酸铅或1%碱式醋酸铅水溶液。黄酮类化合物反应生成的铅盐络合物为黄～红色沉淀。

黄酮类化合物与铅盐反应生成沉淀的色泽，因羟基数目及位置不同而有所差异。

醋酸铅及碱式醋酸铅的反应能力不同，醋酸铅只能与分子中具有邻二酚羟基或兼有C_3—OH、$C_4=O$或C_5—OH、$C_4=O$结构的化合物反应生成沉淀，而碱式醋酸铅的沉淀能力要大得多，一般酚类化合物均可使之沉淀。这点不仅可以用于鉴定，也可用于提取分离工作。

3. 与锆盐的络合反应 试剂为2%二氯氧化锆（$ZrOCl_2$）甲醇溶液。当黄酮类化合物分子中有游离C_3—OH或C_5—OH存在时，均可与该试剂反应生成黄色的络合物。

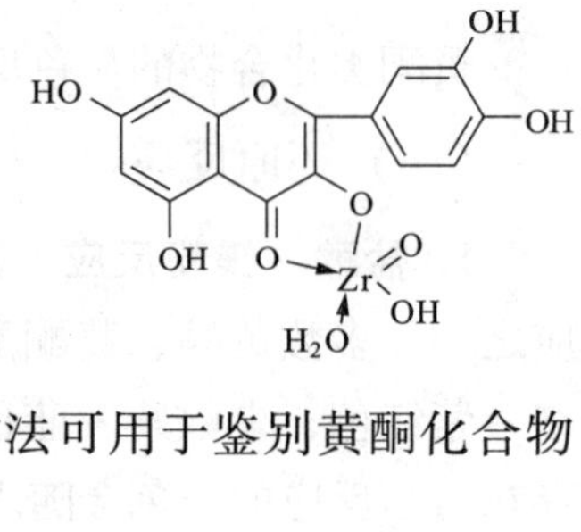

但两种络合物对酸的稳定性不同：具有C_3—OH、$C_4=O$结构片段所生成的锆络合物遇酸稳定不褪色，而具有C_5—OH、$C_4=O$结构片段生成的锆络合物遇酸不稳定而褪色。因此，此方法可用于鉴别黄酮化合物结构中是否含有C_3—OH或C_5—OH。

具体的方法是取试样0.5～1.0mg，用10ml甲醇加热溶解，加入2% $ZrOCl_2$甲醇液1ml，待溶液呈现黄色后，再加入2%枸橼酸甲醇溶液，观察颜色变化。此反应也可在滤纸上进行，得到的锆盐络合物多呈黄绿色并有荧光。

4. 与镁盐的络合反应　试剂为1%醋酸镁甲醇溶液。二氢黄酮、二氢黄酮醇类显天蓝色荧光，若具有C_5-OH，色泽更为明显。而黄酮、黄酮醇及异黄酮类等则显黄～橙黄～褐色。此反应可在纸上进行：在滤纸上滴加1滴供试液，喷以醋酸镁的甲醇溶液，加热干燥，在紫外光下观察。

5. 与锶盐的络合反应　试剂为0.01mol/L的氯化锶甲醇溶液。在氨性甲醇溶液中，氯化锶可与具有邻二酚羟基结构的黄酮类化合物生成绿～棕色乃至黑色沉淀。

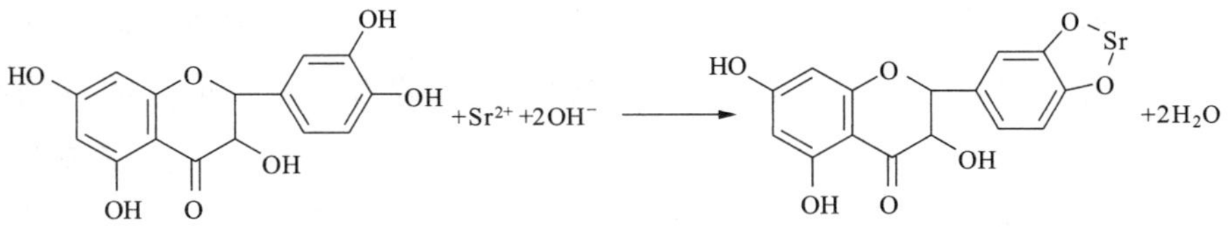

方法是取约1mg试样，溶解于1ml甲醇中（必要时可在水浴上加热），加入3滴0.01mol/L氯化锶甲醇液，观察有无沉淀生成。

6. 与铁盐的络合反应　试剂为1%三氯化铁水溶液或醇溶液。三氯化铁反应为常用的酚类显色剂。多数黄酮类化合物因分子中含有酚羟基，故可产生阳性反应，但一般仅在含有氢键缔合的酚羟基时，才呈更明显的颜色。

（三）硼酸显色反应

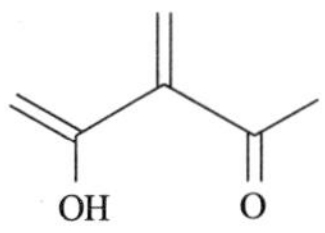

黄酮类化合物分子中有下列结构时，在无机酸或有机酸存在条件下，可与硼酸反应，生成亮黄色。显然，5-羟基黄酮及2′-羟基查耳酮类结构可满足上述要求，故可与其他类型区别。一般在草酸存在下显黄色并有绿色荧光，但在枸橼酸丙酮存在的条件下，则只显黄色而无荧光。

（四）碱性试剂显色反应

黄酮类化合物在碱性试剂（常用氨蒸气或碳酸钠水溶液）作用下，可产生结构的转化或共轭体系变化，而在日光及紫外光下呈现颜色，这对于鉴别黄酮类化合物有一定意义。该反应可在纸片上进行，其中，用氨蒸气处理后呈现的颜色变化置空气中会逐渐褪去，但经碳酸钠水溶液处理而呈现的颜色置空气中却不褪色。

（1）二氢黄酮类易在碱液中开环，转变成查耳酮类化合物，呈橙色至黄色。

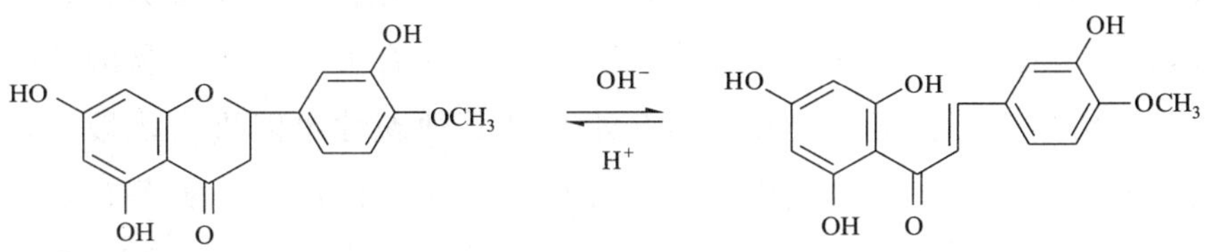

（2）黄酮醇类在碱液中先呈黄色，通入空气后变为棕色，可与其他黄酮类区别。

（3）黄酮类化合物当分子中有邻二酚羟基取代或3,4′-二羟基取代时，在碱液中不稳定，易被氧化，产生黄色→深红色→绿棕色的沉淀。

扫码“学一学”

第三节　黄酮类化合物的提取和分离

一、提取方法

黄酮类化合物在植物中的各部位的存在形式有所不同。在花、叶、果等部位，多以苷的形式存在，而在坚硬的木质部，则多以苷元的形式存在。

从植物中提取黄酮苷类、极性稍大的苷元（如羟基黄酮、双黄酮、橙酮、查耳酮等）时，一般可用丙酮、乙酸乙酯、乙醇、水或某些极性较大的混合溶剂进行提取。其中最常用的溶剂是甲醇-水（1∶1）或甲醇。一些多糖苷类则还可以用沸水提取。在用水为溶剂提取时，为避免在提取过程中黄酮苷发生水解，也需要按一般提取苷的方法事先破坏酶的活性。提取花色素类化合物时，可加入少量酸（如0.1%盐酸）。大多数黄酮苷元宜用极性较小的溶剂，如用三氯甲烷、乙醚、乙酸乙酯等作为溶剂，而对多甲氧基黄酮的游离苷元，甚至可以用更小极性的有机溶剂，如苯、石油醚等进行提取。

提取得到的粗提取物常常需要作进一步处理，常用的方法有以下几种。

（一）溶剂法

根据植物的部位及所用提取溶剂，分析所含黄酮类化合物类型及杂质类型，利用两者极性不同，选用不同溶剂进行萃取可达到除去杂质的目的。

例如植物叶的醇浸液，可用石油醚进行处理，以除去叶绿素、胡萝卜素等脂溶性色素。而如果实的水提取液则浓缩后，可加入一定量的醇液，以除去蛋白质、多糖类等水溶性杂质。

有时溶剂萃取过程也可以用逆流分配法连续进行，常用的溶剂系统有水－乙酸乙酯、正丁醇－石油醚等。溶剂萃取过程在除去杂质的同时，往往还可以收到分离苷和苷元或极性苷元与非极性苷元的效果。

（二）碱提酸沉法

黄酮苷类化合物有一定的水溶性，更易溶于碱水，较难溶于酸水，可利用此点进行碱提酸沉方法进行处理。即先用碱水从植物中提取，再将提取液酸化，即可析出黄酮苷类化合物沉淀。此法简便易行，但应注意所用碱液浓度不宜过高，以免在强碱性下，尤其加热时破坏黄酮母核；在加酸酸化时，酸性也不宜过强，以免生成锌盐，致使析出的黄酮类化合物又重新溶解，降低产品收率。当药材中含有大量果胶、黏液质等水溶性杂质时，如花、果类药材，宜用石灰乳或石灰水代替其他碱性水液进行提取，以使上述含羧基的杂质生成钙盐沉淀，不被提出。如工业生产芦丁、橙皮苷、黄芩苷提取工艺中都采用了这个方法。例如从槐米中提取芦丁：槐米（槐树 *Sophora japonica* L. 的花蕾）加约6倍量水，煮沸，在搅拌下缓缓加入石灰乳至pH 8～9，微沸20～30min（保持pH值），趁热抽滤，残渣再加4倍量水煎一次，趁热抽滤。合并滤液，在60～70℃的条件下，浓盐酸调滤液pH至5，搅匀后静置24h，抽滤，沉淀物水洗至中性，60℃干燥得芦丁粗品，用沸水重结晶，70～80℃干燥后得芦丁纯品。

（三）活性炭吸附法

活性炭吸附法主要适于含量较高的黄酮苷类的精制。一般操作程序是，先用甲醇提取，得到甲醇提取液，提取液浓缩到一定程度后，分次加入活性炭，搅拌，静置，直至定性检查上清液无黄酮反应时为止。过滤，收集吸附苷的活性炭粉，用沸水、沸甲醇、7% 酚/水，15% 酚/醇溶液进行梯度洗脱。对各部分洗脱液进行定性检查（或用 PC 鉴定），大部分黄酮苷类可用 7% 酚/水洗脱，洗脱液经减压蒸发浓缩至小体积，再用乙醚振摇除去残留的酚，余下水层减压浓缩即得较纯的黄酮苷类成分。

二、分离方法

黄酮类化合物经过上述的提取方法提取和初步处理后，得到的是总黄酮。还需要利用分离技术将化合物一一分离。常用的分离方法有以下几种。

（一）柱色谱法

常用的吸附剂或载体有聚酰胺、硅胶及纤维素粉等。此外，也有用氧化铝、氧化镁及硅藻土等。

1. 硅胶柱色谱　硅胶柱色谱应用范围最普通。黄酮、黄酮醇、异黄酮、二氢黄酮、二氢黄酮醇等均可用此法。对于多羟基黄酮、黄酮醇及糖苷类的分离，可事先在硅胶中加少量水去活化后使用。市售硅胶中混存的微量金属离子，应预先用浓硫酸处理除去，以免干扰分离效果。

2. 聚酰胺色谱　聚酰胺是分离黄酮类化合物较为理想的吸附剂。聚酰胺对黄酮类化合物的吸附强弱与黄酮类化合物分子中羟基的数目和位置以及溶剂与聚酰胺、溶剂与黄酮类化合物之间形成氢键缔合能力的大小有关。

黄酮类化合物从聚酰胺柱上洗脱时大体有以下规律。

（1）母核相同，游离羟基少者先洗脱，羟基多者后洗脱。

（2）分子中羟基数目相同时，羰基邻位有羟基者先洗脱，羰基间位或对位有羟基者后洗脱。

（3）苷元相同，所含糖的数量不同时，洗脱先后顺序一般是叁糖苷、双糖苷、糖苷、苷元。

（4）不同类型黄酮化合物，一般先后流出顺序是异黄酮、二氢黄酮、黄酮、黄酮醇。

（5）分子中芳香核、共轭双键多者易被吸附，故查耳酮往往比相应的二氢黄酮难于洗脱。

聚酰胺柱色谱可用于分离各种类型的黄酮类化合物，包括苷及苷元、查耳酮与二氢黄酮。上述规律也适用于黄酮化合物在聚酰胺薄层色谱上的行为。

3. 葡聚糖凝胶柱色谱　适用于黄酮类化合物分离的葡聚糖凝胶（Sephadex gel），主要有两种型号：Sephadex G 和 Sephadex LH-20。

用葡聚糖凝胶分离黄酮类化合物的苷元和苷的机理有所不同，分离苷元时，主要靠吸附作用，吸附程度取决于游离酚羟基的数目；而分离苷类时，则分子筛的性质起主导作用，大体上是按分子量从大到小的顺序流出。见表 9 - 3。

表 9－3　黄酮类化合物在 Sephadex LH-20 柱上的 V_e/V_o（甲醇洗脱）

黄酮类化合物	取代状况	V_e/V_o
芹菜素	5,7,4′-三羟基	5.3
木犀草素	5,7,3′,4′-四羟基	6.3
槲皮素	3,5,7,3′,4′-五羟基	8.3
杨梅素	3,5,7,3′,4′,5′-六羟基	9.2
山柰酚-3-半乳糖鼠李糖-7-鼠李糖苷	三糖苷	3.3
槲皮素-3-芸香糖苷	双糖苷	4.0
槲皮素-3-鼠李糖苷	单糖苷	4.9

表 9－3 中 V_e 为洗脱试样时需要的溶剂总量或洗脱体积；V_o 为柱子的空体积。V_e/V_o数值越小说明化合物越容易被洗脱下来。所列的数据清楚地表明：苷元的羟基数目越多，V_e/V_o越大，越难以洗脱，而苷的分子量越大，其上连接糖的数目越多，则 V_e/V_o 越小，越容易洗脱。

葡聚糖凝胶柱色谱常用的洗脱剂：

（1）碱性水溶液（如 0.1mol/L NH_4OH）或盐水液（0.5mol/L NaCl 等）。

（2）醇及含水醇，如甲醇、甲醇－水（不同比例）、异丁醇－甲醇（3∶1）、乙醇等。

（3）其他溶剂，如含水丙酮、甲醇－三氯甲烷等。

（二）梯度 pH 萃取法

黄酮苷元结构中酚羟基的数目和位置不同，其酸性强弱也不同。因此可采用溶剂萃取法进行分离。一般的操作方法是将黄酮苷元混合物溶于有机溶剂（如乙醚）中，依次用 5% $NaHCO_3$、5% Na_2CO_3、0.2% NaOH 及 4% NaOH 溶液萃取，即可达到分离的目的，其规律大致如下。

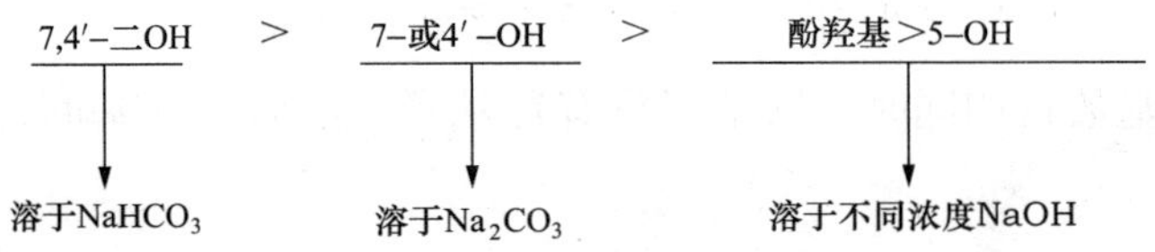

（三）根据分子中某些特定官能团进行分离

一些黄酮类化合物具有邻二酚羟基结构，可利用其能与醋酸铅生成沉淀或与硼酸反应的性质，与无邻二酚羟基的成分分离。前者即为铅盐法。铅盐法所用试剂有醋酸铅和碱式醋酸铅两种，两者的沉淀能力有所差异，醋酸铅沉淀能力较弱，只有沉淀具有邻二酚羟基和羧基结构的成分，而碱式醋酸铅沉淀能力较强，含有酚羟基的成分均可被沉淀。据此可将两类成分分离。由于醋酸铅也可与其他含有羧基的杂质如树胶、果胶、有机酸、蛋白质、氨基酸等或含有邻二酚羟基的杂质如鞣质等生成沉淀，可通过此法除去这类杂质。将黄酮类化合物与铅盐生成的沉淀悬浮于乙醇中，通入 H_2S 复分解，滤除硫化铅沉淀，滤液中可得到黄酮类化合物。因初生态硫化铅沉淀具有较高的吸附性，会影响产率，现多不主张用 H_2S 脱铅，可改用硫酸盐或磷酸盐，或阳离子交换树脂脱铅。具有邻二酚羟基的黄酮类化合物还可与硼酸反应形成易溶于水的硼酸络合物，故也可与不具邻二酚羟基的其他黄酮类化合物分离。

实际工作中，常将上述色谱法与各种经典方法相互配合应用，以达到较好的分离效果。

例如柠檬柑橘类（*Citrus spp.*）果皮热水提取物对自发性高血压大鼠（SHR）及自发性高血压大鼠脑卒中型（SHP-SP）有明显的降压作用，为探讨含有的降压有效成分，进行了以下分离（图9－1）。分离得到的化合物见表9－4。

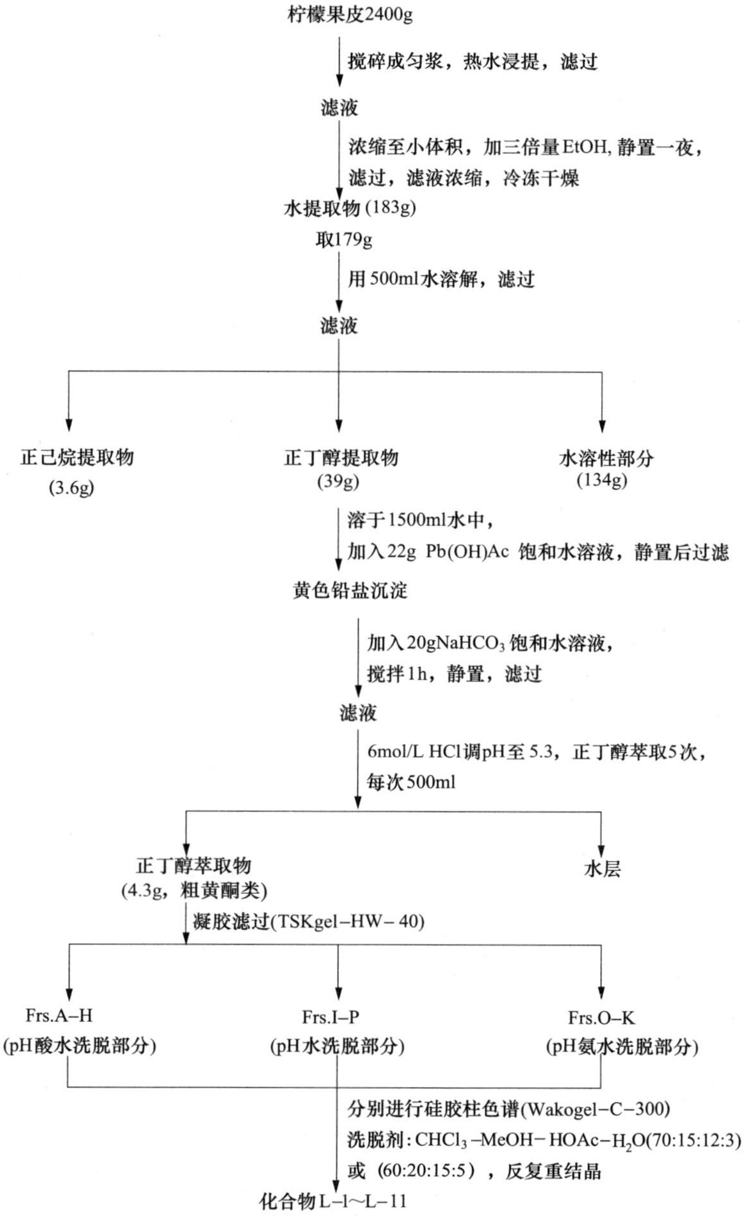

图9－1　柠檬柑橘类（*Citrus spp.*）果皮中黄酮类化合物的分离流程

表9－4　柠檬中分离得到的黄酮类化合物结构及UV数据

L-1 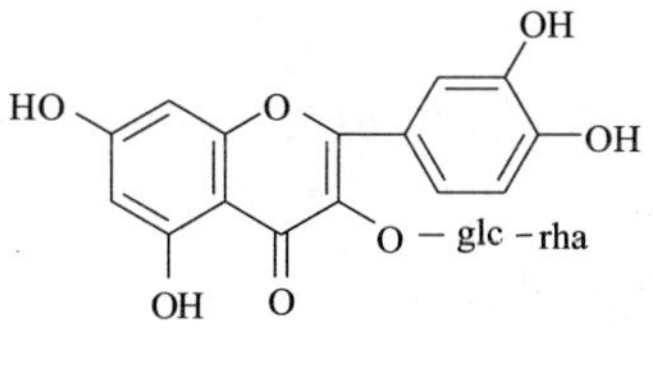 258，274，357nm	L-2 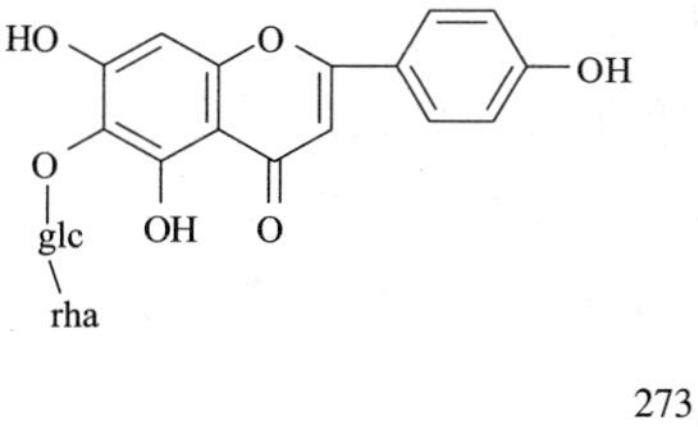 273，338nm

续表

L-3

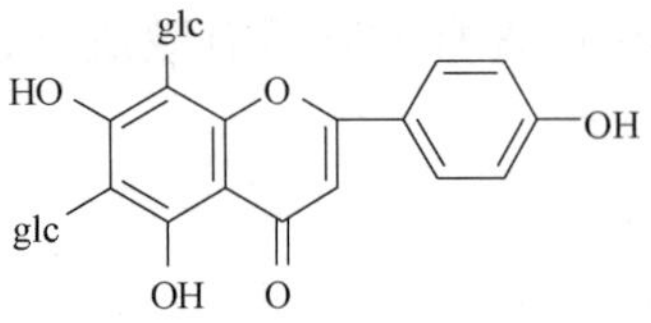

216，273，335nm

L-4

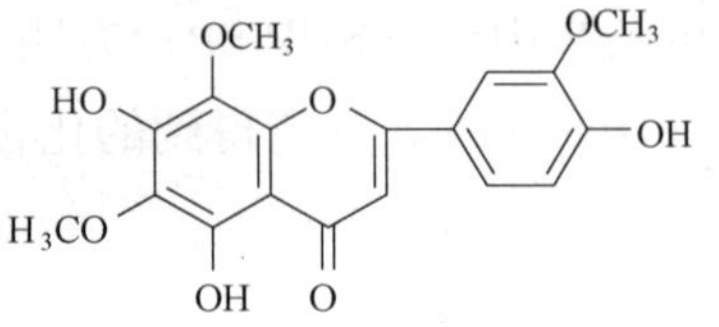

257，277，351nm

L-5

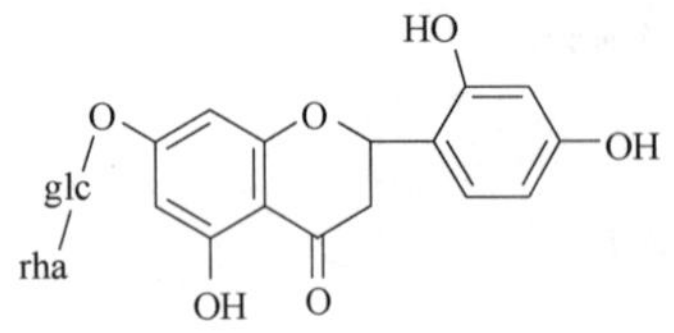

282，330nm

L-6

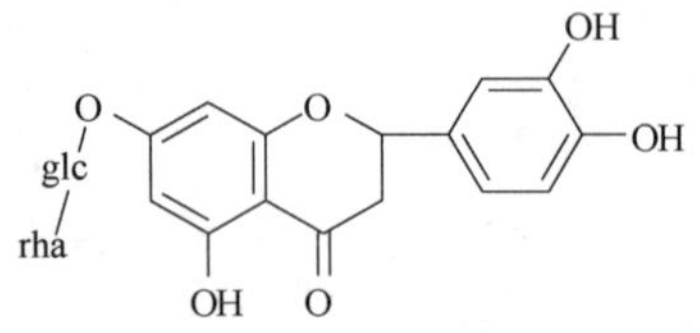

284，340nm

L-7

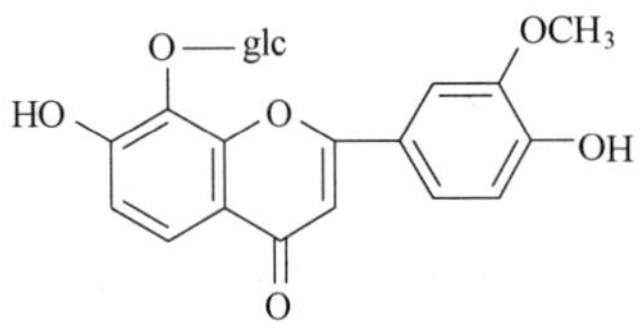

271，338nm

L-8

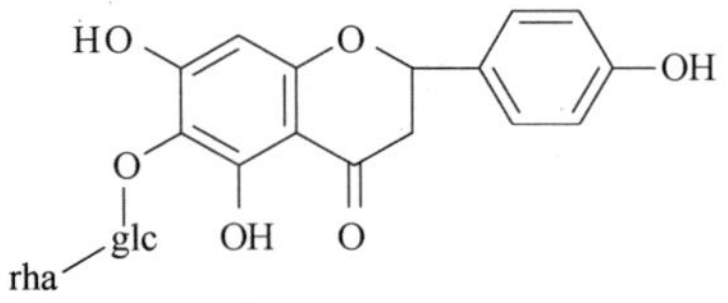

270，336nm

L-9

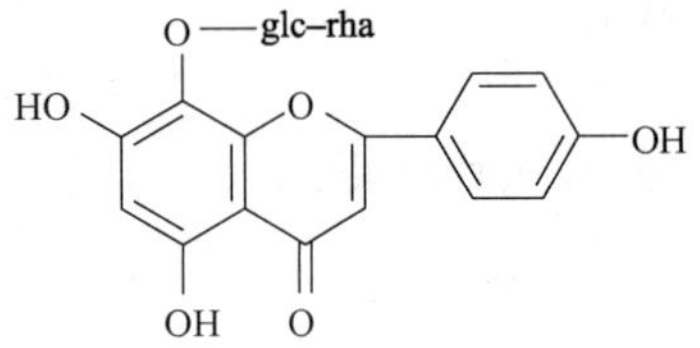

270，330nm

L-10

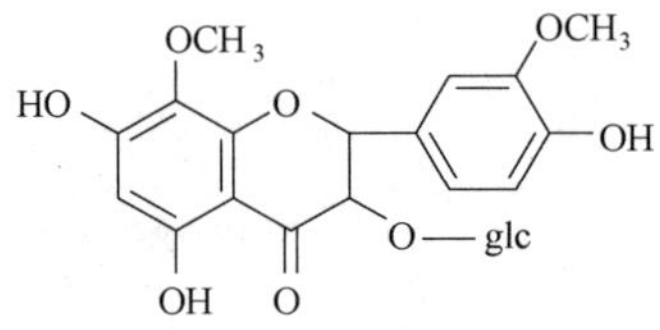

258，270，334nm

L-11

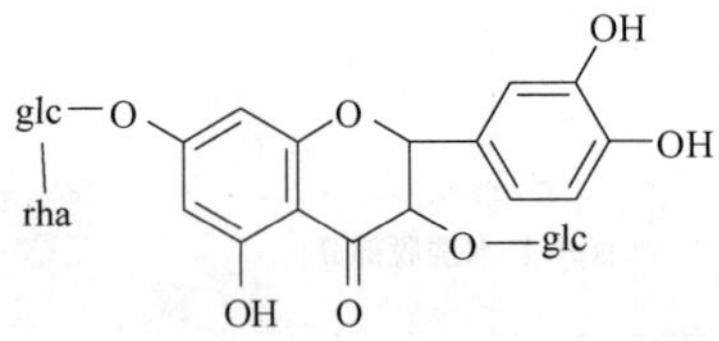

275，330，412nm

扫码“学一学”

第四节　黄酮类化合物的检识与结构测定

黄酮类化合物的检识多采用色谱方法，而结构测定则主要依靠光谱学技术的综合分析。化合物的呈色反应、溶解行为、铅盐沉淀等，对于黄酮类化合物的检识和结构测定均有一定的辅助作用。

已知黄酮类化合物的鉴定，多利用 PC 或 TLC 得到的 R_f 或 hR_f 值与文献进行比较分析，并测定样品在甲醇溶液中以及加入各种诊断试剂后得到的紫外及可见光谱进行解析。

对于未知黄酮类化合物的鉴定，则需要测量更多的光谱进行综合分析。

一、色谱法在结构鉴定中的应用

（一）硅胶薄层色谱

黄酮类化合物的分类鉴定常用硅胶薄层色谱。对于黄酮苷元类或其衍生物（甲醚或乙酰化合物），由于极性差异，常采用极性较小的展开剂，如：苯－甲醇（95∶5）、苯－丙酮（9∶1）、苯－乙酸乙酯（7.5∶0.5）及甲苯－三氯甲烷－丙酮（40∶25∶35）等；如果黄酮苷元上酚羟基较多，酸性较强时，则常需要在展开剂中加入一定量的酸，如甲苯－甲酸甲酯－甲酸（5∶4∶1），苯－甲醇－醋酸（35∶5∶5），丁醇－吡啶－甲酸（40∶10∶2）等，并可以根据待分离成分极性的大小适当地调整甲苯与甲酸的比例。

（二）聚酰胺薄层色谱

聚酰胺薄层色谱特别适合于含游离酚羟基的黄酮及其苷类的分析。由于聚酰胺对黄酮类化合物吸附能力较强，因而展开剂需要较强的极性。在大多数展开剂中含有醇、酸或水。常用的展开剂有乙醇－水（3∶2）、水－乙醇－乙酰丙酮（4∶2∶1）、水－乙醇－甲酸－乙酰丙酮（5∶1.5∶1∶0.5）、水饱和正丁醇－乙酸（100∶1、100∶2）、丙酮－水（1∶1）、丙酮－95%乙醇－水（2∶1∶2）、95%乙醇－乙酸（100∶2）、苯－甲醇－丁酮（60∶20∶20）等。

（三）纸色谱

纸色谱（PC）适用于各种黄酮类化合物及其苷类的分析。黄酮类化合物苷元一般宜用醇性溶剂或用苯－乙酸－水（62∶34∶4）、三氯甲烷－乙酸－水（13∶6∶1）、苯酚－水（4∶1）或乙酸－浓盐酸－水（30∶3∶3）等为展开剂。对一些分离困难的样品，也可以采用双向色谱法。以黄酮苷类的分离为例说明，一般第一向展开采用某种醇性溶剂，如正丁醇－乙酸－水（4∶1∶5 上层，BAW）、异丁醇－乙酸－水（3∶1∶1，TBA）或水饱和正丁醇等，这些主要是根据分配作用原理进行分离。第二向展开剂则用水或下列水溶液，如 2%～6%乙酸、3%氯化钠及乙酸－浓盐酸－水（30∶3∶10）等。这一步主要是根据吸附作用原理进行分离的。而花色苷及花色苷元，则可用含盐酸或乙酸的溶液作为展开剂。

黄酮苷元中，黄酮、黄酮醇、查耳酮等为平面性分子，用含水类溶剂如 3%～5% HOAc 展开时，几乎停留在原点不动（$R_f<0.02$）；而二氢黄酮、二氢黄酮醇、二氢查耳酮等为非平面性分子，亲水性较强，故 R_f 值较大。苷元苷化后，极性即随之增大，在醇性展开剂中 R_f 值相应降低，同一类型苷元，R_f 值的大小依次为苷元，单糖苷，双糖苷。以在 BAW 中展开为例，多数类型苷元（花色苷元例外）的 R_f 值在 0.7 以上，而苷则小于 0.7。但在用水或 2%～8% HOAc，3% NaCl 或 1% HCl 展开时，则上列顺序将会颠倒，苷元几乎停留在原点不动，苷类的 R_f 值可在 0.5 以上，糖链越长，则 R_f 值越大。另外，糖的结合位置对 R_f 值也有重要影响。不同类型黄酮类化合物在双向 PC 展开时常常出现在特定的区域，由此可推测它们的结构类型以及判定是否成苷以及含糖数量。

黄酮类化合物的检识可利用紫外光灯，多数黄酮类化合物在紫外光灯下可观察到荧光斑点。用氨蒸气处理后斑点会产生明显的颜色变化，此外还可喷以 2% $AlCl_3$（甲醇溶液后在紫外光灯下观察或喷以 1% $FeCl_3$－1% $K_3Fe(CN)_6$（1∶1）水溶液等显色剂显色。

二、波谱法在结构测定中的应用

（一）紫外光谱在结构测定中的应用

紫外光谱（UV）曾经是鉴定黄酮类化合物结构的一种重要手段。

黄酮类化合物苷元结构中有 p-π 共轭体系，故可在紫外光区产生吸收。黄酮类化合物苷元结构中常见的不同数量和位置的取代酚羟基可与各种诊断试剂反应形成盐或络合物，可对其紫外吸收峰产生不同程度的影响。因此，先测定样品的 UV 光谱，然后测定加入各种诊断试剂后的 UV 光谱，比较两谱之间的差异，即可获知黄酮化合物的一些重要结构信息。对于黄酮类化合物的苷类成分，则可先水解获取苷元或制备成甲基化衍生物后，再测定苷元或其衍生物的 UV 光谱。

1. 各种黄酮类化合物的 UV 光谱特征 各类黄酮类化合物的分子中有 B-环桂皮酰基（cinnamyl）及 A-环苯甲酰基环（benzoyl）组成的交叉共轭体系，故其甲醇溶液在 200 ~ 400nm 的区域内存在两个紫外吸收带，即 B-环桂皮酰基产生的吸收带为带Ⅰ，和由 A-环苯甲酰基产生的吸收带带Ⅱ。

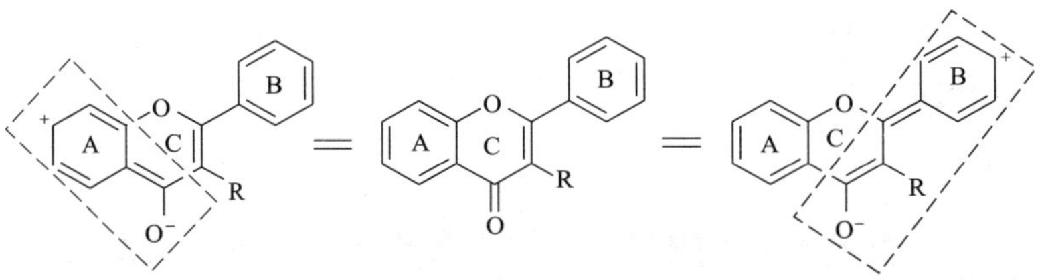

苯甲酰基（带Ⅱ,220~280nm）　　黄酮 (R=H) 黄酮醇 (R=OH)　　桂皮酰基（带Ⅰ,300~400nm）

（1）黄酮（醇）类化合物 带Ⅰ处于波长较长的区域（300 ~ 400nm），带Ⅱ处于波长较短的区域（220 ~ 280nm），且两峰的强度差异不大。黄酮及黄酮醇类的 UV 光谱谱形相似，但带Ⅰ位置不同，可据此进行区分。

在黄酮及黄酮醇母体结构的 7-及 4′-位引入羟基、甲氧基等供电子基团，氧原子上的电子对会与芳环形成 p-π 共轭，增长共轭体系，引起相应吸收带向长波方向位移（红移）。通常，母核上氧程度越高，则带Ⅰ将越向长波方向位移。

黄酮及黄酮醇母核上的羟基甲基化或苷化后，将引起相应吸收带，尤其是带Ⅰ向长波方向位移（紫移）。但当羟基乙酰化后，将表现出与 4′-甲氧基黄酮十分相近的光谱。由此可以鉴定黄酮类化合物母核上烷氧基的取代位置。

（2）查耳酮及橙酮类化合物 两类化合物的共同特征是带Ⅰ很强，为主峰；而带Ⅱ则较弱，为次强峰。

查耳酮类：带Ⅰ位于 340 ~ 390nm 区间，有时可分裂为Ⅰa（340 ~ 390nm）和Ⅰb（300 ~ 320nm）；带Ⅱ位于 220 ~ 270nm。当环上引入含氧取代基时，也会引起吸收带，尤其是带Ⅰ的红移，在 2′-位上引入—OH 时影响最大。反之，2′—OH 甲基化或苷化时，可引起带Ⅰ紫移 15 ~ 20nm。但其余位置的取代基变化对带Ⅰ影响不大。

橙酮类：常显现 3 ~ 4 个吸收峰，但主要吸收峰（带Ⅰ）一般位于 370 ~ 430nm。天然来源的橙酮可为 388 ~ 413nm。羟基甲基化或苷化时对光谱并不产生显著影响，但 6,7-二OH 橙酮中的 7—OH 除外。7—OH 如被甲基化或苷化，可使带Ⅰ紫移 18nm。

（3）异黄酮、二氢黄酮及二氢黄酮醇类化合物　这三类化合物的特征是A-环苯甲酰系统引起的带Ⅱ吸收很强（主峰），而B-环不与吡喃酮环上的羰基共轭（或共轭很弱），故带Ⅰ很弱，常表现为带Ⅱ（主峰）长波方向的一肩峰。

异黄酮类：带Ⅱ（主峰）的波长在245~270nm。

二氢黄酮（醇）类：带Ⅱ（主峰）的波长在270~295nm。

2. 诊断试剂在结构测定中的意义　利用紫外及可见吸收光谱进行黄酮类化合物的结构测定时，除直接测定相应的谱图外，还常常加入一些化学试剂后，再次测定图谱，并比较加入化学试剂前后图谱的变化情况，以帮助判断的黄酮类化合物的结构。这些被加入的化学试剂称为诊断试剂。常用的诊断试剂有甲醇钠（$NaOCH_3$），醋酸钠（CH_3COONa），醋酸钠/硼酸（CH_3COONa/H_3BO_3）、三氯化铝（$AlCl_3$）及三氯化铝/盐酸（$AlCl_3/HCl$）等。

这些诊断试剂主要可以与黄酮类化合物上的游离羟基形成盐或络合物，从而影响其紫外吸收。

几种主要的诊断试剂引起的吸收带位移及其结构特征归属如表9-5所示。

表9-5　诊断试剂对黄酮类化合物UV谱图的影响及与结构的关系

诊断试剂	带Ⅱ	带Ⅰ	归属
$NaOCH_3$		红移40~60nm，强度不变 红移50~60nm，强度下降	示有4′—OH 示有3—OH，但无4′—OH
	吸收谱随时间延长而衰退		示有对碱敏感的取代方式，如3,4′-；3,3′,4′-；5,6,7-；5,7,8-；3′,4′,5′-羟基取代等
CH_3COONa（未熔融）	红移5~20nm		示有7-OH
		在长波一侧有明显肩峰	示有4′-OH，但无3-和/或7-OH
CH_3COONa（熔融）		红移40~65nm，强度下降	示有4′-OH
	吸收谱随时间延长而衰退		示有对碱敏感的取代方式（同上）
CH_3COONa/H_3BO_3	红移5~10nm	红移12~30nm	示A环有邻二酚羟基结构（但不包括5，6-位） 示B环有邻二酚羟基结构
$AlCl_3$及$AlCl_3/HCl$	$AlCl_3/HCl$谱图=$AlCl_3$谱图 $AlCl_3/HCl$谱图≠$AlCl_3$谱图 带Ⅰ（或Ⅰa）：紫移30~40nm 紫移50~65nm		示结构中无邻二酚羟基 示结构中可能有邻二酚羟基 示B环有邻二酚羟基结构 示A，B环上均有邻二酚羟基结构
	$AlCl_3/HCl$谱图=CH_3OH谱图 $AlCl_3/HCl$谱图≠CH_3OH谱图 带Ⅰ：红移35~55nm 红移60nm 红移50~60nm 红移17~20nm		示无3-和/或5-OH 示可能有3-和/或5-OH 示只有5-OH 示只有3-OH 示可能同时有3-和5-OH 除5-OH外，还有6-含氧取代

（二）氢核磁共振技术在结构测定中的应用

氢核磁共振（^{1}H-NMR）技术是黄酮类化合物结构测定中的一种不可或缺的重要方法。

测定黄酮类化合物的氢核磁共振谱，需要选择适当的溶剂溶解样品。常用的溶剂有氘代三氯甲烷（$CDCl_3$）、氘代二甲基亚砜（DMSO-d_6）、氘代吡啶（C_5D_5N）等，具体情况视样品的溶解度而异。其中DMSO-d_6对大多数黄酮类化合物都可以溶解，溶剂本身的信号（δ 2.5）对黄酮类化合物的信号干扰小，而且在DMSO-d_6中测定，各质子信号的分辨率高，尤其是对鉴别黄酮类化合物母核上酚羟基，是一个十分理想的溶剂。例如在3,5,7-三羟基黄酮的^{1}H-NMR谱中，羟基质子信号将分别出现在δ 9.7（3—OH），12.4（5—OH）及10.9（7—OH）处。羟基信号将因加入重水（D_2O）后而消失（重水交换）。但是DMSO-d_6沸点较高，不便于样品的回收处理。

此外也可将黄酮类化合物做成三甲基硅醚衍生物溶于四氯化碳中进行测定。

黄酮类化合物的基本骨架为C_6-C_3-C_6骨架。其中两个C_6部分均为苯环（A环和B环），C环则是黄酮类化合物分类的主要部位。因此，就常见黄酮类化合物的氢核磁共振信号的一些重要规律介绍如下。

1. A环质子 7-取代和5,7-二取代是黄酮类化合物的A环上最常见的两种取代状况。在这两种取代下，A环质子的^{1}H-NMR特征如下：

（1）7-取代黄酮类化合物 A环上有H-5，H-6和H-8三个芳环质子。化学位移值：H-5受C_4羰基的强烈去屏蔽效应的影响，在^{1}H-NMR谱中比其他芳香质子更低的磁场区的δ 8.0左右呈现信号峰；H-6和H-8的信号也出现在较低场区，多数情况下，H-6的信号较H-8信号更高场，但也有两者位置出现颠倒的情况。偶合状态则是，H-5：与H-6之间的邻位偶合表现为二重峰（d，J=9.0Hz）；H-6：受H-5的邻位偶合和受H-8的间位偶合，表现为双二重峰（dd，J=9.0，2.5Hz）；H-8：受H-6的间位偶合，表现为裂距较小的二重峰（d，J=2.5Hz）。

表9-6 7-取代各类黄酮类化合物H-5、H-6和H-8质子的化学位移范围

化合物类型	$\delta_{H\text{-}5}$	$\delta_{H\text{-}6}$	$\delta_{H\text{-}8}$
黄酮、黄酮醇、异黄酮	7.9~8.2（d）	6.7~7.1（dd）	6.7~7.0（d）
二氢黄酮、二氢黄酮醇	7.7~7.9（d）	6.4~6.5（dd）	6.3~6.4（d）

（2）5,7-二取代黄酮类化合物 A环上有H-6和H-8两个芳环质子。化学位移值出现在δ 5.7~6.9范围内，且H-6信号总是比H-8信号更高场（表9-7）。偶合状态则是，H-6和H-8相互间位偶合，分别表现为二重峰（d，J=2.5Hz）。

表9-7 5,7-二取代各类黄酮类化合物H-6和H-8质子的化学位移范围

化合物类型	$\delta_{H\text{-}6}$	$\delta_{H\text{-}8}$
黄酮、黄酮醇、异黄酮	6.0~6.2（d）	6.3~6.5（d）
以上化合物的7-*O*-糖苷	6.2~6.4（d）	6.5~6.9（d）
二氢黄酮、二氢黄酮醇	5.7~5.9（d）	5.9~6.1（d）
以上化合物的7-*O*-糖苷	5.9~6.1（d）	6.1~6.4（d）

2. B环质子

（1）4′-氧取代黄酮类化合物 B环质子可以分为H-2′，6′和H-3′，5′两组，构成AA′BB′偶合系统，可粗略看成A_2B_2偶合系统（J=8.5Hz），出现在δ 6.5~7.9处，大体上位于较A环质子稍低的磁场区。H-3′，5′的化学位移值总是比H-2′，6′更高场（表9-8）。

表9-8 4′-氧取代黄酮类化合物B环质子化学位移范围

化合物类型	$\delta_{H-2',6'}$	$\delta_{H-3',5'}$
二氢黄酮类	7.10~7.30（d）	
二氢黄酮醇类	7.20~7.40（d）	
异黄酮类	7.20~7.50（d）	
查耳酮类 H-2，6 dH-3，5	7.40~7.60（d）	6.50~7.10（d）
橙酮类	7.60~7.80（d）	
黄酮类	7.70~7.90（d）	
黄酮醇类	7.90~8.10（d）	

（2）3′,4′-二氧取代黄酮类化合物 H-5′出现较高场的δ 6.70~7.10（d，J=8.5Hz），H-2′（d，J=2.5Hz）及H-6′（dd，J=8.5，2.5Hz）则出现较低场δ 7.20~7.90范围内，两信号有时相互重叠不好分辨（表9-9）。一般情况下，H-6′比H-2′处于更低场，但3′-OMe，4′—OH取代的黄酮醇，则H-2′比H-6′更低场。因此，依据H-2′及H-6′的化学位移，可以区别黄酮醇B环上是3′—OH，4′-OMe二取代，还是3′-OMe，4′—OH二取代。

表9-9 3′,4′-二氧取代黄酮类化合物中H-2′和H-6′的化学位移

化合物	$\delta_{H-2'}$	$\delta_{H-6'}$
黄酮（3′,4′—OH及3′—OH，4′-OMe）	7.2~7.3（d）	7.3 ~7.5（dd）
黄酮醇（3′,4′—OH及3′—OH，4′-OMe）	7.5~7.7（d）	7.6~7.9（dd）
黄酮醇（3′-OMe，4′—OH）	7.6~7.8（d）	7.4~7.6（dd）
黄酮醇（3′，4′—OH及3-糖）	7.2~7.5（d）	7.3~7.7（dd）

（3）3′,4′,5′-三氧取代黄酮类化合物 当B环有3′,4′,5′-三羟基时，则H-2′及H-6′将在δ 6.50~7.50范围内出现单峰（2H，s）。但如其中的3′-或5′—OH甲基化或苷化时，则H-2′及H-6′将分别以不同的化学位移出现两个二重峰（J=2.0Hz）。

（4）3′,4′-二氧取代异黄酮、二氢黄酮及二氢黄酮醇、异黄酮、二氢黄酮及二氢黄酮醇的B环受C环影响很小，H-2′、H-5′及H-6′将作为一个复杂的多重峰（常常组成两组峰）出现在δ 6.70~7.10区域内。各质子的化学位移将主要取决于它们相对于含氧取代基的位置。

3. C环质子 C环质子的核磁共振信号是区别各类型黄酮类化合物的主要根据。

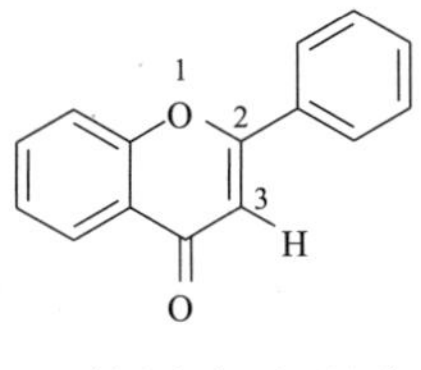

（1）黄酮类 由于黄酮3位H处于孤立位置，常在δ 6.30出现一个尖锐的单峰。但如果是5,6,7-或5,7,8-三氧取代黄酮，则易与A环的孤立芳氢（H-8或H-6）的单峰信号相混，应当注意区别。如在5，7-二羟基-8-甲氧基黄酮中，H-6受8-OCH_3远程偶合影响，信号变宽，可与H-3信号区别。另外，如对5—OH进行选择性取代甲基硅烷化后，会使H-6、H-8及H-3信号产生程度不等的位移：H-3至少向低场位移0.15化学位移单位，H-8则向高场位移0.15化学位移单位，但H-6基本保持持不变。三信号之间的区分还可通过其他核磁共振技术来实现。

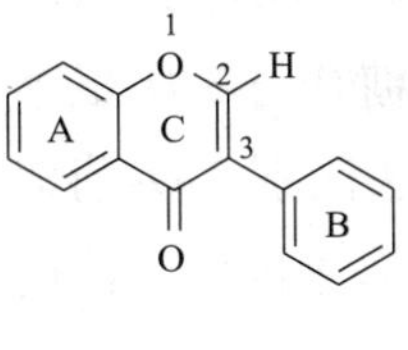

（2）异黄酮类 苯甲酰上的H-2因正好位于羰基的β位，且通过碳与氧相接，故作为一个单峰出现在比一般芳香质子更低的磁场区（δ 7.60~7.80），当用DMSO-d_6作溶剂时，还将进一步移向δ 8.50~

8.70 处。

（3）二氢黄酮及二氢黄酮醇

A. 二氢黄酮　二氢黄酮的 H-2 与两个磁不等同的 H-3 偶合，出现在 δ 5.20（dd，$J=11.0$，5.0Hz）。两个 H-3，则相互偕偶（$J=17.0$Hz）并受 H-2 的邻位偶合，将出现两个双二重峰，中心位于δ 2.80处，但往往相互重叠。

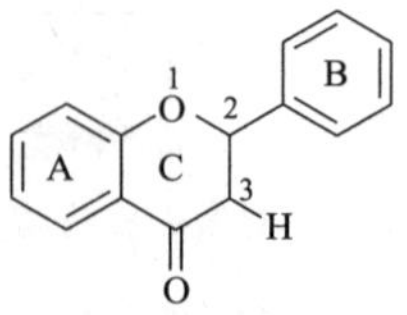

B. 二氢黄酮醇　天然二氢黄酮醇的 H-2 与 H-3 多为反式直立键，分别在 δ 4.90（d，$J=11.0$Hz，H-2）和 δ 4.30（d，$J=11.0$Hz，H-3）各出现一个二重峰，两者很容易区分。据此还可确定 C_2 及 C_3 的相对构型。其绝对构型可用圆二色谱（CD 谱）予以确定。

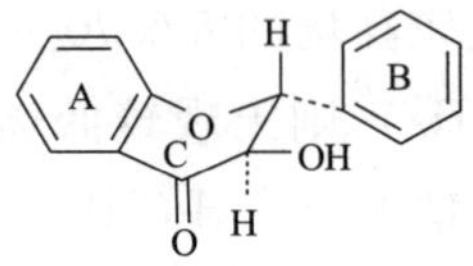

(2*R*,3*R*) 二氢黄酮醇

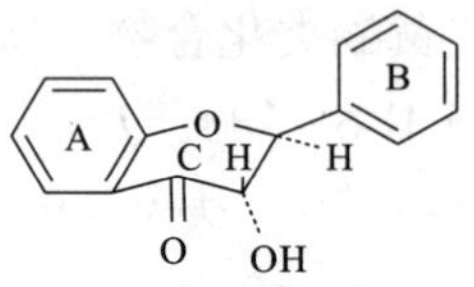

(2*S*,3*S*) 二氢黄酮醇

当 3—OH 成苷时，则使 H-2 及 H-3 信号均向低磁场方向位移，如表 9－10。据此可以帮助判断二氢黄酮醇苷中糖的结合位置。

表 9－10　二氢黄酮和二氢黄酮醇化合物中 H-2 及 H-3 的化学位移

化合物类型	$\delta_{H\text{-}2}$	$\delta_{H\text{-}3}$
二氢黄酮	5.00～5.50（dd）	～2.80（dd）
二氢黄酮醇	4.80～5.00（d）	4.10～4.30（d）
二氢黄酮醇-3-*O*-糖苷	5.00～5.60（d）	4.30～4.60（d）

（4）查尔酮及橙酮类

A. 查尔酮　查尔酮的 α-H 出现在 δ 6.70～7.40（d，$J=17.0$Hz），β-H 出现在 δ 7.30～7.70（d，$J=17.0$Hz）。

B. 橙酮　橙酮的苄基质子在 δ 6.50～6.70 出现一个单峰。如以 DMSO-d_6作溶剂，则该信号将移至 δ 6.87～6.94。其确切峰位取决于 A 及 B 环上的羟基取代方式。

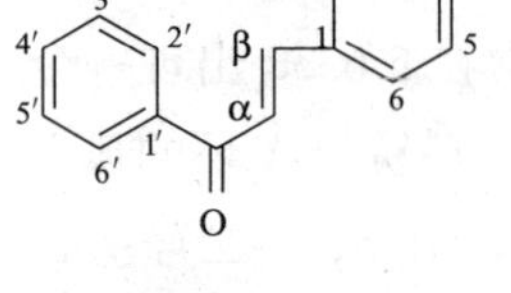

查尔酮

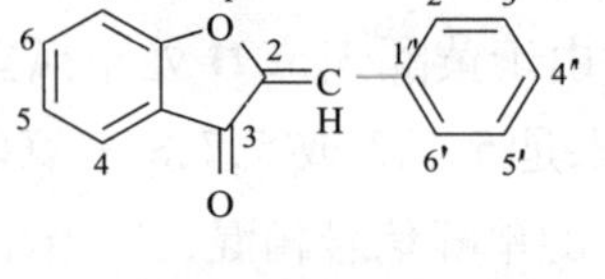

橙酮

4. 糖上的质子　苷结构上的糖的端基质子与糖的其他碳上的质子相比，一般位于较低磁场区，其具体化学位移值与糖的种类、苷元类型及成苷位置有密切关系。对于黄酮类化合物葡萄糖苷来说，连接在 3—OH 上糖基的端基质子比连接其他位置，如 4′—OH、5—OH 或 7—OH 基上的糖基的端基质子更低场，比较容易区别。黄酮醇 3-*O*-葡萄糖苷与 3-*O*-鼠李糖苷也可以清晰地区分。但在二氢黄酮醇 3-*O*-糖苷的 ^{1}H-NMR 谱上，则无法区别 3-*O*-葡萄糖苷与 3-*O*-鼠李糖苷的端基质子信号。这时，可以从鼠李糖上的 6-CH_3的信号来区别。该信

号多出现在　0. 80 ~ 1. 20 –d　　=6. 5Hz　处　单糖苷类详见表 9 – 11

表 9 – 11　黄酮苷类化合物糖端基质　化学位　范围

糖基类型	H-1″
黄酮醇-3-　-葡萄糖苷	5. 70 ~ 6. 00 –d
黄酮类-7-　-葡萄糖苷	
黄酮类-4′-　-葡萄糖苷	
黄酮类-5-　-葡萄糖苷	4. 80 ~ 5. 00 –d
黄酮类-6-及 8-　-糖苷	
黄酮醇-3-　-鼠李糖苷	5. 00 ~ 5. 10 –d
二氢黄酮醇-3-　-葡萄糖苷	4. 10 ~ 4. 30 –d
二氢黄酮醇-3-　-鼠李糖苷	4. 00 ~ 4. 20 –d

对于黄酮类化合物双糖苷及多糖苷　由于末端糖上的端基质子远离黄酮母核　受其负屏蔽影响相对较小　信号峰将移至比苷元直接相连糖的端基质子较高磁场区　但移动程度随末端糖的连接位置不同而异

比如由葡萄糖　鼠李糖构成的黄酮类 3-　-或 7-　-双糖苷中　鼠李糖均在末端　但与葡萄糖的连接位置不同　一种连在葡萄糖的 6 位　即　-L-鼠李糖-–1(6　-　-D-葡萄糖基　–芸香糖基　　另一种连接在葡萄糖的 2 位　即　-L-鼠李糖-–1(2　-　-D-葡萄糖基　–新橙皮糖基　两种连接方式通过二维核磁共振技术等进行确认以外　还可以通过比较鼠李糖上的端基质子及 CH_3 的化学位移而以鉴定　如表 9 – 12

表 9 – 12　不同双糖中　　糖　端基质　和　基质　化学位　范围

鼠李糖类型	H-1‴	H-6‴
芸香糖基	4. 20 ~ 4. 40 –d	0. 70 ~ 1. 00 –d
新橙皮糖苷	4. 90 ~ 5. 00 –d	1. 10 ~ 1. 30 –d

5. 黄酮类化合物的 6 位及 8 位　基质　　6 位 CH_3 质子信号总是出现在比 8 位 CH_3 质子小约 0. 2 化学位移单位的高场　对于异黄酮来说　他们的化学位移分别是　2. 04 ~ 2. 27 及　2. 14 ~ 2. 45

6.　酰氧基质　　有时需要将黄酮类化合物制备成乙酰化物后进行结构测定　通常脂肪族乙酰氧基的质子信号出现在　1. 65 ~ 2. 10 处　而芳香族乙酰氧基上的质子信号则出现在　2. 30 ~ 2. 50 处　两者很容易区别　根据脂肪族乙酰氧基上的质子数往往可以判断黄酮苷中结合糖的数目　而根据芳香族乙酰氧基上的质子数　可以帮助确定苷元上的酚羟基数目　根据具体峰位　还可以帮助判断黄酮母核上酚羟基的位置

7.　氧基质　　甲氧基质子信号一般出现在　3. 50 ~ 4. 10 处　利用 NOE 技术及二维核磁共振技术可确定其存在的位置

(　)　-13

1. 黄酮类化合物骨架类型的　定　黄酮类化合物 ^{13}C-NMR 信号一般在　40 ~ 200 之间　可分为五个区域 –表 9 – 13

表 9－13　黄酮类化合物^{13}C-NMR 信号分布

δc	结构片段
40～85	（1）二氢黄酮，二氢异黄酮，二氢黄酮醇的 C-2 和 C-3
	（2）甲氧基碳
90～110	（1）黄酮的 C-3
	（2）黄酮，异黄酮
	（3）二氢黄酮，二氢黄酮醇，异黄酮的某些 C-6 和 C-8
	（4）上述化合物中 B-环被三取代后的另外两个未被取代碳
110～140	B-环被双取代后的其他碳
135～168	烯碳
168～200	羰基碳

黄酮类化合物主要是根据 C-环的状态进行分类的。因此，各类黄酮中央三碳核的磁共振信号有很大不同，故据此可以判断黄酮类化合物的骨架类型。表 9－14 所示各类黄酮类化合物中央三碳核的化学位移范围。

表 9－14　各类黄酮类化合物 C-环三碳核的^{13}C-NMR 信号

类型	$\delta_{C_4=O}$	$\delta_{C\text{-}2}$ （or C_α）	$\delta_{C\text{-}3}$ （or C_β）
黄酮类	174.5～188.0	160.5～163.2	104.7～111.8
黄酮醇类		～147.9	～136.0
异黄酮类		149.8～155.4	122.3～125.9
二氢黄酮类	188.0～197.0	75.0～80.3	42.8～44.6
二氢黄酮醇类		～82.7	～71.2
查尔酮类		136.9～145.4	116.6～128.1
橙酮类	182.5～182.7	146.1～147.7	111.6～111.9
异橙酮类	168.8～169.8	137.8～140.7	122.1～122.3

双黄酮类化合物中，如果两部分黄酮分子的氧化水平不一致时，则会出现两个C＝O峰，如 volkensiflavone 由黄酮及二氢黄酮两部分组成，故在 δ 181.6 及 196.0 出现两个 C＝O 信号。

2. 黄酮类化合物取代位置的确定　芳香碳原子的^{13}C-NMR 信号特征可以用来确定黄酮类化合物取代基的取代位置。一般将取代黄酮类的^{13}C-NMR 数据与未取代的黄酮类母核的数据进行比较，根据各碳的化学位移变化情况来判断取代基的位置。

黄酮类母核，尤其 B-环上引入取代基时，引起^{13}C-NMR 上各碳信号的化学位移变化大致符合简单苯衍生物的取代位移效应。即取代位置的碳原子信号大幅度、间位碳小幅度地向低场位移，但邻、对位碳原子信号则向高场位移。若是一个环上同时引入几个取代基时，其位移效应将具有某种程度的加和性。黄酮母核上引入 5—OH 时，不仅 A 环碳原子信号的化学位移，还因 C_5—OH 与 C_4＝O 形成分子内氢键，影响C-环碳原子信号的化学位移。一般可使 C_4、C_2信号向低场位移（分别移动＋4.5 及＋0.9 化学位移单位），C_3信号向高场位移（移动－2.0 化学位移单位）。

大多数 5,7-二羟基黄酮类中 C-6，C-8 信号出现在 δ 90.0～100.0 范围内，且 C-6 信号总是比 C-8 信号低场。在黄酮及黄酮醇中，二者差别较大；在二氢黄酮中差别较小，前者约差4.8化学位移单位，后者约差0.9个化学位移单位。上述信号也可通过去偶技术和二维核磁共振技术得以确认。

C-6或C-8有无烷基或者芳香基取代，可以很容易的通过^{13}C-NMR谱中C-6、C-8信号是否发生位移而加以认定。例如比较生松素（pinocembrin）及其6-*C*-及8-*C*-甲基衍生物的C-6，C-8信号，可以看到：被甲基取代的碳原子将向低场位移6.0～9.6化学位移单位；但未被取代的碳原子信号则无大的变化。再如木犀草素（luteolin），即使其C-6的H被—OH取代后，C-6信号向低场大幅度的位移，而C-8信号也未因此而发生大的变化。同理，6-*C*-糖苷或8-*C*-糖苷或6,8-二碳糖苷也可据此进行鉴定。因为C-6或C-8位结合成碳糖苷时将使相应的C-6或C-8信号向低场位移约10化学位移单位，但未被取代的碳原子信号则无多大变化。如芹菜素（apigenin），肥皂黄素（saponarin）及芹菜素-6,8-*C*-二葡萄糖苷（apigenin-6,8-di-*C*-glucoside）见表9-15。

表9-15　几种黄酮类化合物C-6和C-8的^{13}C-NMR化学位移

化合物	δ_{C-6}	δ_{C-8}
生松素（5,7-二羟基二氢黄酮）	96.1	95.1
6-*C*-甲基生松素	102.1	94.7
8-*C*-甲基生松素	95.7	101.9
木犀草素（3′,4′,5′,7′-四羟基黄酮）	99.2	94.2
8-*C*-苯基木犀草素	98.6	103.8
6-羟基木犀草素	140.4	93.6
芹菜素（4′,5,7-三羟基黄酮）	98.8	94.0
肥皂黄素（芹菜素-6-*C*-*β*-D-葡萄糖基-7-*O*-*β*-D-葡萄糖苷）	110.6	93.8
芹菜素-6,8-*C*-*β*-D-二葡萄糖苷	108.0	104.0

上述规律对确定C-C连接的双黄酮类化合物中两个单黄酮分子间的结合位置也是十分有用的。例如单纯检查δ90.0～100.0区域内信号的数目及其位移值就可以帮助判断两个A环是否参与了结合。

3. 黄酮类化合物*O*-糖苷中糖的连接位置的确定　黄酮类等酚性化合物在形成*O*-糖苷后，苷元及糖基的相应位置的碳原子信号均将产生相应的苷化位移。但因苷元上连接糖基的酚羟基位置（成苷位置）以及糖的种类不同，苷化位移幅度也不相同。据此，可以判定糖基在苷元上的结合位置。

（1）糖端基碳的信号　酚性苷中糖端基碳的苷化位移约为+4.0～+6.0化学位移单位。当苷化位置在7或2′、3′、4′位时，糖的端基碳信号位于δ100.0～102.5范围内。但5-*O*-葡萄糖苷及7-*O*-鼠李糖苷例外，相应的C-1信号分别出现在δ104.3及99.0处。

黄酮类双糖苷或低聚糖苷的^{13}C-NMR中，糖基的端基碳信号出现在δ98.0～109.0区域内，常与C-6、C-8、C-3及C-10的信号混在一起而不易区别。这种情况下可采用氢检测异核多量子相关谱（HMQC）等二维核磁共振技术进行分析会收到很好的效果。

（2）苷元的苷化位移　苷元的苷化位移对判断黄酮类化合物*O*-糖苷中糖基的连接位置具有非常重要的意义。一般规律为：苷元糖苷化后成连接糖基的碳原子信号向高场位移，其邻、对位的碳原子信号则向低场位移，且对位碳原子信号的位移幅度大而且比较恒定。如在7—OH、3—OH、3′—OH及4′—OH等位置糖苷化后，均可看到这个现象。因此，对于判断糖基在苷元母核上连接位置来说，苷元成苷碳原子的邻对位碳原子的苷化位移比成苷碳原子本身的苷化位移具有更确切的指导意义。应当强调指出，3—OH 糖苷化后，对 C-2 引起的苷化位移比一般邻位效应要大得多。这说明C-2，3 双键与一般芳香系统不同，更具有烯烃的特征。

7—OH 或 3—OH 与鼠李糖成苷时，C-7 或 C-3 信号的苷化位移比其他糖苷要大一些，据此也可与其他糖苷相区别。

5—OH 糖苷化后，除可看到与上述相同的苷化位移效应外，还因 C_5—OH 与 C_4═O 的氢键缔合受到破坏，故对 C 环碳原子也将产生巨大的影响。其中 C-2，C-4 信号明显地向高场位移，而 C-3 信号则移向低场位移。其结果正好与氢键缔合时看到的情况相反。

另外，同一种糖在 B 环上成苷比在 A 环上成苷时，苷化位移效应更明显。

综上所述，可通过比较糖端基碳信号的化学位移，苷与苷元中相应碳原子信号的化学位移变化来确定糖基在苷元上的连接位置。

4. 双糖苷及低聚糖苷中单糖间连接位置和连接顺序的确定　黄酮单糖苷中糖部分的信号可以与文献报道的单糖或甲基苷的数据进行指定。

双糖苷及低聚糖苷中单糖基之间连接位置的确定，则可以将其^{13}C-NMR 谱数据与相应的单糖或双糖苷的数据进行比较而予以鉴定。研究结果表明，当糖上的羟基被苷化时将使该—OH 所在碳原子产生一个相当大的低场位移。例如黄酮类化合物芦丁［槲皮素 3-*O*-α-L-鼠李糖-(1→6)-β-D-葡萄糖苷］中，葡萄糖的 C-6 信号将向低场位移 5. 8 化学位移单位，但 C-5 则向高场位移约 1. 4 化学位移单位。又如新橙皮糖苷［橙皮素 3-*O*-α-L-鼠李糖基-(1→2)-β-D-葡萄糖苷］中，葡萄糖的C-2 信号将向低场位移 3. 9 化学位移单位，但 C-1 却向高场位移约 2. 1 化学位移单位。

槲皮素 3-*O*-β-D-葡萄糖苷与另一分子的 β-D-葡萄糖结合，形成槲皮素 3-*O*-β-D-葡萄糖基-(1→2)-β-D-葡萄糖苷时，槲皮素 3-*O*-β-D-葡萄糖上的 C-2 信号由原来的 δ 74. 2 向低场位移到 δ 82. 4（+8. 2 化学位移单位）。这个差值在双糖及低聚糖中是比较典型的 β-D-糖苷化的位移值。

双糖苷及低聚糖苷中糖的连接顺序的确定，目前常采用氢检测异核远程化学位移相关谱（HMBC）技术进行分析确定。

（四）质谱在黄酮类化合物结构测定中的应用

质谱在黄酮类化合物的结构测定中起着极为重要的作用。特别是近年来，出现了许多质谱新技术（主要为各种新的软电离质谱技术），成为有机化合物的结构鉴定的有力工具。其中常用的质谱技术有电子轰击质谱（EI-MS）、场解吸质谱（FD-MS）、快原子轰击电离质谱（FAB-MS）、电喷雾电离质谱（ESI-MS）等。

大多数黄酮苷元类化合物在 EI-MS 中可以获得较强分子离子峰，甚至为基峰。但黄酮苷类化合物因极性较强、难气化以及对热不稳定，则在 EI-MS 谱中很难观察到分子离子峰。故常常需要将其做成甲基化或三甲基硅烷化衍生物后测定 EI-MS。

1977 年 Schels H 等曾首次报道，将黄酮的单糖苷、双糖苷及三塘苷做成三甲基硅烷化衍生物后测定 EI-MS，可以获得比甲基化衍生物更为清晰的分子离子峰，相对丰度至少可达 1%。此外，还将获得有关苷元及糖部分的结构、糖的连接位置、连接顺序以及分子内苷键等重要信息。

如果应用新的质谱技术，如 FD-MS，FAB-MS 及 ESI-MS 等，黄酮苷类化合物不需要做成衍生物也可以获得非常强的分子离子峰［M］$^+$，或具有偶数电子的准分子离子峰（Quasi-molecular ion peak）$[M+H]^+$。此外，还可以获得有关苷元及糖基部分的重要信息，为黄酮苷类化合物结构鉴定提供有力的证据。

1. 黄酮苷元类化合物的电子轰击质谱（EI-MS）　在黄酮苷元类化合物的EI-MS中，除分子离子峰 $[M]^+$ 外，也常常生成 $[M-1]^-$（M－H）基峰。如为甲基化衍生物，则可以得到 $[M-15]^+$，即（$M-CH_3$）离子峰。

黄酮苷元类化合物通常经下列两种基本裂解途径（图9－2）得到 A_1^+、B_1^+、B_2^+ 等碎片离子，因为保留着A-及B-环的基本骨架，且碎片 A_1^+ 离子与相应的 B_1^+ 离子的质荷比之和等于分子离子 $[M]^+$ 质荷比，故在鉴定工作上很有意义。

两种基本裂解途径是相互竞争、相互制约的。并且，B_2^+ 及 $[B_2\text{-}CO]^+$ 离子的丰度大致与 $A1^+$ 及 $B1^+$ 离子以及它们进一步裂解得到的子离子（如 $[A1\text{-}CO]^+$ 等）的丰度成反比。

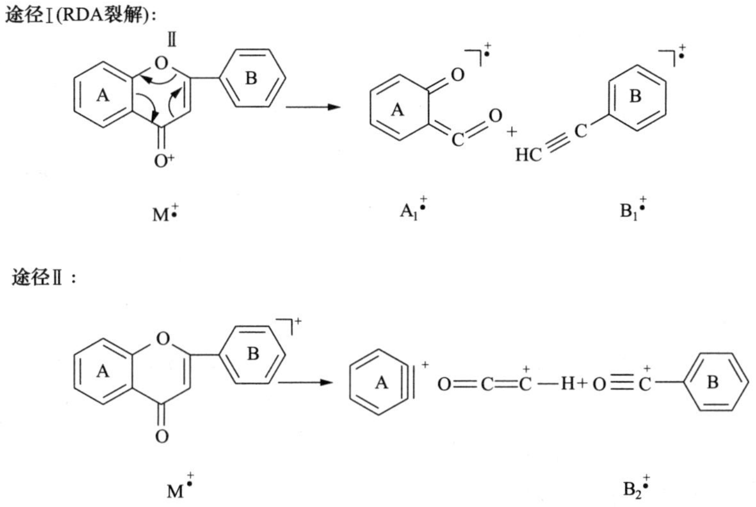

图9－2　黄酮苷元类化合物的两种基本裂解途径

除上述离子外，黄酮苷元类化合物还常见由分子离子 M^+ 生成的 $[M-1]^+$（M－H）和 $[M-28]^+$（M－CO），以及由碎片离子 A_1^+ 生成的 $[A_1-28]^+$（A_1-CO）和 B_2^+ 生成的 $[B_2-28]^+$（B_2-CO）等碎片离子。

以下主要介绍黄酮类和黄酮醇类化合物的质谱裂解途径。

（1）黄酮类化合物的基本裂解途径见图9－3。

黄酮类化合物的分子离子峰很强，甚至成为基峰，$[M\text{-}28]^+$ 峰以及由途径Ⅰ得到的 A_1^+ 及 B_1^+ 碎片离子峰也比较突出。

由于由途径Ⅰ产生的碎片离子峰（包括子离子峰）的丰度与途径Ⅱ产生的碎片离子峰（包括子离子峰）的丰度基本成反比例，因此，如果在质谱图上看不到由途径Ⅰ产生的中等强度的碎片离子峰时，则应当检查出 B_2^+ 离子峰。

（2）黄酮类化合物的取代状况的判断　黄酮类化合物的取代状况可以通过读取 A_1^+ 及 B_1^+ 等碎片离子峰的质荷比（m/z）值来进行确定。A_1^+ 碎片离子的基本质荷比值为 m/z 120，B_1^+ 碎片离子的基本质荷比值为 m/z 102；当A环或B环有取代基时，产生的 A_1^+ 及 B_1^+ 碎片离子的质荷比值则相应增加。如5,7-二羟基黄酮，其A环上有两个羟基取代，B环上无取代，其质谱图上，A_1^+ 碎片离子峰的质荷比为 m/z 152，较基本值增加了32个质量单位，说明A环上增加了两个氧原子质量单位；而 B_1^+ 碎片离子的质荷比值与基本值则一致。再如

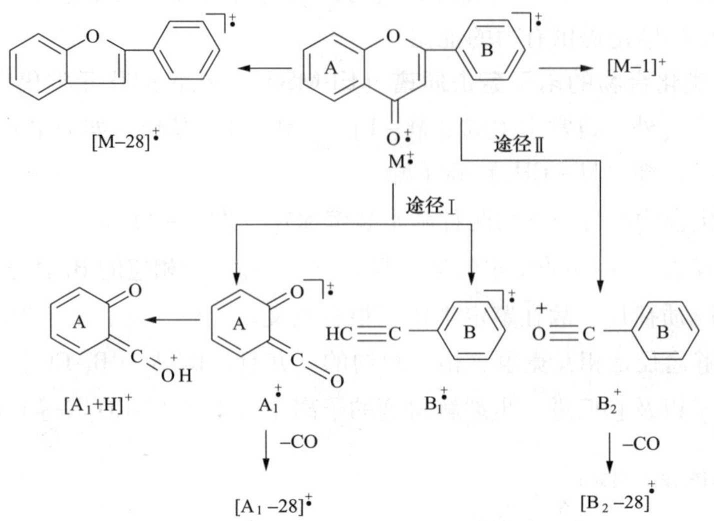

图9－3　黄酮类化合物的基本裂解

5,7,4′-三羟基黄酮（芹菜素）和5,7-三羟基-4′-甲氧基黄酮（刺槐素），两者的A环上均有两个羟基取代，两者的质谱图上均显示了质荷比为 m/z 152 的 A_1^+ 碎片离子峰；但 B_1^+ 碎片离子的质荷比值却相差16个质量单位（前者为 m/z 118，后者为 m/z 132），说明前者B环上有一个羟基取代，而后者B环上则有一个甲氧基取代。

黄酮类化合物基本母核上有四个或以上的含氧取代时，常常显示出中等强度的 A_1^+ 和 B_1^+ 碎片离子峰，这对鉴定结构具有重要意义。

当黄酮类化合物的6,8-位连接有异戊烯基时，除常规的裂解外，还将产生一些新的碎片离子。如化合物Ⅰ，其8-位连接有 γ,γ-二甲烯丙基，其质谱裂解中可裂解脱去 C_4H_7 碎片，产生一个重排后的稳定离子——革鎓离子（Ⅱ）（图9－4）。

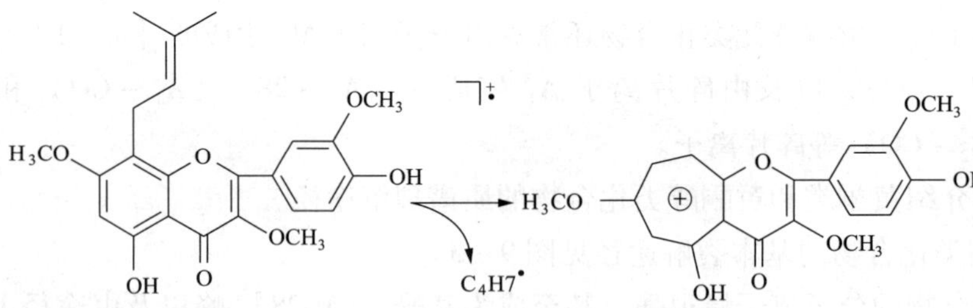

Ⅰ　　　　Ⅱ

图9－4　异戊基黄酮的特殊裂解方式

当黄酮类化合物的6,8-位连接有甲氧基时，在质谱的裂解过程中，常出现丢失 CH_3 碎片，而得到［M－15］$^+$ 的强峰（常为基峰），随后又丢失CO，生成［M－43］$^+$ 的碎片离子峰（图9－5）。

（3）黄酮醇类化合物的裂解途径　多数黄酮醇苷元的分子离子峰为基峰。其裂解途径主要按途径Ⅱ进行（图9－6），显示 B_2^+ 碎片离子以及继续丢失CO形成的［B_2－28］$^+$，这些碎片离子对鉴定结构具有重要意义。与途径Ⅱ相比，黄酮醇类化合物的途径Ⅰ通常不太主要，其中产生的［A＋H］$^+$ 离子是来自A环的主要碎片离子。

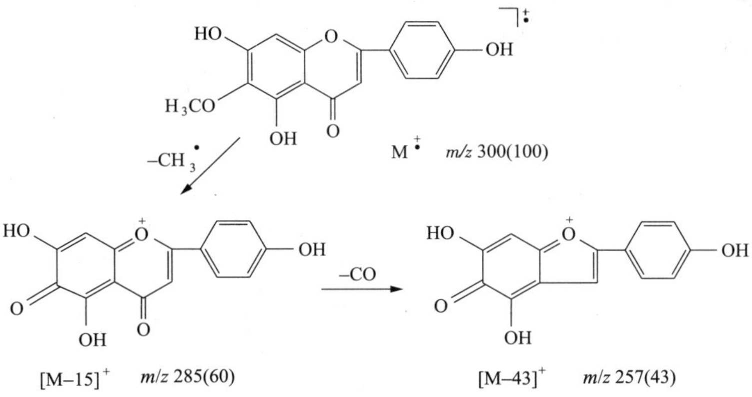

图 9－5　6-甲基黄酮醇类化合物的裂解

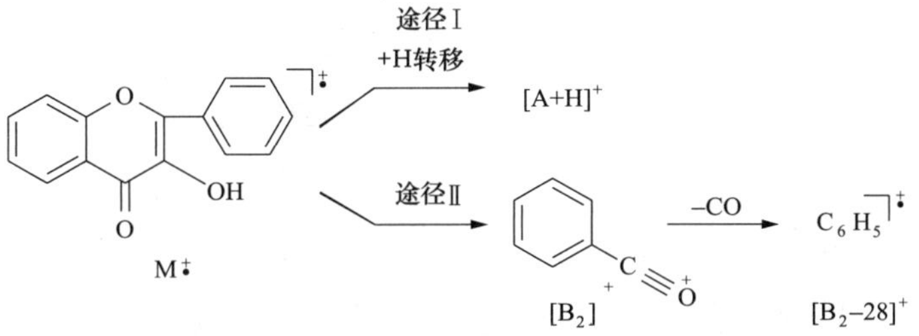

图 9－6　黄酮醇类化合物的裂解途径

B_2^+碎片离子是黄酮醇类化合物具有重要鉴定意义的离子，其质荷比可以直接给出 B 环上的一些基本取代信息。如 B 环无取代，其 B_2^+ 质荷比为 *m/z* 105；当 B 环上有一个羟基或一个甲氧基取代时，其 B_2^+ 质荷比值分别为 *m/z* 121 和 *m/z* 135；当 B 环上有两个羟基或两个甲氧基取代时，其 B_2^+ 质荷比值分别为 *m/z* 137 和 *m/z* 165；以此类推。

在获得了 B 环的结构信息基础上，再通过考查 B_2^+ 碎片离子与分子离子 M^+之间的质荷比差异，可以帮助判断 A 环和 C 环的取代情况。

黄酮醇类化合物苷元的质谱图上，除上述的 M^+，B_2^+ 及［A＋H］$^+$离子外，也可以看到如［M－1］$^+$(M－H)、［M－15］$^+$(M－CH_3)［M－43］$^+$(M－CH_3－CO) 等碎片离子，这些也都可以为结构鉴定提供具有一定价值的信息。

具有 2′－OH 或 2′－OCH_3 的黄酮醇类化合物在裂解时有个重要特点，即可以通过失去 OH˙ 或 OCH_3，在 B 环和 C 环之间形成一个新五元杂环状态的稳定碎片离子（图9－7）。

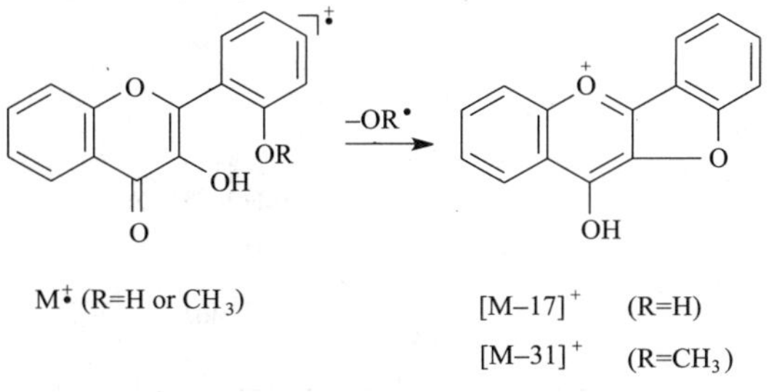

图 9－7　2′-OH 或 2′-OCH_3酮醇的特殊裂解

2. 黄酮苷类化合物的场解析质谱（FD-MS） 黄酮苷类化合物在 EI-MS 谱上既不显示分子离子峰，也不显示糖基的碎片峰，故不宜用 EI-MS 进行测定。如化合物金谷醇 7-*O*-*β*-D-葡萄糖苷，其 EI-MS 谱与其苷元的谱基本一致，其主要裂解方式如图 9－8 所示。

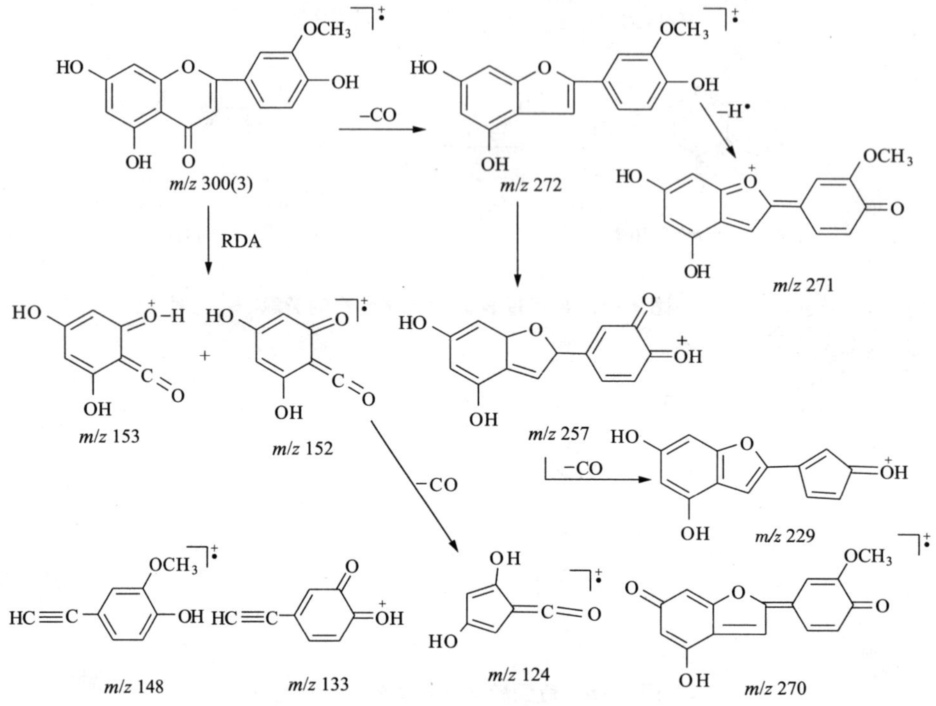

图 9－8 金谷醇 7-*O*-β-D-葡萄糖苷的 EI-MS 裂解方式

将上述化合物制成全甲基化衍生物后再测其 EI-MS 谱，虽然可见分子离子峰，但强度很低，且谱中同时出现了一些无法圆满解释的强峰。而将其直接测定 FD-MS 谱（发射丝电流 18mA）（图 9－9）时，在 *m/z* 462，463 处分别显示出特别明显的 M^+ 和 $[M+H]^+$（基峰）。此外，因为还显示了葡萄糖基的某些碎片峰，为该化合物的结构鉴定提供了重要信息。

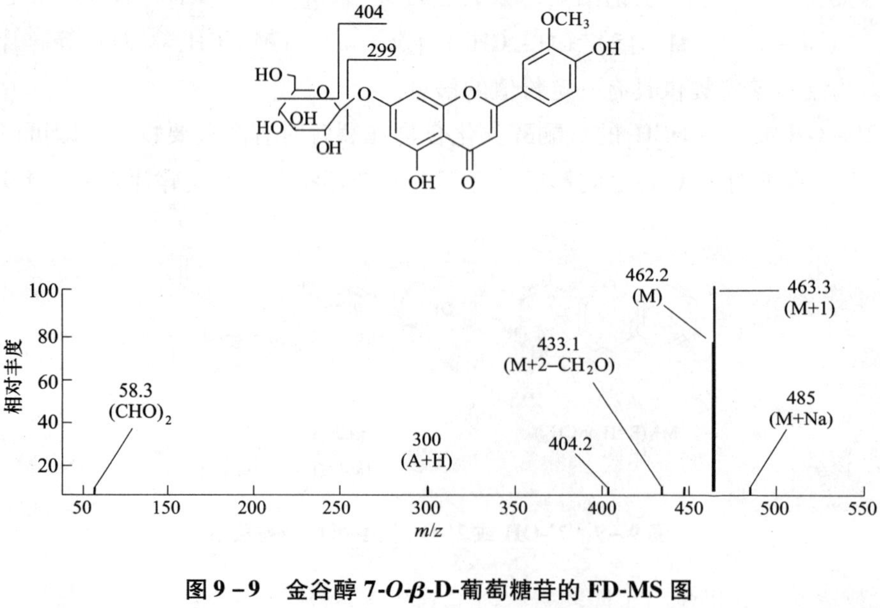

图 9－9 金谷醇 7-*O*-*β*-D-葡萄糖苷的 FD-MS 图

在图 9 - 9 上 m/z 404 及 58（乙二醇）的离子分别为在环氧及 C-1″间以及 C-4″和 C-5″之间的两处开裂生成。在 C-1″及苷氧原子之间的开裂，再加上 H 转移将产生 m/z 300［A + H］$^+$的离子。m/z 433 的碎片离子可能是从［M + 1］$^+$离子上脱掉 HCHO，在加上 H 转移后形成。此外，图谱上于 m/z 485 处出现［M + 23］$^+$离子，这是因为测定 FD-MS 时，基质中的盐类在极性溶剂中阳离子化而形成。

在 FD-MS 测定中，因为［M + 23］$^+$离子的强度随着溶剂极性及发射丝电流强度的改变而变化，故可以帮助区别分子离子峰 M^+ 及准分子离子峰［M + 1］$^+$。例如在格热维奥双糖苷（graveobioside）的 FD-MS 谱中，当发射丝电流强度为 20mA 时，分子离子 M^+ 作为基峰在 m/z 594 处出现，且［M + 1］$^+$及［M + 23］$^+$离子也十分清晰（图9 - 10a）；但当发射丝电流强度为 18mA 时，虽然 M 及［M + 1］$^+$峰依然十分明显可见，但［M + 23］$^+$峰却从图上消失，并且看不到其他因苷元开裂生成的碎片峰，图谱大大趋于简化（图 9 - 10b）。

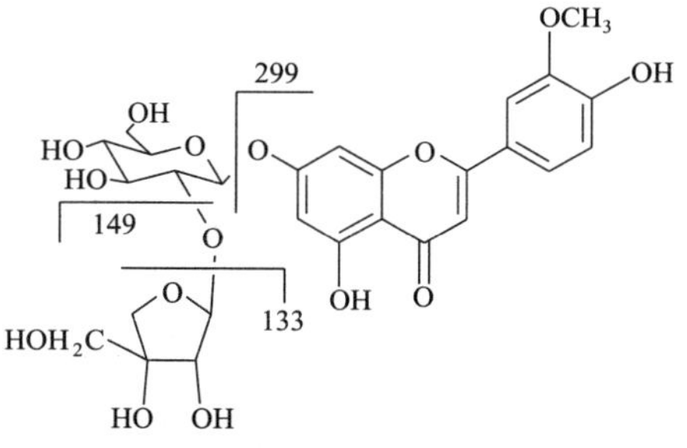

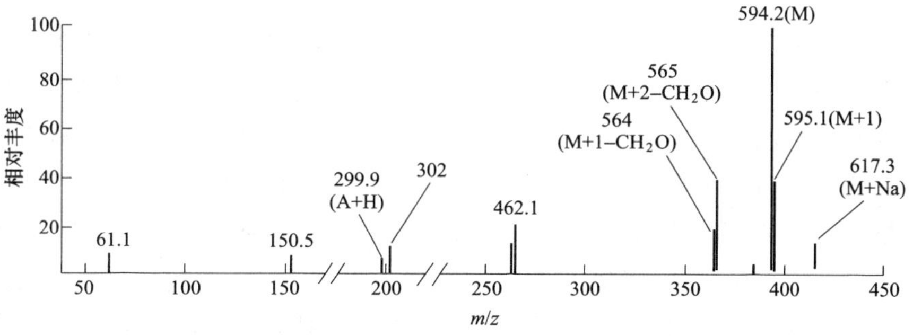

图 9 - 10a　格热维澳双糖苷的 FD-MS 图（发射丝电流强度为 20mA）

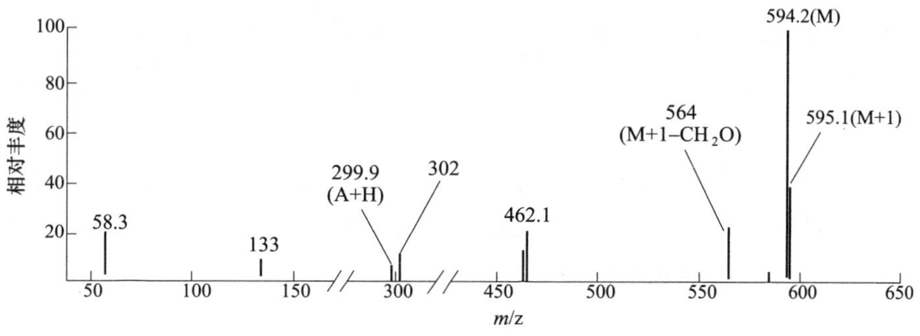

图 9 - 10b　格热维澳双糖苷的 FD-MS 图（发射丝电流强度为 18mA）

从图 9 - 10a 上明显看出，FD-MS 谱将提供比 EI-MS 谱更清晰的结构信息。例如 m/z 462 及 150 的离子分别因苷中糖链部分末端糖基开裂所生成。这种类型的开裂对鉴别黄酮类 -*O*-聚糖苷的末端糖基具有一定意义。

（五）结构测定中应注意的问题

1. Wessely-Moser 重排的问题　黄酮类化合物的 6-及 8-C-糖苷在常规酸水解条件下不

能被水解，但可发生重排反应（Wessely-Moser 重排），生成 6-及 8-C-糖苷的混合物。如夏佛托苷（schaftoside，芹菜素 6-*C*-*β*-D-葡萄糖基-8-C-*α*-L-阿拉伯糖苷）在用 6% HCl，100℃处理 7h 后，并不能被水解，却可发生 Wessely-Moser 重排，转变成其异构体异夏佛托苷（isoschaftoside，芹菜素 6-*C*-*α*-L-阿拉伯糖基-8-C-*β*-D-葡萄糖苷）。反之，异夏佛托苷在同样条件下进行处理，又可以经过重排转变成夏佛托苷，其结果，最终得到的是两者的混合物。

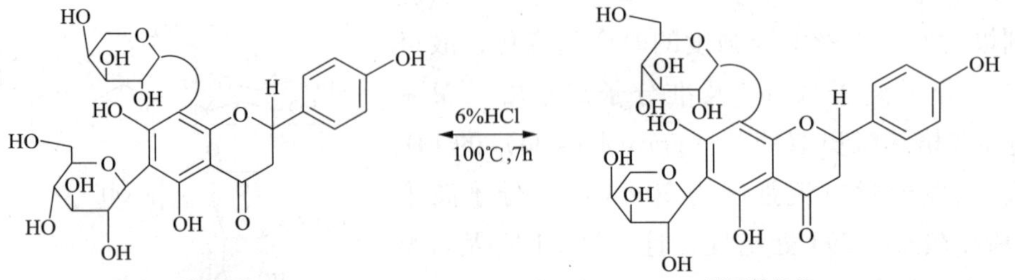

夏佛托苷　　　　异夏佛托苷

所以在解决该类 C-苷的结构时，尽量不采用酸水解法，而常常通过一维核磁共振和二维核磁共振技术来确定其结构。

2. C-6 和 C-8 取代基确定中的问题　黄酮类化合物的 C-6 和 C-8 位常有一些非糖的烷基取代（如异戊烯基、甲基、香叶烷基、薰衣草烷基等）。对黄酮化合物来说，当 C-6 或 C-8 连接有一个烷基取代基时，可以通过比较 C-6 及 C-8 的核磁共振化学位移来确定取代基的具体连接位置；但是当黄酮类化合物的 C-6、C-8 同时连接不同烷基取代基时，或二氢黄酮和二氢黄酮醇的 C-6 或 C-8 连接有一个烷基取代基时，则很难仅用化学位移值来确定烷基的具体结合位置。此时通常采用 HMBC 等二维核磁共振技术来确定取代基的具体位置。

3. B-环取代基位置确定中的问题　在二氢黄酮、二氢黄酮醇、二氢黄烷类化合物的 B-环上，常见 2′,4′-二氧或 3′,4′-二氧两种取代方式。在 ^{1}H-NMR 谱中，两种取代方式下，B-环上的氢核所构成的二级偶合 ABC 系统几乎没有差异，特别是在二氢黄烷类化合物中更是如此。故要确定其是 2′,4′-二氧取代还是 3′,4′-二氧取代，需要其他技术，如 ^{13}C-NMR 技术或 2D-NMR 技术来帮助确定。

4. 立体化学的有关问题　黄酮类化合物母体有立体化学问题的主要是二氢黄酮（醇）、二氢异黄酮（醇）及其衍生物。这些类型化合物的 C-2 和 C-3 的的绝对构型的测定可使用的方法有如下几种：

（1）化学法　用不改变 C-2 构型的化学降解法使二氢黄酮降解成分子量较小的化合物后，再与构型已知的化合物进行比旋光度的比较，从而确定其绝对构型。如通过获得（－）-苹果酸可推测下述二氢黄酮的 C-2 绝对构型为 *S*。

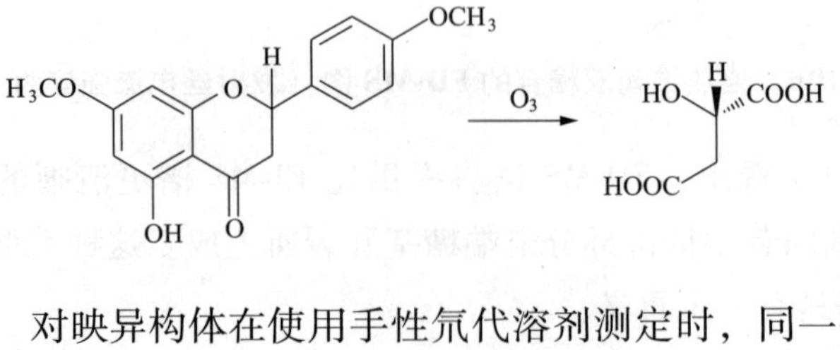

（2）核磁共振法　对映异构体在使用手性氘代溶剂测定时，同一位置的氢核或碳核因构型不同，可引起化学位移值的差异，利用这种差异可确定其绝对构型。因该法使用的手性氘代试剂价格昂贵，加之在该领域中积累的经验不多，目前还难以推广应用。

（3）圆二色谱（circular dichroic spectroscopy）及CD激子手性法（CD exeiton chirality method） 是目前黄酮化合物绝对构型测定中经常使用的方法。例如2*R*,3*R*-(+)-旗松素的CD谱中，在295nm处显示为负Cotton效应，328nm处为正Cotton效应，可推测C-2和C-3的绝对构型为*R*,*R*；而2*S*,3*S*-(-)-旗松素的CD谱中，295nm处显示为正Cotton效应，328nm处为负Cotton效应，与前者正好相反。

（六）结构研究实例

1. 化合物1的结构鉴定[3]

（1）化合物1的基本理化数据如下。

外观：黄色粉末（甲醇）；比旋光度：$[\alpha]_D^{22}=-101.6$（$c=0.14$，MeOH）；显色反应：Molish反应显紫红色；HCl-Mg反应显红色。以上数据表明化合物1可能为黄酮苷类化合物。

（2）紫外光谱（UV）：λ_{max} 265，342；为黄酮类化合物的特征吸收，故化合物1应为黄酮类化合物。

（3）高分辨电喷雾电离质谱（HR-ESI-MS）：*m/z* 805.2192，应为化合物1的准分子离子峰$[M+Na]^+$，示化合物1的分子式为$C_{35}H_{42}O_{20}$（$C_{35}H_{42}NaO_{20}$计算值：805.2147）。

（4）酸水解：将化合物1酸水解后，水解液中用TLC进行检测，检出山柰酚、L-鼠李糖和D-葡萄糖（以山柰酚、L-鼠李糖和D-葡萄糖的标准品作对照）。进一步证明化合物1为黄酮苷类化合物。

上述的数据基本证明化合物1为黄酮苷类化合物，且其苷元为山柰酚；糖基部分则有鼠李糖和葡萄糖。为了进一步证明其结构，以下分别进一步鉴定苷元、糖基的种类和数量、糖基间的连接方式及与苷元的连接等。

（5）苷元的结构分析

A. ^{1}H-NMR谱分析：化合物1的^{1}H-NMR谱中显示了如下芳氢信号：δ 6.81（1H，d，*J*=2.0Hz）和6.47（1H，d，*J*=2.0Hz）为一组芳氢间位偶合信号：δ 7.87（2H，d，*J*=8.8Hz）和6.96（2H，d，*J*=8.8Hz）为一组芳氢AA′BB′偶合信号；δ 12.49（1H，s）和10.33（1H，s）为2个芳羟基氢信号。这些^{1}H-NMR数据符合3，5，7，4′-四取代黄酮类化合物的特征，即与山柰酚的取代状况一致，确证1的苷元为山柰酚。

B. ^{13}C-NMR谱分析：化合物1的^{13}C-NMR谱中显示一个羰基碳信号δ 177.8，以及14个芳碳信号δ 94.9-162.0（具体数据见表）；这些^{13}C-NMR数据也与山柰酚的数据基本一致。

综合上述^{1}H-,^{13}C-NMR数据分析，并将数据与文献报道的数据对照比较，两者基本一致，故最终确定化合物1的苷元为山柰酚。

（6）糖基的种类、数量及端基构型分析：化合物1的^{1}H-NMR谱中显示了三个糖的端基氢信号：δ 5.59（1H，d，*J*=1.6Hz），5.57（1H，d，*J*=1.6Hz）和4.28（1H，d，*J*=7.6Hz），两个烷烃甲基信号δ 0.91（3H，d，*J*=6.4Hz）和1.14（3H，d，*J*=6.4Hz）。说明化合物1中应有3个糖基，且其中1个为葡萄糖基，2个为鼠李糖基。

δ 5.59和5.57信号应归属为2个鼠李糖的端基氢核，由于其偶合常数均为1.6Hz，确定其苷键构型为α；而δ 4.28信号则归属于葡萄糖的端基氢核，其偶合常数为6.4Hz，确定其苷键构型为β。再结合酸水解分析的结果，确定化合物1中所含的糖基数量为3，分别为2个α-L-鼠李糖基和1个β-D-葡萄糖基。

（7）糖基的连接方式分析：化合物1的HMBC谱显示，鼠李糖Ⅰ（Rha Ⅰ）的端基氢信号（δ 5.57）与苷元山柰酚的 C_3 碳信号（δ 133.3）存在远程相关，说明鼠李糖Ⅰ（Rha Ⅰ）应连接在苷元山柰酚的3-OH；鼠李糖Ⅱ（Rha Ⅱ）的端基氢信号（δ 5.59）与苷元山柰酚的 C_7 碳信号（δ 162.0）存在远程相关，说明鼠李糖Ⅱ连接在苷元山柰酚的7-OH。葡萄糖的端基氢信号（δ 4.28）与鼠李糖Ⅰ（Rha Ⅰ）的碳信号 C_3（δ 78.2）存在远程相关，证明葡萄糖应连接在鼠李糖Ⅰ（Rha Ⅰ）的3-OH。

综合上述的数据及分析，基本可以确定化合物1的结构。但是，在化合物1的 ^{1}H-和 ^{13}C-NMR谱中，除了上述的数据外，还显示有信号 δ 2.04（3H，s）和 δ 170.1和21.0。这是典型的乙酰基的 ^{1}H-和 ^{13}C-NMR信号，说明在化合物1的分子中还存在一个乙酰基团。进一步分析HMBC谱图，发现鼠李糖Ⅰ（Rha Ⅰ）的H-2信号（δ 5.38）与乙酰基的羰基碳信号（δ 170.1）存在远程相关关系，表明乙酰基应连接在鼠李糖Ⅰ（Rha Ⅰ）的2-OH上（化合物1的关键HMBC信号见图9-11）。

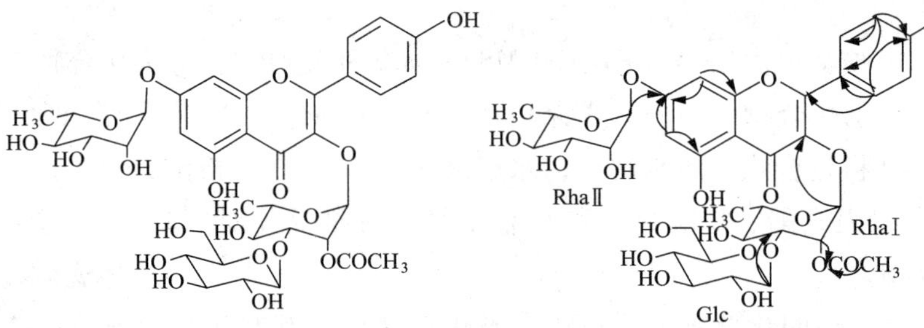

图9-11 化合物1的结构及关键HMBC信号（H→C）

综上所述，化合物1的结构最终鉴定为山柰酚3-*O*-[β-D-葡萄糖基-(1→3)]-(2-*O*-乙酰基)-α-L-鼠李糖基-7-*O*-α-L-鼠李糖苷。通过 ^{1}H-NMR，^{13}C-NMR，^{1}H-^{1}H COSY，HMQC和HMBC谱，对化合物1的所有 ^{1}H-和 ^{13}C-NMR数据进行了归属（表9-16）。

表9-16 化合物1的 ^{1}H-，^{13}C-NMR数据（DMSO-d_6）

No.	δ_H	δ_C	No.	δ_H	δ_C
C-2	—	157.9	Rha（Ⅰ）-5	3.26～3.34（m）	70.6
C-3	—	133.3	Rha（Ⅰ）-6	0.91（d，6.4）	17.6
C-4	—	177.8	CH_3CO	2.04（s）	170.1
C-5	—	161.1	CH_3CO	—	21.0
C-6	6.47（d，2.0）	99.8	3-*O*-Glc		
C-7	—	162.0	Glc-1	4.28（d，7.6）	104.8
C-8	6.81（d，2.0）	94.9	Glc-2	2.95～3.04（m）	74.0
C-9	—	156.3	Glc-3	3.15～3.22（m）	76.5
C-10	—	105.9	Glc-4	3.26～3.34（m）	70.5
C-1′	—	120.2	Glc-5	3.18～3.25（m）	77.0
C-2′，6′	7.87（d，8.8）	131.0	Glc-6	3.62～3.69（m） 3.41～3.49（m）	61.4
C-3′，5′	6.96（d，8.8）	115.8	7-*O*-Rha（Ⅱ）		

续表

No.	δ_H	δ_C	No.	δ_H	δ_C
C-4′	—	160.7	Rha（Ⅱ)-1	5.57（d，1.6）	98.7
3-*O*-Rha（Ⅰ）			Rha（Ⅱ)-2	3.83（br. s）	70.0
Rha（Ⅰ)-1	5.59（d，1.6）	97.7	Rha（Ⅱ)-3	3.62～3.69（m）	70.5
Rha（Ⅰ)-2	5.38（dd，3.2，1.6）	71.4	Rha（Ⅱ)-4	3.26～3.33（m）	71.8
Rha（Ⅰ)-3	3.76（dd，9.2，3.2）	78.2	Rha（Ⅱ)-5	3.41～3.50（m）	70.3
Rha（Ⅰ)-4	3.04～3.10（m）	70.1	Rha（Ⅱ)-6	1.14（d，6.4）	18.1

2. 化合物2的结构鉴定[4]

（1）化合物2的基本理化数据　外观：黄色粉末（甲醇）；比旋光度：$[\alpha]_D^{22}=-50.5$（$c=0.20$，MeOH）；显色反应：Molish反应显紫红色；HCl-Mg反应显红色。以上数据表明化合物2也可能为黄酮苷类化合物。

（2）紫外光谱（UV）　λ_{max} 267，310，352sh；为黄酮类化合物的特征吸收，故化合物2应为黄酮类化合物。

（3）高分辨电喷雾电离质谱（HR-ESI-MS）　*m/z* 1087.2868，为化合物2的准分子离子峰$[M+Na]^+$，示化合物2的分子式为$C_{48}H_{56}O_{27}$（$C_{48}H_{56}NaO_{27}$，计算值=1087.2907）。

（4）酸水解　将化合物2酸水解后，水解液中用TLC进行检测，检出山柰酚、L-鼠李糖和D-葡萄糖（以山柰酚、L-鼠李糖和D-葡萄糖的标准品作对照）。进一步证明化合物2为黄酮苷类化合物。

上述的数据基本证明化合物2为黄酮苷类化合物，且其苷元为山柰酚；另分子中含有鼠李糖和葡萄糖。由于化合物2的苷元也是山柰酚，其鉴定过程与化合物1相同，故不再描述。以下主要介绍进一步鉴定糖基的种类、数量和端基构型、糖基间的连接方式及与苷元的连接等。

（5）糖基的种类、数量及端基构型分析　化合物1的^{1}H-NMR谱中显示了4个糖的端基氢信号：δ 5.63（1H，d，$J=7.6$Hz），5.45（1H，br*s*），4.77（1H，d，$J=7.2$Hz）和4.56（1H，d，$J=7.6$Hz），1个烷烃甲基信号δ 1.09（3H，d，$J=6.0$Hz）。说明化合物2中应有4个糖基，且其中3个为葡萄糖基，1个为鼠李糖基。

δ 5.45信号应归属为鼠李糖的端基氢核，由于其偶合常数为宽单峰（偶合常数较小），确定其苷键构型为α；而δ 5.63，4.77和4.56信号则分别归属于3个葡萄糖的端基氢核，其偶合常数分别为7.6Hz，7.2Hz和7.6Hz，确定其苷键构型均为β。再结合酸水解分析的结果，确定化合物2中所含的糖基数量为4，分别为1个α-L-鼠李糖基和3个β-D-葡萄糖基。

（6）糖基的连接方式分析　化合物2的HMBC谱显示，葡萄糖Ⅰ（Glc Ⅰ）的端基氢信号（δ 5.63）与苷元山柰酚的C_3碳信号（δ 133.3）存在远程相关，说明葡萄糖Ⅰ（Glc Ⅰ）应连接在苷元山柰酚的3—OH上；鼠李糖（Rha）的端基氢信号(δ 5.45)与苷元山柰酚的C_7碳信号（δ 161.7）存在远程相关，说明鼠李糖连接在苷元山柰酚的7—OH上。葡萄糖Ⅱ（Glc Ⅱ）的端基氢信号（δ 4.77）与葡萄糖Ⅰ（Glc Ⅰ）的碳信号C_2（δ 84.8）存在远程相关，证明葡萄糖Ⅱ（Glc Ⅱ）应连接在葡萄糖Ⅰ（Glc Ⅰ）的2—OH上；葡萄糖Ⅲ（Glc Ⅲ）的端基氢信号（δ 4.56）与葡萄糖Ⅱ（Glc Ⅱ）的碳信号C_2（δ 83.8）存在远程相关，证明葡萄糖Ⅲ（Glc Ⅲ）应连接在葡萄糖Ⅱ（Glc Ⅱ）的2-OH上。

但是，化合物2的^{1}H-NMR谱中，除了上述的数据外，还显示有一组AA′BB′芳氢信号：δ 7.20（2H，d，J=8.0Hz）和6.64（2H，d，J=8.0Hz），一组反式烯氢信号：δ 7.24（1H，d，J=16.0Hz）和5.89（1H，d，J=16.0Hz）；以及^{13}C-NMR谱中显示6个芳碳信号：δ 124.3（C-1），130.6（C-2，6），116.5（C-3，5）和161.9（C-4），2个烯碳信号：δ 145.2（C-7）和113.0（C-8），以及1个羰基碳信号：δ 167.0（C-9）。这些数据说明2的分子中还存在一个对羟基桂皮酰基。进一步分析化合物2的HMBC谱图，葡萄糖Ⅱ（Glc Ⅱ）的H-6（δ 4.16～4.20，m）与对羟基桂皮酰基的羰基碳信号（δ 167.0，C-9）存在远程相关关系，表明对羟基桂皮酰基应连接在葡萄糖Ⅱ（Glc Ⅱ）的6—OH上。（化合物2的关键HMBC信号见图9－12）。

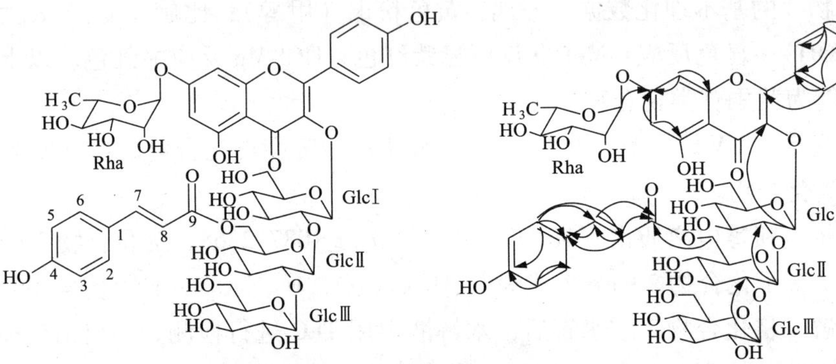

图9－12　化合物2的结构及关键的HMBC信号（H→C）

综上所述，化合物2的结构鉴定为山柰酚3-O-[β-D-葡萄糖基-(1→2)-(6-O-反式-对-羟基桂皮酰基)-β-D-葡萄糖基-(1→2)-]-β-D-葡萄糖基-7-O-α-L-鼠李糖苷。通过^{1}H-NMR，^{13}C-NMR，^{1}H-^{1}HCOSY，HMQC和HMBC谱，对化合物2的所有氢和碳NMR数据进行了归属（表9－17）。

表9－17　化合物2的^{1}H-NMR、^{13}C-NMR数据（DMSO-d_6）

No.	δ_H	δ_C	No.	δ_H	δ_C
C-2		156.8	Glc（Ⅱ）-5	3.40～3.47（m）	74.1
C-3		133.3	Glc（Ⅱ）-6	4.16～4.20（m） 4.07～4.11（m）	63.8
C-4		177.7	Glc（Ⅲ）		
C-5		161.4	Glc（Ⅲ）-1	4.56（d，7.6）	104.8
C-6	6.30（br. s）	99.7	Glc（Ⅲ）-2	3.02～3.08（m）	75.1
C-7		161.7	Glc（Ⅲ）-3	3.18～3.26（m）	76.5
C-8	6.50（br. s）	94.4	Glc（Ⅲ）-4	3.04～3.11（m）	70.1
C-9		156.2	Glc（Ⅲ）-5	3.18～3.23（m）	77.8
C-10		106.0	Glc（Ⅲ）-6	3.68～3.76（m） 3.48～3.56（m）	61.3
C-1′		119.9	7-O-Rha		
C-2′，6′	8.04（d，8.0）	131.5	Rha-1	5.45（br. s）	98.7
C-3′，5′	6.84（d，8.0）	116.2	Rha-2	3.83（br. s）	70.2

续表

No.	δ_H	δ_C	No.	δ_H	δ_C
C-4′		162.4	Rha-3	3.60～3.65（m）	70.7
			Rha-4	3.25～3.30（m）	72.1
3-*O*-Glc（Ⅰ）			Rha-5	3.38～3.45（m）	70.5
Glc（Ⅰ）-1	5.63（d，7.6）	98.6	Rha-6	1.09（d，6.0）	18.4
Glc（Ⅰ）-2	3.33～3.40（m）	84.8	*p*-hydroxycinnamoyl		
Glc（Ⅰ）-3	3.44～3.50（m）	76.3	Cin-1	—	124.3
Glc（Ⅰ）-4	3.04～3.11（m）	69.5	Cin-2	7.20（d，8.0）	130.6
Glc（Ⅰ）-5	3.40～3.47（m）	77.8	Cin-3	6.64（d，8.0）	116.5
Glc（Ⅰ）-6	4.16～4.20（m）	61.0	Cin-4	—	161.9
Glc（Ⅱ）			Cin-5	6.64（d，8.0）	116.5
Glc（Ⅱ）-1	4.77（d，7.2）	103.0	Cin-6	7.20（d，8.0）	130.6
Glc（Ⅱ）-2	3.33～3.40（m）	83.8	Cin-7	5.89（d，16.0）	145.2
Glc（Ⅱ）-3	3.44～3.58（m）	76.3	Cin-8	7.24（d，16.0）	113.0
Glc（Ⅱ）-4	3.20～3.28（m）	70.0	Cin-9	—	167.0

第五节　黄酮类化合物的生物活性与药用价值

黄酮类化合物化合物种类数量繁多，结构类型复杂多样，同样也表现出多种多样的生物活性，如抗炎抑菌、降血糖、抗氧化、抗辐射、抗癌、抗肿瘤以及增强免疫能力等。研究表明，黄酮类化合物分子中的α,β-不饱和吡喃酮是其具有上述多种多样生物活性的关键。C-7位羟基糖苷化和C-2，C-3位双键氢化则会引起生物活性的降低。A、B、C三环的各种取代基则决定了其特定的药理作用，从而决定了其不同生物活性[4]。

近年来，对于黄酮类化合物的研究进入了一个新层次，随着对其构效关系的深入研究，发现了部分药理作用的机制，为其在医药、食品领域的应用提供了理论依据，加快了黄酮类化合物的开发利用。

一、抗肿瘤活性

对黄酮类化合物抗肿瘤活性的研究由来已久。目前已发现具有抗肿瘤作用的黄酮类化合物比较多，主要有槲皮素、水飞蓟素、芦丁、柚皮苷、杨梅黄酮以及芹菜素等。黄酮类化合物对肿瘤细胞有直接的或间接的作用，其效果广泛。黄酮类化合物主要通过三种途径来达到抗癌、抗肿瘤作用：即抗自由基作用、直接抑制肿瘤细胞生长以及抗致癌因子等[5]。研究发现许多致癌因子可导致自由基在体内富集，引起细胞的脂质过氧化使细胞DNA链断裂，从而引发癌症。黄酮类化合物具有的抗自由基作用和抗氧化作用，可以通过抑制脂质过氧化而达到抗癌的目的。如对槲皮素的研究结果表明，槲皮素可与超氧阴离子结合减少氧自由基的产生、可与Cu^{2+}、Fe^{2+}、Mn^{2+}络合阻止羟自由基的形成、可与脂质过氧化基

(ROO) 反应抑制脂质过氧化的反应等多种途径起到抗癌的效果[6]。槲皮素在浓度在mmol/L水平时就具有抗肿瘤作用，是有效的自由基捕获剂和抗氧化剂。还能有效诱导微粒体芳烃羟化酶、环氧化物水解酶，使多环芳烃和苯并芘等致癌物质通过羟基化和水解失去致癌活性。

黄酮类化合物还可以作用于肿瘤细胞的 M 期或 S 期来干扰肿瘤细胞的细胞周期，从而抑制肿瘤细胞的增殖。如 Garlson 等人[7]发现黄酮类化合物 flavopiridol 可使人腺细胞停滞于 G1 期，其机制为抑制周期依赖激酶（CDK2 和 CDK4）。还有研究表明，查尔酮可抑制蛋白激酶 C（PKC）的活性，改变细胞蛋白质的磷酸化过程来抑制肿瘤细胞的生长[8]。黄芩苷能强烈抑制 3 种肝癌细胞株拓扑异构酶的活性，且能抑制肝癌细胞增殖。芹菜素具有诱导 C50、308 小鼠皮肤癌细胞和人白血病 HL-60 细胞周期停止于 G2/M 期的作用，从而起到抑制肿瘤细胞增殖。此作用在除去芹菜素 24h 后可被逆转[9]。

二、抗炎镇痛活性

目前已经发现多种黄酮类化合物具有抗炎活性。中药黄芩中所含有的主要成分黄芩苷具有一定的代表性。如 Krakauer 等报道黄芩苷可抑制葡萄球菌外毒素 TSST-1 诱导的细胞增殖（98%）以及人外周血单个核细胞中 IL-1β，IL-6，TNF-α 及蛋白的产生。这种对 T 细胞增殖的抑制并不是由于其细胞毒性作用，因为此时 90% 的细胞是有活力的。同时，黄芩苷本身并不改变细胞因子/趋化因子的基因表达，表明是直接阻断超抗原引起新合成的信号途径，提示黄芩苷可以通过抑制抗原激活的信号通路来减轻葡萄球菌的致病作用，从而达到治疗的效果。黄芩苷在质量浓度低于 20μg/ml 时，可显著地刺激人 PBMC 的增殖及增强 INF-α 的分泌，表明其具有免疫调节活性，可能有助于治疗癌症和感染性疾病[10]。

日本学者 Shibata 等[11]从甘草中分离得到的具有抗炎活性的黄酮类成分 liquiritin，已经作为消化性溃疡药物上市并被收入日本医药品集。Onwukaeme ND 等从尼日尼亚的民族植物药 *Baphiantida lodd* 中分离得到的黄酮 K 对巴豆致小鼠耳肿胀有明显的抑制作用[12]。

三、免疫调节活性

黄酮类化合物能增强机体的非特异性免疫功能和体验免疫功能，主要是通过对巨噬细胞、T 淋巴细胞、B 淋巴细胞、自然杀伤细胞（NK）、LAK 细胞、细胞因子以及影响胸腺来进行免疫调节。

研究表明，山香圆棕黄黄酮能明显改善 Cy 致免疫功能低下小鼠的免疫功能，其免疫调节作用于调节 T 细胞亚群有关[13]。从膜荚黄芪的根中提取的水溶性黄酮在适宜的剂量范围（1.0～2.0mg/ml）能提高氢化可的松致免疫功能低下小鼠脾脏的 T 细胞总数及 L3T4$^+$、Lyt2$^+$细胞百分率和 L3T4$^+$/Lyt2$^+$比值，使之恢复至正常水平[14]。说明黄芪水溶性黄酮具有免疫增强和免疫调节作用。体外实验发现，在 2.5～250μg/ml 的质量浓度范围内，黄芪水溶性黄酮表现为显著的双向免疫调节作用：在 25μg/ml 时，促进淋巴细胞的增殖，而在 250μg/ml 时表现出明显的抑制作用[15]。

四、雌激素样活性

植物雌激素（phytoestrogens，PE）是指一类植物来源的具有雌激素活性的非甾体杂环多酚类化合物。许多黄酮类化合物具有雌激素样作用，能调节内分泌。黄酮类化合物所具有的雌激素样作用，和甾体类激素一样具有兴奋和抑制双重效应，通过与雌激素受体亲和或抑制其中一些酶来发挥作用。异黄酮类化合物，主要存在于豆类、水果和蔬菜中，尤其是大豆及大豆制品中。对大豆异黄酮的研究较为深入。天然存在的大豆异黄酮主要有12种，包括染料木黄酮（genistein）、大豆苷元（daidzein）和大豆素（glycetein）3种苷元及其9种葡萄糖苷。大豆黄酮能显著地提高妊娠期泌乳前期大鼠乳腺的重量、DNA与RNA以及DNA/RNA值，同时显著地提高大鼠的泌乳量、血清GH和PRL含量、乳腺细胞浆雌二醇量及亲和力[16]。

此外，黄酮类化合物与生长因子一样有促进生长的作用，主要是通过控制性激素的释放、或促进性腺的作用、或阻碍性激素的代谢、或提高雌激素活性等途径来加快子宫的生长。

近年来，糖尿病患者呈逐年上升的趋势，已被列为威胁人类健康的三大疾病之一。其发病机理是胰脏分泌胰岛素失调引起血糖升高而致；另外，醛糖还原酶、自由基、脂质过氧化、低密度脂蛋白氧化性的改变等因素参与了糖尿病及其并发症的进一步发展。日本学者荻田善三郎证实黄芩的黄酮类成分中的BAI有较强的抗胰蛋白酶作用，其IC_{50}为5×10^{-7} mol/L，推测其抑制胰蛋白酶作用与其结构中黄酮骨架邻接的羟基有关[17]。另有实验证明水飞蓟素清除自由基、稳定生物膜，对胰岛的损伤起保护作用，从而降低血糖，主要表现在降低胰岛的血清丙二醛（MDA）水平、升高血液和胰岛的谷胱苷肽（GSH）水平，同时阻止四氧嘧啶引起的血糖持续升高[18]。

五、抑菌抗病毒活性

黄酮类化合物抗菌抗病毒作用已经得到医药界的肯定。这方面的研究较多，如银杏黄酮、槲皮素、桑色素（morin）、山柰酚、木犀草素和杨梅黄酮等均有抗病原微生物和抗病毒的作用。研究表明，荔枝核黄酮类化合物抗RSV的半数有效浓度（IC_{50}）为58.6mg/L，治疗指数（TI）为2.6，体外抗RSV作用与病毒唑相当，且对RSV抑制作用存在明显的量效关系[19]。

Gastrillo等报道甲基槲皮素能选择性地抑制脊髓灰质炎病毒的RNA合成，有效阻止脊髓灰质炎病毒的复制。L. E. Alcaraz等选用了18种天然和人工合成的黄酮化合物进行抑制抗甲氧苯青霉素的细菌试验，发现查尔酮C-2位和黄烷酮C-5位上存在羟基会加强其抑菌活性，当羟基被甲氧基取代时后，就会降低其抑菌活性[20]。Xu HX等验证了7种结构类型的38种黄酮对具有抵抗抗生素作用细菌的抑制活性，试验发现杨梅酮（iuteolin）和毛地黄黄酮（myricetin）抑菌作用明显。杨梅酮可以显著地抑制 *Burkholderia cepacia* 生长繁殖[21]。甘草中黄酮化合物，如licochalcone A、B，glabridin以及glabrene等对革兰阳性菌中的金色葡萄球菌和枯草杆菌的抑制作用相当于链霉素[22]。从白刺中提取的总黄酮对革兰阳性菌、葡萄球菌、大肠埃希菌有明显的抑制作用。

各种黄酮类化合物进行抗HIV活性筛选中，发现黄芩苷在无细胞毒性的剂量下，能抑制 T 细胞 X4 系和单核细胞 R5 系 HIV-Env 蛋白介导的细胞融合现象，虽然它不能阻止 HIV-1 gp120 与 CD4 分子的结合，但能抑制 Env 与宿主细胞受体的结合。黄芩苷在细胞培养中能抑制 HIV-1 逆转录酶活性和细胞病变，抑制 P24 抗原和成人 T 淋巴细胞白血病病毒[23]。Lee JS 等从菊花中分离出 7 种黄酮类化合物，其中的黄酮葡萄糖醛酸苷的抗 HIV 活性最强，其抑制 HIV-1 整合酶的 IC_{50} 为 7.2 ± 3.4μg/ml[24]。有药理实验证明贯叶连翘（*Hypericum perforatum*）中的主要成分金丝桃素（hyericin）不仅能抗病毒、抗炎、抗肿瘤，更有抗逆转录病毒及抑制 HIV 活性[25]。从葡萄籽中提取的原花青素（GSPE）是一大类多酚化合物的总称，属于生物黄酮类。Nair MP 等研究表明，GSPE 能够抑制 HIV-1 在外周血单核细胞中的复制和表达，主要表现为能剂量依赖性地降低趋化受体 CCR2b、CCR3 和 CCR5 的表达，这对进一步研究 GSPE 抗 HIV 的活性以预防或减轻 HIV-1 的感染具有一定的积极意义。

六、抗氧化抗衰老活性

黄酮类化合物还有抗衰老的作用，其作用机制主要与其抗氧化作用有关。关于衰老机理的自由基学说认为，机体内的自由基可在细胞代谢过程中产生，也可由环境因素促成。随着年龄的增长，体内自由基积累逐渐增多，在体内可直接或间接地发挥强氧化剂的作用而与机体内的核酸、核蛋白和脂肪酸相结合，转变成氧化物或过氧化物，使之丧失活性或变性，导致细胞功能障碍，引起机体衰老或病变。而黄酮类化合物具有的强抗氧化作用，可以通过抑制和清除自由基和活性氧来避免氧化损伤。

已有试验证明多种黄酮类化合物具有抗衰老的作用，如磷酰橙皮苷对试验性高血脂兔有降低血清胆固醇作用，并能明显减轻和改善其主动脉粥样硬化病变。橙皮苷对四氯化碳处理的大鼠总胆固醇、氨基转移酶（ALT、AST）和碱性磷酸酶（AKP）活性都有影响，能降低因注射四氯化碳而升高的 ALT 和 AKP 活性；对于四氯化碳升高了的血清和肝脏核蛋白体的 AST 活性，也能被橙皮苷所抑制或降低，提示橙皮苷有延缓衰老的作用[26]。此外。茶多酚、槲皮素、芹黄素、木犀草素、儿茶酚、芦丁等都具有延缓衰老的作用。

对其构效关系的研究发现，一般情况下，多羟基黄酮类化合物清除自由基的能力比较强，并且 C-5、C-7 位酚羟基是其保持活性所必须的。这两处的酚羟基与过度金属络合能力较强有关；此外，C-7 酚羟基有较强的酸性时有利于提高清除自由基的能力。

七、抗辐射活性

电辐射作用于生物体产生的自由基容易使细胞结构和功能损伤。黄酮类化合物因为具有抗氧化作用故而具有抗辐射的能力。

葛根黄酮对受照射小鼠的辐射防护作用及其作用机制的研究表明其作用显著，电离辐射使膜脂质过氧化而引发细胞凋亡。因此，清除辐射诱导产生的自由基和抑制脂质过氧化可能是葛根黄酮抗辐射作用的重要机制。此外，葛根总黄酮具有雌激素样作用。异黄酮与雌激素受体（ER）有弱的亲和力，从而可以通过激活 ER 的信号通路发挥抗辐射作用[27]。

扫码"练一练"

重点小结

- 黄酮类化合物
  - 化学结构
    - 特点
    - 分类——黄酮、黄酮醇、二氢黄酮等
  - 理化性质
    - 性状
    - 溶解性
    - 酸碱性
    - 显色反应
      - 还原反应——盐酸-镁粉、盐酸-锌粉、四氢硼钠（钾）
      - 与金属盐类试剂的络合反应——与铝盐、铅盐、锆盐等
      - 硼酸显色反应
      - 碱性试剂显色反应
  - 提取分离
    - 提取方法
      - 溶剂法
      - 碱提酸沉法
      - 活性炭吸附法
    - 分离方法
      - 柱色谱法
      - 梯度 pH 萃取法
      - 根据分子中某些特定官能团进行分离
  - 检识与结构测定
    - 色谱法——硅胶薄层色谱、聚酰胺薄层色谱、纸色谱
    - 波谱法
      - 紫外光谱法——各种黄酮类化合物的 UV 光谱特征、诊断试剂在结构测定中的意义
      - 氢核磁共振法——A环质子、B环质子、C环质子、糖上的质子等
      - 碳核磁共振法——骨架类型、取代位置、O-糖苷中糖的连接位置的确定等
      - 质谱法
    - 结构测定中应注意的问题
    - 结构研究实例

参考文献

[1] 江洪波，黄静，郭明娟，等. 天然高异黄酮的研究进展 [J]. 药学学报，2007，42 (2)：118－126.

[2] 江洪波. 绵麦冬化学成分研究 [D]. 四川：四川大学硕士学位论文，2007.

[3] Lei J, Xiao Y C, Huang J, et al. Two new kaempferol glycosides from *Androsace umbellata* [J]. *Helvetica Chimica Acta*, 2009, 92 (7): 1439－1444.

[4] 胡春. 黄酮类化合物的抗氧化性质 [J]. 中国油脂，1996，21 (4)：18－21.

[5] Kanadaswami C T, Lee LT, Lee P P, et al. The antitumor activities of flavonoids [J]. *In*

Vivo, 2005, 19 (5): 895 -909.

[6] Kou S M, Leavitt P P, Lin C P. Dietary flavonoids intreract wth trace metals and affect metallothionein level in human intestinal cells [J]. *Biological Trace Element Research*, 1998, 62 (3): 135 -153.

[7] Carlson B A, Dubay M M, Sausville E A, et al. Flavopiridol induces G1 arrest with inhibition of cyclin-dependent kinase (CDK) 2 and CDK4 in human breast carcinoma cells [J]. *Cancer Research*, 1996, 56 (13): 2973 -2978.

[8] 张文彦. 查尔酮类化合物的药理作用和构效关系 [J]. 国外医学药学分册, 1996, 4: 218 -223.

[9] 黄华艺, 查锡良. 黄酮类化合物抗肿瘤作用研究进展 [J]. 中国新药与临床杂质, 2002, 21 (7): 428 -433.

[10] Krahauer T, Li Q B, Young H A. The flavnoid baicalin inhibits superantigen induced inflammatory cytokines and chemokines [J]. *Febs Letters*, 2001, 500 (1 -2): 52 -55.

[11] Shibata S, Inoue H, Iwata S. Inhibitory effects of licochalcone A isolated from Glycyrrhiza inflata root on inflammatory earedema and tumour promotion in mice [J]. *Planta Medica*, 1991, 57 (3): 221 -224.

[12] 魏捷, 谢振家. 棠茶有效成分及其抑菌抗炎作用初步研究 [J]. 海峡药学, 1995, 7 (2): 10 -12.

[13] 张磊, 李俊, 余世春, 等. 山香园总黄酮对免疫功能低下小鼠免疫功能的影响 [J]. 安徽医科大学学报, 2006, 41 (5): 539 -543.

[14] 杨凤华, 张文竹, 康成, 等. 黄芪水溶性黄酮类对小鼠T淋巴细胞及其亚群影响的量效关系研究 [J]. 中国新医药, 2003, 4: 10 -12.

[15] 王燕平, 李晓玉, 宋纯清, 等. 当归补血汤中不同组分对正常及血虚小鼠免疫功能的影响 [J]. 中草药, 2002, 33 (2): 135 -138.

[16] 张荣庆, 韩正康, 陈杰, 等. 大豆黄酮促进妊娠大鼠乳腺发育和泌乳的实验研究 [J]. 动物学报, 1995, 41 (4): 414 -417.

[17] 张喜平, 李宗芳, 刘效恭, 等. 黄芩素的药理学研究概况 [J]. 中国药理学通报, 2001, 17 (6): 711 -713.

[18] 于乐成, 顾长海. 水飞蓟素药理学效应研究进展 [J]. 医院药学杂志, 2001, 21 (8): 493 -494.

[19] 梁荣感, 刘卫兵, 唐祖年, 等. 荔枝核黄酮类化合物体外抗呼吸道合胞病毒的作用 [J]. 第四军医大学学报, 2006, 20: 1881 -1883.

[20] Alcaraz L E, Blanco S E, Puig O N, et al. Antibacterial activity of flavonoids against methicillin-resistant Staphylococcus aureus strains [J]. *Joural of Theoretical Biology*, 2000, 205 (2): 231 -240.

[21] Xu H X, Lee S F. Activity of plant flavonoids against antibiotic-resistant bacteria [J]. *Phytotherapy Research*, 2001, 15 (1): 39 -43.

[22] Okada K, Tamura Y, Yamamoto M, et al. Identification of antimicrobial and antioxidant constituents from licorice of Russian and Xinjiang origin [J]. *Chemistal & Pharmaceutical Bulletin*, 1989, 37 (9): 2528 -2530.

［23］ Wu J A, Attele A S, Zhang L, et al. Anti-HIV activity of medicinal herbs: usage and potential development ［J］. *The American Joural of Chinese Medicine*, 2001, 29 (1): 69 –81.

［24］ Lee J S, Kim H J, Lee Y S, et al. A new anti-HIV flavonoid glucuronide from Chrysanthemum morifolium ［J］. *Planta Medica*, 2003, 69 (9): 859 –861.

［25］ 杭清. 贯叶连翘不同部位金丝桃素含量分析 ［J］. 浙江中西医结合杂志, 2004, 14 (12): 780 –781.

［26］ 郭喆, 吕秋军, 郭建平, 等. 葛根黄酮的辐射防护及其机制的研究 ［J］. 中华放射医学与防护杂志, 2006, 26 (6): 579 –582.

［27］ Gruber C J, Tschugguel W, Schneeberger C, et al. Production and actions of estrogens ［J］. *The New England Joural of Medicine*, 2002, 346 (5): 340 –352.

第十章　萜类和挥发油

学习目标

1. 掌握　萜类化合物的定义和分类，单萜、倍半萜、二萜、二倍半萜及三萜化合物的结构特点和主要性质，萜类化合物的提取分离方法。

2. 熟悉　挥发油的组成、理化性质、提取分离方法。

3. 了解　萜类化合物的结构鉴定方法。

扫码"学一学"

第一节　萜类化合物的含义和分类

一、萜类化合物的含义

萜类化合物（terpenoids）是一类在自然界中分布广泛、种类繁多、骨架庞杂且具有多种生物活性的重要成分。截至1991年，所发现的萜类化合物已超过22000种；至1998年，此类化合物已发现30000种以上。萜类成分一直是天然药物化学研究中较为活跃的领域，也是新药研究中先导化合物的重要来源。

从化学结构来看，萜类化合物多是异戊二烯的聚合体及其衍生物，其骨架一般以五个碳为基本单位，少数也有例外。大量实验研究证明，焦磷酸异戊烯酯（Δ^3-isopentenyl pyrophosphate，IPP）是萜类化合物生物合成途径中关键的前体物。凡由IPP衍生、分子式符合$(C_5H_8)_n$通式的化合物以及其含氧和不同饱和程度的衍生物均称为萜类化合物。

二、萜类化合物的分类

萜类化合物的分类常常根据分子结构中异戊二烯单元的数目进行，如单萜、倍半萜、二萜等，见表10-1。同时再根据萜类分子结构中碳环的有无和数目的多少，进一步分为链萜（无环萜）、单环萜、双环萜、三环萜和四环萜等。萜类化合物多数是含氧衍生物，故又可分为醇、醛、酮、羧酸及酯等类。

萜类化合物主要分布于裸子植物、被子植物及海洋生物中，藻类、菌类、地衣类、苔藓类和蕨类等植物中也有存在。在被子植物的30多个目、数百个科属中发现有萜类化合物。

单萜和倍半萜是构成中草药中挥发油的主要成分，是香料和医药工业的重要原料。单萜在唇形科、伞形科、樟科及松科等植物的腺体、油室及树脂道中大量存在。倍半萜集中分布于木兰目、芸香目、山茱萸目及菊目中。二萜主要分布于五加科、马兜铃科、菊科、橄榄科、杜鹃花科、大戟科、豆科、唇形科和茜草科中，是形成树脂的主要物质。二倍半萜数量较少，主要分布于羊齿植物、菌类、地衣类、海洋生物及昆虫的分泌物中。三萜是构成植物皂苷、树脂等的重要物质。四萜主要是一些脂溶性色素，广泛分布于植物中，一般为红色、橙色或黄色结晶。

表 10－1　萜类化合物的分类及分布

分类	碳原子数	通式 $(C_5H_8)_n$	存在
半萜	5	$n=1$	植物叶
单萜	10	$n=2$	挥发油
倍半萜	15	$n=3$	挥发油
二萜	20	$n=4$	树脂、苦味质、植物醇
二倍半萜	25	$n=5$	海绵、植物病菌、昆虫代谢物
三萜	30	$n=6$	皂苷、树脂、植物乳汁
四萜	40	$n=8$	植物胡萝卜素
多聚萜	$7.5\times10^3\sim3\times10^5$	$n>8$	橡胶、硬橡胶

本章主要介绍单萜、倍半萜、二萜、二倍半萜及三萜化合物。

第二节　萜类化合物的结构类型

一、单萜

（一）概述

单萜类（monoterpenoids）是由 2 个异戊二烯单位构成、含 10 个碳原子的化合物类群，广泛分布于高等植物的腺体、油室和树脂道等分泌组织中，是植物挥发油的主要组成成分，在昆虫和微生物的代谢产物及海洋生物中也有存在。它们的含氧衍生物多具有较强的生物活性和香气，是医药、化妆品和食品工业的重要原料。某些单萜在植物体内以苷的形式存在，则不具有挥发性，不能随水蒸汽蒸馏出来。

近年来单萜类化合物研究进展很快，1991 年以前发现的单萜有 843 种，至 1998 年单萜化合物数量已达 2100 多种。单萜的基本骨架如图 10－1 所示，可分为链状和环状单萜，其中环状单萜又根据环的多少可分为单环、双环、三环等类型，以单环和双环型单萜所包含的化合物数量最多。构成的碳环多为六元环，也有五元环、四元环、三元环和七元环。

环状单萜是由焦磷酸香叶酯（geranyl pyrophosphate，GPP）的双键异构化生成焦磷酸橙花酯（neryl pyrophosphate，NPP），NPP 再经双键转位脱去焦磷酸基，生成具薄荷烷（menthane）骨架的阳碳离子后，进一步生成薄荷烷衍生物。薄荷烷阳碳离子进一步环化，衍生出蒎烷（pinane）、蒈烷（carane）、侧柏烷（thujane）等双环化合物骨架。蒎烷型离子再经 wagner-meerwein 转位重排，又衍生出菠烷（bornane）、葑烷（fenchane）、莰烷（camphane）等骨架，如图 10－2 所示。

（二）链状单萜

链状单萜（acyclic monoterpenoids）中比较重要的化合物是一些含氧衍生物，如萜醇、萜醛类。香叶醇（geraniol）又称“牻牛儿醇”，是香叶油、玫瑰油等的主要成分。香叶醇可与无水 $CaCl_2$ 形成结晶性的分子复合物，所得结晶复合物加水分解后，再经真空蒸馏即可提纯。

橙花醇（nerol）存在于橙花油、柠檬草油和其他多种植物的挥发油中。橙花醇能与二苯胺基甲酰氯 $[(C_6H_6)_2NCOCl]$ 形成结晶性二苯胺基甲酸酯，此酯化合物加碱皂化后，再

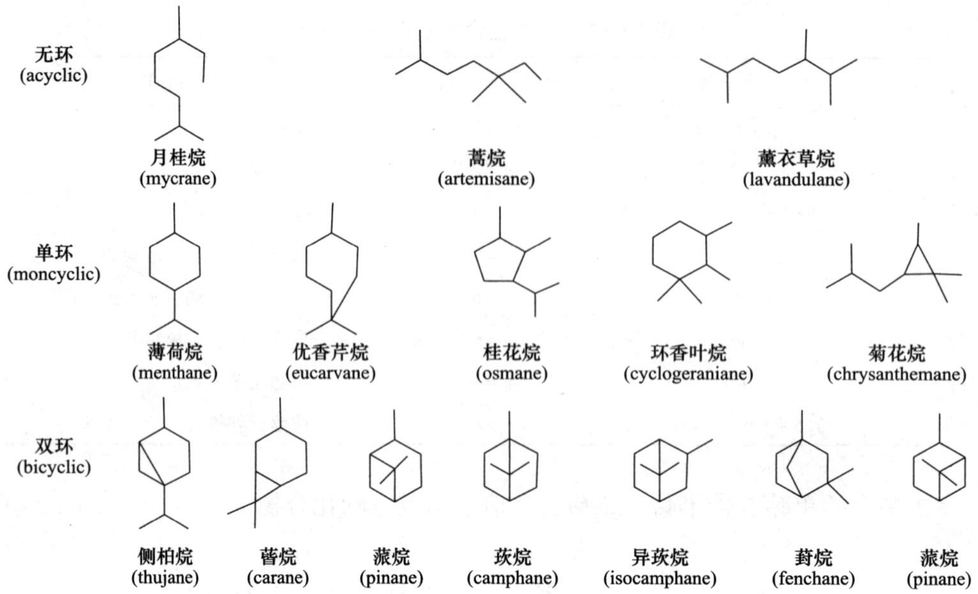

图 10-1 单萜的基本骨架

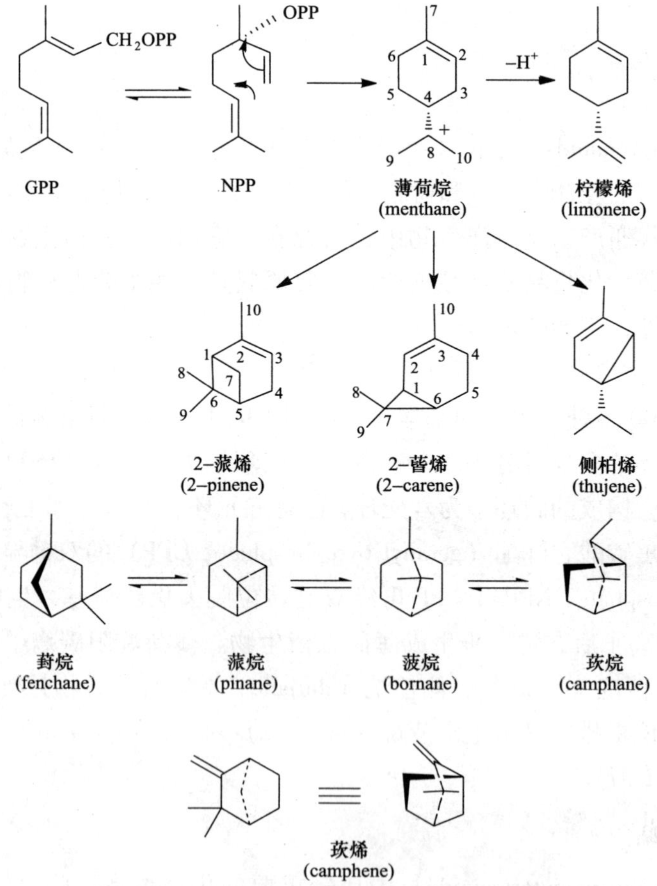

图 10-2 环状单萜的闭环和骨架转位示意图

行真空蒸馏即可提纯。

香茅醇（citronellol）存在于香茅油、玫瑰油等多种植物的挥发油中，亦可从香叶醇或橙花醇部分氢化还原后的产物中得到。香茅醇具有光学活性，其中以左旋体的经济价值较高。

上述三种萜醇都是玫瑰香系香料，常共存于同一挥发油中，是很重要的香料工业原料。

芳樟醇（linalool）是香叶醇、橙花醇的同分异构体，左旋体在香柠檬油中含有，右旋体则存在于桔油及素馨花（*Jasminum grandiflorum* L.）的挥发油中。

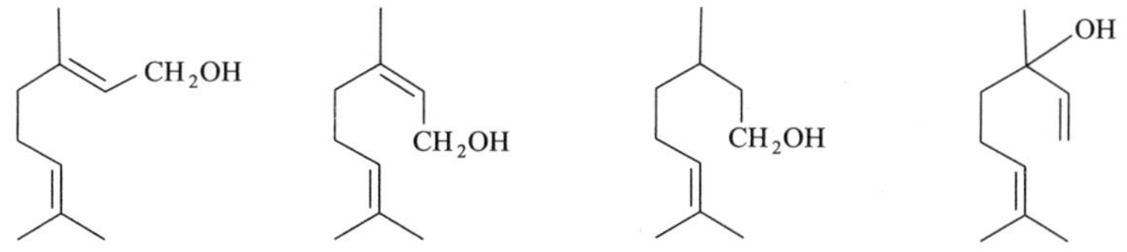

香叶醇　橙花醇　香茅醇　芳樟醇

柠檬醛（citral）又称枸橼醛，具有顺反异构体，反式为α-柠檬醛，又称香叶醛（geranial），顺式为β-柠檬醛，又称橙花醛（neral），通常混合存在，以反式柠檬醛为主。柠檬醛存在于多种植物的挥发油中，如柠檬草油、香茅油和橘子油，其中在香茅油中含量高达70%～85%。柠檬醛具有柠檬香气，作为柠檬香味原料应用于香料和食品工业。含大量柠檬醛的挥发油，如香茅油具有止腹痛和驱蚊作用，在医药工业中有广泛用途。

从挥发油中分离柠檬醛是采用加入亚硫酸氢钠使形成结晶性的加成物，经分离后用稀酸或碱液分解，再用真空蒸馏进行提纯。

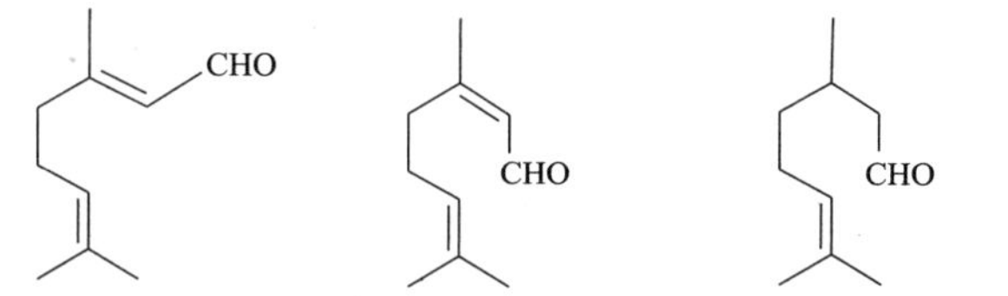

香叶醛　橙花醛　香茅醛

香茅醛（citronellal）是香茅醇的氧化产物，大量存在于香茅油、桉叶油和柠檬油等挥发油中，是另一种重要的柠檬香气香料。它同样可用亚硫酸氢钠加成法来提纯。

以上几种链状单萜含氧衍生物常常交互共存于同一挥发油中，它们之间可相互转化，其相互转化的关系可通过下面的简单反应式联系起来。

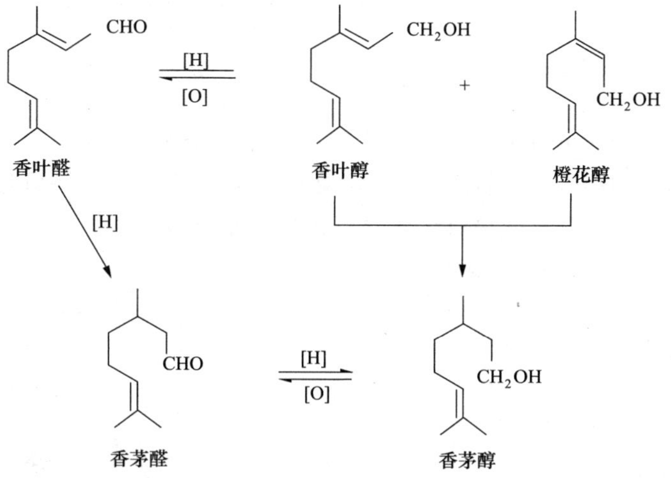

（三）单环单萜（monocyclic monoterpenoids）

薄荷醇（menthol）存在于薄荷（*Mentha haplocalyx* Briq.）和辣薄荷（*Mentha piperita* Linn.）等植物的挥发油中。其左旋体（*l*-menthol）习称“薄荷脑”，为白色块状或针状结

晶，是薄荷油的主要组成部分，对皮肤和黏膜有清凉和弱的麻醉作用，用于镇痛和止痒，并具有防腐和杀菌作用。

薄荷醇有3个手性碳原子，应有8个立体异构体，包括*l*-薄荷醇（*l*-menthol）、异薄荷醇（isomenthol）、*d*-新薄荷醇（*d*-neomenthol）及新异薄荷醇（neoisomenthol）等，但在薄荷油中只存在*l*-薄荷醇及*d*-新薄荷醇。薄荷醇可氧化生成薄荷酮，在薄荷油中含左旋薄荷酮（menthone）约10%～25%。

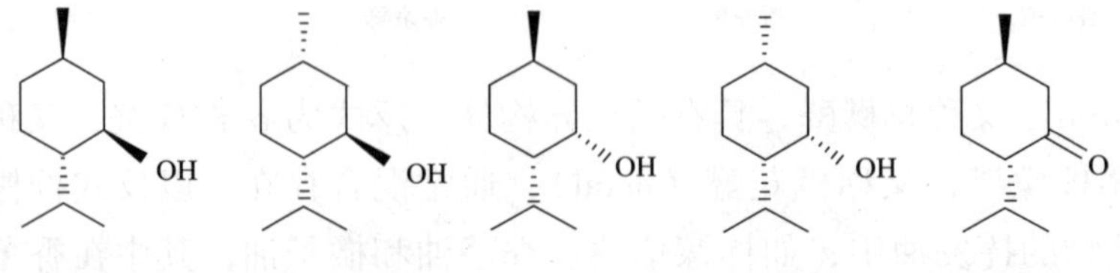

l-薄荷醇　异薄荷醇　*d*-薄荷醇　新异薄荷醇　薄荷酮

紫罗兰酮（ionone）存在于千屈菜科指甲花挥发油中，工业上由柠檬醛与丙酮缩合制备，缩合产物环合后得到α-紫罗兰酮（α-ionone）及β-紫罗兰酮（β-ionone）的混合物。两者的分离是将其亚硫酸氢钠的加成物溶于水中，加入食盐使成饱和状态，则α-紫罗兰酮首先以小叶状结晶析出，从而与β-紫罗兰酮分离。β-紫罗兰酮具有馥郁的香气，用于配制高级香料，β-紫罗兰酮可作为合成维生素A的原料。

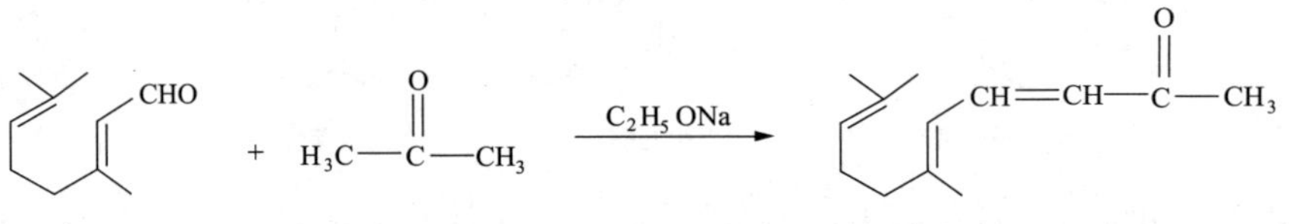

柠檬醛　伪紫罗兰蓝酮

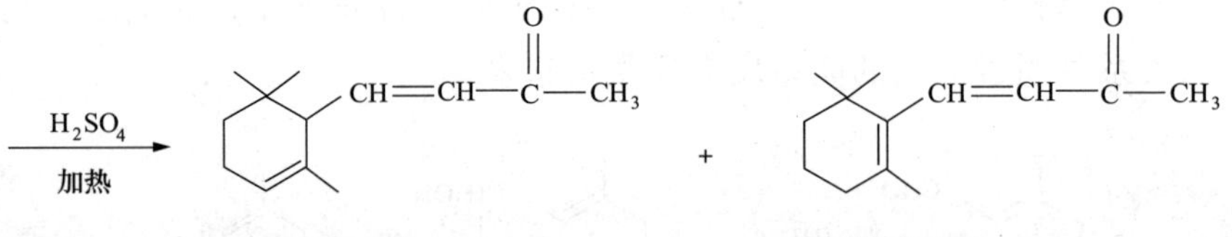

α-紫罗兰蓝酮　β-紫罗兰蓝酮

桉油精（cineole，eucalyptol）是桉叶挥发油中的主成分（约占70%），在桉油低沸点馏分（白油）中可达30%。本品遇盐酸、氢溴酸、磷酸及甲苯酚等可形成结晶性加成物，加碱处理又分解出桉油精。有似樟脑的香气，可用作防腐杀菌剂。

胡椒酮（piperitone）习称辣薄荷酮，洋薄荷酮。存在于芸香草（含量可达35%以上）等多种中药的挥发油中，有松弛平滑肌作用，是治疗支气管哮喘的有效成分。

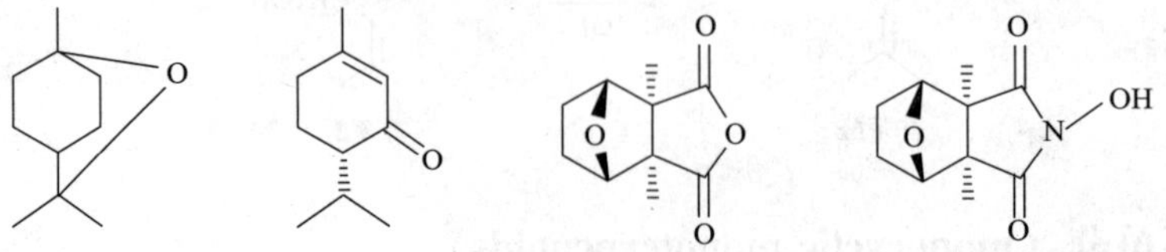

桉油精　胡椒酮　斑蝥素　羟基斑蝥胺

斑蝥素（cantharidin），存在于斑蝥、芫青的干燥虫体中，约含2%，可作为皮肤发赤、发泡或生毛剂。用斑蝥素制备成 *N*-羟基斑蝥胺（*N*-hydroxycantharidimide），试用于原发性肝癌的治疗，具有一定疗效[1]。

（四）双环单萜（bicyclic monoterpenoid）

龙脑（borneol）俗称“冰片”，又称樟醇，为白色片状结晶，具有似胡椒又似薄荷的香气，有升华性，熔点 204～208℃。其右旋体主要得自白龙脑香树（*Dryobalanops aromatica* Gaertn）的挥发油，左旋体存在于艾纳香（*Blumea balsmifera* DG.）全草中，合成品为消旋体。冰片不但有发汗、兴奋、解痉挛和防止虫蛀蚀等作用，还具有显著的抗缺氧功能，它和苏合香脂配伍制成苏冰滴丸代替冠心苏合丸治疗冠心病、心绞痛。此外冰片也是香料工业的原料。

樟脑（camphor）习称辣薄荷酮，为白色结晶性固体，熔点 179.8℃，易升华，有特殊钻透性的香味。天然樟脑由右旋体与左旋体共存，其右旋体在樟树（*Cinnamomum camphora*）挥发油中约占 50%，左旋体存在于菊蒿（*Tanacetum vulgare*）的挥发油中，合成品为消旋体。樟脑有局部刺激和防腐作用，可用于神经痛、炎症和跌打损伤的擦剂，并可作为强心剂，其强心作用是由于其在体内氧化成 π-氧化樟脑（π-oxocamphor）和对氧化樟脑（*p*-oxocamphor）所致。

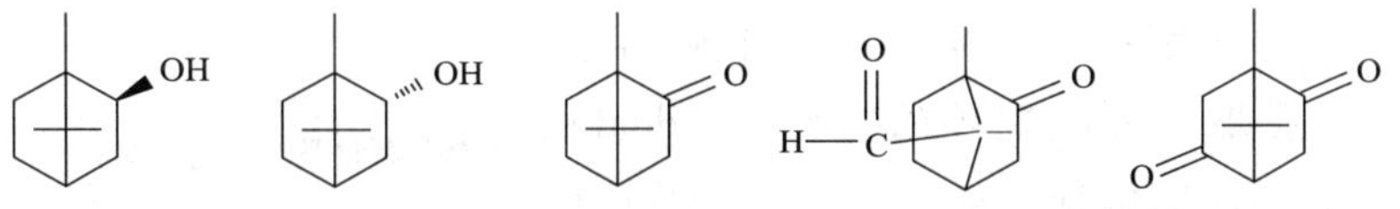

l-龙脑　*d*-龙脑　樟脑　π-氧化樟脑　对-氧化樟脑

芍药苷（paeoniflorin）是从芍药（*paeonia albiflora*）根中得到的蒎烷单萜苦味苷，对小鼠显示有镇静、镇痛及抗炎等药理作用。近年报导芍药苷具有防治老年性痴呆的生物活性。

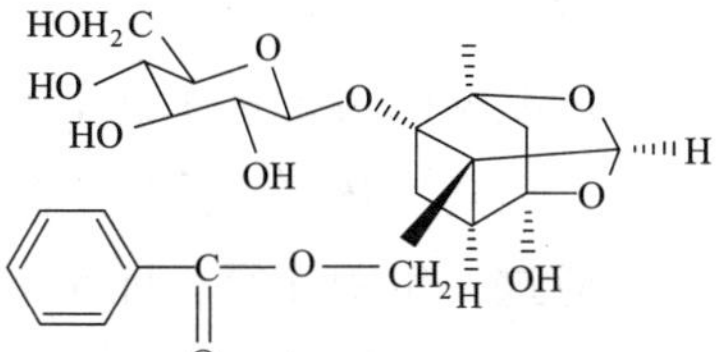

芍药苷

（五）三环单萜（tricyclic monoterpenoid）

三环白檀醇（teresantalol）存在于檀香（*Santalum album* L.）木部挥发油中。香芹樟脑（carvone camphor）是藏茴香酮（carvone）经日光长期照射产物。

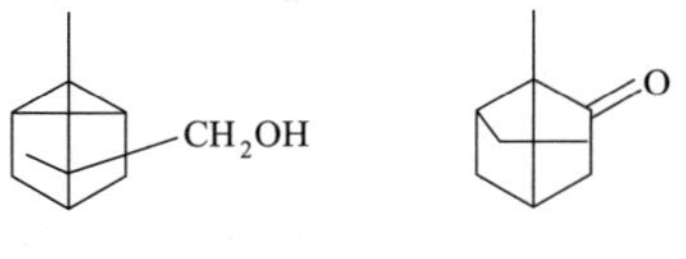

三环白檀醇　香芹樟脑

（六）卓酚酮类

卓酚酮类（troponoides）化合物是一类变形的单萜，它们的碳架不符合异戊二烯定则。该类化合物具有如下的特性：

（1）卓酚酮具有芳香化合物的性质和酚的通性，显酸性，其酸性介于酚类和羧酸之间，即酚＜卓酚酮＜羧酸。

（2）分子中的酚羟基易于甲基化，但不易酰化。

（3）分子中的羰基类似于羧酸中羰基的性质，但不能和一般羰基试剂反应。红外光谱中其羟基吸收峰在 3200～3100cm^{-1}，羰基吸收峰在 1650～1600cm^{-1}，较一般化合物中羰基略有区别。

（4）能与多种金属离子形成络合物结晶体，并显示不同颜色，可用于鉴别。如铜络合物为绿色结晶，铁络合物为赤红色结晶。

较简单的卓酚酮类化合物是一些真菌的代谢产物，在许多柏科植物的芯材中也含有此类化合物。α-崖柏素（α-thujaplicin）和γ-崖柏素（γ-thujaplicin）在欧洲产崖柏（*Thuja plicata*）、北美崖柏（*Thuja occidentalis*）以及罗汉柏（*Thujosis dolabrata*）的心材中含有；β-崖柏素，也称扁柏酚（hinokitol），存在于台湾扁柏（*Chamaecyparis taiwanensis*）及罗汉柏心材中。

卓酚酮类化合物多具有抗菌活性，但多有毒性。

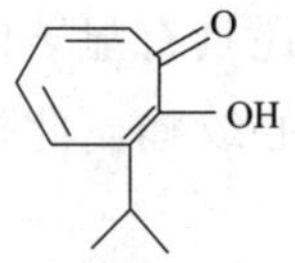

α-崖柏素

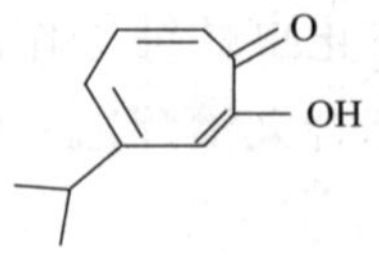

β-崖柏素

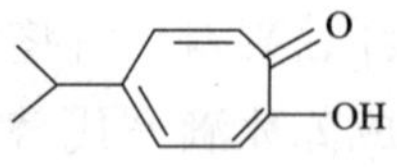

γ-崖柏素

二、环烯醚萜

（一）概述

环烯醚萜（iridoids）为蚁臭二醛（iridodial）的缩醛衍生物。从化学结构看，环烯醚萜又是含有环戊烷结构单元且具有一定特殊性质的环状单萜衍生物。该类化合物包括取代环戊烷环烯醚萜（iridoid）和环戊烷开裂的裂环环烯醚萜（secoiridoid）两种基本碳架。

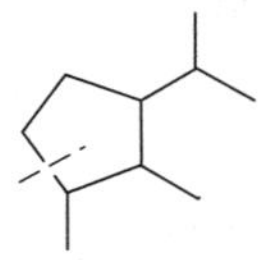

环烯醚萜骨架

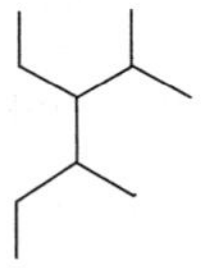

裂环环烯醚萜骨架

蚁臭二醛是从臭蚁（*Iridomyrmex detectus*）的防卫性分泌物中分离出来的物质，它是衍生环烯醚萜的关键性中间氧化物。这类物质在植物体内也是由焦磷酸香叶酯（GPP）衍生而成，但其生物合成途径有别于单萜：它不是经由脱去GPP分子中焦磷酸基而直接产生闭环反应这一生源途径，而是GPP经水解脱去焦磷酸后，氧化形成香茅醛，香茅醛在环合过程中发生双键转位，再水合成一个伯醇基，伯醇基进一步被氧化，衍生为蚁臭二醛。蚁臭二醛发生烯醇化后，再进行分子内的羟醛缩合，即产生环烯醚萜，其生物合成途径如图10－3所示。

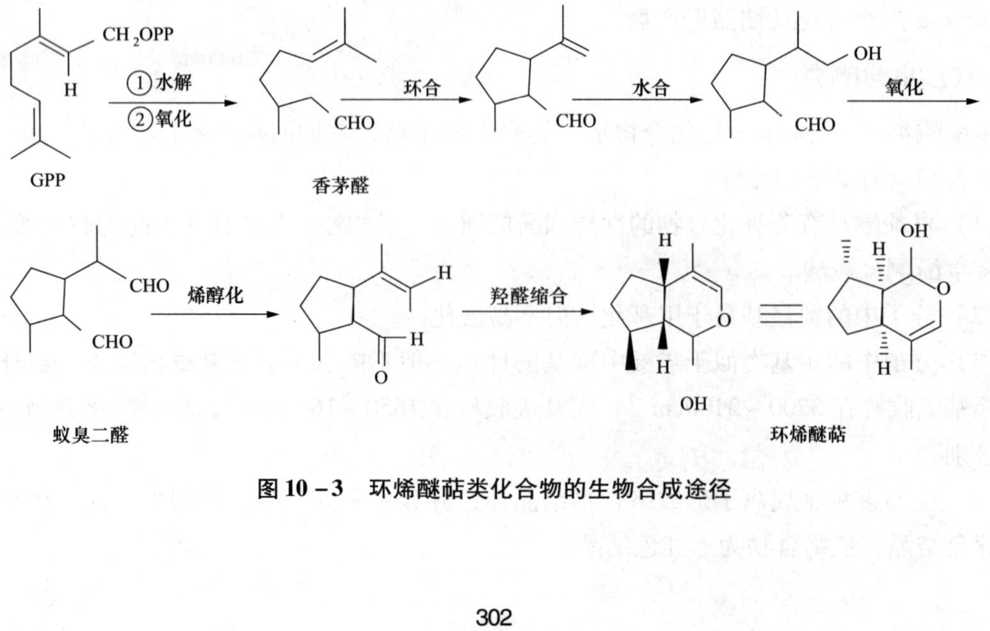

图10－3　环烯醚萜类化合物的生物合成途径

环烯醚萜 C-4 位甲基经生物氧化成羧基，再脱羧形成 4-去甲基环烯醚萜(4-demethyliridoid)。环烯醚萜中环戊烷部分的 C_7-C_8 处断裂，则形成裂环环烯醚萜（secoiridoid），后者 C-4 位甲基经氧化成羧基，闭环而衍生成裂环内酯环烯醚萜。

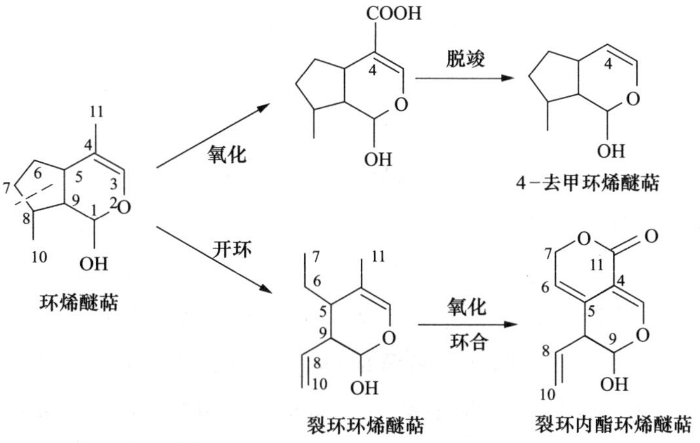

环烯醚萜及其苷类在植物界分布较广，以双子叶植物，尤其是玄参科、唇形科、茜草科和龙胆科等植物中较为常见。据不完全统计，从植物中分离并鉴定结构的环烯醚萜类化合物已有 900 余种。由于环烯醚萜类的半缩醛 C_1—OH 性质不稳定，故主要以 C_1—OH 与糖成苷的形式存在于植物体内，非苷环烯醚萜仅占 60 余种，裂环环烯醚萜类有 30 余种[2~4]。

（二）环烯醚萜的理化性质

（1）环烯醚萜苷和裂环环烯醚萜苷大多数为白色结晶体或粉末，多具有旋光性，味苦。

（2）环烯醚萜苷类易溶于水和甲醇，可溶于乙醇、丙酮和正丁醇，难溶于三氯甲烷、乙醚和苯等亲脂性有机溶剂。

（3）环烯醚萜苷易被水解，生成的苷元为半缩醛结构，其化学性质活泼，容易进一步氧化聚合而显深色，从而难以得到结晶性苷元。游离的苷元遇酸、碱、羰基化合物和氨基酸等都能变色。例如遇到氨基酸类加热，即显深红色至深蓝色，最后生成蓝色沉淀。与皮肤接触，也能使皮肤染成蓝色。中药玄参、地黄等炮制后变黑，也是由于其中含有环烯醚萜苷类成分：玄参中含有玄参苷（harpagoside），地黄中含有梓醇（catalposide）等，在植物中共存的酶的作用下，水解成苷元，苷元发生氧化聚合而显黑色。

（4）环烯醚萜苷元溶于冰醋酸溶液中，加少量铜离子，加热显蓝色。

（三）结构分类及重要代表物

1. 环烯醚萜苷类　环烯醚萜类成分多以苷的形式存在，且多为 C-1 位羟基与葡萄糖结合成的单糖苷，苷元多具有 10 个碳原子。常有双键存在，一般为 Δ^3，也有 Δ^6、Δ^7 或 Δ^5，C-5 位、C-6 位或 C-7 位有时连羟基，C-8 位多连甲基、羟甲基或羟基，C-6 位或 C-7 位可形成环酮结构，C-7 位和 C-8 位之间有时具环氧醚结构，C-1、C-5、C-8 和 C-9 位多为手性碳原子。C-11 位有的氧化成羧酸，并可形成酯。环烯醚萜苷 C-4 位多连甲基或羧基、羧甲基、羟甲基，故又称为 C-4 位有取代基的环烯醚萜苷。

栀子苷（gardenoside）、京尼平苷（geniposide）和京尼平苷酸（geniposidic acid）是清热泻火中药山栀子的主要成分，它们与栀子的清热泻火，治疗肾炎水肿功效具有一定的关系。其中京尼平苷有泻下和利胆作用；而京尼平苷苷元（genipin，京尼平）具有显著的促进胆汁分泌和泻下作用。

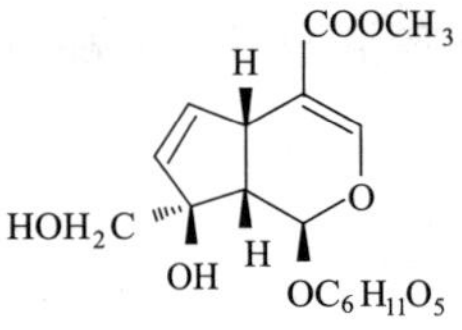

栀子苷

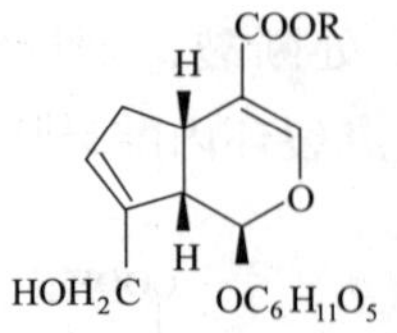

京尼平苷 R=CH_3

京尼平苷酸 R=H

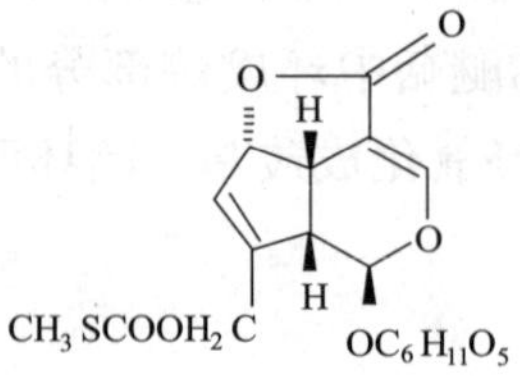

鸡屎藤苷

鸡屎藤苷（paederoside）是鸡屎藤（*Paederia scanden*）的主成分，其 C-4 位羧基与 C-6 位羟基形成 γ-内酯，C-10 位的甲硫酸酯在鸡屎藤组织损伤时，由于酶解的作用而产生甲硫醇，从而产生鸡屎样的恶臭。

2. 4-去甲环烯醚萜苷类 4-去甲环烯醚萜苷是环烯醚萜苷 C-4 位去甲基的降解苷，苷元由 9 个碳构成，又称作 C-4 位无取代基环烯醚萜苷，环上其他取代情况与环烯醚萜苷类似。

梓醇（catalpol）又称梓醇苷，是地黄（*Rehmannia glutinosa*）中降血糖作用的主要有效成分，并有很好的利尿及迟缓性泻下作用。这些作用与地黄的药效相一致。

梓苷（catalposide）存在于梓实中，具有与梓醇相似的药理作用。

桃叶珊瑚苷（aucubin）是车前草清湿热、利小便的有效成分，同时具有抑制革兰氏阳性和阴性菌的作用。

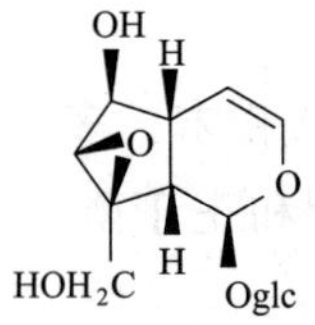

梓醇

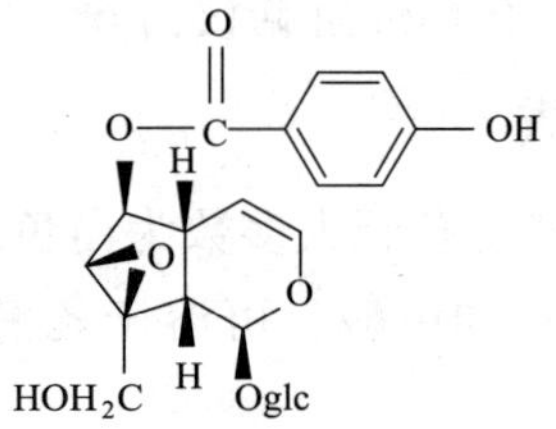

梓苷

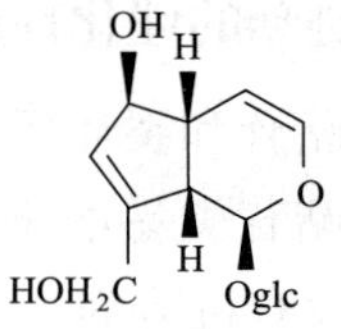

桃叶珊瑚苷

3. 裂环环烯醚萜苷 裂环环烯醚萜苷的苷元部分在 C_7-C_8处断键成裂环状态，C-7 断裂后有时还可与 C-11 位形成六元内酯结构。此类成分多具有苦味，在龙胆科、茜草科、木樨科、忍冬科和睡菜科等植物中分布广泛，在龙胆科的龙胆属和獐牙菜属植物中分布尤为普遍。

龙胆苦苷（gentiopicroside，gentiopicrin）是龙胆科植物龙胆（*Gentiana scabra* Bunge.）、当药（*Swertia pseudochinensis* Hara.）和獐牙菜［*Swertia bimaculata*（*sieb. et zucc*）Hook. f. et Thoms.］等植物中的主要有效成分和苦味成分，味极苦，将其稀释至 1∶12000 的水溶液，仍有显著苦味。龙胆苦苷在氨的作用下可转化成龙胆碱（gentianine），故有人认为龙胆和当药中的龙胆碱是在提取过程中因加入氨等原因由龙胆苦苷转化而成。但也有报导认为龙胆和当药中的龙胆苦苷与龙胆碱共存，而且当用氨水处理龙胆苦苷时，先得到一种无定形的葡萄糖苷，继用 5% 盐酸水解，才生成龙胆碱。

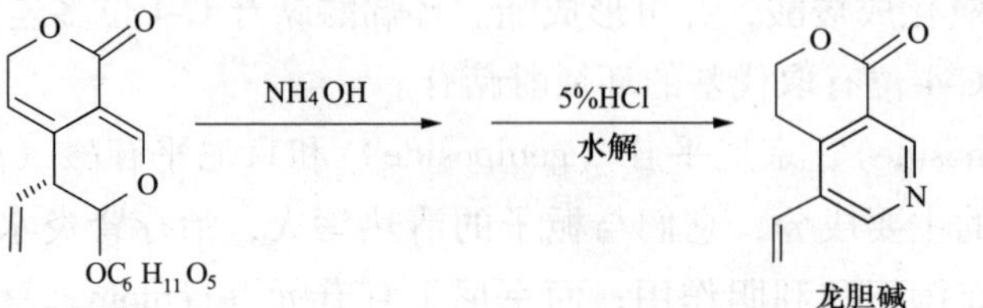

龙胆苦苷　　龙胆碱

当药苷（獐牙菜苷，sweroside）、当药苦苷（獐牙菜苦苷，swertamarin）均为当药和獐牙菜中的苦味成分。当药苦酯苷（龙胆苦酯，amarogentin）和羟基当药苦酯苷（amarowerin）在当药中含量较少，但其苦味比当药苦苷强 100 倍以上。

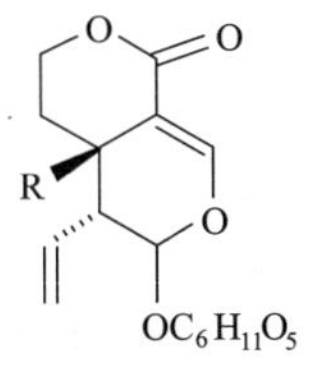

当药苷 R=H
当药苦苷 R=OH

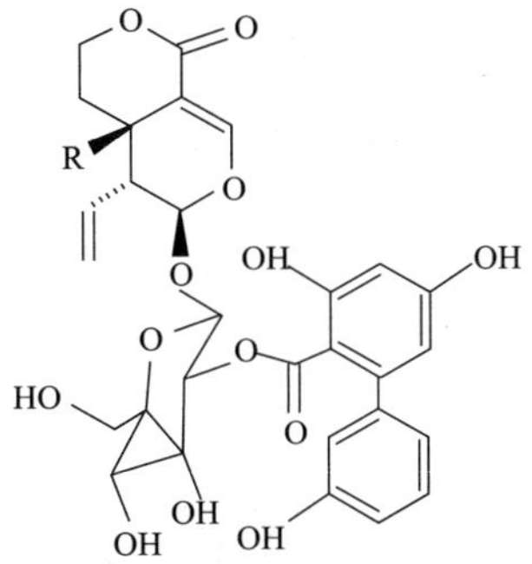

当药苦酯苷　R=H
羟基当药苦酯苷　R=OH

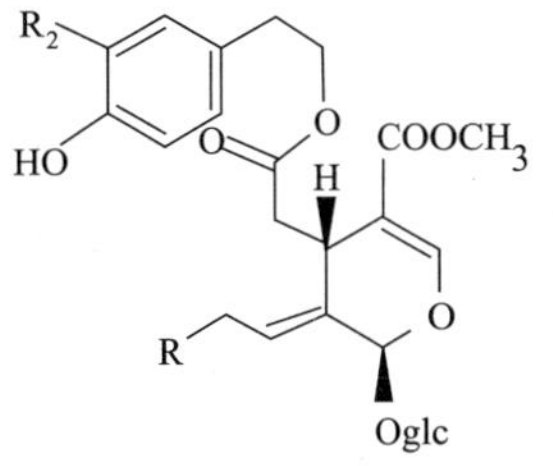

橄榄苦苷　R_1=H　R_2=OH
10-羟基女贞苷　R_1=OH　R_2=H

橄榄苦苷（oleuroprin）和 10-羟基女贞苷（10-hydroxyligustroside）只存在于木犀科植物中，具有 $\Delta^{8,9}$ 双键，C-7 位被氧化成羧基后而结合成酯。绣球内酯苦苷 A-D（hydrangenosides A-D）是绣球花（*Hydrangea macrophylla*）中的苦味成分，是由裂环番木鳖苷（secologanin）与 1 个 C_6-C_3 单位和 2～3 个醋酸单位组成的聚乙醛长链脱羧缩合而成的特殊裂环环烯醚萜苷。

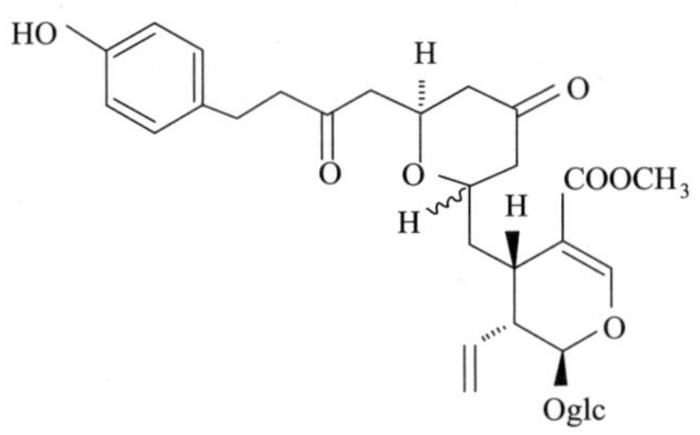

绣球内酯苷 A　7β-H
绣球内酯苷 B　7β-H

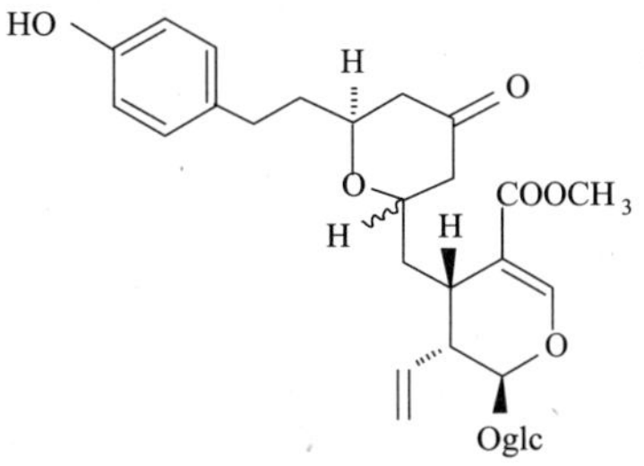

绣球内酯苷 C　7β-H
绣球内酯苷 D　7β-H

三、倍半萜

（一）概述

倍半萜类（sesquiterpenoids）是由 3 个异戊二烯单位构成、含 15 个碳原子的化合物类群。骨架复杂多变的倍半萜类，生源上都是由焦磷酸金合欢酯（farnesyl pyrosphate，FPP）衍生而成，绝大部分骨架都经由下述反应步骤，即：

（1）*trans*，*trans*-FPP 或它的异构体 *trans*，*cis*-FPP 中的焦磷酸基与分子中的相关双键结合而脱去，形成正碳离子。

（2）形成的正碳离子进一步进攻分子内的其他双键，形成新的环，并伴随着邻位氢原子的移动，发生 wagner-meerwein 重排，在闭环过程中，产生具有最终生成物骨架的正碳离子。

（3）这种正碳离子由于脱氢化或者水分子的进攻，最后形成各种烯烃。

由上述步骤形成的母核，再经进一步的修饰、重排，构成各种不同的倍半萜化合物，其主要的基本骨架名称和生物合成途径如图 10－4a，4b 所示。

倍半萜主要分布于植物界和微生物界，多以挥发油的形式存在，是挥发油高沸程（250～280℃）部分的主要组成成分，也有低沸点的固体。在植物中多以醇、酮、内酯或苷的形式存在。近年来，在海洋生物中的海藻、腔肠、海绵和软体动物中发现的倍半萜越来越多，且在昆虫器官和分泌物中也有发现。倍半萜的含氧衍生物多具有较强的香气和生物活性，是医药、食品和化妆品工业的重要原料。

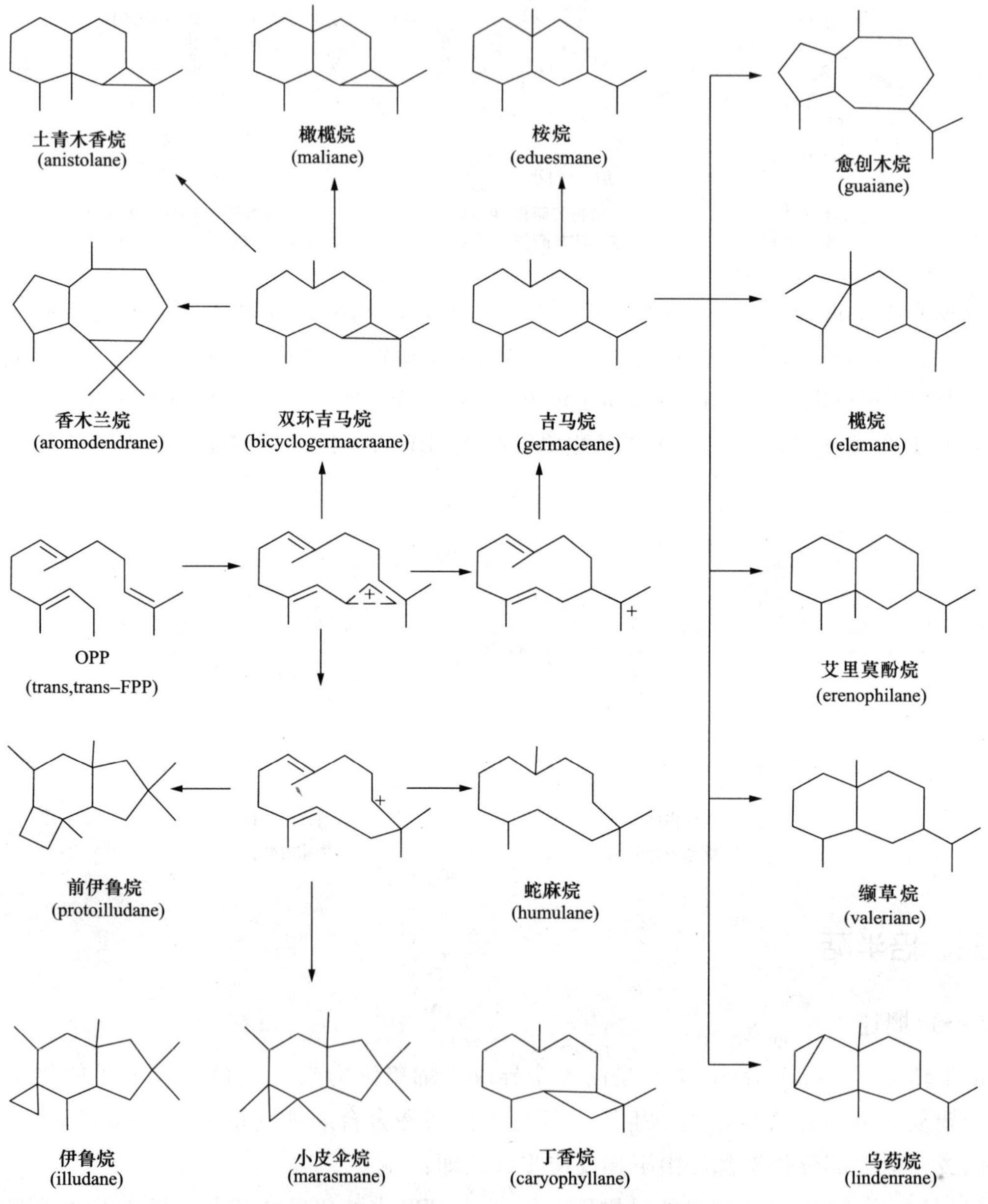

图 10－4a　倍半萜的生物合成途径与基本骨架（一）

倍半萜的研究发展较快，无论是化合物的数目，还是结构骨架的类型都是萜类化合物中最多的一类。迄今结构骨架超过 200 种，到 1998 年倍半萜化合物数量达 9615 种，倍半萜类化合物按其结构碳环数分为无环、单环、双环、三环、四环型倍半萜；构成的碳环分为五元环、六元环、七元环，直至十二元环等；也有按含氧功能团的不同分为倍半萜醇、醛、酮、内酯等。

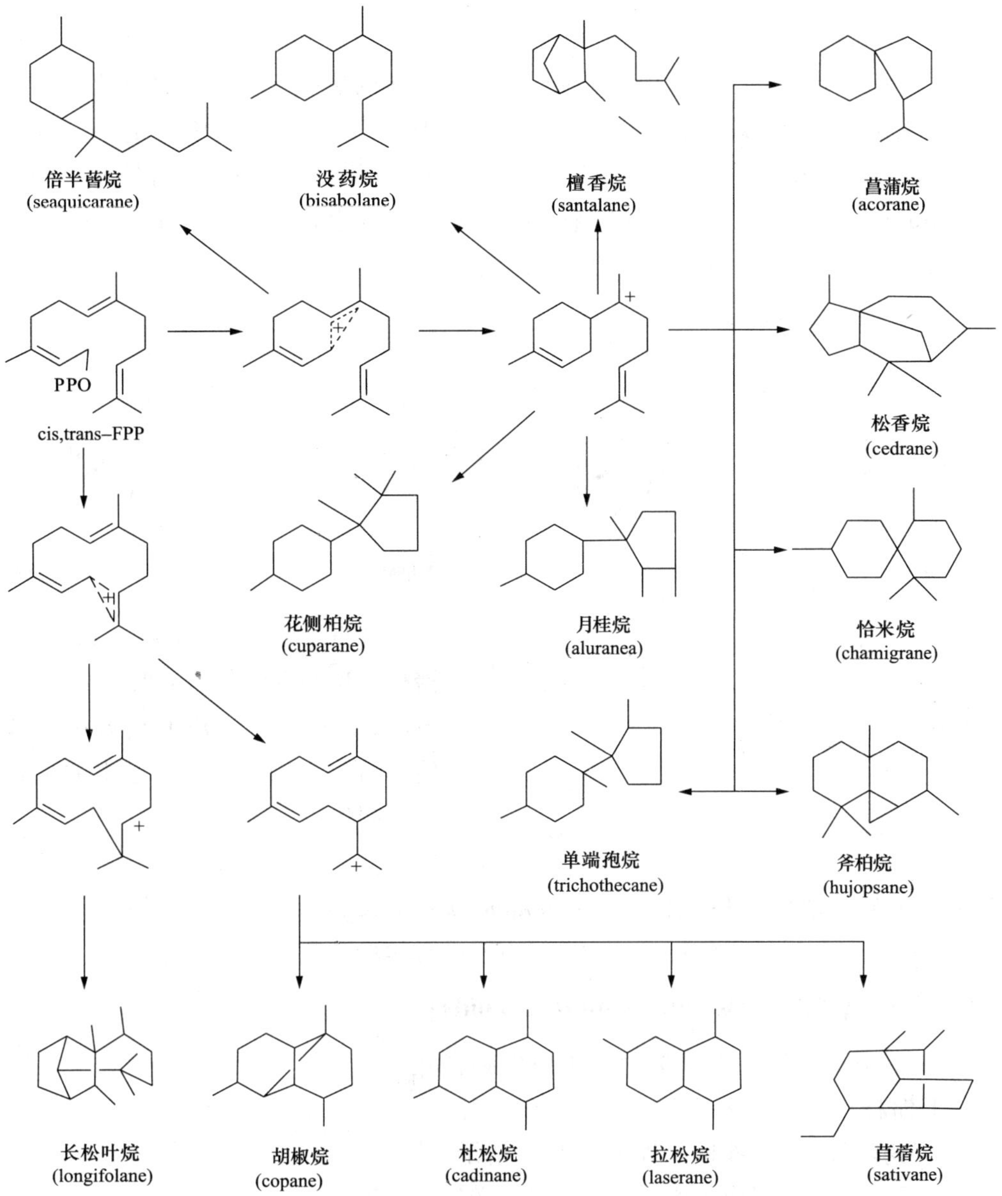

图 10-4b　倍半萜的生物合成途径与基本骨架（二）

（二）无环倍半萜（acyclic sesquiterpenoids）

金合欢烯（farnesene）又称麝子油烯，存在于枇杷叶、生姜及洋甘菊的挥发油中。金合欢烯有 α、β 两种构型，其中 β 体存在于藿香、啤酒花和生姜挥发油中。

金合欢醇（farnesol）在金合欢（*Acacia farnesian*）花油、橙花油、香茅油中含量较多，为重要的高级香料原料。

橙花醇（nerolidol）又称苦橙油醇，具有苹果香，是橙花油中的主要成分之一。

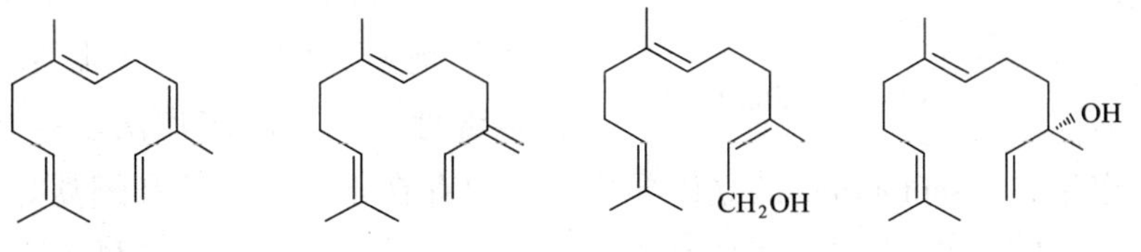

（三）单环倍半萜（monocyclic sesquiterpenoids）

青蒿素（qinghaosu，arteannuin，artemisinin）属于过氧化物倍半萜，是从中药青蒿（也称黄花蒿，*Artemisia annua* L.）中分离到的抗恶性疟疾的有效成分[5]。青蒿素在水及油中均难溶解，影响了其治疗效果和临床应用。为改善其溶解性，对它的结构进行了修饰，合成了大量衍生物，从中筛选出具有抗疟效价高、原虫转阴快、速效、低毒等特点的双氢青蒿素（dihydroqinghaosu），再进行甲基化，将它制成油溶性的蒿甲醚（artemether）及水溶性的青蒿琥珀酸单酯（artesunate）用于临床。

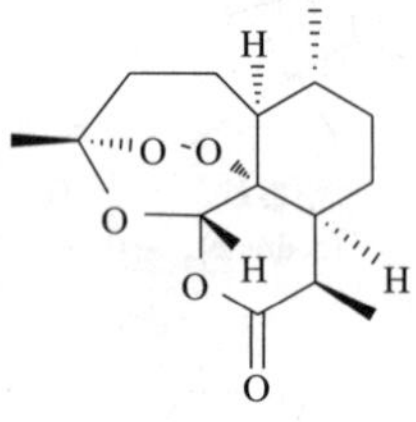
青蒿素

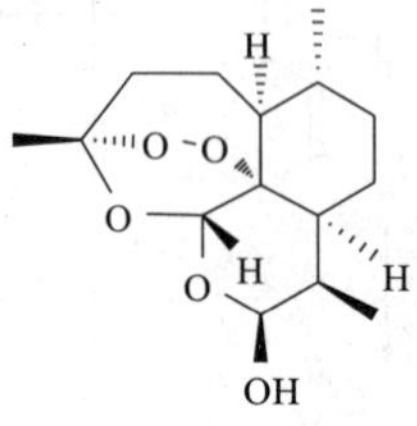
双氢青蒿素

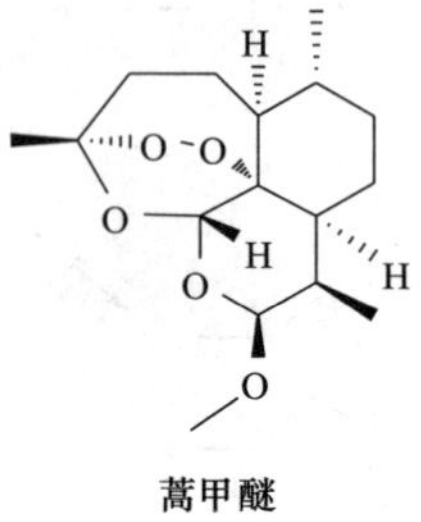
蒿甲醚

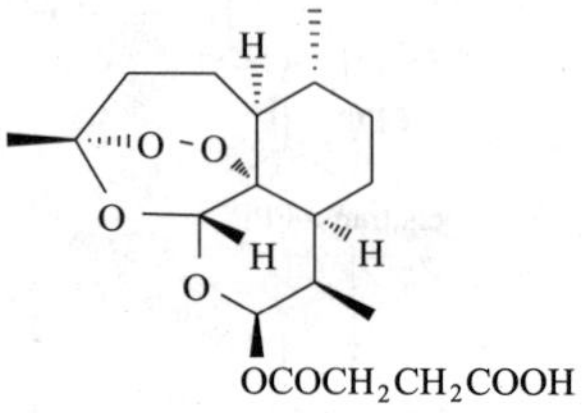

青蒿琥珀酸单酯

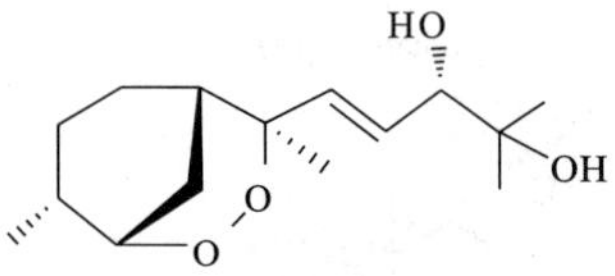
鹰爪甲素

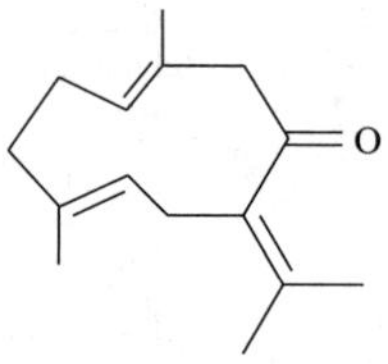
吉马酮

鹰爪甲素（yingzhaosu A）是从民间治疗疟疾的有效草药鹰爪（*Artabotrys uncinatus*）根中分离出的具有过氧基团的倍半萜化合物，对鼠疟原虫的生长有强的抑制作用。

吉马酮（germacrone，又称杜鹃酮）存在于牻牛儿苗科植物大根老鹳草（*Geranium macrorrhizum*）及杜鹃花科植物兴安杜鹃（*Rhododendron dauricum*）叶的挥发油中，具有平喘和镇咳作用。

（四）双环倍半萜（bicyclic sesquiterpenoids）

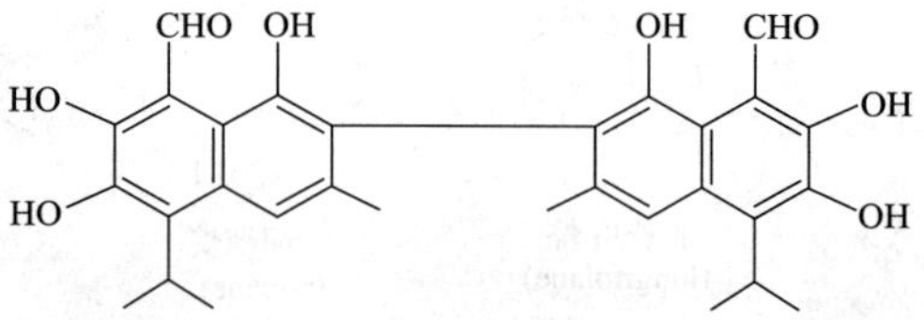
棉酚

棉酚（gossypol）为杜松烷型双分子衍生物，主要存在于棉籽中，约含0.5%，在棉的茎、叶中亦含有，为有毒的黄色液体。棉酚具有杀精子的作用，我国学者曾试用作男性计划生育药，但副作用大而未应用于临床。此外棉酚尚有抗菌杀虫活性。棉酚不含手性碳原子，但由于两个苯环折叠障碍而具有光学活性，在棉籽中为消旋体，有多种不同熔点的晶体：mp 184℃（乙醚），199℃（三氯甲烷），214℃（石油醚）。从桐棉（*Thespesia populnea*）花中得到棉酚右旋体，在石油醚中为淡黄色针晶，在丙酮中形成深黄色棱晶的丙酮加成物，在含水丙酮中为长片状结晶。

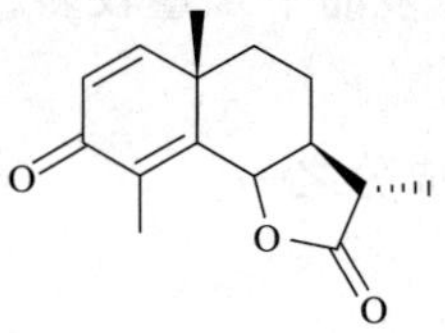
α-山道年

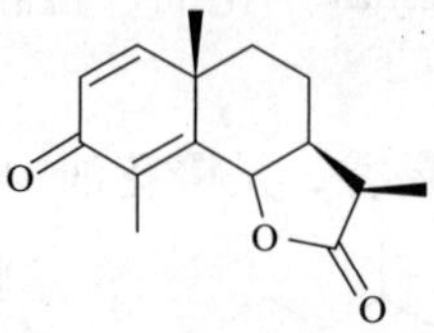
β-山道年

α-山道年（α-santonin）是艾属植物山道年草（*Artemisia cina*）或蛔蒿（*Artemisia incana*）未开放的头状花序或全草中的主要成分。山道年是强力驱蛔剂，但服用过量可产生黄视症毒性，已被临床淘汰。β-山道年（β-santonin）是α-山道年（α-santonin）的立体异构体，也存在于山道年草和蛔蒿等植物中。

马桑毒素（coriamyrtin）和羟基马桑毒素（tutin）最早从日本产桑科植物毒空木（*Cori-*

aria japonia）叶中分得。我国药学工作者从国产马桑（*Coriaria sinica*）及马桑寄生中分离到，用于治疗精神分裂症，但有较大的副作用。

莽草毒素（anisatin）为莽草（*Illicium anisatum*，即毒八角）和大八角（*I. majus*）果实、叶、树皮中所含双内酯倍半萜化合物，对人体有毒。

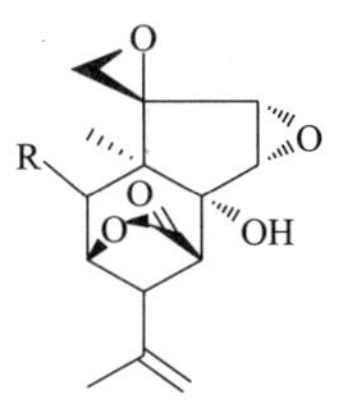

R=H,　马桑毒素
R=β-OH,　羟基马桑毒素

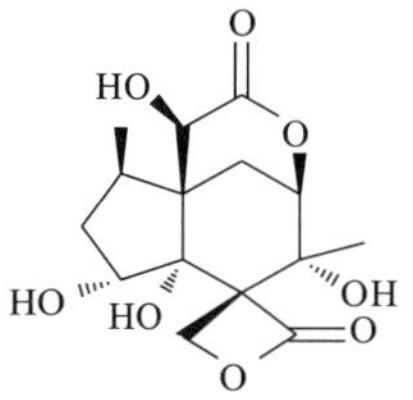

莽草毒素

（五）三环倍半萜（tricyclic sesquiterpenoids）

环桉醇（cycloeudesmol）存在于对枝软骨藻（*Chondric oppsiticlada*）中，有很强的抗金黄色葡萄球菌和白色念珠菌活性。

α-白檀醇（α-santalol）存在于白檀木的挥发油中，有很强的抗菌作用，曾用为尿道消炎药。

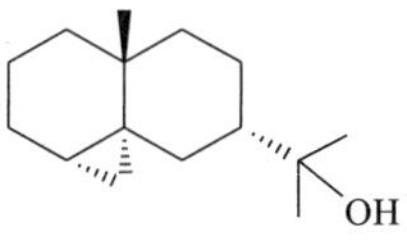

环桉醇

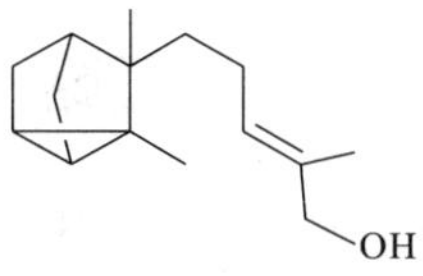

α-白檀醇

（六）薁类衍生物

薁类化合物（azulenoids）是一种特殊的倍半萜，它具有由五元环与七元环骈合而成的芳环骨架。这类化合物多具有抑菌、抗肿瘤、杀虫等生物活性。

薁类是一种非苯环芳烃化合物，但分子结构中具有高度的共轭体系，可与苦味酸或三硝基苯试剂作用，形成有敏锐熔点的 π-络合物，可供鉴别使用。亦可在可见光（360～700nm）吸收光谱中观察到强吸收峰。

薁类化合物溶于石油醚、乙醚、乙醇及甲醇等有机溶剂，不溶于水，溶于强酸。故可用60%～65%硫酸或磷酸提取薁类成分，酸提取液加水稀释后，薁类成分即沉淀析出。薁类化合物的沸点较高，一般在250～300℃，在挥发油分馏时，高沸点馏分如见到鲜艳的蓝色、紫色或绿色的现象时，表示可能有薁类化合物的存在。

检测挥发油中的薁类成分时多用Sabety反应，即取挥发油1滴溶于1ml三氯甲烷中，加入5%溴的三氯甲烷溶液，若产生蓝紫色或绿色时，表明有薁类化合物存在。或与Ehrlich试剂（对－二甲胺基苯甲醛浓硫酸）反应产生紫色或红色时，亦可证实挥发油中含有薁类化合物。

愈创木醇（guaiol）存在于愈创木（*Guajacum officinale*）木材的挥发油中，属于薁类的还原产物。该化合物在蒸馏、酸处理时，可氧化脱氢而形成薁类。

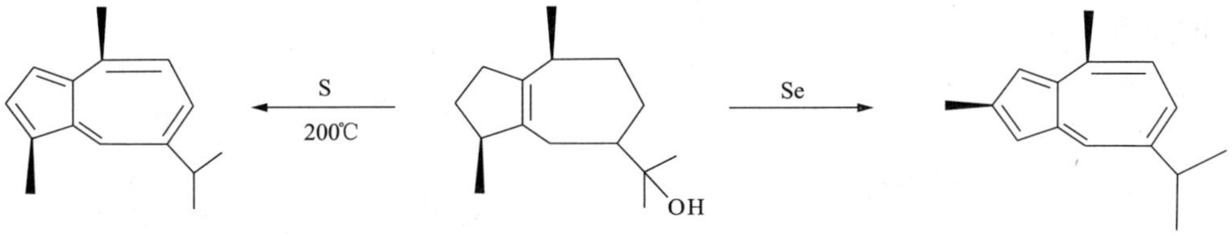

1,4－二甲基－7－异丙基薁（愈创木薁）　　愈创木醇　　2,4－二甲基－7－异丙基薁

植物中的薁类衍生物多半是其氢化衍生物，这些氢化衍生物失去芳香性，其结构以愈创木烷骨架类型较多。如圆叶泽兰（*Eupatorium rotundifolium*）中的抗癌活性成分泽兰苦内酯（euparotin）、泽兰氯内酯（eupachlorin）及从新疆雪莲（*Saussurea involucrata*）中得到的大苞雪莲内酯（involucratolactone）[6]都属于愈创木烷型倍半萜内酯或其苷类化合物。

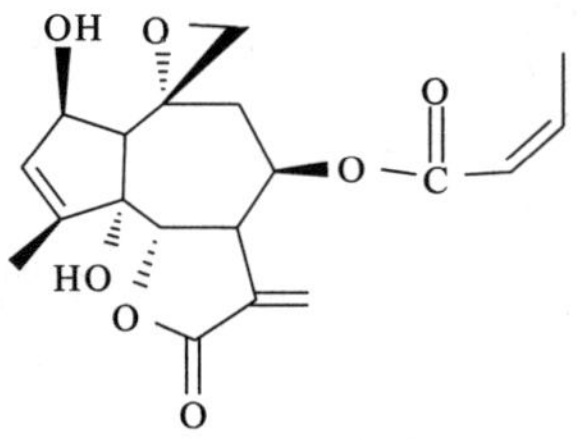
泽兰苦内酯

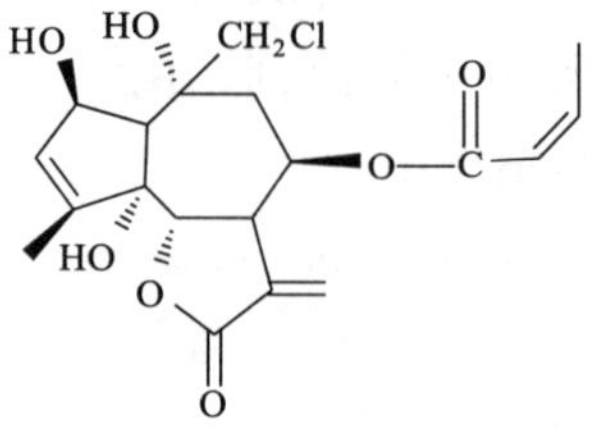
泽兰氯内酯

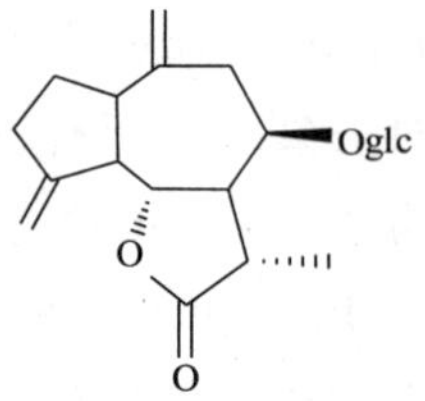
大苞雪莲内酯

四、二萜

（一）概述

二萜类（diterpenoids）是由4个异戊二烯单位构成，分子中含20个碳原子的化合物类群。二萜广泛分布于植物界，许多植物（如松柏科植物）分泌的乳汁、树脂等均以二萜类衍生物为主。除植物外，菌类代谢产物和海洋生物中也发现有二萜衍生物。二萜类化合物的研究进展较快，其化合物数量到1991年约有2400种，至1998年则达8338种之多。

二萜类化合物是由焦磷酸香叶基香叶酯（geranylgeranyl pyrophosphate，GGPP）衍生而成。基于二萜的基本骨架，美国学者J. W. Rowe于1968年提出“环状二萜一般命名法”的提案，并依此来分类，该提案虽然没有被IUPAC正式采用，但较原来习用的骨架命名法合理，且十分方便，现正广为应用。其主要骨架、立体结构及相互之间的转化如图10－5所示。其中贝壳杉烷、赤霉烷、阿替烷及乌头烷等骨架的对映体，即对映－贝壳杉烷（*ent*-kaurane）、对映－赤霉烷（*ent*-gibberellane）、对映－阿替烷（*ent*-atisane）及对映－乌头烷（*ent*-aconane）骨架的化合物在天然产物中有较多发现。

许多二萜的含氧衍生物具有多方面的生物活性，如紫杉醇、穿心莲内酯、丹参酮、银杏内酯、雷公藤内酯、芫花酯及甜菊苷等。二萜类化合物的结构按其分子中环的多少分为无环（链状）、单环、双环、三环、四环及五环等类型，天然无环及单环二萜较少，双环及三环二萜数量较多。

（二）链状二萜

常见链状二萜（acyclic diterpenoids）的只有广泛存在于叶绿素中的植物醇（phytol），多与叶绿素分子中的卟啉（porphyrin）结合成酯的形式存在于植物中，曾作为合成维生素E、K_1的原料。

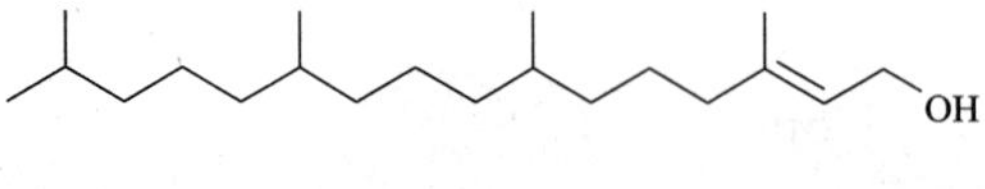
植物醇

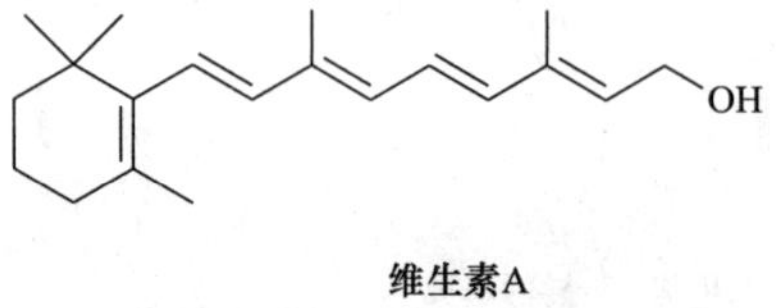
维生素A

（三）单环二萜（monocyclic diterpenoids）

维生素A（Vitamin A）是一种重要的脂溶性维生素，主要存在于动物肝脏中，特别是鱼肝中含量较丰富，如鲨鱼和鳕鱼的肝油中富含维生素A。维生素A与眼睛的视网膜内的蛋白质结合，形成光敏感色素，是保持正常夜间视力的必需物质。

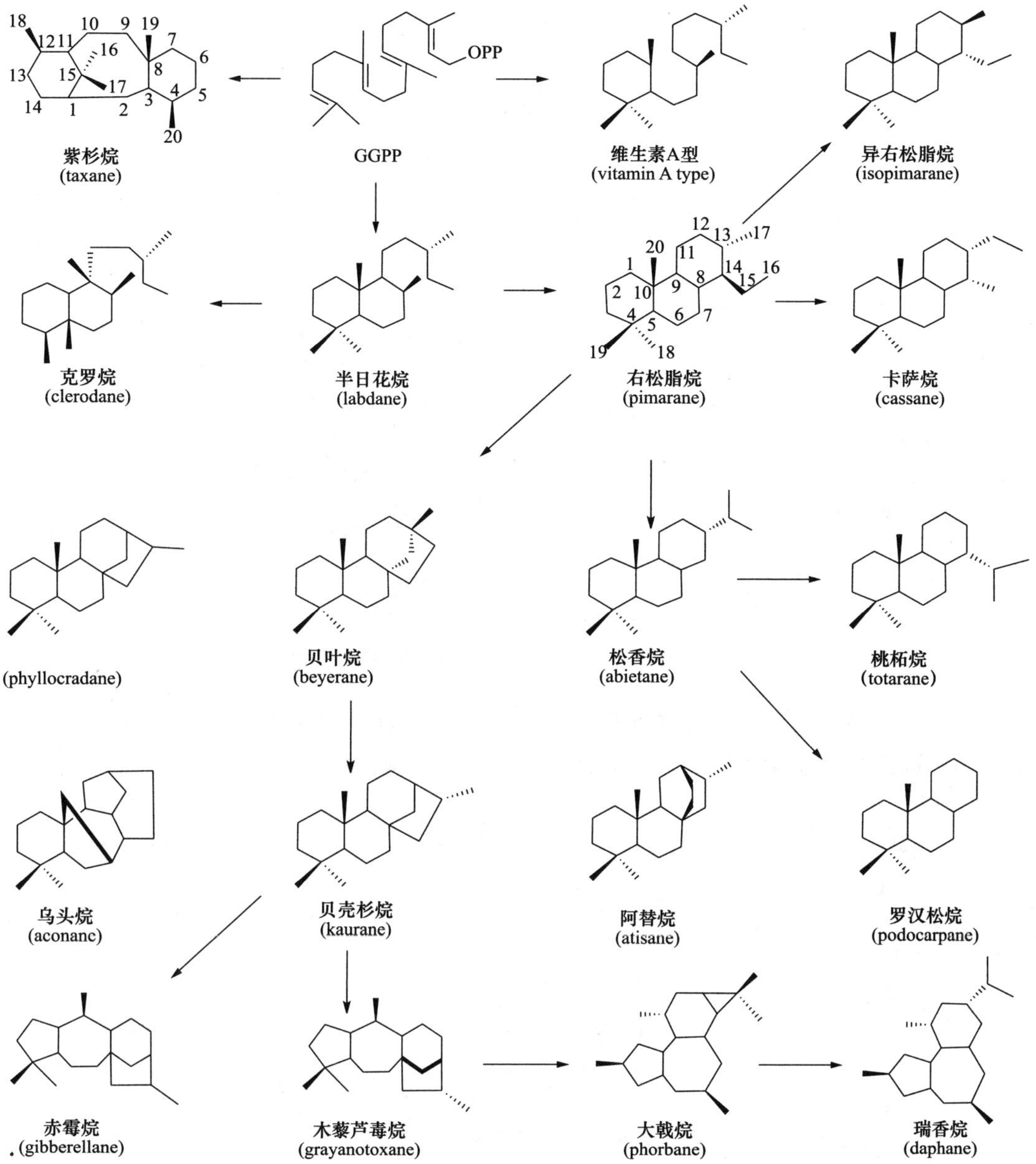

图 10－5　二萜的基本骨架、立体结构及生物合成

（四）双环二萜（bicyclic diterpenoids）

穿心莲（*Andrographis paniculata*，又称榄核莲，一见喜）叶中含有较多二萜内酯及其苷类成分，其中穿心莲内酯（andrographolide）为抗炎作用的主要活性成分[7]，临床用于治疗急性菌痢、胃肠炎、咽喉炎、感冒发热等，疗效确切，但水溶性不好。为增强穿心莲内酯水溶性，将穿心莲内酯在无水吡啶中与丁二酸酐作用，制备成丁二酸半酯的钾盐；与亚硫酸钠在酸性条件下制备成穿心莲内酯磺酸钠，而成为水溶性化合物，用于制备浓度较高的注射剂[8]。

从马鞭草科植物欠愉大青（*Clerodendron infortunatum*）中分离得到的大青素（clerodin）、海州常山（*Clerodendron trichotonum*）中分离的海常黄素 A（clerodendrin A）及 *Caryopteris divaricata* 植物中分离的 caryoptin 都是具有新克罗烷（neoclerodane）骨架的苦味

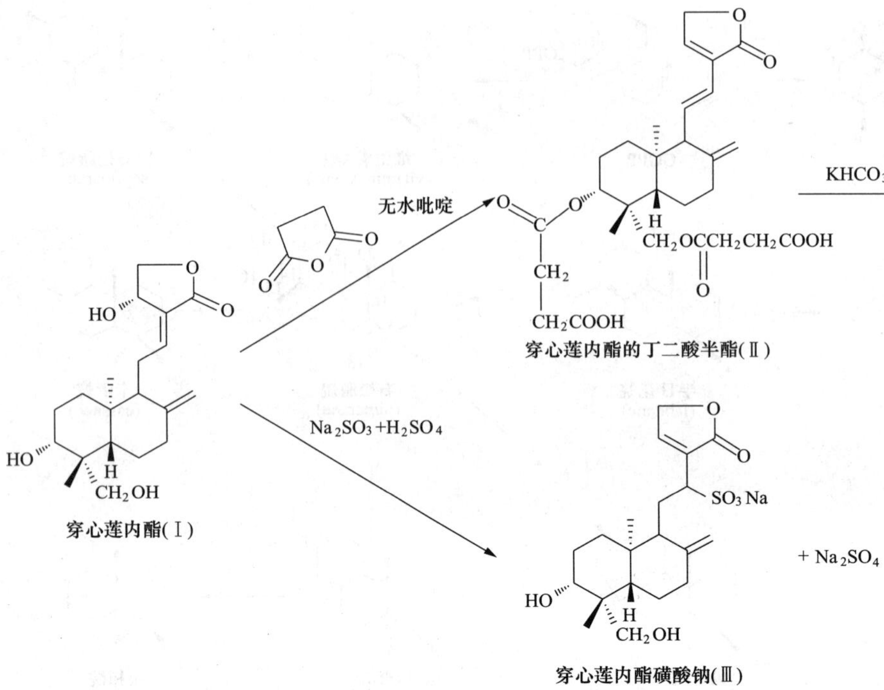

素，这类结构对昆虫幼虫显示有强的拒食活性。经实验证明其拒食作用的活性中心来自它们结构中共同的特征功能团，即全氢呋喃骈［2，3*b*］呋喃环。

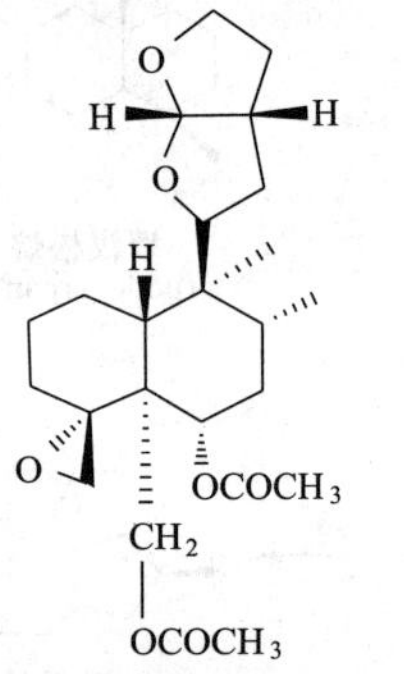

大青素

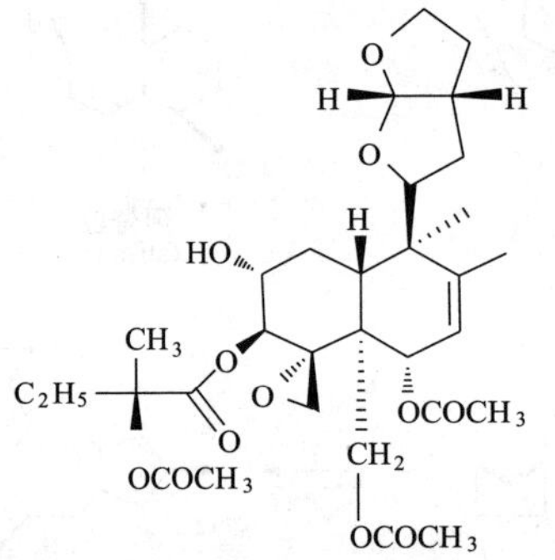

海常黄素A

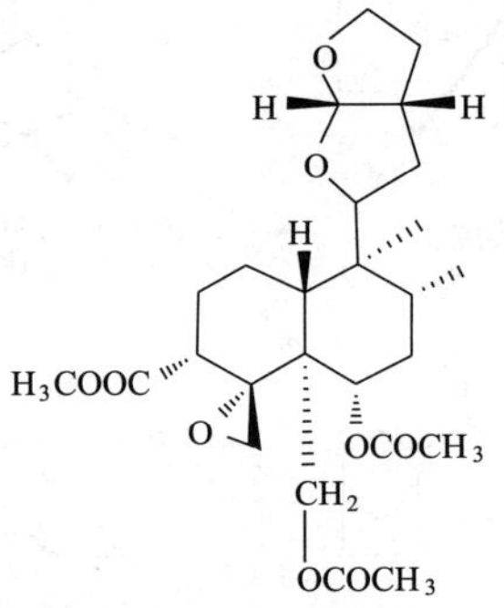

caryoptin

银杏内酯（ginkgolides）是银杏（*Ginkgo biloba*）根皮及叶的强苦味成分，是银杏制剂中除银杏双黄酮之外的另一类治疗心脑血管疾病的有效成分[9]。已分离出的银杏内酯主要包括银杏内酯 A、B、C、M、J（ginkgolides A，B，C，M，J）等。银杏内酯类对血小板活化因子（PAF）受体有强大的特异性抑制作用，其中银杏内酯 B 的抗 PAF 活性最高，可作为血小板活化因子拮抗剂，用来治疗因血小板活化因子引起的种种休克状障碍。

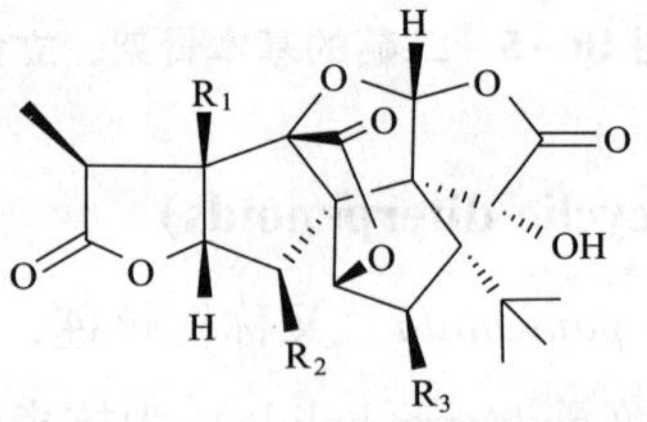

		R_1	R_2	R_3
银杏内酯	A	OH	H	H
银杏内酯	B	OH	OH	H
银杏内酯	C	OH	OH	OH
银杏内酯	M	H	OH	OH
银杏内酯	J	OH	H	OH

土荆酸甲、乙、丙、丙2（pseudolaric acid A，B，C，C2）是由金钱松树皮中分离出的抗真菌成分。其中土荆酸乙为主成分，具有抗生育活性[10]，可使早孕大鼠子宫内膜及肌层血管血流量减少，从而造成胚胎死亡[11]。

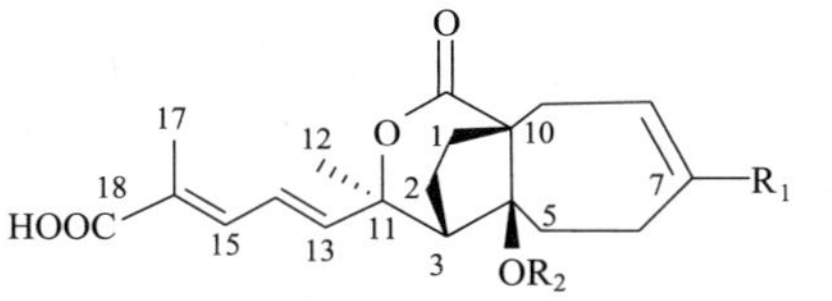

	R_1	R_2
土荆酸甲	CH_3	$COCH_3$
土荆酸乙	$COOCH_3$	$COCH_3$
土荆酸丙	$COOCH_3$	H_3
土荆酸丙2	$COOH_3$	$COCH_3$

防己内酯（columbin）是从非洲防己（*Jatrorrhiza palmata*）根及中药金果榄（*Tinospora capillipes*）块根中分离出的强苦味成分，具有免疫抑制作用。

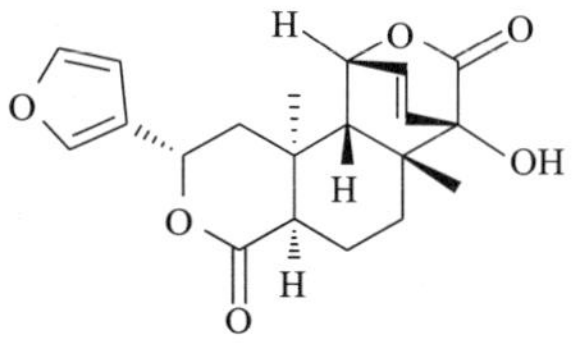

防己内酯

（五）三环二萜（tricyclic diterpenoid）

雷公藤甲素（triptolide）、雷公藤乙素（tripdiolide）、雷公藤内酯（triptolidenol）及16-羟基雷公藤内酯醇（16-hydroxytriptolide）是从雷公藤（*Tripterygium wiefordii* Hook. f.）根中分离出来的抗癌活性物质。昆明山海棠（*T. hypoglaucum*）及东北雷公藤（*T. regelii*，黑蔓）中亦含有此类化合物。雷公藤甲素对乳腺癌和胃癌细胞系集落形成有抑制作用[12]，16-羟基雷公藤内酯醇具有较强的抗炎、免疫抑制和雄性抗生育作用[13]。

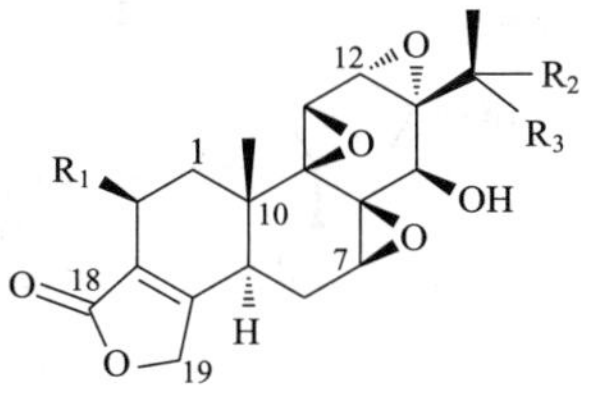

	R_1	R_2	R_3
雷公藤甲素	H	H	CH_3
雷公藤乙素	OH	H	CH_3
雷公藤内酯	H	OH	CH_3
16–雷公藤内酯醇	H	H	CH_2OH

松脂是松树干中分泌的黏稠液体，其中含有左松脂酸（levopimaric acid）、松脂酸（pimaric acid）和松香酸（abietic acid），均属于松香烷类二萜。

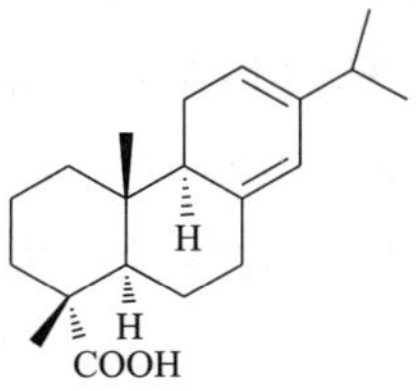

左松脂酸

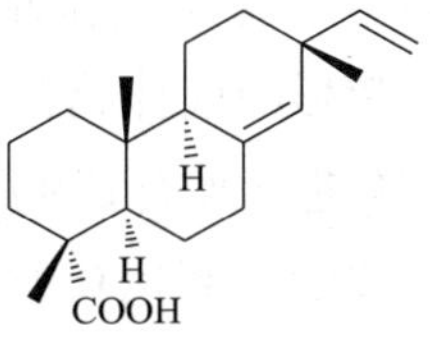

松脂酸

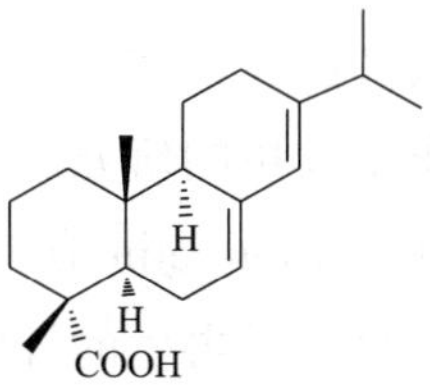

松香酸

菊科植物豨莶（*Siegesbeckia orientalis*）具有祛风湿、利筋骨的作用，其中含有多种对映－海松烯型和对映－贝壳杉烷型二萜。豨莶甲素（orientalin A）和豨莶乙素（orientalin B）是从中得到的两种新的对映－海松烯型二萜[14]。

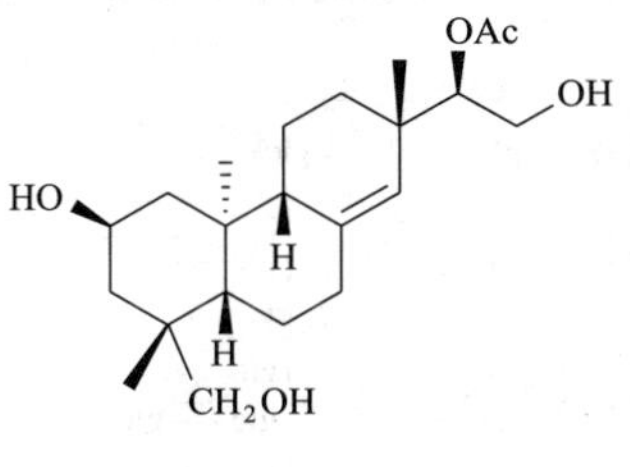

豨莶甲素

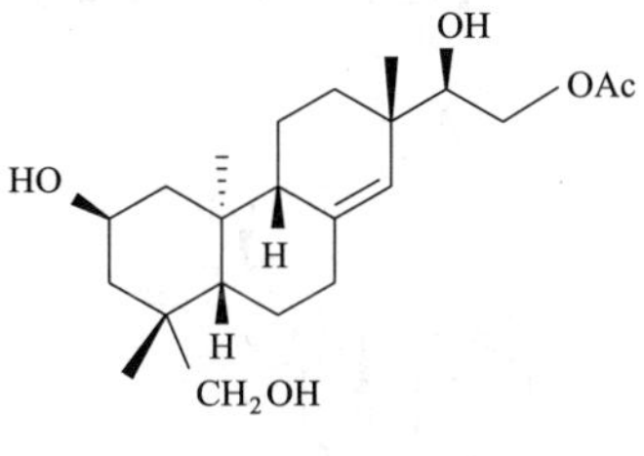

豨莶乙素

瑞香科植物芫花（*Daphne genkwa* Sieb. et Zucc.）的花蕾和根中均含有芫花酯甲（yuanhuacin）及芫花酯乙（yuanhuadin），两种成分均具有致流产作用，为中期妊娠引产药。

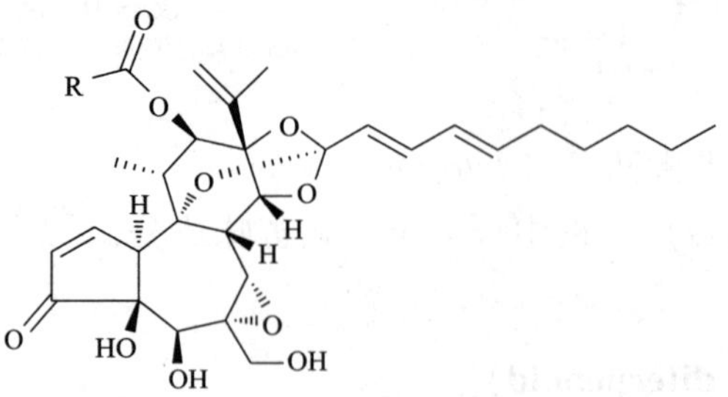

	R
芫花酯甲	C_6H_5
芫花酯乙	CH_3

紫杉醇（taxol）又称红豆杉醇，为 20 世纪 90 年代国际上抗肿瘤药三大成就之一，最早从太平洋红豆杉 *Taxus brevifolia* 的树皮中分离得到，1992 年底在美国 FDA 批准上市，临床用于治疗卵巢癌、乳腺癌和肺癌疗效较好，颇受医药界重视，临床需求量较大。

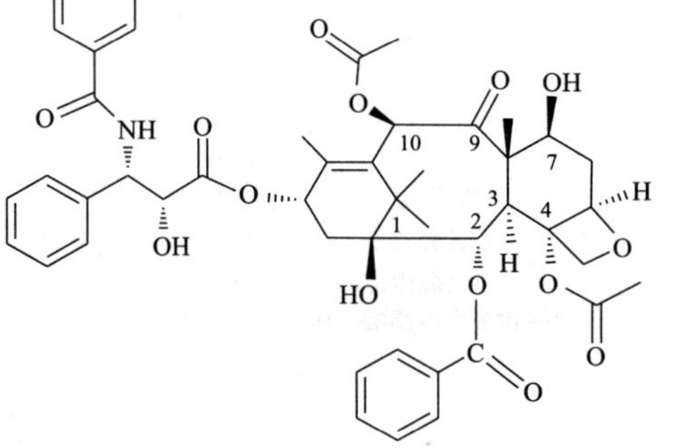

紫杉醇

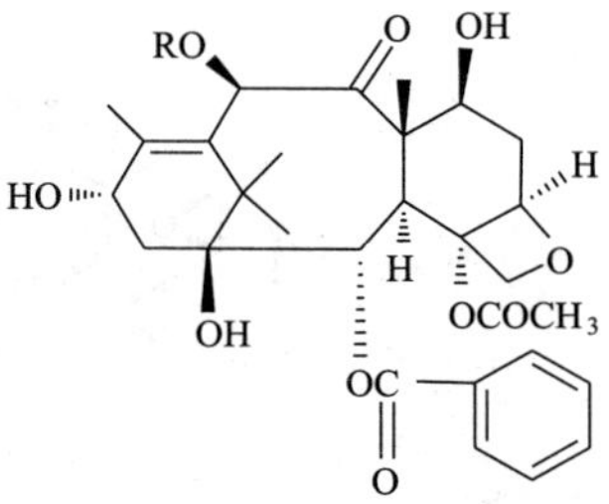

巴卡亭Ⅲ R=Ac
去乙酰基巴亭Ⅲ R=H

然而植物中紫杉醇的含量只有百万分之二，为解决紫杉醇的来源问题，我国和欧美学者采用各种方法和途径，在组织细胞培养、寄生真菌培养、红豆杉栽培、紫杉醇全合成及半合成等方面作了大量的研究。其中以紫杉醇前体物巴卡亭Ⅲ（baccatin Ⅲ）和去乙酰基巴卡亭Ⅲ（10-deacetyl baccatin Ⅲ）为母核进行半合成制备紫杉醇的途径最为可行[15]，而这两种化合物在红豆杉易再生的针叶和小枝中产率达 0.1%。

（六）四环二萜（tetracyclic diterpenoid）

甜菊（*Stevia rebaudianum* Bertoni）叶中含有以对映 - 贝壳杉烷（*ent*-kaurane）骨架为母核、与不同糖组成的甜味苷，如甜菊苷（stevioside）及甜菊苷 A、D、E（rebaudiosides A，D，E）等。总甜菊苷含量约占 6%，其甜度约为蔗糖的 300 倍，其中又以甜菊苷 A 甜味最强，但含量较少。目前有日本、中国内地、韩国等八个国家允许在食品中添加甜菊萃取物。

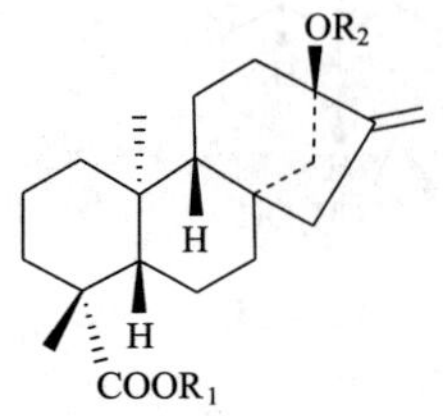

	R_1	R_2
甜菊苷	glc	glc $\xrightarrow{2\to1}$ glc
甜菊苷A	glc	$_3$glc $\xrightarrow{2\to1}$ glc (3→1 glc)
甜菊苷D	glc $\xrightarrow{2\to1}$ glc	$_3$glc $\xrightarrow{2\to1}$ glc (3→1 glc)
甜菊苷E	glc $\xrightarrow{2\to1}$ glc	glc $\xrightarrow{2\to1}$ glc

唇形科香茶菜属植物中含有多种二萜类成分，至2000年，从该属植物中分离得到的二萜类化合物共446个。其中香茶菜甲素（amethystoidin A）是该属植物叶中普遍存在的成分，有抗肿瘤及抑制金黄色葡萄球菌活性。尾叶香茶菜素G（lasiokaurin G）和新香茶菜素（neorabdosin）是从江西产显脉香茶菜（*Rabdosia nervosa*）叶中得到的另外两种贝壳杉烷型二萜[16]。

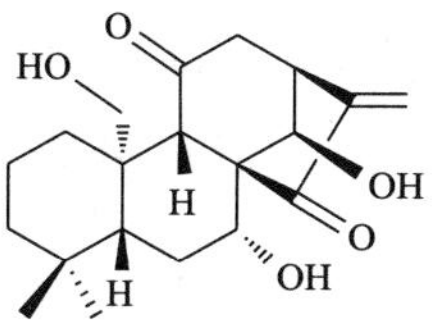

香茶菜甲素

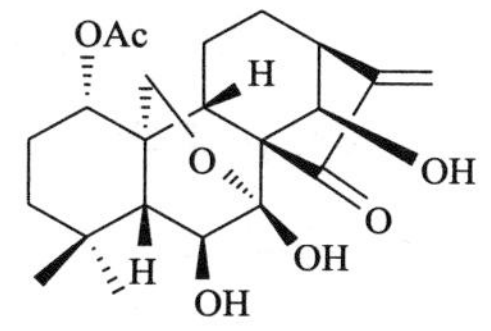

尾叶香茶菜素G

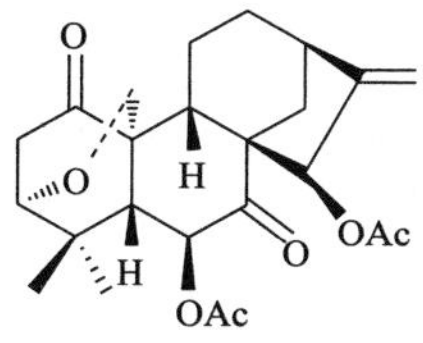

新香茶菜素

冬凌草 *Rabdosia rubescens*，又叫碎米桠，民间用于治疗食管癌、贲门癌。至今为止从中共得到25个贝壳杉烷型二萜[17]。其中的冬凌草甲素（rubescensin A，oridonin）和冬凌草乙素（rubescensin B，ponicidin）具有显著的抗肿瘤活性，且无明显毒性。

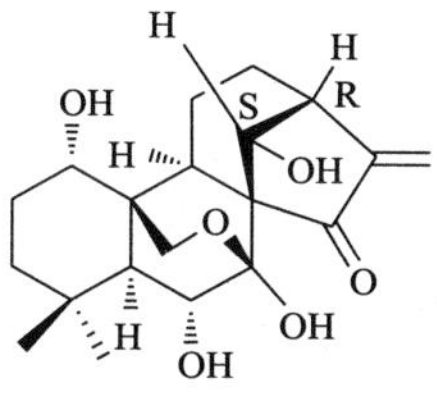

冬凌草甲素

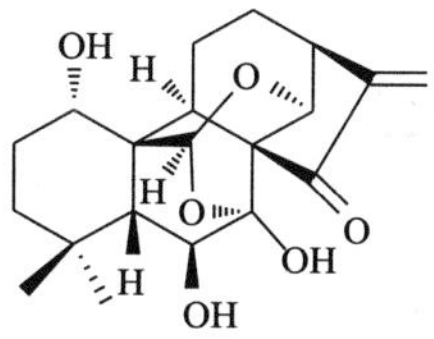

冬凌草乙素

五、二倍半萜

二倍半萜类化合物（sesterterpenoids）是由5个异戊二烯单位构成，含25个碳原子的化合物类群。这类化合物在生源上是由焦磷酸香叶基金合欢酯（geranylfarnesyl pyrophosphate，GFPP）衍生而成，多为结构复杂的多环性化合物。该类化合物数量少，迄今来自天然的二倍半萜有6种类型约30余种化合物，分布在羊齿植物、植物病源菌、海洋生物海绵、地衣及昆虫分泌物中。

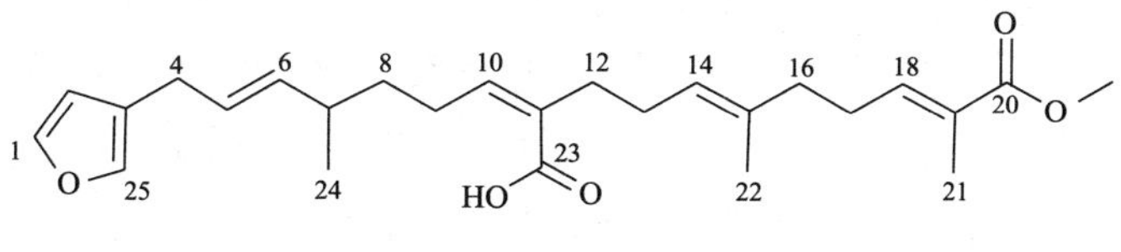

呋喃海绵素-3

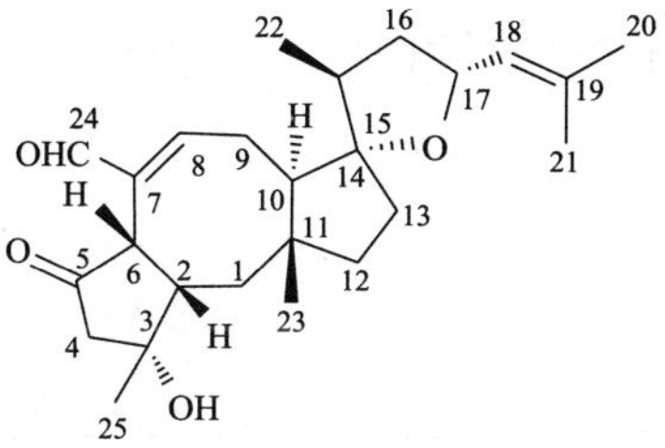

蛇孢子假壳素A

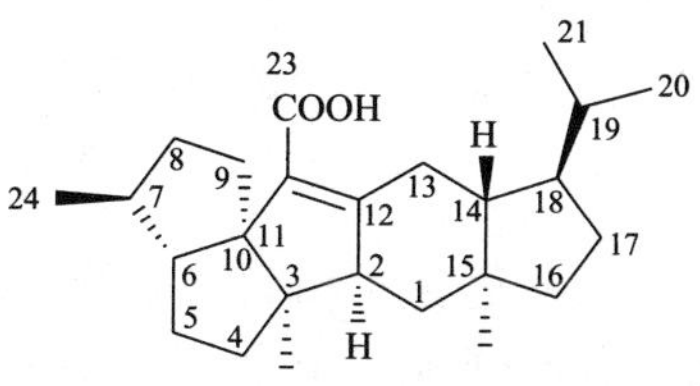

网肺衣酸

蛇孢假壳A（ophiobolin A）是从寄生于稻植物病源菌芝麻枯（*Ophiobulus miyabeanus*）中分离出的第一个二倍半萜成分，具有 C_5-C_8-C_5 骈环的基本骨架，该物质显示有抑制白藓菌、毛滴虫菌等生长发育的作用。

呋喃海绵素-3（furanospongin-3）是从海绵动物中得到的含呋喃环的链状二倍半萜；网肺衣酸（retigeranic acid）是从网肺衣（*Lobaria retigera*）及其地衣的近缘种中得到的具有五环骨架的二倍半萜；在昆虫分泌物中分离到多种大环二倍半萜。

华北粉背蕨（*Aleuritopteris khunii*）是中国蕨科粉背蕨属植物，具有润肺止咳，清热凉血的功效。从其叶的正己烷提取液中分离得到粉背蕨二醇（cheilanthenediol）和粉背蕨三醇（cheilanthenetriol）[18]，属于三环二倍半萜类成分。

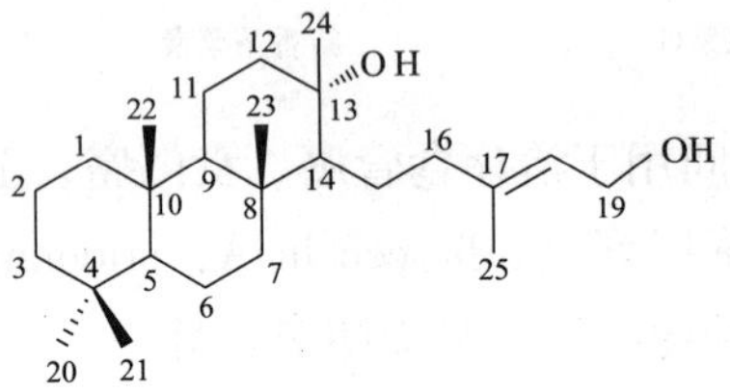

粉背蕨二醇

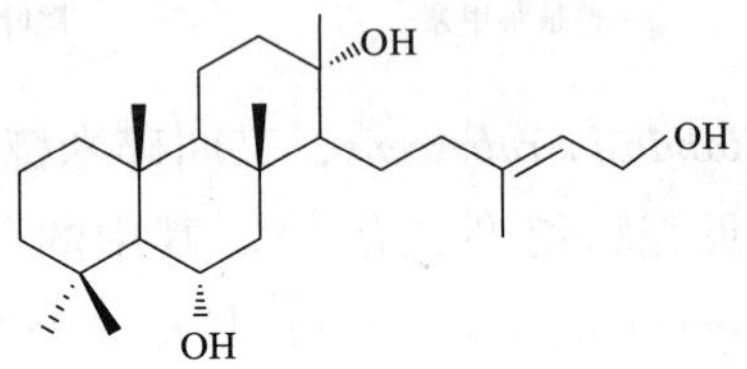

粉背蕨三醇

六、三萜及其皂苷

（一）概述

多数三萜（triterpenoids）是由30个碳原子组成，分子中有6个异戊二烯单位。

三萜类化合物在自然界分布广泛，有的游离存在于植物体，称为三萜皂苷元（triterpenoid sapogenins）；有的与糖结合成苷的形式存在，称为三萜皂苷（triterpenoid）。因三萜皂苷多溶于水，振摇后可生成胶体溶液，并有持久性似肥皂溶液的泡沫，故有此名。三萜皂苷多具有羧基，所以又常被称为酸性皂苷。与甾体皂苷相同，三萜皂苷也具有溶血、毒鱼及毒贝类的作用。

三萜类化合物广泛存在于自然界，菌类、蕨类、单子叶植物和双子叶植物、动物及海洋生物中均有分布，尤以双子叶植物中分布最多。游离三萜主要来源于菊科、豆科、大戟科、楝科、卫矛科、茜草科、橄榄科及唇形科等植物；三萜苷类在豆科、五加科、桔梗科、远志科、葫芦科、毛茛科、石竹科、伞形科、鼠李科、报春花科等植物分布较多。含有三萜类成分的常用中药如人参、甘草、柴胡、黄芪、桔梗、川楝皮、泽泻、灵芝等。少数三萜类成分也存在于动物体，如从羊毛脂中分离出羊毛脂醇，从鲨鱼肝脏中分离出鲨烯。从海洋生物如海参、软珊瑚中也分离出各种类型的三萜类化合物。

近年来三萜类的研究进展较快，发现了不少新的化合物。1983年Manik等综述了1977～1981年间发现的410种三萜化合物[19]，1991年Mahato综述了1987～1989年发现的273种[20]。

三萜皂苷是由三萜皂苷元和糖组成的，常见的皂苷元为四环三萜和五环三萜类化合物。组成三萜皂苷的糖有葡萄糖、半乳糖、木糖、阿拉伯糖、鼠李糖、葡萄糖醛酸、半乳糖醛酸、夫糖、鸡纳糖、芹糖、乙酰基和乙酰氨基糖等，这些糖多为吡喃型糖，也有呋喃型糖。三萜皂苷多为醇苷，少数为酯苷（ester saponins），也有的皂苷分子中既有醇苷键，又有酯苷键。另外根据皂苷分子中糖链的多少，可分为单糖链皂苷（monodesmosidic saponins）、双糖链皂苷（bisdesmosidic saponins）和三糖链皂苷（tridesmosidic saponins）。当原生苷由于水解或酶解，部分糖被降解时，所生成的苷叫次生皂苷（prosapogenins）。

三萜类化合物的生源合成途径可看作由鲨烯（squalene）通过不同方式环合而成。鲨烯则是由倍半萜金合欢醇（farnesol）焦磷酸酯尾－尾缩合而成（图10－6）。这样就沟通了三萜和其他萜类之间的生源关系。

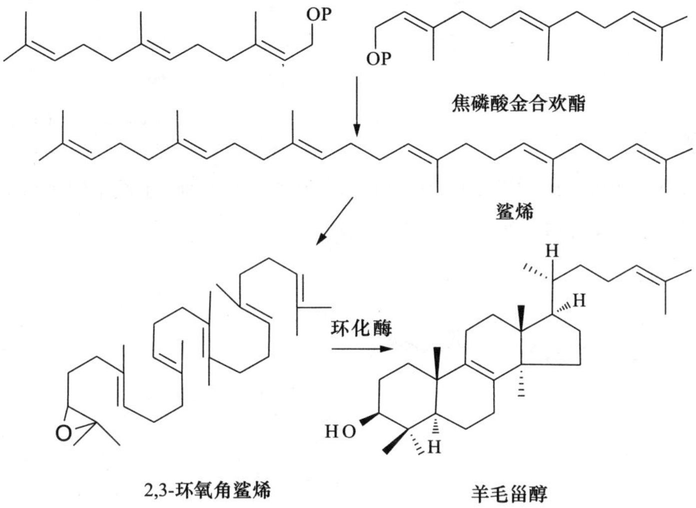

图10－6　三萜的生物合成途径

已发现的三萜类化合物结构类型有30多种，除了少量的无环三萜、二环三萜和三环三萜外，主要是四环三萜和五环三萜两大类分布较多。

（二）无环三萜

无环三萜（acyclic triterpenoid）多为鲨烯类化合物。鲨烯（角鲨烯，squalene）主要存在于鲨鱼肝油及其他鱼类的鱼肝油中的非皂化部分，也存在于某些植物油（如菜籽油、橄榄油等）的非皂化部分。

2,3-环氧角鲨烯（squalene-2,3-epoxide）是角鲨烯转变为三环、四环和五环三萜的重要生源中间体。在动物体内，它是由角鲨烯在肝脏通过环氧酶的作用而生成。2,3-环氧基角鲨烯在环化酶或弱酸性介质中很容易被环化。

（三）单环三萜

蓍醇A（achilleol A）是从菊科蓍属植物（*Achillea odorta*）中分离得到的一个具有新单环骨架的三萜类化合物（monocyclic triterpenoid），这是由2,3-环氧鲨烯在生物合成三萜化合物时环化反应的第一步。

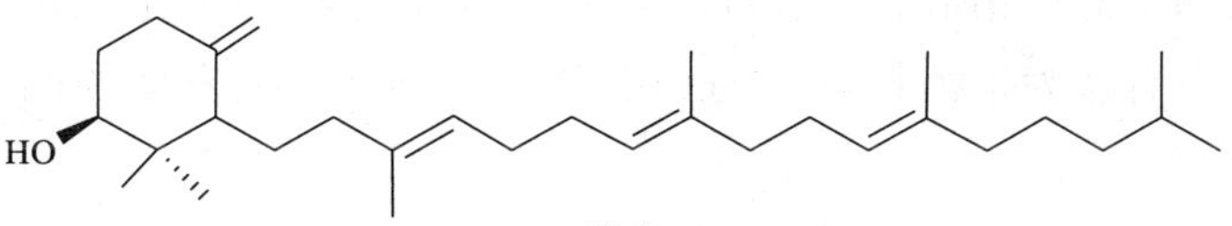

蓍醇A

（四）二环三萜（bicyclic triterpenoid）

pouoside A-E 是从海洋生物 *Asteropus sp.* 和 *Lipastrotethya sp.* 中分离得到的一类具有双环骨架的三萜半乳糖苷类化合物，分子中含有多个乙酰基。

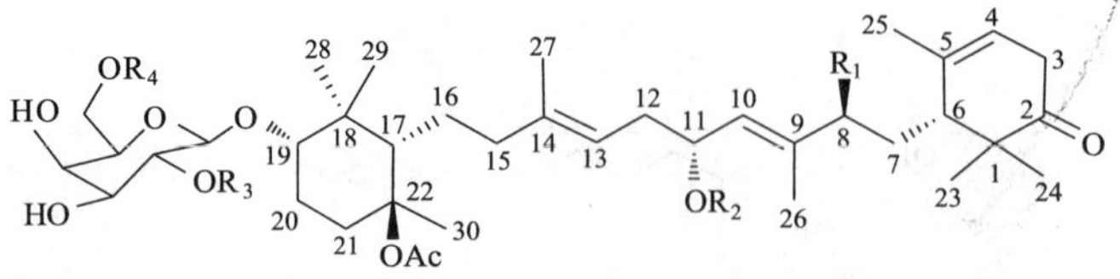

	R_1	R_2	R_3	R_4
pouoside A	OAc	Ac	H	H
pouoside B	OAc	H	H	H
pouoside C	H	Ac	H	H
pouoside D	OAc	Ac	Ac	H
pouoside E	OAc	Ac	H	Ac
pouoside F	OH	H	H	H

从蕨类植物 *Polypodiaceous* 和 *Aspidiaceous* 的新鲜叶子中分离得到的 α-和 γ-polypodatetraenes，是两个具有新骨架的双环三萜类化合物。

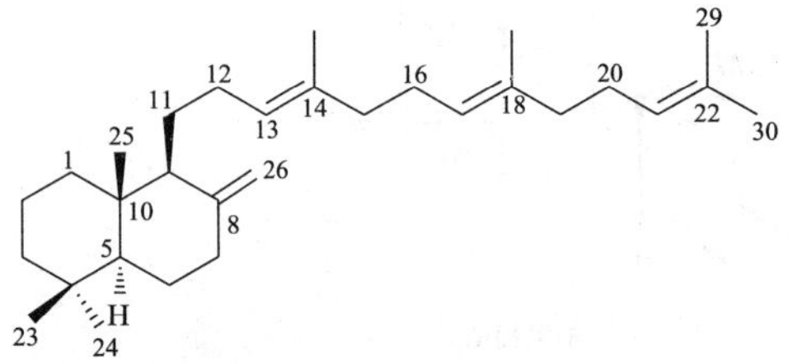

α-polypodatetraenes

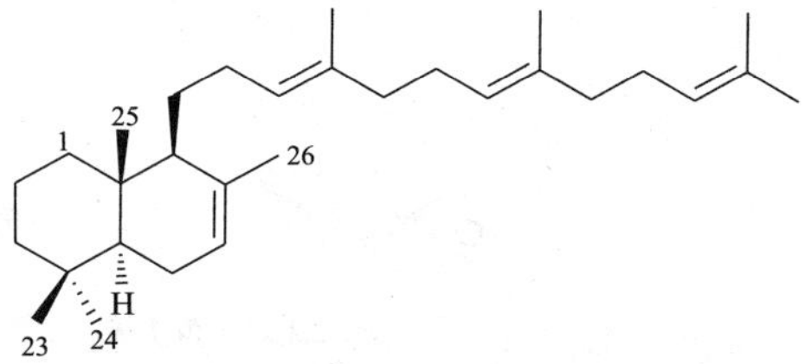

γ-polypodatetraenes

（五）三环三萜（tricyclic triterpenoid）

龙涎香是抹香鲸肠道排泄的灰色块状物，作为贵重香料应用。龙涎香醇（ambrein）是龙涎香（Ambergris）中的成分，本身没有香味，在空气中发生变化而产生香味。马拉巴醇（malabaricol）是从 *Ailantus malabarica* DC. 的树干渗出的树脂状物中得到的主要成分。

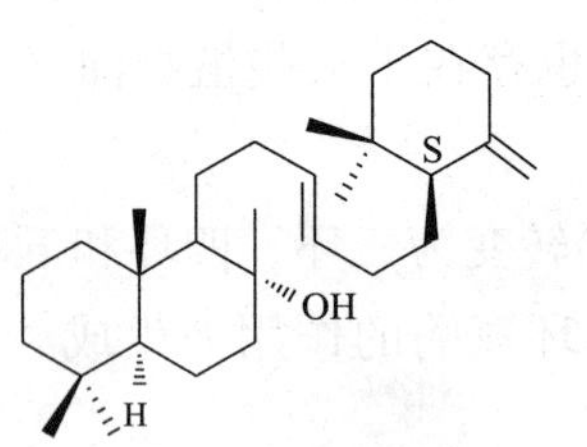

龙涎香醇

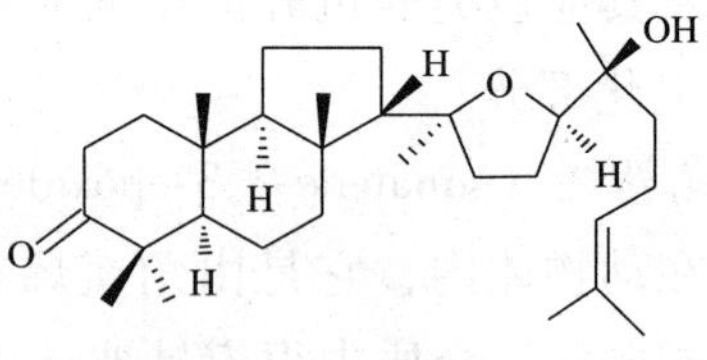

马拉巴醇

（六）四环三萜

四环三萜类（tetracyclic triterpenoid）在植物界分布很广，许多高等植物和低等菌藻类植物以及某些动物中都可能含有此类成分。四环三萜在生源上可视为由鲨烯变为甾体的中间体，大多数结构和甾醇很相似，具有环戊烷骈多氢菲的甾核母核。在 4、4、14 位上比甾醇多三个甲基，故也有认为是植物甾醇的三甲基衍生物。目前发现的四环三萜主要有以下几种类型。

1. 羊毛脂甾烷（lanostane）型　其结构特点是 A/B、B/C、C/D 环均为反式；C-10、C-13 位有两个 β-CH_3，C-14 位有 一个 α-CH_3；C-20 位为 R 构型，即 C-20 位为 β-H；C-17 位侧链为 β 构型且 C-3 位常有—OH 存在。

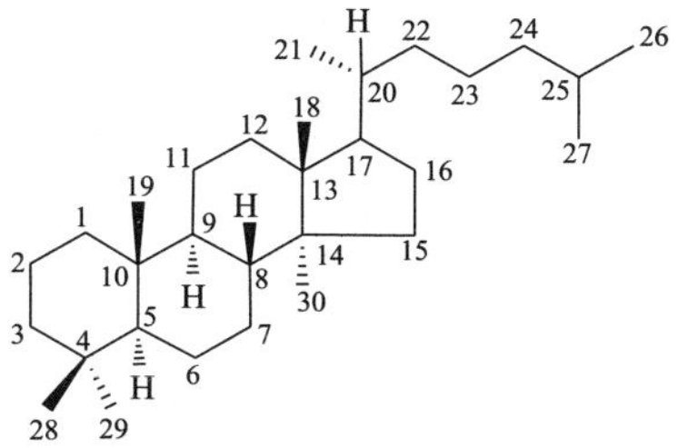

羊毛脂烷

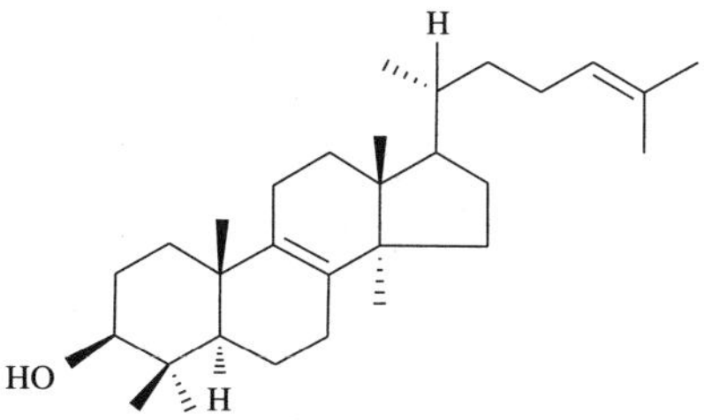

羊毛脂醇

羊毛脂醇（lanosterol）是羊毛脂的主要成分，它也存在于大戟属植物 *Euphorbia balsamifera* 的乳液中。

灵芝是多孔菌科真菌赤芝（*Ganoderma lucidum*）和紫芝（*G. sinense*）的干燥子实体，是补中益气、扶正固本、延年益寿的名贵中药，从其中分离出的羊毛甾烷型四环三萜化合物已达百余个[21]。根据这些三萜分子中所含碳原子数目的不同可分为 C_{30}、C_{27}和 C_{24} 三种基本骨架，后两种为第一种三萜的降解产物。如 ganoderic acid C、lucidenic acid A 和 lucidone A 分别属于这三种骨架，它们是羊毛甾烷的高度氧化化合物。

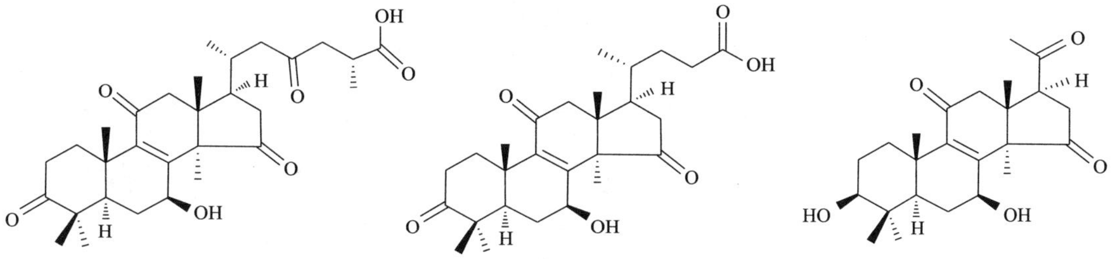

ganoderic acid C　　lucidenic acid A　　lucidone A

2. 达玛甾烷（dammarane）型　该类化合物的结构特点是与羊毛脂甾烷相比，C-13 位甲基移到 C-8 位，且为 β 型；C-20 位构型可为 *R* 型或 *S* 型。

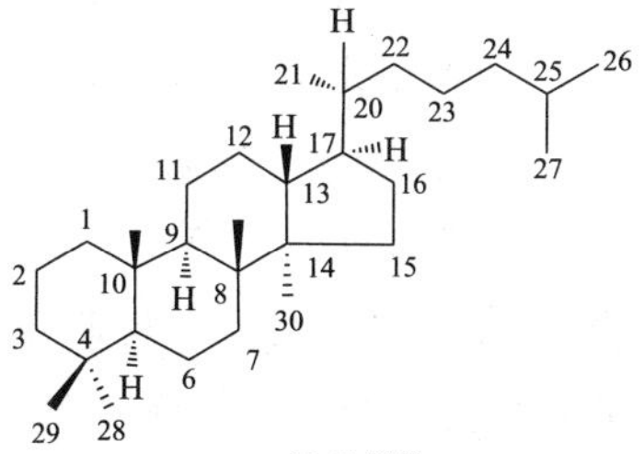

达玛甾烷

五加科植物人参（*Panax ginseng*）为名贵滋补中药，目前已从中分离鉴定了 40 多个皂苷[22]，多数为达玛甾烷三萜皂苷。达玛甾烷型人参皂苷根据其 6 位碳上是否有羟基分为两类：由 6 位碳上没有羟基的 20(*S*)-原人参二醇［20(*S*)-protopanaxadiol］衍生的皂苷为第一类，如人参皂苷 Ra_1、Ra_2 等属于此类；由 6 位碳上有羟基的 20(*S*)-原人参三醇［20(*S*)-protopanaxatriol］衍生的皂苷为第二类，如人参皂苷 Re、R_f 等属于此类。

由达玛甾烷衍生的人参皂苷，用缓和条件水解，例如 50% 稀乙酸于 70℃加热 4h，则 20 位苷键能断裂，生成较难溶于水的次级苷，进一步再水解，则使 3 位苷键水解。若用 HCl 溶液加热煮沸水解，水解产物中得不到原来的皂苷元。这是由于在 HCl 溶液中，20(*S*)-原人参二醇或 20(*S*)-原人参三醇的 C-20 位上甲基和羟基发生差向异构化，从而转变为 20(*R*)-原人参二醇或 20(*R*)-原人参三醇，然后环合生成具有三甲基四氢哌喃环侧链的人参二醇（panaxadiol）或人参三醇（panaxatirol）。

因此欲得到原生皂苷元，须采用缓和的方法进行水解，例如先用过碘酸钠氧化，水解

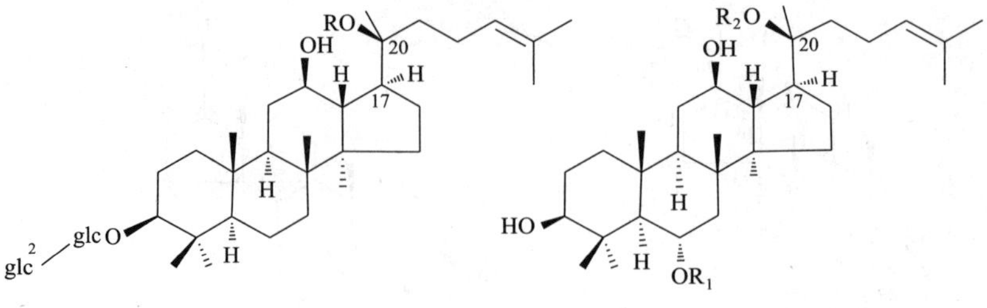

	R	R$_1$	R$_2$
Ra$_1$	-glc 6-1 ara(p) 4-1 xyl		
Ra$_2$	-glc 6-1 ara(f) 2-1 xyl		
Re		-glc 2-1 rha	glc
Rf		-glc 2-1 glc	H(20S)

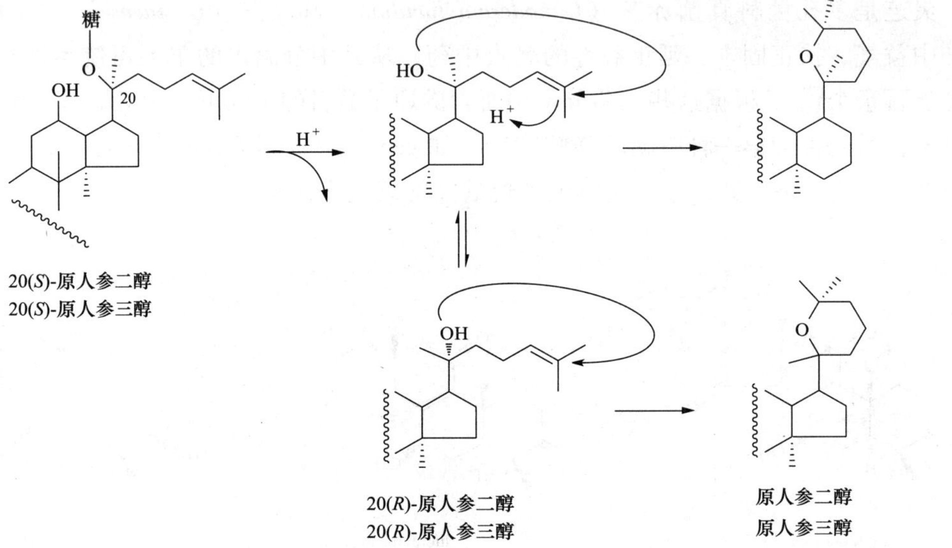

后再用四氢硼钠还原，后在室温下用1mol/L H_2SO_4水解；或者在室温下用 HCl 水解，然后加入消除试剂叔丁醇钠。

由达玛甾烷衍生的人参皂苷，彼此在生物活性上有显著的差异。例如由20(*S*)-原人参三醇衍生的皂苷有溶血性质，而由20(*S*)-原人参二醇衍生的皂苷则具对抗溶血的作用，因此人参总皂苷不表现溶血作用。人参皂苷 Rg_1有轻度中枢神经兴奋及抗疲劳作用，人参皂苷 Rb_1则有中枢神经抑制和安定作用。人参皂苷 Rb_1有增强核糖核酸聚合酶的活性，而人参皂苷 Rc 则有抑制核糖核酸聚合酶的活性。

珠子参［*Panax japonicus var. major*（Burk.） Wu *et* Feng］是竹节参的一个变种，民间用其根治疗跌打损伤、活血化淤等。珠子参中含有多种达玛甾烷型三萜皂苷，如珠子参苷 F_1和 F_2是从秦岭产珠子参叶中得到[23]。

3. 原萜烷（protostane）型 结构特点：与达玛烷型比较，实际上是达玛烷型的立体异构体。其 C-8 位-CH_3为 α 型，C_9-H 为 β 型；C_{13}-H 为 α 型，C-14 位-CH_3为 β 型且 C-17 位侧链为 α 型。

中药泽泻具有利尿渗湿的功效，能够降血压和降低血清总胆固醇。从其中已分离出泽泻醇 A、B 和 C（alisol A，B，C）等原萜烷型四环三萜衍生物。

4. 葫芦烷（cucurbitane）型 其结构仅 A、B 环上取代与羊毛甾烷不同，具有 C_9-βCH_3，C_8-βH，C_{10}-αH，其余相同。

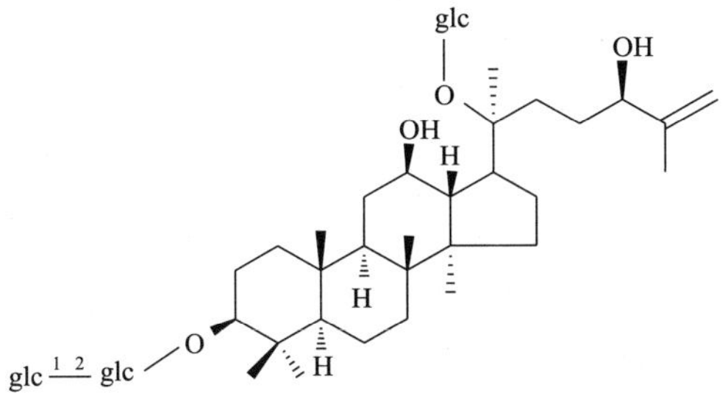

珠子参皂苷F_1

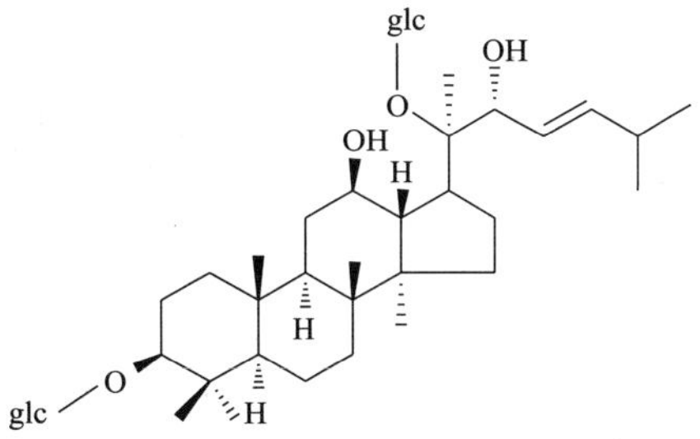

珠子参皂苷F_2

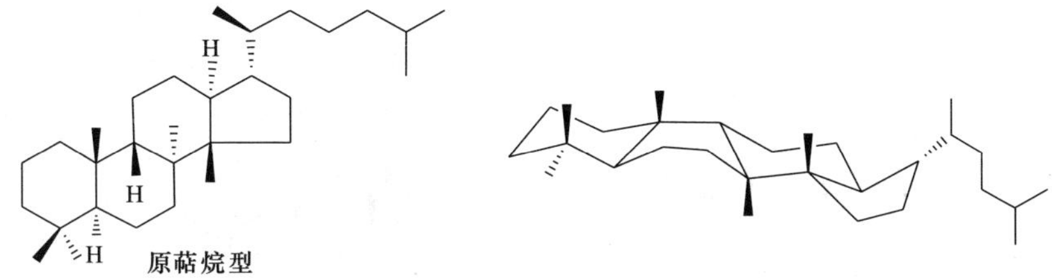

原萜烷型

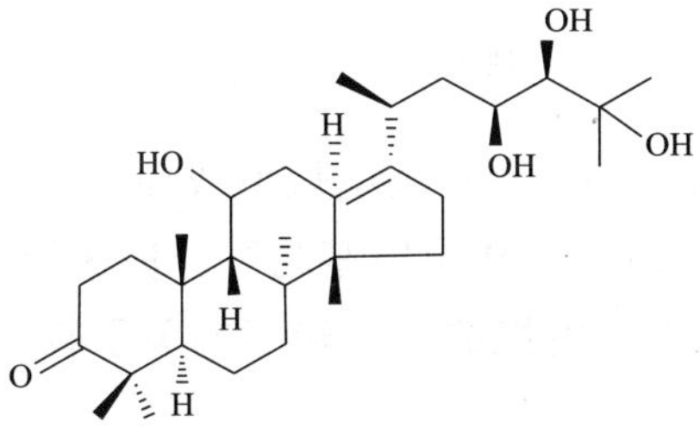

泽泻醇A

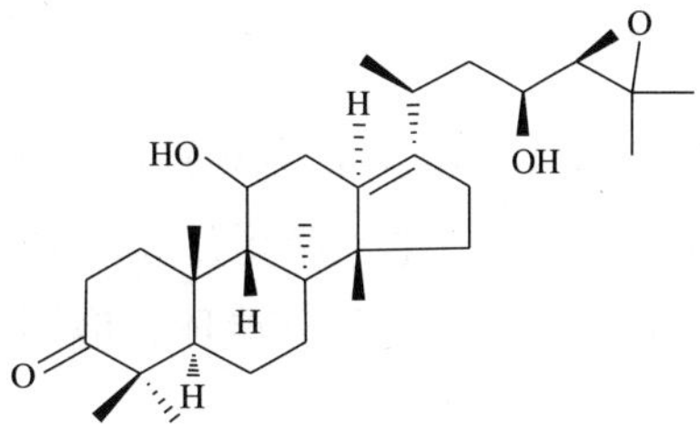

泽泻醇B

葫芦科许多种植物中含有此类成分，总称为葫芦苦素类（cucurbitacins）。如葫芦科雪胆属植物云南果血胆（*Hemsleya amabilis*）为清热解毒药，由其根中分出抗菌消炎成分血胆甲素（cucurbitacin Ⅱa）和血胆乙素（cucurbitacin Ⅱb），临床上试用于急性痢疾、肺结核、慢性气管炎的治疗，取得较好疗效。

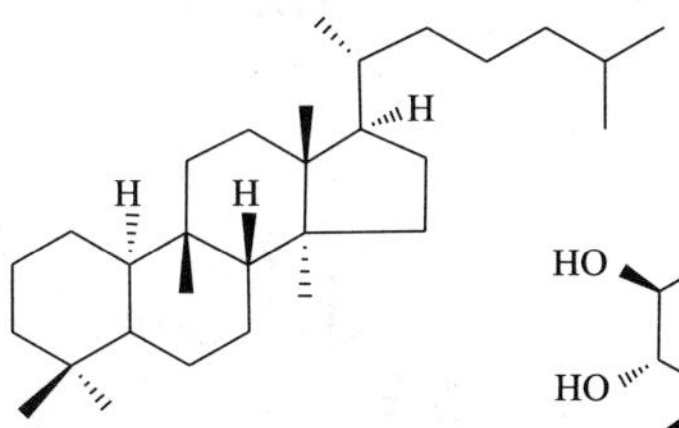

葫芦烷

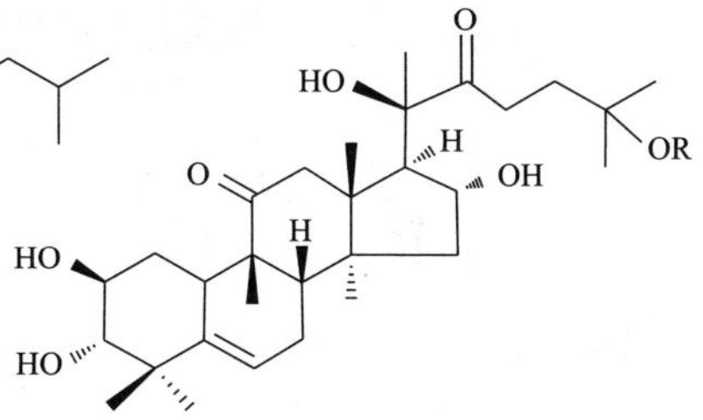

血胆甲素　R=$COCH_3$
血胆乙素　R=H

从苦瓜子中分离得到两个新的葫芦烷型三萜皂苷，分别为苦瓜子苷 A 和 B（momorcharaside A and B）[24]。苦瓜子苷 A 对 S_{180}移植性肿瘤细胞 DNA 和 RNA 生物合成具有抑制作用。

5. 楝烷（meliacane）型　楝烷类三萜结构骨架是由 26 个碳构成，推测此类成分是由大戟醇（euphol）类成分 14-CH_3移位到 C-8 位，生成阿朴大戟醇（apo-euphol），然后失去侧链末端的 4 个碳原子，统称为降四环三萜类（nor-tetrocyclic triterpenoid）。楝科楝属植物

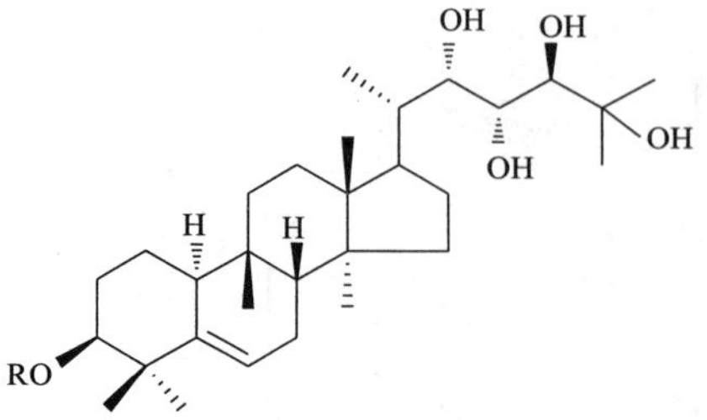

苦瓜子苷A：R=-gal $\xrightarrow{6\text{-}1}$ gal

苦瓜子苷B：R=-glc

苦楝的果实及树皮中含有多种该类三萜成分，具苦味，总称为楝苦素类成分。川楝素（chuanliansu）是川楝（*Melia toosendan*）果皮、根皮和树皮所含成分，具有驱蛔作用。

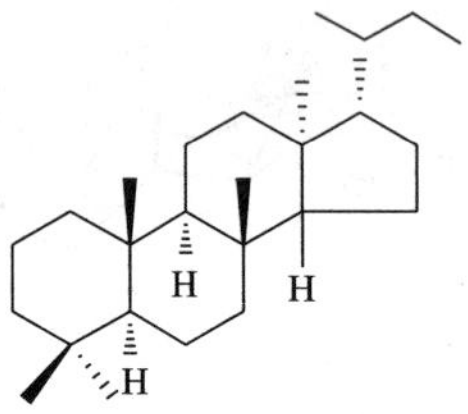

楝烷

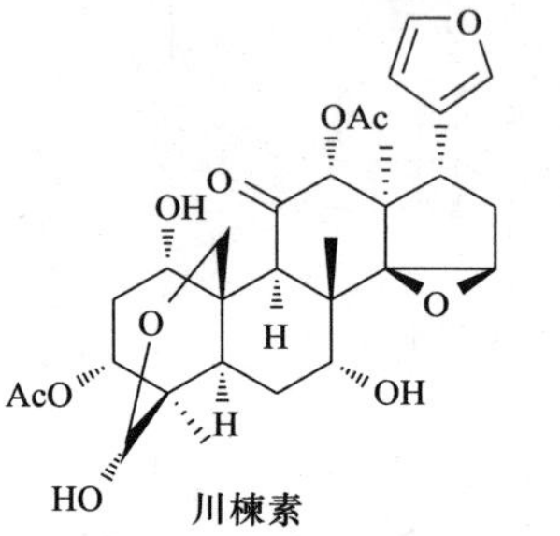

川楝素

6. 环菠萝蜜烷（cycloartane）型 环菠萝蜜烷型又称环阿屯烷型或环阿尔廷烷型。此类化合物的基本碳架与羊毛脂甾烷很相似，差别仅在于19位甲基与9位脱氢形成三元环。该类化合物分子中虽然有5个碳环，但因其与羊毛脂甾烷的化学转变的关系较密切，故仍将其视为四环三萜。

黄芪具有补气固表、利水消肿、托毒生肌之功效。从其基原植物之一膜荚黄芪（*Astragalus membranaceus*）中分离出多种环菠萝蜜烷型三萜皂苷[25]，如黄芪苷Ⅰ（astragaloside Ⅰ）、黄芪苷Ⅴ（astragaloside Ⅴ）和黄芪苷Ⅶ（astragaloside Ⅶ）等，其苷元为环黄芪醇（cycloastragenol）。黄芪苷Ⅰ具有降压、抗炎、镇静和调节代谢等作用。当这些皂苷在酸性条件下进行水解时，除获得共同皂苷元环黄芪醇外，同时亦获得黄芪醇（astragenol），这是由于环黄芪醇结构中环丙烷环极易在酸水解时开裂，生成具 $\Delta^{9(11)}$，19-CH_3的人工产物黄芪醇。因此，为避免三元环的开裂，一般采用两相酸水解或酶水解[26]。

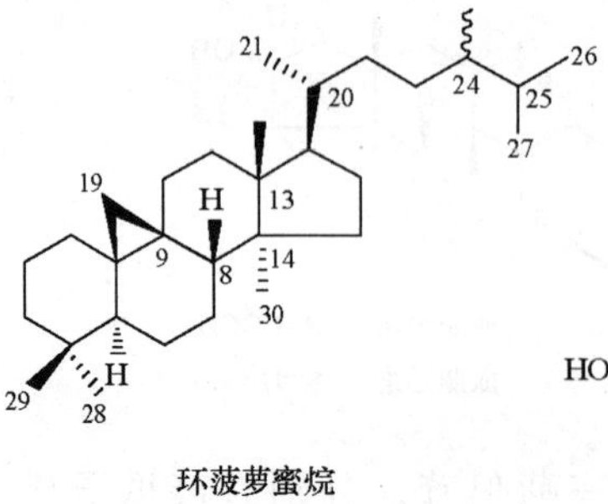

环菠萝蜜烷

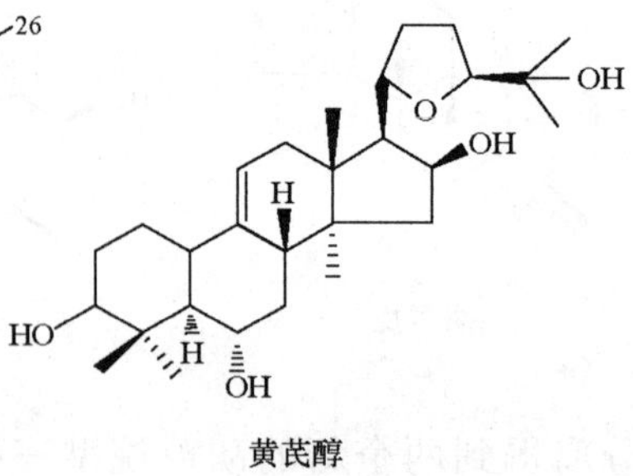

黄芪醇

7. 大戟烷（euphane）型 大戟烷与羊毛甾烷基本碳架相同，是羊毛甾烷的立体异构体，只是C-13、C-14和C-17位上的取代基构型不同，分别是13α-CH_3、14β-CH_3、17α-取代且20位为*S*构型。与羊毛甾烷型类似，A/B、B/C、C/D环均为反式。

大戟醇（euphol）存在于许多大戟属植物乳液中，在甘遂、狼毒和千金子中均有大量

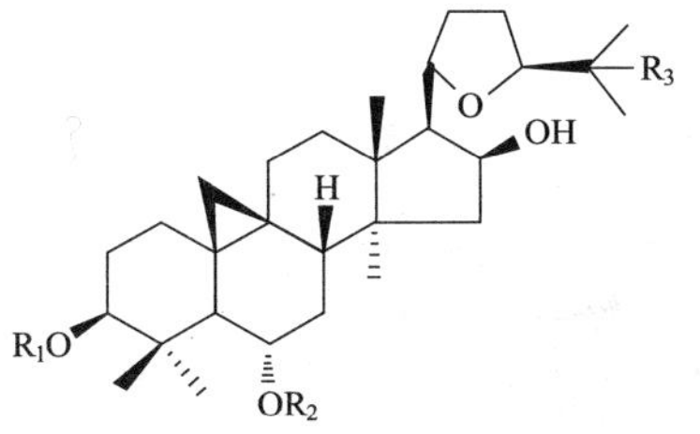

	R_1	R_2	R_3
环黄芪醇	–H	–H	–H
黄芪苷Ⅰ	–xyl(2,3–diAc)	–glc	–H
黄芪苷Ⅴ	–xyl(2→1)glc	–H	–glc
黄芪苷Ⅶ	–xyl	–glc	–glc

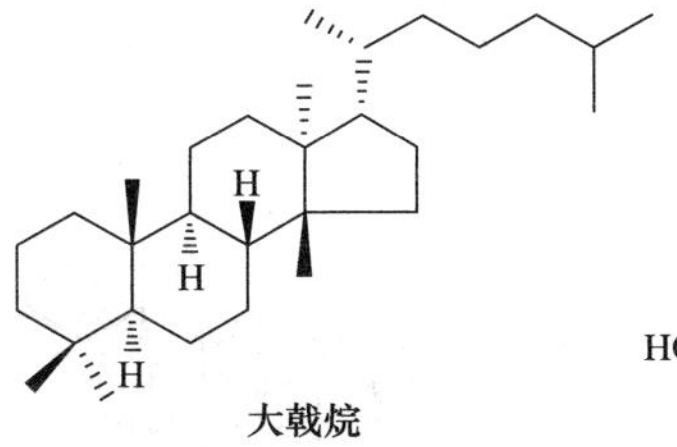

大戟烷

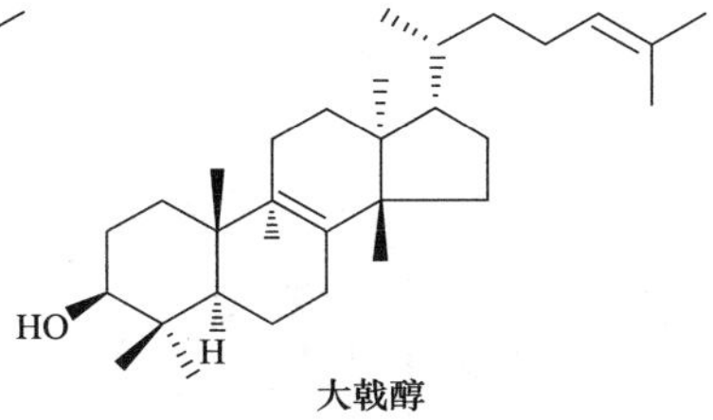

大戟醇

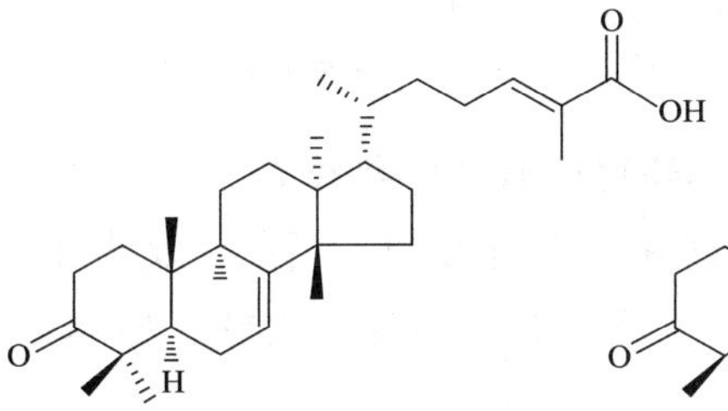

乳香二烯酮酸

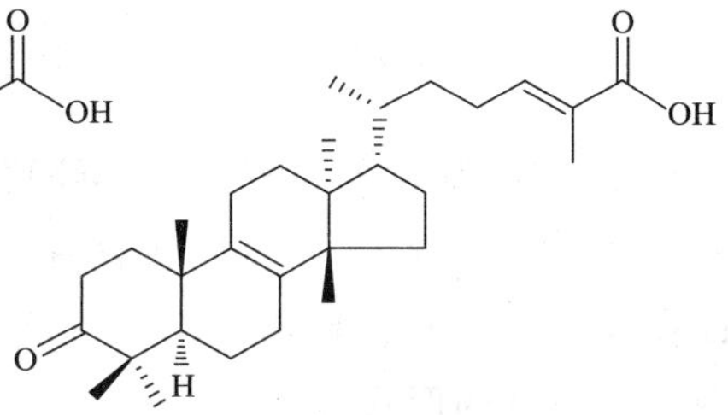

异乳香二烯酮酸

存在。乳香中含有的乳香二烯酮酸（masticadienonic acid）和异乳香二烯酮酸（isomasticadienonic acid）也属于大戟烷衍生物。

（七）五环三萜

多数三萜皂苷苷元以五环三萜（pentacyclic triterpenoid）形式存在。其 C-3 位—OH 与糖结合成苷，苷元中常含有羧基，故又称酸性皂苷，在植物体中常与钙、镁等离子结合成盐。五环三萜主要有下面几种类型。

1. 齐墩果烷（oleanane）型 又称 β-香树脂烷（β-amyrane）型。此类化合物在植物界分布广泛，主要分布于五加科、豆科、桔梗科、远志科、木通科和桑寄生科等植物中。其基本碳架是多氢蒎的五环母核，环的构型为 A/B 环、B/C 环、C/D 环均为反式，D/E 环为顺式。母核上有 8 个甲基，其中 C-8、C-10、C-17 位上的甲基为 β-型，C-14 位上的甲基为 α-型，C-4 和 C-20 位各有二个甲基。3—OH 多为 β-型，少为 α-型，如 α-乳香酸（α-boswellic acid）。3—OH 可与糖结合成苷，与酸结合成酯。该类化合物多具有羧基，故也称为酸式皂苷，羧基多连在 C-28、C-30 或 C-24 位。C-11、C-12 或 C-13 位往往有不饱和双键的存在。

齐墩果酸（oleanolic acid）是植物界广泛存在的一种三萜皂苷元，首先从油橄榄（*Olea europaca*）习称齐墩果树的叶中获得。齐墩果酸有降转氨酶作用，对四氯化碳引起的大鼠急性肝损伤有明显的保护作用，能促进肝细胞再生，防止肝硬变，是治疗急性黄胆性肝炎和慢性迁延性肝炎的有效药物。齐墩果酸还具有抗炎、镇静和预防肿瘤等作用。含齐墩果酸的植物很多，但含量超过 10% 的很少，从刺五加（*Acanthopanax senticosus*）、龙牙楤木

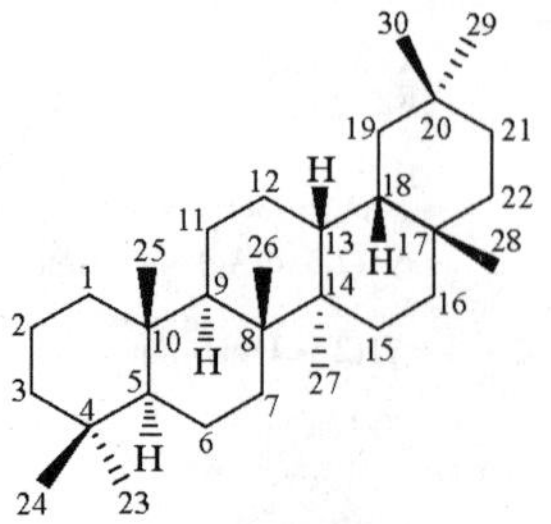

齐墩果烷

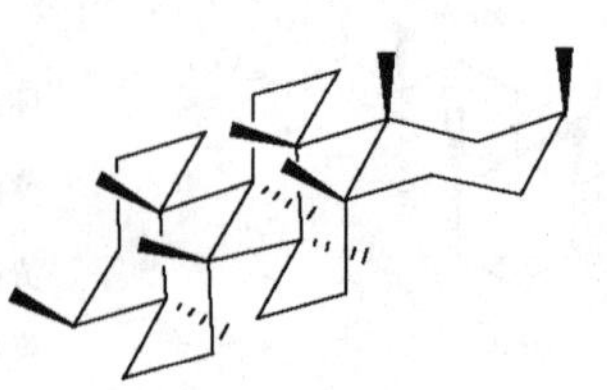

A/B，B/C，C/D，*trans*，D/E cis

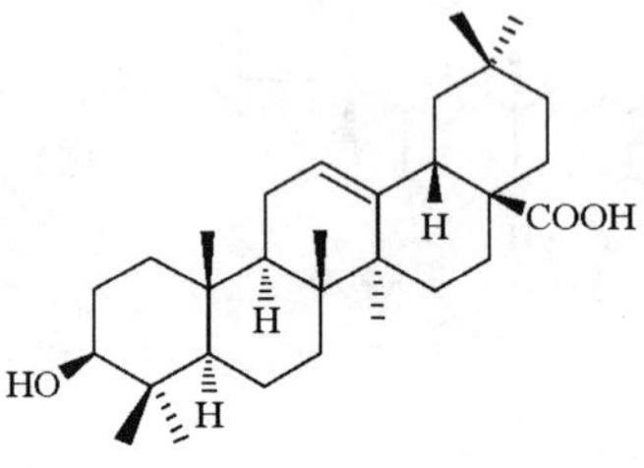

齐墩果酸

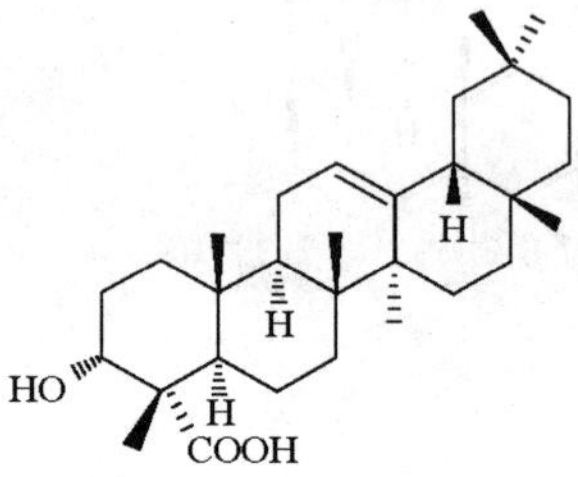

α-乳香酸

（*Aralia mandshurica*）中提取齐墩果酸，得率都超过10%，纯度在95%以上，是很好的植物资源。齐墩果酸在植物中有的以游离形式存在，如青叶胆、当药、女贞子、白花蛇舌草、柿蒂、连翘等；在人参、三七、紫苑、柴胡、八月扎、木通、牛膝、楤木等中草药中的齐墩果酸则多与糖结合成苷的形式存在。

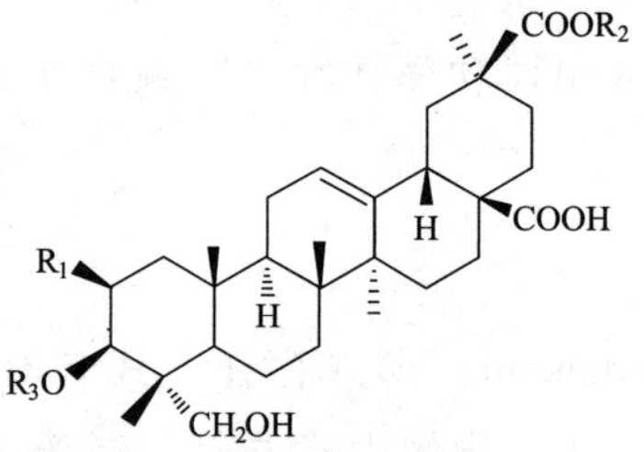

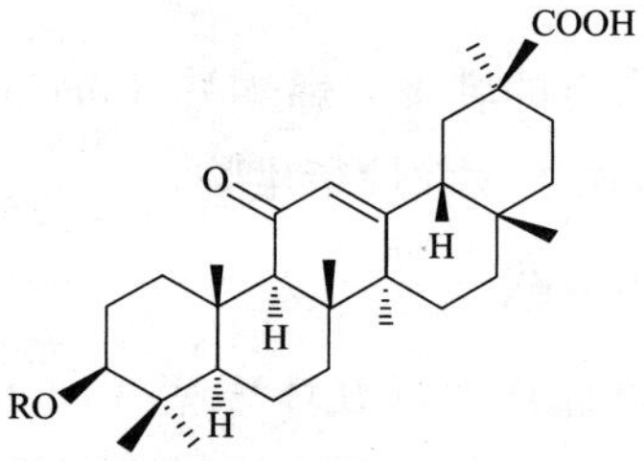

	R_1	R_2	R_3
商陆酸	–H	–H	–H
商陆皂苷甲	–OH	–Me	–xly(4–1)–glc
商陆皂苷乙	–OH	–Me	–xly
商陆皂苷丙	–H	–Me	–xly(4–1)–glc
商陆皂苷丁	–OH	–Me	–glc
商陆皂苷戊	–OH	–H	–xyl

	R
甘草次酸	–H
甘草酸	–α–D–glc (2–1) β–D–glc
乌拉尔甘草皂苷A	–β–D–glc (2–1) β–D–glc
乌拉尔甘草皂苷B	–β–D–glc (3–1) β–D–glc

从中药商陆（*Phytolacca acinosa*）根中分离出18个皂苷，其中商陆皂苷甲、乙、丙、丁、戊（esculentoside A，B，C，D，E）的苷元为商陆酸（esculentic acid）。药理实验表明商陆皂苷能显著促进小鼠白细胞的吞噬功能，可对抗由抗癌药羟基脲引起的DNA转化率下降，并能诱生g-干扰素[27]。

甘草（*Glycyrrhiza urlensis*）中含有甘草次酸（glycyrrhetinic acid）和甘草酸（glycyrrhizic acid），甘草酸又称甘草皂苷（glycyrrhizin），是甘草次酸与两分子葡萄糖醛酸结合成的苷，由于有甜味，又称为甘草甜素。甘草中的另外两种新皂苷分别为乌拉尔甘草皂苷A和乌拉尔甘草皂苷B[28]。甘草酸和甘草次酸都有促肾上腺皮质激素（ACTH）样作用，临床上用于抗炎和治疗胃溃疡。但只有 18-βH 的甘草次酸才有此活性，18-αH者无此活性。

2. 乌苏烷（ursane）型　又称 α-香树脂烷（α-amyrane）型或熊果烷型。其分子结构与齐墩果烷型的不同之处是 E 环上两个甲基位置不同，即在 C-19 和 C-20 位上分别有一个甲基，C_{30} 由 20 位移到 19 位上。

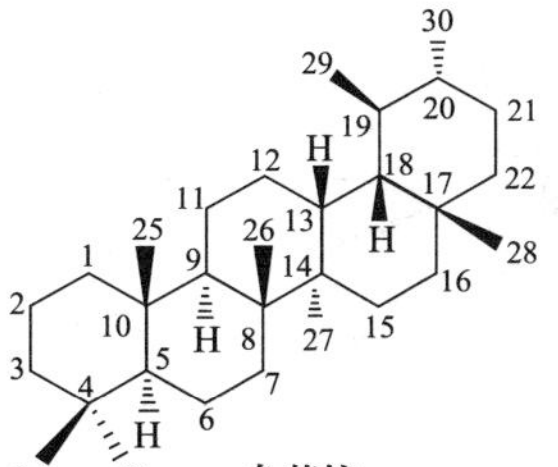

乌苏烷

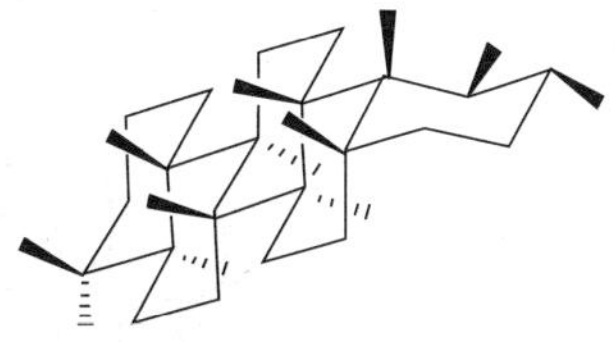

A/B, B/C, C/D, *trans*, D/E *cis*

乌苏酸（ursolic acid），又称熊果酸，在植物界分布广泛，如熊果叶、栀子果实、女贞叶、车前草、白花蛇舌草、地榆、石榴叶和果实中均有存在。该成分对革兰阳性菌、阴性菌、酵母菌均有抑制活性，能明显降低大鼠的正常体温，并有抗病毒、抗肿瘤、安定等作用。

中药地榆（*Sanguisorba officinalis*）具有凉血止血的功效，其中除含有大量鞣质外，还含有乌苏烷型三萜皂苷，如地榆皂苷 B 和 E（sanguisorbin B and E）。

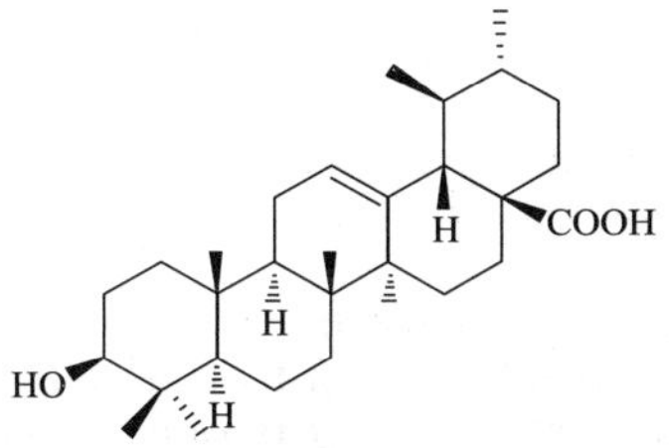

乌苏酸

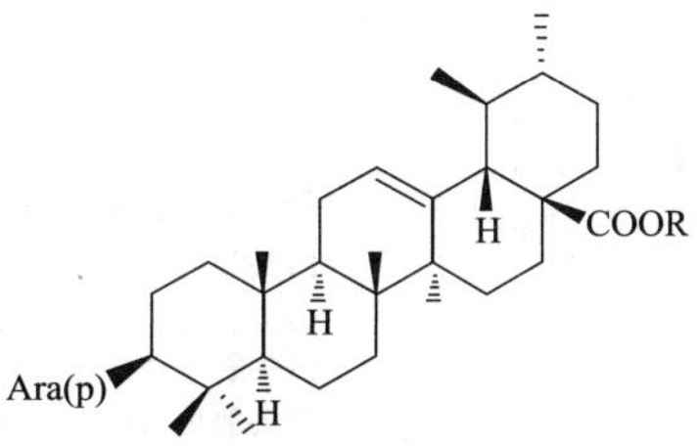

地榆皂苷 B　R=H
地榆皂苷 E　R=3–Ac–glc

积雪草是伞形科植物 *Centella asiatica* 的全草，从中分离出多种三萜皂苷[29]，其中的积雪草苷（asiaticoside）是由二分子葡萄糖、一分子鼠李糖和积雪草酸（asiati acid）分子中的羧基结合形成的酯；羟基积雪草苷（madecassoside）则是由二分子葡萄糖、一分子鼠李糖和羟基积雪草酸（madecassic acid）分子中的羧基结合形成的酯。

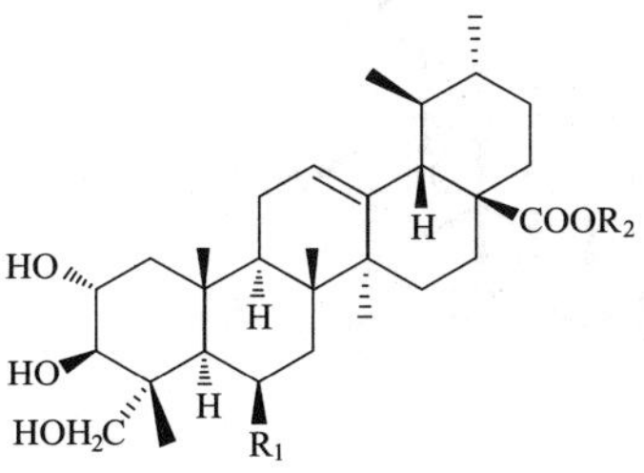

	R_1	R_2
积雪草酸	H	H
羟基积雪草酸	OH	H
积雪草苷	H	–glc(6–1) glc(4–1) rha
羟基积雪草苷	OH	–glc(6–1) glc(4–1) rha

3. 羽扇豆烷（lupane）型　羽扇豆烷型的结构特点为 19 位与 21 位直接相连（C_{20}竖在上面），E 环为五元环；D/E 为反式（18α-H），C_{19}位有一个异丙基，且为 α 构型；C_{20}-C_{30}为不饱和末端双键；C_3位多具有 OH，C_{28}位多具有 COOH。

白桦脂醇（betulin）存在于中草药酸枣仁、桦树皮、棍栏树皮、槐花等中。

白桦脂酸（betulinic acid）存在于酸枣仁、桦树皮、柿蒂、天门冬、石榴树皮及叶、睡菜叶等中。

羽扇豆醇（lupeol）存在于羽扇豆种皮中。

以上三种羽扇豆烷型化合物已在 20 余种柿属植物中检出。

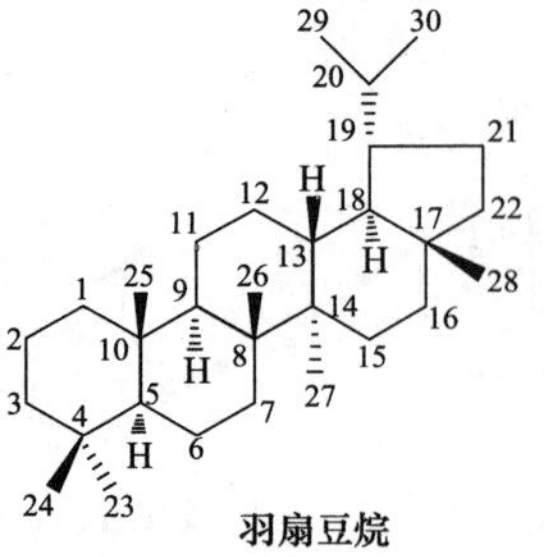

羽扇豆烷

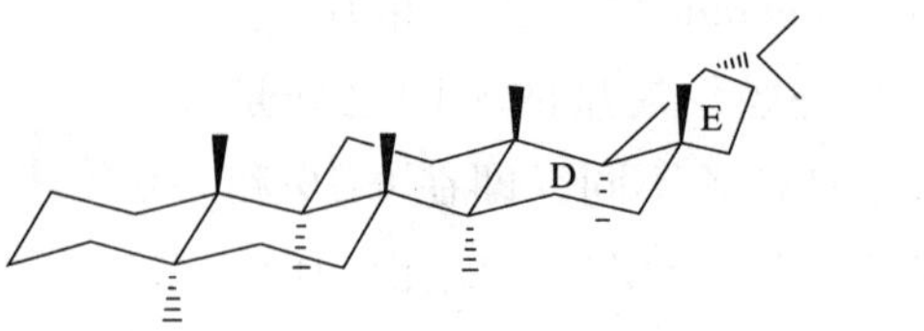

从白头翁（*Pulsatilla chinensis*）的根中得到23-羟基桦木酸，白头翁酸（pulsatillic acid），白头翁皂苷 A（pulsatilloside A），白头翁皂苷 B（pulsatilloside B），白头翁皂苷 C（pulsatilloside C）[30~32]。

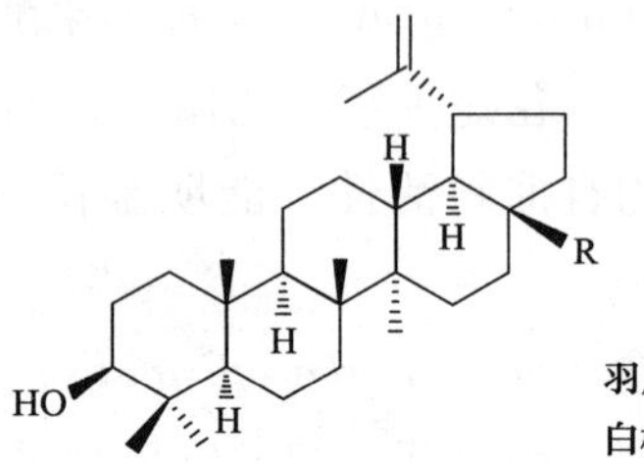

羽扇豆醇 R=CH_3
白桦脂醇 R=CH_2OH
白桦脂酸 R=COOH

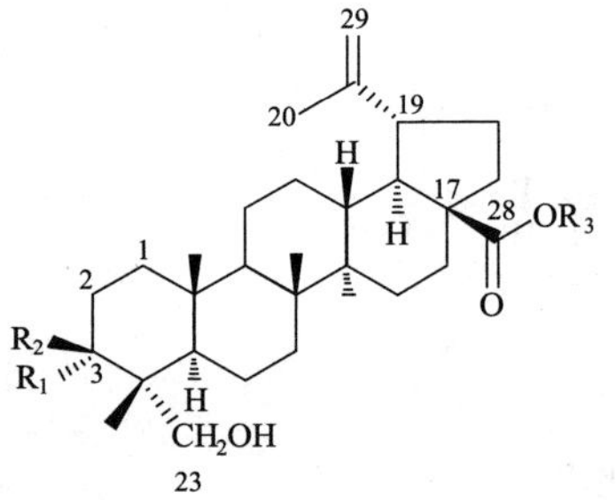

	R_1	R_2	R_3
23-羟基桦木酸	H	OH	H
白头翁酸		=O	H
白头翁皂苷A	H	–O–α–L–ara	H
白头翁皂苷B	H	OH	–β–D–glc–(6-1)–β–D–glc
白头翁皂苷C	H	OH	–β–D–glc–(6-1)–β–D–glc–(4-1)–α–L–ara

4. 木栓烷（friedeiane）型 木栓烷在生源上是由齐墩果烯甲基移位演变而来的。其结构特点是 A/B、B/C、C/D 环均为反式，D/E 环为顺式；C-4、C-5、C-9 和 C-14 位各有一个β-CH_3取代；C-13 位为α-CH_3取代；C-17 位多为β-CH_3取代，也可为—CHO、—COOH 或—CH_2OH 取代；C-2、C-3 位常有羰基取代。

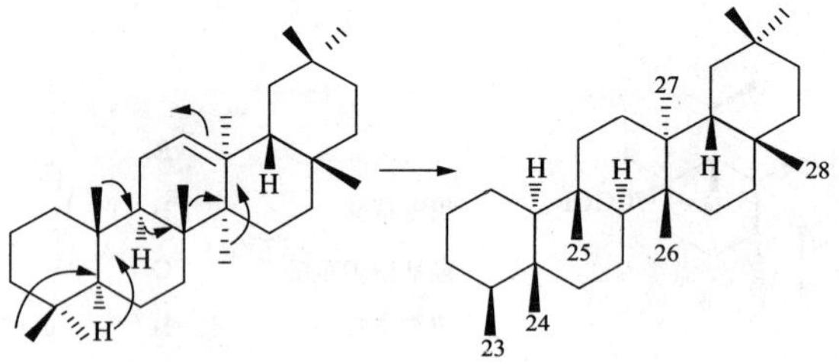

齐墩果烯　　　　木栓烷

卫矛科植物雷公藤（*Tripterygium wilfordii*），在我国有着悠久的用药历史，对类风湿疾病有独特疗效，从其去皮根中分离出的雷公藤酮（tripterygone）为木栓烷类三萜[33]，化学名为 3-hydroxy-25-nor-friedel-3，1（10）-dien-2-one-3-oic acid，是失去25 位甲基的木栓烷型衍生物。

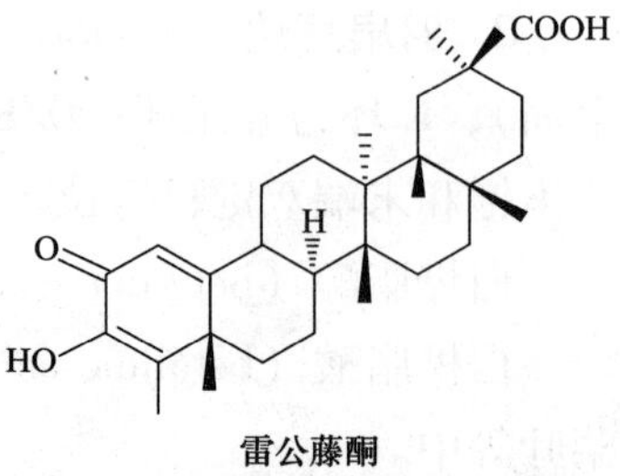

雷公藤酮

Leslie 等从卫矛科植物 *Kokoona zeylanica* 的茎皮得到 11 个木栓烷类化合物[34]，分别为：fredelin（1），D：A-friedo-oleanane-3，21-dione（2），21α-hydroxy-D：A- friedo-oleanane-3-one（3），kokoonol（4），kokoononol（5），kokoondiol（6）， zeylanol（7），zeylanonol（8），zeylandiol（9），kokzeylanol（10）和 kokzeylanonol（11），化合物 11 具有抗癌活性。这些化合物均为木栓烷 3-酮类化合物，21 位有羟基或酮基取代，有的 6 位有羟基，有的 27 位有羟甲基。

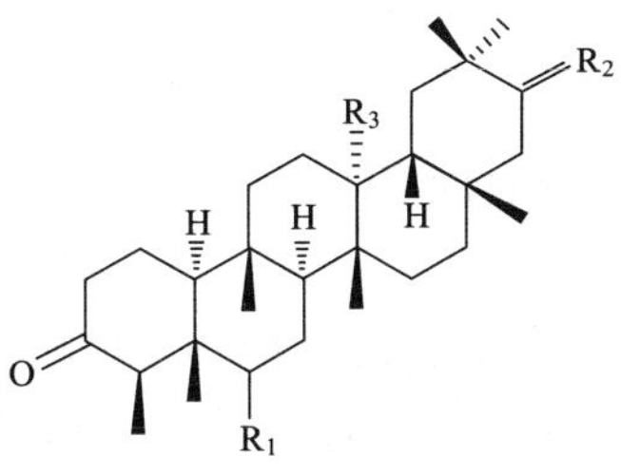

1. $R_1=R_2=H, R_3=CH_3$
2. $R_1=H, R_2=H, R_3=CH_3$
3. $R_1=H, R_2=\alpha\text{-}OH, \beta\text{-}H, R_3=CH_3$
4. $R_1=R_2=H, R_3=CH_2OH$
5. $R_1=H_2, R_2=O, R_3=CH_2OH$
6. $R_1=H_2, R_2=\alpha\text{-}OH, \beta\text{-}H, R_3=CH_2OH$
7. $R_1=\beta\text{-}OH, \alpha\text{-}H, R_2=H, R_3=CH_3$
8. $R_1=\beta\text{-}OH, \alpha\text{-}H, R_2=O, R_3=CH_3$
9. $R_1=R_2=\beta\text{-}OH, \alpha\text{-}H, R_3=CH_3$
10. $R_1=\beta\text{-}OH, \alpha\text{-}H, R_2=H, R_3=CH_2OH$
11. $R_1=\beta\text{-}OH, \alpha\text{-}H, R_2=O, R_3=CH_2OH$

5. 羊齿烷（fernane）型和异羊齿烷（Isofernane）型 羊齿烷型和异羊齿烷型三萜可认为是羽扇豆烷型的异构体，除异丙基的连接位置不同外，C-8 位上的角甲基转到 C-13 位上。其中羊齿烷型的 C-13 位甲基为 α-构型，C-14 位甲基 β-构型；异羊齿烷型的 C-13 位甲基 β-构型，C-14 位甲基 α-构型。

白茅根（*Imperata cylindria*）具有清热凉血、止血和利尿作用。从日本产的白茅根中分得多种羊齿烷型和异羊齿烷型三萜成分，其中芦竹素（arundoin）和羊齿烯醇（fernenol）为羊齿烷型，白茅素（cylindrin）为异羊齿烷型。

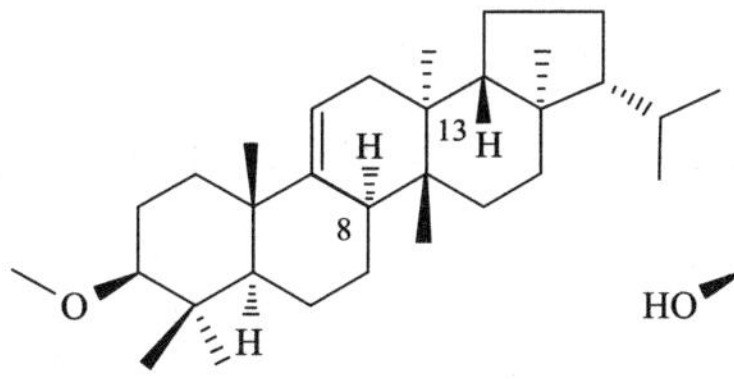

芦竹素

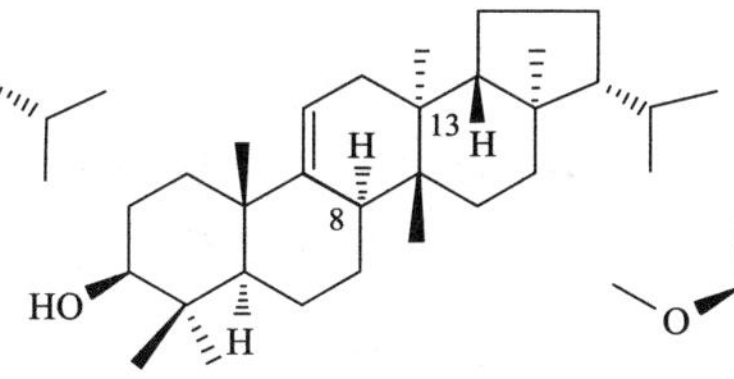

羊齿烯醇

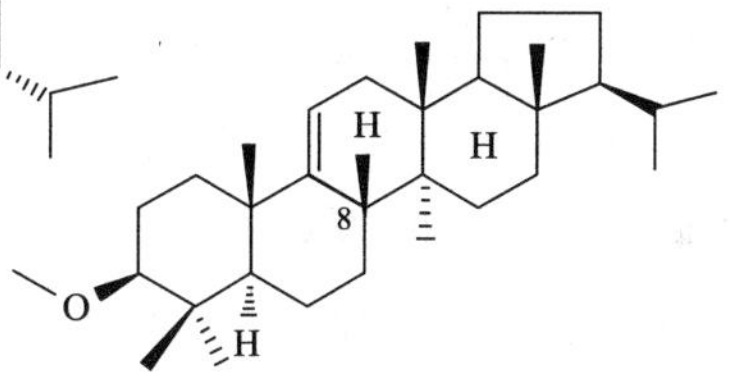

白茅素

6. 何伯烷（hopane）型和异何伯烷（isohopane）型 何伯烷型和异何伯烷型互为异构体，均为羽扇豆烷和羊齿烷的异构体，C-14 和C-18 位均有角甲基。何伯烷型与羽扇豆烷型的主要区别在于异丙基的位置：即何伯烷型的异丙基移到 C-21 位（羽扇豆烷型的异丙基在 C-19 位）；另外 C-17 位甲基移到 C-18 位，即 C-28 由 C-17 位移到 C-18 位；C-21 位异丙基为 α 型。异何伯烷型与何伯烷型相比，C-21 位异丙基为 β 型。

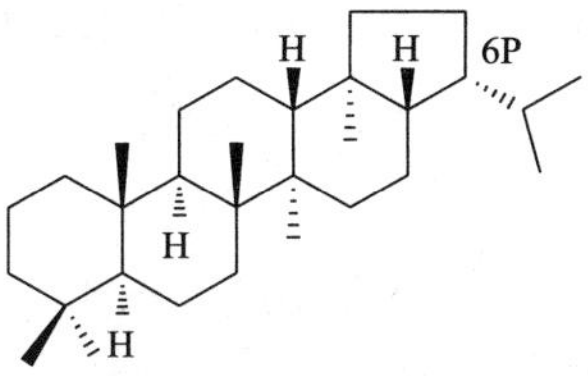

何伯烷

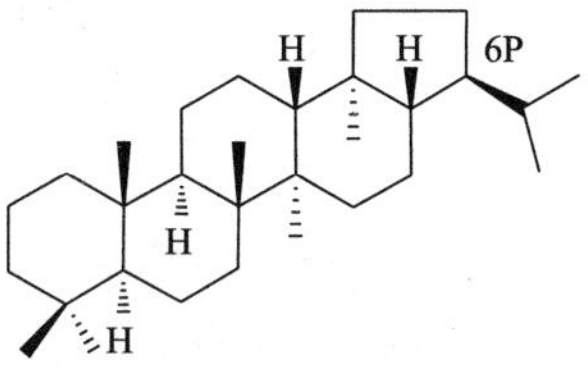

异何伯烷

东北贯众（*Dryopteris crassirhizoma*，绵马鳞毛蕨）和石韦（*Pyrrosia lingua*）中含有的里白烯（diploptene）、达玛树脂中的羟基何伯酮（hydroxyhopanone）也属于何伯烷型三萜化合物。

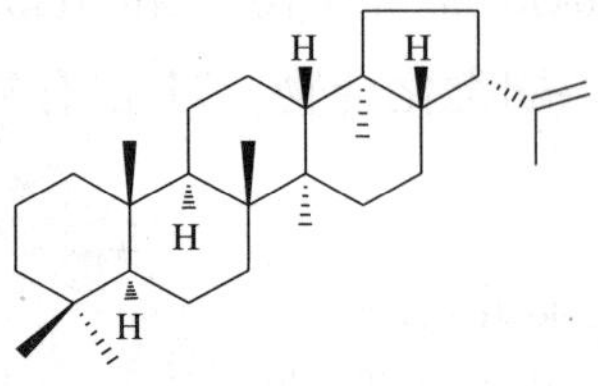

里白烯

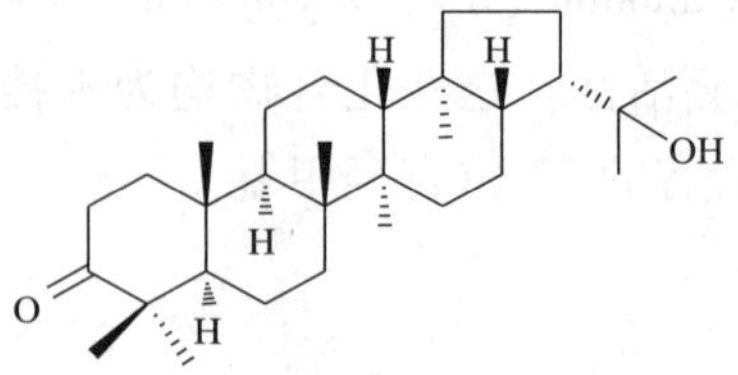

羟基何伯酮

第三节　萜类化合物的理化性质

扫码“学一学”

萜类成分的范围很广，彼此间的结构与性质差异很大，但它们都由同一生源途径衍变而来，分子结构中绝大多数具有双键及活泼氢原子，较多萜类具有内酯结构，因而具有一些相同的理化性质及化学反应，下面仅就其共性作一归纳。某些特殊结构的萜类，如卓酚酮类、环烯醚萜类、薁类等化合物的特性已如前述，不再赘述。

一、物理性质

（一）性状

1. 形态　单萜和倍半萜类多为具有特殊香气的油状液体，在常温下可以挥发。或为低熔点的固体。单萜的沸点比倍半萜低，并且单萜和倍半萜随分子量、双键和功能基的增加，化合物的挥发性降低，熔点和沸点相应增高。可利用该规律，采用分馏的方法将它们分离开来。二萜和二倍半萜多为结晶性固体。游离三萜类化合物多具有完好的晶形，且多有固定的熔点，有羧基者熔点较高，如齐墩果酸的熔点是308～310℃，乌苏酸的熔点是283～285℃。三萜皂苷大多为无色或白色无定形粉末，常具有吸湿性，熔点较高，但多数皂苷在熔融前即分解，一般测得的是分解点，多在200～350℃之间。

2. 味　萜类化合物多具有苦味，有的味极苦，所以萜类化合物又称苦味素。但有的萜类化合物具有强的甜味，如具有对映-贝壳杉烷（*ent*-kaurane）骨架的二萜多糖苷—甜菊苷的甜味是蔗糖的300倍[35]。

三萜皂苷多味苦而辛辣，具有粘膜刺激性。某些皂苷内服能刺激消化道黏膜，产生反射性黏液腺分泌，故可用于祛痰止咳。但也有例外，如甘草皂苷味甜，无黏膜刺激性。

3. 旋光和折光性　大多数萜类有不对称碳原子，具有光学活性，且多有异构体存在。低分子萜类具有较高的折光率。

（二）溶解性

萜类化合物亲脂性强，易溶于醇及脂溶性有机溶剂，难溶于水，但单萜和倍半萜类能随水蒸气蒸馏。具有内酯结构的萜类化合物能溶于碱水，酸化后，又自水中析出，此性质可用于分离与纯化。

除了三萜外，萜苷类化合物含糖的数量均不多，但具有一定的亲水性，能溶于热水，易溶于甲醇、乙醇溶液，不溶于亲脂性的有机溶剂。

游离三萜类化合物能溶于石油醚、乙醚、三氯甲烷、甲醇、乙醇等有机溶剂，而不溶于水。三萜皂苷类由于糖分子的引入，使极性增大，可溶于水，易溶于热水，溶于含水醇（甲醇、乙醇、丁醇、戊醇等）及热甲醇、乙醇；几不溶或难溶于丙酮、乙醚、苯及石油醚等有机溶剂。皂苷在含水丁醇或戊醇中溶解度较好，因此在实验研究中常将正丁醇作为萃取皂苷的溶剂。皂苷水解成次级苷后，水溶性下降，可溶于低级醇或丙酮、乙酸乙酯等溶剂。

应注意，萜类化合物对高热、光和酸碱较为敏感，易发生氧化或重排，从而引起结构的改变，在提取分离时要注意。

（三）发泡性

三萜皂苷水溶液经强烈振摇能产生持久性的泡沫，且不因加热而消失，这是由于皂苷具有降低水溶液表面张力的缘故。皂苷的表面活性与其分子内部亲水性和亲脂性结构的比例相关，亲水性基团为糖，亲脂性基团为苷元，只有当二者比例适当，才能较好地发挥出这种表面活性。某些皂苷由于亲水性过强或亲脂性过强，就不呈现表面活性或只有微弱的泡沫反应，如甘草皂苷的发泡性就很弱。

（四）溶血作用

三萜皂苷水溶液能与红细胞膜上的胆甾醇结合，生成不溶于水的分子复合物，破坏了红细胞的正常渗透，使细胞内渗透压增加而发生崩解，从而导致溶血现象。通常皂苷又称为皂毒素（saptoxins），就是指其溶血作用而言。因此，皂苷水溶液不能用于静脉注射或肌肉注射。但并不是所有的皂苷都具有溶血作用，相反，有的皂苷甚至还有抗溶血作用。如人参总皂苷没有溶血现象，经分离后的 B 型和 C 型人参皂苷具有显著的溶血作用，而 A 型人参皂苷则有抗溶血作用。

溶血指数：指在一定条件（等渗、缓冲及恒温）下能使血液中红细胞完全溶解的最低皂苷浓度。例如甘草皂苷的溶血指数为 1∶4000，薯蓣皂苷的溶血指数为 1∶400 000。

二、化学性质

（一）加成反应

含有双键或羰基的萜类化合物，可与某些试剂发生加成反应，其产物往往是结晶性的。这不但可供识别萜类化合物分子中不饱和键的存在和不饱和的程度，还可借助加成产物完好的晶型，用于萜类的分离与纯化。

1. 双键加成反应

（1）与卤化氢加成反应　萜类化合物中的双键能与氢卤酸类，如氢碘酸或氯化氢在冰醋酸溶液中反应，于冰水中析出结晶性加成产物。

例如柠檬烯与氯化氢在冰醋酸中进行加成反应，反应完毕加入冰水即析出柠檬烯二氢氯化物的结晶固体。

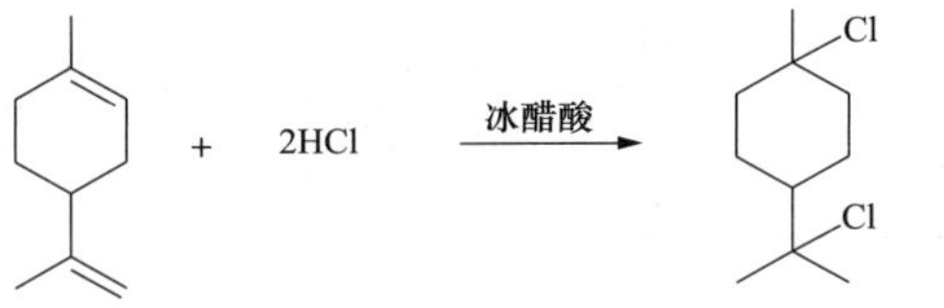

柠檬烯　　柠檬烯二氯氧化物

（2）与溴加成反应　反应在冰醋酸或乙醚与乙醇的混合溶液中进行。反应完成后，在冰冷却下，析出结晶性加成物。

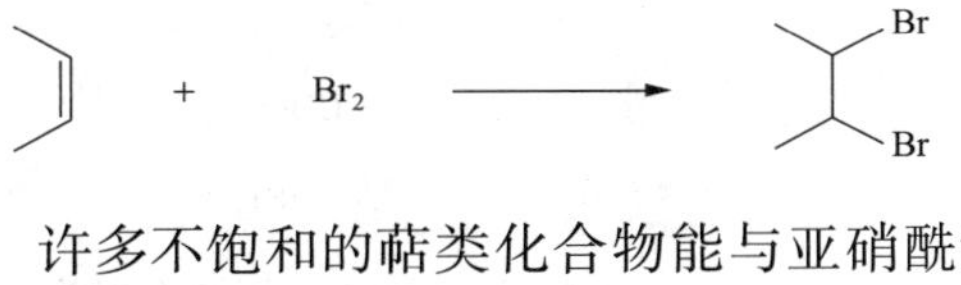

（3）与亚硝酰氯反应　许多不饱和的萜类化合物能与亚硝酰氯（Tilden 试剂）发生加成反应，生成亚硝基氯化物。先将不饱和的萜类化合物加入亚硝酸异戊酯中，冷却下加入

浓盐酸，混合振摇，然后加入少量乙醇或冰醋酸即有结晶加成物析出。生成的氯化亚硝基衍生物多呈蓝色～绿色，可用于不饱和萜类成分的分离和鉴定。

生成的氯化亚硝基衍生物还可进一步与伯胺或仲胺（常用六氢吡啶）缩合生成亚硝基胺类。后者具有一定的结晶形状和一定的物理常数，在鉴定萜类成分上颇有价值。

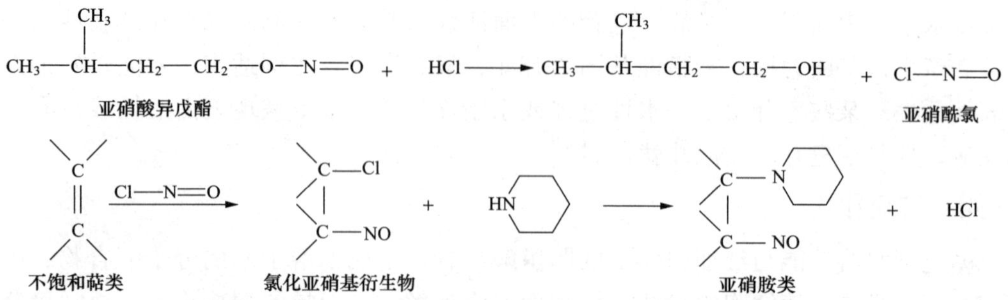

（4）Diels-Alder 加成反应　带有共轭双键的萜类化合物能与顺丁烯二酸酐产生 Diels-Alder 加成反应，生成结晶形加成产物，可借以证明共轭双键的存在。

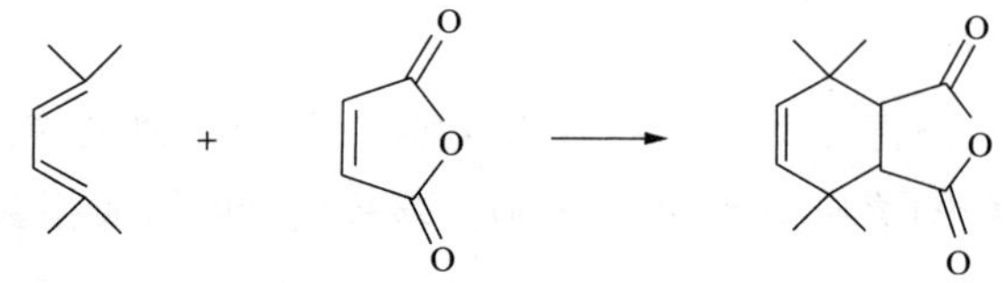

顺丁烯二酸酐

2. 羰基加成反应

（1）与亚硫酸氢钠加成　含羰基的萜类化合物可与亚硫酸氢钠发生加成反应，生成结晶性加成物，复加酸或加碱使其分解，生成原来的反应产物，如从香茅油中分取柠檬醛。同时，含双键和羰基的萜类化合物在应用此法时要注意：反应时间过长或温度过高，可使双键发生加成，并形成不可逆的双键加成物，例如柠檬醛的加成，条件不同加成产物则各异。

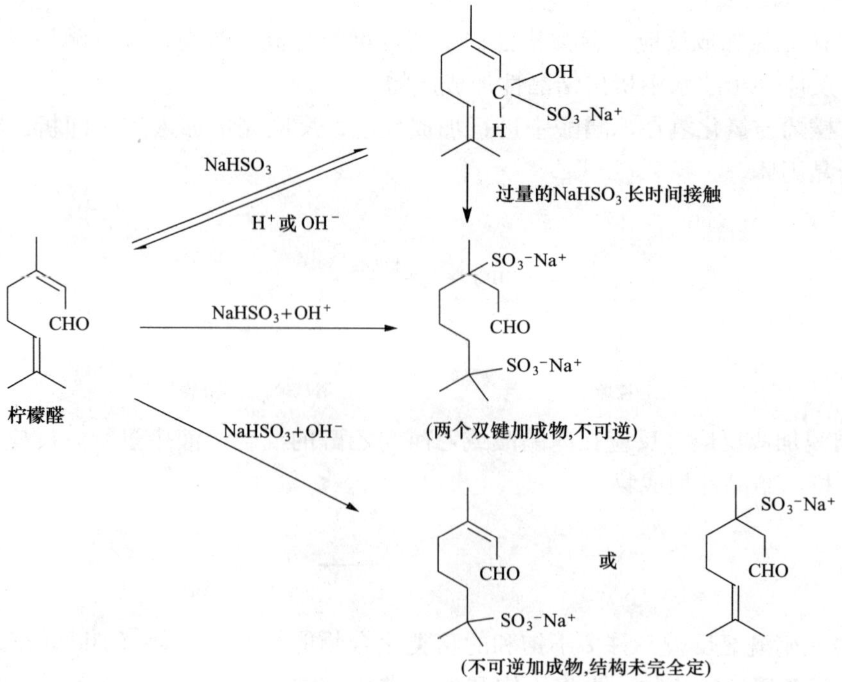

（2）与硝基苯肼加成　含羰基的萜类化合物可与对硝基苯肼或2,4-二硝基苯肼在磷酸中发生加成反应，生成对硝基苯肼或2,4-二硝基苯肼的加成物。

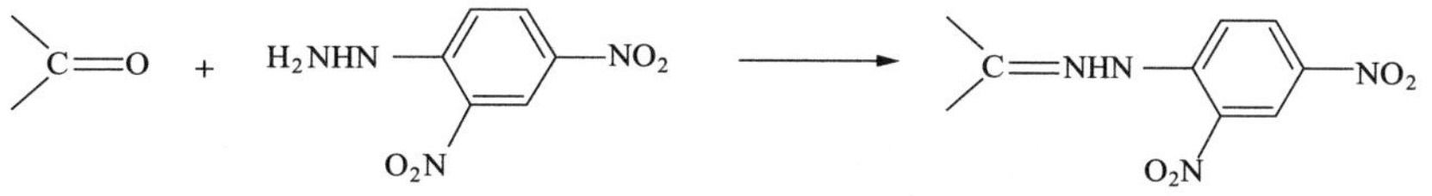

（3）与吉拉德试剂加成　吉拉德（Girard）试剂是一类带有季铵基团的酰肼，常用的Girard T和Girard P，它们的结构式为：

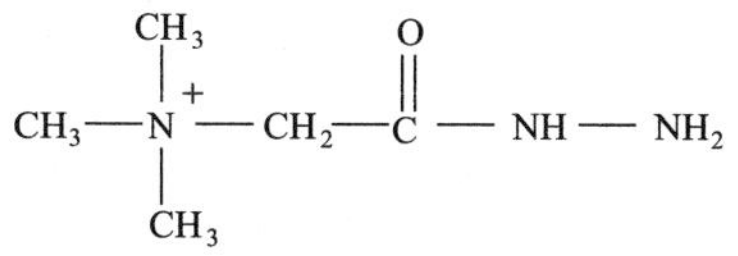

吉拉德试剂T

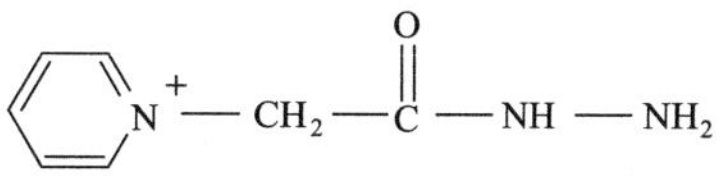

吉拉德试剂P

分离含有羰基的萜类化合物常采用吉拉德试剂，使亲脂性的羰基转变为亲水性的加成物而分离。提出酸、碱性成分的中性挥发油，加吉拉德试剂的乙醇溶液，再加入10%醋酸促进反应。加热回流，反应完毕后加水稀释，分取水层，加酸酸化，再用乙醚萃取，蒸去乙醚后复得原羰基化合物。

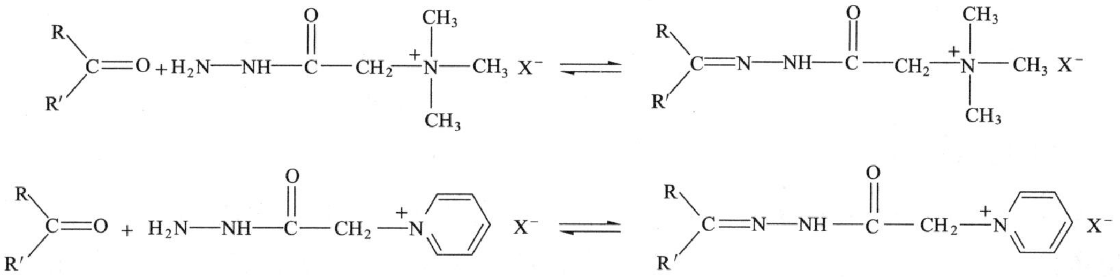

（二）氧化反应

不同的氧化剂在不同的条件下，可以将萜类成分中各种基团氧化，生成不同的氧化产物。常用的氧化剂有臭氧、铬酐（三氧化铬）、四醋酸铅、高锰酸钾和二氧化硒等，其中以臭氧的应用最为广泛。例如臭氧氧化萜类化合物中的烯烃反应，既可用来测定分子中双键的位置，亦可用于萜类化合物的醛酮合成。

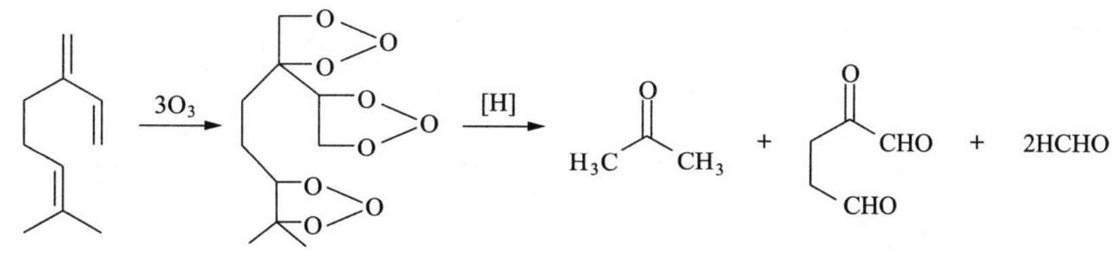

月桂烯　丙酮　α-羟基戊二醛　甲醛

铬酐是应用非常广泛的一种氧化剂，几乎与所有可氧化的基团作用，利用强碱型离子交换树脂与三氧化铬制得具有铬酸基的树脂，它与仲醇在适当溶剂中回流，则生成酮，产率高达73%～98%，副产物少，产物极易分离、纯化。例如薄荷醇氧化成薄荷酮的反应如下：

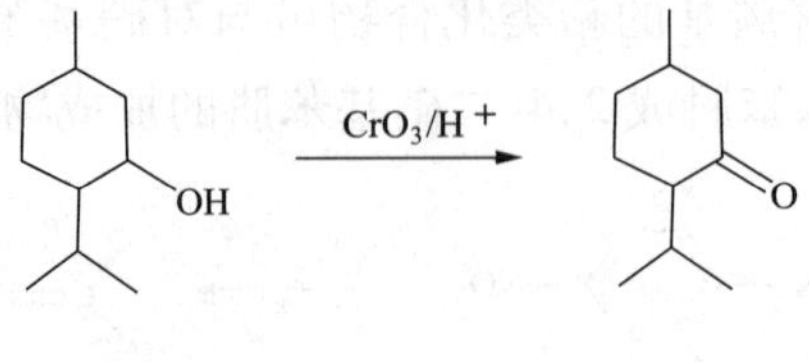

薄荷醇　　　　薄荷酮

高锰酸钾是常用的中强氧化剂，可使环断裂而氧化成羧酸。

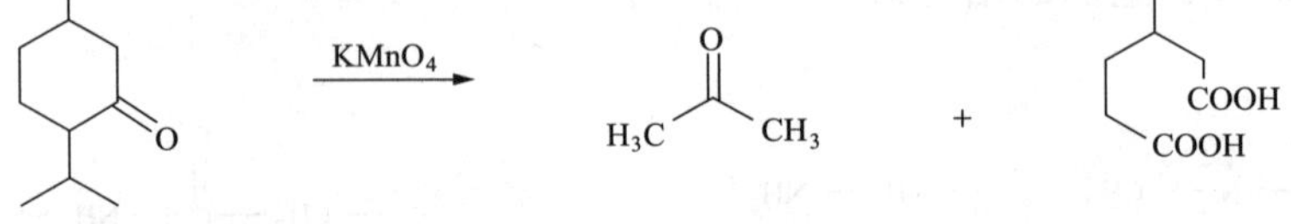

薄荷酮　　　　丙酮　　　　β-甲基己二酸

二氧化硒是具有特殊性能的氧化剂，它较专一地氧化羰基的α-甲基或亚甲基，以及碳碳双键旁的α-亚甲基。

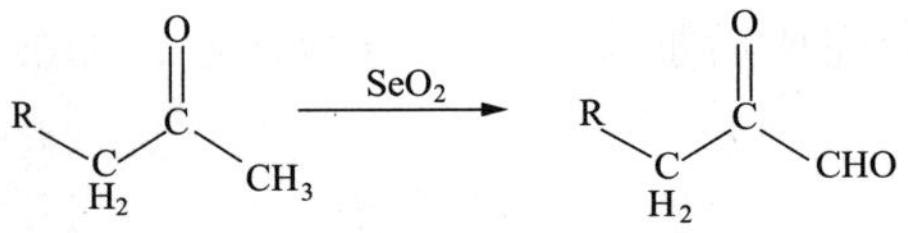

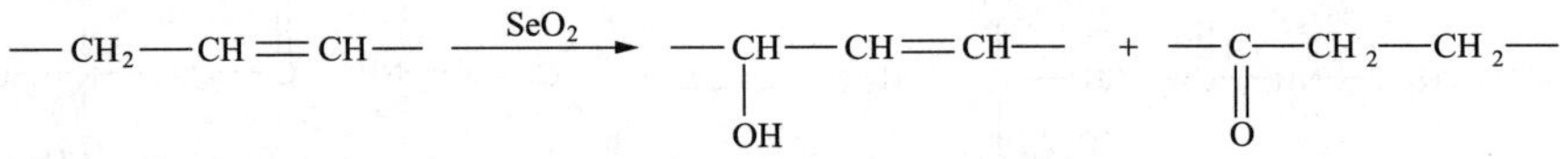

（三）脱氢反应

脱氢反应在研究萜类化学结构中是一种很有价值的反应，特别是在早期研究萜类化合物母核骨架时具有重要意义。在脱氢反应中，环萜的碳架因脱氢转变为芳香烃类衍生物，所得芳烃衍生物容易通过合成的方法加以鉴定。脱氢反应通常在惰性气体的保护下，用铂黑或钯做催化剂，将萜类成分与硫或硒共热（200～300℃）而实现脱氢，有时可能导致环的裂解或环合。

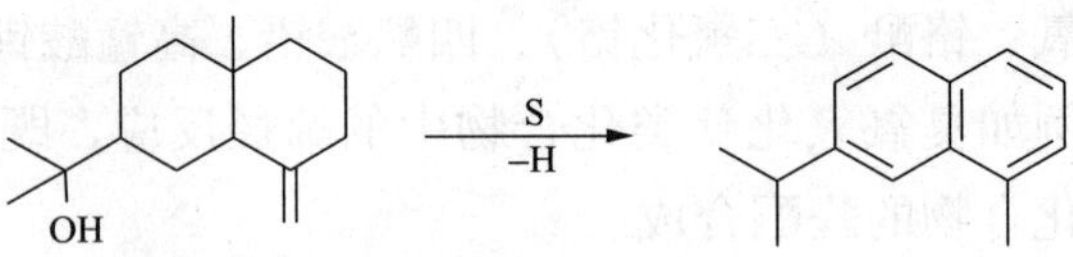

β-桉醇

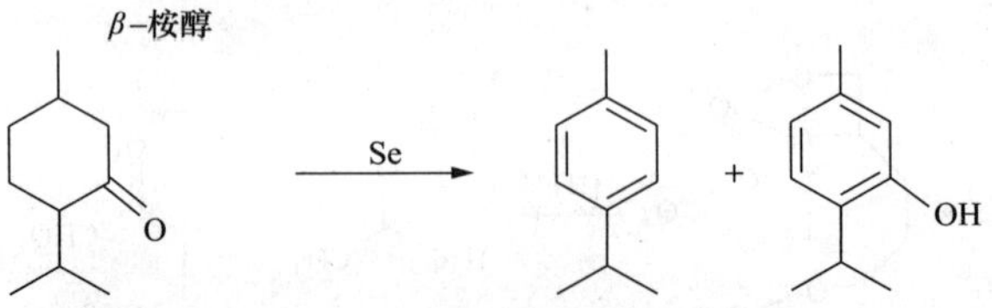

薄荷酮

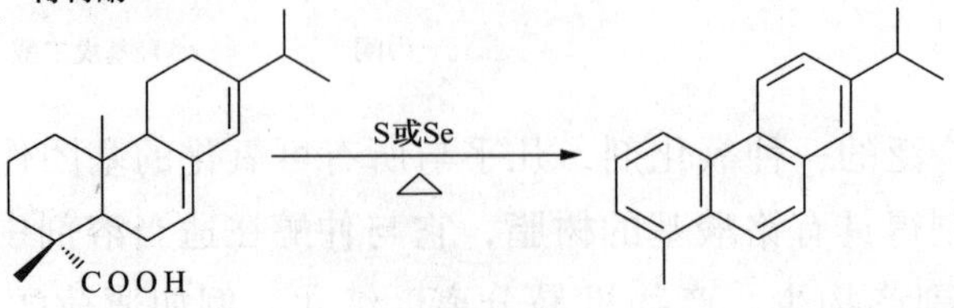

松香烷　　　　1-甲基-7-异丙基菲

（四）分子重排反应

在萜类化合物中，特别是双环萜在发生加成、消除或亲核性取代反应时，常常发生碳架的改变，产生 Wagner-Meerwein 重排。目前工业上由 α-蒎烯合成樟脑的过程，就是应用 Wagner-Meerwein 重排，再氧化制得[36]。

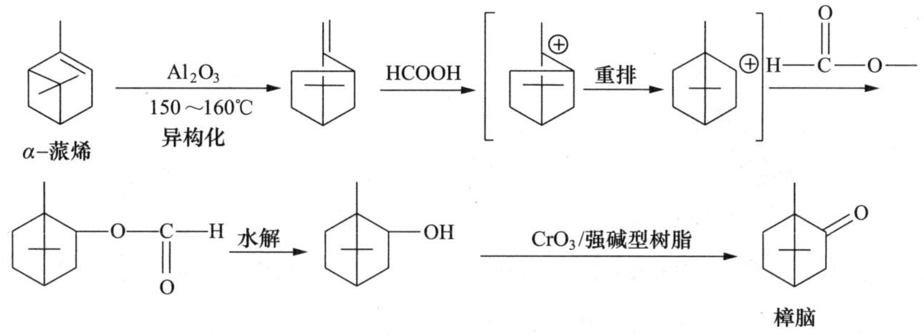

三、显色反应

（一）萜类化合物的通用显色剂

萜类化合物的通用显色剂主要包括硫酸、香兰素－浓硫酸、茴香醛－浓硫酸、五氯化锑和碘蒸气等。

1. 硫酸　应用范围：通用显色剂。

试剂配制：10%左右浓硫酸乙醇溶液，或15%浓硫酸正丁醇溶液。

显色：喷洒试剂后在空气中干燥15min，随后在110℃加热至出现颜色。

2. 香兰素－浓硫酸　应用范围：通用显色剂。

试剂配制：1g 香兰素溶于100ml 浓硫酸中，或0.5g 香兰素溶于100ml 浓硫酸－乙醇（40:10）溶液中。

显色：在室温喷洒后放置，颜色有浅棕、紫蓝色或紫红色，但在120℃加热后多转为蓝色。

3. 茴香醛－浓硫酸　应用范围：通用显色剂。

试剂配制：用前新鲜配制，1ml 浓硫酸加于茴香醛－冰醋酸（0.5:50）中。

显色：喷洒后在100～105℃加热，可呈现紫蓝、紫红、蓝、灰或绿色。

4. 碘蒸气　应用范围：通用显色剂。

显色：将已展层的薄层板放入装有碘结晶的密闭玻璃缸中，5min 后，多数有机物呈现棕色斑点。

5. 磷钼酸　应用范围：萜烯、酯和醇类化合物。

试剂配制：5%～10%磷钼酸－乙醇溶液（*W/V*）。

显色：喷洒后在120℃加热至颜色出现（蓝灰色）。对醇类的灵敏度可达0.05～1μg。在氨蒸汽上薰后可消除黄色背景。

（二）三萜类化合物的显色反应

三萜类化合物在无水条件下，与强酸（硫酸、磷酸、高氯酸）、中等强酸（三氯乙酸）或 Lewis 酸（氯化锌、三氯化铝、三氯化锑）作用，会产生颜色变化或荧光。具体作用原理尚不清楚，但可能主要是使分子中的羟基脱水，形成双键结构，再经双键移位、双分子缩合等反应生成共轭双烯系统，继续在酸作用下形成阳碳离子盐而呈色。有共轭双键的化合物呈色很快，孤立双键的呈色较慢。

1. 浓 H_2SO_4-醋酐反应（Liebermann-Burchard reaction） 将样品溶于冰醋酸中，加浓硫酸－乙酸酐（1∶20）数滴，可产生黄→红→紫→蓝等颜色变化，最后褪色。

甾体皂苷也有此反应，但颜色变化快，在颜色变化的最后呈现污绿色；而三萜皂苷颜色变化稍慢，且不出现污绿色。

2. 五氯化锑反应（Kahlenberg reaction） 将样品的三氯甲烷或醇溶液点于滤纸上，喷20%五氯化锑（五氯化锑腐蚀性很强，宜少量配置，用后倒掉）的三氯甲烷溶液（或三氯化锑饱和的三氯甲烷溶液），干燥后60～70℃加热，在自然光下显蓝色、灰蓝色、灰紫色等多种颜色。在紫外灯光下显蓝紫色荧光（甾体皂苷则显黄色荧光）。

3. 三氯醋酸反应（Rosen-Heimer reaction） 将样品溶液滴在滤纸上，喷25%三氯乙酸的乙醇溶液，加热至100℃，红色逐渐变为紫色。

4. 三氯甲烷－浓硫酸反应（Salkowski reaction） 将样品溶于三氯甲烷，加入浓硫酸后，在三氯甲烷层呈现红色或蓝色，硫酸层有绿色荧光出现。

5. 冰醋酸－乙酰氯反应（Tschugaeff reaction） 将样品溶于冰醋酸中，加乙酰氯数滴及氯化锌结晶数粒，稍加热，则呈现淡红色或紫红色。

四、沉淀反应

三萜皂苷的水溶液可以和一些金属盐类如铅盐、钡盐、铜盐等产生沉淀。三萜皂苷多含有羧基，为酸性皂苷，可用中性醋酸铅沉淀，而甾体皂苷则为中性皂苷，须用碱性醋酸铅沉淀。以前曾利用此性质进行皂苷的提取和初步分离：先用金属盐使皂苷沉淀下来，分离出来之后再对其分解脱盐。但此种方法有一定的缺点，如铅盐吸附力强，容易带入杂质，并且在脱铅时铅盐也会带走一些皂苷，脱铅也不一定能脱干净，故现已不用。

第四节　萜类化合物的提取分离

萜类化合物虽都是由活性异戊二烯基衍变而来，但种类繁多、骨架庞杂、结构包容极广。如低分子萜类多为挥发油，单萜中的环烯醚萜多为苷类；倍半萜除构成挥发油的组份外，以内酯多见；乌头烷型二萜则以生物碱的形式存在；还有具芳香性的卓酚酮和薁类。萜类化合物提取分离的方法因其结构类型的不同而呈现多样化。

鉴于单萜和倍半萜多为挥发油的组成成分，它们的提取分离方法将在挥发油中重点论述，本节仅介绍环烯醚萜苷、倍半萜内酯、二萜及三萜的提取与分离方法。

一、萜类化合物的提取

（一）苷类化合物的提取

苷类化合物的常规提取方法是用甲醇或乙醇为溶剂进行提取，若是含有较多羟基、羧基等极性基团的亲水性强的三萜皂苷，则用稀醇提取。醇提取液减压浓缩后转溶于水中，滤除水不溶性杂质，然后用乙醚或石油醚萃取，除去脂溶性杂质，水液再用正丁醇萃取，减压回收正丁醇后即得粗总苷。此外可将醇提取液减压浓缩后，加水溶解，过滤得水溶液，将该水溶液通过大孔吸附树脂，先用少量水洗去糖分和其他水溶性成分，再用30%～50%

乙醇洗脱，洗脱液减压蒸干，得到粗制总苷。

由于三萜皂苷难溶于乙醚、丙酮，如将粗制总三萜皂苷溶于少量甲醇，然后滴加乙醚、丙酮或乙醚－丙酮（1∶1）的混合溶剂，混合均匀，皂苷即可析出。如此处理数次，可提高皂苷纯度，再进行分离效果更佳。

（二）非苷类化合物的提取

非苷形式的萜类化合物具有较强的亲脂性，溶于甲醇、乙醇中，易溶于三氯甲烷、乙酸乙酯、苯、乙醚等亲脂性有机溶剂中。这类化合物一般用有机溶剂提取，或先用甲醇或乙醇提取后，再用石油醚、三氯甲烷或乙酸乙酯等亲脂性有机溶剂萃取；也可用不同极性的有机溶剂按极性递增的方法依次萃取，得不同极性的萜类提取物，再行分离。

许多三萜类化合物在植物中是以皂苷的形式存在，如欲得到皂苷元，可先将植物原料在酸性或碱性溶液中加热水解，过滤，药渣水洗后干燥，然后用三氯甲烷等有机溶剂提取出皂苷元。也可先用醇类溶剂提取出皂苷，然后进行水解，滤出水解物，再用有机溶剂提取出皂苷元。有些三萜皂苷在酸水解时，由于水解条件比较剧烈，发生结构的改变而得不到原来的皂苷元。如欲获得原生皂苷元，可采用两相水解、酶水解或 Smith 降解等温和的水解方法。

某些三萜类化合物含有羧基，可溶于碱水，因此可用碱溶酸析法提取。

值得注意的是萜类化合物，尤其是倍半萜内酯类化合物容易发生结构的重排，二萜类易聚合而酯化，引起结构的变化，所以宜选用新鲜药材或迅速晾干的药材，并尽可能避免酸、碱的处理。含苷类成分时，则要避免接触酸，以防在提取过程中发生水解，而且应按提取苷类成分的常法事先破坏酶的活性。

（三）含有酸性或内酯基团萜类的提取

对于含有酸性或内酯基团的萜类，可采用碱提取酸沉淀法提取。含有羧基的萜类在热碱液中成盐而溶于水中，酸化后游离析出；萜类内酯在热碱液中开环成盐而溶于水中，酸化后又闭环，析出原内酯化合物。但用酸、碱处理时，可能引起构型的改变，应加以注意。

二、萜类化合物的分离

（一）结晶法

有些萜类的萃取液回收到小体积时，往往多有结晶析出，滤得结晶，再以适量的溶媒重结晶，可得纯的萜类化合物。

（二）柱色谱法

1. 硅胶或氧化铝色谱　分离萜类化合物多用吸附柱色谱法。常用的吸附剂有硅胶、氧化铝等，其中应用最多的是硅胶，几乎所有的萜类化合物都可以选用硅胶作柱色谱的吸附剂，待分离物与吸附剂之比约为 1∶30～1∶60。

由于氧化铝在色谱分离过程中可能引起萜类化合物的结构变化，故选用氧化铝作吸附剂时要慎重，一般多选用中性氧化铝，待分离物与吸附剂之比约为 1∶30～1∶50。

此外，亦可采用硝酸银色谱法进行分离，因萜类化合物结构中多具有双键，且不同萜类的双键数目和位置不同，与硝酸银形成 π 络合物难易程度和稳定性也有差别，可借此达到分离。有时可借萜类化合物性质上的差异，联合使用硝酸银－硅胶或硝酸银－中性氧化铝柱色谱分离，以提高分离效果。

萜类化合物的柱色谱分离一般选用非极性有机溶剂，如正己烷、石油醚、环己烷、乙醚、苯或乙酸乙酯作洗脱剂。但使用单一溶剂往往达不到分离的效果，故在实践中多选用混合溶剂，而且应根据被分离物质的极性大小来考虑。常用的溶剂系统有：石油醚－乙酸乙酯、苯－乙酸乙酯、苯－三氯甲烷、三氯甲烷－丙酮等，多羟基的萜类化合物可选用三氯甲烷－甲醇或三氯甲烷－甲醇－水等作洗脱剂。

除柱色谱法外，制备硅胶薄层色谱也可用于萜类化合物的分离。

此外，由于三萜皂苷极性较大，采用分配柱色谱法要比吸附柱色谱法好。常用硅胶等作为支持剂，固定相为3%草酸水溶液等，流动相为含水的混合有机溶剂，如三氯甲烷－甲醇－水、二氯甲烷－甲醇－水、乙酸乙酯－乙醇－水等，也可用水饱和的正丁醇等作为流动相。

2. 反相键合相硅胶柱色谱 通常以反相键合相硅胶RP-18、RP-8或RP-2为填充剂，常用甲醇－水或乙腈－水等溶剂为洗脱剂。反相色谱柱需用相对应的反相薄层色谱进行检识，如预制的RP-18、RP-8等反相高效薄层板。

3. 凝胶色谱法 凝胶色谱法是利用分子筛的原理来分离分子量不同的化合物，在用不同浓度的甲醇、乙醇或水等溶剂洗脱时，各成分按分子量递减顺序依次被洗脱下来，即分子量大的苷类成分先被洗脱下来，分子量小的苷和苷元后被洗脱下来。应用较多的是能在有机相使用的Sephadex LH-20。

用色谱法分离萜类化合物通常采用多种色谱法组合的方法，即一般先通过硅胶柱色谱进行分离后，再结合低压或中压柱色谱、反相柱色谱、薄层制备色谱、高效液相色谱或凝胶色谱等方法进行进一步的分离。

4. 大孔树脂柱色谱 大孔树脂色谱法适用于苷类成分包括三萜皂苷的精制和初步分离。将含有苷的水溶液通过大孔树脂柱后，先用水洗涤除去糖和其他水溶性杂质，然后再用不同浓度的甲醇或乙醇依其浓度由低到高的顺序进行梯度洗脱。极性大的苷，可被10%～30%的甲醇或乙醇洗脱下来，极性小的苷，则被50%以上的甲醇或乙醇洗脱下来。

如甜叶菊苷的提取与分离。

甜叶菊干叶 $\xrightarrow{\text{热水提取}}$ 提取液 $\xrightarrow{OH^-}$ 清液 $\longrightarrow$ D_{101} 大孔树脂 $\xrightarrow{\text{碱洗后用水洗涤}}$ $\xrightarrow{95\%\text{乙醇洗脱}}$ $\xrightarrow{\text{脱色处理，甲醇结晶}}$ 甜叶菊苷结晶

5. 活性炭色谱 苷类的水提取液用活性炭吸附，经水洗除去水溶性杂质后，再选用适当的有机溶剂如稀醇、醇依次洗脱，回收溶剂，可能得到纯品，如桃叶珊瑚苷的分离。

（三）利用结构中特殊功能团进行分离

如前所述，倍半萜内酯可在碱性条件下开环，加酸后又环合，借此可与非内酯类化合物分离。此外，萜类生物碱也可用酸碱法分离；不饱和双键、羰基等可用加成的方法制备衍生物加以分离。

三、萜类化合物的提取分离实例

（一）鄂北贝母中对映－贝壳杉烷型二萜的提取与分离

鄂北贝母 *Fritillaria ebeiensis* 是贝母属植物新种，原野生于随州市大洪山一带，民间用于镇咳祛痰，现已栽培成功。除从其鳞茎的总生物碱中分离鉴定了六种异甾体生物碱[37,38]外，后来应用硅胶柱色谱分离方法，以石油醚－乙酸乙酯系统洗脱，从非生物碱部位分离鉴定了14个对映－贝壳杉烷型（*ent*-kaurane）二萜及其二聚体，分别为鄂贝酸（fritillebic acid，1）、*ent*-kauran-16*b*，17-diol（2）、*ent*-kauran-16*a*，17-diol（3）、鄂贝醇甲（fritillebeinol A，4）、*ent*-kauran-15-en-17-ol（5）、鄂贝缩醛 A、B、C、D、E（fritillebinide A，B，C，D，E，6、7、8、9、10）及鄂贝酸酯 A、B、C、D（fritillebin A，B，C，D，11、12、13、14）等 14 种二萜及其二聚体的结构[39-43]。这些化合物的结构和提取分离流程见图 10-7。

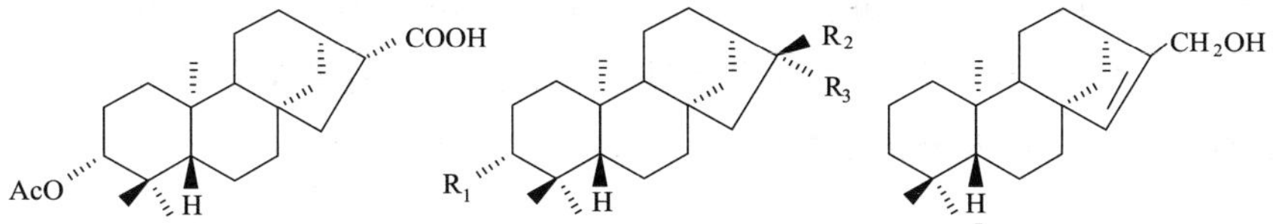

1　　5

	R_1	R_2	R_3
2	H	CH_2OH	OH
3	H	OH	CH_2OH
4	OAc	CH_2OH	OH

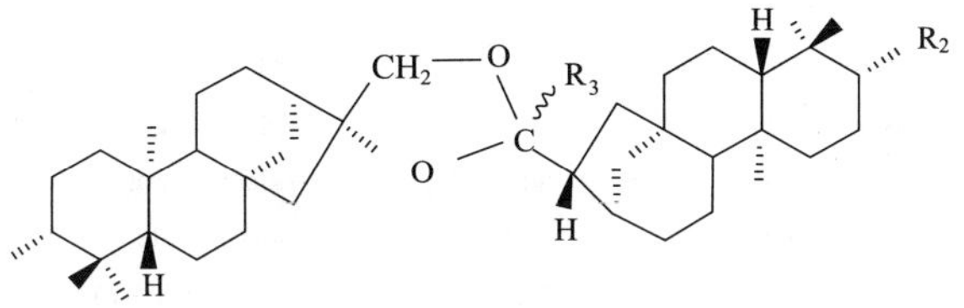

	R_1	R_2	R_3
6	H	H	β-H
7	OAc	H	α-H
8	OAc	H	β-H
9	OAc	OAc	α-H
10	OAc	OAc	β-H

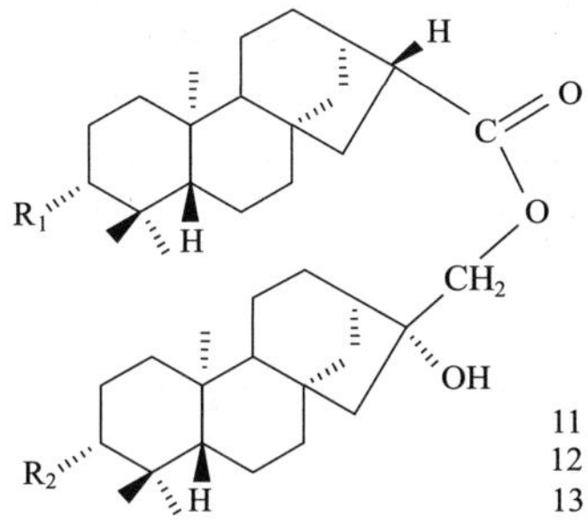

	R_1	R_2
11	OAc	H
12	OAc	OAc
13	H	H

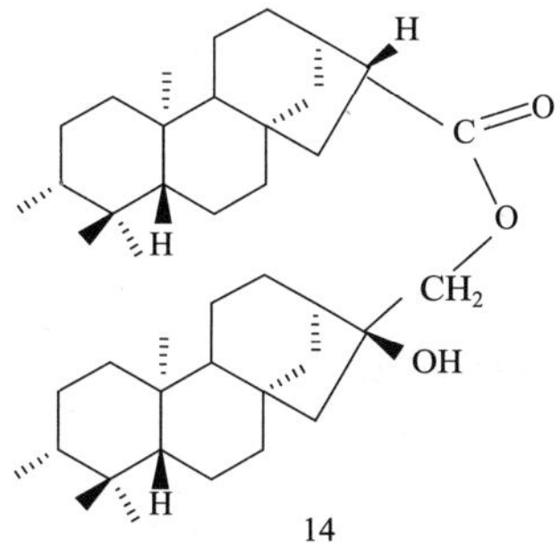

14

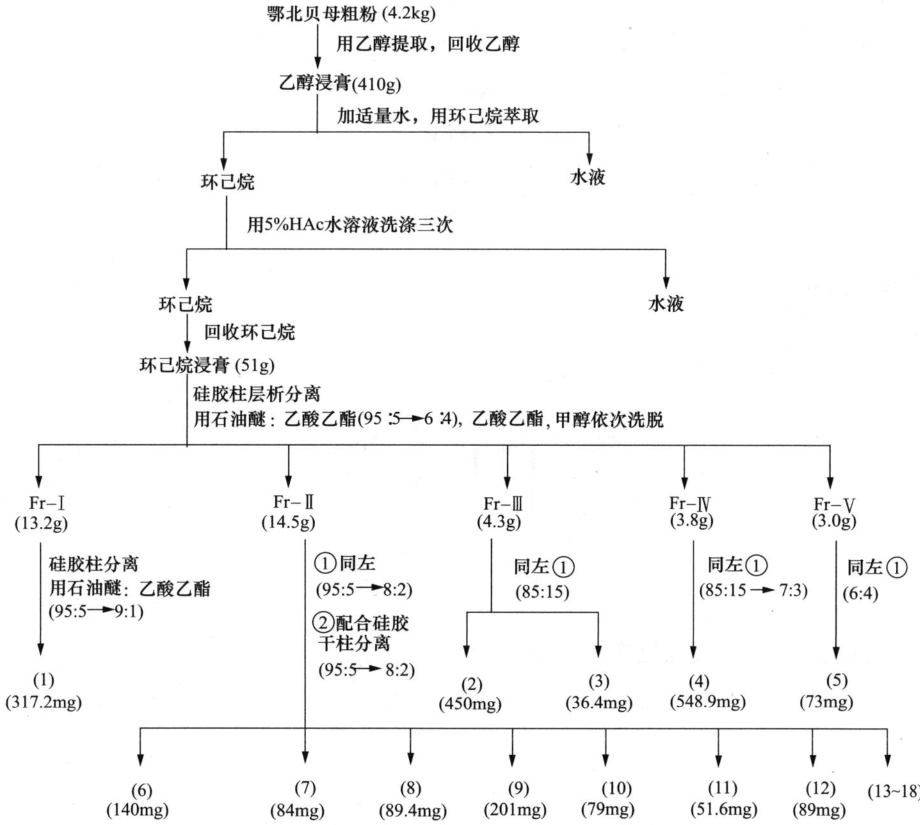

图 10-7　对映-贝壳杉烷型二帖及其二聚体的提取分离流程图

（二）人参中三萜皂苷的提取和分离

人参 *Panax ginseng* 是传统名贵中药，具有大补元气、复脉固脱、补脾益肺等功能，用于体虚欲脱、肢冷脉微、脾虚食少等疾病的治疗。人参的根、茎、叶、花和果实中均含有人参皂苷（ginsenosides）。人参根中总皂苷的含量约占5%，根须中人参皂苷的含量比主根高。目前已从人参（白参和红参）及其地上部分共分得 Ra_1、Ra_1、Ra_2、Rb_1、Rb_2、Rb_3、Rc、Rd、Re、R_f、Rg_1、Rg_2、Rg_3、Rh_1、Rh_2、Rh_3及 Ro 等四十多种人参皂苷[22]，这些皂苷的苷元可分为三组：原人参二醇组，原人参三醇组及齐墩果酸组。

1. 人参二醇组

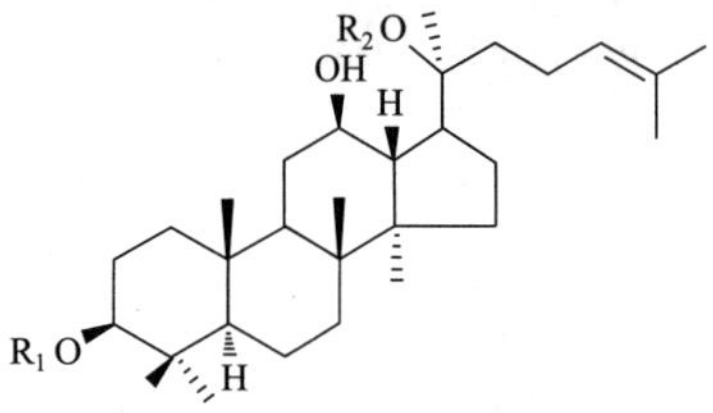

	R_1	R_2
20(*S*)-原人参二醇	H	H
人参皂苷Ra_1	-glc(2-1)glc	-glc(6-1)ara(p) (4-1)xyl
人参皂苷Ra_2	-glc(2-1)glc	-glc(6-1)ara(f) (4-1)xyl
人参皂苷Rb_1	-glc(2-1)glc	-glc(6-1)glc
人参皂苷Rb_2	-glc(2-1)glc	-glc(6-1)ara(p)
人参皂苷Rb_3	-glc(2-1)glc	-glc(6-1)xyl
人参皂苷Rc	-glc(2-1)glc	-glc(6-1)ara(f)
人参皂苷Rd	-glc(2-1)glc	-glc
人参皂苷Rg_3	-glc(2-1)glc	H
人参皂苷Rh_2	-glc(2-1)glc	H

2. 人参三醇组

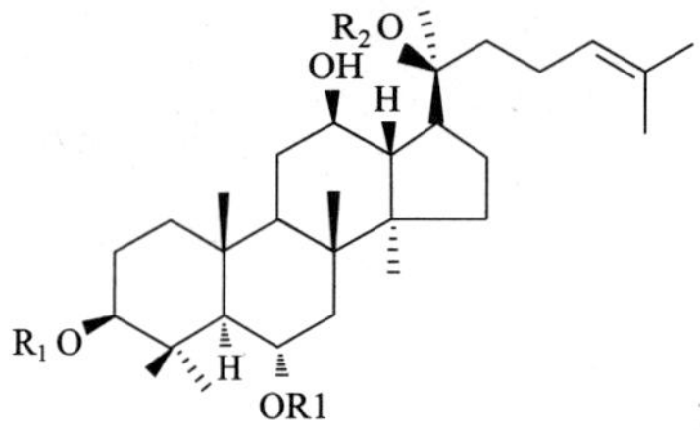

	R_1	R_2
20(▮)-原人参三醇	H	H
人参皂苷Re	-glc(2-1)rha	-glc
人参皂苷 Rf	-glc(2-1)rha	-glc
人参皂苷Rg_1	-glc	-glc
人参皂苷Rg_2	-glc(2-1)rha	H
人参皂苷Rh_1	-glc	H

3. 齐墩果酸组

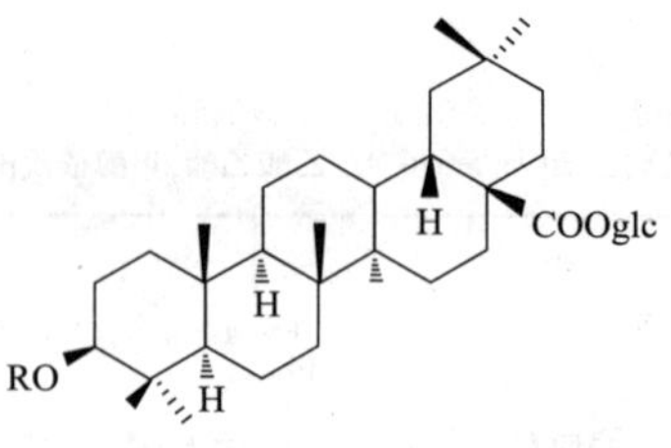

人参皂苷Ro　R=glc(2-1)glc

人参皂苷的提取分离流程见图 10-8。

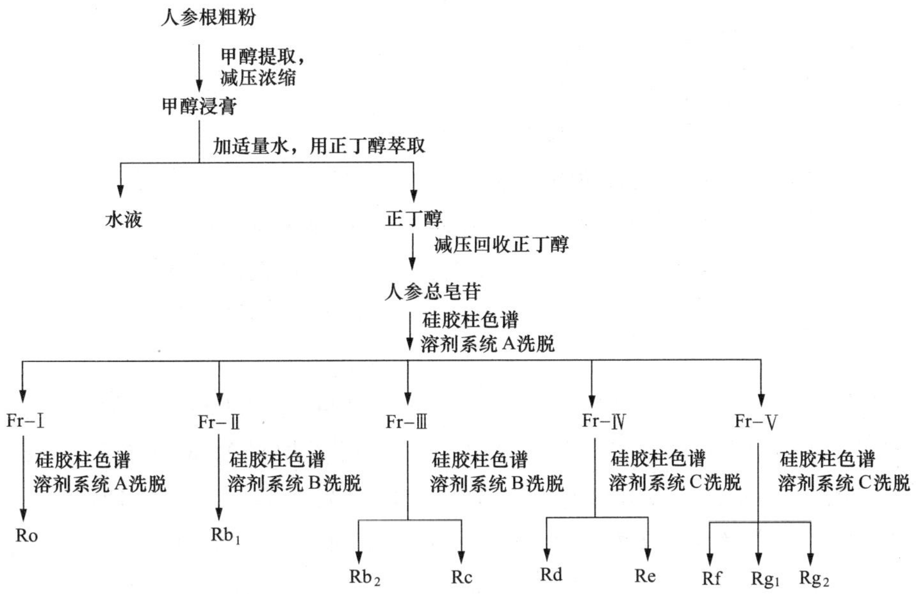

图 10－8 人参皂苷的提取分离流程图

溶剂系统 A：三氯甲烷－甲醇－水（65:35:10 下层）；溶剂系统 B：正丁醇－乙酸乙酯－水（4:1:2 上层）；溶剂系统 C：三氯甲烷－甲醇－乙酸乙酯－水（2:2:4:1 下层）

第五节 萜类化合物的结构测定

萜类化合物是目前天然产物研究中最活跃的领域，其结构研究快速、微量、准确，这得益于现代波谱分析技术尤其是超导二维核磁共振新技术的应用。

一、紫外光谱在萜类化合物结构鉴定中的应用

具有共轭双键的萜类化合物，在紫外光区产生吸收，在结构鉴定中有一定的意义。一般含有 α，β-不饱和羰基的萜类 λ_{max}在 220～250nm（ε 10000～17500）。具有共轭双烯的萜类 λ_{max}多在 215～270nm（ε 2500～30000）区间。具体的最大吸收波长值取决于该共轭体系在分子结构中的化学环境。例如链状萜类的共轭双键体系 λ_{max}在 217～228nm（ε 15000～25000）；环内共轭双键体系的 λ_{max}多在 256～265nm（ε 2500～10000）处；当共轭双键有一个在环内时，则 λ_{max}在 230～240nm（ε 13000～20000）之间。此外共轭双键的碳原子上有无取代基及共轭双键的数目也会影响最大吸收波长。

多数三萜类化合物不产生紫外吸收，但以浓硫酸为试剂测定五环三萜类化合物时，可在 310nm 处观察到最大吸收，而且不受母核上的取代基影响。

齐墩果烷型三萜化合物由于结构中多具有双键，可用紫外光谱判断其双键类型。如结构中只有一个孤立双键，仅在 205～250nm 处有微弱吸收，若有 α、β 不饱和羰基，λ_{max}在 242～250nm；异环共轭双烯 λ_{max}在 240、250、260nm；同环共轭双烯 λ_{max}则在 285nm。紫外光谱还用于判断 11-oxo，Δ^{12}-齐墩果烷三萜类化合物 18-H 的构型：当 18-H 为 β 构型（D/E *cis*）时，λ_{max}为 248～249nm；当 18-H 为 α 构型（D/E*trans*）时，λ_{max}为 242～243nm。

二、红外光谱在萜类化合物结构鉴定中的应用

红外光谱主要用来检测化学结构中的功能团。萜类化合物中多存在双键、共轭双键、

甲基、偕二甲基、环外亚甲基或含氧功能团等，一般都能很容易地分辨出来。如偕二甲基在 1380cm^{-1}左右的面内弯曲振动峰发生裂分，出现二条吸收带；而贝壳杉烷型二萜的环外亚甲基则通常在 900cm^{-1}左右有最大吸收峰。

红外光谱在解决萜类内酯的存在及内酯环的种类上有实际意义。在 1800 ~ 1735cm^{-1}间出现强的羰基吸收峰，可考虑有内酯化合物存在，且其羰基吸收峰位置与内酯环大小及共轭程度有关。如在饱和内酯环中，随着内酯环碳原子数的减少，环的张力增大，吸收波长向高波数移动，六元环、五元环及四元环内酯羰基的吸收波长分别在 1735、1770 和 1840cm^{-1}；不饱和内酯则随着共轭双键的位置和共轭的长短不同，其羰基的吸收波长亦有较大差异。

根据红外光谱 A 区（1355 ~ 1392cm^{-1}）和 B 区（1245 ~ 1330cm^{-1}）的碳氢吸收可用来区别齐墩果烷、乌苏烷和四环三萜的基本骨架。齐墩果烷型的 A 区有两个峰（1392 ~ 1379cm^{-1}，1370 ~ 1355cm^{-1}）；B 区有三个峰（1330 ~ 1315cm^{-1}，1306 ~ 1299cm^{-1}，1269 ~ 1250cm^{-1}）。乌苏烷型的 A 区有三个峰（1392 ~ 1386cm^{-1}，1383 ~ 1370cm^{-1}，1364 ~ 1359cm^{-1}）；B 区也有三个峰（1312 ~ 1308cm^{-1}，1276 ~ 1270cm^{-1}，1250 ~ 1245cm^{-1}）。四环三萜的 A 区和 B 区都只有一个峰。

还可根据红外光谱初步判断三萜母核上羟基的类型。通常伯羟基的吸收在 3640 ~ 3641cm^{-1}，仲羟基在 3623 ~ 3630cm^{-1}（*a* 键仲羟基在 3625 ~ 3628cm^{-1}，*e* 键仲羟基在 3623 ~ 3630cm^{-1}）。

三、^{1}H-NMR 在萜类化合物结构测定中的应用

核磁共振谱是萜类化合物结构测定的最有力的工具，特别是近十年发展起来的具有高分辨能力的超导核磁分析技术和 2D-NMR 相关技术的开发和应用，不但提高了谱图的质量，而且提供了更多的结构信息。鉴于萜类化合物类型多、骨架复杂，难于在有限的篇幅中作全面总结和归纳，《分析化学手册》等参考书籍中收集整理了大量的氢谱、碳谱数据，对萜类化合物的结构测定有极其重要的参考价值。对于结构复杂的萜类化合物，除常规的氢谱和碳谱分析外，还必须仰赖于各种 2D-NMR 技术的应用。

三萜类化合物的^{1}H-NMR 谱具有较强的规律性，从中能获取重要信息的主要有双键质子、与氧同碳质子、甲基质子和糖的端基质子。下面是对其进行的归纳：

（1）烯氢信号的化学位移值一般为 δ 4.3 ~ 6.0。环内双键质子的 δ 值一般大于 5，如齐墩果酸类和乌苏酸类 C_{12}烯氢在 δ 4.93 ~ 5.50 处出现分辨不好的多重峰。若 11 位引入羰基与此双键共轭，则烯氢可因去屏蔽而向低场位移，在 δ 5.55 处出现一单峰。环外烯键的 δ 值一般小于 5，如羽扇豆烯和何伯烯型的 C-29 位两个同碳氢信号多出现在 δ 4.30 ~ 5.00。由于羽扇豆烯型的 E 环上异丙烯基受 C-12 位质子空间位阻的影响不能自由旋转，双键末端的两个质子不等价，表现为双峰；而何伯烯型的两个末端烯氢接近等价，合并为一单峰，利用这一特点可区别两种母核。

（2）连氧碳上质子的化学位移随着位置、环境、构型的不同有较明显的变化。比较有规律的有乙酰基质子、羧甲酯质子和 C-3 位质子（绝大多数三萜的 C-3 位连有氧）。连接—OH 的碳上质子信号一般出现在 δ 3.2 ~ 4.0。连接乙酰氧基的碳上的质子信号一般为 δ 4.0 ~ 5.5。乙酰基质子的 δ 值在 1.82 ~ 2.07。对于绝大多数齐墩果烷型和乌苏烷型三萜，当-$COOCH_3$位于 C_{28}位时，其甲酯的 δ 值小于 3.795，否则就大于 3.795。这一规律常用于推定

齐墩果烷和乌苏烷母核中 C-28 位的羧基。大多数三萜化合物 C-3 上有羟基或其他含氧基团，此时，C-3 质子的信号多为 dd 峰。以3-乙酰氧基取代的三萜衍生物为例，C_3-H 为竖键（α-H，β-OAc）时，其 δ 值在4.00～4.75 之间，最大偶合常数为 12Hz 左右；C_3-H 若为横键（β-H，α-OAc），δ 值在 5.00～5.48 之间，最大偶合常数约为 8Hz，二者均为宽低峰。

（3）三萜中甲基的信号一般出现在 δ 0.50～1.50 之间。其中最低场甲基 δ 值约为 1.13～1.15（27-CH_3），其他 CH_3的 δ 值小于 1.0。对于齐墩果烷型和乌苏烷型的三萜，其最高场甲基（26-CH_3）的 δ 值与 C-28 的取代基有关。当 C-28 为 $COOCH_3$时最高场甲基的 δ 值小于 0.775，当 C-28 为 CH_2OH、CH_3或内酯则大于 0.775。

羽扇豆烯型的 C-30 甲基因与双键相连，且有烯丙偶合，δ 值在较低场 1.63～1.80 之间，且呈宽单峰。

四、^{13}C-NMR 在萜类化合物结构测定中的应用

萜类化合物骨架类型繁多，其^{13}C-NMR 特征也多有不同。下面以三萜类化合物为例介绍其^{13}C-NMR 特征（表 10－2）。

表 10－2　齐墩果烷、乌苏烷、羽扇豆烷类三萜烯碳化学位移

三萜及双键位置	烯碳 δ 值	其他特征碳
Δ^{12}-齐墩果烯	C_{12}：122～124；C_{13}：143～144	
11-oxo，Δ^{12}-齐墩果烯	C_{12}：128～129；C_{13}：155～167	11-C＝O：199～200
$\Delta^{11(13)}$，28-epoxy-齐墩果烯	C_{11}：132～133；C_{12}：131～132	
$\Delta^{11,13(18)}$齐墩果烯	C_{11}：126～127；C_{12}：126～	C_{13}：84～85.5
异环双烯	C_{13}：136～137；C_{18}：133～	
$\Delta^{9(11),12}$-齐墩果烯	C_9：154～155；C_{11}：116～117	
同环双烯	C_{12}：121～122；C_{13}：143～147	
Δ^{12}-乌苏烯	C_{12}：124～125；C_{13}：139～140	
$\Delta^{20(29)}$羽扇豆烯	C_{29}：109～；C_{20}：150～	

在三萜的^{13}C-NMR 谱中角甲基一般出现在 δ 8.9～33.7，其中 23-CH_3和 29-CH_3为 e 键甲基出现在低场，δ 值依次为 28.0 和 33.0 左右。苷元中除与氧连接的碳和烯碳等外，其他碳 δ 值一般在 60 以下，苷元和糖上与氧相连的碳的 δ 值为 60～90，烯碳在δ 109～160，羰基碳为 δ 170～220。

（1）双键位置及三萜结构母核的确定　根据碳谱中苷元的烯碳的个数和化学位移值不同，可推测一些三萜的双键位置。还可以确定齐墩果烷型、乌苏烷型和羽扇豆烷型皂苷元的结构母核。一般来说，在齐墩果酸型的烯碳中，C-12 信号的 δ 值多位于 122.0～124.0，C-13 信号的 δ 值多为 144.0～145.0；乌苏酸型的烯碳中，C-12 的 δ 值一般均大于 124.0（多为 125.0 左右），而 C-13 信号的 δ 值多为 140.0 左右；在白桦脂酸型中，因有异丙烯基，双键处于环外，且其 C-20 的 δ 值较大，约为 150.0，而 C-30 的 δ 值较小，约为 110.0。因此，根据^{13}C-NMR 谱中的季碳信号数和烯碳的化学位移值的不同，可以对上述三种类型进行鉴别。

（2）苷化位置的确定　三萜3—OH苷化，一般C-3向低场位移约8～10，而且会影响C-4的δ值。糖之间连接的α碳的苷化位移约为+3～8。但糖与28—COOH成酯苷时，苷化位移是向高场位移，羰基碳苷化位移约为－2～5，糖的端基碳一般位移至δ 95～96。

（3）羟基取代位置及取向的确定　齐墩果烷型三萜羟基取代可引起α-碳向低场移34～50，β-碳向低场位移2～10，而γ-碳则高场移0～9。

①29，30—COOH和CH_2OH位置的确定：与29，30位甲基取代比较，C-29，30位羧基或羟甲基取代时，C-19，21化学位移值向高场位移4～6；C-20向低场位移，如为羧基取代，位移约13左右，如为羟甲基取代则位移约5左右，这时C-20连接的甲基碳的化学位移值向高场位移约4～5。C-29和C-30氧取代的主要区别是，当为29—COOH（或CH_2OH，*e*键）取代时，C-29化学位移值为181.4（73.9），C-30（CH_3）化学位移值为19～20；当为30—COOH（或CH_2OH，*a*键）取代时，C-30化学位移值为176.9（65.8），C-29（CH_3）化学位移值为28～29。

②23，24—OH位置的确定：23-CH_2OH（e键）化学位移值约为68，比24-CH_2OH（约为64）总处于低场；和23，24-CH_3比较，具23-CH_2OH取代时，使C-4向低场位移约4，C-3，C-5和C-24（CH_3）向高场位移约4，6.5和2.4。具24-CH_2OH取代时，也使C-4的化学位移值向低场位移约4，C-23（CH_3）向高场位移约4.5，但对C-3和C-5影响较小。

③2，3—OH构型的确定：3β—OH取代与相应的3α—OH取代的化合物比较，C-5的化学位移向高场位移4.2～7.2，C-24向低场位移1.2～6.6。当2位有羟基取代时，C-2的化学位移值（66.5～71.0）总是比C-3（78.2～83.8）处于高场，而且使C-1的化学位移值向低场位移约5～10。

④16—OH构型的确定：三萜化合物分别具有16α—OH和16β—OH构型，两者的不同很容易从C-16的化学位移得到区别。具有16β—OH的C-16化学位移（67.5）比其具有16α—OH构型的异构体的C-16化学位移（74.0）低场约5.5。但在具有$\Delta^{11,13(18)}$异环双烯三萜中则相反，如当C_{16}—OH为β-型时，C_{16}的δ值约为77左右；若C_{16}—OH为α-型，则C_{16}为δ 68左右。

（4）糖上乙酰基的确定　糖上乙酰化可能发生在任一羟基上，有的还出现双羟基乙酰化，一般乙酰化后，连接乙酰化位置的碳δ值向低场位移（+0.2～1.6），其邻位碳向高场位移（－2.2～3.5），但邻位双乙酰化时，乙酰化及其邻位碳一般均向高场位移。

五、质谱在萜类化合物结构鉴定中的应用

萜类化合物结构类型纷杂，虽然质谱测定报道的数据很多，但除三萜外，研究裂解方式的很少，即使进行了某些研究，所得的结果也常难以用来推测新化合物的结构。其原因是萜的基本母核多，无稳定的芳香环、芳杂环及脂杂环结构系统，大多缺乏“定向”裂解基团，因而在电子轰击下能够裂解的化学键较多，重排屡屡发生，裂解方式复杂。有些化合物的结构确定之后，容易解释其裂解方式，但对大多数化合物来说，如果缺乏高分辨精确质量测定、氘标记实验和亚稳离子等数据，常常很难判断离子的来源和结构。这种情形在单萜、特别是倍半萜中更为严重，实际上质谱的作用只是提供一个分子量而已。相对而言，二萜类化合物质谱的特征性则比倍半萜类稍强一些。

从众多化合物的裂解方式可找到萜类裂解的一些规律。

（1）萜类化合物的分子离子峰除以基峰形式出现外，一般较弱。

（2）在环状萜类化合物中常发生 Diels-Alder（RDA）裂解。

（3）在裂解过程中常伴随着分子重排裂解，尤以麦氏重排多见。

（4）裂解方式受功能基的影响较大，得到的裂解峰大都主要是失去功能基的离子碎片，例如有羟基或羟甲基存在时，多有失水或失羟甲基、甲醛等离子碎片。

青蒿素（qinghaosu）属于杜松烷类倍半萜化合物，但 A 环是氧化成醚型的七元环，且具有过氧结构，其质谱裂解如图 10－9 所示。

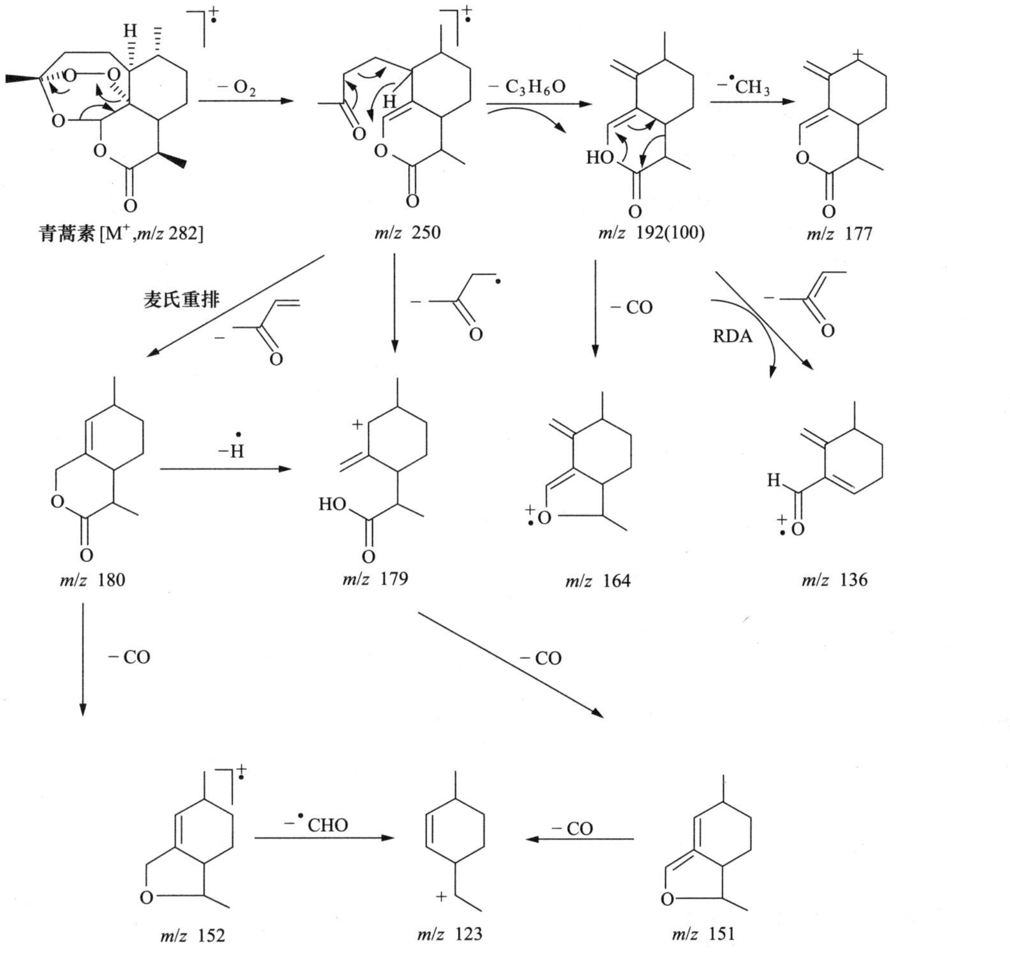

图 10－9 青蒿素的 EI-MS 裂解图

该化合物分子离子峰 *m/z* 282 较弱，基峰为 *m/z* 192。高质量区的较强峰 *m/z* 250 是过氧醚环进行类似 RDA 裂解失去氧的产物，然后由亚稳离子 *m/z* 215. 5 证明能继续失去一分子水得离子 *m/z* 232，其水的来源可能是六元内酯环，这要经过比较复杂的重排过程才能完成。离子 *m/z* 250 再进行麦氏重排裂解，并失去丙酮得基峰 *m/z* 192，而失去丁烯酮和丁酮基得离子 *m/z* 180 和 179，*m/z* 180 和 179 各失去一氧化碳，可产生离子 *m/z* 152 和 151，离子 *m/z* 152 失去甲酰基或离子 *m/z* 151 失去一氧化碳，可得离子 *m/z* 123。离子 *m/z* 250 能失去丙酮得基峰 *m/z* 192 的裂解，说明离子 *m/z* 250 的结构片断中含有甲基酮部分。同时存在的次强峰 *m/z* 43（乙酰基离子），也能说明这一点。其他离子如 *m/z* 177，为离子 *m/z* 192 失去甲基的产物，离子 *m/z* 164 和 136 可由离子 *m/z* 192 分别失去一氧化碳和进行 RDA 裂解来解释。

五环三萜类化合物质谱裂解有较强的规律：Δ^{12}齐墩果烯或乌苏烯类化合物，其 EI-MS 显示分子离子峰［M］$^{+}$及失去 CH_3、OH 或 COOH 等碎片峰。由于分子中存在 C_{12} 双键，具环己烯结构，易发生 RDA 裂解，出现含 A、B 环和 D、E 环的碎片离子峰。根据裂解所产生的质量数，可以初步推断取代基所在的部位。

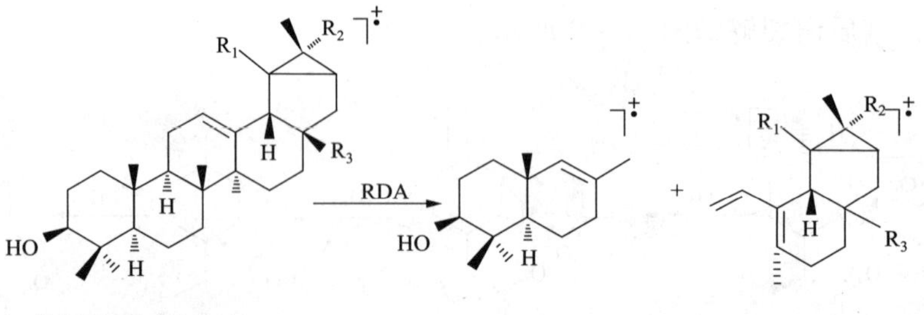

Δ^{12} 齐墩果烯或乌苏烯

以下是齐墩果酸的质谱裂解过程：

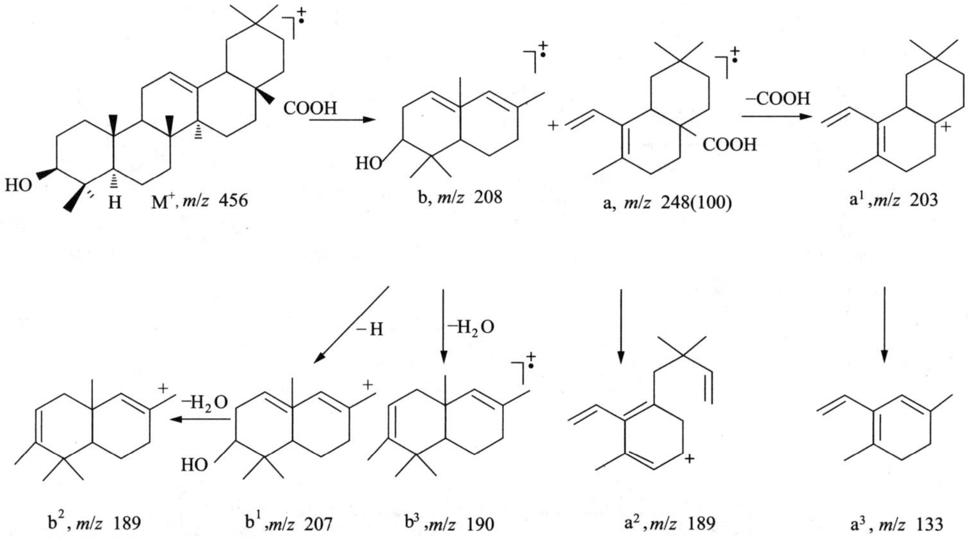

如无环内双键时，常从 C 环断裂成两个碎片：

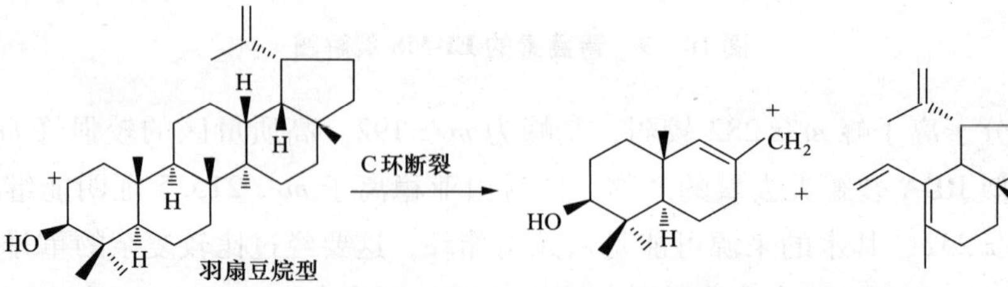

在有些情况下，可同时产生 RDA 裂解和 C 环断裂。

羽扇豆醇型三萜皂苷元还可出现失去异丙基产生的 M-43 的特征碎片离子峰。

四环三萜类化合物裂解的共同规律是失去侧链。

此外，场解析质谱（FD-MS）、快原子轰击质谱（FAB-MS）、二级离子质谱（SI-MS）、飞行时间质谱（TOF-MS）、电喷雾质谱（ESI-MS）和激光解析质谱（LD-MS）等也被成功地应用于皂苷的结构研究。

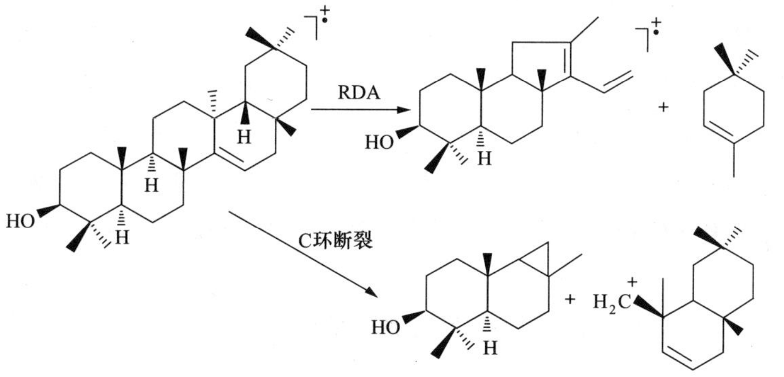

RDA裂角和C环断裂

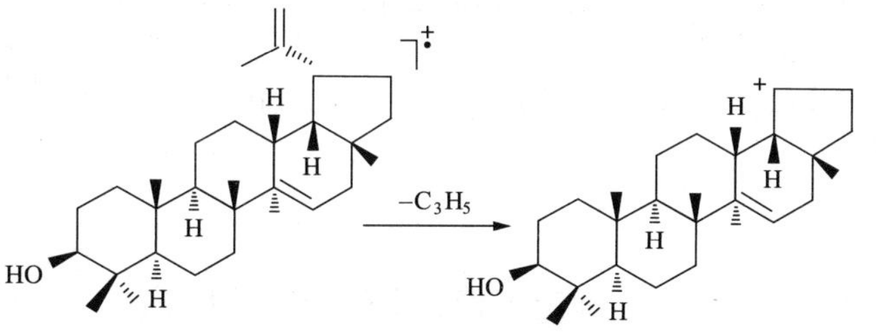

羽扇豆醇 m/z 426　　　　m/z 385

$[M-43]^+$特征碎片离子峰

六、萜类化合物结构鉴定实例

（一）青蒿素的结构鉴定

从民间抗疟草药黄花蒿 *Artemisia annua* 中分离出一种抗疟有效成分青蒿素（qinghaosu，artemisinin），无色针晶，熔点 156～157℃，$[\alpha]_D^{20}$ +66.3°（*c*，1.64，$CHCl_3$）。高分辨质谱示分子量为 282.1472，元素分析：C 63.72%，H 7.86%，分子式 $C_{15}H_{22}O_5$。青蒿素的 IR 光谱在 831、881、1115 cm^{-1}示有过氧基的特征吸收峰，能与 1mol 的三苯基磷反应；质谱中有 m/z 250（M－32）的特征碎片；用 Pd-$CaCO_3$催化氢化失去 1 个氧原子，形成环氧化合物，以上信息都表明青蒿素分子中含有 1 个过氧基。

青蒿素的 IR 光谱在 1750cm^{-1}示有六元内酯环的特征吸收峰，与盐酸羟胺反应呈现内酯环的正反应；用 $NaBH_4$还原可生成仲羟基化合物，再用铬酐－吡啶氧化又生成青蒿素，用 NaOH 溶液滴定，消耗 NaOH 溶液的量为 1∶1，从而证明青蒿素分子中含有 1 个内酯基。

^{1}H-NMR（$CHCl_3$，δ）：0.93（3H，d，J = 6Hz，H-14），1.06（3H，d，J = 6Hz，H-13），1.36（3H，s，H-15），3.26（1H，m，H-11），5.68（1H，s，H-5）。δ 1.36 低场甲基是氧同碳上的甲基，当照射 δ 3.08～3.44，可使 δ 1.06 的双峰变成单峰；反之照射 δ 1.06，可使 δ 3.08～3.44 的多重峰变成双峰，说明 δ 3.08～3.44 是与 δ 1.06 甲基相邻的一个氢。该质子因受内酯羰基的去屏蔽效应而位于较低磁场；由于照射 δ 1.06 的甲基，δ 3.08～3.44 的质子变成双峰，说明该质子邻近的碳上只有一个氢原子。在更低场的 δ 5.68（1H，s）处出现一个单尖峰，推定是与两个氧原子相连碳上的一个氢，此质子无裂分，说明该氢原子所连的碳是与氧原子和叔碳原子相连接。

^{13}C-NMR（$CHCl_3$，22.5MHz，δ）：在宽带去偶谱中出现相当于倍半萜的15个碳原子信号。在偏共振去偶谱中，δ 79.5（C-6）与105.0（C-4）为两个季碳单峰，因位于较低磁场，提示过氧基接在这两个季碳上。δ 32.5（C-7），33.0（C-10），45.0（C-1），50.0（C-11），93.5（C-5）为五个叔碳双峰，其中之一位于较低磁场，可推定系与两个氧原子相连的碳原子；δ 25.0（C-8），25.1（C-9），35.3（C-2）和37.0（C-3）为四个仲碳三重峰；δ 12.0（C-14），19.0（C-13），23.0（C-15）为三个甲基碳四重峰；δ 172.0为羰基碳的单峰。

根据以上分析，可以推定青蒿素有下列部分结构片段：

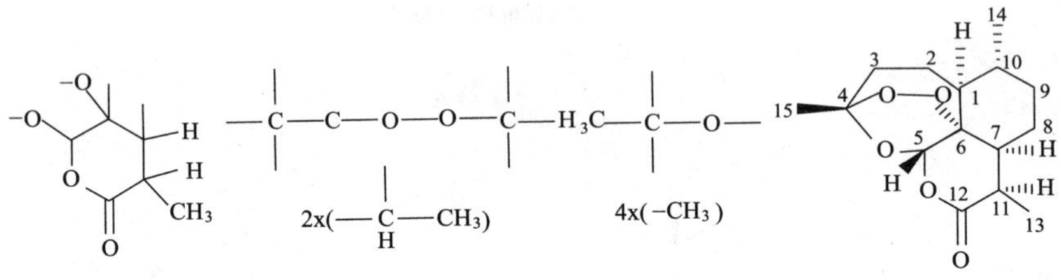

青篙素(1)

通过X射线衍射晶体分析最后确定了青蒿素的结构（1）。

（二）鄂贝酸的结构鉴定

鄂贝酸（fritillebic acid）[39]是从鄂北贝母（*Fritillaria ebeiensis* G. D. Yu et G. Q. Ji）中分离到的一种新的对映-贝壳杉烷（*ent*-kaurane）型二萜成分。

1. 理化常数测定 鄂贝酸为无色鳞片状结晶，mp 235～237℃，$[\alpha]_D^{20}$ −60.6°（*c*=1.0，$CHCl_3$），易溶于三氯甲烷，溶于甲醇、乙酸乙酯，不溶于水。与茴香醛-硫酸试剂显紫蓝色斑点。

2. 分子式的确定

（1）元素分析值（%） C，72.95，H，9.39；计算值（$C_{22}H_{34}O_4$,%）：C，72.89，H，9.45。

（2）高分辨电子轰击质谱（HREI-MS）*m/z* 362.2458（M^+，$C_{22}H_{34}O_4$，计算值，362.2460）。

3. 功能团的分析 根据IR和氢谱综合分析确定鄂贝酸有3个叔甲基（δ 0.80，0.85，1.02），其中存在偕二甲基（1367，1384cm^{-1}），1个乙酰氧基（δ 2.05；1735，1250cm^{-1}），1个羧基（δ 11.53；3400～2500，1700cm^{-1}）。DEPT实验示有4个伯碳、8个仲碳、5个叔碳和5个季碳。

4. 基本骨架的确定

（1）推测 ①鄂贝酸的分子式符合二萜通式；②IR光谱示有偕二甲基存在；③质谱碎片符合对映-贝壳杉烷型二萜的裂解规律；④鄂贝酸的不饱和度 $\Omega=6$；⑤文献报导从贝母属植物中分离到对映-贝壳杉烷型二萜。由此推测鄂贝酸具有对映-贝壳杉烷骨架。

（2）证明 ①用^1H，^{13}C-NMR和^1H-^{13}C COSY归属各个氢质子和碳的化学位移值和偶合常数（表10-3）；②氢、碳的化学位移值及DEPT测定的碳种类符合对映-贝壳杉烷骨架；③用DQF-COSY和RCT-COSY分析技术，证明氢相连的顺序与推测一致；④由鄂贝酸衍生物的分析进一步证实。

5. 取代基连接位置的确定 鄂贝酸中乙酰氧基的连接位置可由HMBC方法确定，即乙酰氧基同碳氢 H-3（*d*4.47）与 C-18（δ 28.4）、C-19（δ 16.6）以及乙酰氧基中的羧基碳（δ 171.0）之间存在远程偶合；而且连有乙酰氧基的碳（δ 81.0）与 H-18（δ 0.85）、H-19（δ 0.84）之间也存在远程偶合［图 10－10（1）］，很显然，乙酰氧基连接在 C-3 位。而且 H-3 与 H-2 之间的偶合常数 $J=11.8$，5.5Hz，表明存在 1,3-diaxial 关系，H-3 为直立键，乙酰氧基为平伏键。

在一些对映－贝壳杉烷型二萜中，羧基往往连接在 C-16、C-18 和 C-19，但鄂贝酸结构存在偕二甲基 C-18 和 C-19。又在 DQF-COSY 谱中，H-15 除与羧基同碳氢 H-16（δ 2.64）以外，没有观察到与任何氢存在偶合关系，证明 C-8 为季碳；另外 H-16 与 H-13 也无偶合关系，推测是由于两面角接近于 90°，而通常在贝壳杉烷型二萜中可被观察到。而且羧羰基碳 C-17（δ 183.3）与 H-15、H-16 之间存在 HMBC 相关性。上述所有结果都证实羧基定在 C-16 位。

6. 立体化学的确定

（1）相对构型　经 2D-NMR 全面分析，鄂贝酸中所有的氢质子和碳信号从化学位移值到偶合常数与 NOESY 分析的结果完全吻合，其相对构型如图 10－10（2）所示。在 NOESY 谱中，H-20 与 H-11 存在 NOE 效应，但未观察到与 H-14 的相关峰，所以环 C 是船式构型。

（2）绝对构型　鄂贝酸的绝对构型经由新 Mosher 方法确定，即 1 的水解产物 2 经甲基化转变成甲酯 3，3 再与（*R*）-（＋）-（*S*）-（－）-*α*-methoxy-*α*-trifluoro-methylphenylacetic acid（MTPA）反应，生成（*S*）-MTPA 酯（4a）和（*R*）-MTPA 酯（4b）［图 10－10（3）］，然后依据 ^{1}H-^{1}HCOSY 归属 4a 和 4b 各个氢信号，求出它们 A、B 环上对映氢的化学位移值差 Δd（d_S-d_R），如图 10－10（4）所示，＋Δd 和－Δd 有规则的排列表明 C-3 构构型为 *R* 型。而且 H-16 与 H-12*b*、H-15*b* 存在 NOE 相关峰，因此羧基存在于 C-16*α* 位。综上所述，鄂贝酸的绝对构型鉴定为对映-3*β*-乙酰氧基-16*β*-贝壳杉烷-17-羧酸（*ent*-3*β*-acetoxy-16*β*-kauran-17-oic acid）。

表 10－3　鄂贝酸的氢谱（600MHz）和碳谱（75MHz）数据

H	δ, mult.,（J, Hz）	C	δ, mult.	H	δ, mult.,（J, Hz）	C	δ, mult.
1α	1.82dt（13.4, 7.0）	1	38.4t	12α	1.52d（3.7）	15	44.5t
1β	0.96m	2	23.7t	12β	1.50d（3.3）	16	45.4t
2α	1.62m	3	81.0d	13	2.54brs	17	183.3s
2β	1.67m	4	37.8s	14α	1.88d（11.7）	18	28.4q
3	4.47dd（11.8, 5.5）	5	55.2d	14β	1.21dd（11.6, 4.9）	19	16.6q
5	0.83d（2.1）	6	20.4t	15α	1.72dd（13.5, 5.9）	20	17.5q
6α	1.37dddd	7	40.8t	15β	1.64m	OAc	171.0s
	（12.1, 12.1, 4.2, 4.2）	8	44.9s	16	2.64dd（8.9, 6.1）		21.3q
6β	1.57m	9	55.7d	17	11.53brs		
7α	1.55m	10	38.9s	18	0.85s		
7β	1.53m	11	18.5t	19	0.84s		
9	0.98d（4.6）	12	31.2t	20	1.02s		
11α	1.59m	13	41.4t	OAc	2.05, s		
11β	1.59m	14	38.0t				

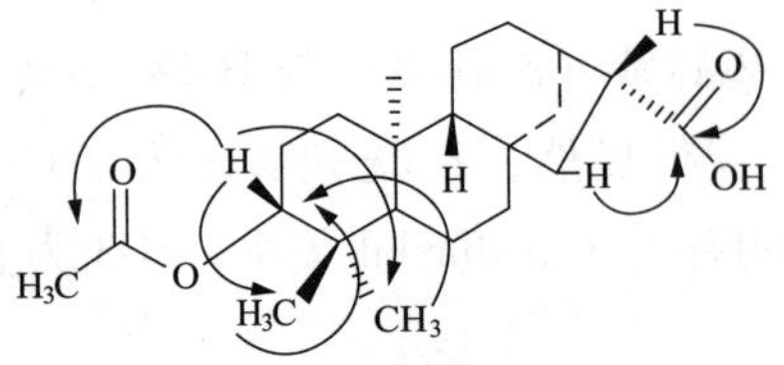

（1） 鄂贝酸的 HMBC

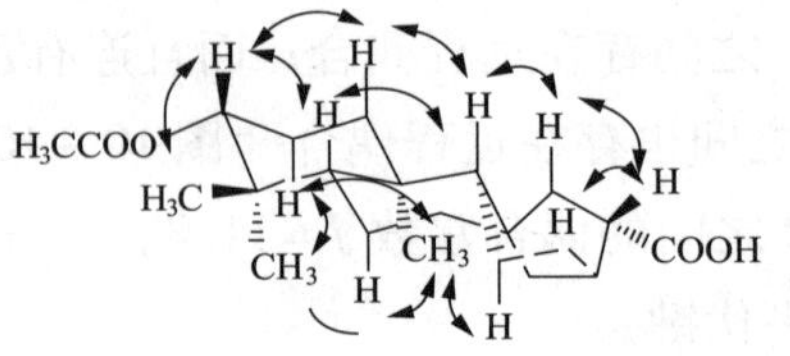

（2） 鄂贝酸的 NOESY

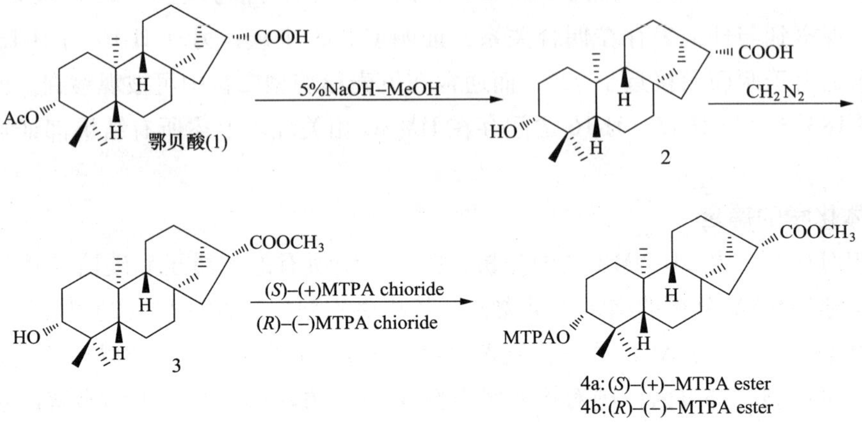

（3） 鄂贝酸的 Mosher 反应

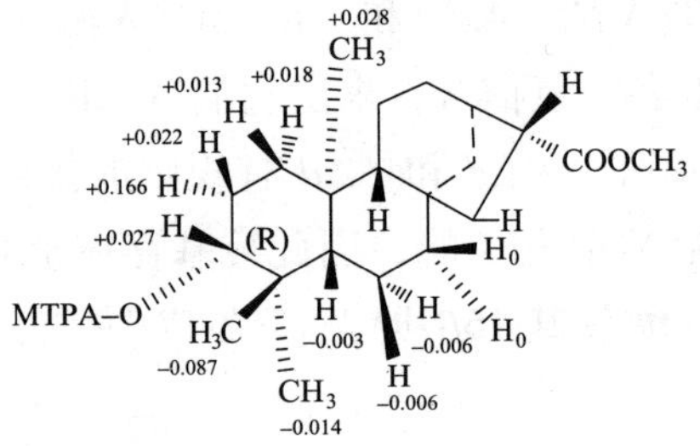

（4） 5a，5bA 与 B 环 Δd （$d_S - d_R$）

图 10－10 鄂贝酸相关特征

（三）夏枯草皂苷 A

夏枯草是唇形科夏枯草属植物夏枯草（*Prunella vulgaris* L.）的干燥果穗。迄今为止从中分离得到了 26 个三萜类化合物，主要为齐墩果烷型、乌索烷型和羽扇豆烷型三萜。

从夏枯草中得到一化合物为白色粉末（化合物 1），Liebermann-Burchard 和 Molish 反应均为阳性。Negative FAB-MS 显示 m/z 649 ［M-H］$^-$，487 ［M-H-glc］$^-$。IR （KBr） cm^{-1}：3392（OH），1721（C＝O）。^{1}H-NMR 在 δ 0.81，0.94，0.96，0.99，1.12，1.20 处有 6 个甲基单峰信号，另外还有 1 个烯氢信号 δ 5.30（m），1 个糖上端基质子信号 δ 5.41（d，J＝7.9Hz）和 3 个与氧相连的碳上氢信号。^{13}C-NMR 谱显示羰基碳信号 δ 176.5，2 个典型的齐墩果烷 12 烯碳信号：δ 144.2，122.9，糖上 6 个碳的信号（表 10－4）及另 3 个与氧相连的碳信号 δ 66.3，74.3 和 δ 65.3。以上波谱数据说明该化合物的苷元为一具有 3 个羟基和 1 个羧基的 12-烯-齐墩果烷型三萜类化合物。将

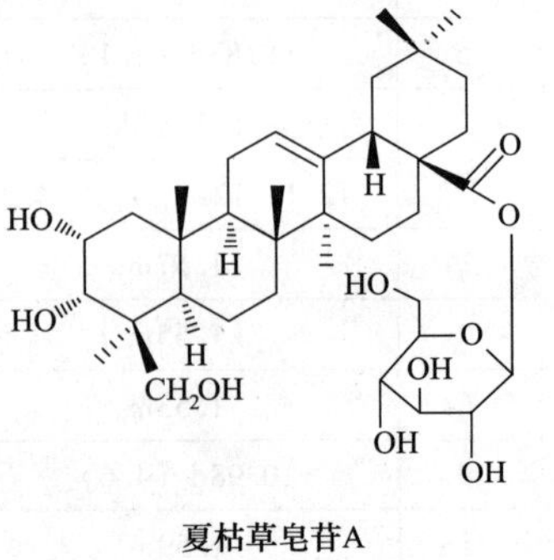

夏枯草皂苷A

其^{13}C-NMR 数据与文献报道的 2α,3α,24-三羟基齐墩果-12-烯-28-酸甲酯（化合物 2）[44] 的数据对照，除 C-28 由于苷化产生的位移及多余糖的信号外，其他数据均一致。故确定苷元为 2α,3α,24-三羟基齐墩果-12-烯-28-酸。

糖上端基碳 δ 值为 95.8，说明该糖与 28 位羧基成酯苷，糖部分^{13}C-NMR 数据与文献报道的化合物 3[44] 的糖部分完全一致。所以最后确定该化合物为 2α,3α,24-三羟基-齐墩果-12-烯-28-酸-β-D-吡喃葡萄糖酯苷（2α,3α,24-trihydroxy-olean-12-ene-28-oicacid-28-O-β-D-glucopyranosylester），为一新化合物，命名为夏枯草皂苷 A（vulgarsaponin A）（表 10－4）。

表 10－4　夏枯草皂苷 A 的^{13}C-NMR 数据比较（Pyr-d_5）

No.	2*	化合物 1		No.	2*	化合物 1		No.	3*	化合物 1
	^{13}C	DEPT			^{13}C	DFPT			^{13}C	^{13}C
1	42.0	42.2	CH_2	16	22.2	23.1	CH_2	glc 1	95.9	95.8
2	66.6	66.3	CH	17	47.0	47.1	C	2	74.2	74.2
3	73.8	74.3	CH	18	41.6	41.8	CH	3	79.0	79.0
4	44.2	45.1	C	19	46.0	46.3	CH_2	4	71.2	71.3
5	49.0	49.6	CH	20	30.9	30.8	C	5	79.3	79.3
6	18.6	19.0	CH_2	21	34.1	34.1	CH_2	6	62.3	62.4
7	32.6	32.6	CH_2	22	32.6	33.1	CH_2			
8	39.8	40.3	C	23	23.7	24.5	CH_3			
9	47.8	48.3	CH	24	66.0	65.3	CH_2			
10	38.4	38.7	C	25	16.8	17.5	CH_3			
11	23.3	23.8	CH_2	26	16.9	17.2	CH_3			
12	122.5	122.9	CH	27	26.2	26.1	CH_3			
13	144.3	144.2	C	28	178.7	176.4	C			
14	42.0	43.1	C	29	33.2	33.7	CH_3			
15	27.9	28.3	CH_2	30	23.7	23.4	CH_3			

2*. 2α，3α，24-三羟基齐墩果-12-烯-28-酸甲酯；3*. 化合物 3 的 β-D-吡喃葡萄糖部分信号。

第六节　挥发油

一、概述

扫码“学一学”

挥发油（volatile oils）又称精油（essential oils），是一类具有芳香气味的油状液体的总称。在常温下能挥发，可随水蒸气蒸馏。挥发油是具有广泛生物活性的一类常见的重要成分，是古代医疗实践中较早注意到的药物，《本草纲目》中记载着世界上最早提炼、精制樟油、樟脑的详细方法。

（一）分布和存在

挥发油类成分在植物界分布很广，主要存在种子植物，尤其是芳香植物中。在我国野生与栽培的芳香植物有 56 科，136 属，约 300 种。特别是菊科植物中的菊、蒿、艾、苍术、白术、泽兰、佩兰、木香等，芸香科植物中的芸香、降香、花椒、橙、桔、枳、柠檬、佛手、吴茱萸等，伞形科植物中的小茴香、芫荽、川芎、白芷、前胡、防风、柴胡、当归、羌活、独活、蛇床等，唇形科植物中的薄荷、藿香、香薷、荆芥、紫苏、罗勒等，姜科植物中的郁金、姜黄、莪术、山柰、姜、高良姜、砂仁、豆蔻等和樟科植物中的山鸡椒、乌药、肉桂、阴香、樟等最多，其次是木兰科植物中的五味子、八角茴香、厚朴、辛夷等，桃金娘科植物中的丁香、桉、白千层等，马兜铃科植物中的细辛、杜衡、马兜铃等，马鞭草科植物中的马鞭草、牡荆、蔓荆等，禾本科植物中的香茅、芸香草等，败酱科植物中的败酱、缬草、甘松等也富含挥发油；此外，如胡椒科、杜鹃花科、三白草科、松科、柏科、木犀科、蔷薇科、瑞香科、檀香科、藜科、天南星科、莎草科、毛茛科及萝摩科的某些植物中，也含有丰富的挥发油类成分。

挥发油存在于植物的腺毛、油室、油管、分泌细胞或树脂道中，大多数成油滴状存在，也有些与树脂、黏液质共同存在。还有少数以苷的形式存在，如冬绿苷。冬绿苷水解后产生葡萄糖、木糖及水杨酸甲酯，后者为冬绿油的主要成分。

挥发油在植物体中的存在部位常各不相同，有的全株植物中都含有，有的则在花、果、叶、根或根茎部分的某些器官中含量较多，随植物品种不同而差异较大。有的同一植物的药用部位不同，其所含挥发油的组成成分也有差异，如樟科桂属植物的树皮挥发油多含桂皮醛，叶中则主要含丁香酚，而根和木部含樟脑多。有的植物由于采集时间不同，同一药用部分所含的挥发油成分也不完全一样，如胡荽子当果实未熟时，其挥发油主含桂皮醛和异桂皮醛，成熟时则主含芳樟醇、杨梅叶烯。

（二）生物活性与应用

挥发油多具有祛痰、止咳、平喘、驱风、健胃、解热、镇痛、抗菌消炎作用。例如香柠檬油对淋球菌、葡萄球菌、大肠埃希菌和白喉菌有抑制作用；柴胡挥发油制备的注射液，有较好的退热效果；丁香油有局部麻醉、止痛作用；土荆芥油有驱虫作用；薄荷油有清凉、驱风、消炎、局麻作用；茉莉花油具有兴奋作用，等等。临床上早已应用的有樟脑、冰片、薄荷脑、丁香酚、百里香草酚等。随着“回归大自然”热潮的掀起，利用精油的芳香疗法又重新崛起。

挥发油不仅在医药上具有重要的作用，在香料工业中应用也极为广泛。在香料工业生产上，尚有芳香“浸膏”“净油”“香膏”“头香”等制品，多用低沸点的溶剂浸提而得。芳香浸膏是以香花为原料，经浸提、浓缩的制品。净油是将浸膏再经乙醇处理，回收乙醇而成的浓缩物，故净油有完全溶于乙醇的含义。有些芳香植物原料，以乙醇提取、浓缩的产品称为香膏。鲜花的浸提一般不直接用乙醇为溶剂，如桂花、茉莉花等浸膏多采用石油醚、苯冷浸制备，如用脂肪吸收法制备则称“香脂”。头香是用冷冻法或多孔聚合树脂吸附法所得到的鲜花芳香成分。多为鲜花中低沸点的组分，往往是能真实地反映鲜花天然香气的成分。

挥发油在日用食品工业及化学工业上也是重要的原料。

（三）组成和分类

挥发油所含成分比较复杂，一种挥发油中常常由数十种到数百种成分组成，如保加利亚玫瑰油中已检出275种化合物。构成挥发油的成分类型大体上可分为如下四类，其中以萜类化合物为多见。

1. 萜类化合物　挥发油中的萜类成分，主要是单萜、倍半萜和它们含氧衍生物，而且含氧衍生物多半是生物活性较强或具有芳香气味的主要组成成分。如松节油中的蒎烯（pinene）含量为80%左右；薄荷油含薄荷醇（menthol）8%左右；山苍子油含柠檬醛（citral）8%；樟脑油含樟脑（camphor）约为50%等。前面所论及的单萜及倍半萜类化合物，除了它们的配糖体、内酯衍生物以及与其他成分混杂结合的化合物外，几乎均有挥发油存在。

2. 芳香族化合物　在挥发油中，芳香族化合物仅次于萜类，存在也相当广泛。

挥发油中的芳香族化合物，有的是萜源衍生物，如百里香草酚（thymol）、孜然芹烯（*p*-cymene）、α-姜黄烯（α-curcumene）等。有一些是苯丙烷类衍生物，其结构多具有 C_6-C_3骨架、多有一个丙基的苯酚化合物或其酯类。例如桂皮醛（cinnamaldehyde）存在于桂皮油中，茴香醚（anethole）为八角茴香油及茴香油中的主成分，丁香酚（eugenol）为丁香油中的主成分，α-细辛醚（α-asarone）及β-细辛醚（β-asarone）为菖蒲及石菖蒲挥发油中的主成分。

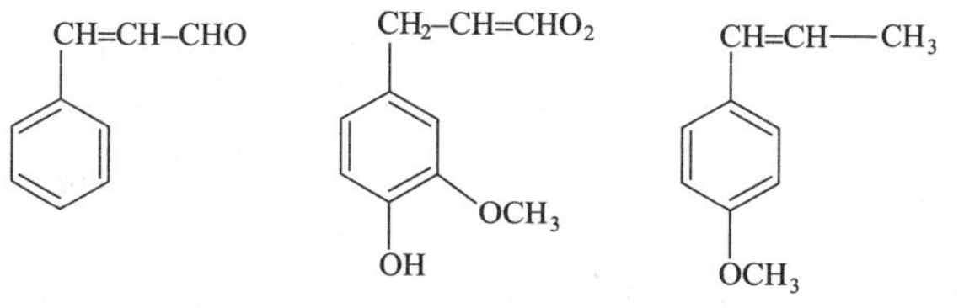

桂皮醛　丁香酚　茴香醚

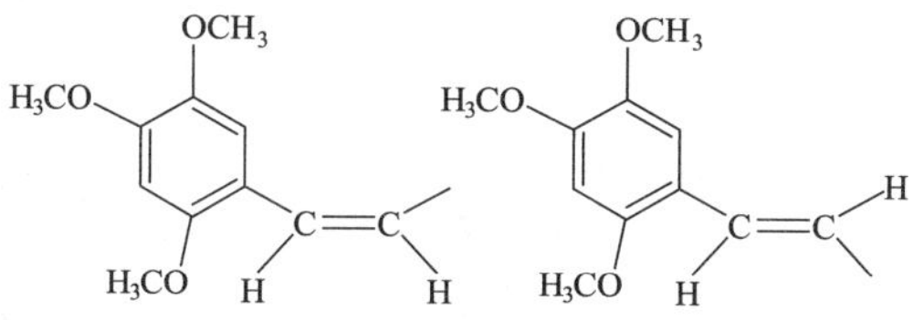

β-细辛醚　α-细辛醚

3. 脂肪族化合物　一些小分子脂肪族化合物在挥发油中常有存在。例如甲基正壬酮（methyl nonylketone）在鱼腥草、黄柏果实及芸香挥发油中存在，正庚烷（*n*-heptane）存在于松节油中，正癸烷（*n*-decane）存在于桂花的头香成分中。

$H_3C—\overset{\overset{O}{\|}}{C}—(CH_2)_8CH_3$　　$CH_3(CH_2)_8CH_3$　　$CH_3(CH_2)_5CH_3$

甲基正壬酮　正癸烷　正庚烷

$H_3C—(CH_2)_7—CH_2OH$　　$H_3C—\overset{\overset{O}{\|}}{C}—CH_2CHO$

正壬醇　癸酰乙醛

在一些挥发油中还常含有小分子醇、醛及酸类化合物。如正壬醇（*n*-nonyl alcohol）存在于陈皮挥发油中，异戊醛（isovaleraldehyde）存在于桔子、柠檬、薄荷、桉叶、香茅等挥发油中，癸酰乙醛（decanoylacetaldehyde），异戊酸（isovaleric acid）存在于啤酒花、缬草、桉叶、香茅、迷迭香等挥发油中。

4. 其他类化合物　除上述三类化合物外，还有一些挥发油样物质，如芥子油（mustard oil）、挥发杏仁油（volatile bitter almond oil）、原白头翁素（protoanemonin）、大蒜油（garlic oil）等，也能随水蒸气蒸馏，故也称之为“挥发油”。黑芥子油是芥子苷经芥子酶水解后产生的异硫氰酸烯丙酯，挥发杏仁油是苦杏仁中苦杏仁苷水解后产生的苯甲醛，原白头翁素是毛茛苷水解后产生的物质，大蒜油则是大蒜中大蒜氨酸经酶水解后产生的物质，如大蒜辣素（allicin）等。

此外，如川芎、麻黄等挥发油中的川芎嗪（tetramethylpyrazine）以及菸碱（nicotine）、

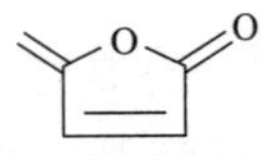

原白头翁素

$H_2C{=}CH{-}CH_2{-}N{=}C{=}S$

异硫氰酸烯丙酯

$H_2C{=}CH{-}CH_2{-}S(=O){-}S{-}CH_2{-}CH{=}CH_2$

大蒜辣素

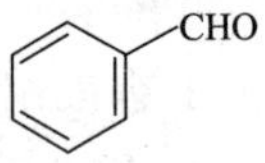

苯甲醛

$H_2C{=}CH{-}CH_2{-}S{-}S{-}S{-}CH_2{-}CH{=}CH_2$

大蒜新素

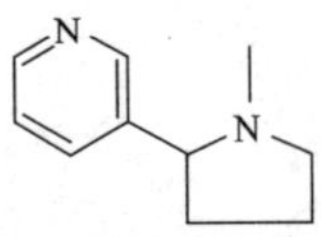

菸碱

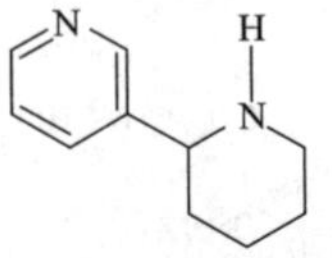

毒藜碱

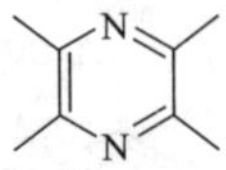

川芎嗪

毒藜碱（anabasine）等生物碱，也是可以随水蒸气蒸馏的液体。但这些化合物往往不作挥发油类成分对待。

二、挥发油的性质

（一）性状

1. 颜色　挥发油在常温下大多为无色或微带淡黄色，也有少数具有其他颜色。如洋甘菊油因含有薁类化合物而显蓝色，苦艾油显蓝绿色，麝香草油显红色。

2. 气味　挥发油大多数具有香气或其他特异气味，有辛辣烧灼的感觉，呈中性或酸性。挥发油的气味，往往是其品质优劣的重要标志。

3. 形态　挥发油在常温下为透明液体，有的在冷却时其主要成分可能结晶析出。这种析出物习称为“脑”，如薄荷脑、樟脑等。

4. 挥发性　挥发油在常温下可自行挥发而不留任何痕迹，这是挥发油与脂肪油的本质区别。

（二）溶解度

挥发油不溶于水，而易溶于各种有机溶剂中，如石油醚、乙醚、二硫化碳、油脂等。在高浓度的乙醇中能全部溶解，而在低浓度乙醇中只能溶解一定数量。

（三）物理常数

挥发油的沸点一般在70～300℃之间，具有随水蒸气而蒸馏的特性；挥发油多数比水轻，也有比水重的（如丁香油、桂皮油），比重在0.85～1.065之间；挥发油几乎均有光学活性，比旋度在+97°～177°范围内；且具有强的折光性，折光率在1.43～1.61之间。

（四）稳定性

挥发油与空气及光线接触，常会逐渐氧化变质，使之比重增加，颜色变深，失去原有香味，并能形成树脂样物质，也不能再随水蒸气而蒸馏了。因此，挥发油制备方法的选择是很重要的，其产品应贮于棕色瓶内，装满、密塞并在阴凉处低温保存。

三、挥发油的提取

（一）水蒸气蒸馏法

挥发油与水不相混合，当受热后，二者蒸气压的总和与大气压相等时，溶液即开始沸腾，继续加热则挥发油可随水蒸气蒸馏出来。因此，天然药物中挥发油成分可采用水蒸气蒸馏法来提取。提取时，可将原料粗粉在蒸馏器中加水浸泡后，直接加热蒸馏，或者将原料置有孔隔层板网上，当底部的水受热产生的蒸气通过原料时，则挥发油受热随水蒸气同时蒸馏出来，收集蒸馏液，经冷却后分取油层。

此方法具有设备简单，操作容易，成本低、产量大、挥发油的回收率较高等优点。但原料易受强热而焦化，或使成分发生变化，所得挥发油的芳香气味也可能变味，往往降低作为香料的价值，应加以注意。而且有的挥发油（如玫瑰油）含水溶性化合物较多，可将初次蒸馏液再重新蒸气蒸馏，并盐析后用低沸点有机溶剂萃取出来。

（二）浸取法

对不宜用水蒸气蒸馏法提取的挥发油原料，可以直接利用有机溶剂进行浸取。常用的方法有油脂吸收法、溶剂萃取法、超临界流体萃取法。

1. 油脂吸收法　油脂类一般具有吸收挥发油的性质，往往利用此性质提取贵重的挥发油，如玫瑰油、茉莉花油常采用吸附法进行。通常用无臭味的猪油 3 份与牛油 2 份的混合物，均匀地涂在面积 50cm × 100cm 的玻璃板两面，然后将此玻璃板嵌入高5 ~ 10cm的木制框架中，在玻璃板上面铺放金属网，网上放一层新鲜花瓣，这样一个个的木框玻璃板重叠起来，花瓣被包围在两层脂肪的中间，挥发油逐渐被油脂所吸收，待脂肪充分吸收芳香成分后，刮下脂肪，即为“香脂”，谓之冷吸收法。或者将花等原料浸泡于油脂中，于 50 ~ 60℃条件下低温加热，让芳香成分溶于油脂中，此则为温浸吸收法。吸收挥发油后的油脂可直接供香料工业用，也可加入无水乙醇共搅，醇溶液减压蒸去乙醇即得精油。

2. 溶剂萃取法　用石油醚（30 ~ 60℃）、二硫化碳、四氯化碳、苯等有机溶剂浸提。浸取的方法可采用回流浸出法或冷浸法，减压蒸去有机溶剂后即得浸膏。得到的浸膏往往含有植物蜡类等物质，可利用乙醇对植物蜡等脂溶性杂质的溶解度随温度的下降而降低的特性，先用热乙醇溶解浸膏，放置冷却，滤除杂质，回收乙醇后即得净油。

3. 超临界流体萃取法　由于挥发油的分子量不大，且在超临界 CO_2 流体中具有良好的溶解性能，因而多数可用超临界 CO_2 流体直接萃取而得。与传统的水蒸气蒸馏法提取工艺相比，超临界流体萃取法提取挥发油具有防止氧化、热解、收率高的优点。所得芳香挥发油气味与原料相同，品质好，明显优于其他方法。

（三）冷压法

此法适用于新鲜原料，如桔、柑、柠檬果皮含挥发油较多的原料，可经撕裂，捣碎冷压后静置分层，或用离心机分出油分，即得粗品。此法所得挥发油可保持原有的新鲜香味，但可能溶出原料中的不挥发性物质。例如柠檬油常溶出原料中的叶绿素，而使柠檬油呈绿色。

四、挥发油成分的分离

从植物中提取出来的挥发油往往为混合物，根据要求和需要，可作进一步分离与纯化，以获得单体成分，常用方法如下：

（一）冷冻处理

将挥发油置于0℃以下使析出结晶，如无结晶析出可将温度降至－20℃，继续放置。取出结晶再经重结晶可得纯品。例如薄荷油冷至－10℃，12h析出第一批粗脑，油再在－20℃冷冻24h可析出第二批粗脑，粗脑加热熔融，在0℃冷冻即可得较纯薄荷脑。

（二）分馏法

由于挥发油的组成成分多对热及空气中的氧较敏感，因此分馏时宜在减压下进行。通常在35～70℃/10mmHg被蒸馏出来的为单萜烯类化合物，在70～100℃/10mmHg被蒸馏出来的是单萜的含氧化合物，在更高的温度被蒸馏出来的是倍半萜烯及其含氧化合物，有的倍半萜含氧化合物的沸点很高，所得的各馏份中的组成成分有时呈交叉情况。蒸馏时，在相同压力下，收集同一温度蒸馏出来的部分为一馏份，将各馏份分别进行薄层色谱或气相色谱。必要时结合物理常数如比重、折光率、比旋度等的测定，以了解其是否已初步纯化。还需要经过适当的处理分离，才能获得纯品。如薄荷油在200～220℃的馏分，主要是薄荷脑，在0℃下低温放置，即可得到薄荷脑的结晶，再进一步重结晶可得纯品。

（三）化学方法

1. 利用酸、碱性不同进行分离

（1）碱性成分的分离　挥发油经过预试若含有碱性成分，可将挥发油溶于乙醚，加10%盐酸或硫酸萃取，分取酸水层，碱化，用乙醚萃取，蒸去乙醚可得碱性成分。

（2）酚、酸性成分的分离　将挥发油溶于等量乙醚中，先以5%的碳酸氢钠溶液直接进行萃取，分出碱水液，加稀酸酸化，用乙醚萃取，蒸去乙醚，可得酸性成分。继用2%氢氧化钠溶液萃取，分取碱水层、酸化后，用乙醚萃取，蒸去乙醚可得酚性成分。工业上从丁香罗勒油中提取丁香酚就是应用此法。

2. 利用功能团特性进行分离　对于一些中性挥发油，多利用功能团的特性制备成相应的衍生物的方法进行分离，如：

（1）醇化合物的分离　将挥发油与丙二酸单酰氯或邻苯二甲酸酐或丁二酸酐反应生成酯，再将生成物溶于碳酸钠溶液，用乙醚洗去未作用的挥发油，碱溶液皂化，再以乙醚提出所生成的酯，蒸去乙醚残留物经皂化而得到原有的醇成分。

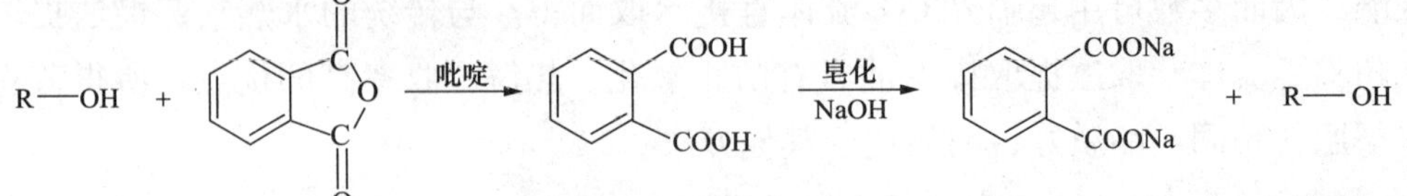

萜醇　邻苯二甲酸酐　酸性邻苯二甲酸萜醇酯　萜醇

（2）醛、酮化合物的分离　分别除去酚、酸成分的挥发油母液，经水洗至中性，以无水硫酸钠干燥后，加亚硫酸氢钠饱和液振摇，分出水层或加成物结晶，加酸或碱液处理，使加成物水解，以乙醚萃取，可得醛或酮类化合物。也可将挥发油与吉拉德试剂T或P回流1h，使生成水溶性的缩合物，用乙醚除去不具羰基的组分，再以酸处理，又可获得羰基化合物。有些酮类化合物和硫化氢生成结晶状的衍生物，此物质经碱处理又可得到酮化合物。

（3）其他成分的分离　挥发油中的酯类成分，多使用精馏或色谱分离；醚萜成分在挥发油中不多见，可利用醚类与浓酸形成盐易于结晶的性质从挥发油中分离出来。如桉叶油中的桉油精（eucalyptol）属于醚成分，它与浓磷酸可形成白色的磷酸盐结晶。或利用 Br_2、HCl、HBr、$NOCl_2$等试剂与双键加成，这种加成产物常为结晶状态，可借以分离和纯化。

用化学法系统分离挥发油中各种单一成分，可用图 10－11 流程图表示。

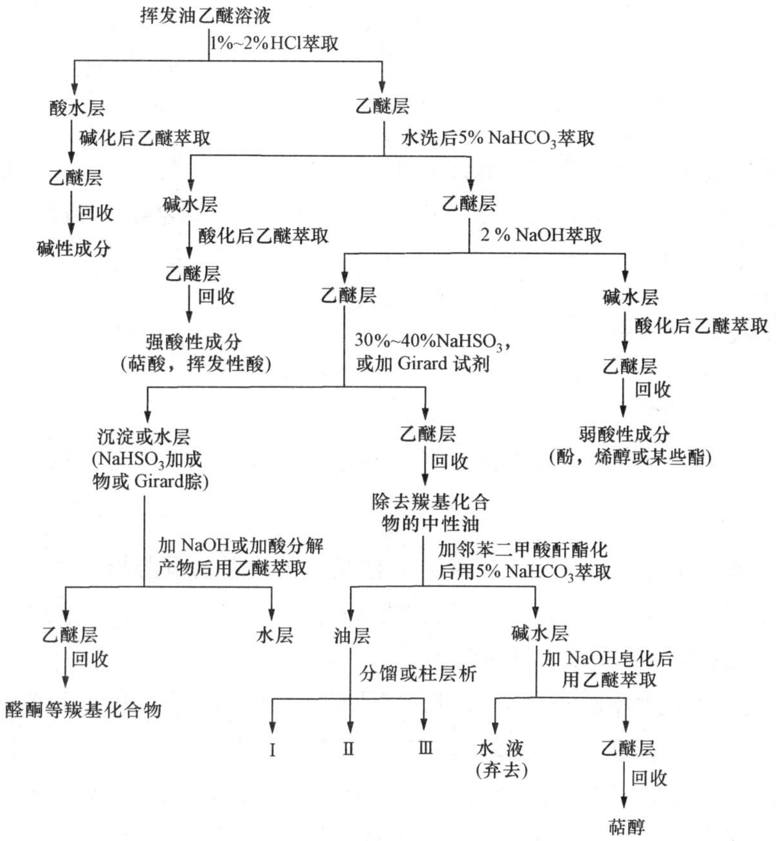

图 10－11　挥发油化学法系统分离流程图

（四）利用色谱法分离

色谱法中以硅胶和氧化铝吸附柱色谱应用最广泛。由于挥发油的组成分多而复杂，分离多采用分馏法与吸附色谱法相结合，往往能得到较好效果。一般将分馏的馏份溶于石油醚或己烷等极性小的溶剂，使其通过硅胶或氧化铝吸附柱，依次用石油醚、己烷、乙酸乙酯等，按一定比例组成的混合溶剂进行洗脱。洗脱液分别以 TLC 进行检查，这样使每一馏分中的各成分又得到了分离。如香叶醇和柠檬烯常常共存于许多植物的挥发油中，如将其混合物溶于石油醚，使其通过氧化铝吸附柱，用石油醚洗脱，由于柠檬烯的极性小于香叶醇，吸附较弱，可被石油醚先洗脱下来，然后再改用石油醚中加入少量甲醇的混合溶剂冲洗，则香叶醇就被洗脱下来，使二者得到分离。

除采用一般色谱法之外，还可采用硝酸银柱色谱或硝酸银 TLC 进行分离。这是根据挥发油成分中双键的多少和位置不同，与硝酸银形成 π-络合物难易程度和稳定性的差别，而得到色谱分离。一般硝酸银浓度 2.0% ~2.5% 较为适宜。例如 α-细辛醚（α-asarone）、β-细辛醚（β-asarone）和欧细辛醚（eduasarone）的混合物，通过用 2% $AgNO_3$ 处理的硅胶柱，用苯-乙醚（5∶1）洗脱，分别收集，并用 TLC 检查。α-细辛醚苯环外双键为反式，与

$AgNO_3$络合不牢固，先被洗下来。β-细辛醚为顺式，与$AgNO_3$络合的能力虽然大于α-细辛醚，但小于欧细辛醚，因欧细辛醚的双键为末端双键，与$AgNO_3$结合能力最强，故β-细辛醚第二个被洗下来，欧细辛醚则最后被洗下来。

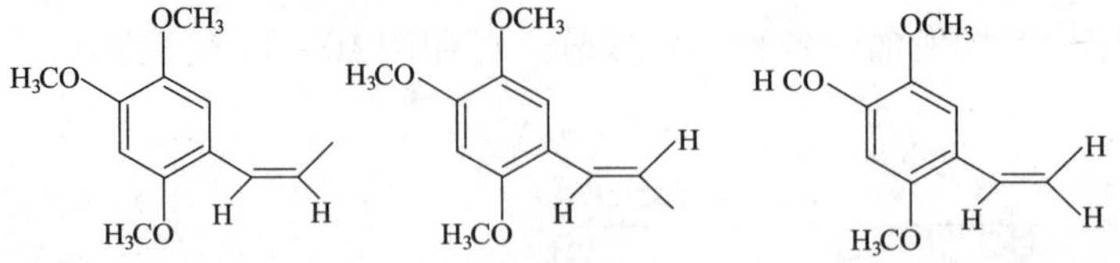

β-细辛醚　　α-细辛醚　　欧细辛醚

气相色谱是研究挥发油组成成分的好方法，有些研究应用制备性气-液色谱，成功地将挥发油成分分开，使所得纯品能进一步应用四大波谱加以确切鉴定。制备性薄层色谱结合波谱鉴定，也是常用的方法。

五、挥发油成分的鉴定

（一）物理常数的测定

相对密度、比旋度、折光率和凝固点等是鉴定挥发油常测的物理常数。

（二）化学常数的测定

酸值、皂化值、酯值是重要的化学常数，也是表示质量的重要指标。

1. 酸值　代表挥发油中游离羧酸和酚类成分的含量。以中和1g挥发油中含有游离的羧酸和酚类所需要氢氧化钾毫克数来表示。

2. 酯值　代表挥发油中酯类成分含量，以水解1g挥发油所需氢氧化钾毫克数来表示。

3. 皂化值　等于酸值和酯值之和。以皂化1g挥发油所需氢氧化钾毫克数来表示。

测定挥发油的pH值，如呈酸性反应，表示挥发油中含有游离酸或酚类化合物，如呈碱性反应，则表示挥发油中含有碱性化合物，如挥发性碱类等。

（三）功能团的鉴定

1. 酚类　将挥发油少许溶于乙醇中，加入三氯化铁的乙醇溶液，如产生蓝色、蓝紫或绿色反应，表示挥发油中有酚类物质存在。

2. 羰基化合物　用硝酸银的氨溶液检查挥发油，如发生银镜反应，表示有醛类等还原性物质存在，挥发油的乙醇溶液加2，4-二硝基苯肼、氨基脲、羟胺等试剂，如产生结晶形衍生物沉淀，表明有醛或酮类化合物存在。

3. 不饱和化合物和薁类衍生物　于挥发油的三氯甲烷溶液中滴加溴的三氯甲烷溶液，如红色褪去表示油中含有不饱和化合物，继续滴加溴的三氯甲烷溶液，如产生蓝色、紫色或绿色反应，则表明油中含有薁类化合物。此外，在挥发油的无水甲醇溶液中加入浓硫酸时，如有薁类衍生物应产生蓝色或紫色反应。

4. 内酯类化合物　于挥发油的吡啶溶液中，加入亚硝酰氰化钠试剂及氢氧化钠溶液，如出现红色并逐渐消失，表示油中含有α、β不饱和内酯类化合物。

（四）色谱法的应用

1. 薄层色谱　在挥发油的分离鉴定中TLC应用较为普遍，色谱条件如下：

吸附剂：多采用硅胶G或Ⅱ～Ⅲ级中性氧化铝G

展开剂：（1）石油醚

（2）石油醚 - 乙酸乙酯：（95∶5；75∶25）

（3）苯 - 甲醇（95∶5；75∶25）

显示剂：香草醛 - 浓硫酸，茴香醛 - 浓硫酸

2. 气相色谱法　气相色谱法现已广泛用于挥发油的定性和定量分析。用于定性分析主要解决挥发油中已知成分的鉴定，即利用已知成分的标准品与挥发油在同一条件下，相对保留值所出现的色谱峰，以确定挥发油中某一成分。对于挥发油中许多未知成分，同时又无标准品作对照时，则应选用气相色谱 - 质谱（GC/MS）联用技术进行分析鉴定。

3. 气相色谱 - 质谱（GC/MS）联用法　该法已成为对化学组成极其复杂的挥发油进行定性分析的一种有力手段。现多采用气相色谱 - 质谱 - 数据系统联用（GC/MS/DS）技术，大大提高了挥发油分析鉴定的速度和研究水平。分析时，首先将样品注入气相色谱仪内，经分离后得到的各个组分依次进入分离器，浓缩后的各组分又依次进入质谱仪。质谱仪对每个组分进行检测和结构分析，得到每个组分的质谱，通过计算机与数据库的标准谱对照的组分，则可根据质谱碎片规律进行解析，并参考有关文献数据加以确认。

（五）挥发油研究实例——水泽兰净油的研究

菊科植物水泽兰（*Eupatorium stoechadosmum*）又名佩兰。全草有行血散瘀作用，其挥发油对流感病毒有抑制作用，花和叶有淡雅的香气，在民间水泽兰用作中药和香料。

水泽兰净油是用新鲜叶片（2.2kg）加乙醇浸提，制取浸膏 30g，浸膏中加入无水乙醇 50ml，于零下 30℃ 冷浴中放置过夜脱腊，蒸出溶剂后，减压精馏，在沸程 122 ~ 192℃/18mmHg 下收集挥发性成分 5.2g，为有清香气息的黄色透明液体。用气相色谱 - 质谱 - 数据系统联用（GC/MS/DS）技术鉴定，结果得到有 61 个峰的总离子流图（图 10 - 12）。

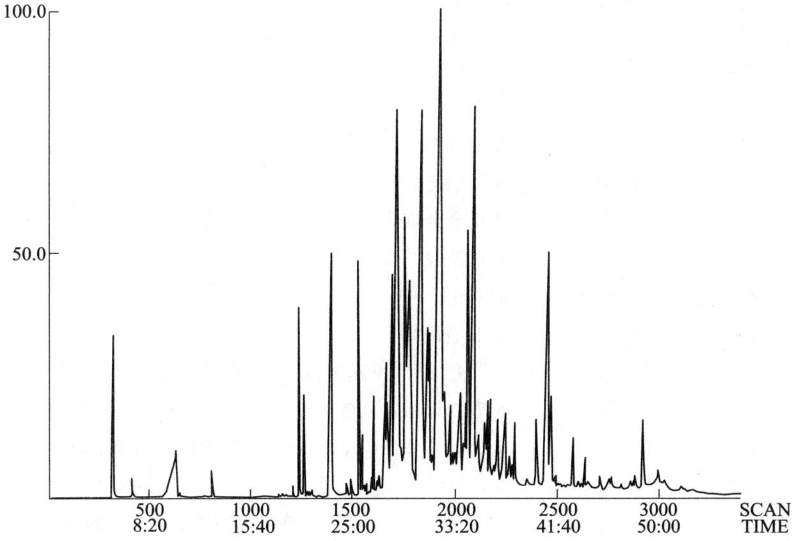

图 10 - 12　水泽兰净油总离子流图

根据萜烯类化合物及其衍生物的裂解规律解析图谱，与标准图谱对照，并结合薄层色谱与光谱联用（TLC/SP）分析结果，确定了 42 个化学成分（表 10 - 5）。其中 β-反金合欢烯、α-金合欢烯、β-石竹烯（β-丁香烯）、香豆素、3-(4′,8′-二甲基-3′,7′-二烯-6′-壬酮）呋喃、对甲氧基苯乙酮、对甲氧基苯丙酮等是水泽兰净油的主成分[45,46]（表 10 - 5）。

表 10-5 水泽兰净油鉴定结果

峰号	扫描号	分子量	分子式	中文名称	鉴定方法
1	428	88	$C_4H_8O_2$	2-甲基丙酸	MS
2	578	102	$C_5H_{10}O_2$	2-甲基丁酸	MS
3	637	100	$C_5H_3O_2$	*E*-2-甲基巴豆酸	MS
4	659	100	$C_5H_8O_2$	*E*-2-甲基巴豆酸	MS
5	774	136	$C_{10}H_{16}$	非兰烯	MS
6	814	134	$C_{10}H_{14}$	对伞花烃	MS
7	822	136	$C_{10}H_{16}$	莰烯	MS
8	952	156	$C_{11}H_{24}$	正十一烷	MS
9	1214	152	$C_{10}H_{16}O$	桧醇	MS
10	1244	146	$C_{10}H_{10}O$	4,7-二甲基苯并呋喃	MS
11	1270	164	$C_{10}H_{12}O_2$	1-异丙基-2-甲氧基-4-甲苯	MS
12	1291	164	$C_{10}H_{12}O_2$	2-异丙基-1-甲氧基-4-甲苯	MS
13	1311	134	$C_9H_{10}O$	2-烯丙基苯酚	MS
14	1397	150	$C_9H_{10}O_2$	对甲氧基苯乙酮	MS
15	1477	126	$C_8H_{14}O$	3-甲基-5-庚烯-2-酮	MS
16	1495	104	$C_{15}H_{24}$	1,3,4,5,6,7-六氢-2,5,5-三甲基乙撑萘	MS
17	1541	204	$C_{15}H_{24}$	香树烯	MS IR
18	1557	204	$C_{15}H_{24}$	长叶松烯	MS
21	1607	204	$C_{15}H_{24}$	α-木罗烯	MS
22	1670	164	$C_{10}H_{12}O_2$	对甲氧基苯丙酮	MS
23	1698	194	$C_{12}H_{18}O_2$	1,4-二甲氧基-2,3,5,6-四甲苯	MS IR
24	1723	204	$C_{15}H_{24}$	β-石竹烯	MS IR
25	1733	204	$C_{15}H_{24}$	香柠檬烯	MS
26	1765	204	$C_{15}H_{24}$	β-顺金合欢烯	MS
27	1784	146	$C_9H_6O_2$	香豆素	IR NMR MS UV
28	1792	204	$C_{15}H_{24}$	β-瑟林烯	MS
30	1848	204	$C_{15}H_{24}$	α-金合欢烯	MS IR
31	1873	222	$C_{15}H_{26}O$	金合欢醇	MS
32	1882	204	$C_{15}H_{24}$	β-红没药烯	MS
33	1941	204	$C_{15}H_{24}$	β-反金合欢烯	MS IR
34	1956	222	$C_{15}H_{26}O$	τ-杜松醇	MS
35	1977	220	$C_{15}H_{24}O$	檀香醇	MS
38	2072	206	$C_{15}H_{26}$	氢化香附烯	MS
39	2094	232	$C_{15}H_{20}O_2$	3-（4′,8′-二甲基3′,7′-二烯-6′-壬酮）呋喃（*E*）	MS IR
45	2264	224	$C_{15}H_{28}O$	6,7-二氢顺式金合欢烯	MS
46	2273	220	$C_{15}H_{24}O$	4a,5,6,7,8,8a 六氢-7-异丙基-4a,8a-二甲萘酮-2	MS
47	2294	218	$C_{15}H_{22}O$	β-甜橙醛	MS
49	2403	232	$C_{15}H_{20}O_2$	*Z*-3-（4′,8′-二甲基-3′,7′-二烯-6′-壬酮）呋喃	MS
54	2608	268	$C_{18}H_{36}O$	6,10,14-三甲基-2-十五酮	MS
56	2654	240	$C_{16}H_{32}O$	正十六酮	MS
57	2711	268	$C_{18}H_{36}O$	正十八醛	MS
59	2867	206	$C_{11}H_{10}O_4$	梨莓素	MS

GC/MS/DS 条件：Finnigan 4021 色质联用仪，毛细管柱。固定相 DB-5 60M 0.24mm，程序升温 70～200℃，4℃/min，进样 0.6μl，分流比 1∶30。气化温度 200℃；载气 He；离子源：电子轰击，电压 70eV，离子源温度：250℃；扫描范围：m/z 35～400。

一般薄层分离是很难分离只是立体异构有差别（如β-反金合欢烯和β-顺金合欢烯），或其双键数目不同（如金合欢醇和6,7-二氢金合欢醇）的萜烯化合物，但在硝酸银浸渍薄层色谱上能够进行分离。通过离心、吸附和硝酸银浸渍薄层色谱分离出17、23、24、27、30、33、38、39、51、61等组分，分别测定其红外光谱，利用标准图谱和红外指纹区的对照，如三个金合欢烯的异构体能很快确定下来。

第30组分在800cm^{-1}处有吸收峰，在890cm^{-1}没有峰，说明没有 —C═CCH$_2$ 结构，应属α-型。第33组分在890cm^{-1}、920cm^{-1}、985cm^{-1}有吸收峰，而且890cm^{-1}吸收峰较强，无疑是β-型。这在质谱图上是难以区别的。再依照质谱峰相对强弱，确定了第26组分为顺式，第33组分为反式。从这三种金合欢烯的结构看，ν_{C-H}振动吸收峰应为：

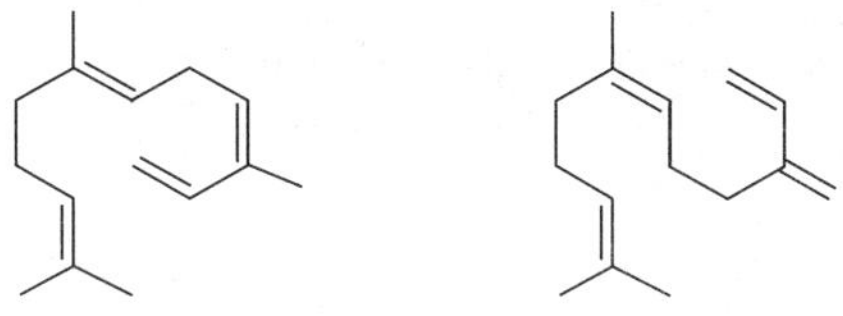

α-金合欢烯	β-顺金合欢烯	β-反金合欢烯
840～800 cm^{-1}	840～800 cm^{-1}	840～800 cm^{-1}
900，910 cm^{-1}	900，910 cm^{-1}	900，910 cm^{-1}
	890cm^{-1}	890cm^{-1}

第27组分是净油中含量较高的成分，但依据GC/MS/DS给的结果难以确定，经过离心薄层色谱分离得到纯品，用红外光谱、核磁共振及紫外光谱测定，均可确定为香豆素，将香豆素纯品再与标准品在三种不同溶剂系统进行TLC对比，均获得一致的R_f值。利用薄层色谱原位反应，把香豆素进行水解并与香豆酸标准品进行薄层色谱对比，其R_f值也一致。

第15组分由GC/MS/DS给的数据也不好解释，根据质谱碎裂特点，参照非共轭脂肪酮裂解规律进行解析，126（M$^+$）、111、43给出 $H_3C-\overset{\overset{O}{\|}}{C}-C_6H_{11}$ 结构，参考大量该结构类似化合物标准图谱，只有 $H_3C-\overset{\overset{O}{\|}}{C}-\underset{\underset{CH_3}{|}}{CH}-CH_2\cdot CHCHCH_3$ 的结构才能给出较强的m/z 71峰。因此确定为3-甲基-5-庚烯-2-酮。

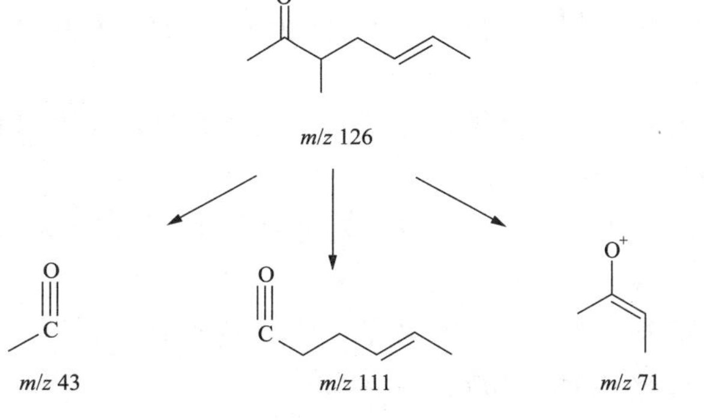

扫码“练一练”

重点小结

- 萜类和挥发油
  - 萜类化合物的含义和分类
  - 结构类型
    - 单萜
    - 环烯醚萜
    - 倍半萜
      - 无环倍半萜、单环倍半萜、双环倍半萜
      - 三环倍半萜、薁类衍生物
    - 二萜
      - 链状二萜、单环二萜、双环二萜
      - 三环二萜、四环二萜
    - 二倍半萜
    - 三萜
      - 无环三萜、单环三萜、二环三萜
      - 三环三萜、四环三萜、五环三萜
  - 理化性质
    - 物理性质：性状、溶解性、发泡性、溶血作用
    - 化学性质：加成反应、氧化反应、脱氢反应、分子重排反应
    - 显色反应
    - 沉淀反应
  - 提取分离
    - 提取：苷类、非苷类、含有酸性或内酯基团的萜类
    - 分离：结晶法、柱色谱法、利用结构中特殊功能团进行分离
    - 提取分离实例
  - 结构测定
    - 紫外光谱、红外光谱、^{1}H-NMR
    - ^{13}C-NMR、质谱、结构鉴定实例
  - 挥发油
    - 概述：分布和存在、生物活性与应用、组成和分类
    - 性质：性状、溶解度、物理常数、稳定性
    - 提取：水蒸气蒸馏法、浸取法、冷压法
    - 分离：冷冻处理、分馏法、化学方法、色谱法
    - 鉴定：物理常数、化学常数、功能团、色谱法、挥发油研究实例

参考文献

[1] 刘纪云，张宝询，李瑞禧，等．肿瘤化学治疗的研究—斑蝥素衍生物的合成［J］．药学学报，1980，15（5）：271－277.

[2] El-Naggar LJ，Beal JL. Iridoids. A Review［J］. *Journal of Natural Products*，1980，43（6）：649－707.

[3] Boros CA，Stermitz FR. Iridoids. An Updated Review. Part I［J］. *Journal of Natural Products*，1990，53（5）：1055－1147.

[4] Boros CA，Stermitz FR. Iridoids. An Updated Review，Part II［J］. *Journal of Natural Products*，1991，54（5）：1173－1246.

[5] 赵凯存，宋振玉．双氢青蒿素在人的药代动力学及与青蒿素的比较［J］．药学学报，1993，28（5）：342－346.

[6] 李瑜，贾忠建，杜枚，等．新疆雪莲化学成分的研究（Ⅱ）［J］．高等学校化学学报，1985，6（5）：417－420.

[7] 邓文龙，刘家玉，聂仁吉．脱水穿心莲内酯琥珀酸半酯的药理作用研究Ⅰ．抗炎作用［J］．药学学报，1980，15（10）：590－597.

[8] 孟正木．穿心莲内酯亚硫酸氢钠加成物的结构研究［J］．药学学报，16（8）：571－575.

[9] Sticher O. Quality of *Ginkgo preparations* [J]. *Planta medica*, 1993, 59 (1): 2 –11.

[10] 李珠莲，潘德济，吴勤丽，等. 土槿皮新二萜成分研究—Ⅱ. 土槿丙_ 2 酸的结构证明和土槿甲酸、土槿乙酸、土槿丙酸和土槿丙_ 2 酸的结构沟通 [J]. 化学学报，1982, 40 (8): 757 –761.

[11] 王伟成，陆荣发，赵世兴，等. 土槿皮乙酸的抗生育作用 [J]. 中国药理学报，1982, 3 (3): 185 –188.

[12] 魏一生，安达勇. 雷藤甲素对乳癌和胃癌细胞系集落形成的抑制作用 [J]. 中国药理学报，1991, 12 (5) : 406 –410.

[13] 马鹏程，吕燮余，杨晶晶，等. 雷公藤中 16-羟基雷公藤内酯醇的分离与鉴定 [J]. 药学学报，1991, 26 (10): 759 –763.

[14] Xiong J, Ma YB, Xu YL. The constituents of *Siegesbeckia orientalis* [J]. *Natural Product Sciences*, 1997, 3 (1): 14 –18.

[15] 梁敬钰. Baccatin—Ⅲ 和 10—Deacetyl—Baccatin—Ⅲ 的化学研究 [J]. 中草药，1997, 28 (10): 39 –40.

[16] 高幼衡，李广义. 显脉香茶菜化学成分的研究 [J]. 中国中药杂志，1994, 19 (5): 295 –296.

[17] 刘净，梁敬钰，谢韬. 冬凌草研究进展 [J]. 海峡药学，2004: 16 (2): 1 –7.

[18] Kamaya R, Ageta H. Fern constituents: cheilanthenetriol and cheilanthenediol. Sesterterpenoids isolated from the leaves of *Aleuritopteris khunii* [J]. *Chemical & Pharmaceutical Bulletin*, 1990, 38 (2): 342 –346.

[19] Manik CD, Shashi B. Triterpenoids [J]. *Phytochemistry*, 1983, 22 (5): 1071 –1095.

[20] Mahato SB, Nandy AK. Triterpenoid saponins discovered between 1987 and 1989 [J]. *Phytochemistry*, 1991, 30 (5): 1357 –1390.

[21] 陈若云，于德泉. 灵芝三萜化学成分研究进展 [J]. 药学学报，1990, 25 (12): 940 –953.

[22] Toshinobu N, Ryoji K, Hiroshi K, et al. Chemical and Morphological Study on Chinese *Panax japonicus* C. A. MEYER (Zhujie – Shen) [J]. *Chemical & Pharmaceutical Bulletin*, 1983, 31 (9): 3205 –3209.

[23] 王答祺，冯宝树，汪夕彬，等. 秦岭珠子参叶的达玛烷型皂甙的进一步研究[J]. 药学学报，1989, 24 (8): 633 –636.

[24] 朱照静，钟炽昌，罗泽渊，等. 苦瓜子有效成分研究 [J]. 药学学报，1990, 25 (12): 898 –903.

[25] Kitagawa I, Wang HK, Takagi A, et al. Saponin and Sapogenol. XXXIV. Chemical Constituents of Astragali Radix, the Root of *Astragalus membranaceus* BUNGE. (1) . Cycloastragenol, the 9, 19-Cycloanostane-type Aglycone of Astragalosides, and the Artifact Aglycone Astragenol [J]. *Chemical & Pharmaceutical Bulletin*, 1983, 31 (2): 689 –697.

[26] 何侃，王惠康. 近年来黄芪及其同属近缘植物的化学成分研究进展 [J]. 药学学报，1988, 23 (11): 873 –880.

[27] 王著禄，易杨华. 中药商陆有效成分的研究—Ⅱ. 商陆皂甙戊、己的分离与鉴定 [J]. 药学学报，1984, 19 (11): 825 –829.

[28] 张如，张建华，汪茂田. 乌拉尔甘草中皂甙的研究 [J]. 药学学报，1986, 21

(7): 510 -515.

[29] 罗思齐，金惠芳．积雪草中积雪草甙的分离和鉴定 [J]. 中草药，1980，11 (6): 244.

[30] Ye WC, Zhao SX, Cai H, et al. Studies on the chemical constituents of *Pulsatilla chinensis* II [J]. *Chinese Chemical Letters*, 1991, 2 (5): 375 -376.

[31] Ye WC, Ji NN, Zhao SX, et al. Triterpenoids from *Pulsatilla chinensis* [J]. *Phytochemistry*, 1996, 42 (3): 799 -802.

[32] Ye WC, He AM, Zhao SX, et al. Pulsatilloside C from the Roots of *Pulsatilla chinensis* [J]. *Journal of Natural Products*, 1998, 61 (5): 658 -659.

[33] 张东明，于德泉，谢凤指．雷公藤酮的结构 [J]. 药学学报，1991，26 (5): 341 -344.

[34] Gunatilaka AAL, Nanayakkara NPD. Studies on terpenoids and steroids—2: Structures of two new tri-and tetra-oxygenated D: A-friedo-oleanan triterpenes from *Kokoona zeylanica* [J]. *Tetrahedron*, 1984 (4), 40: 805 -809.

[35] Hanson JR, De Oliveira BH. Stevioside and related sweet diterpenoid glycosides [J]. *Natural Product Reports*, 1993, 10 (3), 301 -309.

[36] 李明谦，冉瑞成，贾欣茹．高分子载体氧化铬试剂在樟脑合成中的应用 [J]. 化学通报，1985，12: 15 -16.

[37] 吴继洲，濮全龙．湖北贝母属植物化学成分的研究（Ⅶ）: 非碱性成分的分离与鉴定 [J]. 中草药，1989，20 (6): 244 -246.

[38] 吴继洲，谌了容，罗保生．湖北贝母属植物化学成分的研究（Ⅻ）: 鄂贝新的 X 射线衍射测定立体结构 [J]. 高等学校化学学报，1992，13 (5): 658 -661.

[39] Wu JZ, Morizane C, Iida A, et al. Structures of Three New Diterpenoids, Fritillebic Acid and Fritillebins A and B, from Bulbs of *Fritillaria ebeiensis* G. D. Yu et G. Q. JI [J]. *Chemical & Pharmaceutical Bulletin*, 1995, 43 (9): 1448 -1453.

[40] 吴继洲，阮汉利，姚念环，等．鄂贝缩醛 A 的结构解析与合成 [J]. 药学学报，1999，34 (8): 600 -604.

[41] Ruan HL, Zhang YH, Wu JZ, et al. Two new diterpenoid dimers, fritillebinide D and E, from bulbs of *Fritillaria ebeiensis* [J]. *Journal of Asian Natural Products Research*, 2002, 4 (4): 309 -314.

[42] Wu JZ, Ruan HL, Yao NH, et al. Structures of two diterpenoid dimers from bulbs of *Fritillaria ebeiensis* [J]. *Journal of Asian Natural Products Research*, 2000, 2 (3): 161 -167.

[43] Wu JZ, Ruan HL, Zeng CL, et al. Structures of two new diterpenoid dimers from bulbs of *Fritillaria ebeiensis* [J]. *Journal of Asian Natural Products Research*, 1999, 1 (4): 251 -257.

[44] Kojama H, Ogura H. Triterpenoids from *Prunella vulgaris* [J]. *Phytochemistry*, 1986, 25 (3): 729 -733.

[45] 林祖铭，金声，王显仑，等．白兰花头香化学成分的研究 [J]. 化学通报，1984，4: 30 -32.

[46] 林祖铭，马振坤，金声，等．水泽兰净油化学成份的研究 [J]. 北京大学学报（自然科学版），1985，6: 61 -67.

第十一章　甾体及其苷类

扫码“学一学”

学习目标

1. **掌握**　强心苷和甾体皂苷的结构与分类、理化性质、提取分离方法。

2. **熟悉**　甾体化合物的分类方法和显色反应；C-21 甾类化合物的结构特点及重要的药用功效；强心苷和甾体皂苷的波谱特征。

3. **了解**　植物化学分类学与亲缘相关性及其在天然药物化学研究中的作用。

第一节　概　述

甾体化合物（steroids）是自然界广泛存在的一类化学成分，其抗肿瘤、抗糖尿病、抗衰老、抗真菌、抗病毒、免疫调节等多种生物活性不断被发现[1~6]，具有重要的药学研究和开发潜质，对其进一步的人工合成、结构修饰及其生理活性的深入研究对于新药的研制与开发具有重要理论和实践意义。

甾体类化合物均具有环戊烷骈多氢菲（cyclopentano-perhydrophenanthrene）的四环结构，即甾体母核。

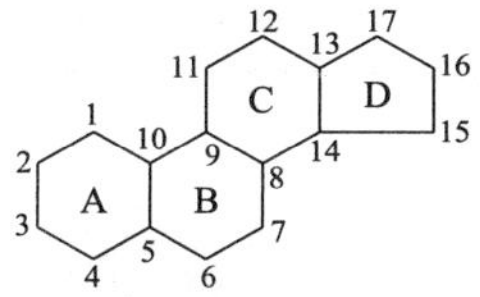

环戊烷并多氢菲

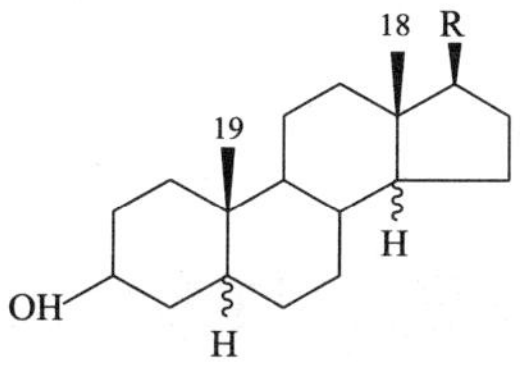

甾类化合物

一、甾体化合物的结构与分类

甾核的 C-10、C-13 和 C-17 位有 3 个取代基，大都为 β 构型，C-10 和 C-13 位多为角甲基，C-3 位多羟基取代，可与糖结合成苷。甾核 A、B、C、D 四个环有不同的稠合方式，但 B/C 环均为反式（H-8β/H-9α），C/D 环多为反式（H-14α），A/B 环则有顺式（H-5β）和反式（H-5α）。A/B 环为顺式稠合称为正系，即 H-5 及 10-CH_3 都伸向环平面的前边，处于同一边，为 β 构型，以实线表示；A/B 为反式称为别系（*allo*），即 H-5 及 10-CH_3 不处于环平面同一边，而是伸向环平面的后方，为 α-构型。通常这类化合物的 C-10、C-13、C-17 侧链大都是 β 构型，C-3 上有羟基，且多为 β 构型。甾体母核其他位置也可以有双键、羰基、羟基等功能基团。

许多甾体化合物，于 C-5 处形成双键，故区分 A/B 环稠和构型的因素不存在，故无正系、别系的区别。如：黄体酮、睾丸素、胆甾醇等。

天然甾体化合物根据 C-17 位侧链结构不同分强心苷、甾体皂苷、C-21 甾类、植物甾

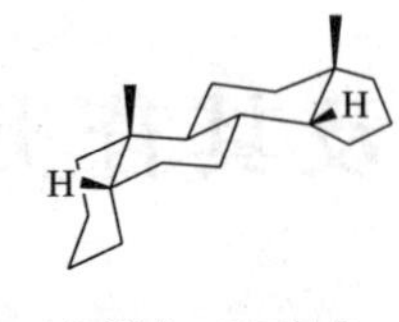

A/B顺式，C/D顺式

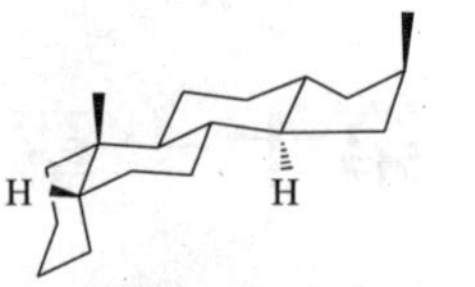

A/B顺式，C/D反式

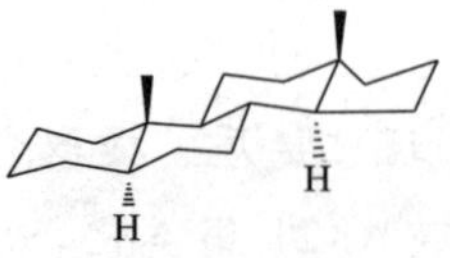

A/B反式，C/D顺式

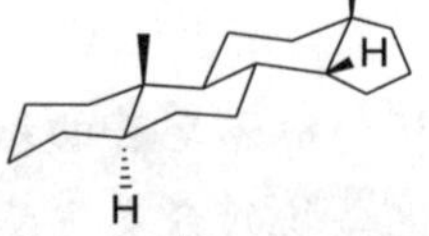

A/B反式，C/D反式

醇、昆虫变态激素、胆酸等多种类型，见表 11 - 1。

表 11 - 1　天然甾体化合物分类及甾核稠合方式

名称	C-17 侧链	A/B	B/C	C/D
强心苷	不饱和内酯环	顺、反	反	顺
甾体皂苷	含氧螺杂环	顺、反	反	反
C-21 甾类	羟甲基衍生物	反	反	顺
植物甾醇	脂肪烃	顺、反	反	反
昆虫变态激素	脂肪醇	顺	反	反
胆酸类	戊酸	顺	反	反

二、甾体化合物的生物合成途径

甾体化合物是通过甲戊二羟酸的生物合成途径转化而来，如图 11 - 1 所示，由反式角鲨烯经过氧化、还原、脱羧、环合或重排等过程，即生成甾类化合物。

第二节　强心苷类化合物

一、强心苷概述

强心苷（cardiac glycosides）是存在于植物中具有强心作用的一类甾体苷类化合物，是由强心苷元（cardiac aglycones）与糖结合而成的苷，可有选择性作用于心脏，加强心肌收缩性，临床上主要用于治疗充血性心力衰竭及节律障碍，如西地兰、地高辛、毛地黄毒苷、铃兰毒苷和毒毛旋花子苷等。此外，进一步的研究表明强心苷对癌细胞具有诱导凋亡和增殖抑制作用，如地高辛、吉妥辛、狄吉妥辛等强心苷类药物[7]。强心苷主要分布于玄参科、夹竹桃科、百合科、萝藦科、十字花科、卫矛科、豆科、桑科、毛茛科、梧桐科、大戟科等植物中。

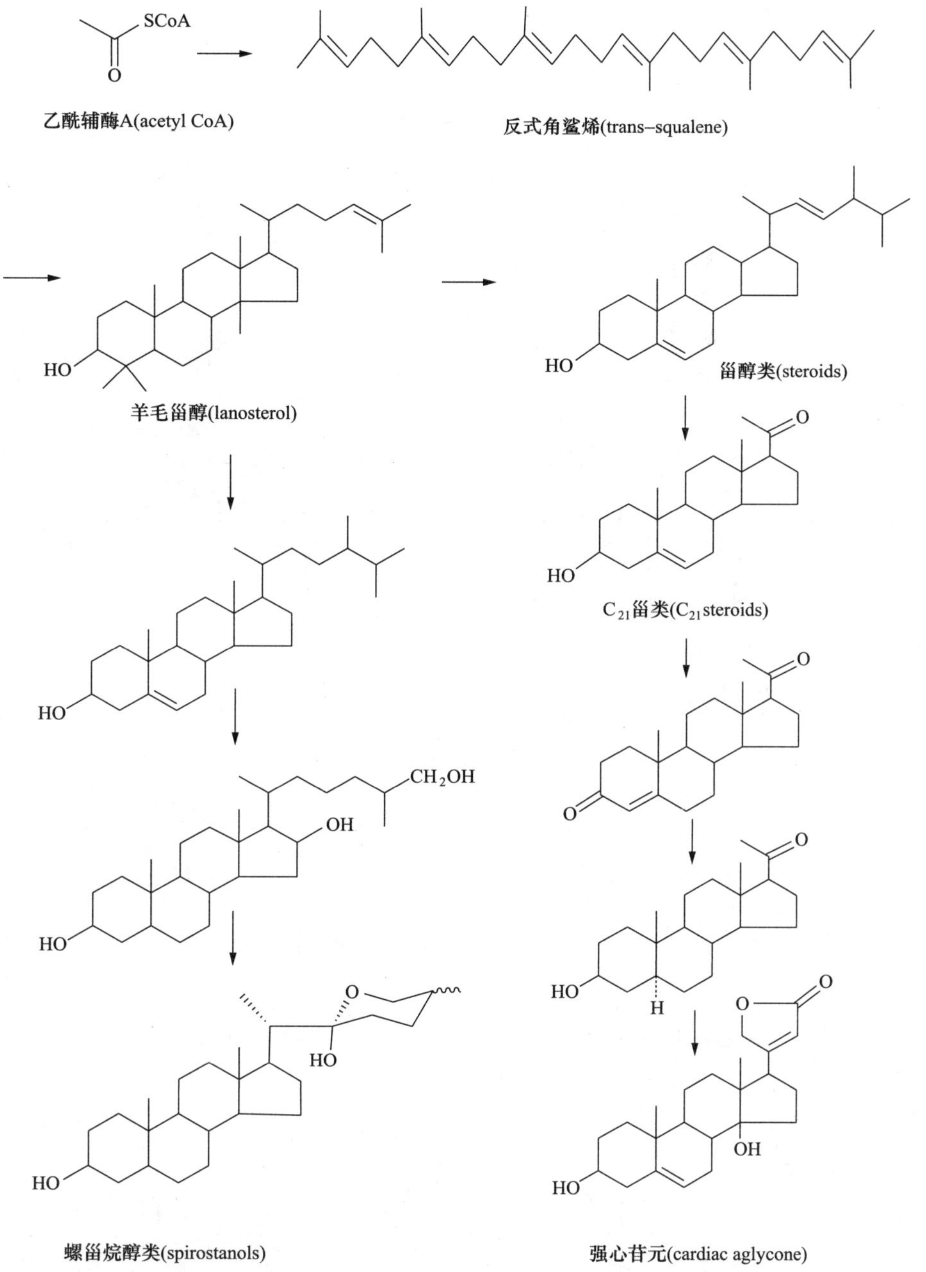

图 11－1　甾体化合物生源合成途径

二、强心苷的结构与分类

（一）苷元部分的结构

强心苷元为甾类化合物，C-17 位连接的是不饱和内酯环，根据内酯环不同分为甲型强心苷元和乙型强心苷元。C-17 位连接五元不饱和内酯环（$\Delta^{\alpha\beta}$-γ 内酯）的为甲型强心苷元，C-17 位连接六元不饱和内酯环（$\Delta^{\alpha\beta,\gamma\delta}$-$\delta$ 内酯）的为乙型强心苷元。

强心苷元命名以强心甾（cardenolide），海葱甾（scillanolide）或蟾酥甾（bufanolide）为其基本结构。如洋地黄毒苷元为 3β,14β-二羟基-5β-强心甾-20(22)烯（3β,14β-dihydroxy-5β-card-20(22)-enolide），海葱苷元（Scillarenin）命名为 3β,14β-dihydroxy-bufa(or scilla)-4,20,22-trienolide。

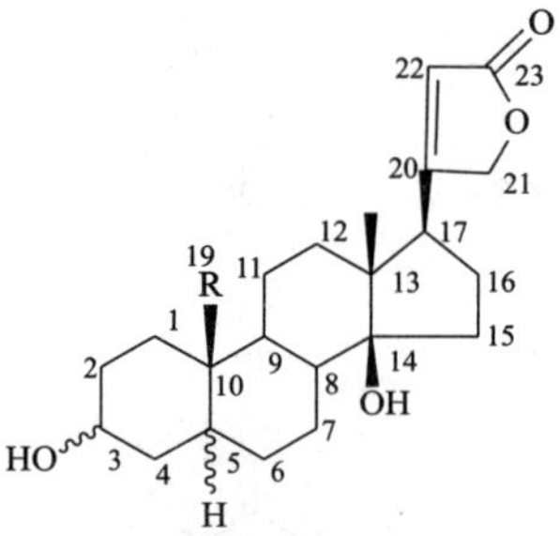

甲型强心苷元

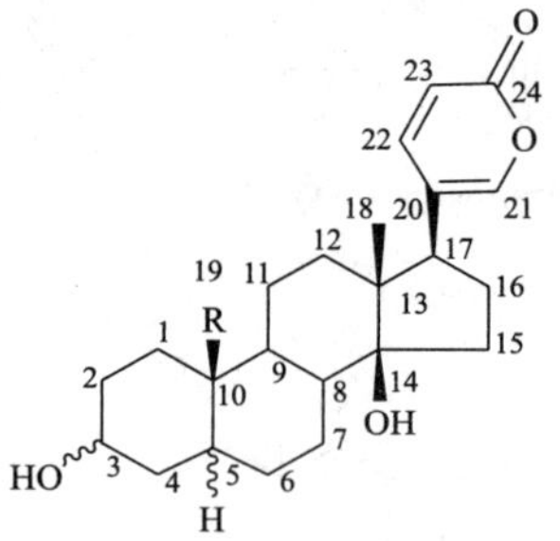

乙型强心苷元

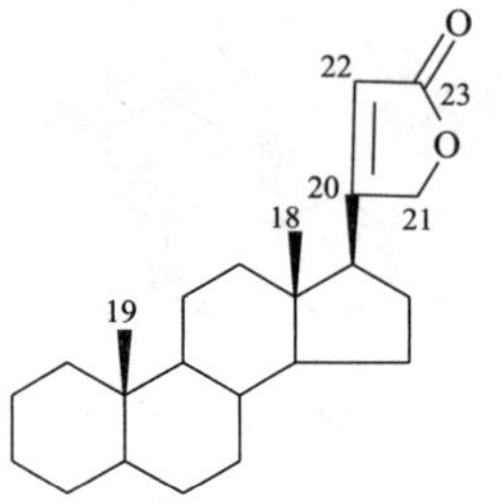

强心甾烯
甲型强心苷元

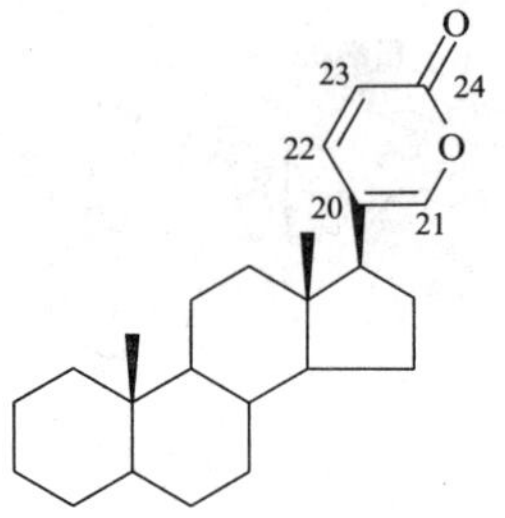

海葱甾二烯
乙型强心苷元

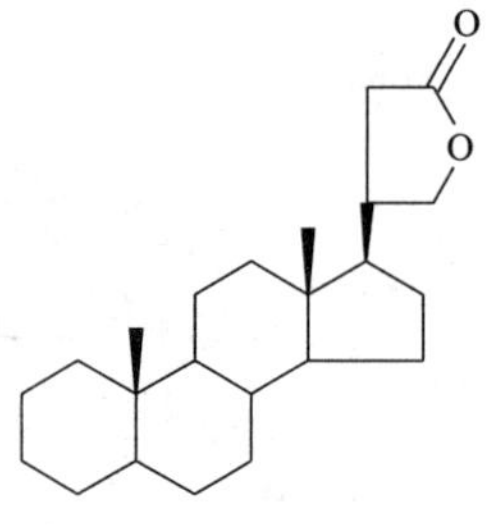

强心甾

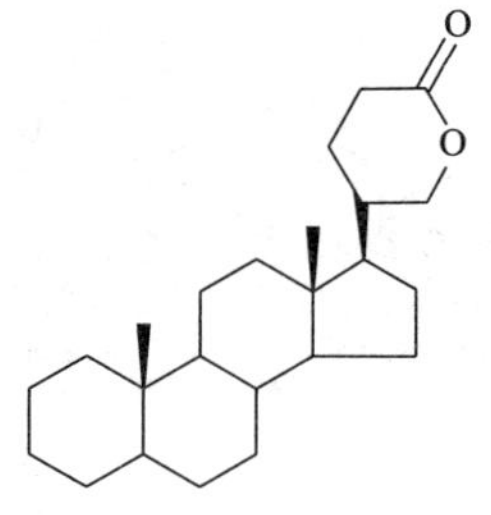

海葱甾(蟾蜍甾)

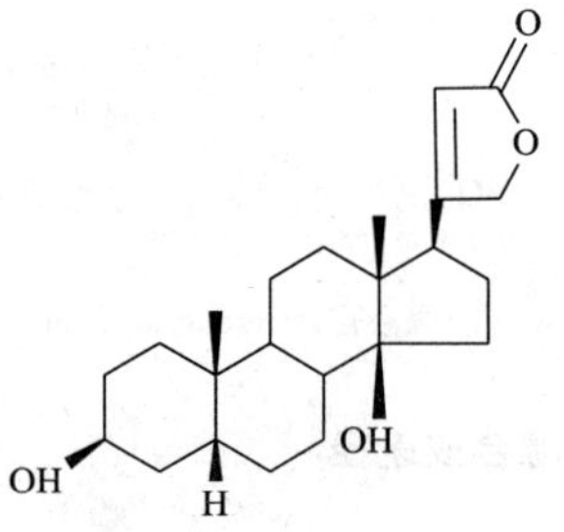

洋地黄毒苷元

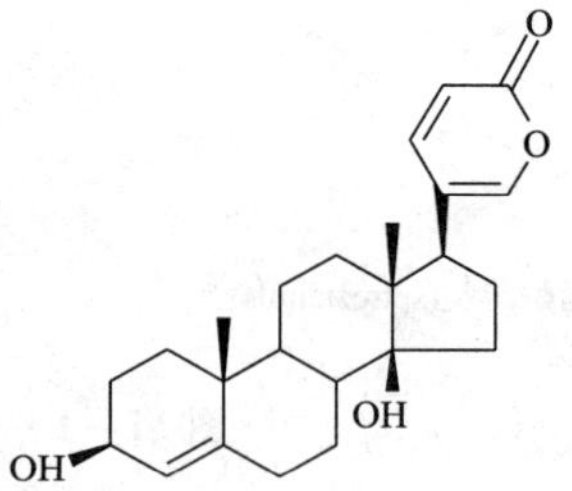

海葱苷元

天然界存在的强心苷多为17β-内酯，极少数为17α-内酯，其命名时冠以 *allo*-。强心苷元中四个环中 B/C 环都是反式稠合，C/D 环一般都是顺式稠合，A/B 环稠合方式有顺式和反式两种。14 位氧取代一般均为β-构型，3 位羟基多为β-构型，少数为α-构型，其命名时冠以 *epi*-(β 表示取代基向上，用实线表示，α 表示取代基向下，用虚线表示)。

强心苷元 C-3 和 C-14 位多有羟基取代，3-OH 大多是β-构型，少数是α-构型，14—OH 由于 C/D 环是顺式稠合，所以均为β-构型。甾核其他位置上也可能有羟基取代，一般位于 1β、2α、5β、6、8、11、12、15β、16β 等。甾核上 16—OH 还可能与甲酸、乙酸或异戊酸等结合成酯。甾核上一般在 C-11 或 C-12 位可能有羰基取代，在C-4 ~ C-5，C-5 ~ C-6，

C-9～C-11 或 C-16～C-17 之间可能双键存在，7、8β，8、14β 或 11、12β 位结构中还可能含有环氧基。

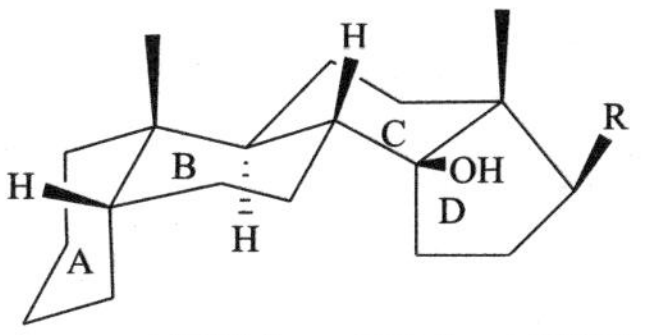

A/B顺式，B/C反式，C/D顺式

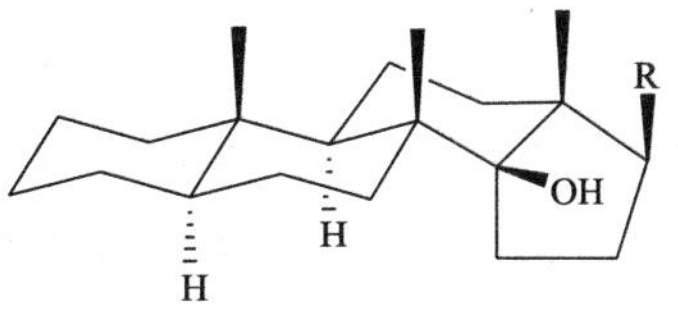

A/B反式，B/C反式，C/D顺式

（二）糖部分的结构

强心苷中糖多与苷元3—OH 脱水结合成苷，个别有5—OH 与糖脱水结合的苷（如绿海葱苷），单糖与单糖之间以直链连接，可多至5个单元。强心苷中的糖除常见的糖外，主要还有一些去氧糖，常见的是6-去氧糖，2,6-二去氧糖，甲氧基糖及特殊结构的糖。

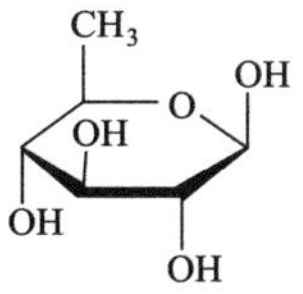

D-鸡纳糖

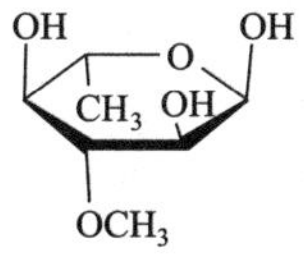

L-黄花夹竹桃糖

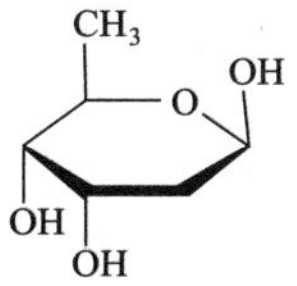

D-毛地黄毒糖

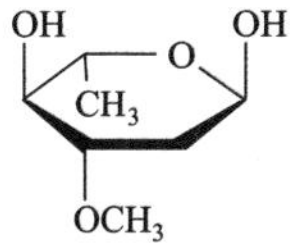

L-夹竹桃糖

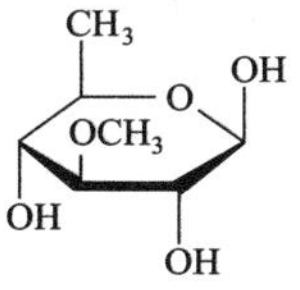

D-毛地黄糖

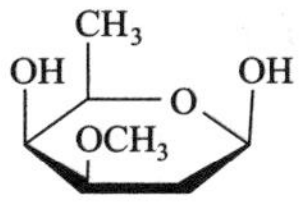

D-地芰糖

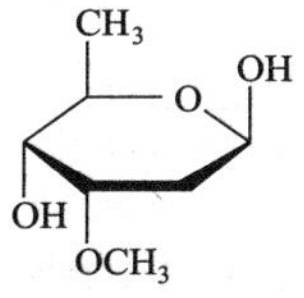

D-加拿大麻糖

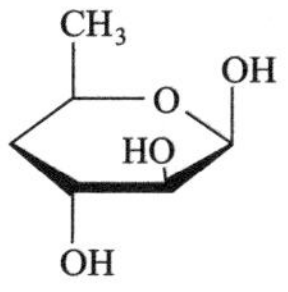

4，6-二去氧阿卓糖

强心苷糖基上可能有乙酰基或氨基，如4′-乙酰基加拿大麻苷（4′-acetyl cymaroside）和毛花毛地黄苷A（B、C、D、E）的糖上有乙酰基，*N*-去甲米替非林（*N*-demethyl mitiphyllin）的糖上有氨基。

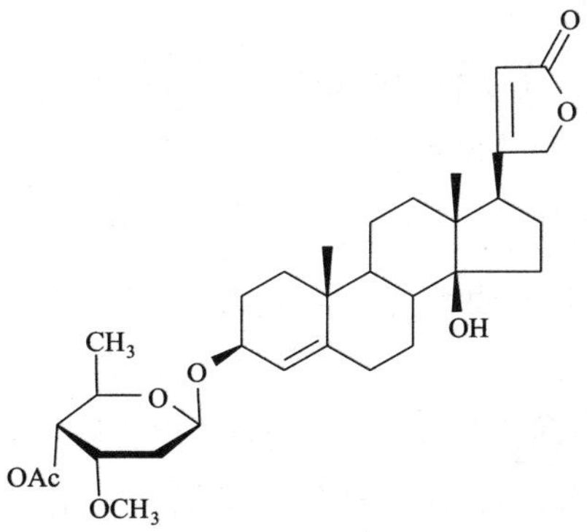

4′-乙酰基加拿大麻苷

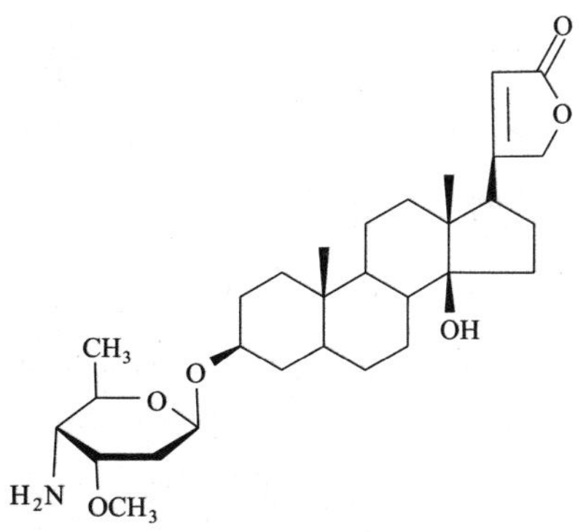

N-去甲米替非林

（三）甲型强心苷

同一植物中含有多种强心苷，常常是由不同的苷元与不同的糖缩合而成，有单糖苷，还有多糖苷，随着分离和结构鉴定技术的发展，对许多植物中强心苷均进行了较深入的研究。研究较多的有毛花洋地黄（*Digitalis lanata* Ehrn.），紫花洋地黄（*Digitalis purpurea* L.），黄花夹竹桃（*Thevetia peruviana* Merr.），杠柳（*Periploca sepium* Bge.），铃兰（*Convallaria keiskei* Miq.）和毒毛旋花子（*Strophanthus kombe* Oliv.）等植物中的强心苷[8~10]。

从毛花洋地黄叶子中得到的强心苷，其苷元有5种：洋地黄毒苷元（digitoxigenin），羟基洋地黄毒苷元（gitoxigenin），异羟基洋地黄毒苷元（digoxigenin），双羟基洋地黄毒苷元（diginatigenin），吉他洛苷元（gitaloxigenin）。原生苷（primary glycosides）：毛花洋地黄苷甲（lanatoside A），毛花洋地黄苷乙（lanatoside B），毛花洋地黄苷丙（lanatoside C），毛花洋地黄苷丁（lanatoside D），毛花洋地黄苷戊（lanatoside E）；次生苷（secondary glycosides）：洋地黄毒苷（digitoxin），羟基洋地黄毒苷（gitoxin），异羟基洋地黄毒苷（digoxin），双羟基洋地黄毒苷（diginatin），吉他洛苷（gitaloxin）。

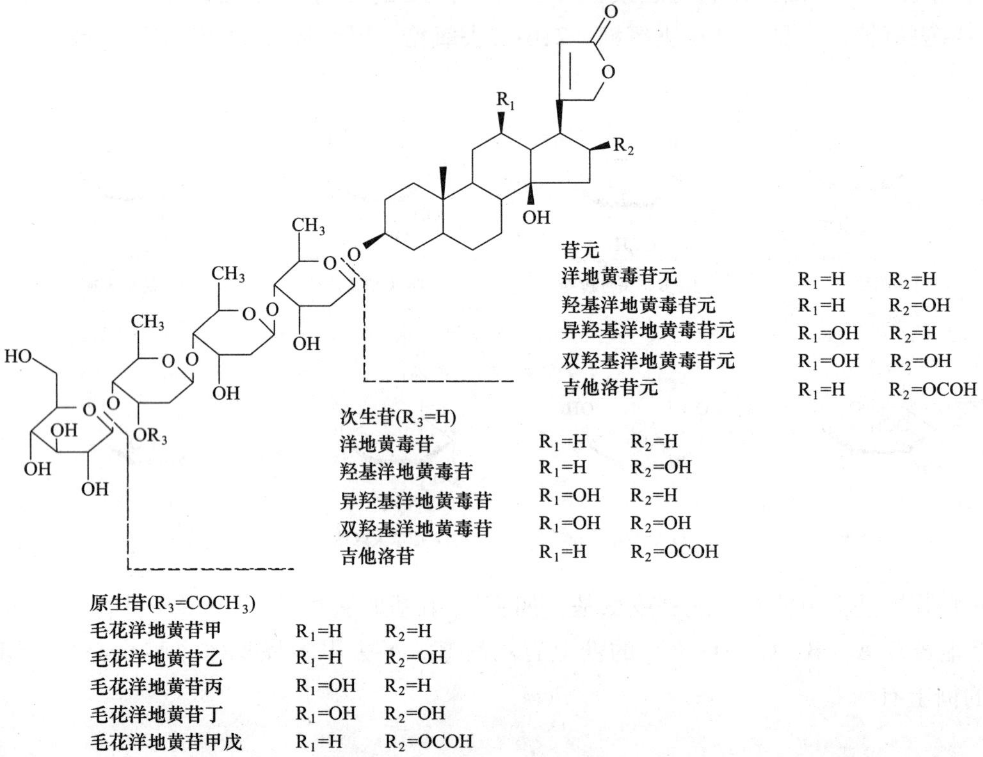

目前，我国药典收载的强心药有洋地黄毒苷、异羟基洋地黄毒苷（digoxin，地高辛）和去乙酰毛花洋地黄苷C，即西地兰（deslanoside or cedilanid）。

（四）乙型强心苷

强心甾二烯是C-24甾类化合物，这类化合物最早被发现在古埃及人用于治疗心脏疾病的海葱中，海葱中主要成分为海葱苷A（scillaren A），之后海葱苷A及其类似苷不断的被发现在动物和植物中[11]。从1967~1995年从动物和植物中发现的此类化合物有250多个。其中来源于植物资源的有160多个，苷有近100个，主要集中存在于景天科和毛茛科等6个科的植物中。糖一般与苷元3位羟基结合成苷，糖多为6-去氧糖，鼠李糖，鸡纳糖，毛地黄毒糖和葡萄糖，另外还有木糖和4,6-去氧阿卓糖（4,6-deoxy-altrose）等[12]。随着越来越多的乙型强心苷被分离鉴定，发现了一些结构变化较大的化合物，如从Urainea physodes分离得到的乙型强心苷元phyosodine C和D为首次得到的C和D环为反式稠合的强心苷元，而且无14位羟基。还有从Melianthus comosus得到的乙型强心苷元为14脱氧、15,16氧环类化合物：14-deoxy-15,16-epoxy-mellantugenin。多数苷元结构变化主要是由于取代基的数目和位置不同引起的，常见的有羟基、双烯、氧环、乙酰氧基和酮基等取代，如化合物 tyledoside C。

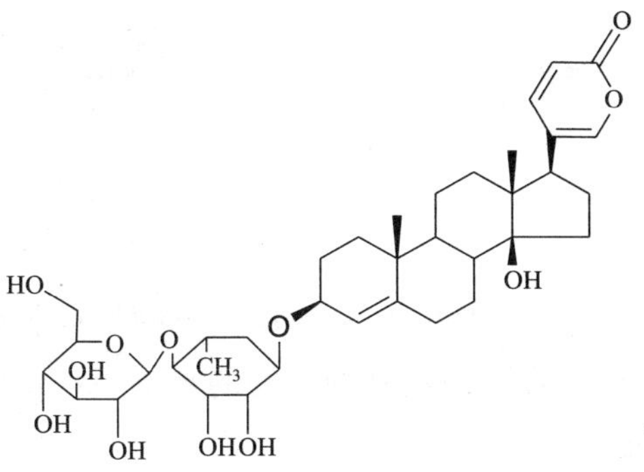

海葱苷A

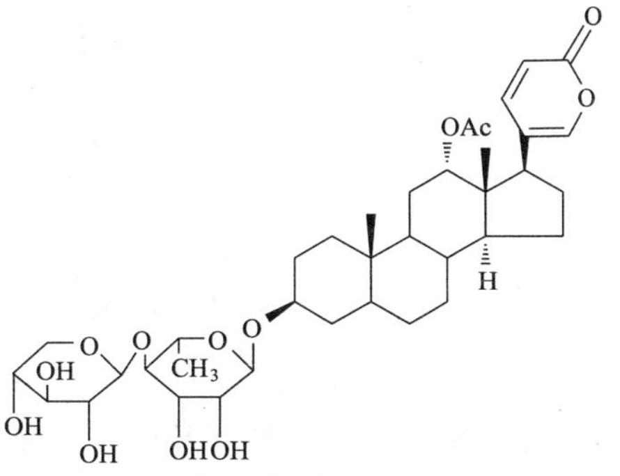

phyosodine C

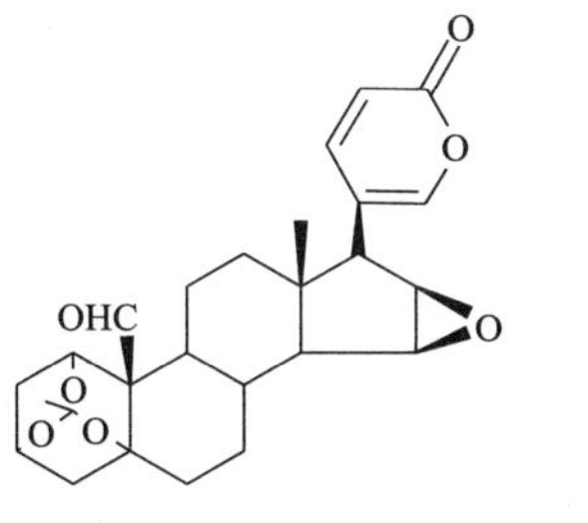

14–deoxy–15,16–epoxy–mellantugenin

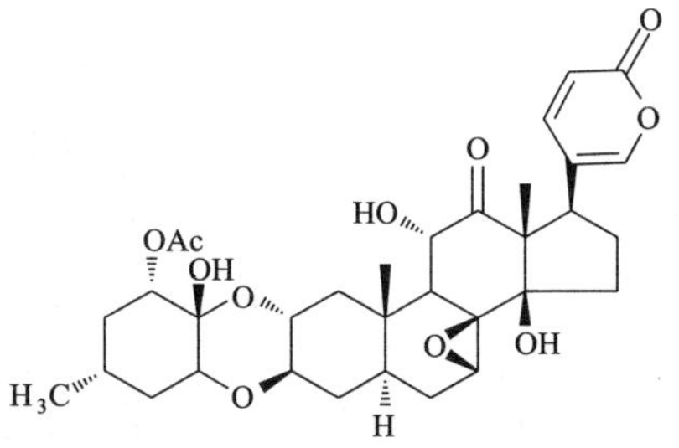

tyledoside C

三、强心苷的理化性质

（一）性状与溶解性

强心苷常为无色结晶或无定形粉末，具有旋光性，C-17 位侧链为 β-构型者微苦，为 α-构型者不苦。对黏膜有刺激性。

强心苷一般可溶于水、醇、丙酮等极性溶剂，微溶于乙酸乙酯、含醇三氯甲烷，几乎不溶于苯、乙醚、石油醚等亲脂性溶剂。但常因分子中羟基数目不同或羟基是否形成氢键等原因，溶解度有很大差别。如乌木苷虽是单糖苷，但整个分子却有八个羟基，水溶性大（1∶75），难溶于三氯甲烷；洋地黄毒苷分子中有 3 个糖，但因均为 2，6-二去氧糖，所以在水中溶解度小（1∶105），可溶于三氯甲烷（1∶40）；洋地黄毒苷 B 和 C 羟基数目相同，但因洋地黄毒苷 B 分子中 16 位羟基和内酯环羰基形成氢键，所以洋地黄毒苷 B 在水中溶解度小，可溶于三氯甲烷（1∶550），而洋地黄毒苷 C 可溶于水，在三氯甲烷中溶解度小（1∶1750）。

（二）苷键及酯键的断裂

强心苷的苷键可被酸或酶催化水解，分子中的内酯环和其他酯键能被碱水解。

1. 酸水解

（1）强酸水解　强酸条件下长时间加热或加压水解，可使糖全部水解，但常引起苷元结构的改变，失去一分子或数分子水生成脱水苷元。如黄花夹竹桃苷乙经盐酸水解得到双脱水苷元，2 分子葡萄糖和黄花夹竹桃糖。

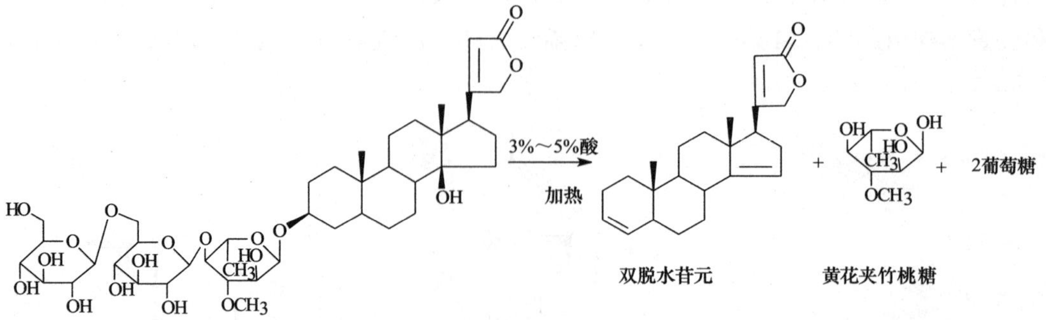

（2）温和酸水解　温和条件下弱酸短时加热，一般只能水解 α-去氧糖形成的苷键，可得到 α-去氧糖，而 α-去氧糖与 α-羟基糖、α-羟基糖与 α-羟基糖之间的苷键不易水解，水解产物常常得到双糖或三糖，但可得到原生苷元。

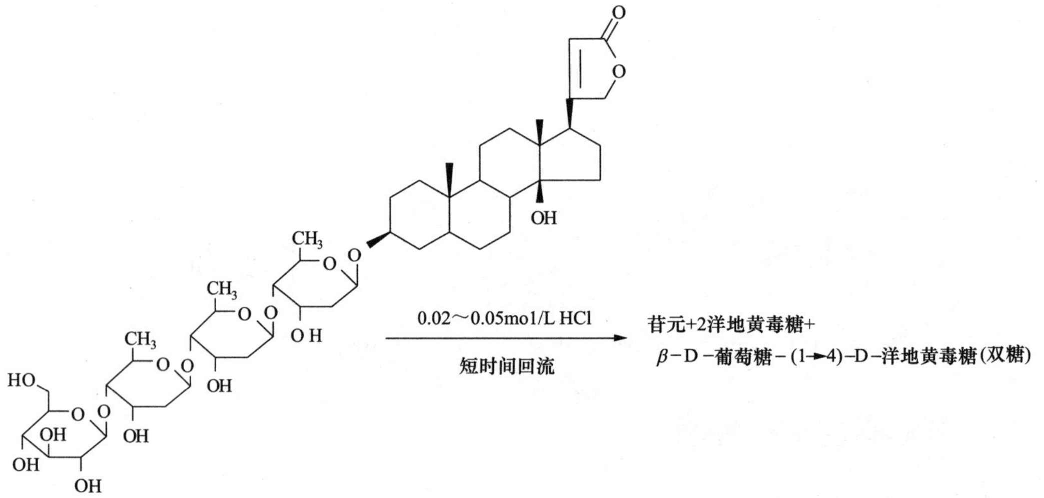

（3）盐酸丙酮水解　盐酸丙酮（Mannich）水解是在室温下进行的（0.4%～1% HCl，室温 2 周），条件温和。由于丙酮和糖或苷元的邻羟基生成丙酮化物，使苷元得到保护，不生成脱水苷元，再水解脱去苷元丙酮化物中的丙酮，得到原生苷元和糖的衍生物。

2. 碱水解　强心苷糖和苷元中常有酰基及内酯环，所以可被碱催化水解。$KHCO_3$，$NaHCO_3$ 可使 α-去氧糖的乙酰基水解；$Ca(OH)_2$，$Ba(OH)_2$ 可水解糖和苷元的酰基；NaOH，KOH 可水解各种酰基，且使内酯环开裂，酸化后内酯又环合，但是 NaOH 和 KOH 的醇溶液使内酯环破坏，不能再环合。

3. 酶水解　含强心苷的植物中均有水解酶同时存在，酶有专属性，如紫花毛地黄中的紫花洋地黄酶为 β-葡萄糖酶（β-glycosidase），只能酶解 β-D-葡萄糖苷键，不能酶解 α-去氧糖，酶解后生成洋地黄毒苷和葡萄糖。但有些酶为混合酶，可水解各种苷键，如用蜗牛酶（snail ezyme）酶解，短时间酶解可使苷末端糖酶解，长时间酶解可得到原生苷元和苷中所有的糖，常用来研究强心苷的结构。

（三）显色反应

强心苷的特征性颜色反应主要是由苷元的甾体结构、不饱和内酯环和α-去氧糖产生的。以下介绍强心苷两个特征结构部分产生的颜色反应。

1. C-17 位上不饱和内酯环的颜色反应　甲型强心苷类在碱性醇溶液中，由于 C-17 侧

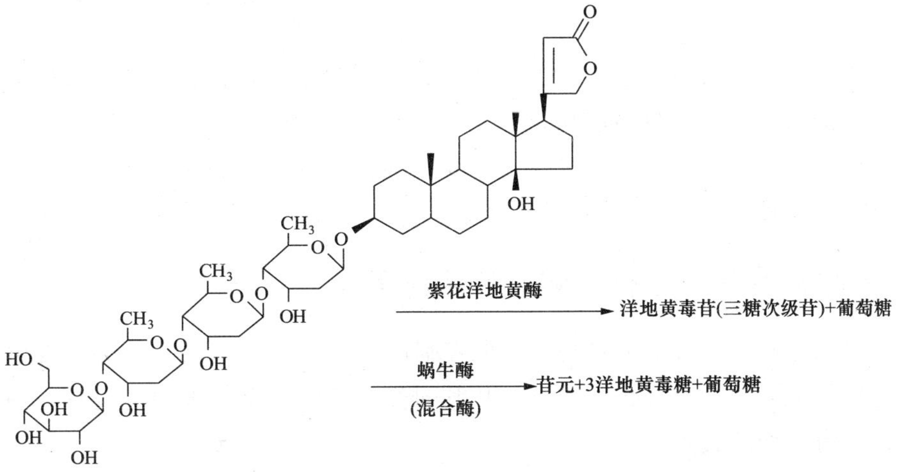

链上有不饱和五元内酯环，双键移位形成活性次甲基，因此能与某些试剂反应而显色。乙型强心苷在碱性醇溶液中不能产生活性次甲基，故无此类反应，具体反应如表 11－2 所示。

表 11－2　活性次甲基显色反应

反应名称	样品	试剂	颜色	λ_{max}（nm）
1. Legal 反应	1～2mg 样品 2～3 滴吡啶	3% 亚硝酰铁氰化钠 ［$Na_2Fe(NO)(CN)_5\cdot 2H_2O$］； 2mol/L NaOH	深红或蓝	470
2. Kedde 反应	乙醇溶液	2% 3，5-二硝基苯甲酸乙醇溶液；2mol KOH	紫红或红	590
3. Raymond 反应	50% 乙醇溶液	1% 间-二硝基苯乙醇溶液； 20% NaOH	紫红或蓝	620
4. Baljet 反应	乙醇溶液	2，4，6-三硝基苯甲酸； 5% NaOH	橙或橙红	490

注：1）1、3 反应：在样品液中先滴加试剂，后滴加碱溶液。
　　2）2、4 反应：先将试剂溶液与碱溶液等量混合，然后滴加至样品溶液中。

2. α-去氧糖的反应

（1）占吨氢醇（xanthydrol）反应　取强心苷固体样品少许，加占吨氢醇试剂（10mg 占吨氢醇溶于 100ml 冰醋酸，加入 1ml 浓硫酸），置水浴上加热 3min，只要分子中有 2-去氧糖都能显色。

（2）对-二甲氨基苯甲醛反应　将强心苷醇溶液滴在滤纸上，干后，喷对－二甲氨基苯甲醛试剂，90℃加热 30s，如有 2-去氧糖，可显灰红色。

（3）Keller-Kiliani 反应　强心苷溶于含少量 Fe^{3+}［$FeCl_3$ 或 $Fe_2(SO_4)_3$］的冰醋酸，沿管壁滴加浓硫酸，观察界面和醋酸层颜色变化，如有 2-去氧糖存在，醋酸层渐呈蓝色或蓝绿色。

此反应为游离的 2-去氧糖，或者在该反应条件下能水解得到 2-去氧糖的强心苷显色反应。例如紫花毛地黄 A 和毛地黄毒苷，它们虽都有三分子毛地黄毒糖，但是前者的呈色深度为后者的 2/3。这可能是由于前者在此条件下只能水解出二分子的毛地黄毒糖。另一分子毛地黄毒糖与葡萄糖相连，较难水解而不能呈色。又如 K-毒毛旋花子苷和 K-毒毛旋花子次苷-β，它们虽有一分子加拿大麻糖，但因与葡萄糖相连，均呈阴性反应，对乙酰化的 2-去氧糖也不呈色。因此对此反应不显色的，并非结构中绝对没有 2-去氧糖。

（4）过碘酸-对硝基苯胺反应　过碘酸使 α-去氧糖氧化生成丙二醛，其再和对硝基苯胺缩合，缩合物为黄色。

该试剂亦可作为薄层和纸层色谱的显色剂，先喷过碘酸钠溶液（1 份过碘酸钠饱和水溶液，加 2 份蒸馏水）；室温放置 10min，再喷对硝基苯胺试液（1% 对硝基苯胺乙醇溶液-浓盐酸 =4∶1），立即在灰黄色背底上出现深黄色斑点，在紫外光下，在棕色背底上显示黄色荧光斑点，如再喷以 5% NaOH-MeOH 溶液，斑点变为绿色。

四、强心苷的化学结构与强心作用的关系

强心苷是治疗心力衰竭的重要药物，但在临床应用中过量服用有使心肌发生收缩性停止而导致死亡的危险，所以有必要继续寻找和研究新的强心苷。经研究发现，强心苷的强心作用与结构有密切的关系。

1. 甾体母核　甾体母核的立体结构与强心苷作用关系密切，其苷元甾核 A/B 为环顺式或反式，C/D 环必须是顺式稠合，才具有强心作用。如果 C/D 环为反式或 14—OH 脱水生成脱水苷元，强心作用消失。

2. 不饱和内酯环　C-17 位必须有一个不饱和内酯环，且为 β 构型。如异构化为 α 构型或开环，强心作用将变得很弱或甚至消失。内酯环中双键被饱和后，强心活性虽减弱，但毒性亦减弱，较为安全，有一定的实用价值。

3. 取代基　强心苷元甾核中一些基团的改变亦将对生理活性产生影响。如 C-10 位的甲基氧化成羟甲基或醛基后，作用稍有增强，但毒性亦加大。在甲型强心苷元中，A/B 顺式稠合，3 位—OH 为 β 构型时强心作用大于其 α 构型的异构体。在 A/B 反式异构体中，3 位—OH 构型对强心作用无显著的影响。其他位置引入取代基，对强心作用的影响是不完全相同的。

4. 糖部分　糖部分没有强心作用，但在强心苷中，糖的性质及数目对强心作用有影响。例如毛地黄毒苷元和葡萄糖成苷，强心苷的活性和毒性随糖的数目的增加而减弱；但当和毛地黄毒糖成苷后，随着糖数目的增加，对活性无明显影响，但毒性增大。

五、强心苷的波谱特征

和常见天然产物一样，研究强心苷及其苷元的结构常常需要色谱方法，化学方法和波谱等方法相结合。色谱方法常用 TLC 或 HPLC 检测样品的纯度或用 R_f 值和 t_R 鉴定已知物的结构；化学方法最常用的是苷键裂解；现在更常用的方法为波谱法。

（一）紫外光谱

甲型强心苷具有$\Delta^{\alpha\beta}$-γ 内酯的强心苷，在紫外光谱中于约 220nm 处呈现最大吸收。乙型强心苷具有$\Delta^{\alpha\beta,\gamma\delta}$-$\delta$ 内酯在 295 ~ 300nm 处有最大吸收，借此可区别二类强心苷。苷元中若有孤立羰基在 300nm 附近有吸收峰，强心苷元在 C-11 或 C-12 位有酮基，因受空间阻碍较大，不易为化学反应检出，但在紫外光下可示 290nm 的低峰。

（二）红外光谱

强心苷所有功能基在红外光谱中均有相应吸收，但特征峰为不饱和内酯环产生的羰基吸收（1800 ~ 1700cm^{-1}），甲型强心苷的吸收峰在 1765cm^{-1}左右，乙型强心苷由于有 2 个共轭双键，其吸收向低波数位移至约 1718cm^{-1}。另外在相应的高波数处有由于 Fermi 共振

产生的羰基非正常吸收峰，即不饱和内酯环产生 2 个羰基吸收峰。

（三）质谱

强心苷元部分除常见的脱甲基、羟基脱水、醛基脱 CO 和有双键时的 RDA 裂解方式外，特征裂解碎片为脱 7 位内酯环的特征碎片；甲型强心苷元质谱裂解为 *m/z* 111，124，163 和 164 等含有 γ-内酯环或内酯环加 D 环的碎片离子。

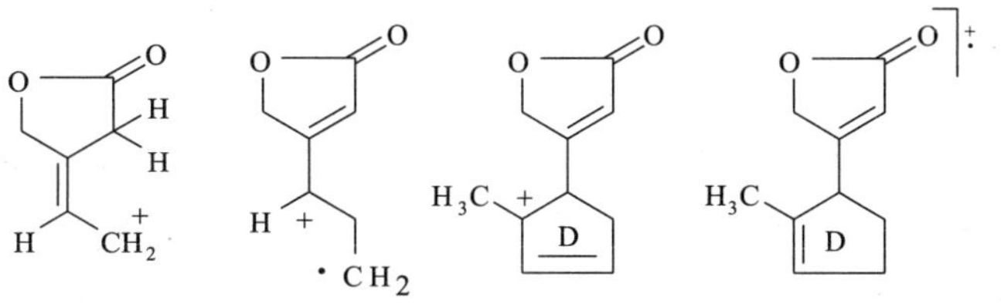

*m/z*111　*m/z*124　*m/z*163　*m/z*164

乙型强心苷元质谱裂解产生 *m/z* 109，123，135，136 等含有 δ-内酯环的碎片。

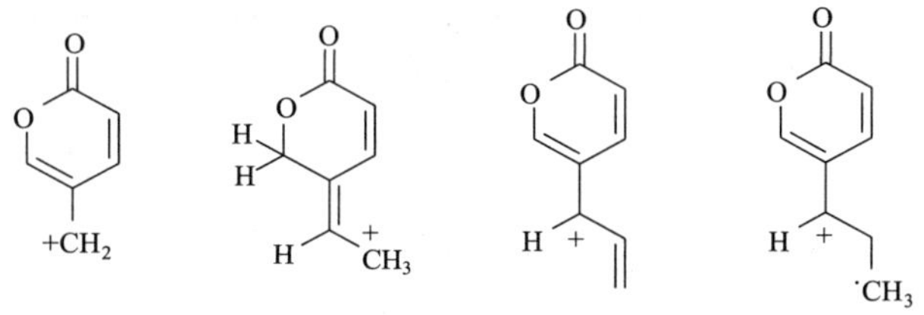

m/z 109　*m/z* 123　*m/z* 135　*m/z* 136

来自甾核的离子，如 由 D 环 C-13～17 键和 C-15～16 键断裂的 *m/z* 264，由 C-13～17 键和 C-14～15 键断裂的 *m/z* 249，D 环 C-13～17 键断裂后还可和 14—OH 引起复杂的重排，产生 C 环缩为五元环的 *m/z* 221 和 *m/z* 203 离子。如果甾核上有羟基或羰基取代，这些离子的质荷比会发生相应的质量位移。

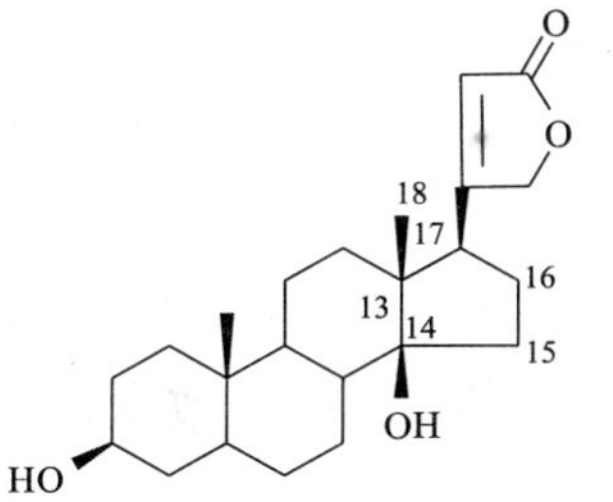

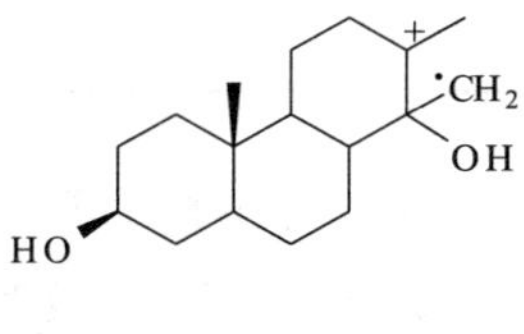

m/z 264

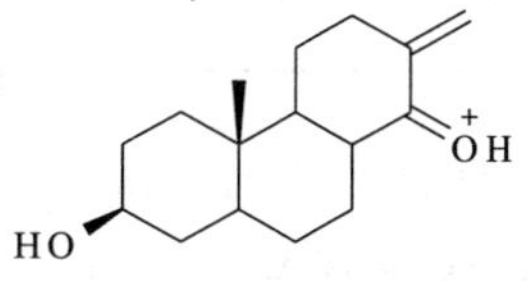

m/z 249

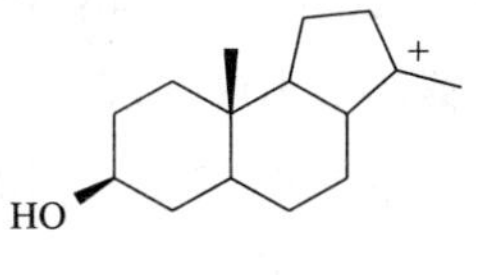

m/z 221

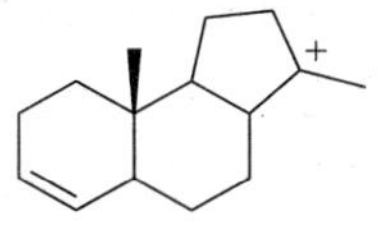

m/z 203

和其他苷类一样，强心苷可用 FD 或 FAB-MS 和大气压电离质谱（atmospheric pressure ionization-MS）等质谱确定分子量和糖的连接顺序，用高分辨质谱（HR FAB-MS）确定分子式。

（四）核磁共振谱

1. ^{1}H-NMR　强心苷^{1}H-NMR 可识别的特征性信号主要有甲基，与氧相连的碳上质子和烯氢信号，一般化学位移值及偶合常数见表 11－3。

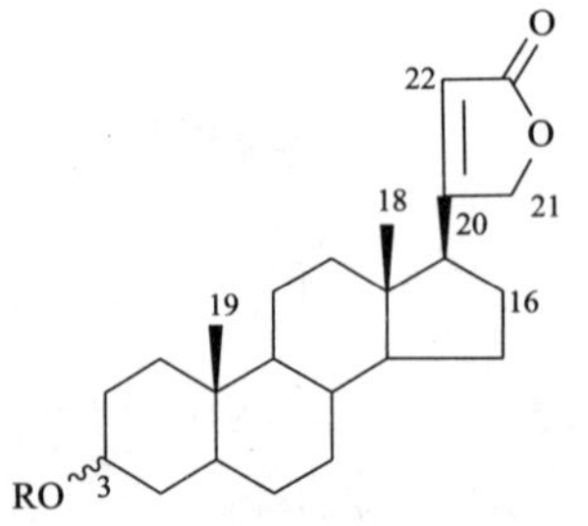

甲型强心苷

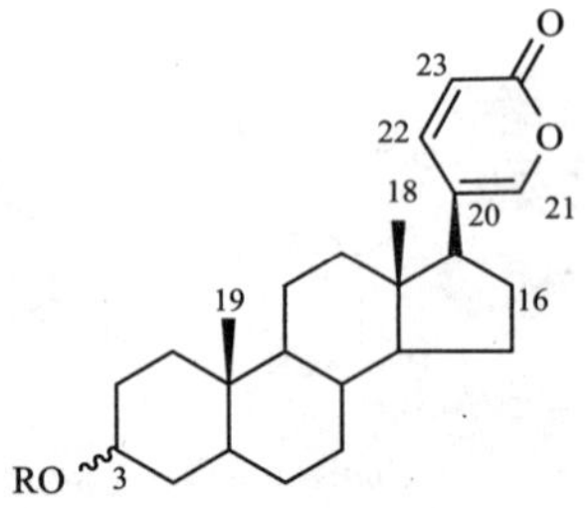

乙型强心苷

表 11－3　强心苷^{1}H-NMR 可识别的特征数据

取代基	δ 值	取代基			δ 值
甲基	1.0～1.1	烯氢	甲型	21-H	4.5～5.7（dd，J=1.8，18Hz）
3-OR，3-H	3.9～4.3			22-H	5.6～6.3
19-CHO	9.5～10.5		乙型	21-H	7.2～7.43（d，J=2Hz）
19-CH_2OH	4.0～4.5（q，J=12Hz）			22-H	7.8～8.0（dd，J=2，10Hz）
16-OR，16-H	4.9（brdt J=2，8Hz）			23-H	6.25～6.32（d，J=10Hz）
16-OR，15-H	2.0～2.7（m）				
17-H	2.8（m 或 brd，J=8～9.5Hz）	6-去氧糖	-CH_3		1.0～1.65（J=6.5 Hz）
OCH_3	3.5（s）	α-去氧糖	α-C-H_2		5.4（dd，J=2，9.5Hz）

2. ^{13}C-NMR　^{13}C-NMR 是确定强心苷结构非常重要的方法。Tori K. 和 Yamauchi T. 研究报道了毛地黄毒苷元（5β），乌沙苷元（5α）及其衍生物的^{13}C-NMR 数据，这为强心苷及苷元的结构鉴定提供了有益的参考。

苷元甾体结构中 CH 和 CH_2的化学位移值在 δ 20－59，与氧相连的碳为 δ 66－86，由于 C-14 位为季碳，其化学位移值为 δ 84－86，烯碳为 δ 108～177，值得注意的是由于共轭双键及羰基的影响，甲型强心苷五元不饱和内酯环中的烯碳 C-20 和 C-23 处于较低场（δ 171～177），而乙型强心苷元中六元不饱和内酯环中的羰基碳处于较高场（约 δ 164）。

5α-H 和 5β-H 比较 17α-*R* 和 17β-*R* 强心苷，C-15～C-18 数据变化较大，比较 17α-*R* 和 17β-*R* 强心苷，C-15～C-18 数据变化较大，CHO 碳为 δ 195.7，环上 C ═O 化学位移值＞200。CHO，C ═O 及双键的引入使邻近碳化学位移变化较大。羟基酰化和苷化对羟基连接的碳和邻位碳化学位移值有一定影响，详见表 11－4。

表 11 –4　强心苷元的 ^{13}C-NMR 化学位移值

C No.	Ⅰ (5α)	Ⅱ (5β)	Ⅲ (16—OH)	Ⅳ (3-OAc)	Ⅴ (3-OAc, 17-βH)	Ⅵ (Δ^{16})	Ⅶ (3-C = O)	Ⅷ (19-CHO)	Ⅸ (19-CHO, 3-糖)	Ⅹ (乙型)
1	37.4	30.0	30.0	30.8	30.8	30.8	38.8	24.8	24.7	29.7
2	32.2	28.0	28.0	25.3	25.3	25.4	38.2	27.4	25.5	27.9
3	70.5	66.8	66.8	71.4	71.3	71.3	209.7	67.2	74.9	66.8
4	39.0	33.5	33.5	30.8	30.8	30.8	44.7	38.1	36.2	33.3
5	44.7	35.9	36.4	37.4	37.4	37.3	46.6	75.3	73.9	36.0
6	29.0	27.1	27.0	26.8	26.8	26.6	29.4	37.0	36.8	26.6
7	27.9	21.6	21.4	21.6	20.6	20.2	27.7	18.1	18.4	21.4
8	41.5	41.9	41.8	41.8	41.5	41.2	41.9	42.2	41.8	42.3
9	49.9	35.8	35.8	36.1	36.2	36.8	49.8	40.2	39.5	35.7
10	35.9	35.8	35.8	35.8	35.5	35.4	38.2	55.8	55.2	35.4
11	21.4	21.7	21.9	21.6	21.2	21.3	21.8	22.8	22.6	21.4
12	39.6	40.4	41.2	40.3	31.3	40.6	39.8	40.2	39.6	41.0
13	49.9	50.3	50.4	50.3	49.5	52.6	49.8	50.1	49.7	48.4
14	84.5	85.6	85.2	84.6	86.1	85.7	84.7	85.3	84.4	85.3
15	32.9	33.0	42.6	33.0	31.3	38.8	33.3	32.2	32.1	32.7
16	27.1	27.3	72.8	27.3	24.8	133.8	27.4	27.5	27.1	28.8
17	51.3	51.5	58.8	51.5	48.9	161.2	51.6	51.4	51.0	51.3
18	16.0	16.1	16.9	16.0	18.5	16.6	16.2	16.2	15.9	16.6
19	12.2	23.9	23.9	23.9	24.0	24.1	11.3	195.7	208.5	23.8
20	175.9	177.1	171.8	177.1	173.6	172.8	175.4	177.2	175.7	122.8
21	73.6	74.5	76.7	74.7	74.8	72.6	73.7	74.8	73.7	148.5
22	117.6	117.4	119.6	117.4	116.6	111.7	117.9	117.8	117.7	147.0
23	174.5	176.3	175.3	176.3	175.8	176.3	176.3	176.6	174.4	115.2
24										162.4

注：Ⅰ. uzarigenin (3, 14-2OH-5α)
Ⅱ. digitoxigenin (3β, 14-2OH)
Ⅲ. gitoxigenin (3β, 16, 14-3OH)
Ⅳ. 3-acetyl gitoxigenin
Ⅴ. 17-βH-digitoxigenin-3-acetate
Ⅵ. Δ^{16}-digitoxigenin acetate
Ⅶ. uzarigenone (3-oxo-14—OH)
Ⅷ. strophanethidin (3β, 5, 14-3OH, 19-CHO)
Ⅸ. VIII-3-O-rha-(1-4)-digitoxose
Ⅹ. bufalin (乙型, 3β, 14-2OH)

强心苷的结构中常有 2,6-二去氧糖以及它们的甲氧基糖。这些糖的 ^{13}C-NMR 均显示不同的化学位移值（表 11 –5）。因此可根据这些信号，采用分析对比的方法，解决强心苷中相关糖的种类、数目以及连接的位置。α-去氧糖的 α-C 化学位移值约为 δ 33 –36，甲氧基连接的碳化学位移值一般为 δ 80 –85。

表 11－5　2,6-二去氧糖和 6-去氧糖的^{13}C-NMR 数据

	1	2	3	4	5	6	OCH_3
L-夹竹桃糖（L-oleandrose）	95.9	35.8	79.3	77.1	69.1	18.6	56.9
D-加拿大麻塘（D-cymarose）	97.6	36.4	78.7	74.0	71.1	18.9	58.1
D-地糖（D-diginose）	98.2	33.1	79.1	67.0	71.2	17.6	55.1
D-沙门糖（D-samentose）	97.3	33.6	80.3	67.9	69.9	17.5	56.7
L-黄花夹竹桃糖（L-thevetose）	98.9	73.8	84.8	76.6	68.9	18.5	60.6
D-毛地黄糖（D-digitalose）	103.6	70.9	85.1	68.7	71.0	17.4	57.2
D-6-去氧-3-*O*-甲基阿洛糖	104.3	71.6	85.2	74.6	68.5	18.4	60.7

六、强心苷的提取分离

植物中强心苷由于苷元不同，且常为多糖苷，植物中又同时含有酶，在存储、运输中原生苷会被酶解为次级苷，所以成分复杂。强心苷含量低，并与皂苷、糖、蛋白质、鞣质和色素共存，因此给强心苷的提取分离带来许多困难。

在提取分离过程中要注意酸、碱、酶等因素的影响或应用，在研究或生产中如果要提取原生苷，应保证原料新鲜，并注意在提取时先破坏酶，如果提取次级苷，则先将药材粉末加适量水，30～40℃酶解 6～12h 以上再进行提取。

（一）提取

提取强心苷常以甲醇和 70%～75% 乙醇为溶剂，也有用沸水和热乙醇进行提取的，以上溶剂可以抑制酶的活性。

如果原料为种子，因含油脂多，一般先用石油醚脱脂后再提取强心苷或将稀乙醇提取液浓缩后，静置析胶，以除去亲脂性杂质（叶绿素，树脂等）。

与强心苷共存的亲水性杂质，皂苷、糖、蛋白质、鞣质和色素可用溶剂萃取法或铅盐沉淀和大孔吸附树脂等方法除去。

（二）分离

分离植物中存在的主要强心苷成分可用溶剂法和结晶法（见例 1 和 2），但多数情况下需用色谱法。亲脂性强的可用硅胶和氧化铝吸附色谱法（见例 3）。成分多、量少、结构相似的强心苷需用逆流分溶法，反相硅胶色谱法（见例 4）及毛细管电泳等方法。但常需要将多种方法配合使用，才能使之得到较好的分离，徐冉等利用硅胶，RP-18 硅胶，MCI，Sephadex LH-20 等柱色谱方法相结合，从滇杠柳中分离出一新的强心苷——滇杠柳 A-3-*O*-*β*-洋地黄毒吡喃糖苷[13]。澳大利亚的 Kopp B. 从植物 *Urginea maritima* 的球茎中用正相、反相硅胶柱色谱，HPLC 及 DCCC 等多种色谱法分离得到 41 个蟾蜍甾类化合物，其中 26 个为新化合物，9 个乙型强心苷的苷元为乙型新强心苷元[14]。

（三）提取分离举例

［例 1］　洋地黄毒苷

紫花毛地黄叶(粗粉)

↓ 加等量水混匀，28～31℃放置8～10h，酶解

酶解后的叶子粗粉

↓ 2.7倍量70%乙醇，50℃浸渍7小时，离心过滤

70%乙醇提取液　　　　药渣

药渣 ↓ 0.7倍量70%乙醇，0.3倍量H_2O洗涤 → 洗涤液

70%乙醇提取液 + 洗涤液 ↓

提取液

↓ 回收乙醇至含醇量为20%
30～38℃放置6h，析胶；
倾出上清液；过滤

胶质（树脂，叶绿素）　　　　上清液，滤液

上清液，滤液 ↓ 用原料量的0.26，0.15，0.12倍$CHCl_3$萃取3次

$CHCl_3$层　　　　水层

$CHCl_3$层 ↓ 用1/9量的5%NaOH洗1~2次（除去胶质、色素）
水洗至中性，最后用蒸馏水洗2次，无水硫酸钠干燥

$CHCl_3$溶液

↓ 回收$CHCl_3$，加入丙酮，0～25℃放置24小时
过滤，结晶用少量丙酮洗涤

母液　　　　洋地黄毒苷粗品

洋地黄毒苷粗品 ↓ 40倍三氯甲烷溶解，活性炭脱色，丙酮析晶，过滤

洋地黄毒苷精品

［例2］　去乙酰毛花洋地黄毒苷C（西地兰）

毛花洋地黄叶粗粉

↓ 依次用5倍和3倍量70%乙醇50～60℃温浸，
各2小时，药渣用少量70%乙醇洗涤

提取液

↓ 回收乙醇至提取液的1/4量，15℃放置析胶，倾出上清液

上清液

↓ 减压浓缩至1/2量(无醇味)，三氯甲烷萃取

三氯甲烷层（亲脂性杂质，部分毛花洋地黄苷A、B）　　　　水层（毛花洋地黄苷C）

水层 ↓

三氯甲烷层　　　　水层

三氯甲烷层 ↓ 回收三氯甲烷，甲醇重结晶

毛花洋地黄总强心苷

↓ 三氯甲烷－甲醇－水(5∶1∶5)两相萃取

三氯甲烷层（毛花洋地黄苷A）　　　　水层（毛花洋地黄苷C）

水层 ↓ 回收溶剂至1/50，放置，过滤

沉淀　　　　母液

沉淀 ↓ 如上再两相萃取一次

毛花洋地黄苷C纯品

↓ 溶于25倍甲醇，加入0.15%氢氧化钙，混匀调至pH=7，
放置过夜，减压浓缩至1/5量，放置过夜，过滤

结晶　　　　母液

结晶 ↓ 甲醇重结晶

西地兰纯品

西地兰是从毛花洋地黄提取得到的原生苷毛花洋地黄苷 C 的去乙酰化物，和毛花洋地黄苷 C 共存的几种苷中含量较高的毛花洋地黄苷 A、B 比 C 极性小，可溶于三氯甲烷，难溶于含醇三氯甲烷，可用于 C 的纯化。

［例 3］ 强心灵

用于强心的药物强心灵是从黄花夹竹桃果仁中得到的强心苷经酶解提取的次级苷的混合物，其经氧化铝吸附色谱分离可得到各种次级苷，黄花夹竹桃苷 A 和黄花夹竹桃苷 B 可用逆流分配法分离，溶剂为三氯甲烷－甲醇（2∶1）－水。

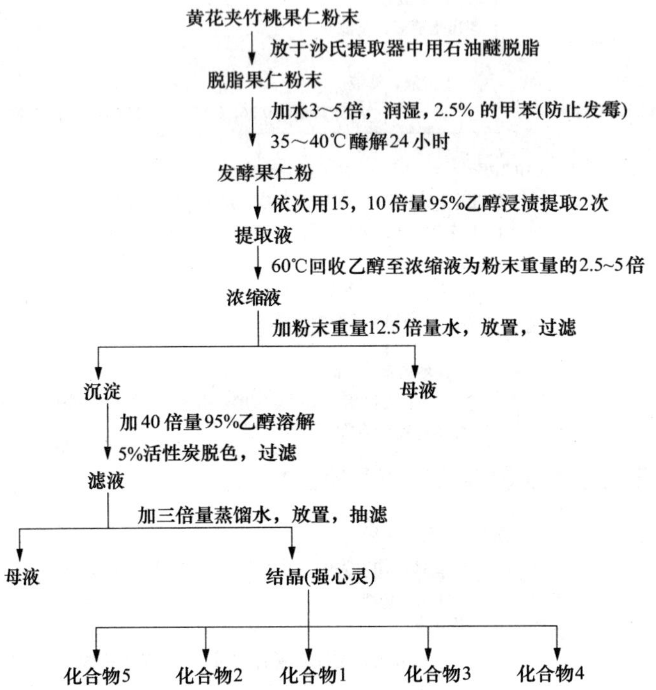

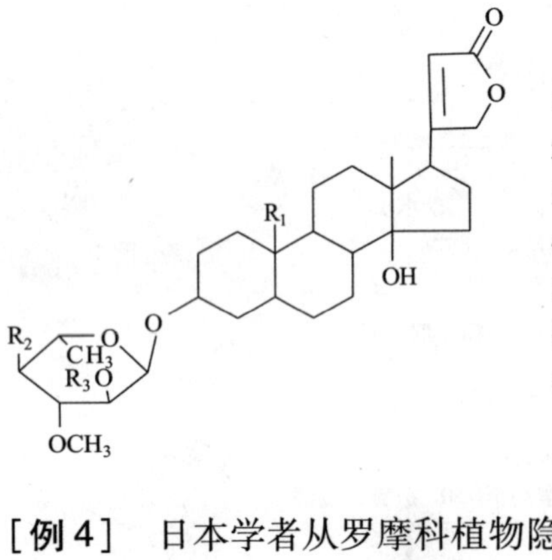

1. 黄花夹竹桃次苷A	R_1=CHO	R_2=H	R_3=H
2. 黄花夹竹桃次苷B	R_1=CH_3	R_2=H	R_3=H
3. 黄花夹竹桃次苷C	R_1=CH_2OH	R_2=H	R_3=H
4. 黄花夹竹桃次苷D	R_1=COOH	R_2=H	R_3=H
5. 单乙酰黄花夹竹桃次苷B	R_1=CH_3	R_2=Ac	R_3=H
6. 黄花夹竹桃苷 A	R_1=CHO	R_2=H	R_3=–glc6–lglc
7. 黄花夹竹桃苷 B	R_1=CH_3	R_2=H	R_3=–glc6–lglc

［例 4］ 日本学者从罗摩科植物隐冠藤（*Cryptostegia grandiflora*）叶子中用大孔吸附树脂纯化，然后用正相常压色谱柱、MPLC 和 HPLC 分离得到 6 个强心苷类化合物，其中 4 个为新化合物[15]。

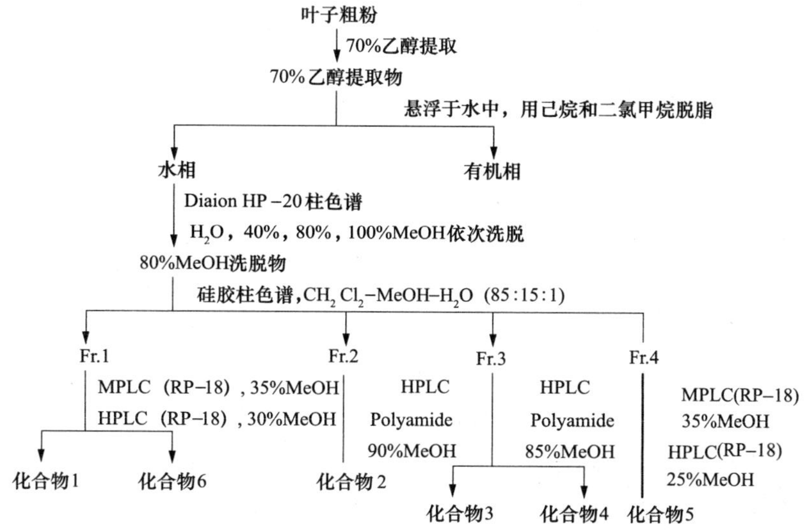

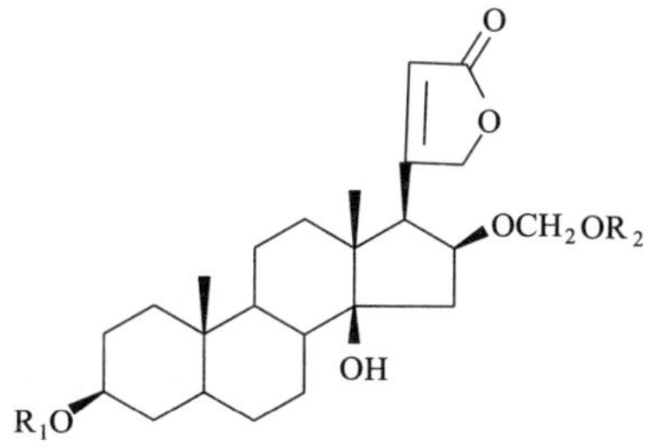

1. 2,6-dideoxy-4-*O*-β-D-glucopyranosy1-β-D-ribo-hexopyranosy1　　$R_2=CH_3$
2. R_1=dig(1→4)–cym(1→4)glc　　$R_2=CH_3$
3. R_1=rha(1→4)–glc　　$R_2=CH_3$
4. R_1=rha(1→4)–glc　　$R_2=C_2H_5$
5. R_1=dig(1→4)–cym(1→4)–glc(1→6)–glc　　$R_2=CH_3$
6. 6-deoxy-4-*O*-β-D-glucopyranosy1-3-*O*-methy1-β-D-galactopyranosy1　　$R_2=CH_3$

* dig:β-digitoxopyranosea　　cym:β-cymaropyranose　　ribo:ribose-hexopyranosy1

第三节　甾体皂苷

一、概述

皂苷（saponins）是一类结构比较复杂的苷类化合物，多数可溶于水，水溶液经振摇后可产生持久性似肥皂溶液的泡沫，故有皂苷之称。根据皂苷元（sapogenins）的结构不同皂苷分为甾体皂苷和三萜皂苷，若苷元为螺旋甾烷及其类似衍生物的则称为甾体皂苷，若苷元为三萜类化合物，则称为三萜皂苷。

甾体皂苷类在植物中分布广泛，但在双子叶植物中较少，主要分布在单子叶植物中，主要存在于百合科、石蒜科和薯蓣科植物，菠萝科、棕榈科、茄科、玄参科、菝葜科、豆科等也有分布。甾体化合物的应用涉及到保健、节育、医药、农业、畜牧业等多方面，对动植物的生命活动起着重要的作用。

甾体皂苷（steroidal saponins）是由甾体皂苷元和糖组成的，常见的糖有葡萄糖、半乳糖、木糖、阿拉伯糖、鼠李糖、葡萄糖醛酸、半乳糖醛酸，另外还有呋糖、鸡纳糖（6-去氧葡萄糖）、芹糖、6-去氧半乳糖和加拿大麻糖等。这些糖成苷位置多为3位，另外也有与其他位羟基成苷的。根据糖链的多少，可分单糖链苷（monodemosides）、双糖链苷（bisdemosides）。当原生苷由于水解或酶解，部分糖被降解时，所生成的苷为次皂苷（prosapogenins）。

甾体皂苷元（steroidal sapogenins）也称皂素，是合成甾体避孕药和激素药物的原料。甾体皂苷具有溶血、毒鱼、杀虫的作用已经广为人知，因皂苷元是甾体激素类药物合成的原料受到广泛重视，近几十年研究表明甾体皂苷有明显的降胆固醇、降血脂、治疗心脑血管系统疾病的活性，如从蒺藜科植物蒺藜草（*Tribulus terrestri*）提取的甾体皂苷，包括呋甾醇和螺甾醇两类，已广泛作为治疗心脑血管疾病的药物，地奥心血康是含有8个甾体皂苷的治疗冠心病的药物[16~18]。甾体皂苷还具有抗肿瘤作用，对鼻咽癌、子宫癌、人血癌等多种癌细胞有抑制作用。从百合科植物 *Drnithogalum saunderside* 得到的一个甾体皂苷对正常细胞几乎没有毒性，而对肿瘤细胞有很强的毒性[16]；另外甾体皂苷还有免疫增强，抗真菌等活性[19]。

由于甾体皂苷在植物及中药中存在很普遍，且具有多种生物活性，显示出广泛的应用前景，所以该类化合物已成为天然药物研究领域中的一个重要内容。

二、甾体皂苷的结构与分类

（一）甾体皂苷的结构特征

植物界存在的甾体皂苷元由27个碳原子组成，为螺旋甾烷（spirostane）及其类似衍生物，螺旋甾烷由6个环（A～F环）组成，具有和自然界甾醇类相似的构型，即A/B环有顺式和反式（5β或5α），B/C环和C/D环均为反式（即8β,9α,13β,14α）。C-17位侧链为β-构型，侧链中的C-22和C-16形成了一个骈合五元含氧杂环。C-22和C-26通过氧原子形成一个六元含氧杂环。因此C-22是E环与F环共用的碳原子，以螺缩酮（spiroketal）的形式相联，从而构成了螺旋甾烷的基本结构，在C-17侧链上有3个不对称碳原子（C-20，C-22，C-25）。

螺旋甾烷与异螺旋甾烷互为异构体，常共存于植物体，螺旋甾烷25位连接的—CH_3位于F环平面上，为竖键，即β定向，绝对构型为*S*型；异螺旋甾烷25位连接的—CH_3位于F环平面下，即为横键，为α定向，其绝对构型为*R*型，其较*S*型稳定，25*S*型易转变为25*R*型，它们具有复杂的空间构型。该类化合物C-20，C-22，C-25的构型也可根据Fischer投影式表示，25位连接的—CH_3为直立式表示为25*S*、25*L*、25βF、*neo*，25位连接的—CH_3为平展式时表示为25*R*、25*D*、25α*F*、*iso*。

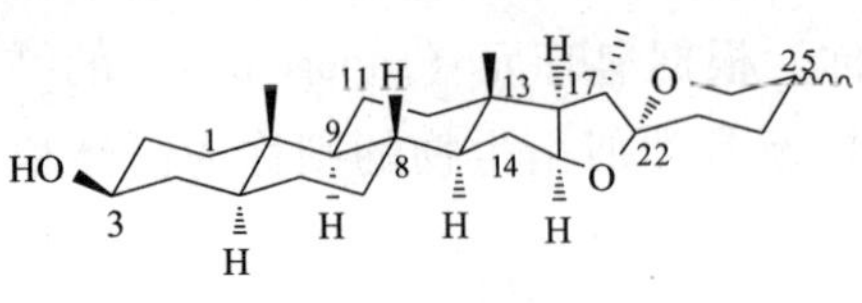

A/B环反式(5α−H)

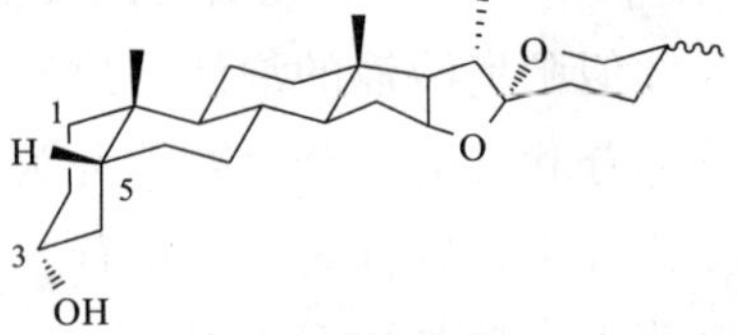

A/B环顺式(5β−H)

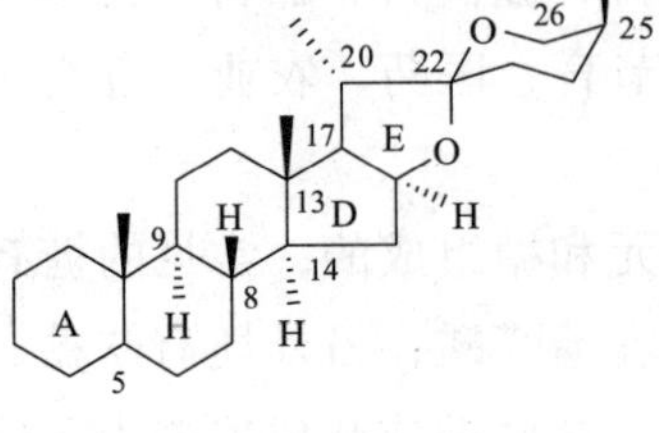

螺旋甾烷

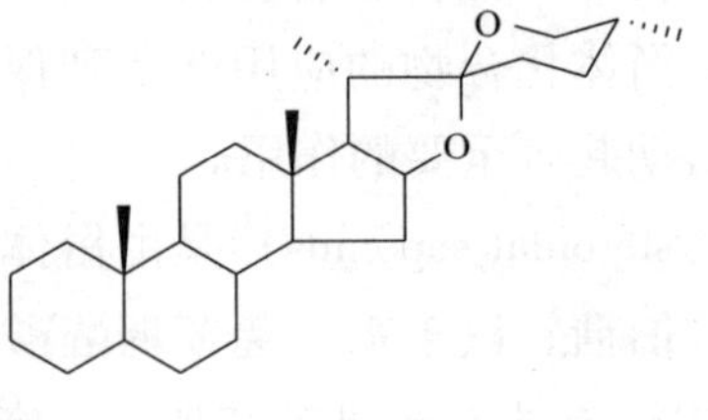

异螺旋甾烷

（二）甾体皂苷的结构类型

甾体皂苷的苷元，根据其 F 环的不同或环合以及 C-25 的构型，可分为 4 种类型。

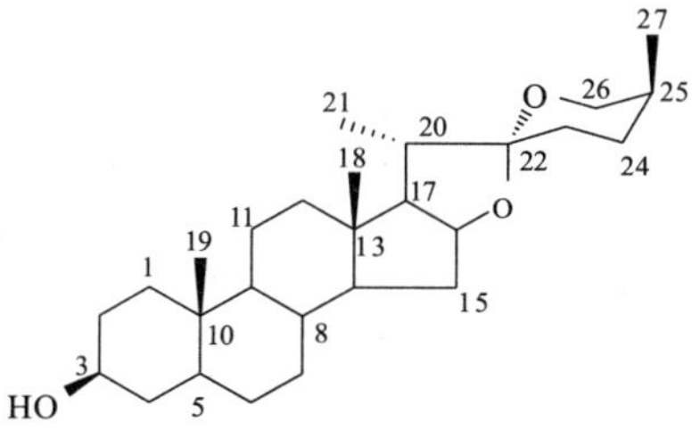

螺甾烷醇

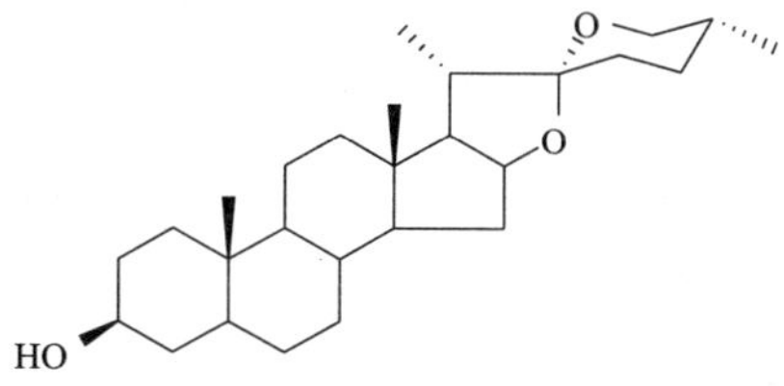

异螺甾烷醇

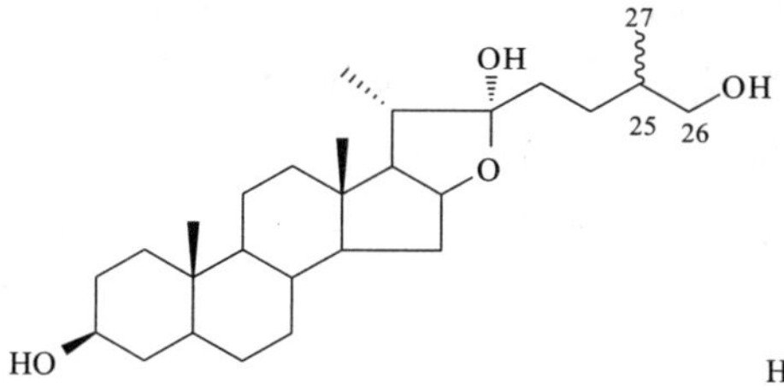

呋甾烷醇

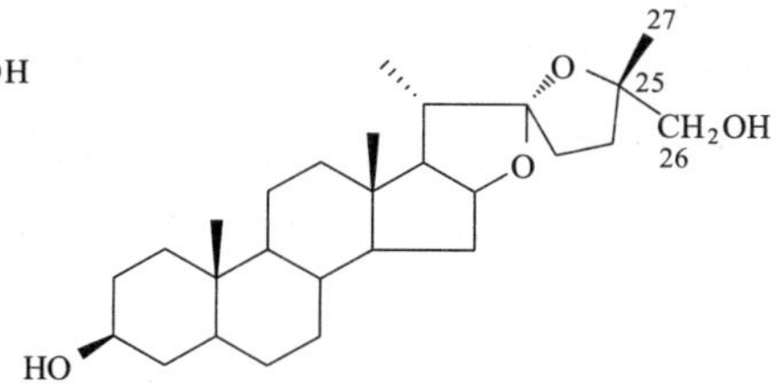

变形螺甾烷醇

（1）螺甾烷醇型（spirostanols）　由螺甾烷衍生物的皂苷为螺甾烷醇型皂苷，其C-25 为 *S* 构型。例如从中药知母中分得的知母皂苷 A-Ⅲ（timosaponin A-Ⅲ）。剑麻皂苷元（sisalagenin）是螺甾烷醇的衍生物，C-12 位有羰基，化学名为 3β-羟基-5α,20β_F,22α_F，25β_F-螺旋甾-12-酮，或简称 3β-羟基-5α-螺旋甾-12-酮，得自剑麻，是有价值的合成激素的原料。

（2）异螺甾烷醇型（isospirostanols）　由异螺甾烷衍生的皂苷为异螺甾烷醇型皂苷，其 C-25 为 *R* 构型。例如从薯蓣科薯蓣属植物根茎中分得的薯蓣皂苷（dioscin），其水解产物为薯蓣皂苷元（diosgenin）化学名为 Δ^5-20β_F,22α_F,25α_F螺旋甾烯-3β-醇，简称 Δ^5-异螺旋甾烯-3β-醇，是制药工业中重要原料。

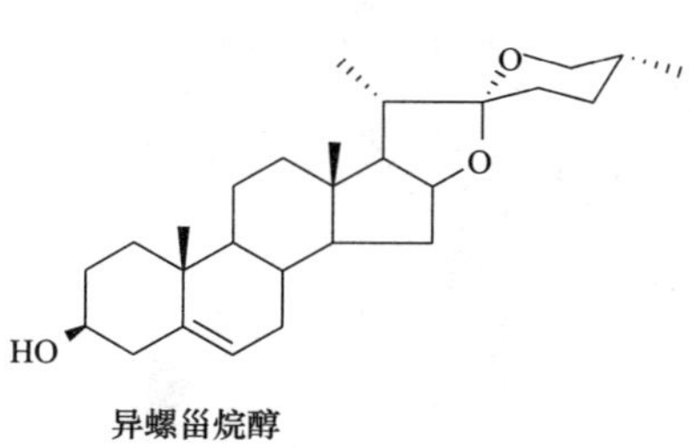

异螺甾烷醇

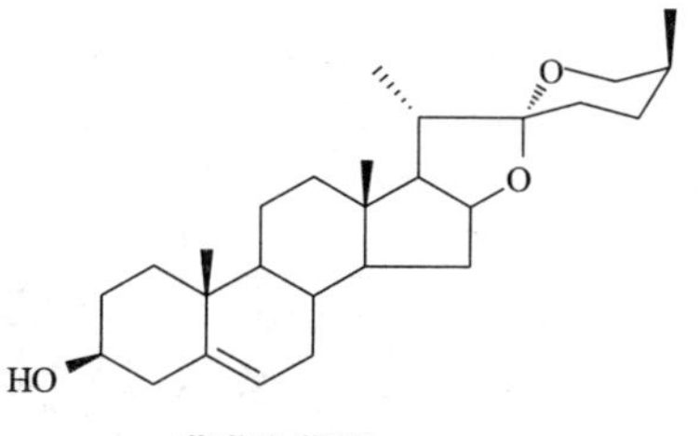

薯蓣皂苷元

螺甾烷醇和异螺甾烷醇二者互为异构体，常共存于植物体内，25*R* 型稳定，因此 25*S* 极易转化为 25*R* 型。

（3）呋甾烷醇型（furostanols）　由 F 环开裂而衍生的皂苷为呋甾烷醇型皂苷。呋甾烷醇皂苷中除 C-3 位或其他位可以成苷外，C-26 位—OH 上多与葡萄糖成苷，但其苷易被酶解。在 C-26 上的糖链被水解下来的同时 F 环也随之环合，成为具有相应螺甾烷或异螺甾烷侧链的单糖链皂苷。例如菝葜皂苷（parillin）是菝葜（*Smilax china* L.）根中的单糖链皂苷，其苷元为螺甾烷醇类的菝葜皂苷元（sarsasapogenin）；与其同时共存的双糖链皂苷为原菝葜皂苷（sarsaparilloside），是 F 环开裂衍生的苷，易被 β-葡萄糖苷酶水解，失去 C-26 的葡萄糖，F 环重新环合，转化为具有正常螺甾烷侧链的菝葜皂苷。

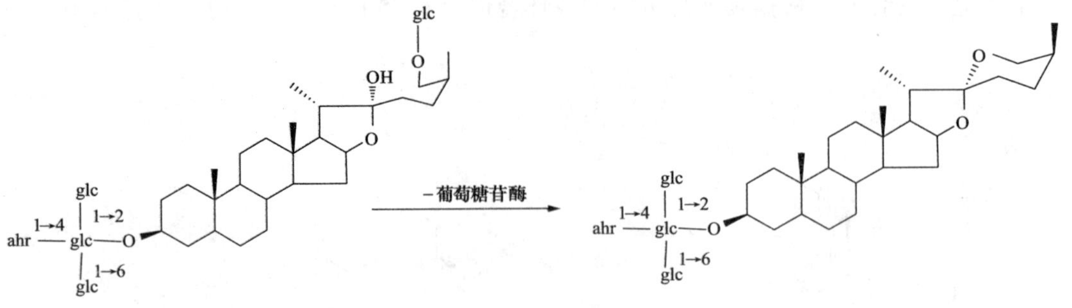

原菝葜皂苷　　　　菝葜皂苷

（4）变形螺甾烷醇型（pseudo-spirostanols）　由 F 环为五元四氢呋喃环的螺甾烷衍生的皂苷为变形螺甾烷醇类皂苷，天然产物中尚不多见，如 aculeatiside A 可作为此类皂苷的例子，从用于治疗支气管炎和风湿病的茄科植物 *Solanum aculeatissimum* 根中得到的，是纽替皂苷元（nuatigenin）的衍生物。经酸水解，可得到纽替皂苷元和异纽替皂苷元（isonuatigenin）。

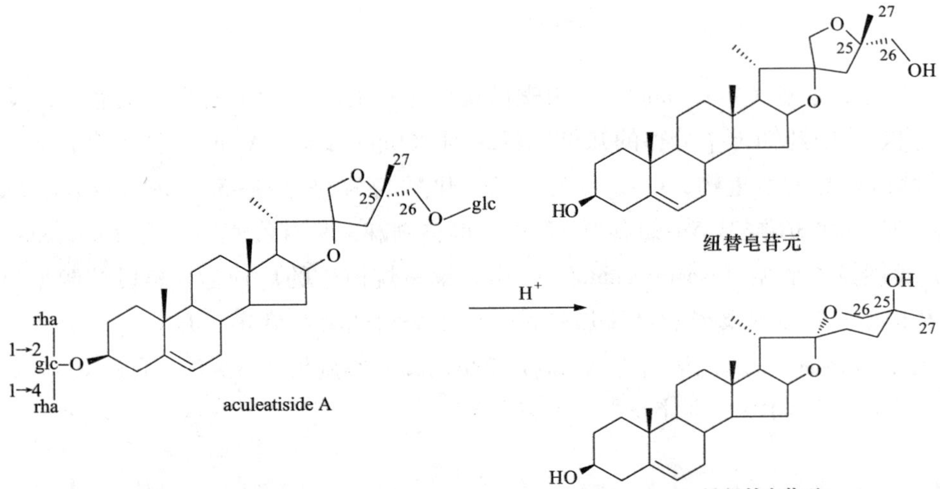

aculeatiside A　　纽替皂苷元　　异纽替皂苷元

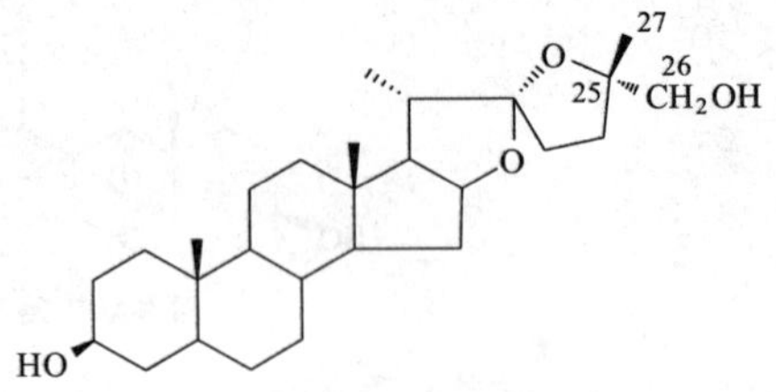

变形螺甾烷醇

近 10 年来，随着甾体类化合物的研究不断发展，发现了一些结构新颖的甾体皂苷，其苷元的结构超出传统的概念，例如 1-dehydrotrillenogenin，为 18-去甲异螺甾烷醇的衍生物。

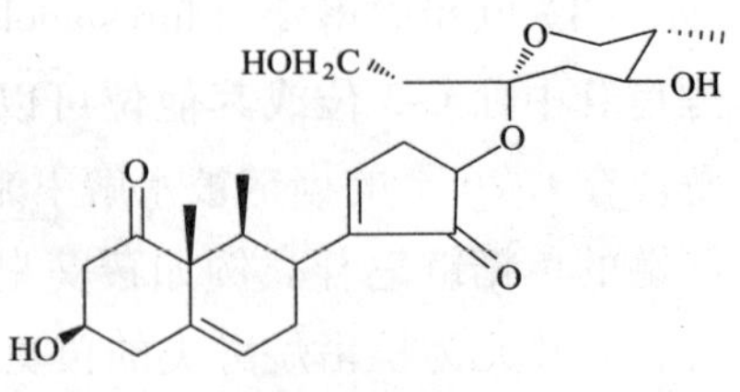

1-dehydrotrillenogenin

三、甾体皂苷的理化性质

1. 性状及溶解度 游离甾体和皂苷元多有较好结晶，能溶于石油醚、苯、乙醚、三氯甲烷等有机溶剂，而不溶于水。皂苷，由于糖分子的引入，使羟基数目增多，极性加大，不易结晶，因而皂苷大多为无色无定形粉末，可溶于水，易溶于热水、稀醇、热甲醇和热乙醇中，几乎不溶或难溶于乙醚、苯等极性小的有机溶剂，含水丁醇对皂苷的溶解度较好，因此是提取和纯化皂苷时常采用的溶剂。

皂苷多数具有苦而辛辣味，对黏膜有刺激性，尤其鼻内黏膜的敏感性最大，吸入鼻内能引起喷嚏。

2. 颜色反应 皂苷元及其苷类化合物在无水条件下，与强酸（硫酸、磷酸、高氯酸）、中等强酸（三氯乙酸）或 Lewis 酸（氯化锌、三氯化铝、三氯化锑）作用，主要是使羟基脱水，增加双键结构，再经双键移位、双分子缩合等反应生成共轭双烯系统，又在酸作用下形成阳碳离子而产生颜色变化或荧光。

（1）醋酐－浓硫酸反应（Liebermann-Burchard reaction） 将样品溶于醋酐中，加浓硫酸-醋酐（1:20），可产生黄、红、紫、蓝等颜色变化，多数甾体皂苷最后呈现绿色。

（2）五氯化锑反应（Kahlenberg reaction） 将样品三氯甲烷或醇溶液点于滤纸上，喷以 20% 五氯化锑的三氯甲烷溶液，该反应试剂也可选用三氯化锑饱和的三氯甲烷溶液代替（不应含乙醇和水），干燥后 60～70℃加热，显蓝色、灰蓝色，灰紫色等多种颜色斑点。

（3）三氯醋酸反应（Rosen-Heimer reaction） 将样品溶液滴在滤纸上，喷 25% 三氯醋酸乙醇溶液，甾体皂苷加热至 60℃则发生颜色变化。

（4）三氯甲烷—浓硫酸反应（Salkowski reaction） 样品溶于三氯甲烷，加入浓硫酸后，在三氯甲烷层呈现红色或蓝色，硫酸层有绿色荧光出现。

（5）冰醋酸—乙酰氯反应（Tschugaeff reaction） 样品溶于冰醋酸中，加乙酰氯数滴及氯化锌结晶数粒，稍加热，则呈现淡红色或紫红色。

3. 表面活性 皂苷水溶液经强烈振摇能产生持久性的泡沫，且不因加热而消失，这是由于皂苷具有降低水溶液表面张力的缘故。因此皂苷可作为清洁剂、乳化剂应用。皂苷的表面活性与其分子内部亲水性和亲脂性结构的比例相关，只有当二者比例适当，才能较好地发挥出这种表面活性。

4. 溶血作用 皂苷的水溶液大多能破坏红细胞而有溶血作用，若将其水溶液注射进入静脉中，毒性极大，低浓度水溶液就能产生溶血作用。通常称皂苷为皂毒类（sapotoxins），就是指其有溶血作用而言。皂苷水溶液肌肉注射易引起组织坏死，口服则无溶血作用，可能与其在肠胃不被吸收有关。

皂苷能溶血，是因为多数皂苷能与胆甾醇（cholesterol）结合生成不溶性的分子复合物。当皂苷水溶液与红细胞接触时，红细胞壁上的胆甾醇与皂苷结合，生成不溶于水的复合物沉淀，破坏了血红细胞的正常渗透，使细胞内渗透压增加而发生崩解，从而导致溶血现象。但并不是所有皂苷都能破坏细胞产生溶血现象。

5. 沉淀反应 皂苷的水溶液可以和一些金属盐类如铅盐、钡盐、铜盐等产生沉淀。甾体皂苷的水溶液则需加入碱式醋酸铅或氢氧化钡等碱性盐类才能生成沉淀，利用这一性质可进行皂苷的提取和初步分离。

皂苷与胆甾醇生产的复合物用乙醚回流提取时，胆甾醇可溶于乙醚，而皂苷不溶被游离，可用于纯化皂苷。

四、甾体皂苷元的波谱特征

（一）紫外光谱

如结构中有一双键，产生 205 ~ 225nm 的吸收峰（ε 900）。α、β 不饱和酮，在 238nm 有特征吸收（ε 1100），若仅有酮基，有一弱吸收峰在 285nm（ε 1100）。

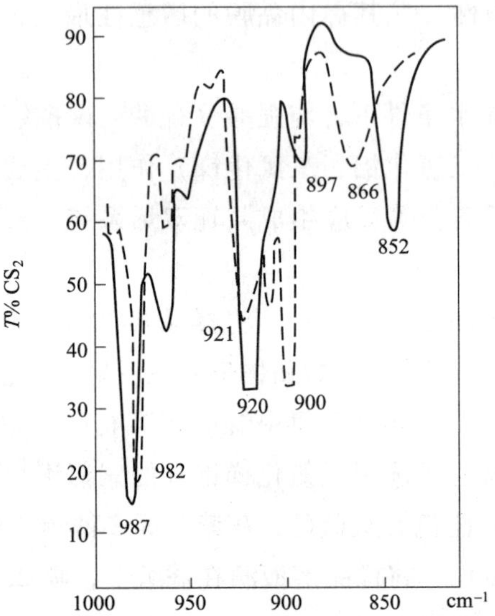

图 11 - 2　甾体皂苷元螺缩酮结构的红外吸收特征

乙酰基菝葜皂苷元（25*S*）——　　乙酰基丝兰皂苷元（25*R*）- - - -

（二）红外光谱

螺甾烷型甾体皂苷元因为螺缩酮结构，在红外光谱中显示四个吸收峰，为 980，920，900 和 $860cm^{-1}$，第一个峰最强。C-25*S* 型皂苷元中 $920cm^{-1}$ 峰强比 $900cm^{-1}$ 强，但 C-25*R* 中该 2 个峰强比相反，即 $900cm^{-1}$ 峰比 $920cm^{-1}$ 峰强。

借此可以区别两种立体异构体。如图 11 - 2 所示：25*S*-乙酰基菝葜皂苷元 $920cm^{-1}$

吸收峰强度大于 $897cm^{-1}$；25*R*-乙酰菝葜皂苷元 $900cm^{-1}$ 吸收峰强度大于 $921cm^{-1}$。

（三）核磁共振谱

1. ^{1}H-NMR　甾体皂苷元在高场区出现 4 个甲基峰，18-CH_3，19-CH_3 为单峰；21-CH_3，27-CH_3 为双峰。26-CH_2 和 27-CH_3 的化学位移值不同，可用于鉴别 25*S* 和 25*R* 异构体。利用 26 位 2 个质子的化学位移不同，也可区别 25*S* 和 25*R* 两种结构。在 25*S* 结构中，26-Ha 和 26-Hb δ 值相似，但 25*R* 化合物中，2 个质子 δ 值有较大区别，比如化合物 smilagenin 的 δ 值分别为 3.30 和 3.95。（表 11 - 6）

表 11 - 6　甾体皂苷元 ^{1}H-NMR 特征信号

		27-CH_3	26-H_2（2 个 H δ 值）
22α-*O*-螺甾	25*S*	1.06	相似
22β-*O*-螺甾	25*S*	0.7	
22α-*O*-螺甾	25*R*	0.7	差别较大
22β-*O*-螺甾	25*R*	1.06	

2. ^{13}C-NMR　^{13}C-NMR 是确定甾体皂苷最重要的技术，P. K. Agrawal[20] 研究了各类甾体皂苷的 ^{13}C-NMR，为该类化合物的结构确定提供了有益的参考。将分离得到的甾体皂苷与文献已知类似物数据进行对照分析，不仅可以确定皂苷的类型，取代基类型和位置，而且可以确定其构型。如 5α 和 5β 结构中 C-1 ~ C-10 的数据有显著区别，25*S* 和 25*R* 螺旋甾烷、呋甾烷、变型螺甾烷的 C-21 ~ C-26 数据明显不同，见表 11 - 7。

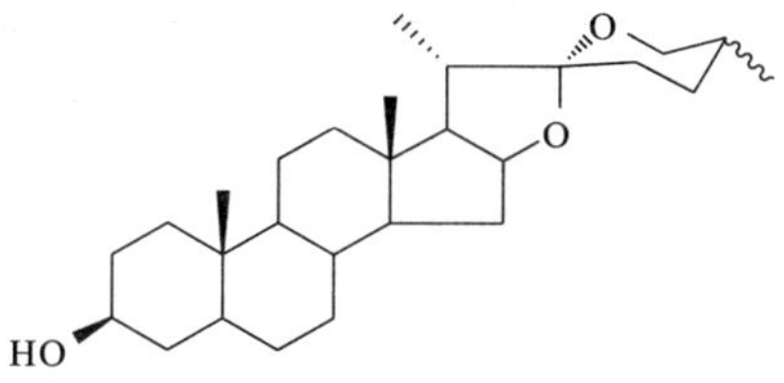

Spirostane(Ⅰ-Ⅳ)

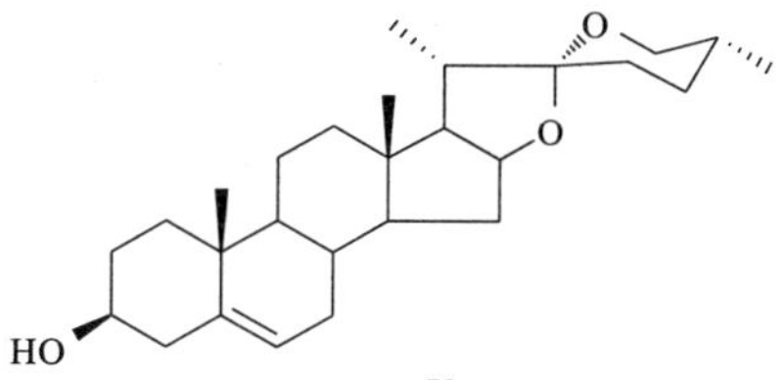

Ⅴ

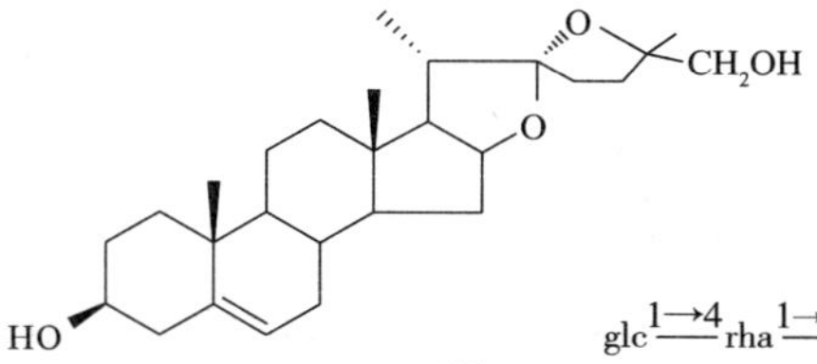

Flurospirostane(Ⅵ)

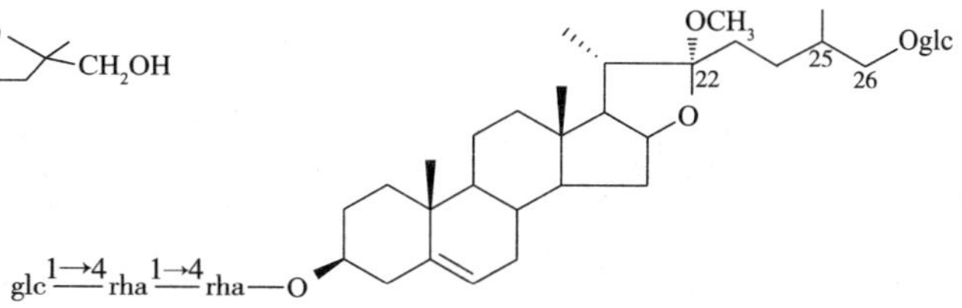

Ⅶ

Ⅰ：tigegenin,　　(25*R*)　$-5\alpha-$spinstane　($3\beta-$OH)

Ⅱ：smilagenin,　　(25*R*)　$-5\alpha-$spinstane　($3\beta-$OH)

Ⅲ：sarsasapogenin,　　(25*S*)　$-5\beta-$spinstane　($3\beta-$OH)

Ⅳ：neotigogenin,　　(25*S*)　$-5\alpha-$spinstane　($3\beta-$OH)

Ⅴ：diosgenin,　　(25*R*)　$-\Delta 5-$spinstane　($3\beta-$OH)

Ⅵ：nuatigenin,　　$\Delta-$Furospirostane　(3β, $26-$OH)

表 11－7　甾体皂苷元的^{13}C-NMR 数据

C NO.	Ⅰ (25*R* = 27α-CH_3)	Ⅱ (25*R* = 27α-CH_3)	Ⅲ (25*S* = 27β-CH_3)	Ⅳ (25*S* = 27β-CH_3)	Ⅴ (25*R* = 27α-CH_3)	Ⅵ (pseudo-spirostanol)	Ⅶ (furostanol)
1	37.0	29.9	29.9	37.0	37.3	37.8	37.4
2	31.4	27.8	27.8	31.4	31.4	31.7	29.6
3	71.2	66.9	66.9	71.2	71.6	71.3	77.4
4	38.2	33.5	33.5	38.2	42.3	43.5	31.2
5	44.9	36.5	36.5	44.9	140.9	142.0	141.0
6	28.6	26.6	26.6	28.6	121.3	120.3	122.0
7	32.2	26.6	26.6	32.2	37.0	32.6	32.3
8	35.1	35.3	25.3	35.1	31.4	32.2	31.6
9	54.4	40.3	40.3	54.4	50.1	50.5	50.3
10	36.3	35.3	35.3	35.6	37.6	37.0	37.0
11	20.7	20.9	21.9	21.1	20.9	21.2	21.0
12	40.2	39.9	39.9	40.1	39.8	40.4	40.1
13	40.6	40.7	40.7	40.6	40.3	40.6	40.8
14	56.5	56.6	56.5	56.3	56.8	56.6	56.5
15	31.8	31.7	41.7	31.8	31.8	32.3	31.4
16	80.8	80.9	80.9	80.8	80.8	81.8	81.0

续表

C NO.	Ⅰ（25*R* = 27α-CH_3）	Ⅱ（25*R* = 27α-CH_3）	Ⅲ（25*S* = 27β-CH_3）	Ⅳ（25*S* = 27β-CH_3）	Ⅴ（25*R* = 27α-CH_3）	Ⅵ（pseudo-spirostanol）	Ⅶ（furostanol）
17	62.3	62.3	62.3	62.3	62.1	62.6	63.8
18	16.5	16.4	16.4	16.5	16.3	16.2	16.5
19	12.3	23.9	23.9	12.3	19.4	19.6	19.6
20	41.6	41.6	42.2	42.2	41.6	38.5	42.0
21	14.5	14.5	14.3	14.3	14.5	15.2	16.5
22	109.2	109.2	109.7	109.7	109.2	120.9	112.5
23	31.4	31.4	27.1	27.1	31.4	32.6	30.3
24	28.8	28.8	25.8	25.8	28.8	33.8	28.0
25	30.3	30.0	26.0	26.0	30.3	85.6	33.6
26	66.8	66.8	65.2	65.2	66.8	70.1	74.6
27	17.1	17.1	16.1	16.1	17.1	24.1	17.4

（四）质谱

质谱在甾体皂苷的结构确定中也有重要作用。主要特征裂解峰是由 E 环和 F 环裂解产生的，苷元部分会出现很强的 *m/z* 139 的基峰、中等强度的 *m/z* 115 和 126 的离子峰，若 F 环有羟基或双键取代，这些峰将发生 *m/z* 相应变化，峰强也会改变。

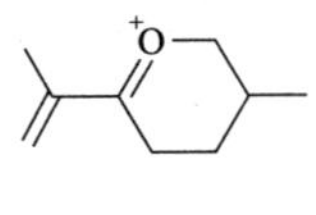
m/z 139

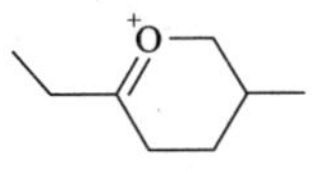
m/z 126

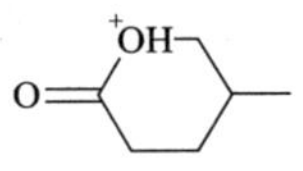
m/z 115

由甾体结构或甾体和 E 环产生的主要离子如下：

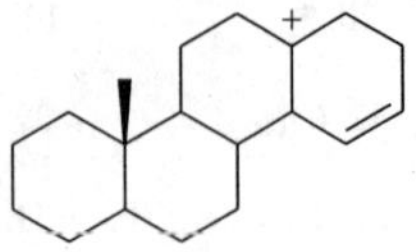
m/z 257

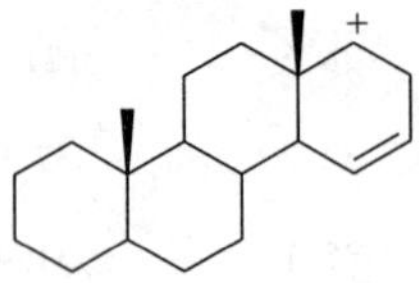
m/z 271

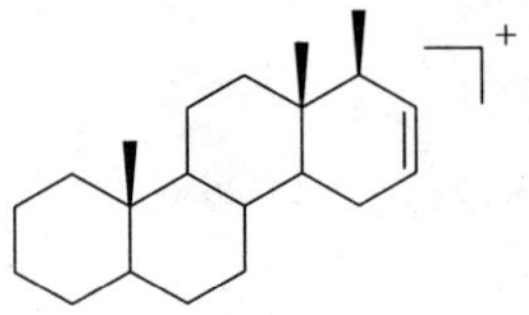
m/z 286

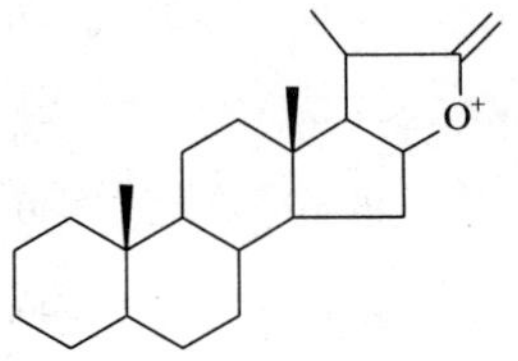
m/z 328

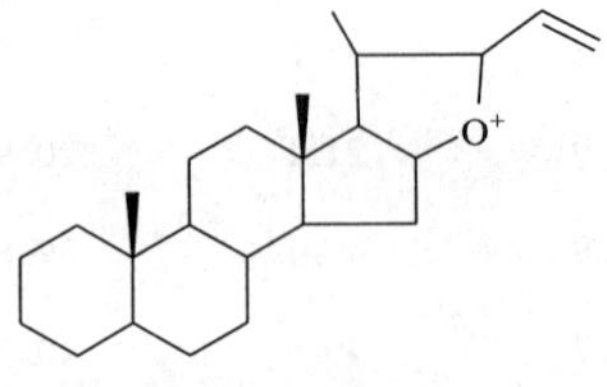
m/z 341

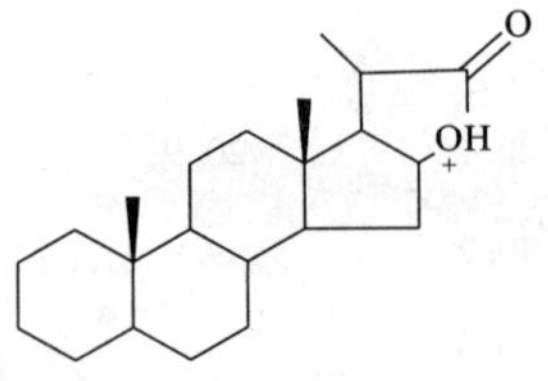
m/z 331

应用灵敏度高，准确度好的质谱技术。对于像甾体皂苷这样极性大、难挥发和对热不稳定的化合物的分子量的测定一直是质谱学家关注的问题。近几十年中，先后建立了场致电离（FI）、场解析电离（FD）、快原子轰击（FAB）等技术，特别是 FAB 发挥了重要作用，但该法测试中用样品量大，基质干扰大，难以得到稳定的质谱图，近年来出现的电喷雾质谱（ESI）也是十分重要的方法，其灵敏度高，不仅可测定分子量，而且也可提供苷中糖基断裂的一些碎片信息。

五、甾体皂苷的提取与分离

（一）甾体皂苷的提取

1. 溶剂提取法　提取皂苷多利用皂苷在溶剂中溶解性较大的特点。主要使用甲醇或稀乙醇作为溶剂，提取液回收溶剂后，用丙酮、乙醚沉淀或加水后用水饱和的正丁醇萃取或用大孔树脂纯化，得到粗皂苷，最后用硅胶柱色谱进行分离或高效液相制备，得到单体，常用的洗脱剂有不同比例的三氯甲烷-甲醇-水混合溶剂和水饱和的正丁醇。提取皂苷元可根据其难溶或不溶于水，易溶于有机溶剂的性质，以有机溶剂进行萃取。工业生产常将植物原料直接在酸水溶液中加热水解，水解物水洗干燥后，再用有机溶剂提取。

2. 超临界流体萃取法　为了弥补传统工艺温度高、受热时间长而导致某些甾体结构改变的不足，超临界流体萃取法也可用于甾体类化合物的提取和纯化。如采用 SFE-CO_2 从黄山药中萃取薯蓣皂苷元及其苷类（乙醇等夹带剂），与传统法比，收率大大提高，生产周期大大缩短。

3. 超声提取法　传统提取方法选择性和效率都很低，而超声提取主要利用超声波的空化作用、机械效应和热效应等加速胞内有效物质的释放、扩散和溶解，能显著提高提取效率。杨建等[21]采取超声提取工艺提取铁筷子中的甾体皂苷成分，并利用正交设计得到的最佳提取工艺参数为提取溶剂 50% 乙醇，溶剂量 5 倍，提取温度 60℃，提取时间 30min。

（二）甾体皂苷的分离

分离混合甾体皂苷的方法与三萜皂苷相似，常采用混合溶剂沉淀法（乙醚、丙酮）、胆甾醇沉淀法、吉拉尔试剂法（含羰基的甾体皂苷元）、硅胶柱色谱法（洗脱剂多采用 $CHCl_3$-MeOH-H_2O 系统）、大孔吸附树脂柱色谱、葡聚糖凝胶 Sephadex LH-20 柱色谱和液滴逆流色谱（DCCC）等方法进行分离[22]。有时对正丁醇部位极性较大的皂苷成分在上述分离的基础上，尚需用反相中低压 Lobar 柱色谱、反相制备 HPLC 或制备 TLC 等手段分离[23]。

此外结晶法也可用于甾体皂苷的分离，Masaki Itabashi 从 *Furcraea foetida* 的干燥叶片中用结晶法得到了一种具有生物活性的甾体皂苷[24]。

在实验中，甾体皂苷的分离往往是将多种分离方法结合使用，最终才能得到纯度较高的甾体皂苷。Mimaki，Y. 等从 *Cordyline stricta* 新鲜叶中依次经过硅胶柱色谱、Diaion HP-20、ODS 硅胶色谱、分配型硅胶色谱、HPLC 和 TLC，最终得到了三个甾体皂苷[25]。唐翩翩等[26]分离黄精中甾体皂苷，使用了大孔吸附树脂柱进行甾体皂苷的粗分，TLC 进行鉴定，利用 Sephadex LH-20 柱，ODS 柱进行细分，得到了 3 个纯化合物。刘显波等[27]从长药隔重楼中依次通过大孔树脂、硅胶柱色谱、Sephadex LH-20 柱、预装硅胶中压柱色谱、半制备 HPLC 得到 8 个甾体皂苷类单体。

（三）甾体皂苷的提取分离实例

［例 1］　例如从穿地龙的干燥根茎中提取薯蓣皂苷元，步骤如下所示。

穿山龙(干燥根茎)

↓ 加水渗透，再加入3.5倍量水，加入浓 H_2SO_4 使达3%浓度，通蒸汽加热进行水解8小时

水解物

↓ 水洗去酸液，干燥后粉碎，使含水量不超过6%

汽油提取液

↓ 回收汽油，浓缩至1:40，室温放置，使结晶完全析出后，离心甩干

粗制薯蓣皂苷元

↓ 乙醇或丙酮重结晶，活性炭脱色

薯蓣皂苷元(m.p204~207℃)

［例2］ 从新鲜大蒜（*Allium satyvum*）鳞茎的水溶性部位中分得的呋甾皂苷 protoisoeruboside-B（Ⅰ）和螺甾皂苷 eruboside-B（Ⅱ）、isoeruboside-B（Ⅲ）3个甾体皂苷。其中 protoisoeruboside-B（Ⅰ）有显著的纤溶活性，isoeruboside-B（Ⅲ）有明显的延长血液凝固时间和提高纤溶活性。

大蒜新鲜鳞茎

↓ 80%乙醇浸渍48小时，加热提取，滤过

提取液

↓ 回收溶剂，乙醚萃取

乙醚液　　水液

水液 ↓ 大孔树脂色谱柱，依次用水、77%乙醇洗脱

乙醇洗脱液

↓ 减压回收醇后冻干

总皂苷

↓ 硅胶柱色谱 $CHCl_3$-MeOH-H_2O(下层)梯度洗脱

组分2　组分3　组分4　组分1

组分3 ↓ 大孔树脂柱色谱，水和60%乙醇洗脱

乙醇洗脱液

↓ 制备HPLC(ODS柱)；MOH-H_2O(8∶2)

化合物Ⅰ、Ⅱ、Ⅲ

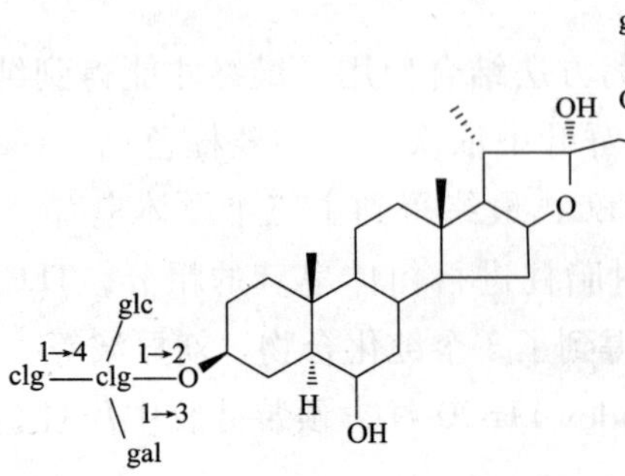

Protoisoeruboside-B(Ⅰ)

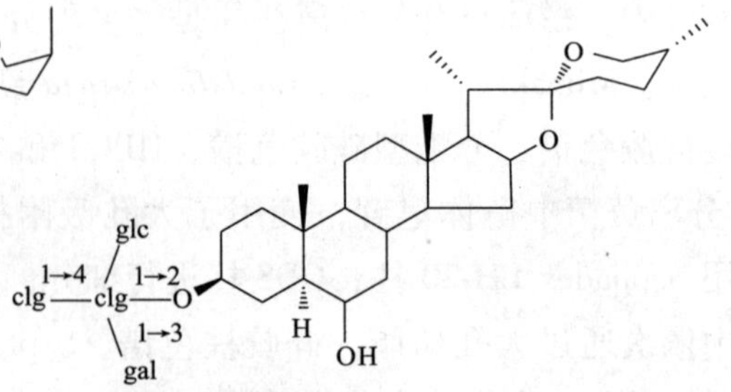

25*R*:eruboside-B(Ⅱ)
25*S*:*iso*-eruboside-B(Ⅲ)

六、甾体皂苷类成分的结构研究

以前皂苷结构鉴定是一项十分繁杂的工作，需要大量水解，制备衍生物，经氧化还原等多种化学反应，随着各种波谱技术的发现，该程序被大大简化。各种光谱技术在皂苷结构鉴定中已占有绝对优势，但某些色谱和化学方法仍起着重要作用。如用 TLC、PC、HPLC 和 LC-MS 检测皂苷纯度，或与标准品对照确定已知皂苷或水解得到的糖的结构；用水解得到的糖制备甲基化物、乙酰化物、三甲基硅醚化物，以确定糖的 D，L 构型等。用波谱技术确定皂苷结构时，需首先分析其 IR、UV、NMR 和 MS 等数据，确定皂苷元基本结构类型和糖的种类和个数，然后用耦合常数、DEPT、HSQC、HMBC、TOCSY、NOESY、MS 等技术确定苷元取代基位置、糖的种类、连接顺序和连接位置及糖的苷键构型，最后确定其结构。以下以从蒺藜果中得到的化合物 Ⅰ 为例[28]。

化合物 Ⅰ 为无色粉末，mp 273 ~ 275℃，正离子电喷雾质谱的准分子离子峰位 939.7 $[M+Na]^+$，表明本品分子量为 916，正离子质谱中 777.1 $[M+Na-162]^+$ 和 615.1 $[M+Na-162-162]^+$ 为分子离子峰失去 2 个 162 质量单位糖的碎片峰。IR（KBr）cm^{-1}：3431（OH），1706（C ═O），1072（—O—），983，921，899，867（螺缩酮结构），Ⅰ的 ^{13}C-NMR 谱中 C-22 信号 δ 109.2 进一步确定为甾体皂苷。C-23 信号 δ 26.3 和 C-27 信号 δ16.2 表明 C-25 为 β-构型，C-12 信号（δ 212.7）表明有羰基，Ⅰ 的苷元部分各碳的化学位移与新海柯皂苷元（Ⅳ）[29] 比较，基本一致，Ⅰ 的 C-3 向低场位移 δ 7，C-4 向高场位移 δ 3.4，推断在 C-3 位有糖链连接。可确定 Ⅰ 的苷元为新海柯皂苷元。新海柯皂苷元的分子量为 430，推测 Ⅰ 存在 3 个 162 质量单位的糖。Ⅰ 的 ^{13}C-NMR 谱有化学位移为 δ：106.9，105.2 和 102.4 的信号，被认定为 3 个糖的端基碳原子，Ⅰ 经酸水解，纸色谱可检出 *D*-葡萄糖和 *D*-半乳糖，Ⅰ 的 ^{1}H-NMR 的质子信号 δ：5.14（1H，d，J = 7.2Hz），5.22（1H，d，J = 7.5Hz），4.87（1H，d，J = 7.5Hz）是 3 个糖的端基质子信号，从 3 个糖的端基质子的耦合常数表明他们均是 β-构型。分析 Ⅰ 的各种波谱数据，归属其 ^{13}C-NMR 数据（表 11 – 8）。

Ⅰ 的 HMBC 谱表明：Glc（1）的 1-H（δ 5.22）与 Glc（2）的 C-2（δ 86.12）有远程相关，Glc（2）的 1-H（δ 5.10）与 Gal 的 C-4（δ 81.22）有远程相关，Gal 的1-H（δ 4.87）与苷元的 C-3（δ 77.04）有相关关系，证明 Glc（1）连在 Glc（2）的 2 位，Glc（2）连在 Gal 的 4 位，Gal 连在苷元的 3 位。故确定 Ⅰ 结构为新海柯皂苷元-3-*O*-β-D-吡喃葡萄糖基-(1→2)-β-D-吡喃葡萄糖基-(1→4)-吡喃吡喃半乳糖苷。Ⅰ 为新甾体皂苷，命名为蒺藜皂苷 A。

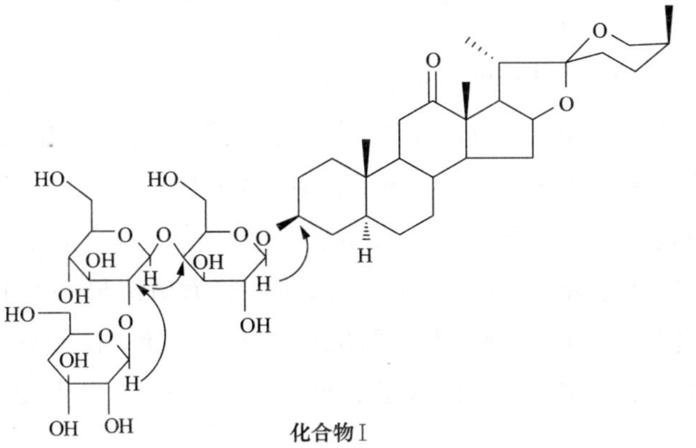

化合物Ⅰ

表 11-8　化合物Ⅰ的^{13}C-NMR 数据

C	Ⅰ	Ⅳ	C	Ⅰ
1	36.6	36.6	Gal	
2	29.9	31.2	1	102.4
3	77.6	70.9	2	73.4
4	34.2	37.9	3	75.6
5	44.4	44.7	4	81.0
6	28.5	28.3	5	75.1
7	31.7	31.3	6	60.4
8	34.6	34.5	Glc	
9	55.3	55.7	1	106.9
10	36.2	36.2	2	86.1
11	37.9	38.0	3	77.0
12	212.7	211.5	4	70.3
13	55.4	55.2	5	78.9
14	55.8	55.9	6	61.6
15	31.6	31.6	Glc	
16	79.1	79.4	1	105.2
17	53.5	53.5	2	76.7
18	16.0	16.1	3	78.9
19	12.0	12.0	4	71.8
20	42.2	42.8	5	78.2
21	13.2	13.1	6	63.2
22	109.2	109.7		
23	26.3	26.1		
24	26.1	25.8		
25	27.4	27.2		
26	66.9	65.2		
27	16.2	16.1		

第四节　其他甾类成分

甾类成分除强心苷与甾体皂苷外，还包括 C-21 甾类、昆虫变态激素、植物甾醇和海洋甾体化合物等。C-21 甾是一类含有 21 个碳原子的甾体衍生物，具有抗炎、抗肿瘤、抗生育等生物活性，是广泛应用于临床的一类重要药物；昆虫变态激素最早从昆虫中发现，现已在多种植物中分离得到，其作用于人体有促进胶元蛋白合成、抗心律不齐、抗疲劳、降血脂、降血糖等生理活性，是天然的抗癌药物；植物甾醇为甾体母核 C-17 位侧链是 8～10 个碳原子链状侧链的甾体衍生物，广泛用于预防治疗冠状动脉粥样硬化类的心脏病，对治疗溃疡、皮肤鳞癌、宫颈癌等也有明显的疗效，此外植物甾醇还是重要的甾体药物和维生素 D_3的生产原料。

一、C-21 甾类及其苷

C-21 甾类（C-21 steroids）化合物 17 位侧链仅连接 2 个碳，是孕甾烷（pregnane）或其异构体的衍生物，结构中常有双键、羟基、羰基，有的羟基还和苯甲酰、桂皮酰等成酯。糖常与 3 位羟基或 20 位羟基成苷。糖除常见的葡萄糖外，还有去氧糖，如加拿大麻糖、夹竹桃糖等。该类化合物主要存在于萝摩科[30]，玄参科，夹竹桃科等植物中，具有抗氧化、抗肿瘤、抗炎、抗衰老等多种生物活性[31,32]，如从萝摩科杠柳属植物杠柳（北五加，*Periploca sepium* Bunge）中分离得到的化合物（periplocoside A）对小鼠 S180 瘤有显著抑制作用[33]；白首乌中 C-21 甾苷对小鼠脑缺血再灌注致学习记忆损伤的保护作用，同时具有抗衰老、抗氧化、抗炎等多种药理作用[34~36]。

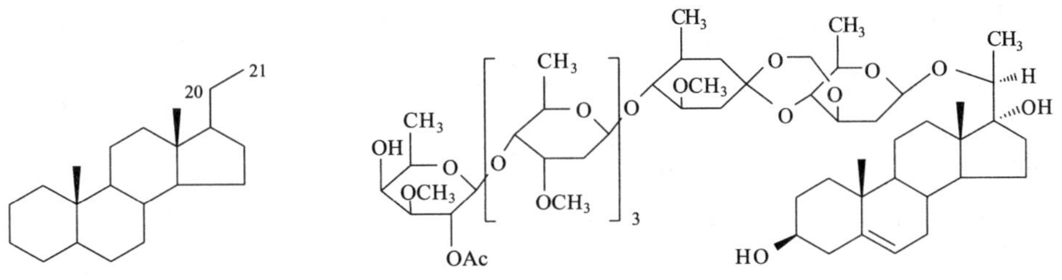

孕甾烷　　periplocoside A

C-21 甾类化合物都具有孕甾烷的基本骨架，C-10、C-13 位多为 β-CH_3，C-17 位侧链有 2 个碳原子，结构中 C-5 ~ C-6 位之间大多有双键，C-20 位可能有羰基，C-17 位侧链多为 α-构型，少数为 β-构型。C-3、C-8、C-11、C-12、C-14、C-17、C-20 等位置上可能有羟基。C-21 甾类苷元基本结构如下：

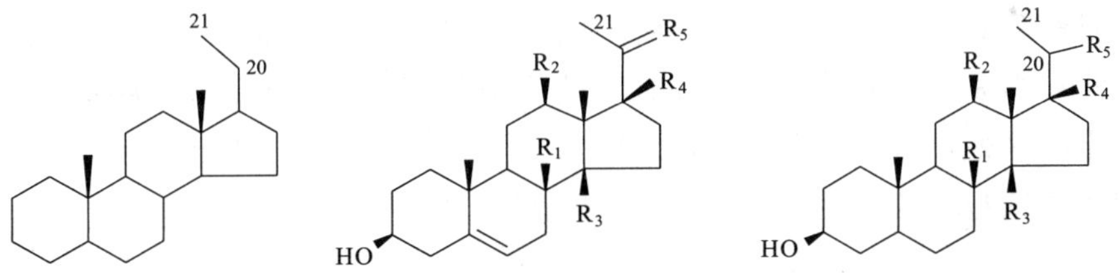

孕甾烷　　C-21 甾(Ⅰ)　　C-21 甾(Ⅱ)

目前分离出的 C-21 甾类成分有 2 种存在形式：游离状态或与糖结合成苷的形式，常见的苷元有告达亭、青阳参苷元和本波苷元等。糖链多与 C-3 位—OH 相连，分子中除含有羟基糖（多为葡萄糖）外，还含有 2-去氧糖，因此 C-21 甾苷类成分能发生 Keller-Kiliani 反应。

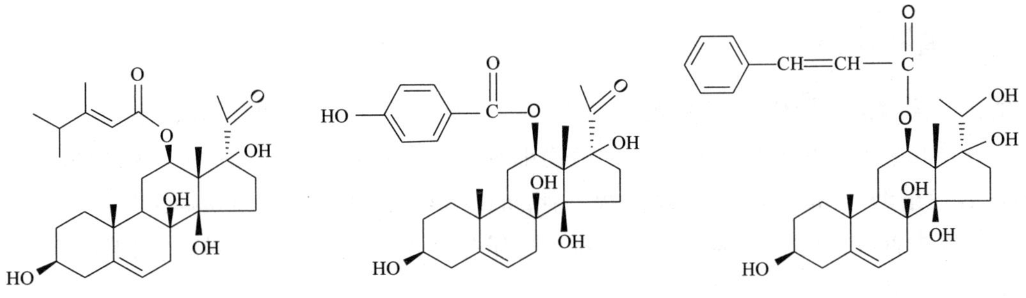

告达亭　　青阳参苷元　　本波苷元

如从民间用于治疗风湿性关节炎及跌打损伤的草药萝藦科鹅绒藤属植物断节参（*Cynanchum wallichii*）根中分离得到的断节参苷（wallicoside），是告达亭（caudatin）C-3位—OH的五糖苷，其中有3分子去氧糖（D-加拿大麻糖）和2分子葡萄糖。从其同属植物青阳参（*Cynanchum otophyllum*）根茎中分离得到具有抗惊厥作用的青阳参苷Ⅰ（otophylloside A）和青阳参苷Ⅱ（otophylloside B）。前者为青阳参苷元的D-加拿大麻糖的三糖苷，后者为告达亭的*D*-加拿大麻糖的三糖苷。从其同属植物飞来鹤（*Cynanchum auriculatum*）块根中分离得到3个具有抗肿瘤活性的C-21甾苷，cyanuricuosides A为四糖苷，cyanuricuosides B为五糖苷，cyanuricuosides C为六糖苷。

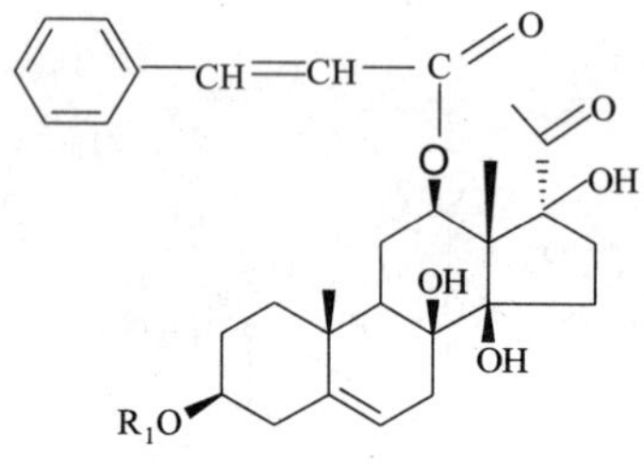

cyanuricuosides A

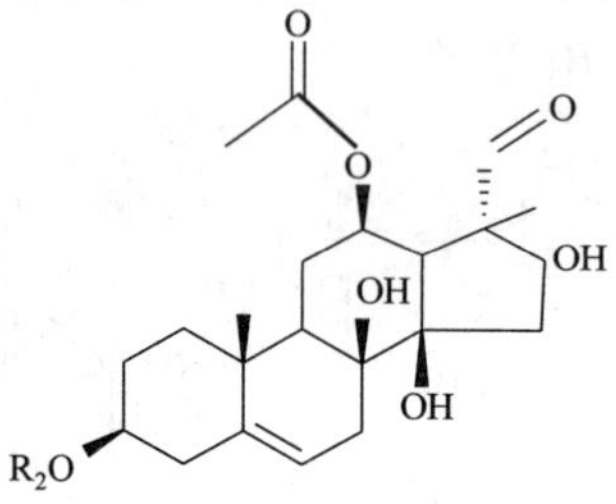

cyanuricuosides B

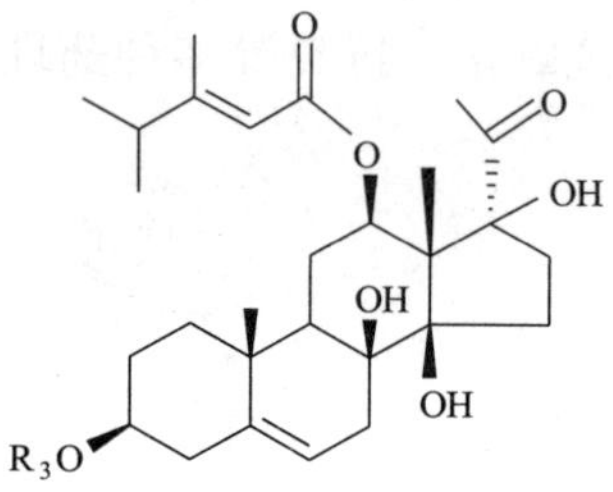

cyanuricuosides C

二、昆虫变态激素

昆虫变态激素（insect moulting hormones）化合物首先被发现于昆虫，是昆虫脑分泌的变态脱皮所需激素，可认为是甾醇的衍生物或甾醇类的代谢产物。1966年报道植物中也含有该类化合物，其结构特点是6位有酮基，7位有双键，17位连有脂肪醇侧链的甾类化合物。国外学者已从蕨类、裸子和被子植物的100多个科的陆生植物中分离得到植物蜕皮素。该类化合物具有降血糖、降血脂、抗心肌缺血、抗脑损伤、抗肺血管内皮细胞损伤，抗衰老等作用[37,38]。如从具有补肝肾、强筋骨功效的中药怀牛膝（*Achyranthes bidentata* Blume）根中分离鉴定的β-蜕皮甾酮（1），25*R*-牛膝甾酮（2）和25*S*-牛膝甾酮（3），其具有抗骨质疏松，促进骨细胞增殖，促进蛋白合成，调节糖、脂代谢等活性[39]。

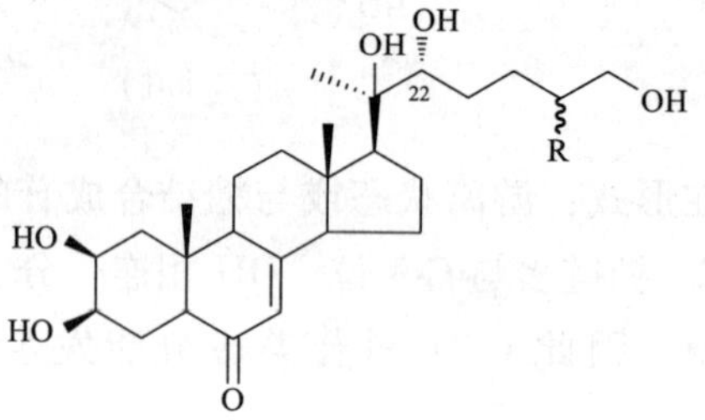

1. R=H　　β-蜕皮甾酮
2. R=CH_3　　25*R*-牛膝甾酮
3. R=CH_3　　25*S*-牛膝甾酮

三、植物甾醇

植物甾醇为甾体母核C-17位侧链是8～10个碳原子链状侧链的甾体衍生物。在植物界分布广泛，几乎所有植物中均存在，是植物细胞的重要组分[40]。常见的植物甾醇（phytosterols）有谷甾醇（sitosterols），豆甾醇（stigmasterols），菠甾醇（spinasterols）等。此外，在低等植物中存在的麦角甾醇（ergosterol）是维生素D的前体，经紫外光照射能转化为维生素D_2。

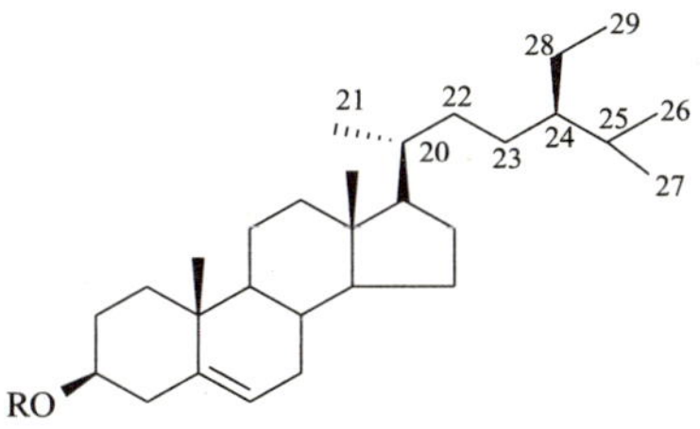

β-谷甾醇　R=H
胡萝卜苷　R=β-D-glc

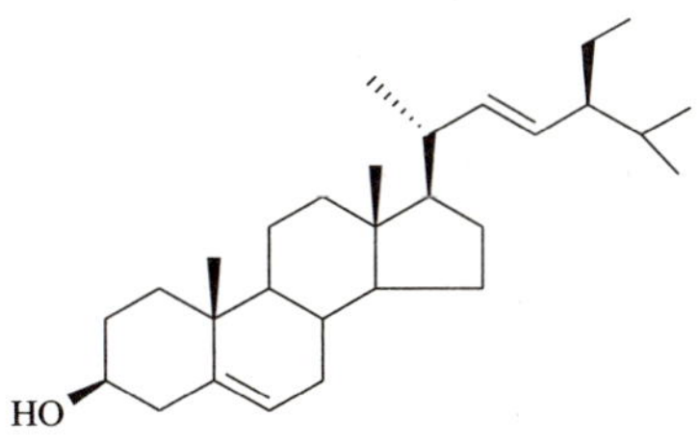

豆甾醇

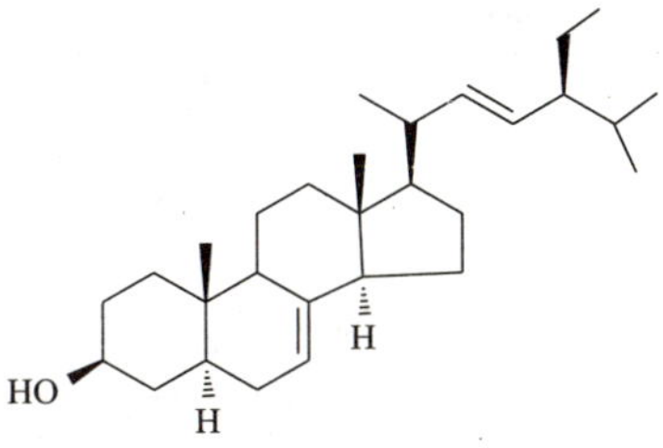

α-菠甾醇

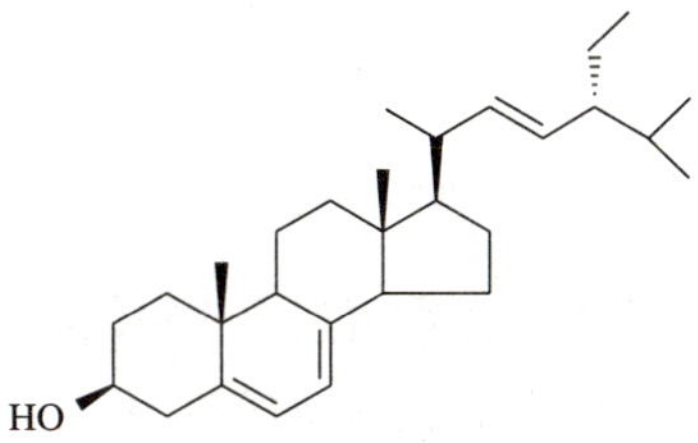

麦角甾醇

第五节　甾体化合物的生物活性与结构修饰

一、甾体化合物的生物活性

天然甾体皂苷的生物活性研究及其临床应用，最早见于报道薯蓣皂苷元（diosgenin）及其苷的抗关节炎作用；随后前苏联的科研人员发现高加索薯蓣中的皂苷提取物有降胆固醇的作用；之后研究人员用替告皂苷元（tigogenin）和海柯皂苷元（Hecogenin）为甾体母核合成了纤维双糖苷，其具有很强的降血脂作用[41]。

我国也有很多有关甾体皂苷药理作用的报道。例如，从重楼属植物中分离出的甾体皂苷，具有止血、免疫调节、抗肿瘤及对心血管系统的保护作用；从叉蕊薯蓣（*Dioscorea collettii*）中分离得到的叉蕊皂苷Ⅱ有很明显的降胆固醇活性；从穿龙薯蓣（*Dioscorea nipponica*）中分得的薯蓣皂苷（dioscin）有明显的止咳、祛痰、平喘活性。目前，国内以不同种的薯蓣属植物为原料，提取其总甾体皂苷作为临床上的降血脂药已有广泛应用，其中用盾叶薯蓣（*Dioscorea zingibernsis*）为原料研制成功的新药临床治疗冠心病、心绞痛有一定疗效。

有关强心苷、C-21 甾类等其他甾类化合物的生物活性在各节部分已有叙述，在此不再重述。

二、甾体化合物的结构修饰

采用甾体皂苷元为前体，对其进行结构修饰，在药物研发和医药工业领域有着广泛的应用。如以天然产物薯蓣皂苷元为原料进行生物转化，合成了氢化可的松、乙酸泼尼松、地塞米松等激素类药物，并应用于工业化大生产中。

薯蓣皂苷元为原料的甾体药物合成：

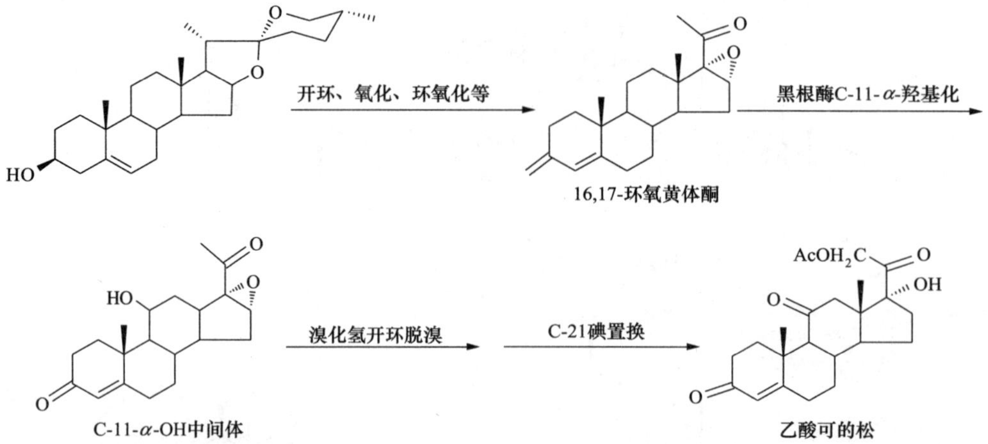

微生物对甾体化合物可进行羟基化、脱氢化、羟基氧化、酮基还原、双键氢化、环氧化、异构化、侧链降解和水解等转化，并且几乎对甾核上每个碳原子都能进行羟基化，包括 C-18、C-19 和 C-20 位，完成许多化学方法难以完成的结构修饰。

例如以薯蓣皂苷元为原料经过开环、氧化、环氧化等步骤合成 16，17α-环氧黄体酮，再经过黑根酶羟化得 C-11 的 α-OH 中间体，经溴化氢开环、C-11 碘置换得乙酸可的松（cortisone acetate）。乙酸可的松是一种作用于糖代谢的激素药物，用于治疗阿狄森氏病、严重的过敏性支气管哮喘和皮炎、活动性风湿或类风湿性关节炎等。以薯蓣皂苷元为原料合成乙酸可的松，用单纯化学方法合成需要很多步反应，工艺繁琐，产率低，用微生物转化法合成，工艺简单，总产率可达 34%。

乙酸可的松经简单节杆菌 C-1～C-2 位脱氢，得去氢产物乙酸强的松（prednisone acetate），其抗炎作用是乙酸可的松的 3～4 倍，是我国应用量最大的皮质激素类药物，产率约占皮质激素类药物的 60%。乙酸强的松除了用于治疗肾上皮质机能减退症、红斑狼疮、类风湿性关节炎及抗炎、抗过敏等症外，临床上将其与抗肿瘤药物配伍用于白血病的治疗。最初合成工艺采用二氧化硒脱氢，不但产率低，而且有微量硒残留，影响了产品质量。我国自 1969 年开始使用微生物转化法生产乙酸泼尼松，收率达 85%，且避免了硒残留问题。

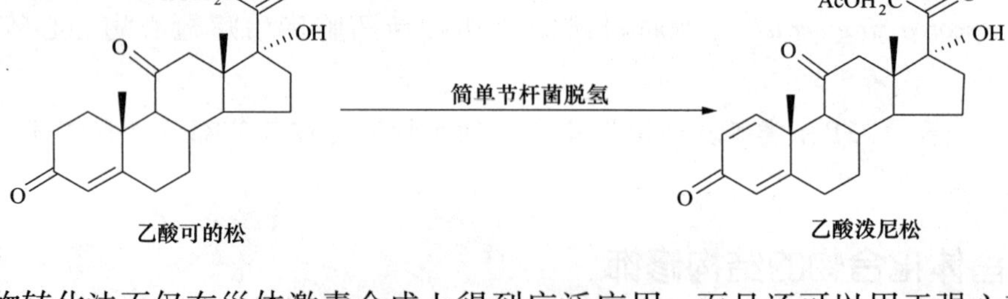

微生物转化法不仅在甾体激素合成上得到广泛应用，而且还可以用于强心苷的水解、毛地黄毒苷的羟基化以及甾体生物碱的转化合成。鉴于微生物转化具有副产物少，稳定性好，转化率高的特点，相信微生物转化合成法将随着现代生物技术的发展和人类对酶体系的深入了解，得到更广泛的应用。

扫码“练一练”

重点小结

- 甾体及其苷类
  - 甾体化合物—— 结构与分类—— 生物合成途径
  - 强心苷类化合物
    - 甲型强心苷
    - 乙型强心苷
      - 结构与强心作用
      - 理化性质
      - 波谱特征
      - 提取分离
  - 甾体皂苷
    - 结构与特点
    - 理化性质
    - 波谱特征
    - 提取分离
  - 其他甾体类化合物:C-21甾类、昆虫变态激素、植物甾醇等
  - 甾体类化合物的生物活性与结构修饰

参考文献

[1] 王冬艳，华欣，叶记林，等．白首乌 C_{21} 甾体苷对 Heps 小鼠抑瘤作用和对造血功能影响 [J]. 实用临床医药杂志，2014，18 (3)：6 – 8.

[2] 黎伸华，邓青，朱丽，等．蓖麻中的萜类和甾体及抗糖尿病活性研究 [J]. 中国中药杂志，2014，39 (3)：448 – 452.

[3] 赵世元，黄之虎，叶海洪，等．夜香树花甾体皂苷诱导 K562 细胞凋亡机制研究 [J]. 中成药，2013，35 (3)：445 – 449.

[4] 庞亚京，徐晓婷，徐凌川，等．泰山白首乌甾体总苷抗衰老作用的实验研究 [J]. 山东中医药大学学报，2011，35 (5)：439 – 440.

[5] 王冬梅，张京芳，李晓明，等．卷叶黄精根中甾体皂苷化学成分及其抗菌活性 [J]. 林业科学，2007，43 (8)：91 – 95.

[6] 谭钦刚，赖春华，张贵杰，等．苦楝中的三萜类和甾体成分及其抗糖尿病活性研究 [J]. 中草药，2014，45 (7)：913 – 918.

[7] 王超，郑直．强心苷类化合物对肺癌细胞 A549 和 H1975 的不同生长抑制作用 [J]. 基础医学与临床，2012，32 (6)：673 – 667.

[8] Pellati F, Bruni R, Bellardi M G, et al.. Optimization and validation of a high-performance liquid chromatography method for the analysis of cardiac glycosides in Digitalis lanata [J]. *Journal of Chromatography A*, 2009, 1216 (15): 3260 – 3269.

[9] 张援虎，王锋鹏．杠柳属植物化学成分研究进展 [J]. 天然产物研究与开发，2003，15 (2)：157 – 161.

[10] 姚元成，刘录，徐胜平，等．夹竹桃科植物中强心苷的分布及其药理活性研究进展 [J]. 天然产物研究与开发，2013，(25)：722 – 727.

[11] Krenn L, Kopp B, Deim A, et al. About the bufadienolide complex of "red" squill [J]. *Planta Medica*, 1994, 60 (1): 63 – 69.

[12] Krenn L, Kopp B. Bufadienolides from animal and plant sources [J]. *Phytochemistry*, 1998, 48 (1): 1 – 29.

[13] 徐冉，杜娟，邓璐璐，等. 滇杠柳中的一个新强心苷 [J]. 中国中药杂志, 2012, 37 (15): 2286 - 2287.

[14] Kopp B, Krenn L, Draxler M, et al. Bufadienolides from Urginea maritima from Egypt [J]. *Phytochemistry*, 1996, 42 (2): 513 - 522.

[15] Kamel M S, Assaf M H, Hasanean H A, et al. Monoterpene glucosides from Origanum syriacum [J]. *Phytochemistry*, 2001, 58 (8): 1149 - 1152.

[16] 张存莉，吴战库，马惠玲，等. 甾体皂苷的生物活性研究进展 [J]. 西北林学院学报, 2003, 18 (2): 95 - 100.

[17] 宿燕岗，杨学义. 心脑舒通的临床应用现状 [J]. 中国临床医学杂志，1998, 5 (4): 239 - 240.

[18] 李延鸿. 地奥心血康的研究与临床应用 [J]. 广东药学，1996, (4): 11 - 13.

[19] 张洁，马百平，杨云，等. 黄精属植物甾体皂苷类成分及药理活性研究进展[J]. 中国药学杂志，2006, 41 (05): 330 - 333.

[20] Agrawal PK, Jain DC, Gupta RK, et al. Carbon - 13 NMR spectroscopy of steroidal sapogenins and steroidal saponins, *Phytochemistry*, 1985, 24, 11, 2479 - 2496.

[21] 杨健，苗芳，赵伟，等. 正交设计优选铁筷子甾体皂苷成分的超声提取工艺[J]. 西北农业学报，2007, 16 (2): 90 - 93.

[22] 郭清峰，王玮，余淑娴，等. 大孔吸附树脂纯化胡芦巴中原薯蓣皂苷的研究[J]. 食品工业科技，2014, (18): 328 - 331.

[23] 吴克磊，康利平，熊呈琦，等. 蒺藜全草中甾体皂苷类化学成分研究 [J]. 天津中医药大学学报，2012, 31 (4): 225 - 228.

[24] Itabashi M, Segawa K, Ikeda Y, et al. A new bioactive steroidal saponin, furcreastatin, from the plant Furcraea foetida [J]. *Carbohydrate Research*, 1999, 323 (1 - 4): 57 - 62.

[25] Mimaki Y, Kuroda M, Takaashi Y, et al. Steroidal saponins from the leaves of Cordyline stricta [J]. *Phytochemistry*, 1998, 47 (1): 79 - 85.

[26] 唐翩翩，徐德平. 黄精中甾体皂苷的分离与结构鉴定 [J]. 食品与生物技术学报，2008, 27 (4): 34 - 37.

[27] 刘显波，张浩，雍正平，等. 长药隔重楼中甾体皂苷成分的分离与结构鉴定[J]. 华西药学杂志，2010, 25 (5): 508 - 511.

[28] 徐雅娟，谢生旭，赵洪峰，等. 蒺藜果中两种新甾体皂苷的分离和鉴定 [J]. 药学学报，2001, 36 (10): 750.

[29] Li XC, Wang DZ, Yang CR. Steroidal saponins from *Chlorophytum malayense* [J]. *Phytochemistry*, 1990, 29: 3893.

[30] 张援虎，温远影，匡延云. 罗摩科马利筋亚科马利筋族植物 C_{21} 甾类成分研究进展 [J]. 天然产物研究与开发，1999, 5: 99 - 100.

[31] 张士侠，李心，尹家乐，等. 江苏地产白首乌 C_{21} 甾苷抗衰老作用研究 [J]. 实用老年医学，2007, 21 (2): 104 - 107.

[32] 张士侠，李心，尹家乐，等. 江苏地产白首乌 C_{21} 甾苷抗炎作用及其机制研究 [J]. 中国现代中药，2007, 9 (5): 8 - 12.

[33] Itokawa H, Xu J P, Takeya K. Studies on chemical constituents of antitumor fraction

from Periploca sepium. V. Structures of new pregnane glycosides, periplocosides J, K, F and O [J]. *Chemical & Pharmaceutical Bulletin* (*Tokyo*), 1988, 36 (11): 4441 -4446.

[34] 庞亚京，徐晓婷，徐凌川，等. 泰山白首乌甾体总苷抗衰老作用的实验研究[J]. 山东中医药大学学报，2011, 35 (5): 439 -440.

[35] 陆佳静，王晓岚，姚文杰，等. 白首乌 C_{21} 甾苷对小鼠脑缺血再灌注致学习记忆损伤的保护作用 [J]. 中成药，2009, 31 (3): 463 -465.

[36] 宋俊梅，王元秀，丁霄霖. 白首乌 C_{21} 甾苷抗氧化作用的研究 [J]. 食品科学，2001, 22 (12): 22 -25.

[37] 秦民坚. 植物中的昆虫变态激素 [J]. 植物杂志，1992, (5): 28 -29.

[38] 周麟林. 植物蜕皮素的资源、提取分离与药理作用 [J]. 国外医药 (植物药分册)，2004, 19 (4): 139 -145.

[39] 朱婷婷，梁鸿，赵玉英，等. 牛膝甾酮 25 位差向异构体的分离与鉴定 [J]. 药学学报，2004, 39 (11): 913 -916.

[40] 吴时敏，吴谋成. 植物甾醇的研究进展与趋向 (Ⅱ) ——植物甾醇的应用基础和开发研究 [J]. 中国油脂，2002, 27 (3): 60 -63.

[41] 张存莉，吴战库，马惠玲，等. 甾体皂苷的生物活性研究进展 [J]. 西北林学院学报，2003, 18 (2): 95 -100.

扫码“学一学”

第十二章 生物碱

学习目标

1. **掌握** 主要生物碱的结构；生物碱的理化性质、提取、分离和检识方法。
2. **熟悉** 生物碱的结构研究方法；主要生物碱的生理活性。
3. **了解** 生物碱的含义、生源途径、分类、分布和生理活性。

第一节 概 述

生物碱（alkaloids）是一类重要的天然有机化合物，大多具有较强的生物活性。自从19世纪初德国学者F. W. Sertürner从鸦片中分离出第一个生物碱，即具有镇痛作用的吗啡（morphine）以后，一些新的生物碱相继被发现并开发成新药，供临床使用。如从鸦片中分得的可待因（codeine）具有止咳作用，罂粟碱（papaverine）具有松弛平滑肌作用；麻黄中的麻黄碱（ephedrine）具有平喘作用；黄连、黄柏中的小檗碱（berberine）具有抗菌消炎作用；蛇根木中的利血平（reserpine）具有降压作用；曼陀罗、天仙子、颠茄中的莨菪碱（hyoscyamine）具有解痉和解有机磷中毒作用等等。目前临床应用的生物碱有80多种。由此可见，在临床用药中，生物碱类成分占据着重要的地位。

生物碱历来是天然药物化学研究的重要领域，迄今已从自然界中分离得到约10000种生物碱类化合物[1,2]。这对天然有机化学的发展，尤其是药物化学的发展起着重要的促进作用。

一、生物碱的定义

生物碱至今尚无一个严格而确切的定义。早期多从广义而言，生物碱是一类含氮有机化合物的总称。它们有似碱的性质，能与酸结合成盐。大多数生物碱有比较复杂的环状结构，且氮原子在环内。由于生物碱广泛分布于植物界，故又称“植物碱”。至1833年，才用阿拉伯字“alqali”和希腊字“eidos”三字联合命名为“alkaloid”，意即“似碱的性质”。

但是，随着对生物碱的研究不断深入发展，人们不断地得到新模式和新结构的化合物，因而经典的、传统的定义就产生了局限性。①一些生物体必需的含氮化合物，如氨基酸、氨基糖、多肽、蛋白质、核酸、卟啉类和B族维生素等不包括在内；②有的生物碱虽为含氮杂环的衍生物，但不易与酸结合成盐，如：胡椒碱（piperine），秋水仙碱（colchicine）几乎没有碱性，也不易与酸结合成盐；③有的生物碱氮原子不在环内，而在环外，如麻黄碱（ephedrine）氮原子不在环内，属于芳烃胺衍生物，秋水仙碱的氮原子在环外以酰胺的形式存在。但按习惯仍将②和③归属在生物碱的范围内。显然，生物碱的范围是随生物碱的发现而扩大。

生物碱比较确切的表达是：生物碱是含负氧化态氮原子，存在于生物有机体中的环状化合物[2]。环状结构排除了小分子的胺类，非环的多胺和酰胺。负氧化态氮则包括胺（-

3）、氮氧化物（-1）、酰胺（-3）化合物，但排除含硝基（+3）和亚硝基（+1）的化合物，如马兜铃酸（aristolochic acid）等。生物有机体是从实用考虑将其范围限于植物、动物和其他生物有机体，而排除上述简单定义中所限制的所有的化合物，但同时却包括经典定义中例外的大多数化合物，如秋水仙碱（colchicine）、胡椒碱（piperine）、苯丙胺类（如麻黄碱 ephedrine）和嘌呤类（如咖啡因 coffeine）等。

二、生物碱在植物界的分布

生物碱主要分布于植物界。动物界中的生物碱除了在高等动物脏器中含有去甲肾上腺素（noradrenaline，NAD）外，在许多低等动物如蟾蜍、苔藓虫、蚂蚁等中也分得各种类型生物碱。近年来在海洋动物如海绵（*Latrumculia sp.*）等中亦分得相当数量的生物碱。生物碱在植物界分布的一般规律有以下几项。

（1）在系统发育较低级的类群中生物碱分布较少　①藻类、水生植物（除伸出水面部分如睡莲科植物外）、异氧（腐生、寄生）植物中未发现生物碱；②菌类植物如麦角菌类等少数植物中含有生物碱；③地衣、苔藓类植物中仅发现少数简单的吲哚类生物碱；④蕨类植物中除简单类型的生物碱如烟碱（nicotine）外，结构复杂的生物碱则集中地分布于小叶型真蕨如木贼科、卷柏科、石松科等植物中。

（2）生物碱集中分布在系统发育较高级的植物类群（裸子植物，尤其是被子植物）中　①裸子植物中，仅紫衫科红豆杉属（*Taxux*）、松柏科松属（*Pinus*）、云杉属（*Picea*）、油杉属（*Ketelearia*）、麻黄科麻黄属（*Ephedra*）、三尖杉科三尖杉属（*Cephalotaxus*）等植物含有生物碱；②在被子植物的单子叶植物中，生物碱主要分布于百合科、石蒜科和百部科等植物中；③在被子植物古生花被类双子叶植物中，生物碱主要分布于毛茛科、木兰科、小檗科、防己科、马兜铃科、罂粟科、番荔枝科、芸香科等植物中；④在被子植物后生花被类双子叶植物中，生物碱主要分布在龙胆科、夹竹桃科、马钱科、茜草科、茄科、紫草科、菊科等植物中。

植物体中生成和储藏生物碱一般不在同一组织，是在植物的不同细胞内进行的。植物体内生物碱的生成主要在子房、心皮、分生组织、韧皮部、原生木质部、叶、芽、毛茸和乳汁管等组织，而生物碱的储藏主要在液泡细胞、乳汁管细胞。如罂粟科、夹竹桃科中许多植物的生物碱都储藏于植物体内的乳汁管细胞内。因此，生物碱须经传输阶段才能到达储藏细胞组织，在这一过程中往往发生许多生物碱的次级结构修饰。

生物碱在植物体内储藏往往集中在某一器官。例如，麻黄生物碱在麻黄的髓部含量最高，防己生物碱在防己的根部较多，黄柏生物碱主要存在于树皮，具抗癌活性的三尖杉酯碱（harringtonine）则在三尖杉植物的枝、叶、根、种子各部分都存在，但叶和种子中含量较高。植物中生物碱含量差异极大，如金鸡纳树皮中生物碱含量在 1.5% 以上，而长春花中长春新碱（vincristine，VCR）含量仅百万分之一，美登木中美登木碱（maytansine）含量仅千万分之二。一般植物中含生物碱量达到千分之一以上就算比较高了。值得注意的是，同科属植物，甚至同种植物中，生物碱的有无及含量高低还受生长环境、采收季节等因素的影响。如欧洲产的麻黄、麻黄碱（ephedrine）的含量很低，而国产的则含量较高，其中产于山西大同附近的麻黄又较其他地区高，可达 1.6%，并且以秋末冬初采收含量最高。

含生物碱的植物很少只含有一种生物碱，一般是数种或数十种生物碱共存，如长春花中已知含 70 多种吲哚类生物碱。由于同一植物中的生物碱往往来源于同一前体，因此它们的化学结构往往类似，同科同属植物中的生物碱也往往属同一结构类型。了解此点，对寻找新的药用植物资源及化合物的结构推定都是非常有意义的。当然，也有一些科属的植物亲缘关系并不相近，但含有相同的生物碱，如小檗碱（berberine）在植物界已发现分布于小檗科、罂粟科、防己科、毛茛科、芸香科和鼠李科等多种植物中。

三、生物碱在植物体中的存在形式

生物碱在植物体中除少数碱性极弱的以游离碱形式存在外，多数都以盐的形式存在。与生物碱成盐的酸主要是有机酸，常见的如柠檬酸、酒石酸、草酸、琥珀酸等，较少见如乌头酸、奎宁酸、罂粟酸、藜芦酸等。有少数生物碱与无机酸结合成盐存在，如小檗碱（berberine）以盐酸盐存在于黄连及多种小檗科植物中；鸦片中的吗啡（morphine）以硫酸盐形式存在等。

游离状态的生物碱以酰胺、*N*-氧化物（如浙贝乙素 *N*-氧化物，多种烟碱 *N*-氧化物）、氮杂缩醛（酮）[N—C—O，如阿替生（atisine）]、亚胺（C═N）、烯胺[C═C—N，如新士的宁（neostrychnine）]、硫氮杂环（N—C—S）、苷（如湖贝甲素苷，hupeheninoside）、季胺碱、酯等形式存在。生物碱和糖缩合生成生物碱苷，在甾体、吲哚类、异喹啉类和吡咯里西啶类等生物碱中皆有发现。一些生物碱的母核中羟基常和有机酸结合成酯，如乌头碱（aconitine）中含有苯甲酰基和乙酰基，莨菪烷类生物碱及吡咯里西啶类生物碱绝大多数以酯的形式存在等。一些生物碱母核上存在羧基，多数以甲酯的形式存在，如莨菪烷类生物碱中可卡因（cocaine），在吲哚类生物碱中此种情况更为常见。有的生物碱常和它的 *N*-氧化物共存，如苦参中含有苦参碱（matrine）和氧化苦参碱（oxymatrine）。

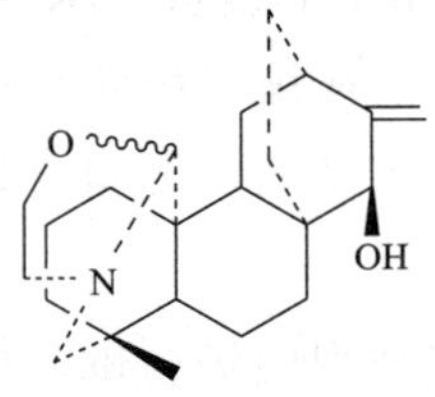

阿替生

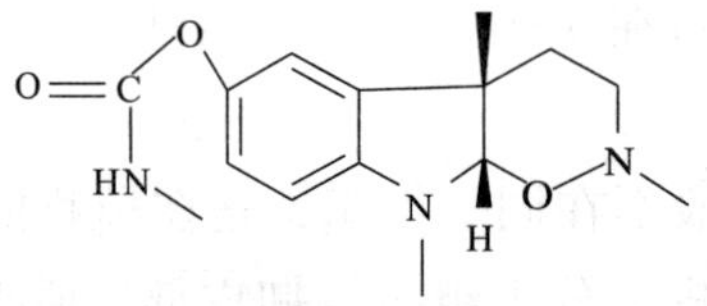

Geneserine

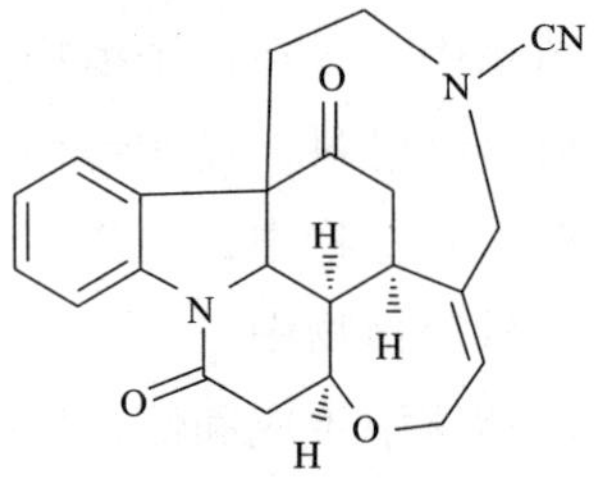

N-cyano-seco-preudosrychnine

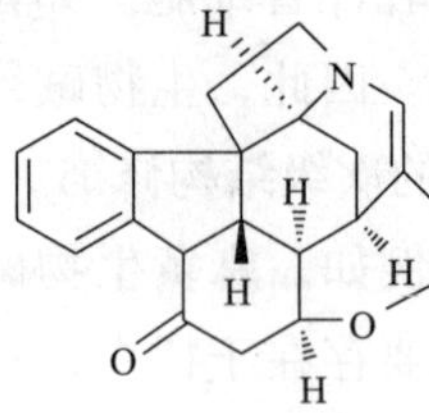

新士的宁

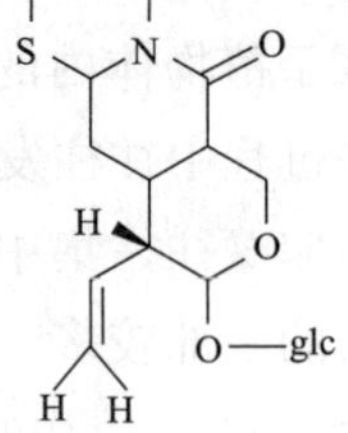

Xylostostidine

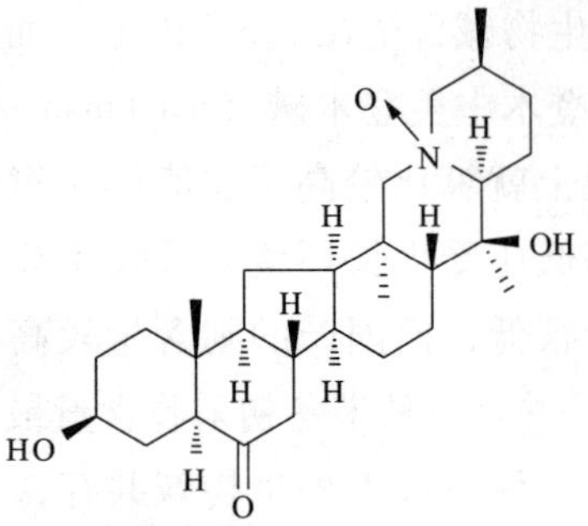

浙贝乙素*N*-氧化物

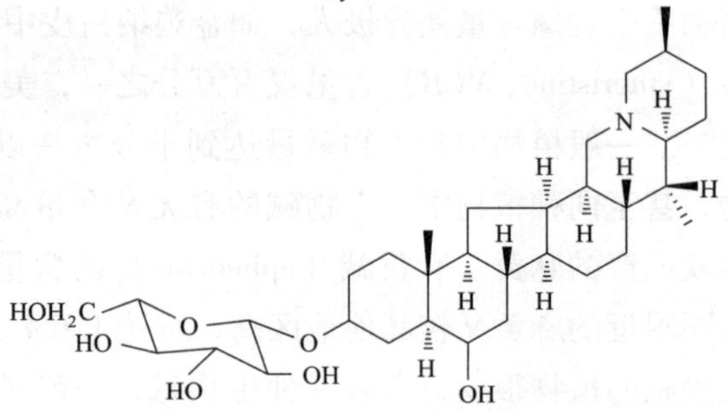

湖贝甲素苷

四、生物碱的命名原则

1. 生物碱类型的命名　生物碱类型的命名主要根据其基本骨架的化学结构，如吡啶、吡咯啶、喹啉、异喹啉、萜类生物碱等类型；但有的则是以来源植物命名，如石蒜科生物碱、茄科生物碱、贝母属生物碱等。

2. 生物碱单体成分的命名　生物碱单体较多以植物来源的属、种的名称命名，如一叶萩碱（securinine）、石杉碱（huperzine）；有的则以生理活性或药效命名，如吗啡（morphine，使睡眠）、吐根碱（emetine，呕吐）；极少数以人名命名，如石榴碱（pelletierine）是为纪念化学家 Pierre Joseph Pelletier 而定名。

3. 生物简单体成分的外文命名　外文名由词干、前缀和后缀 3 部分构成。基本词干按上述 2 的法则进行，作为前缀，常以 *epi*-(表)，*neo*-(新)，*pseudo*-(伪)，*iso*-(异)，*nor*-(去甲基)，*seco*-(开裂）等字冠首；后缀则因不同语种而异，英文、法文均接-ine，德文则以-in结尾。对于从一种植物中分离得到的具有同一基本母核的几种生物碱成分，往往多以不同的后缀（如-idine，-anine，-amine，-inine，-isine 等）区别之。如从湖北贝母（*Fritillaria hupehensis*）中分离得到的湖贝甲素（hupehenine）、湖贝乙素（hupehenirine）、湖贝嗪（hupenizine）、湖贝新（hupenisine）、湖贝啶（hupehenidine）、湖贝甲素苷（hupehenoside）等 10 多种具有 *C*-去甲-D-高甾体（*C*-nor-D-homo-steroide）骨架的生物碱，它们的词干均以种名“hupehen-”命名之，后缀则分别以-ine，-irine，-izine，-isine，-idine 结尾，而苷通常以-oside 结尾。

第二节　生物碱的结构类型

生物碱的分类方法很多，现主要有 3 种方法[3,4]：

（1）按植物来源分类，如石蒜生物碱、长春花生物碱等。

（2）按化学结构分类，即按生物碱结构中氮原子存在的主要基本母核类型进行分类，如托品类生物碱、异喹啉类生物碱、甾体生物碱等。

（3）按生源结合化学分类，此种分类基于生物碱生物合成前体物的来源。

众所周知，尽管从植物界分离到万余种生物碱，但其来源仅限于几种前体氨基酸、甲戊二羟酸和醋酸酯等。与生物碱生物合成有关的氨基酸主要有鸟氨酸、脯氨酸、赖氨酸、苯丙氨酸、酪氨酸、邻氨基苯甲酸、组氨酸、色氨酸和烟酸等。生物碱生物合成的生物化学本质是生物体在其自身存在的酶参与下，所发生的C—N键和 C—C 键的形成与裂解，具体生物合成路径可参考有关专著[5,6]，本文不再赘述。

由于生物碱种类繁多，分类依据不同，各有利弊。本章将按化学结构分类，并对主要类型的生物碱的生源关系及其在植物界的分布作简要阐述。

一、有机胺类生物碱

有机胺类生物碱的结构特点是氮原子不在环内，而在环外。如具有抗癌作用的秋水仙碱（colchicine），其氮原子在侧链，成酰胺状态。具有平喘作用的麻黄碱（ephedrine），其氮原子在脂肪链上，具有机胺的性质。

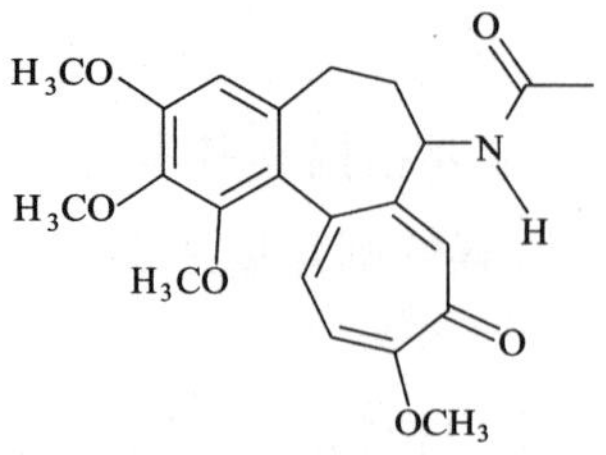

秋水仙碱

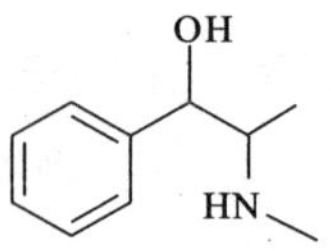

麻黄碱

二、吡咯类生物碱

从生源上看，吡咯类生物碱来源于鸟氨酸，主要包括吡咯和吡咯里西啶两类，见表12－1。

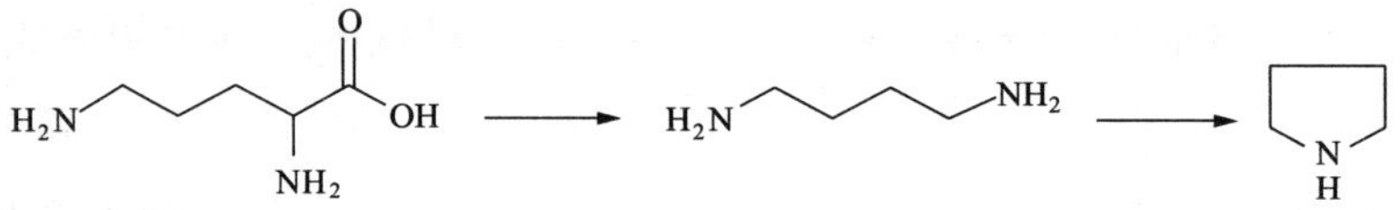

鸟氨酸

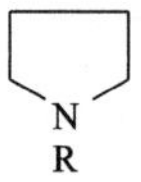

吡咯类

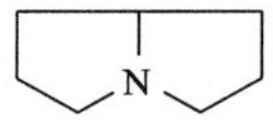

吡咯里西啶类

表12－1　吡咯类生物碱举例

分类	代表化合物	存在	药理活性
吡咯类	红古豆碱（cuscohygrine）	山莨菪	中枢镇静、外周抗胆碱作用
	水苏碱（stachydrine）	益母草	祛痰镇咳
	党参碱（codonopsine）	新疆党参	降压
	石斛宁（shihunine）	黄花石斛	
吡咯里西啶类	一野百合碱（monocrotaline）	农吉利	抗癌
	阔叶千里光碱（platyphylline）	阔叶千里光	阿托品样活性
	大叶千里光碱（macrophylline）	森林千里光	

（一）吡咯类生物碱

吡咯类生物碱结构较简单，数目较少，生物合成的关键中间体是*N*-甲基吡咯亚胺盐及其衍生物。

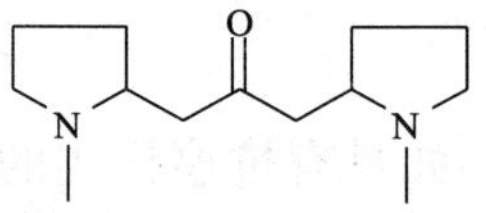

红古豆碱

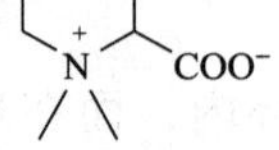

水苏碱

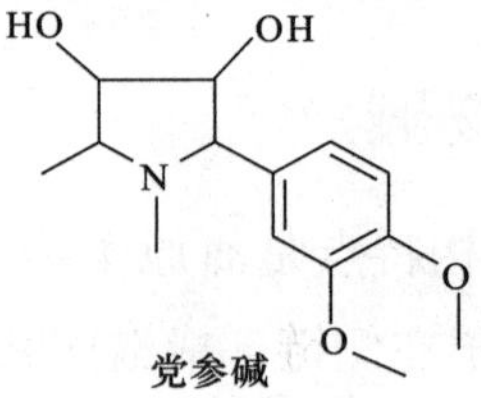

党参碱

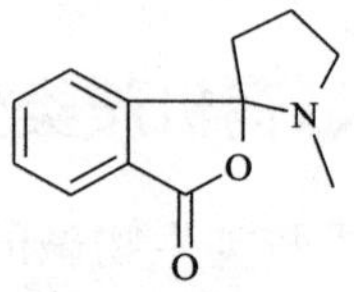

石斛宁

（二）吡咯里西啶类生物碱

吡咯里西啶类生物碱是两个吡咯烷共用一个氮原子的稠环衍生物。它们大多是由氨基醇和不同的有机酸两部分缩合形成，结构中多以双内酯形式存在，少数以单酯形式存在。这类生物碱的毒性较大，能导致肝中毒。主要分布在紫草科、菊科的千里光属和豆科的野百合属等植物中。

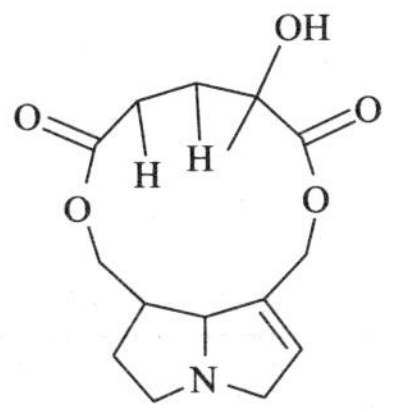

一野百合碱

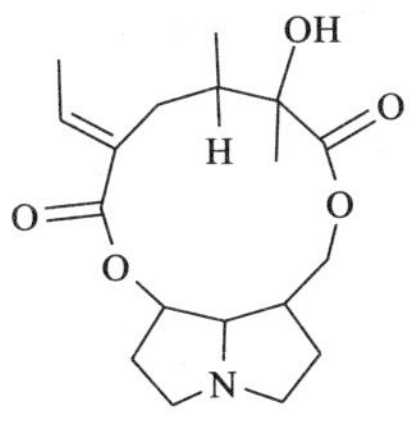

阔叶千里光碱

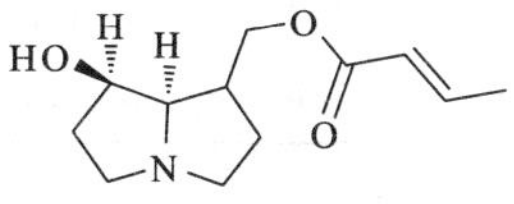

大叶千里光碱

三、哌啶类生物碱

哌啶类生物碱来源于赖氨酸，主要包括哌啶、吲哚里西啶和喹诺里西啶三类，见表12－2。

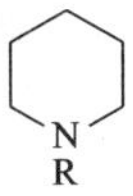

哌啶类

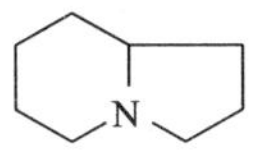

吲哚里西啶类

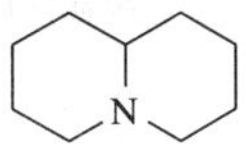

喹诺里西啶类

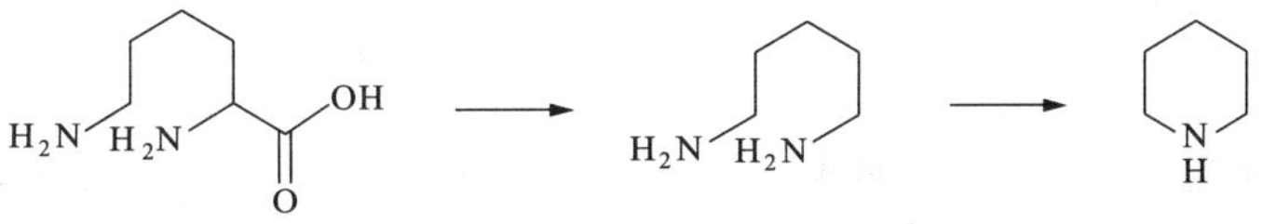

赖氨酸

表12－2　哌啶类生物碱举例

类别	名称	存在	药理活性
	槟榔碱（arecoline）	槟榔	驱绦虫
	槟榔次碱（arecaidine）	槟榔	驱绦虫
	毒芹碱（coniine）	毒芹	
	烟碱（nicotine）	烟草	杀虫
哌啶类	毒藜碱（anabasine）	八角枫	横纹肌松弛作用
	蓖麻碱（ricinine）	蓖麻	有毒，损伤肝肾等
	胡椒碱（piperine）	胡椒	镇静，抗惊厥
	石杉碱甲（huperzine A）	千层塔	增强记忆，抗老年痴呆
	半边莲碱（lobeline）	半边莲	中枢兴奋，治呼吸衰竭

续表

类别	名称	存在	药理活性
吲哚里西啶类	娃儿藤定碱（tylophorinidine）	娃儿藤属	抗癌
	一叶萩碱（securinine）	一叶萩	兴奋中枢神经
喹诺里西啶类	羽扇豆碱（lupinine）	野决明	
	金雀花碱（cytisine）	野决明	兴奋呼吸
	苦参碱（matrine）	苦参	抗癌
	氧化苦参碱（oxymatrine）	苦参	抗癌，抗心律失常，平喘
	石松碱（lycopodine）	石松	抑制乙酰胆碱酯酶

（一）哌啶类生物碱

哌啶类生物碱分布广泛，结构相对简单。

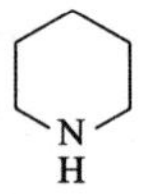

哌啶

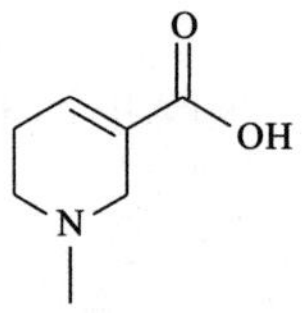

槟榔次碱

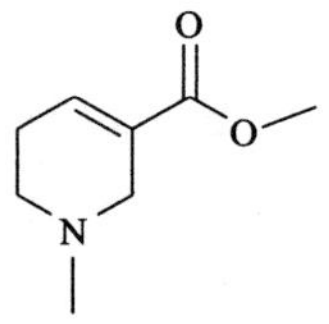

槟榔碱

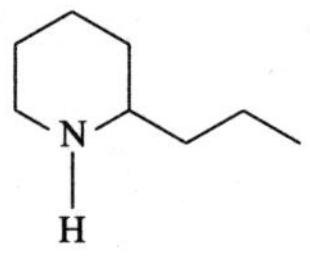

毒芹碱

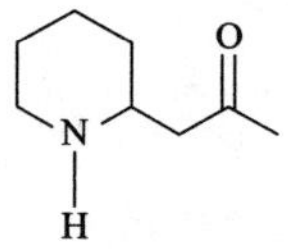

石榴皮碱

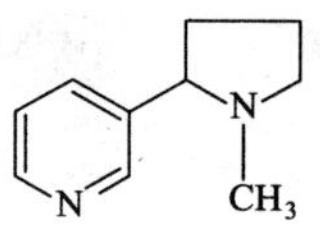

烟碱

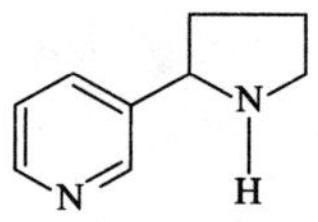

毒藜碱

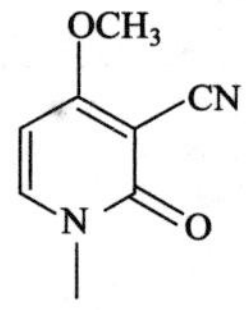

蓖麻碱

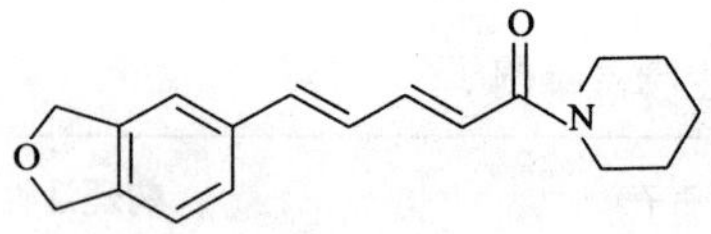

胡椒碱

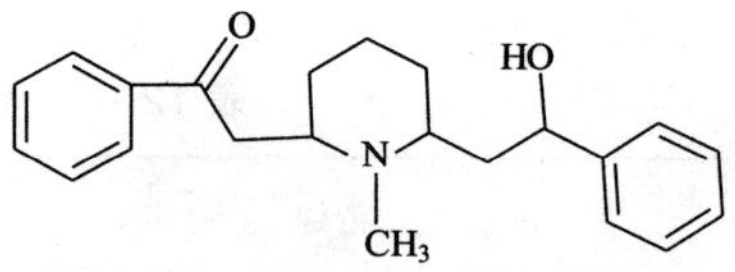

半边莲碱

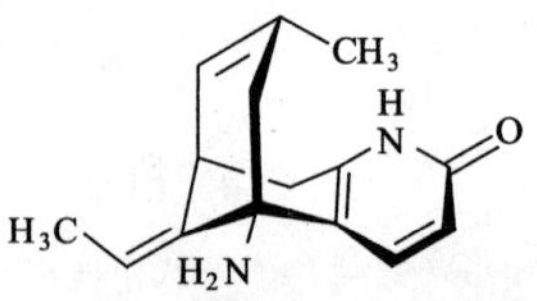

石杉碱甲

（二）吲哚里西啶类生物碱

吲哚里西啶类生物碱是由哌啶和吡咯共用一个氮原子的稠环衍生物，数目较少，但有较强的生理活性。

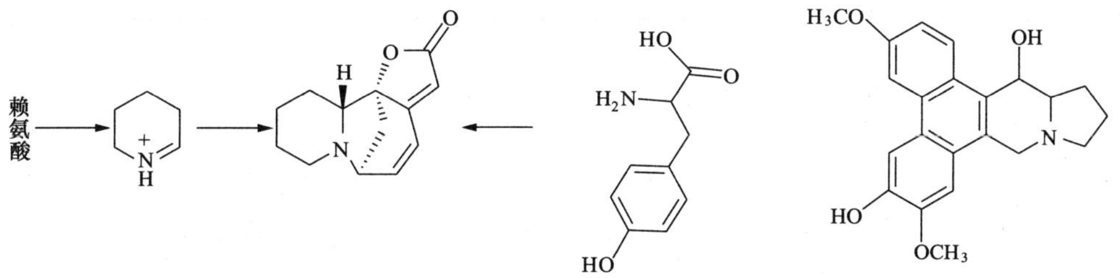

哌啶亚胺盐　　一叶萩碱　　酪氨酸　　娃儿藤定碱

（三）喹诺里西啶类生物碱

喹诺里西啶类生物碱是由两个哌啶共用一个氮原子的稠环衍生物，数目不多，主要分布于豆科、石松科和千屈菜科等植物。生源关系[7]：①由赖氨酸衍生的戊二胺为最关键的前体物。分别由2或3分子的戊二胺缩合形成羽扇豆碱（hupinine）、金雀花碱（cytisine）及苦参碱（matrine）等生物碱。②赖氨酸衍生的石榴碱（pelletierine），可能是几乎所有石松碱（lycopodine）类生物碱的关键前体物。

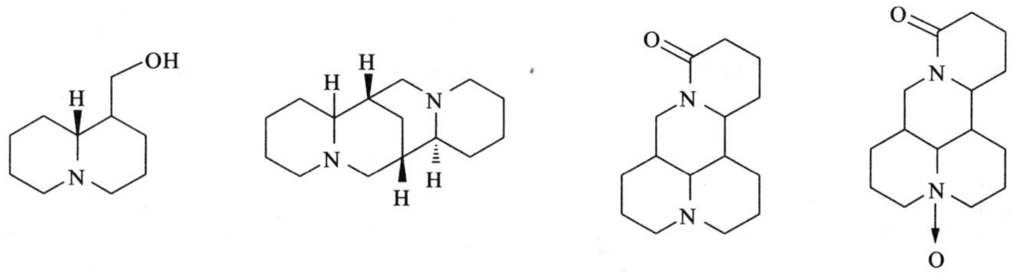

羽扇豆碱　　金雀花碱　　苦参碱　　氧化苦参碱

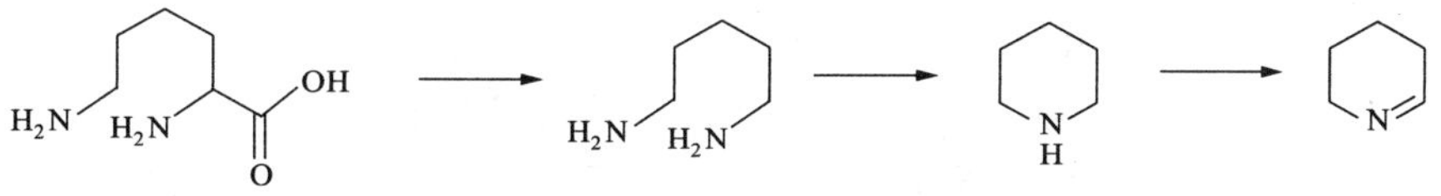

赖氨酸

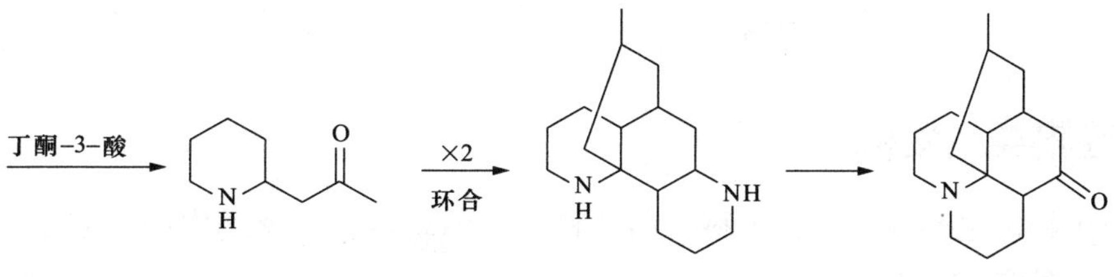

石榴碱　　石松碱

四、托品类生物碱

托品类生物碱大多数是由莨菪烷氨基醇和不同的有机酸缩合成酯，有一元酯和二元酯，亦有以非酯的形式存在。莨菪烷上的醇羟基多在3位，有平伏羟基和直立羟基之分，前者为莨菪醇，后者为伪莨菪醇。生源上关键中间体也是*N*-甲基吡咯亚胺盐及其衍生物。这类生物碱主要存在于茄科、旋花科、高根科和红树科等植物中，见表12－3。

表 12－3　托品类生物碱举例

名称	存在	药理活性
东莨菪碱（scopolamine）	洋金花	抗胆碱作用，镇痛解毒
莨菪碱（hyoscyamine）	曼陀罗颠茄	抗胆碱作用，镇痛解毒
山莨菪碱（anisodamine）	山莨菪	治疗急性微循环性疾病
樟柳碱（anisodine）	山莨菪	解痉、解有机磷中毒
包公藤甲素（baogongteng A）	丁公藤	缩瞳、降眼压
古柯碱（cocaine）	古柯	局部麻醉

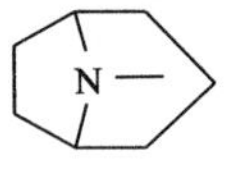
莨菪碱

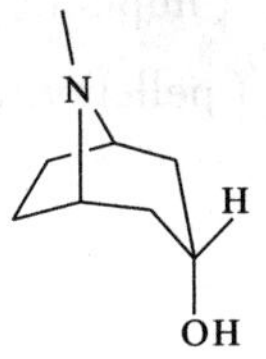
莨菪醇

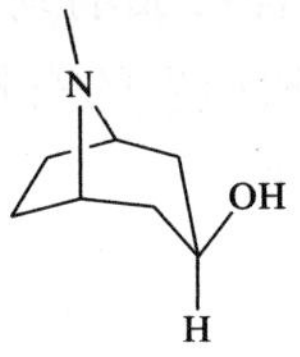
伪莨菪醇

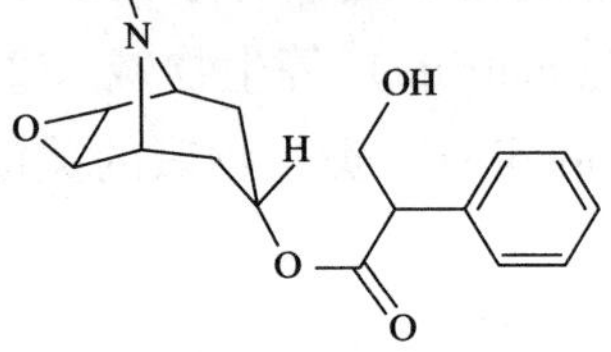
东莨菪碱

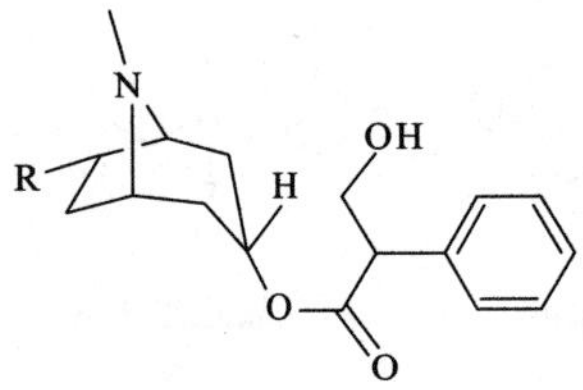

阿托品 R=H(*dl*-)
莨菪碱 R=H(*l*-)
山莨菪碱 R=OH

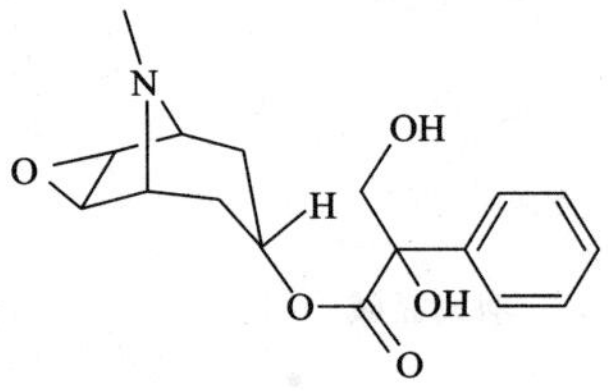
樟柳碱

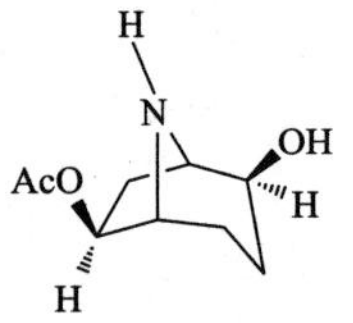
包公藤甲素

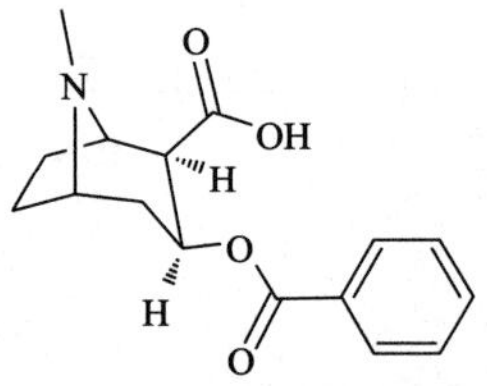
古柯碱

五、喹啉类生物碱

喹啉类生物碱主要分布在芸香科，茜草科金鸡纳属植物金鸡纳中的奎宁是研究最早的生物碱之一，见表 12－4。

表 12－4　喹啉类生物碱举例

名称	存在	药理活性
喜树碱（camptothecine）	喜树	抗癌
10-羟基喜树碱	喜树	抗癌
金鸡宁（cinchonine）	金鸡纳属植物	抗疟
奎宁（quinine）	金鸡纳属植物	抗疟

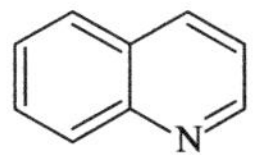

喹啉

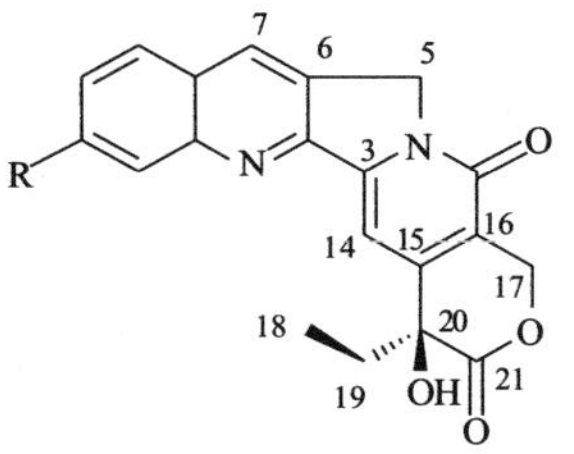

喜树碱　R=H
羟基喜树碱　R=OH

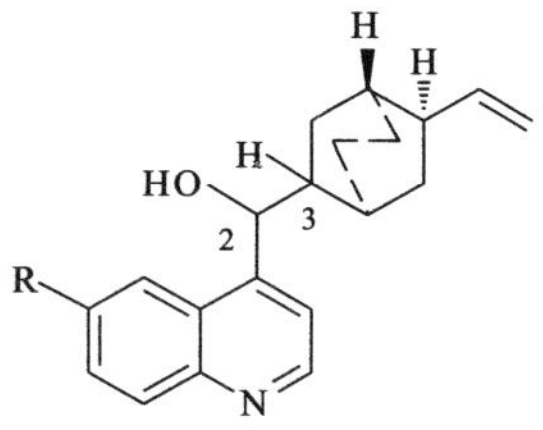

金鸡宁 R=H(3*R*,2*S*)
奎宁碱 R=OCH_3(3*S*,2*R*)
奎宁啶 R=OCH_3(3*R*,2*S*)

六、吖啶酮类生物碱

吖啶酮类生物碱主要分布于芸香科植物中，生源上由邻氨基苯甲酸衍生而成。如芸香科鲍氏山油柑树皮中的山油柑碱（acronycine）具有显著的抗癌活性。

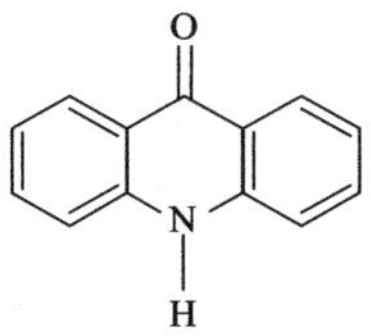

吖啶酮

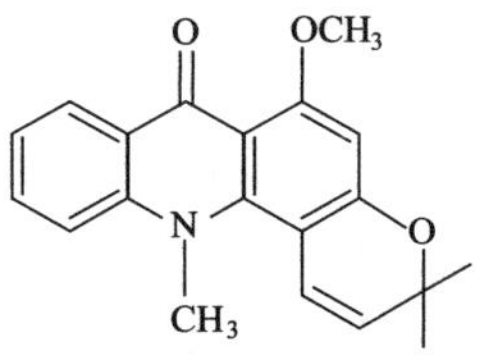

山油柑碱

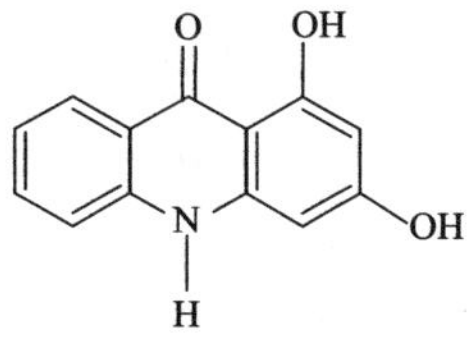

冉特可林酮

七、异喹啉类生物碱

异喹啉类生物碱[8,9]广泛分布于27科200余属植物中，已知生物碱约1200余种。生物碱中的异喹啉核多以四氢异喹啉的形式存在，按其整体结构的不同，可分为简单异喹啉、苄基异喹啉和苯乙基异喹啉三大类。其生源上均来源于苯丙氨酸或酪氨酸。

（一）简单异喹啉类生物碱

本类生物碱较少，分布分散，主要分布在仙人掌科魔根属、罂粟科罂粟属、紫堇属和毛茛科唐松草属等35属植物中，已知生物碱约100余种，具体化合物如存在于鹿尾草中的降血压成分萨苏林（salsoline）和萨苏里啶（salsolidine），见表12－5。

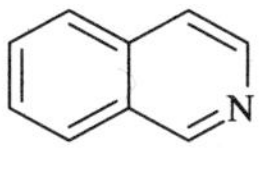

异喹啉

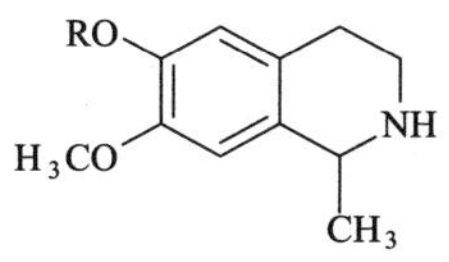

萨苏林　R=H
萨苏里啶　R=CH_3

表12－5　异喹啉类生物碱举例

类别	名称	存在	药理活性
简单异喹啉类	萨苏林（salsoline）	鹿尾草	降压
	萨苏里啶（salsolidine）	鹿尾草	降压

续表

类别	名称	存在	药理活性
苄基异喹啉类	厚朴碱（magnocurarine）	厚朴	横纹肌松弛作用
	罂粟碱（papaverine）	罂粟	解痉
	千金藤碱（stephanine）	千金藤属地不容	预防与治疗矽肺
	吗啡（morphine）	鸦片	镇痛
	可待因（codeine）	鸦片	镇咳
	粉防己碱（tetrandrine）	粉防己	保护肝细胞及防治肝纤维化
	莲心碱（liensinine）	莲子心	广谱抗心率失常作用
	小檗碱（berberine）	黄连、黄柏、三颗针	清热解毒、抗菌
	四氢巴马汀（tetrahydropalmatine）	延胡素	镇静、止痛
	普罗托品（protopine）	延胡素	促进胆汁分泌
	血根碱（sauguinarine）	白屈菜	抗菌
苯乙基异喹啉类	奥特拉明（autunamine）		
	三尖杉酯碱（harringtonine）	三尖杉	抗肿瘤
	高三尖杉酯碱（homo harringtonine）	三尖杉	抗肿瘤

（二）苄基异喹啉类生物碱

苄基异喹啉类生物碱数量多、结构类型复杂，但生源关系明确。主要分布于木兰科、防己科、樟科、马钱科、番荔枝科、马兜铃科、小檗科、罂粟科、毛茛科、芸香科等植物中，是一类很重要的生物碱。

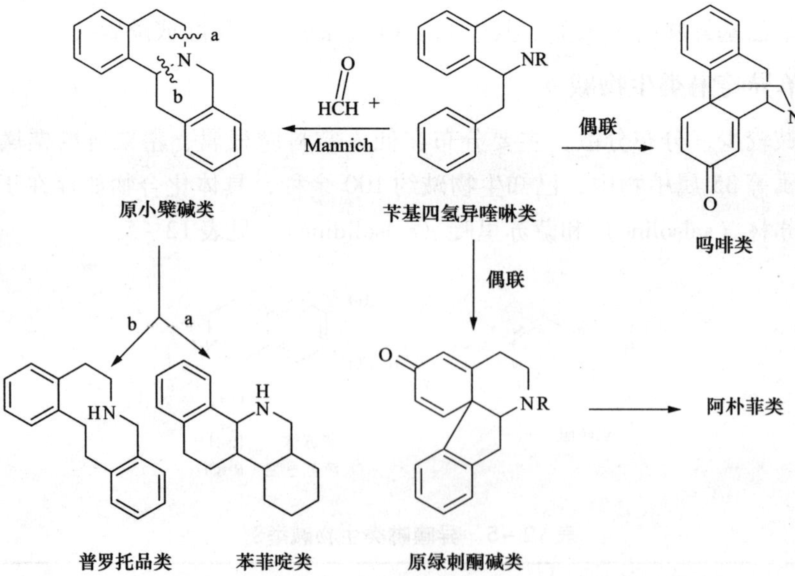

苄基异喹啉类生物碱按骨架主要有以下 7 类：苄基异喹啉类、阿朴菲类、吗啡类、双苄基异喹啉类、小檗碱类、普罗托品类和苯菲啶类。

1. 苄基异喹啉类生物碱 代表化合物有厚朴碱（magnocurarine）、罂粟碱（papaverine）、那碎因（narceine）、*dl*-去甲乌药碱（*dl*-demethylcoclaurine）等。

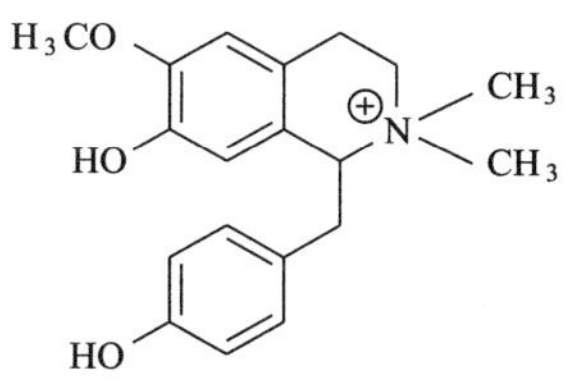

厚朴碱

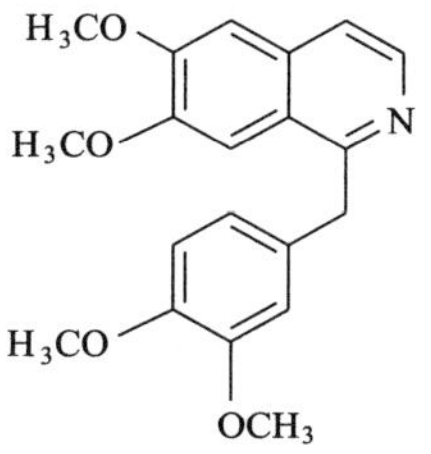

罂粟碱

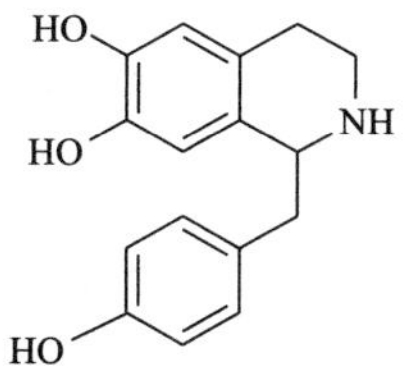

去甲乌药碱

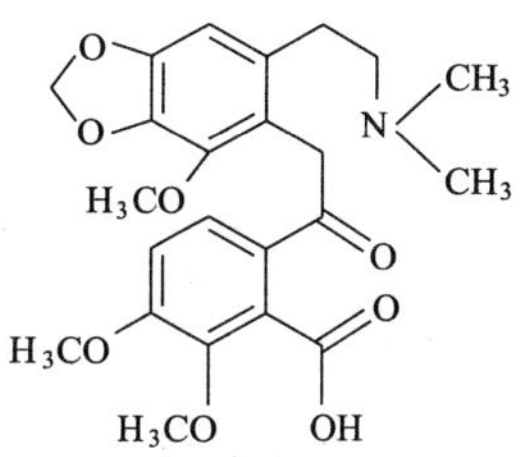

那碎因

2. 阿朴菲类生物碱　代表化合物有千金藤碱（stephanine）、紫堇定（corydine）、木兰碱（magnoflorine）等。

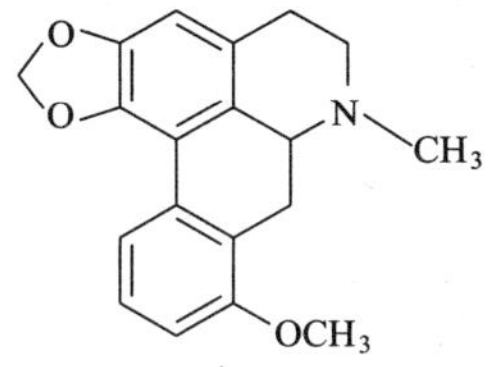

千金藤碱

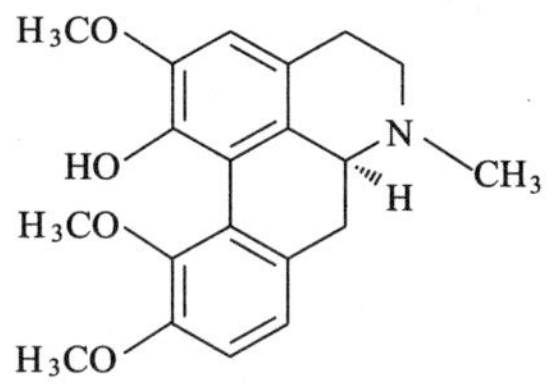

紫堇啶

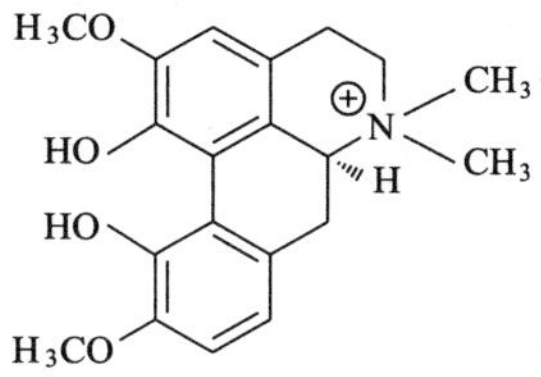

木兰碱

3. 吗啡类生物碱　代表化合物有吗啡（morphine）、蒂巴因（thebaine）、可待因（codeine）等。

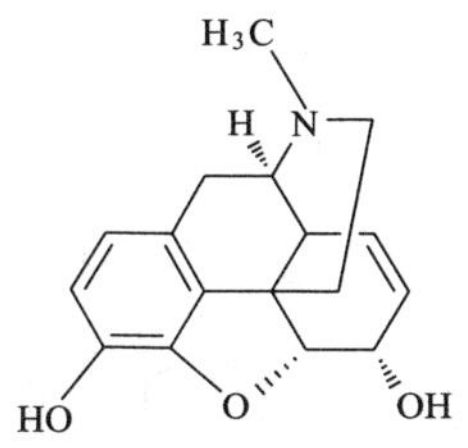

吗啡

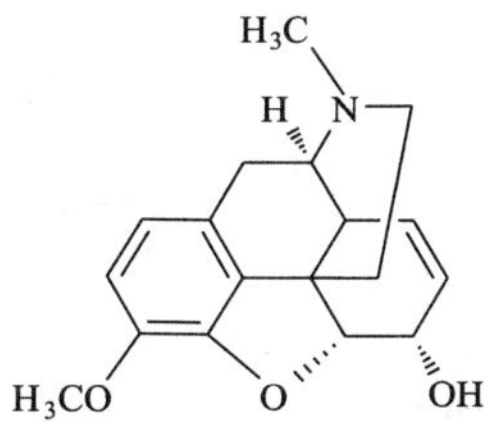

可待因

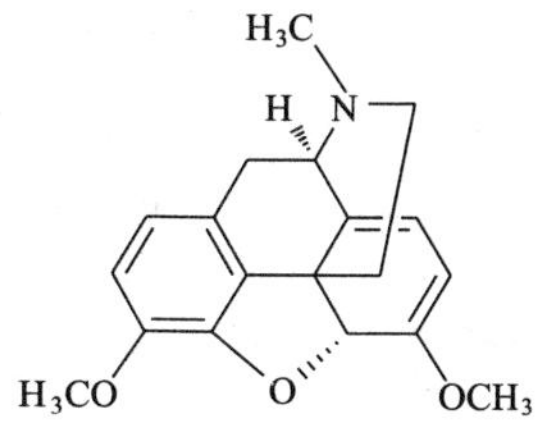

蒂巴因

4. 双（或多）苄基异喹啉类生物碱　双（或多）苄基异喹啉类生物碱由相同或不同的分子经酚氧化偶联产生醚氧键而成二聚体或多聚体生物碱。如粉防己碱（tetrandrine）、防己诺林碱（fangchinoline）和莲心碱（liensinine）等。

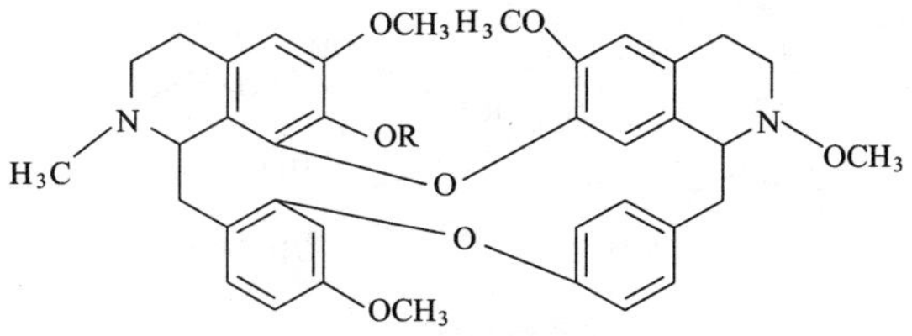

$R=CH_3$ 粉防己碱
R=H　防己诺林碱

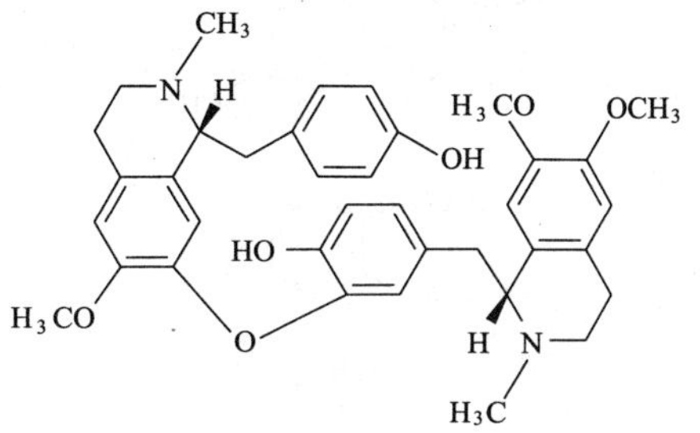

莲心碱

5. 小檗碱类生物碱　代表化合物有1-四氢巴马汀（tetrahydropalmatine）、小檗碱（berberine）、巴马汀（palmatine）、药根碱（jatrorrhizine）等。

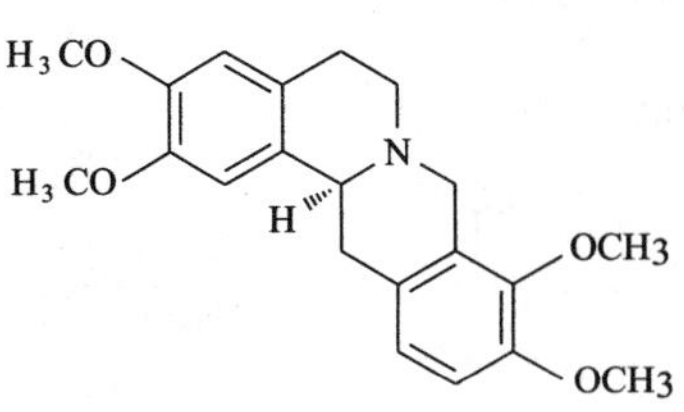

四氢巴马汀

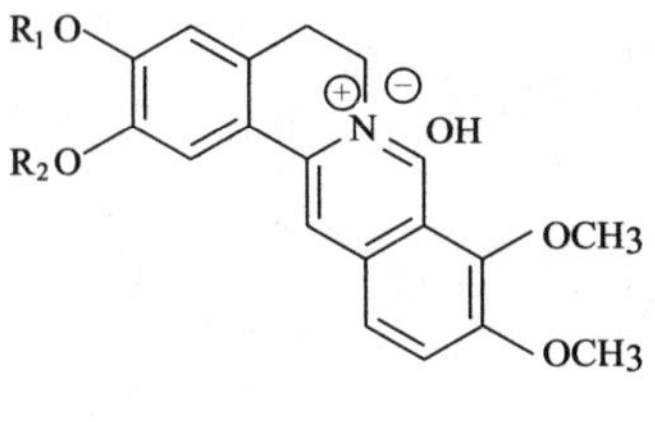

$R_1=R_2=-CH_2-$ 小檗碱

$R_1=R_2=CH_3$ 巴马汀

$R_1=CH_3$ $R_2=H$ 药根碱

6. 普罗托品类生物碱 该类生物碱与小檗碱类的区别是 C—N 键裂解成三环体系，且多具有 14-酮基。如普罗托品碱（protopine）。

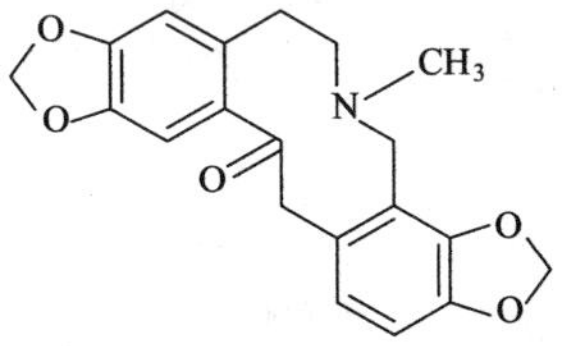

普罗托品

7. 苯菲啶类生物碱 代表化合物有白屈菜碱（chelidonine）、白屈菜红碱（chelerythrine）和血根碱（sauguinarine）等。

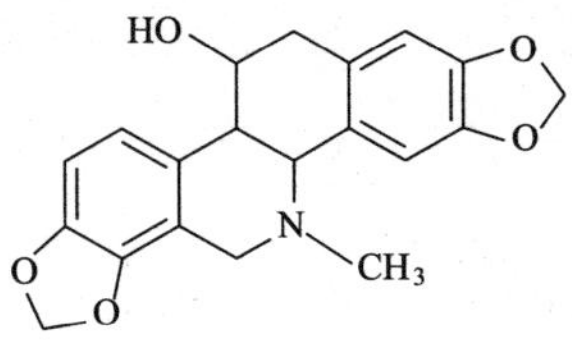

白屈菜碱

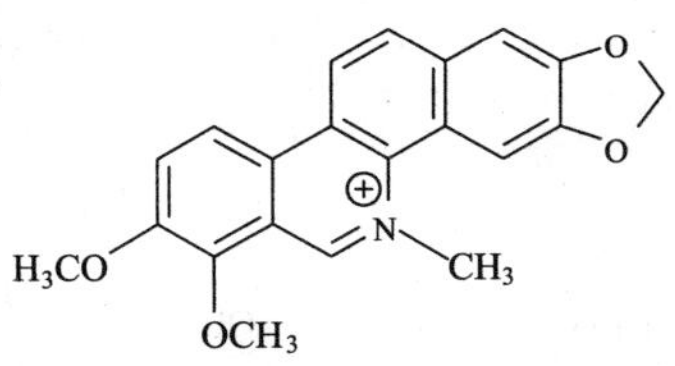

白屈菜红碱

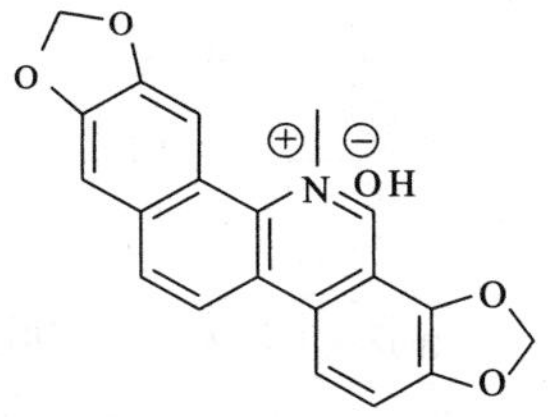

血根碱

（三）苯乙基异喹啉类生物碱

苯乙基异喹啉类生物碱主要分布于百合科、罂粟科和三尖杉科 *Cephalotaxus* 属植物中。

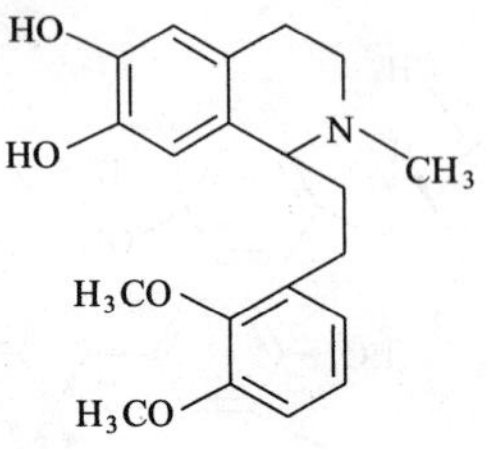

奥特那明

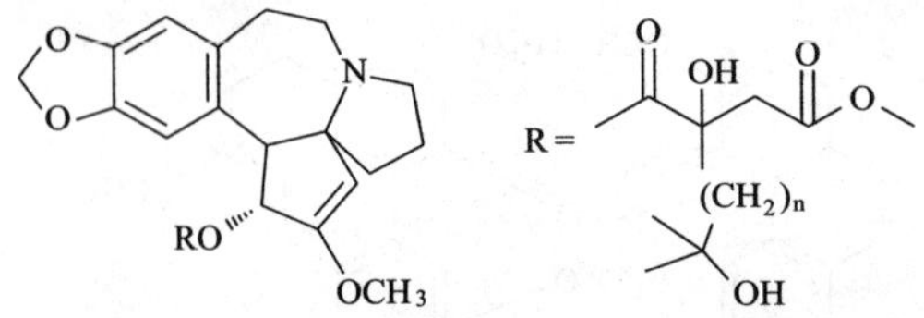

三尖杉酯碱 (n=2)
高三尖杉酯 (n=3)

（四）其他类生物碱

异喹啉类生物碱除以上三类外，尚有许多类型。如具有催吐作用的石蒜碱（lycorine）为吡咯骈菲里啶类，治疗阿米巴痢疾的吐根碱（emetine）为苯骈喹诺里西啶类，具有抗胆碱酯酶作用，治疗小儿麻痹症和重症肌无力的加兰他敏（galanthamine）亦属异喹啉类生物碱。

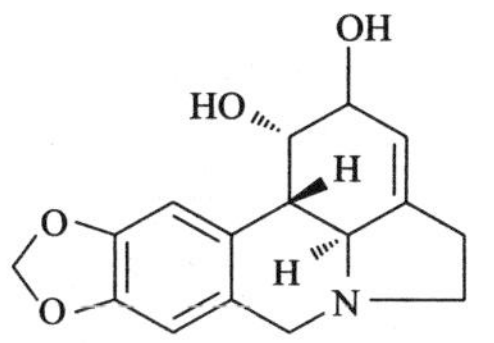

石蒜碱

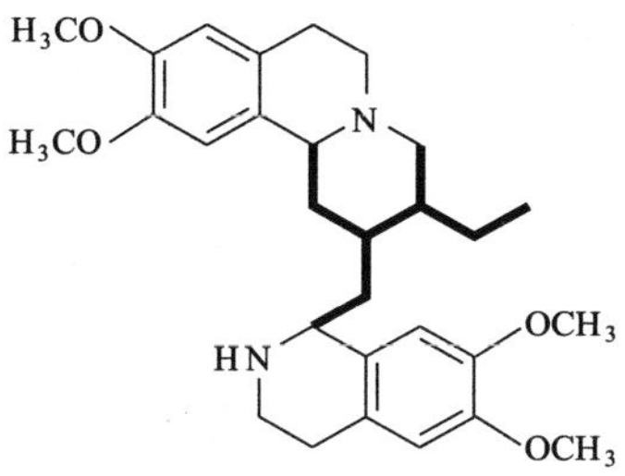

吐根碱

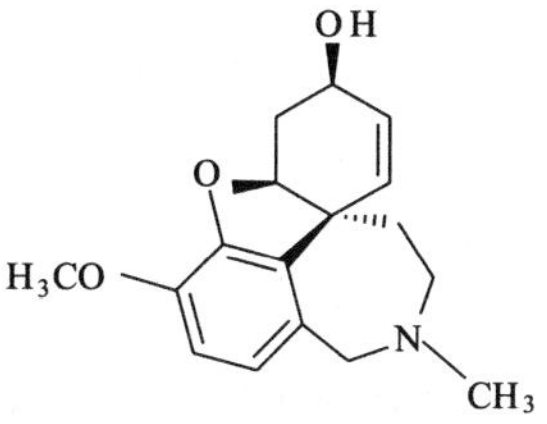

加兰他敏

八、吲哚类生物碱

吲哚类生物碱[10]是最大最复杂的一类生物碱。约占已知生物碱的1/4。根据结构，将其分为四大类，即简单吲哚类、色胺吲哚类、半萜吲哚类和单萜吲哚类，见表12－6。本类生物碱生源上都来自于色氨酸，此类生物碱的生物合成研究已相当充分。

表12－6　吲哚类生物碱举例

	名称	存在	药理活性
	九里考林碱（mukonine）	*Murrayakoengii*	
简单吲哚类	大青素B（isatan B）	菘蓝	抑制病毒生长
	靛青苷（indican）	蓼蓝	
	相思豆碱（abrine）	相思子、鸡骨草	抗菌
	毒扁豆碱（physostigmine）	毒扁豆	抗胆碱酯酶
色胺吲哚类	哈尔明碱（harmine）	蒺藜	抗锥虫
	蜡梅碱（chimonanthine）	蜡梅	降压
	吴茱萸碱（evodiamine）	吴茱萸	抗肿瘤
半萜吲哚类	麦角胺（ergotamine）	麦角	兴奋子宫
	麦角新碱（ergometrine）	麦角	兴奋子宫
	柯南因（corynantheine）	钩藤	
	利血平（reserpine）	萝芙木	降压
单萜吲哚类	士的宁（strychnine）	番木鳖、吕宋豆	中枢兴奋
	长春胺（vincamine）	小长春花	扩张血管，兴奋平滑肌
	依波加明（ibogamine）	*Tabernanthe* 属植物	镇静利尿、抗肿瘤
	长春碱（vinblastine，VLB）	长春花	抗癌
	长春新碱（vincristine，VCR）	长春花	抗癌

（一）简单吲哚类生物碱

简单吲哚类生物碱结构中只含有一个氮原子，即只有吲哚母核。

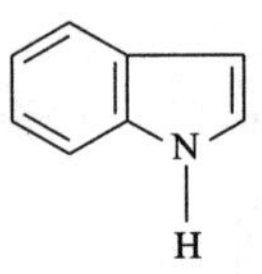

吲哚

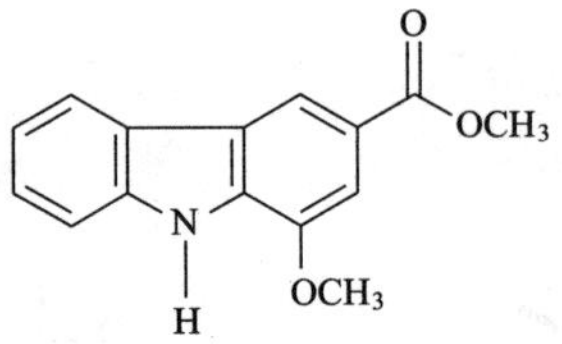

九里考林碱

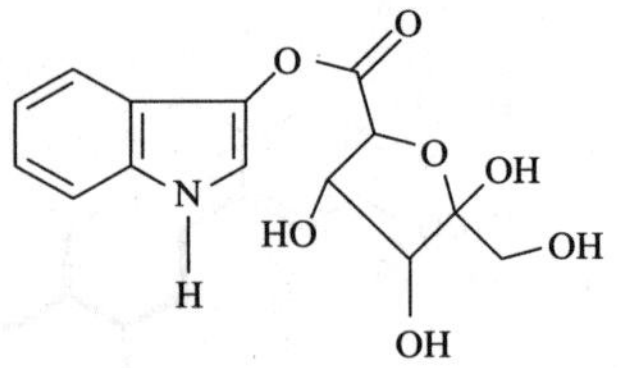

大青素B

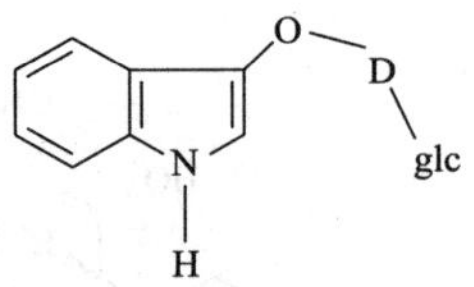

靛青苷

（二）色胺吲哚类生物碱

色胺吲哚类生物碱含两个氮原子，结构比较简单。

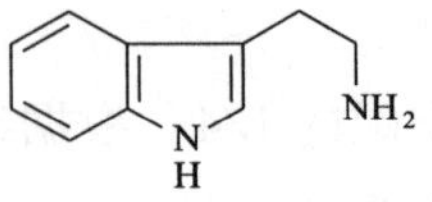

色胺

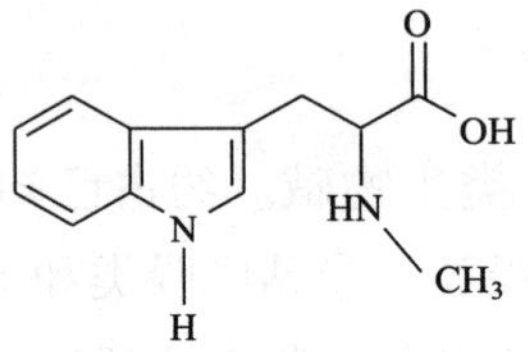

相思豆碱

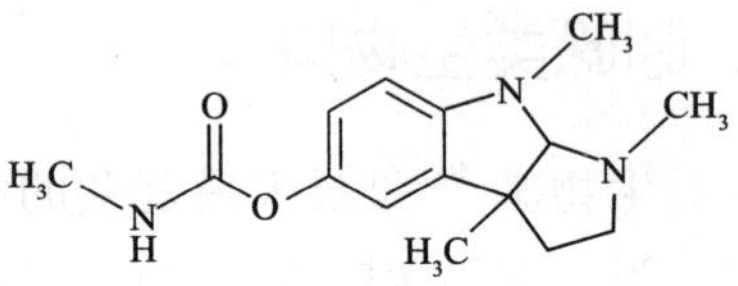

毒扁豆碱

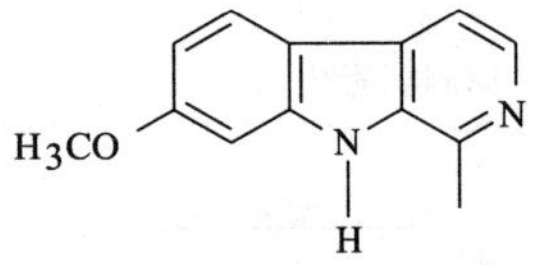

哈尔明碱

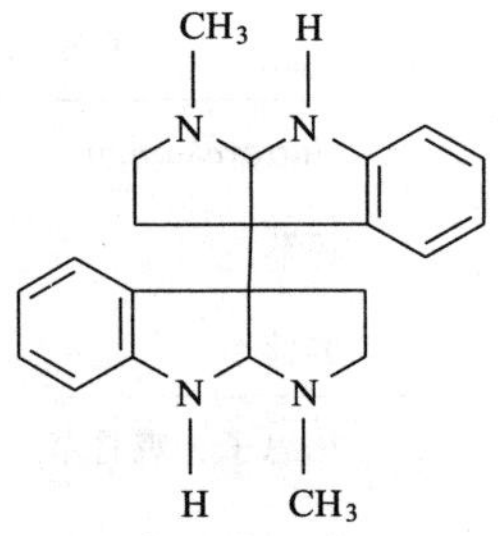

蜡梅碱

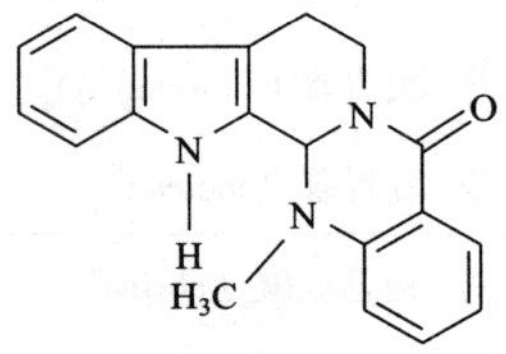

吴茱萸碱

（三）半萜吲哚类生物碱

本类又称麦角碱类生物碱，分子中含一个四环的麦角碱核体系，如麦角新碱（ergometrine）、麦角胺（ergotamine）等，麦角碱核生源上由 MVA 酸（半萜部分）与色氨酸及其衍生物一级环合而成。本类集中地分布于麦角菌类。

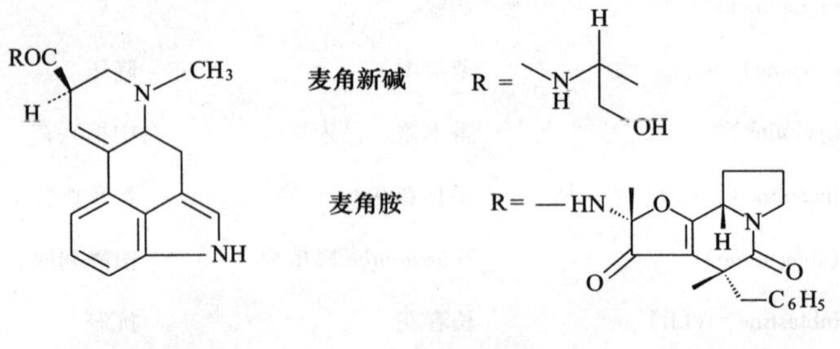

（四）单萜吲哚类生物碱

单萜吲哚类生物碱是最重要的吲哚类生物碱，已知碱超过 1100 个。分子中具有吲哚核和 C_9 或 C_{10} 的裂环番木鳖萜或其衍生物两个结构单元。根据生源并结合化学结构分成两类：单萜吲哚类和双分子吲哚类生物碱。

1. 单萜吲哚类 此类生物碱分子中单萜部分来源于裂环番木鳖萜类（a）及其重排衍

生物（b）和（c），再与色胺缩合分别形成柯南因－士的宁碱类（corynantheine-strychnines）（A）、白坚木碱类（aspidospermines）（B）和依波加明碱类（ibogamines）（C）。值得注意，通常按生源关系对单萜吲哚类生物碱进行骨架结构的编号。

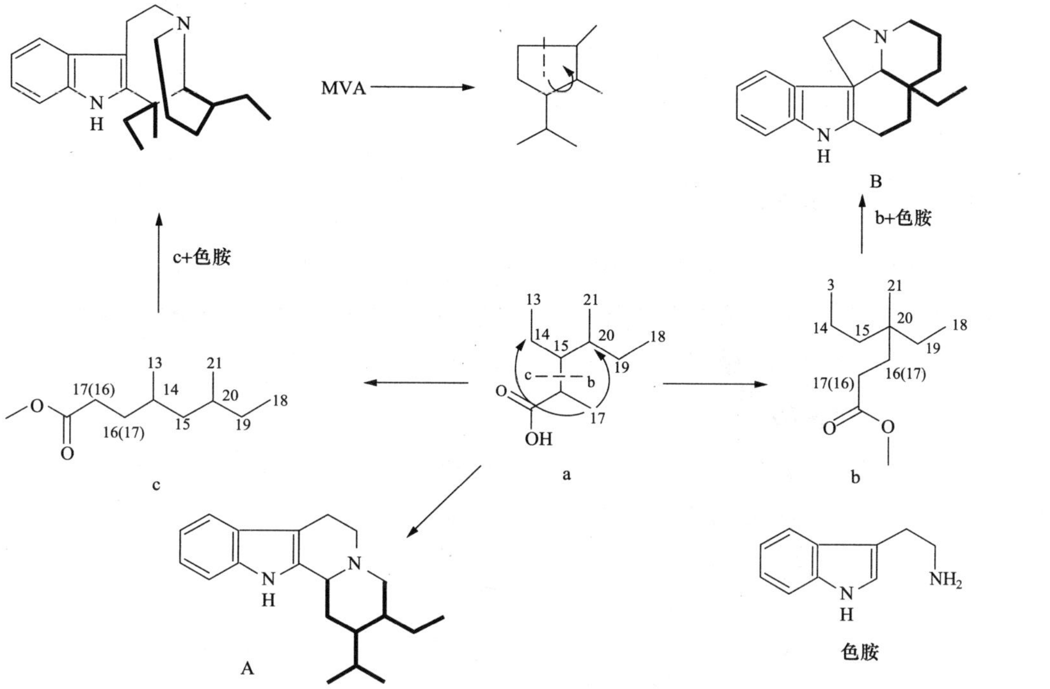

（1）柯南因-士的宁碱　如柯南因（corynantheine）、利血平（reserpine）、士的宁（strychnine）等。

（2）白坚木碱类　如长春胺（vincamine）等。

（3）依波加明碱　如依波加明（ibogamine）等。

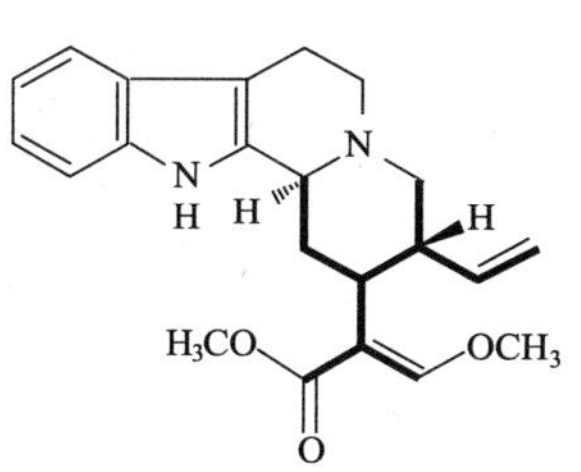

柯南因

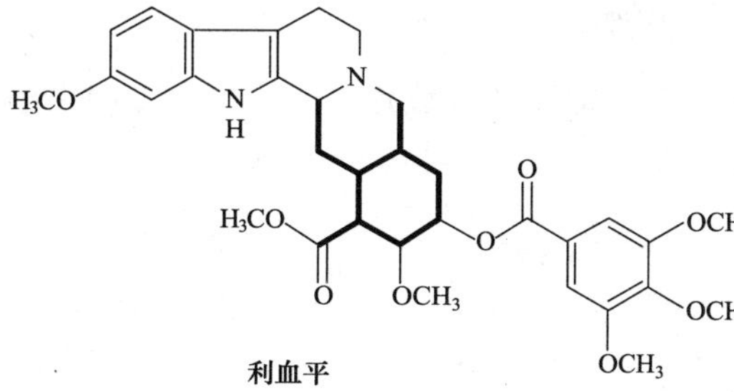

利血平

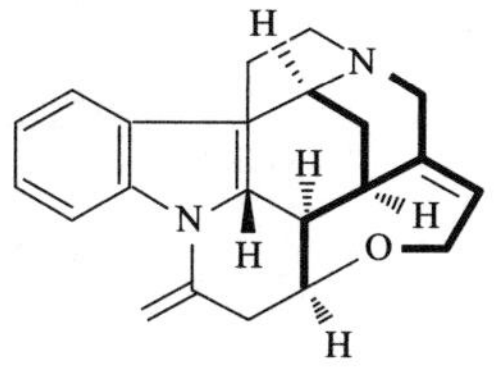

士的宁

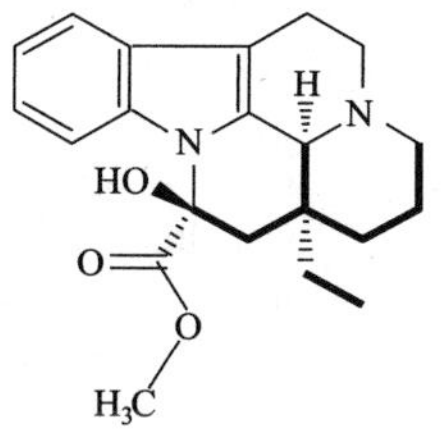

长春胺

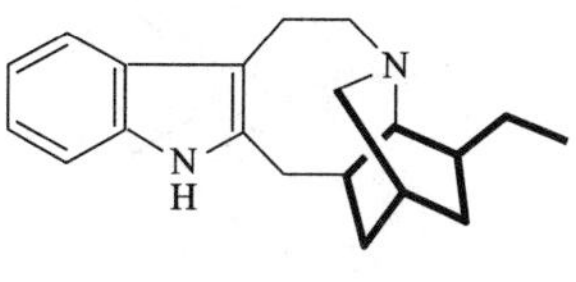

依波加明

2. 双分子吲哚类生物碱　双分子吲哚类生物碱是由不同单萜吲哚类生物碱经分子间缩合而成。如长春碱（vinblastine，VLB）、长春新碱（vincristine，VCR）等。

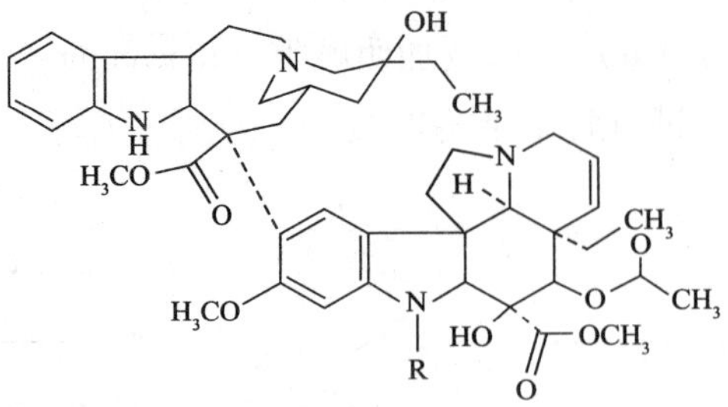

长春碱 R=CH_3
长春新碱 R=CHO

九、肽类生物碱

肽类生物碱，即含有肽键的生物碱。肽类生物碱主要分布于鼠李科、梧桐科、茜草科、荨麻科、卫茅科、菊科、玄参科及禾本科等植物中，近年来还在海绵中发现肽类生物碱。肽类生物碱分为环肽生物碱和线肽生物碱两大类型。

（一）环肽生物碱

环肽生物碱是由氨基酸缩合而成的环状化合物。如从淡水生长的低等植物铜绿微囊藻（*microcystis aeruginosa*）中分得的微囊藻汀 A（microcystine A）。

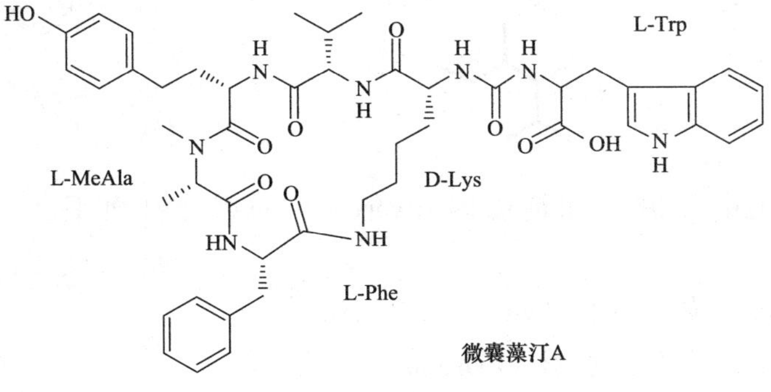

微囊藻汀A

（二）线肽生物碱

线肽类生物碱，即肽链呈线形（或开环）的生物碱，如从海绵（*Cliona celata*）中分得的含溴线肽生物碱 hexaacetylcelenamide A。

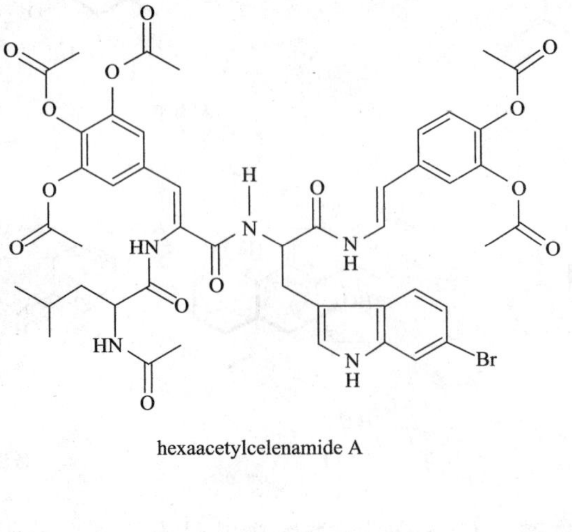

hexaacetylcelenamide A

十、萜类生物碱

萜类生物碱生源上来自甲戊二羟酸，而不是氨基酸，这类生物碱可分为单萜生物碱、倍半萜生物碱、二萜生物碱和三萜生物碱四类，见表 12－7。

表 12－7　萜类生物碱举例

类别	名称	存在	药理活性
单萜生物碱	猕猴桃碱（actinidine）	猕猴桃	降压、促进唾液分泌
	肉苁蓉碱（boschniakine）	肉苁蓉	强壮
	龙胆碱（gentianine）	龙胆、秦艽	抗炎、镇痛、镇静
	秦艽丙素（gentianol）	秦艽	
倍半萜生物碱	石斛碱（dendrobine）	石斛	止痛、退热
	黄萍蓬草碱（nuphleine）	萍蓬草	抗菌
二萜生物碱	乌头碱（aconitine）	乌头	局麻、镇痛
	3-乙酰基乌头碱（3-acetylaconitine）	伏毛铁棒锤	局麻、非成瘾性镇痛
	关附甲素（guan-fu base A）	黄花乌头（关白附）	抗心律不齐
三萜生物碱	交让木碱（daphniphylline）	交让木属植物	

（一）单萜生物碱

单萜生物碱类主要包括有环烯醚萜衍生的生物碱。主要分布于龙胆科植物，且常与单萜吲哚类生物碱共存。

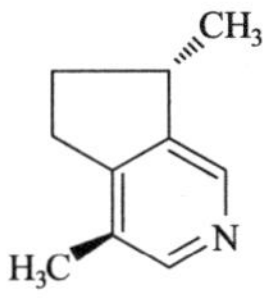

猕猴桃碱

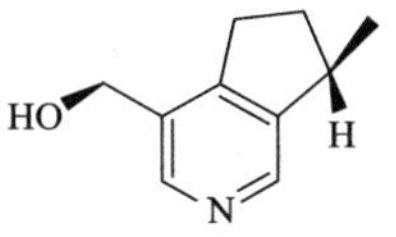

肉苁蓉碱

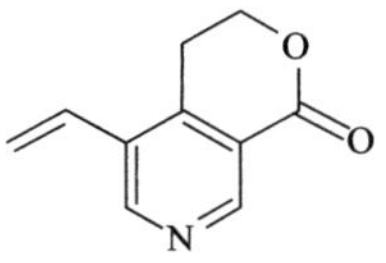

龙胆碱

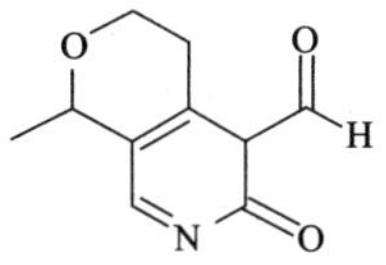

秦艽丙素

（二）倍半萜生物碱

倍半萜类生物碱主要分布于兰科石斛属和睡莲科萍蓬草属植物中。

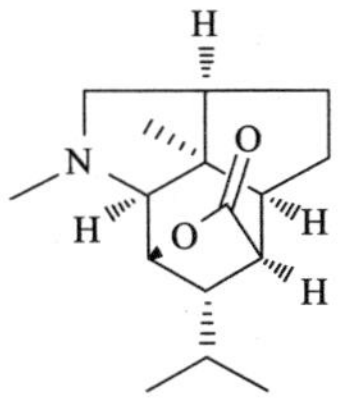

石斛碱

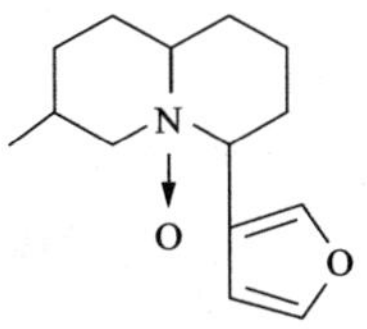

萍蓬定

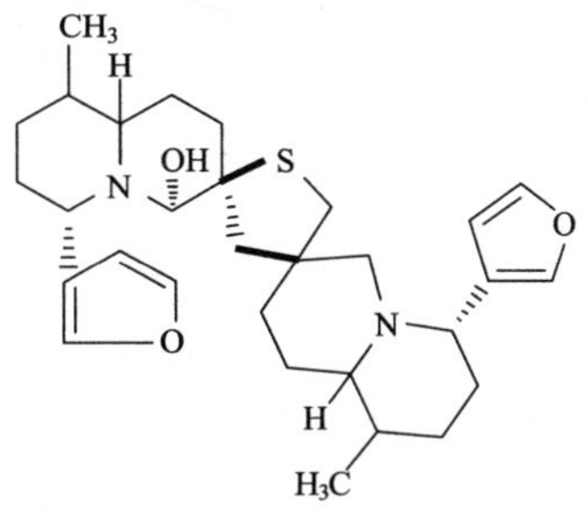

黄萍蓬草碱

（三）二萜生物碱

二萜类生物碱是四环二萜（对映－贝壳杉烷，*ent-kaunanes*）或五环二萜（乌头烷，aconanes）分子中具有β-氨基乙醇、甲胺或乙胺的杂环化合物。主要分为两类，去甲二萜碱类（C_{19}）和二萜碱类（C_{20}）。主要分布于毛茛科乌头属（*Aconitum*）和翠雀属（*Delphinium*）植物中。如乌头碱（*aconitine*）、3-乙酰基乌头碱（3-acetylaconitine）、粗茎乌碱甲（crassicauline A）、高乌碱甲（lappaconitine A）、牛扁碱（lycoctonine）、阿可诺新（aconosine）、维特钦（veatchine）、关附甲素（guan-fu base A）等。

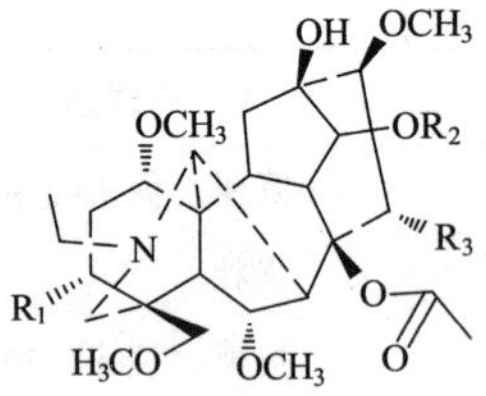

乌头碱 $R_1=R_3=OH$ $R_2=Bz$
3-乙酰乌头碱 $R_1=OAc$ $R_2=Bz$ $R_3=OH$
粗茎乌碱甲 $R_1=R_3=OH$
$R_2=OCC_6H_4-OMe(p)$

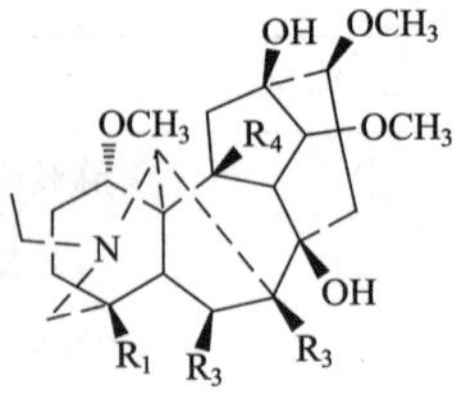

高乌碱 $R_2=R_3=H$ $R_4=OH$
$R_1=OCC_6H_4NHCOCH_3$
牛扁碱 $R_4=H$ $R_2=OMe$
$R_1=CH_2OH$ $R_3=OH$

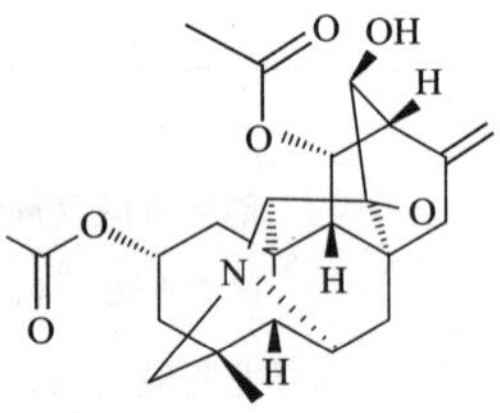

关附甲素

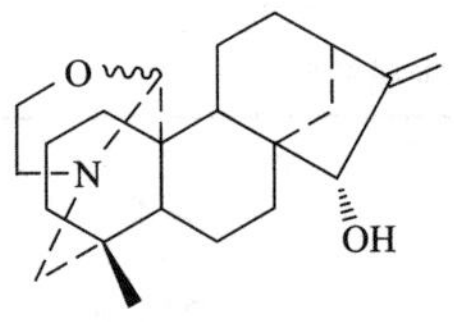

维特钦

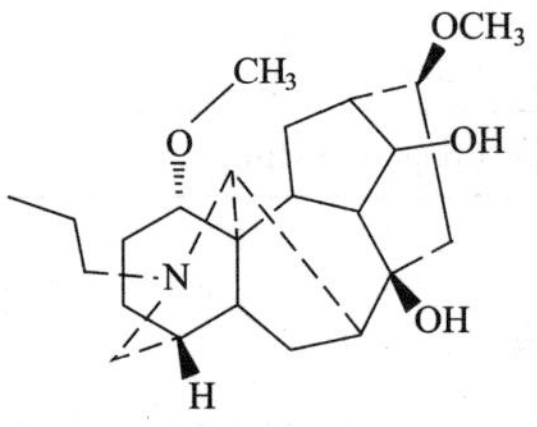

阿可诺新

（四）三萜生物碱

三萜类生物碱主要分布于交让木科（Daphniphyllaceae）交让木属（*Daphniphyllum*）植物。如交让木碱（daphniphylline）等。

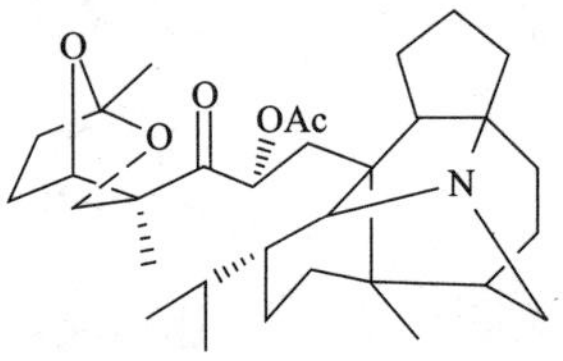

交让木碱

十一、甾体生物碱类

甾体类生物碱与萜类生物碱同属于“非氨基酸来源生物碱”，是天然甾体的含氮衍生物，根据甾体的骨架分为孕甾烷类生物碱（C_{21}）、环孕甾烷类生物碱（C_{24}）和胆甾烷类生物碱（C_{27}）三类，见表12－8。

表12－8　甾体类生物碱举例

	名称	存在	药理活性
孕甾烷类	康斯生（conssine）	夹竹桃科植物	降压
环孕甾烷类	环氧黄杨木己碱（cycloxobuxidine-F）	黄杨木科植物	
胆甾烷类	维藜芦胺（veralkamine）	藜芦属植物	
	辣茄碱（solanocapsine）	辣茄	减慢心率、抗菌
	藜芦胺（veratramine）	白藜芦	
	湖贝甲素（hupehenine）	湖北贝母	镇咳、祛痰、平喘

（一）孕甾烷（C_{21}）生物碱

孕甾烷类主要分布于夹竹桃科，少数则在黄桃木科植物中。如康斯生（conssine）。

（二）环孕甾烷（C_{24}）生物碱

环孕甾烷类仅分布于黄桃木科植物中。如环氧黄杨木己（cycloxobuxidine F）。

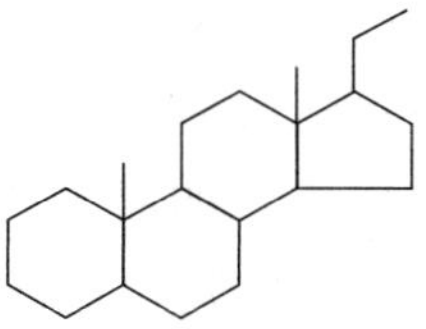

孕甾烷

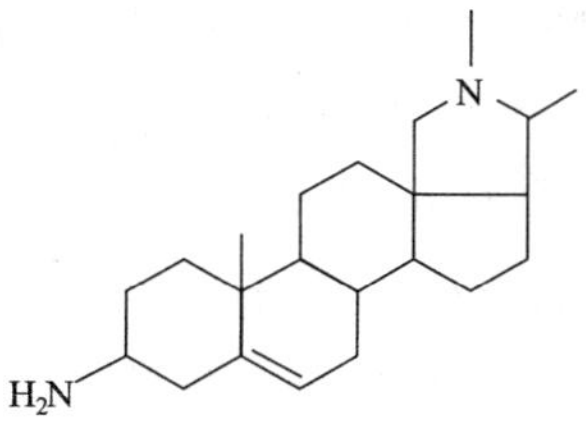

康斯生

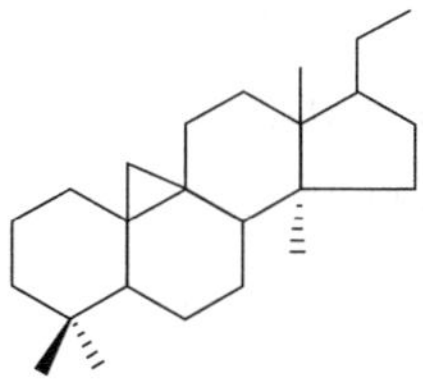

环孕甾烷

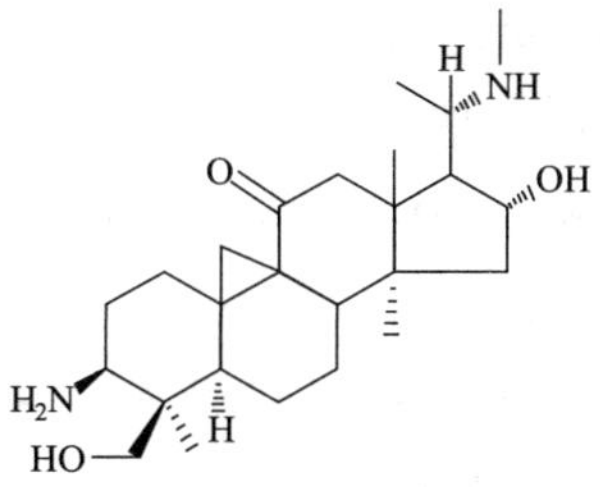

环氧黄杨木己碱

（三）胆甾烷（C_{27}）生物碱

1. **胆甾烷类生物碱**　胆甾烷类生物碱是以天然胆甾醇为母体的氨基化衍生物。属于该类型的生物碱有200余种，其中常见以苷的形式存在，主要分布于茄科植物和百合科植物中。如维藜芦胺（veralkamine）、辣茄碱（solanocapsine）等。

2. **异胆甾烷类生物碱**　异胆甾烷类生物碱与胆甾烷类生物碱的根本区别在于五元环（C环）与六元环（D环）异位。属于该类型的生物碱有200余种，主要分布于百合科藜芦属和贝母属植物中。如藜芦胺（veratramine）、湖贝甲素（hupehenine）等。

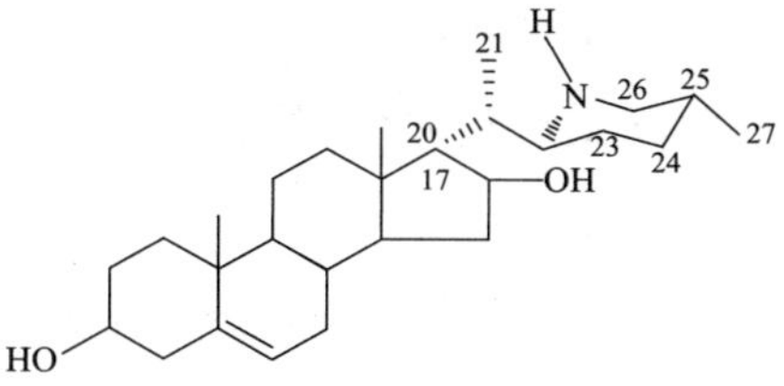

维藜芦胺

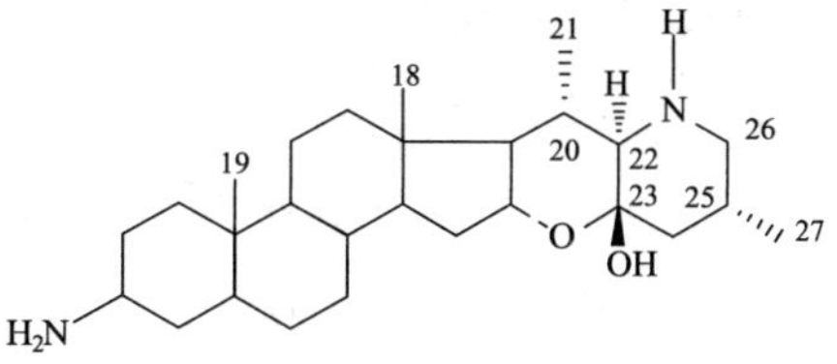

辣茄碱

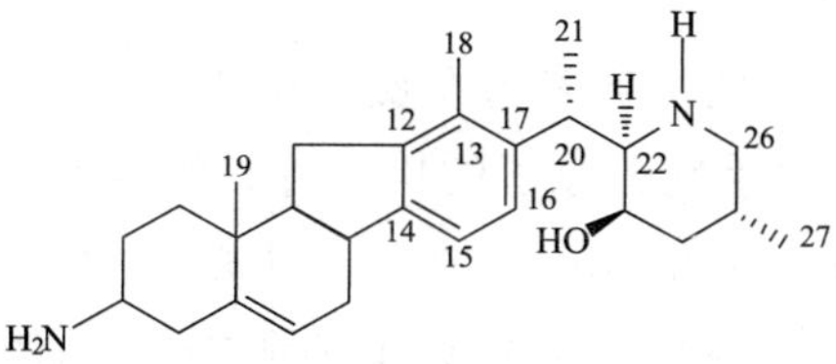

藜芦胺

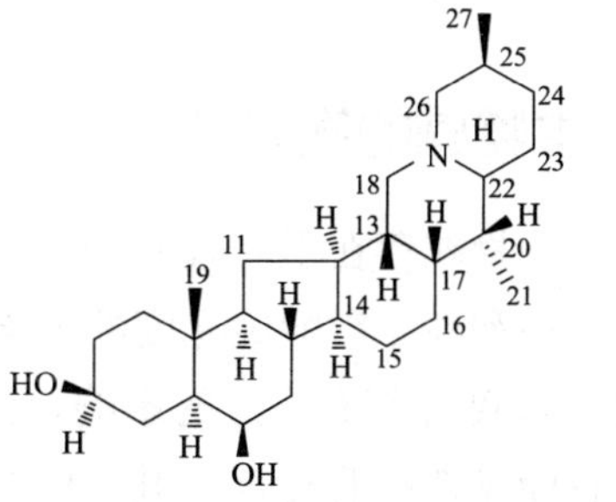

湖贝甲素

扫码“学一学”

第三节　生物碱的理化性质

一、生物碱的性状

1. 形态　生物碱一般为固态，少数为液态。固态一般为结晶形，有些为无定形粉末。液态生物碱一般不含氧元素或氧原子以酯键存在，如烟碱（nicotine）、毒藜碱（anabasine）、槟榔碱（arecoline）等。液态生物碱常压下可随水蒸气蒸馏。

生物碱一般都具有确切的熔点或沸点，有的具有双熔点，如浙贝乙素（verticinone）、防己诺林碱（fangchinoline）等。少数生物碱具有升华性，如咖啡因（caffeine）等。

2. 味　生物碱多数具苦味，有些味极苦，如盐酸小檗碱（berberine）。少数具有其他味道，如甜菜碱（betaine）具甜味等。

3. 颜色　生物碱一般是无色的，如喹啉（quinoline）。但结构中若具有较长的共轭体系，则在可见光区域（400～800nm）呈现各种颜色。如蛇根碱（serpentine）呈黄色，小檗红碱（berberubine）呈红色。小檗碱（berberine）本身显黄色，若被还原成四氢小檗碱。因共轭系统减小而变为无色。一叶萩碱（securinine）的共轭系统并不大，但氮上的孤电子对与共轭系统形成跨环共轭而显淡黄色，当它与酸生成盐，不再形成跨环共轭系统，变成无色。

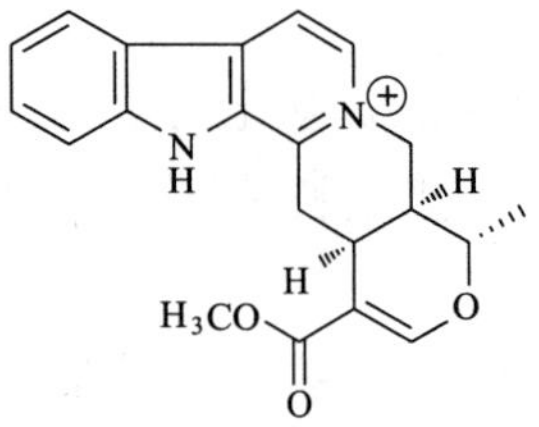

蛇根碱(黄色)

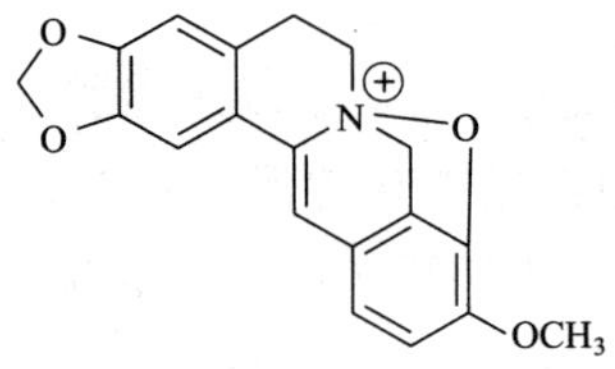

小檗红碱(红色)

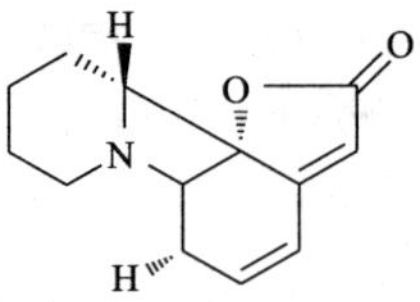

一叶萩碱(黄色)

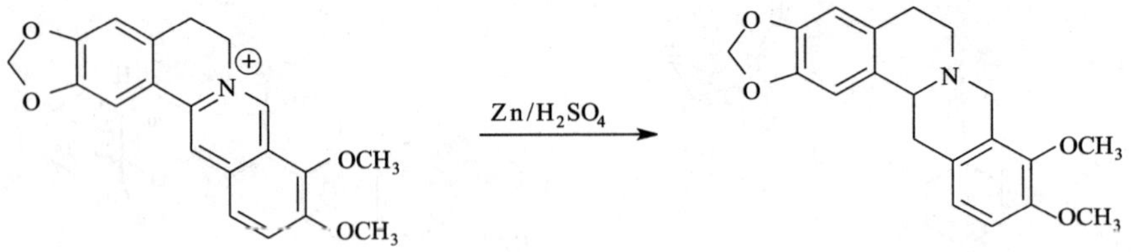

小檗碱(黄色)

四氢小檗碱(无色)

二、生物碱的旋光性

大多数生物碱存在手性碳原子，具有光学活性，且多为左旋。旋光性与手性原子的构型有关，具加和性。影响旋光度的因素很多，除手性碳原子的构型外，测定时所用的溶剂、pH、浓度、温度等都有一定的影响。如麻黄碱（ephedrine）在三氯甲烷中呈左旋光性，而在水中呈右旋光性；北美黄连碱（hydrastine）在丙酮或95%以上乙醇中呈左旋光性，而在稀乙醇中呈右旋光性，并且随醇浓度降低而右旋光性增加。烟碱、北美黄连碱（hydrastine）在中性条件下呈左旋光性，而在酸性条件下呈右旋光性。测定时样品的浓度和温度对旋光值的大小亦有一定的影响。有时游离生物碱与其盐类的旋光性不相同，如长春碱（vinblastine）为右旋光性，其硫酸盐为左旋光性。生物碱的生物活性与其旋光性有关。通常左旋体的生理活性比右旋体强，如左旋去甲基乌药碱（higenamine）具有强心作用，而右旋体则无强心作用；又如左旋莨菪碱（hyoscyamine）的扩瞳作用比右旋体强100倍等。也有少数生物碱右旋体的生物活性强于左旋体，如右旋可卡因（cocaine）的局部麻醉作用比左旋体强。

三、生物碱的溶解度

生物碱及其盐类在不同溶剂中的溶解度与结构中氮原子的存在状态、结构中功能团的种类和数目等因素有关。

游离生物碱根据溶解性能可分为亲脂性生物碱和水溶性生物碱两大类。亲脂性生物碱数目较多，绝大多数叔胺碱和仲胺碱都属于这一类。它们易溶于苯、乙醚、卤代烷烃等极性较低的有机溶剂，尤其在三氯甲烷中溶解度最大，在丙酮、乙醇、甲醇等亲水性有机溶剂中亦有较大的溶解度，而在水中或碱水中溶解度较小或几乎不溶。水溶性生物碱主要是指季铵型生物碱，数目较少。它们易溶于水、酸水或碱水，在甲醇、乙醇和正丁醇等极性大的有机溶剂亦可溶解，但在低极性有机溶剂中几乎不溶。有少数生物碱既可溶于低极性和极性有机溶剂，又可溶于水，这类生物碱一般包括分子量较小的叔胺碱和液态生物碱，如麻黄碱（ephedrine）、苦参碱（matrine）、秋水仙碱（colchicine）、烟碱（nicotine）、毒黎碱（anabasine）等。

生物碱的*N*-氧化物结构中具有半极性的N→O配位键，其极性要大于相应的叔胺碱，因此在水中的溶解度增大，而在低极性有机溶剂中的溶解度降低，如氧化苦参碱（oxymatrine）的水溶性大于苦参碱（matrine），苦参碱能溶于乙醚，而氧化苦参碱则不溶。

有些生物碱的结构既有碱性氮原子，又具有羧基、酚羟基等酸性基团，这类生物碱称为两性生物碱。含酚羟基的亲脂性两性生物碱溶解性同亲脂性生物碱，但尚可溶于碱溶液。不过有些酚性碱由于酚羟基形成分子内氢键或受到空间位阻，难溶于碱溶液，这种酚羟基称为隐性酚羟基，如防己诺林碱（fangchinoline）中的酚羟基就具有此种性质。具羧基的两性生物碱如槟榔次碱（arecaidine）、那碎因（narceine）等，常形成分子内盐，其溶解性同水溶性生物碱。具有内酯结构或内酰胺结构的生物碱，难溶于冷的碱溶液，而溶于热的碱溶液；内酯结构开环成盐，酸化后闭环游离，借此性质可用于具有内酯结构的生物碱的分离与纯化。

游离生物碱的溶解性一般符合上述规律，但亦有例外，如亲脂性生物碱吗啡（morphine）难溶于三氯甲烷、乙醚，石蒜碱（lycorine）难溶于三氯甲烷、乙醇；加兰他敏（galanthamine）难溶于乙醚等。

具碱性的生物碱能和酸结合成盐。生物碱盐一般易溶于水，可溶于甲醇或乙醇，难溶或不溶于亲脂性有机溶剂。生物碱盐的水溶液加碱至碱性，则生物碱又以游离碱的形式存在，自水溶液中沉淀析出。碱性极弱的生物碱和酸不易生成盐，仍以游离碱的形式存在，或生成的盐不稳定，其酸水液不需碱化，即可用三氯甲烷等有机溶剂提出游离碱。

生物碱盐类在水中溶解度大小与成盐所用酸的种类有关。一般情况下，无机酸盐的水溶性大于有机酸盐；在无机酸盐中，含氧酸盐的水溶性大于卤代酸盐；卤代酸盐中盐酸盐的溶解度大于氢溴酸盐，也大于氢碘酸盐。在有机酸盐中，小分子有机酸盐或多羟基酸盐水溶性大于大分子有机酸盐。

有些生物碱盐类的溶解性不符合上述一般规律。有的生物碱盐可溶于亲脂性有机溶剂，如奎宁（quinine）、奎宁啶（quinidine）、辛可宁（cinchonine）、吐根酚碱（cephaeline）、罂粟碱（papaverine）、半边莲碱（lobeline）等的盐酸盐可溶于三氯甲烷。有的生物碱盐在水中的溶解度较小或难溶，如紫堇碱（corydaline）盐酸盐、普罗托品（protopine）硝酸盐和盐酸盐、麻黄碱（ephedrine）草酸盐及小檗碱（berberine）等一些季铵碱的卤代酸盐等等。

四、生物碱的检识

判断植物中是否含有生物碱，以及在生物碱提取分离过程作为追踪提取分离完全与否，一般均采用生物碱沉淀反应或显色反应。

（一）沉淀反应

大多数生物碱能和某些试剂生成难溶于水的复盐或分子络合物等，这些试剂称为生物碱沉淀试剂。沉淀反应也可用于分离纯化生物碱，某些沉淀试剂产生的沉淀具有完好的结晶和一定的熔点，可用于生物碱的鉴定。生物碱沉淀试剂种类较多，根据其组成，有碘化物复盐、重金属盐和大分子酸类等三大类。常用的生物碱沉淀试剂名称、组成和生物碱反应产物见表12－9，其中以改良碘化铋钾试剂应用最多，主要用于薄层色谱中。

表12－9 常用生物碱沉淀试剂

名称	组成	与生物碱反应产物	备注
碘化铋钾试剂	$KBiI_4$	多生成黄至橘红色无定形沉淀 $B \cdot HBiI_4$	改良碘化铋钾试剂用于色谱的显色剂
碘－碘化钾试剂	$KI\text{-}I_2$	多生成棕色或褐色沉淀（$B \cdot I_2 \cdot HI$）	用于鉴别
碘化汞钾试剂	K_2HgI_4	类白色沉淀，$B \cdot H \cdot HgI_3$ 或 $(B \cdot H)_2HgI_4$	用于鉴别
硅钨酸（10%）试剂	$SiO_2 \cdot 12WO_3 \cdot nH_2O$	淡黄色或灰白色无定形沉淀，$4B \cdot SiO_2 \cdot 12WO_3 \cdot 2H_2O$ 或 $3B \cdot SiO_2 \cdot 12WO_3 \cdot 2H_2O$	用于分离或含量测定
磷钼酸（10%）试剂	$H_3PO_4 \cdot 12MoO_3 \cdot H_2O$	白色或黄褐色无定形沉淀，$H_3PO_4 \cdot 12MoO_3 \cdot 3B \cdot 2H_2O$，加氨水转变为蓝色	用于分离
磷钨酸（10%）试剂	$H_3PO_4 \cdot 12WO_3 \cdot 2H_2O$	白色或黄褐色无定形沉淀，$H_3PO_4 \cdot 12WO_3 \cdot 3B \cdot 2H_2O$	用于分离
饱和苦味酸试剂（水溶液）	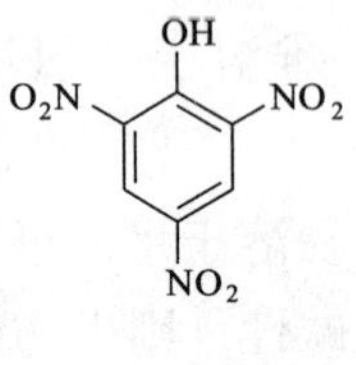	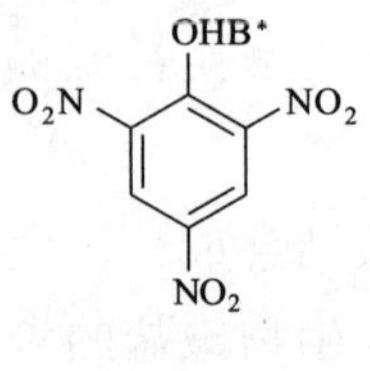	用于鉴定及含量测定
三硝基间苯二酚试剂（饱和水溶液）	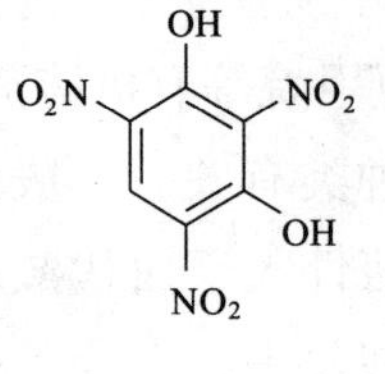	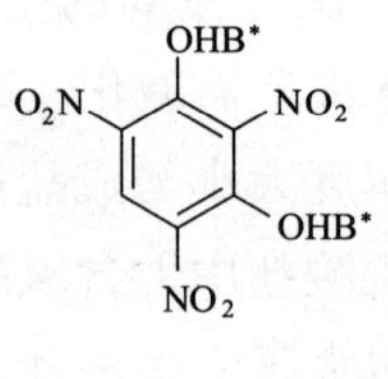	用于鉴定及含量测定

续表

名称	组成	与生物碱反应产物	备注
苦酮酸（N/10 乙醇或饱和水溶液）试剂	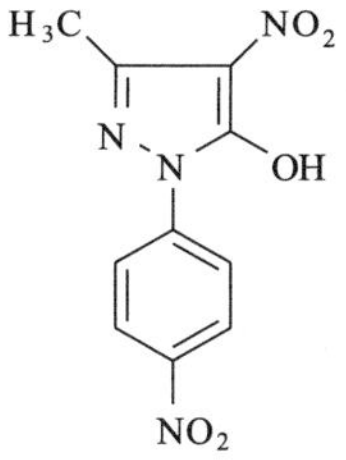	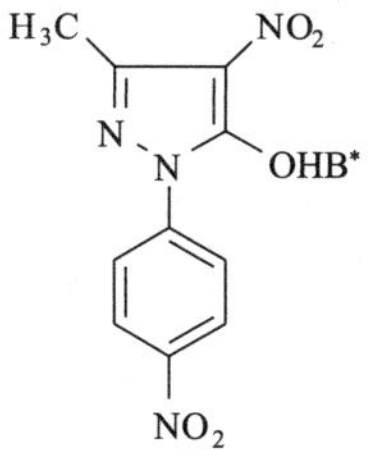	用于鉴定及含量测定
硫氰酸铬铵（雷氏铵盐）饱和水溶液	$NH_4[Cr(NH_3)_2(SCN)_4]$	红色沉淀或结晶 $B \cdot H[Cr(NH_3)_2(SCN)_4]$	用于分离或含量测定
四苯硼钠（0.1mol/l）试剂	$NaB(C_6H_5)_4$	$B^* \cdot HB(C_6H_5)_4$	含量测定

B^* 代表一元碱生物碱分子。

生物碱沉淀反应一般是在弱酸性水溶液中进行，苦味酸试剂和三硝基间苯二酚试剂亦可在中性条件下进行。植物的酸水浸出液常含有蛋白质、多肽、鞣质等，也能与生物碱沉淀试剂产生沉淀。所以，在生物碱的检识中应注意此类假阳性结果的排除，可在反应前先将酸水液碱化后用三氯甲烷萃取游离生物碱，除去蛋白质等水溶性杂质，然后用酸水自三氯甲烷中萃取生物碱，再进行沉淀反应。个别生物碱与某些生物碱沉淀试剂不能产生沉淀，如麻黄碱（Ephedrine）、咖啡碱（Caffeine）等与碘化铋钾试剂不产生反应，因此，进行沉淀反应，需用 3 种以上试剂才能确证。

（二）显色反应

某些生物碱能与一些由浓无机酸为主的试剂反应，呈现不同的颜色，这些试剂称为生物碱显色试剂。这些显色试剂常可用于检识和区别个别生物碱，如 Marquis 试剂（含少量甲醛的浓硫酸）使吗啡显紫红色，可待因显蓝色；Mandelin 试剂（1% 钒酸铵浓硫酸液）使莨菪碱（hyoscyamine）显红色，吗啡显棕色，士的宁（strychnine）显蓝紫色，奎宁（Quinine）显淡橙色；Fröhde 试剂（1% 钼酸钠浓硫酸液）使吗啡显紫 - 棕绿色，利血平（Reserpine）显黄 - 蓝色，小檗碱（berberine）显棕绿色等等。生物碱显色剂对一些生物碱也可能不显色，如 Marquis 试剂不能使可卡因、咖啡碱（Caffeine）显色，Fröhde 试剂不能使莨菪碱、士的宁显色等。

五、生物碱的碱性

生物碱结构中都有氮原子，通常具有碱性，其碱性的强弱与多种因素有关，碱性是生物碱的重要性质之一，它与生物碱的提取分离等有着密切的相关性。

（一）共轭酸碱的概念及碱性强度表示

Brönsted 酸碱理论认为，碱是指任何能接受质子的分子或离子。生物碱分子中的氮原子通常具有孤电子对，能接受质子，所以显碱性。可用电离常数 K_b 值或 pK_b（$-\log K_b$）值表示其碱度强弱。生物碱碱度常用碱的共轭酸的电离指数 pK_a（$-\log K_a$）值表示。碱性越强，其共轭酸 pK_a 越大；即 pK_a 越大，碱性越强。

$$H_2O + B \rightleftharpoons BH^+ + OH^- \qquad K_b = \frac{[BH^+][OH^-]}{[H_2O][B]}$$

$BH^+ \rightleftharpoons B + H^+$　　$K_a = \frac{[B][H^+]}{[BH^+]}$　　$K_a \cdot K_b = \frac{[H^+][OH^-]}{H_2O} = 10^{-14}$

$pK_a + pK_b = (-\lg K_a) + (-\lg K_b) = 14$

碱性强度与 pK_a 值之间关系：$pK_a < 2$，极弱碱；$pK_a = 2 \sim 7$，弱碱；$pK_a = 7 \sim 12$，中强碱；$pK_a > 12$，强碱。化合物结构中的碱性基团与 pK_a 值大小顺序一般是：胍基 > 季铵碱 > 脂肪胺基 > 缺电子芳杂环（吡啶） > 酰胺基 > 富电子芳杂环（吡咯） > 酰胺。

（二）生物碱碱性强弱和分子结构的关系

生物碱的碱性强弱和氮原子上孤电子对的杂化方式、氮原子的电子云密度及分子的空间效应等因素有关。

1. 氮原子的杂化方式和碱性的关系　氮原子的价电子在形成有机胺分子时的杂化轨道和碳原子一样，有三种形式，即 sp、sp^2 和 sp^3，但它是不等性杂化。在这三种杂化方式中，s 电子成分逐渐减少，p 电子成分逐渐增加。在杂化轨道中，p 电子比例大，则活动性大，易供给电子，因此碱性强，即碱性强弱依次为 $sp^3 > sp^2 > sp$。如氰基（—CN）为 sp 杂化氮，呈中性；吡啶、异喹啉为 sp^2 杂化，而其氢化产物六氢吡啶、四氢异喹啉则为 sp^3 杂化，故后者的碱性比前者强。又如罂粟碱（papaverine）的碱性小于可待因（codeine），是由于前者为 sp^2 杂化，后者为 sp^3 杂化所致。烟碱（nicotine）分子中的二个氮原子碱性不同亦是因为这二个氮的杂化状态不同所引起。季铵碱结构中的氮原子以离子状态存在，同时含有以负离子形式存在的羟基，因此显强碱性，如小檗碱（berberine）。

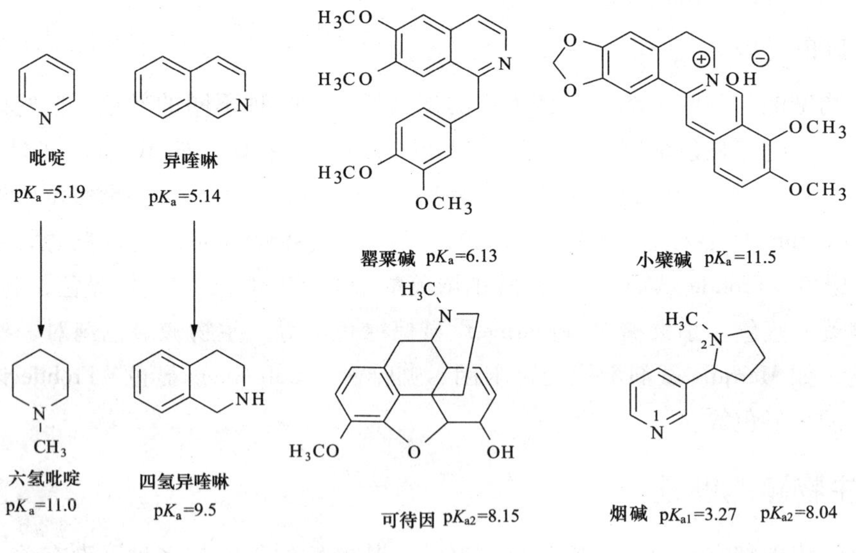

2. 电效应和碱性的关系　一般来说，氮原子的电子云密度越大，则接受质子的能力越强，碱性也就越强。凡能影响氮原子上孤电子对电子云密度的因素，都能影响生物碱的碱性，如诱导效应、诱导－场效应、共轭效应等。

（1）诱导效应　供电子基团（如烷基等）使氮原子的电子云密度增强，碱性增强；吸电子基团（如苯环、酰基、酯酰基、醚氧、羟基、双键等）使氮原子的电子云密度减少，碱性降低。如二甲胺（pK_a 10.70）> 甲胺（pK_a 10.64）> 氨（pK_a 9.75），是由于氮上引入供电子基甲基，使碱性增大，甲基越多，碱性越强。去甲麻黄碱（phenylpropanolamine）的碱性（pK_a 9.00）既小于麻黄碱（ephedrine）（pK_a 9.58），又小于苯异丙胺（amphetamine） （pK_a 9.80），其原因不同，小于麻黄碱是由于氮原子上缺少供电子的甲基，小于苯异丙胺则是因为氨基酸的邻位碳上存在吸电子的羟基。托哌可卡因的碱性（pK_a 9.88）强于可卡因（cocaine）（pK_a 8.31），是由于可卡因氮原子 β 位上有一个酯酰基，其吸电子作用使氮原子的碱性降低。石蒜碱（lycorine）的碱性（pK_a 6.4）小于二氢石蒜碱（pK_a 8.4），是由于石蒜碱氮原子附近存在吸电子的双键所致。

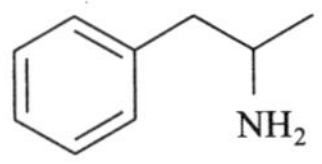

苯异丙素
pK_a=9.8

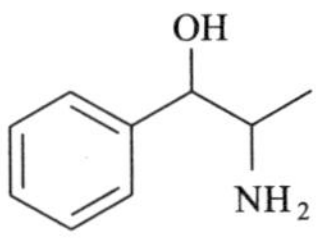

去甲麻黄碱
pK_a=9.00

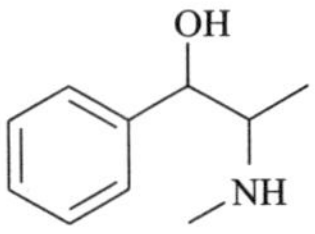

麻黄碱
pK_a=9.58

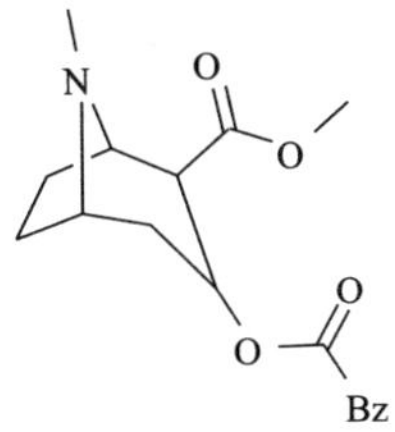

古柯碱
pK_a=8.31

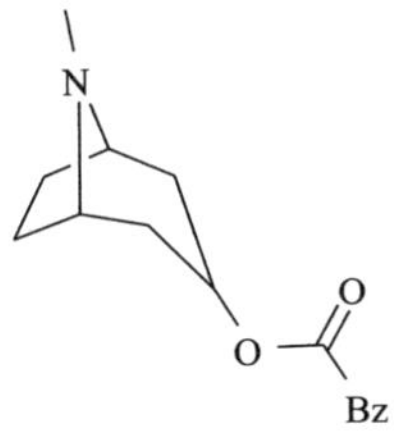

托哌古柯碱
pK_a=9.88

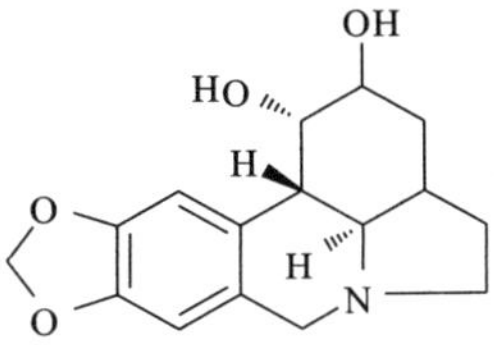

二氢石蒜碱
pK_a=8.4

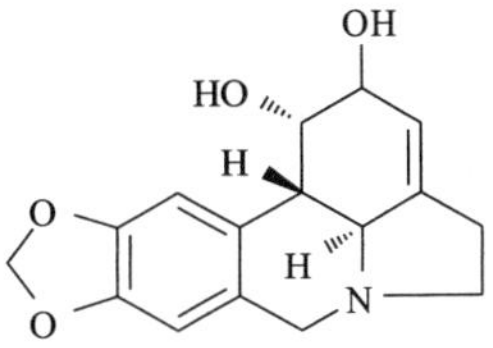

石蒜碱
pK_a=6.4

具有氮杂缩醛（酮）结构的生物碱，常易于质子化形成季铵盐而显强碱性。如阿替生（atisine）的碱性强就是由于结构中具有氮杂缩醛的原因。但是，受 Bredt 规则限制（Bredt 规则：在稠环系统中，如有原子桥，则在桥头不可能存在 C＝C 或 C＝N 双键，除非环是中环或大环。这是因为双键上的 4 个取代基必须在同一平面上，要形成五元环或六元环是不可能的），若氮杂缩醛（酮）体系中氮原子处在稠环桥头时，不能发生上述质子化，相反，却因 OR 基（如羟基）的吸电子诱导效应使碱性降低。如阿马林（ajmaline）虽有 α-羟胺结构，但因氮原子处在稠环桥头，氮上的孤电子对不能发生转位，故碱性为中等强度。伪士的宁（pseudostrychnine）的碱性小于士的宁（strychnine）也是由于结构中的 α-羟基只起吸电子作用，而不能转变成季铵型。

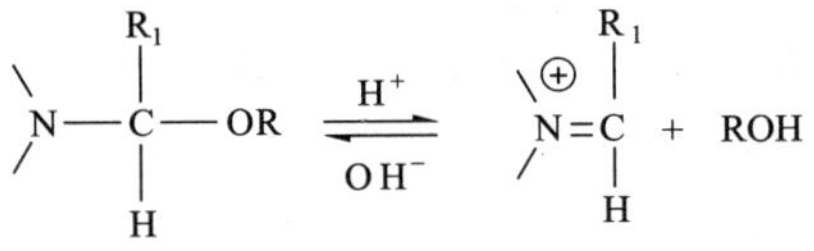

氮杂缩醛

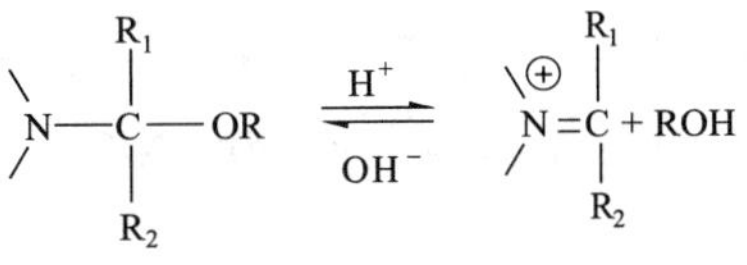

氮杂缩酮

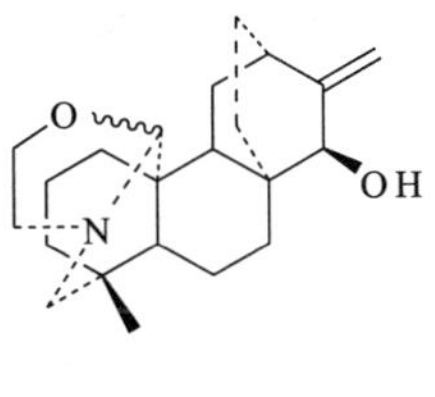

阿替生
pK_a=12.9

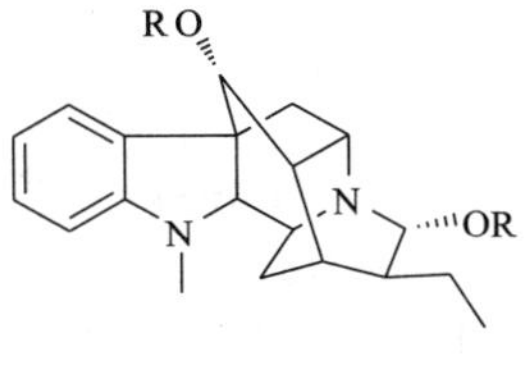

阿马林　R=H　pK_a=8.15
二乙酰阿马林　R=Ac　pK_a=4.9

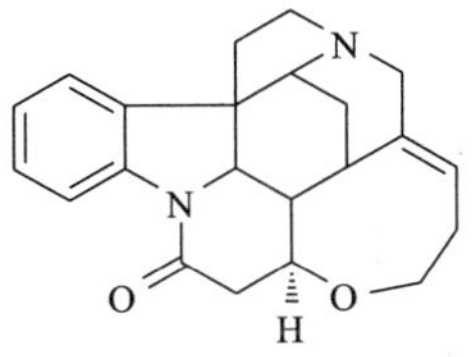

士的宁
pK_a=8.29

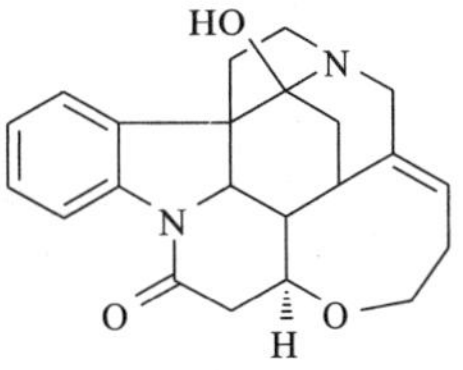

伪士的宁
pK_a=5.60

（2）诱导－场效应　当生物碱结构中不止一个氮原子时，各个氮原子的碱度是不相同的，即使是杂化相同，甚至周围的化学环境完全相同的氮也是如此。这是因为，当分子中一个氮原子质子化，就形成了一个强的吸电基团，它对另一个氮原子产生二种降低碱度的效应，即诱导效应和静电场效应。诱导效应是通过碳链传递，它的吸电子作用使另一个氮上孤电子对的电子云密度降低，其影响随碳链增长逐渐降低。静电场效应通过空间直接传递，又称直接效应，当吸电子基团在空间位置上与第二个氮原子相近时，它的强正电性使质子难以靠近另一个氮上孤电子对（同性电荷相互排斥），故首先成盐的氮原子呈较强碱性，后成盐的氮原子碱性大大降低。上述二种效应统称为诱导－场效应。例如，吐根碱（emetine）分子中2个氮原子中间间隔5个碳原子，空间相距较远，彼此受诱导－场效应的影响较小，两个氮原子的碱性的相差较小，ΔpK_a值（$\Delta pK_a = pK_{a1} - pK_{a2}$）为0.89（结构中喹诺里西啶氮原子$pK_a = 7.56$，四氢异喹啉氮原子$pK_a = 8.43$）。在金雀花碱（sparteine）分子中，两个氮原子的碱性的相差较大，ΔpK_a值为8.1（结构中两个喹诺里西啶氮原子的pK_a值分别为11.4和3.3），其原因是两个氮原子只相隔3个碳原子，受诱导－场效应影响很大。

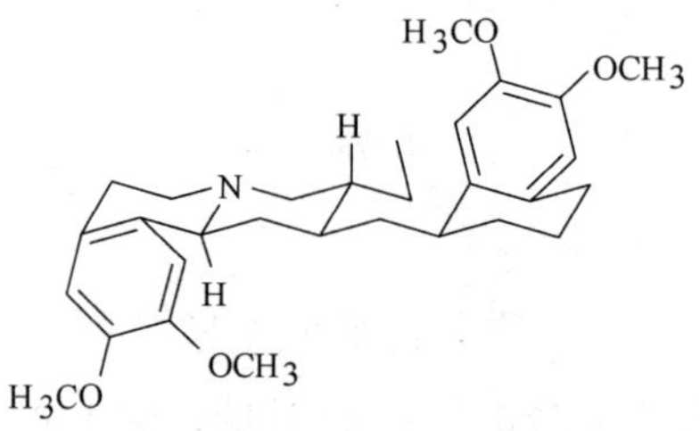

吐根碱

ΔpK_a=0.89

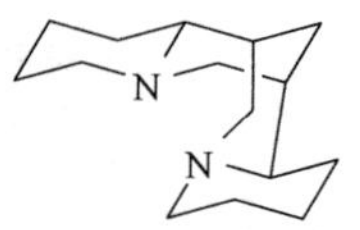

金雀花碱

ΔpK_a=8.1

（3）共轭效应　在生物碱分子中，如氮原子的孤电子对与具有π电子的基团形成p-π共轭时，该体系中氮原子的碱性要比未形成p-π共轭的氮原子的碱性要弱。这是因为，在形成共轭体系时，氮原子的电子云密度分布在整个共轭体系，其氮上电子云密度降低，因而碱性降低。常见的p-π共轭体系有苯胺型、酰胺型和烯胺型。

苯胺氮原子的孤电子对与苯环π电子形成p-π共轭，而环己胺分子中氮原子未形成p-π共轭，故苯胺的碱性比环己胺弱得多。毒扁豆碱（physostigmine）结构中存在3个氮原子，其中两个杂环氮原子N-1和N-2的碱性相差很大，N-1由于形成p-π共轭，碱性（$pK_{a1} = 1.76$）比未形成p-π共轭的N-2（$pK_{a2} = 7.88$）小。

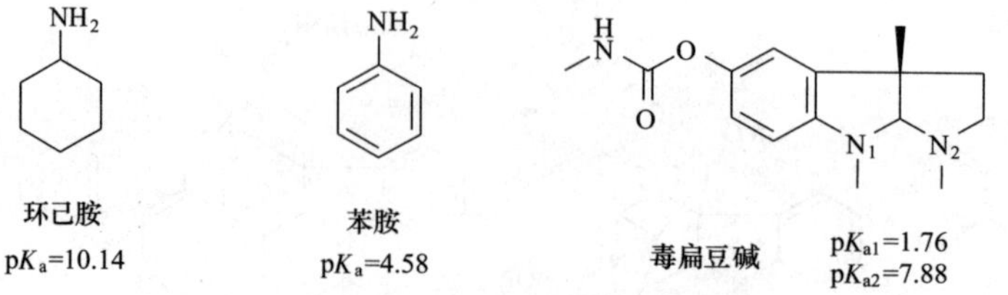

环己胺 pK_a=10.14　苯胺 pK_a=4.58　毒扁豆碱 pK_{a1}=1.76 pK_{a2}=7.88

酰胺结构中的氮原子孤电子对与羰基的π电子形成p-π共轭，碱性极弱，呈近中性。如胡椒碱（piperine）pK_a为1.42，秋水仙碱（colchicine）pK_a为1.84等。

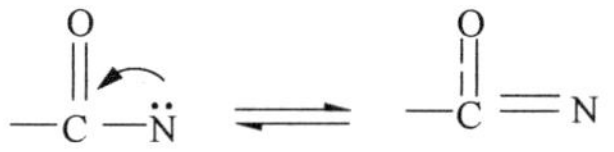

酰胺　　弱碱性

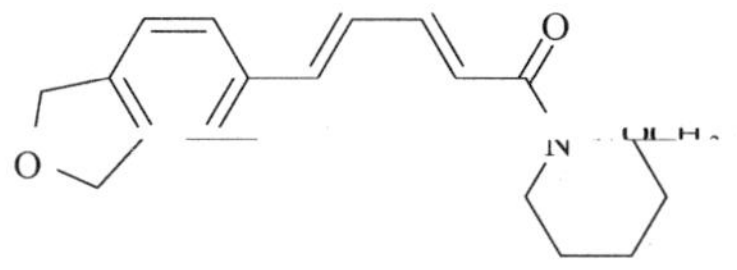

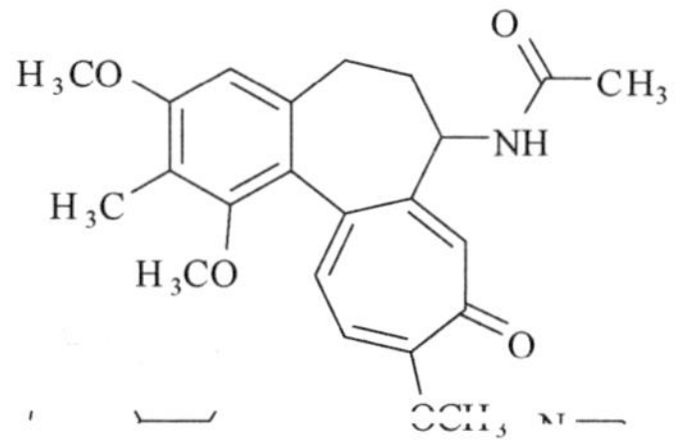

胡椒碱　　秋水仙碱

pK_a=1.42　　pK_a=1.84

生物碱分子中的烯胺结构，通常存在下列平衡。

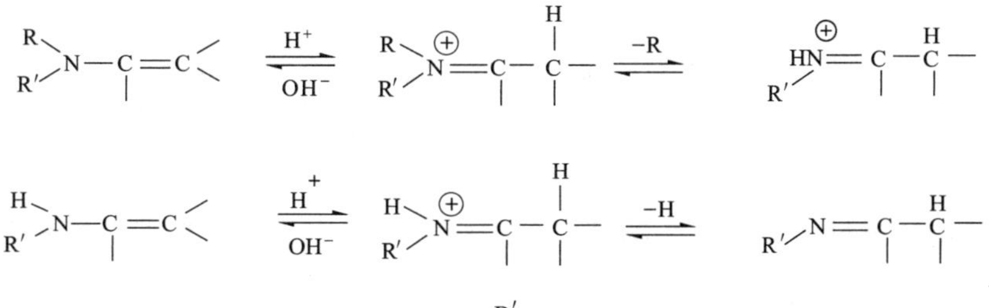

A′　　B′

当 A 中 R 和 R′为烷基时是叔烯胺，而 A′中 R 或 R′中至少有一个为 H 时为仲烯胺，B（B′）为 A（A′）的共轭酸。仲烯胺的共轭酸 B′极不稳定，平衡向 C′方向进行，碱性较弱；而叔烯胺的共轭酸稳定，故平衡向共轭酸 B 方向进行，形成季铵，碱性强。如 *N*-甲基-2-甲基二氢吡咯的 pK_a 11.94。具有叔烯胺结构的生物碱氮原子如处在桥头位置，受 Bredt 规则限制，不能形成季铵盐，则双键起吸电子诱导作用，碱性降低。如新士的宁（neostrychnine）的碱性小于士的宁（strychnine）。

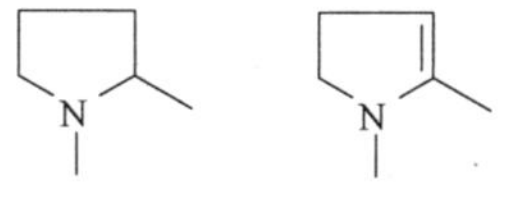

pK_a=10.26　　pK_a=11.94

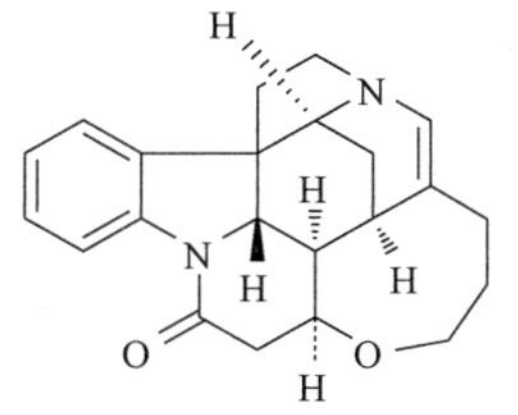

新士的宁

pK_a=3.8

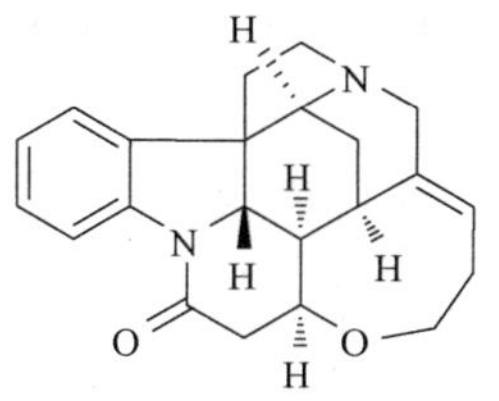

士的宁

pK_a=8.2

吡咯也具有烯胺基，但它是多 π-*N*-芳杂环，氮原子孤电子对参加芳香六 π 电子组成的 p-π 共轭，吸引质子的能力很弱，故碱性极弱，pK_a值只有 0.4。吲哚的情况和吡咯类似，为中性。相反，吡啶因是缺 π-N-芳杂环，氮原子孤电子对与环共面，不参与共轭，故碱性较强，pK_a值为 5.25，可与强酸成盐。

在共轭体系中，当氮上孤电子对与供电子基（如—C ═N）共轭时，则使生物碱的碱性增强。例如含胍基的生物碱大多呈强碱性，这是由于胍基接受质子后形成季铵离子，且高度共振稳定性，因而显强碱性。

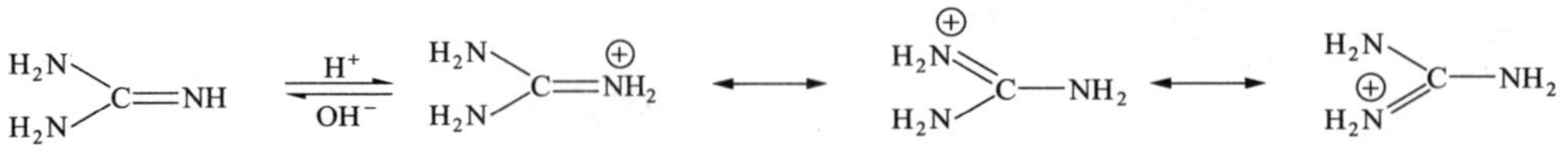

强碱性(pK_a=13.6)

咪唑碱性比吡咯要大得多，pK_a值为7.2，是由于结构中存在—C =N 的共轭系统，能产生稳定的共振结构。但它比脒的pK_a值小，是由于它是多π-*N*-芳杂环的结构。

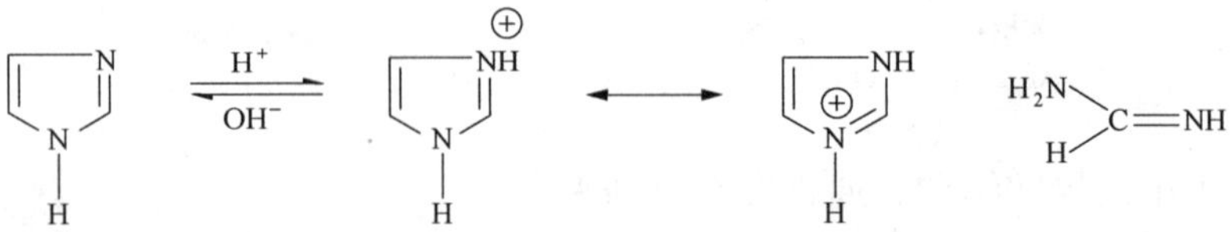

咪唑pK_a=7.2　　胍pK_a=12.4

在共轭效应中，氮原子孤电子对的轴必须与共轭双键系统的p电子轴处在同一平面，若不在同一平面，则共轭效应减弱，碱性发生变化。如邻甲基*N*，*N*-二甲基苯胺的碱性大于*N*，*N*-二甲基苯胺，是由于前者邻位甲基的存在，使氮上孤电子对与苯环不在同一平面所致。

3. 空间效应和碱性的关系　生物碱的分子构象及氮原子附近取代基的种类等立体因素也常影响氮原子是否易于接受质子。邻甲基*N*，*N*-二甲基苯胺的氨基邻位再引入一个甲基，则碱性因存在空间位阻而减弱，若一个邻甲基换成叔丁基，则氮原子受到的空间位阻更大，碱性更弱。甲基麻黄碱（*N*-methylephedrine）（pK_a 9.30）碱性弱于麻黄碱（ephedrine）（pK_a 9.56），原因是甲基的空间位阻。东莨菪碱（scopolamine）的碱性（pK_a 7.50）比莨菪碱（hyoscyamine）的碱性（pK_a 9.65）弱，是由于东莨菪碱分子中氮原子附近6、7位氧桥的空间位阻作用。利血平（reserpine）分子结构中有2个氮原子，吲哚氮近于中性，而脂环叔氮因C_{19}—C_{20}竖键的立体障碍，碱性降低。含氮杂缩醛结构的生物碱因易于质子化开环成季铵盐，碱性较强。但是，同样含噁唑环的阿替生（atisine）和异阿替生，前者pK_a为12.9，后者为10.0。原因是阿替生分子中14-H与唑啉环之间的空间位阻，导致噁唑环不稳定，更易质子化开环，碱性增强[11]。

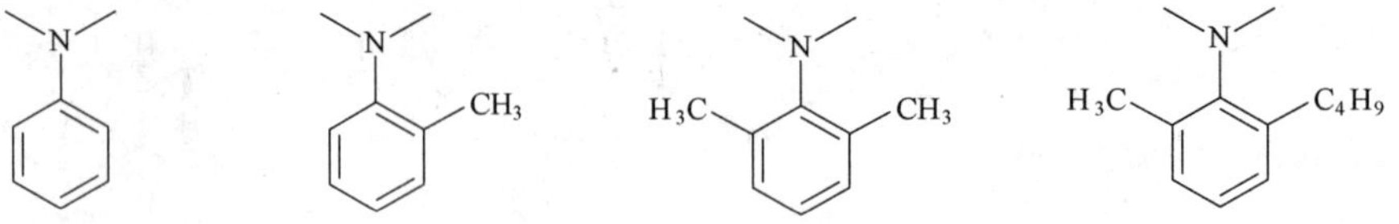

pK_a=4.39　　pK_a=5.15　　pK_a=4.81　　pK_a=2.39

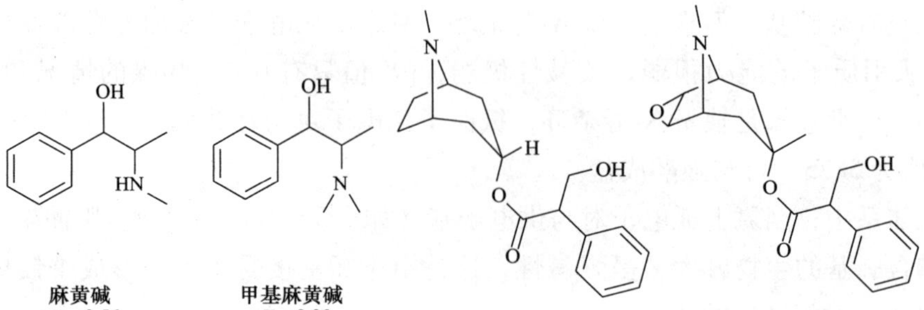

麻黄碱 pK_a=9.56　　甲基麻黄碱 pK_a=9.30　　莨菪碱pK_a=9.65　　东莨菪碱pK_a=7.50

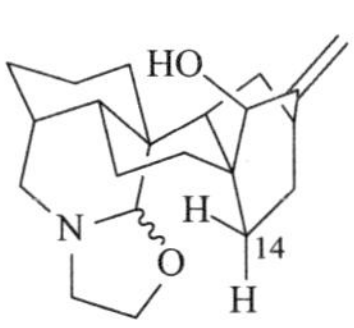

阿替生
pK_a=12.9

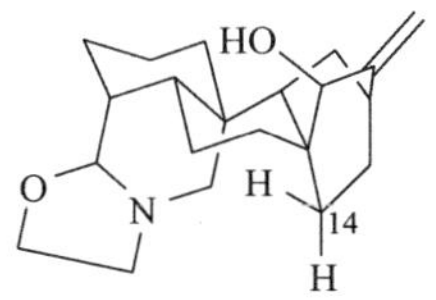

异阿替生
pK_a=10.0

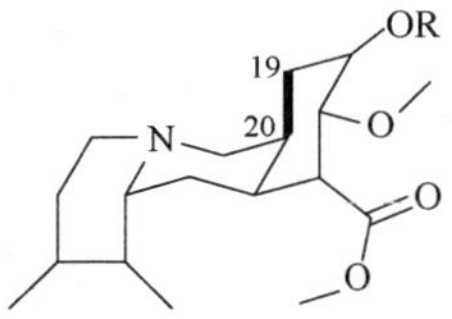

利血平的部分结构
pK_a=6.07

4. 分子内氢键和碱性的关系　当生物碱氮原子孤电子对接受质子生成共轭酸时，如在其附近存在羟基、羰基等取代基团，并有利于和生物碱共轭酸分子中的质子形成氢键时，可增加共轭酸的稳定性，碱性增强。和钩藤碱（rhynchophylline）（pK_a 6.32）的碱性强于异和钩藤碱（isorhynchophylline）（pK_a 5.20）[12]，是由于和钩藤碱的共轭酸可与结构中的羰基形成分子内氢键，而异和钩藤碱不能形成。麻黄碱（ephedrine）和伪麻黄碱（pseudoephedrine）共轭酸都能与邻碳上羟基形成分子内氢键，但麻黄碱分子内氢键因为苯环和甲基两个大基团处在同一平面而不稳定，伪麻黄碱因为苯环和甲基处在不同平面而稳定性强，故伪麻黄碱（pK_a 9.74）碱性较麻黄碱(pK_a 9.58)强。

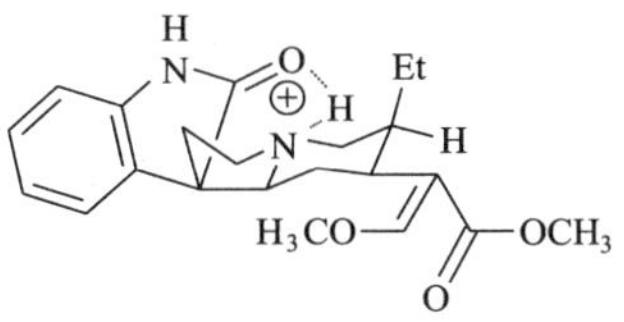

和钩藤碱pK_a=6.32

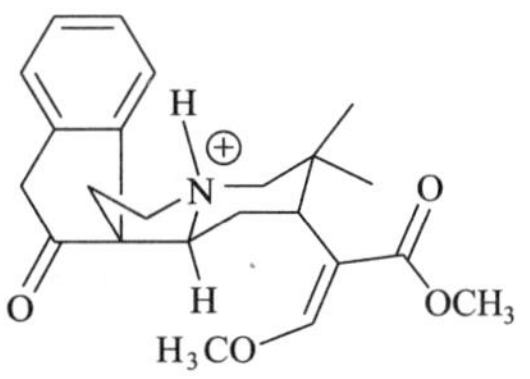

异和钩藤碱pK_a=5.20

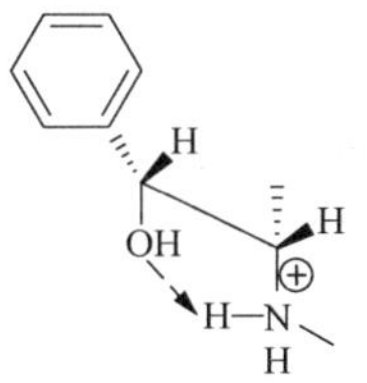

麻黄碱pK_a=9.58

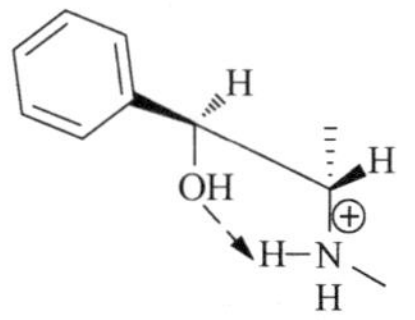

伪麻黄碱pK_a=9.74

在分析生物碱碱性强弱时，上述多种影响因素通常不是单一存在的，故需综合考虑。一般讲，诱导效应与共轭效应共存时，共轭效应的影响大。空间效应与诱导效应共存时，则空间效应的影响大。此外，除分子结构本身影响生物碱的碱性外，外界因素如溶剂、温度等也可影响碱性强度。

第四节　生物碱的提取与分离

生物碱是许多中药的有效成分，提取与纯化是生物碱制备的关键环节。根据生物碱在植物体内存在的形式以及生物碱碱性强弱、生物碱溶解度等不同性质可以选择不同的提取分离方法。除少数生物碱可采用水蒸气蒸馏法（如麻黄碱，ephedrine）和升华法（如咖啡因，caffeine）提取外，绝大多数生物碱可采用溶剂提取法，提出总生物碱后，再进行进一步分离。随着诸多分离材料的不断创新发展，各种色谱技术及联用技术等越来越多地应用在生物碱的分离中。超声、微波辅助提取、超临界流体萃取、分子印迹和膜分离等新的提

扫码“学一学”

取分离方式的应用，使生物碱的提取分离向更高效快速的方向发展。

一、总生物碱的提取方法

（一）基于提取溶剂的提取方法

1. 水或酸水提取法 提取的原理是生物碱盐类一般不溶于亲脂性有机溶剂而溶于水。用水为溶剂提取生物碱，植物体中一些亲脂性的弱碱或中性碱提取不完全或不被提出，具有一定碱性的生物碱在植物体内多以盐的形式存在，故提取生物碱常采用酸水为溶剂，较少采用水提取。常用无机酸水提取，以便将生物碱有机酸盐置换成无机酸盐，增大溶解度。

酸水提取法常用0.1%～1%的硫酸、盐酸、醋酸或酒石酸溶液作为提取溶剂，采用浸渍法或渗漉法提取。尽量少用煎煮法，因为生物碱苷在酸性条件下加热容易水解断开苷键。个别含淀粉少的药材可用煎煮法。提取液用碱（如氨水、石灰乳）碱化游离出生物碱，然后用有机溶剂如乙酸乙酯、三氯甲烷等进行萃取。最后浓缩萃取液得亲脂性总生物碱，见图12－1。酸水提取的优点是使生物碱的大分子有机酸盐变为小分子无机酸盐，增大在水中的溶解度，且提取方法比较简便。但此法的主要缺点是提取液体积较大，浓缩困难，而且水溶性杂质多。本法不适用于含大量淀粉或蛋白质的植物材料。

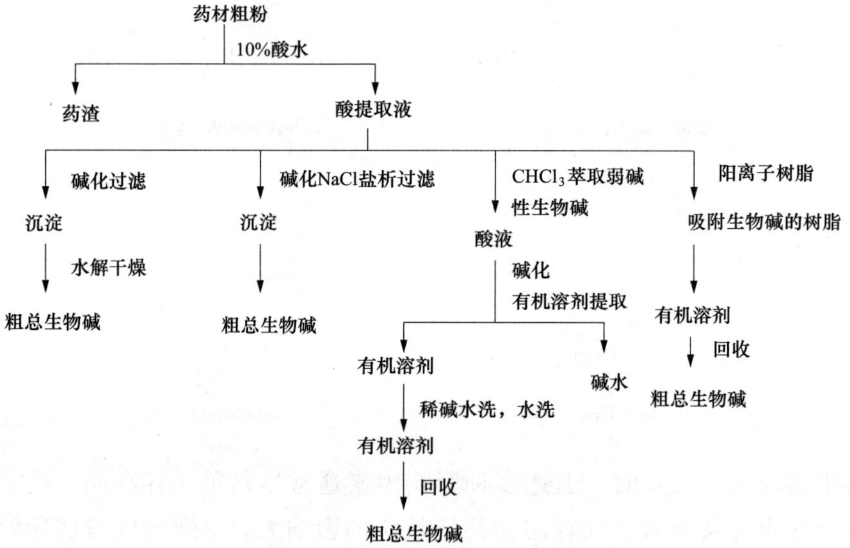

图12－1 酸水法提取总生物碱模式图

2. 醇溶剂提取法 游离生物碱及其盐类一般均可溶于甲醇和乙醇，因此用它们作为生物碱的提取溶剂较为普遍。甲醇极性比乙醇大，对生物碱盐类的溶解性能比乙醇好，它的沸点也比乙醇低，但它对视神经的毒性较大，所以实验室除采用甲醇作为生物碱提取溶剂外，多数用乙醇为溶剂，有时也用稀乙醇（60%～80%）作溶剂。也有采用酸性醇做提取溶剂。

醇溶剂提取法一般采用渗漉法、浸渍法或热回流提取法。醇提取的优点是对不同碱性生物碱或其盐均可选用，另外水溶性杂质如多糖、蛋白质较少提出。但其缺点是脂溶性杂质多。

可配合酸水－碱化－萃取法处理去除。具体方法是醇提取液减压回收醇，用稀酸水溶解，过滤除去不溶解的非碱性脂溶性杂质，酸水液碱化后以适合的亲脂性有机溶剂萃取，使生物碱盐转变成游离碱而溶于亲脂性有机溶剂与水溶性杂质分离，见图12－2。

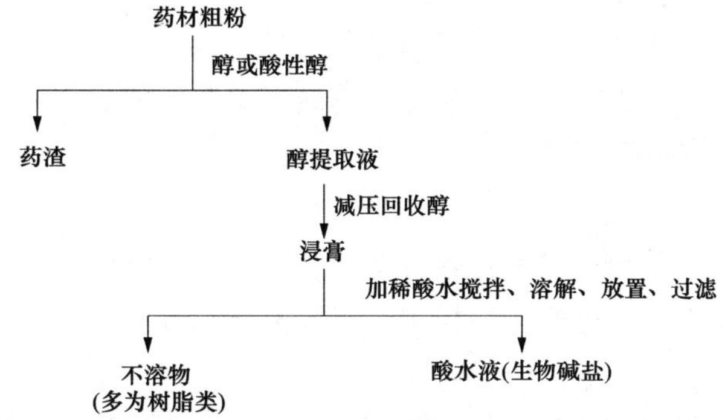

图 12－2　醇溶液提取总生物碱模式图

3. **亲脂性有机溶剂提取法**　大多数游离生物碱都是亲脂性的，故可用亲脂性有机溶剂如乙酸乙酯、三氯甲烷以及二氯甲烷等提取。由于生物碱一般以盐的形式存在于植物细胞中，故采用亲脂性有机溶剂提取时，必须先使生物碱盐转变成游离碱，方法是先将药材粉末用碱水（石灰乳、碳酸钠或稀氨水）润湿后再用溶剂提取，以便生物碱游离，也可增加溶剂对细胞的穿透力。有时为了只提取药材中碱性较弱的生物碱，不提出碱性较强的生物碱，采用水，甚至采用稀有机酸水代替碱水湿润药材，使植物细胞膨胀，然后用亲脂性有机溶剂提取。此时碱性强或中等强度的生物碱仍以盐的形式存在，不被溶剂提出，而碱性弱的生物碱一般只含有亲脂性生物碱，不含水溶性生物碱。这种提取方法提得的总生物碱，杂质较少。易于进一步纯化。对于含油脂较多的药材，最好先用石油醚等溶剂脱脂后再进行提取。

亲脂性有机溶剂提取法一般采用冷浸法、回流或连续回流提取法。提取液回收溶剂后即得总生物碱。必要时也可将提取液适当浓缩后用酸水萃取，萃取液碱化后再用亲脂性有机溶剂萃取，得较纯的亲脂性总生物碱，见图 12－3。

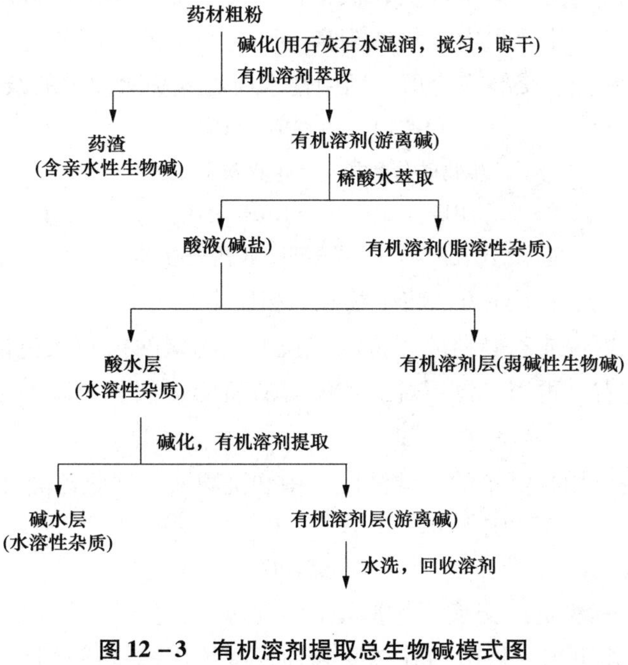

图 12－3　有机溶剂提取总生物碱模式图

4. 水溶性生物碱的提取与分离 水溶性生物碱主要指季铵碱及一些具有羧基的生物碱，可溶于水和醇，不溶于亲脂性有机溶剂。可用水、酸水或者酸性溶剂提取，进一步处理（如浓缩－酸水－碱化－有机溶剂萃取）后仍留在碱水中，其分离一般可用下述方法。

（1）沉淀法 水溶性生物碱可用沉淀试剂使之从水溶液中沉淀出来，与留在滤液中的水溶性杂质分离，以获得纯度较高的水溶性生物碱或其盐。实验室中常用雷氏铵盐沉淀试剂，工业生产因其价格较高而不常用。

下面介绍用雷氏铵盐纯化季铵碱的一般操作步骤：

a. 沉淀季铵碱 将含季铵碱的水溶液用稀无机酸溶液调 pH 2～3，加入新配制的雷氏盐饱和水溶液，生物碱的雷氏盐即沉淀析出，沉淀完全后滤过，用少量水洗涤沉淀，至洗涤液不呈红色为止。

b. 柱色谱净化 生物碱的雷氏盐用丙酮溶解后，滤除不溶物。将滤液通过氧化铝短柱，以丙酮洗脱并收集洗脱液。生物碱雷氏盐被丙酮洗脱，一些极性杂质被氧化铝柱吸附而除去。在上述洗脱液中加入硫酸银饱和水溶液至不再产生雷氏银盐沉淀为止，滤除沉淀，生物碱转化为硫酸盐留在溶液中。加入与硫酸银摩尔数相等的氯化钡溶液于溶液中，生成硫酸钡和氯化银沉淀，滤除沉淀，生物碱转化为盐酸盐留在溶液中，浓缩滤液，可得到较纯的季铵碱盐酸盐结晶。用雷氏铵盐纯化水溶性生物碱的化学反应式如下：

$$B^{+} + NH_4[Cr(NH_3)_2(SCN)_4] \longrightarrow B[Cr(NH_3)_2(SCN)_4]\downarrow$$

$$2B[Cr(NH_3)_2(SCN)_4] + Ag_2SO_4 \longrightarrow B_2SO_4 + 2Ag[Cr(NH_3)_2(SCN)_4]\downarrow$$

$$Ag_2SO_4 + BaCl_2 \longrightarrow 2AgCl\downarrow + BaSO_4\downarrow$$

$$B_2SO_4 + BaCl_2 \longrightarrow BaSO_4\downarrow + 2B \cdot Cl$$

注：B 代表季铵生物碱

（2）溶剂法 利用水溶性生物碱能够溶于极性较大而又能与水分层的有机溶剂（如正丁醇、异戊醇或三氯甲烷－甲醇的混合溶剂等）的性质，用这类溶剂与含水溶性生物碱的碱水液反复萃取，使水溶性生物碱与强亲水性的杂质得以分离。

（3）离子交换树脂法 阳离子树脂交换法：生物碱盐在水中可解离出生物碱阳离子，能和阳离子交换树脂发生离子交换反应，被交换到树脂上。操作时将总碱的酸水液通过强酸型阳离子交换树脂柱，使酸水中生物碱阳离子与树脂上的阳离子进行交换，用生物碱沉淀反应检查交换是否完全。交换完全后，用中性水或乙醇洗除柱中的杂质。

$$BH^{+}Cl^{-} \longrightarrow BH^{+} + Cl^{-}$$

生物碱盐酸盐　　生物碱阳离子

$$RH^{+} + BH^{+} \longrightarrow RBH^{+} + H^{+}$$

注：R 代表阳离子交换树脂，B 代表游离生物碱

上述过程完成后，可用下述方法将生物碱从树脂上洗脱。

a. 碱化后用三氯甲烷或乙醚提取 将已交换上生物碱的树脂从色谱柱中倒出，用氨水碱化至 pH 值为 10 左右，再用三氯甲烷或乙醚等有机溶剂回流提取，浓缩提取液可得到较纯的总碱。

b. 碱性乙醇洗脱 用含氨水的乙醇洗脱，中和洗脱液，回收乙醇即得较纯生物碱。

$$R^{-}BH^{+} + NH_3 \cdot H_2O \longrightarrow R^{-}NH_4^{+} + B + H_2O$$

B：游离碱

c. 酸水或酸性乙醇洗脱 交换到树脂上的生物碱阳离子，用酸水或酸性乙醇洗脱时，酸中的阳离子将其置换下来，被吸附在树脂表面，继续用酸水或酸性乙醇洗脱，可得较纯

的总碱盐。

$$R^-BH^+ + H^+ + Cl^- \longrightarrow R^-H^+ + BH^+ + Cl^-$$

5. 生物碱系统提取分离模式　由于生物碱种类庞杂，骨架各异，并且研究的对象含何种类型生物碱不一定清楚。在这种情况下，一般可考虑用系统提取分离模式进行分离，见图12－4。

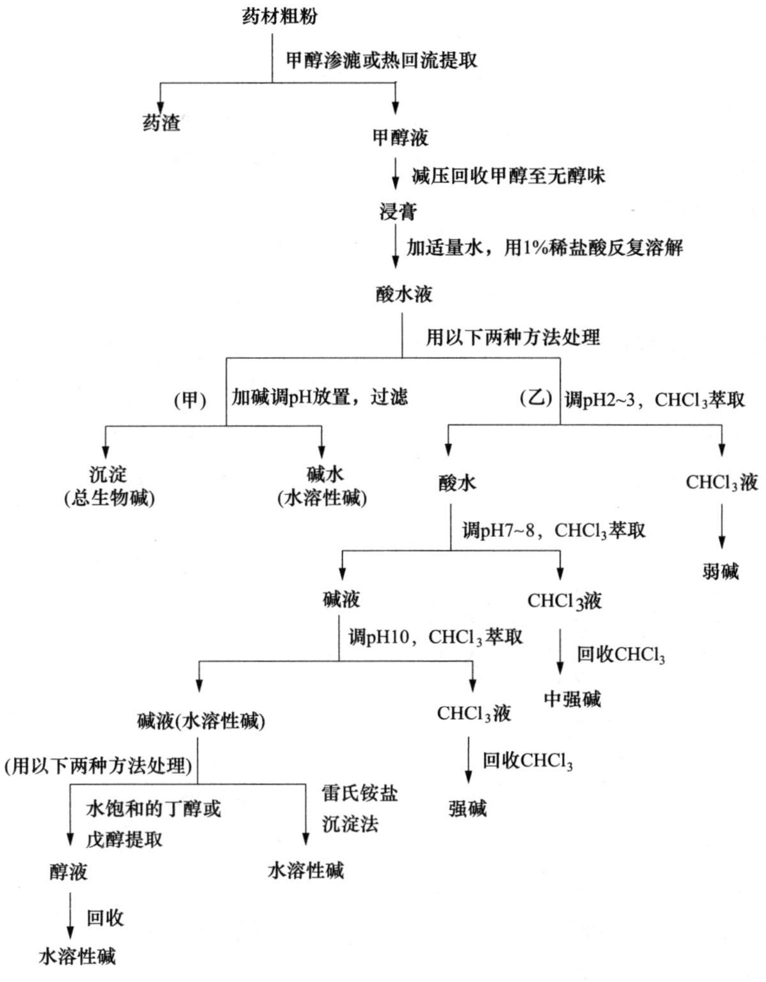

图12－4　生物碱系统提取分离模式图

（二）基于提取方式的提取方法

1. 微波辅助提取法[13]（microwave-assisted extraction，MAE）　有报道对微波提取与常规煎煮方法提取生物碱进行了比较，结果表明麻黄碱（ephedrin）的浸出量微波法明显优于煎煮法[14]。用微波提取黄连中小檗碱（berberine），结果表明在单位时间内微波处理较回流提取具有明显优势[15]。

以搅拌提取法，索氏提取法，超声提取法和微波辅助提取法从 *Nothapodytes foetida* 中提取喜树碱（CPT）和9-甲氧基喜树碱（9-Me-CPT），并比较各种提取法的提取效率。结果表明，在较短时间里 MAE 法提取效率最高，其次是索氏提取，超声提取，搅拌提取。用 MAE 法3min 即可得到2.67%的 CPT，而超声提取、索氏提取和搅拌萃取技术则分别需要30、120和30min，才能得到较高的提取得率。可见达到相同的萃取百分率，MAE 法所用时间只相当于索氏提取法的四十分之一，说明 MAE 法比其他提取工艺效率高且节省时间[16]。

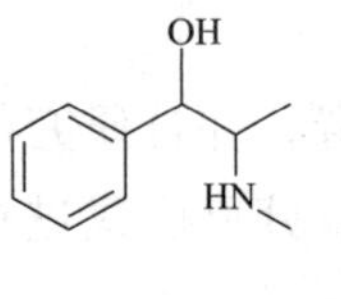

麻黄碱

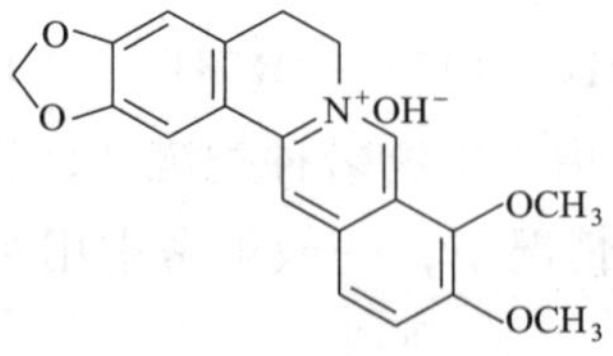

小檗碱

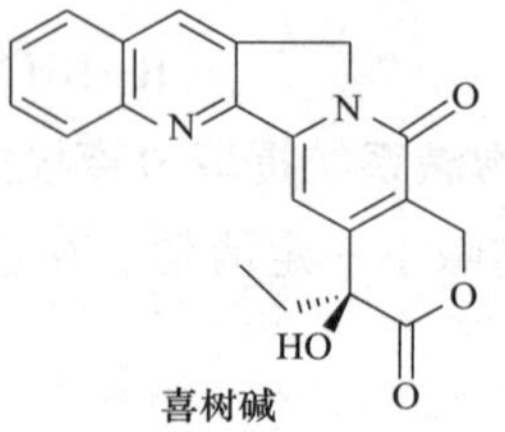

喜树碱

2. 超声提取法（ultrasonication-assisted extraction，UAE） 本法一般作为生物碱的辅助提取法，单纯采用超声法提取并不多见。使用超声波辅助浸提北草乌生物碱[17]，可以大大提高生物碱的提取收率，缩短浸提时间，并且能很好地保持生物碱的特性和品质。

3. 超临界流体提取法[18]（supercritical fluids extraction，SFE）

（1）苯骈菲啶类生物碱的提取　本法采用超临界 CO_2 萃取技术，并使用甲醇、乙醇、丙酮作为夹带剂，以 Na_2CO_3 碱化处理药材，研究了对博落回总生物碱（主要含有血根碱和白屈菜红碱）提取率及提取物中总生物碱含量的影响[19]。结果证明，在 318.15K、35MPa 的条件下，相对于单纯使用超临界 CO_2 萃取，使用甲醇作为夹带剂和 Na_2CO_3 碱化剂可使生物碱的提取率从 0.0436% 提高到 0.2019%，提取物中生物碱的质量分数从 12.5% 提高到 20.03%，提取生物碱的平均相对分子质量从 334.63 提高到 400.03。

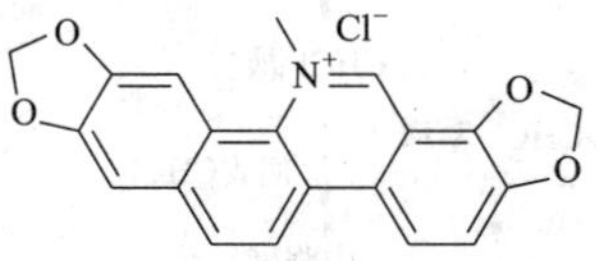

血根碱

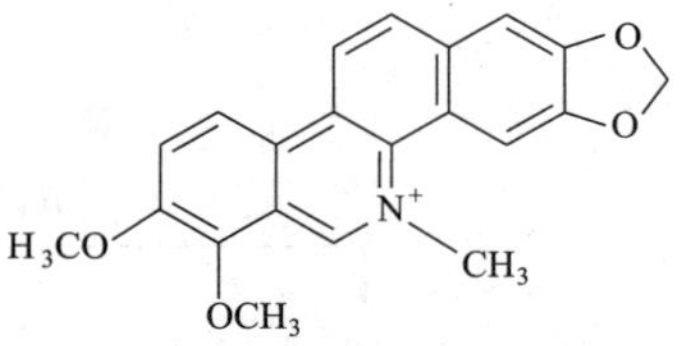

白屈菜红碱

（2）吲哚类生物碱的提取　本法比较了以超临界流体萃取法，索氏提取法，固液萃取法、超声提取法和热水提取法等不同的提取方法提取长春花中的长春碱。结果表明，不同提取方法的总生物碱含量的相对标准偏差从 4.1% ~17.5 %。以长春碱（velbam，vinblastine）为对照，最佳回收率（100%）的提取条件为超临界流体萃取的条件，在 250bar 和 80℃，使用 6.6% 的甲醇作为改性剂，提取 40min；对长春花朵灵来说，较佳的提取方法是采用索氏提取法二氯甲烷回流 16min；对 3′，4′-脱水长春碱来说，较佳的提取方法是用固液萃取法，使用 0.5mol/L 硫酸和甲醇（3∶1，*V/V*）超声 3h[20]。

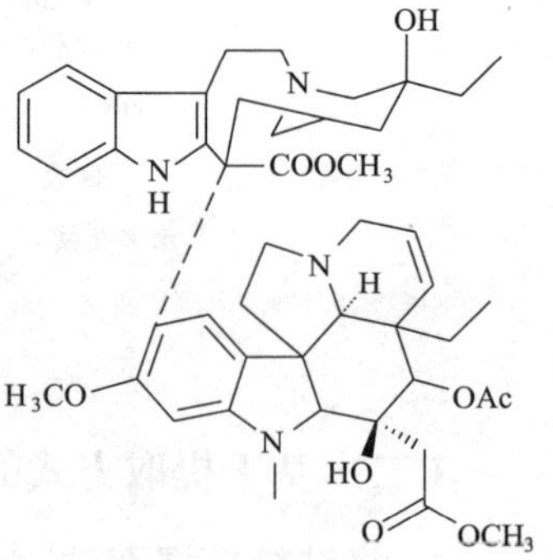

长春碱

二氧化碳超临界流体（使用甲醇，二乙胺，或甲醇，三乙胺作改性剂）用于从长春花地上部分提取长春碱。超临界溶剂二氧化碳-甲醇-三乙胺（80∶18∶2）在 80℃和 34.0MPa 时产率多达 76.4%，高于甲醇提取，而其他溶剂条件提取率低于甲醇提取率（25%）[21]。

（3）莨菪烷类生物碱　对莨菪碱（hyoscyamin）和东莨菪碱（hyoscin）的超临界流体萃取行为进行了研究，发现与化合物本身的化学性质具有很高的依赖性。随着温度和压力的增加，游离的莨菪碱和东莨菪碱能溶于超临界二氧化碳，但是，这些生物碱的盐类在任何条件均不可溶。研究还发现，碱性调节剂，如使用二乙胺碱化的甲醇能提高这些生物碱溶解度和提取收率[22]。

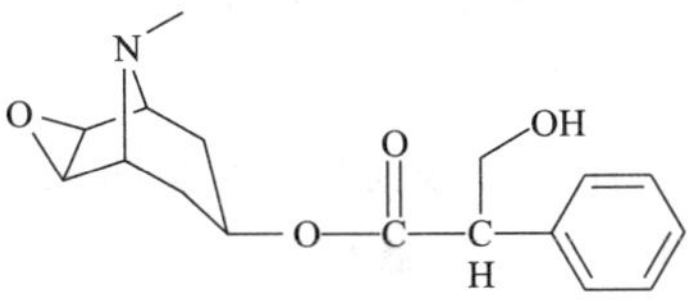

东莨菪碱

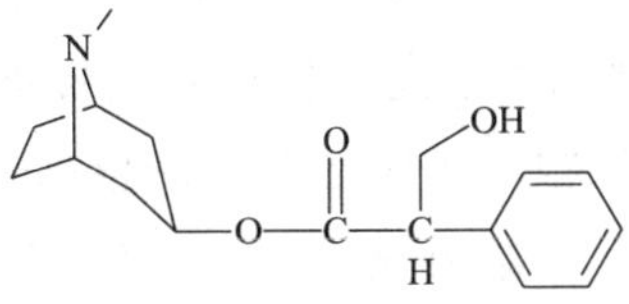

莨菪碱

（4）其他类型生物碱的提取　超临界流体萃取法提取三尖杉碱（cephalotoxin）、三尖杉酯碱（harringtonine）、高三尖杉酯碱（homoharringtonine）和异三尖杉酯碱（isoharringtonine），可提高萃取效率，二氧化碳-甲醇-水（80∶18∶2）的提取率高于使用其他超临界溶剂和常规有机溶剂提取[23]。

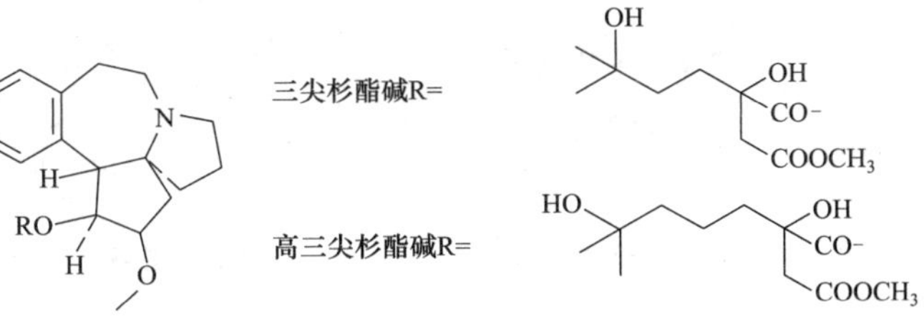

4. 半仿生提取法（semi-bionic extraction method，SBE）　半仿生提取法简称 SBE 法，是将整体药物研究法与分子药物研究法相结合，从生物药剂学的角度，模拟口服给药及药物经胃肠道转运的原理，为经消化道给药的中药及制剂设计的一种新的提取工艺。即将药料先用一定 pH 的酸水提取，继以一定 pH 的碱水提取，提取液分别滤过、浓缩，得提取物。这种新提取法可以提取和保留更多的有效成分，能缩短生产周期，降低成本。对 SBE 法和水提取法（WE）的提取工艺进行比较，结果表明 SBE 法可以提取和保留更多的有效成分，有可能替代水提取法[24～26]。

如半仿生提取法和水提取法对川乌中生物碱的提取比较，生川乌粗粉加水加热回流提取 3 次，滤过浓缩得水提取物。半仿生提取液提取用水依次改为 pH 2.0、pH 6.5、pH 9.0，得 SBE 提取物。分别对 2 种提取物中乌头总生物碱、酯型乌头生物碱的含量和浸膏得率进行比较，结果 SBE 法的综合指标明显高于 WE 法。SBE 液中酯型生物碱较 WE 液中含量高，但其最高值仍在药典规定范围之内（$<0.15\%$）。究其原因可能是 SBE 法提取时，用酸性水和碱性水对药材细胞壁破坏程度较大，在增加乌头总生物碱溶出的同时，酯型生物碱亦相应增多。与乌头碱（aconitine）、次乌头碱（hypaconitine）、新乌头碱（mesaconitine）对照品的高效液相图谱比较，结果 SBE 液、WE 液的图谱中都有新乌头碱的峰，而无乌头碱峰形。且新乌头碱的峰值 SBE 液较 WE 液大。WE 液中无次乌头碱的峰形，SBE 液中次乌头碱的峰形低平[27]。

5. 酶工程技术（enzyme engineering technique）提取法　中药及其制剂的杂质大多为淀粉、果胶、蛋白质等，针对杂质可选用合适的酶予以分解除去。酶反应较温和地将植物组织分解，可以较大幅度提高收率，故酶解不失为一种最大限度从植物体内提取有效成分的方法。用于中药提取方面研究较多的是纤维素酶，大部分中药材的细胞壁是由纤维素构成，植物的有效成分往往包裹在细胞壁内；纤维素则是由 *β*-D-葡萄糖以 1,4-*β* 葡萄糖苷键连接，用纤维素酶酶解可以破坏 *β*-D-葡萄糖键，使植物细胞壁破坏，有利于对有效成分的提取。

本法的优点是酶对物质的作用具有高效性和选择性，酶反应可较温和地将植物组织分解，可以较大幅度提高收率。酶法无需特殊设备，完全适于工业化生产。但是，本法存在的缺点是酶制剂成本较高，且得到的提取物中杂质较多。

选用提取黄连中的小檗碱（berberine）实验，比较了其加酶和未加酶对有效成分小檗碱提取的影响[28]，结果显示，在纤维素酶的作用下，小檗碱提取量大大提高，由 t 检验可以看出 $P<0.01$，可见此法与传统渗漉法相比有显著优异性。

6. 渗漉－薄膜蒸发连续提取法 此法的提取装置是由渗漉提取器、薄膜蒸发器及气液分离器等组成，可集渗漉提取、浓缩及溶剂回收同时进行。该法既能保证对热不太稳定的有效成分不被破坏，又能在较短时间内提取完全，且能大大提高有机溶剂利用率，降低生产成本。

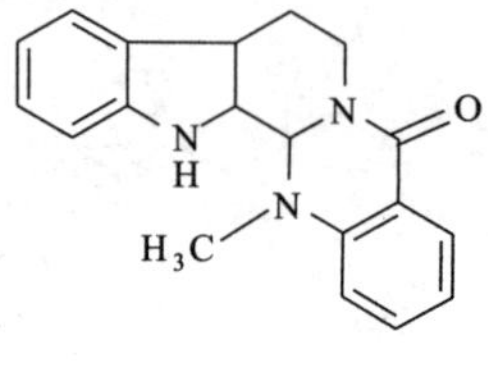
吴茱萸碱

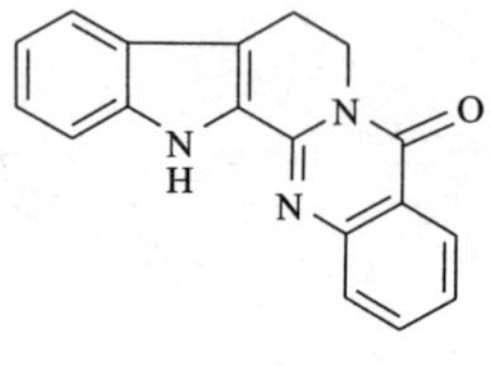
吴茱萸次碱

本法适用于在所选提取溶剂中溶解度不大及遇热不稳定的生物碱的提取。如吴茱萸中生物碱吴茱萸碱和吴茱萸次碱的提取就采用此法，并同渗漉法及回流法进行比较，结果表明，渗漉－薄膜蒸发连续提取法不仅能提取完全总生物碱，且溶剂耗用量最少，提取时间也最短[29]。

二、生物碱的分离方法

用上述各种方法提取所得的总生物碱，往往是多种生物碱的混合物。一般情况下，总生物碱中各个生物碱常常母核相同，仅取代基团种类和位置不同。总生物碱中除生物碱外，亦含有一些非生物碱类化合物，尚需进一步分离。通常是利用总碱中各生物碱或其不同盐类的溶解度差异、碱度差异、极性差异或功能团的差异进行分离。一般是先将总碱初步分成几个大的类别，再进一步分离成单一生物碱。

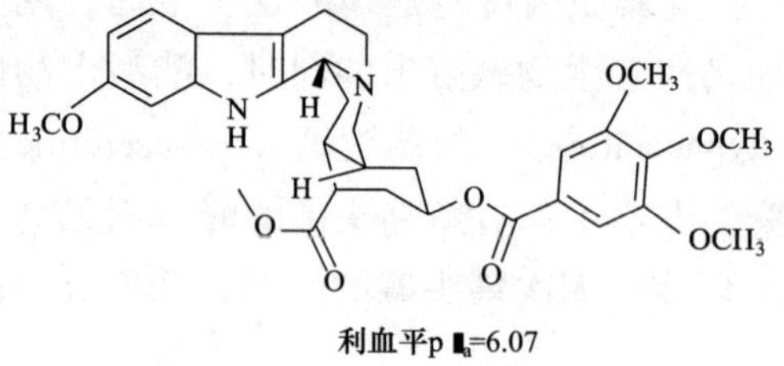
利血平 pK_a=6.07

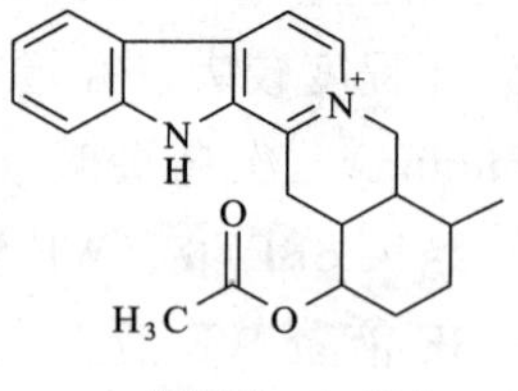
蛇根碱 pK_a=10.8

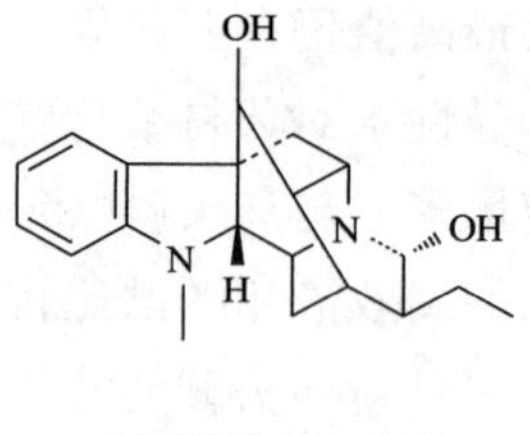
阿马林碱 pK_a=8.15

（一）基于溶剂法的分离方法

1. 利用生物碱的碱性差异进行分离 总生物碱中各单体生物碱的碱性往往不同，可用 pH 梯度萃取法进行分离。具体方法有两种。一种是将总生物碱溶于酸水，逐步加碱使 pH 值由低至高，每调节一次 pH 值，即用三氯甲烷等有机溶剂萃取，则各单体生物碱依碱性由弱至强先后成盐依次被萃取出而分离。另一种是将总生物碱溶于三氯甲烷等亲脂性有机溶剂，以不同酸性缓冲液依 pH 由高至低依次萃取，生物碱可按碱性由强至弱先后成盐依次被萃取出而分离，分别碱化后以有机溶剂萃取即可。萝芙木总碱中含有利血平（reserpinne）、阿马林碱（ajmaline）、蛇根碱（serpentine）等三种不同碱度的生物碱，利用三种生物碱碱性的差异，能很好的分离，如图 12－5。

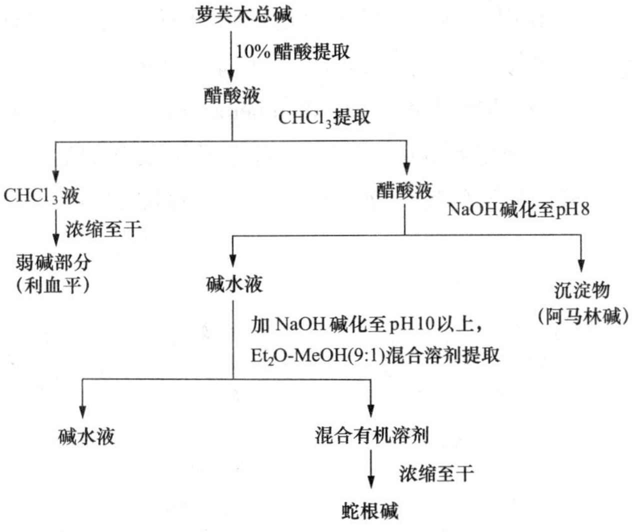

图 12－5　利血平、阿马林碱、蛇根碱的提取分离模式图

2. 利用溶解度的差异进行分离

（1）利用游离生物碱的溶解度差异进行分离　生物碱由于结构差异，其极性不完全相同，在不同有机溶剂中的溶解度可能出现较大差异，常利用溶解度差异进行分离。如防己总碱中主要含粉防己碱（tetrandrine）和防己诺林碱（fangchinoline），粉防己碱极性稍小，在冷苯中溶解度稍大，可用冷苯将它们分离（如图 12－6）。

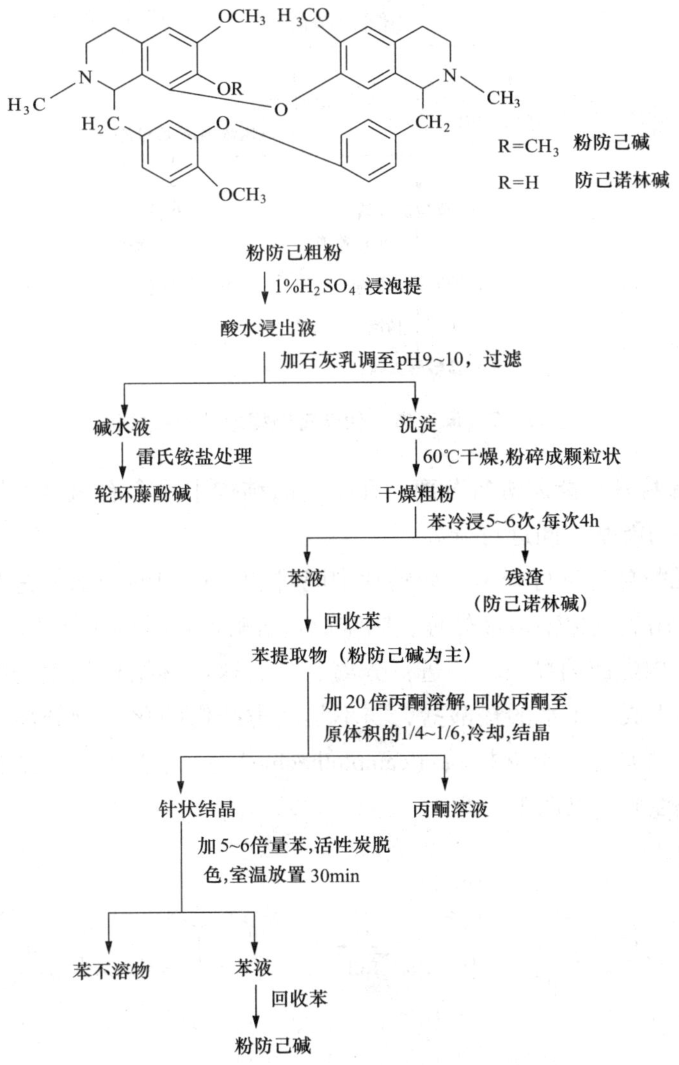

图 12－6　粉防己碱、防己诺林碱的提取分离模式图

（2）利用生物碱盐的溶解度差异进行分离　生物碱与不同酸生成的盐在不同溶剂中的溶解度也可能存在明显的差异，常利用这种差异来进行分离。如麻黄中含有的麻黄碱（ephedrine）和伪麻黄碱（pseudoephedrine）为光学异构体，利用二者草酸盐的水溶性不同，提取后经处理得到的甲苯溶液，经草酸溶液萃取后浓缩，草酸麻黄碱溶解度小而析出结晶，草酸伪麻黄碱溶解度大而留在母液中，见图 12－7。

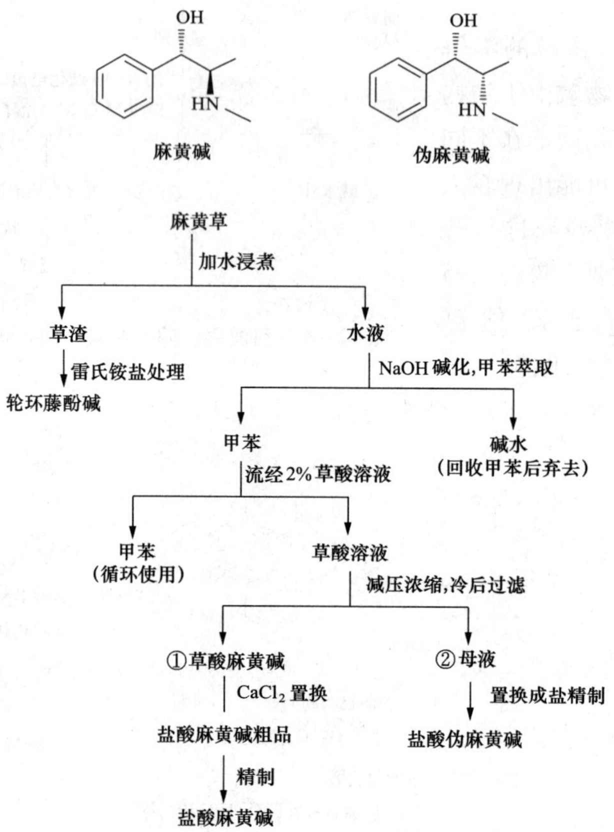

图 12－7　麻黄碱、伪麻黄碱提取分离模式图

3. 利用生物碱特殊官能团进行分离　在生物碱结构中除含有碱性基团外，尚含其他功能基，常利用这些功能基不同进行分离。

（1）利用有无酚羟基进行分离　如鸦片中吗啡和可待因的分离，是利用可待因中无酚羟基，而吗啡有，用氢氧化钠溶液处理，吗啡成盐溶解而可待因沉淀可将二者分离。

（2）利用有无内酯或内酰胺结构进行分离　具有这两种结构的生物碱与氢氧化钠溶液在加热条件下开环生成溶于水的羧酸盐，与不具此类结构的化合物分离，然后加酸又环合成原生物碱而沉淀。如喜树中喜树碱（camptothecine）具内酯环，在提取分离喜树碱工艺中，即利用了这一性质，见图 12－8。

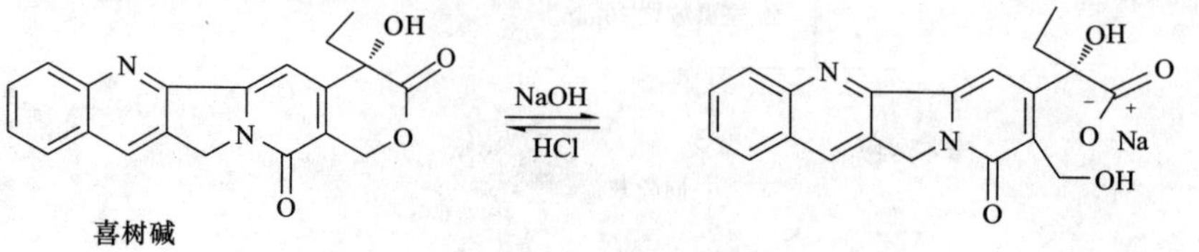

喜树碱

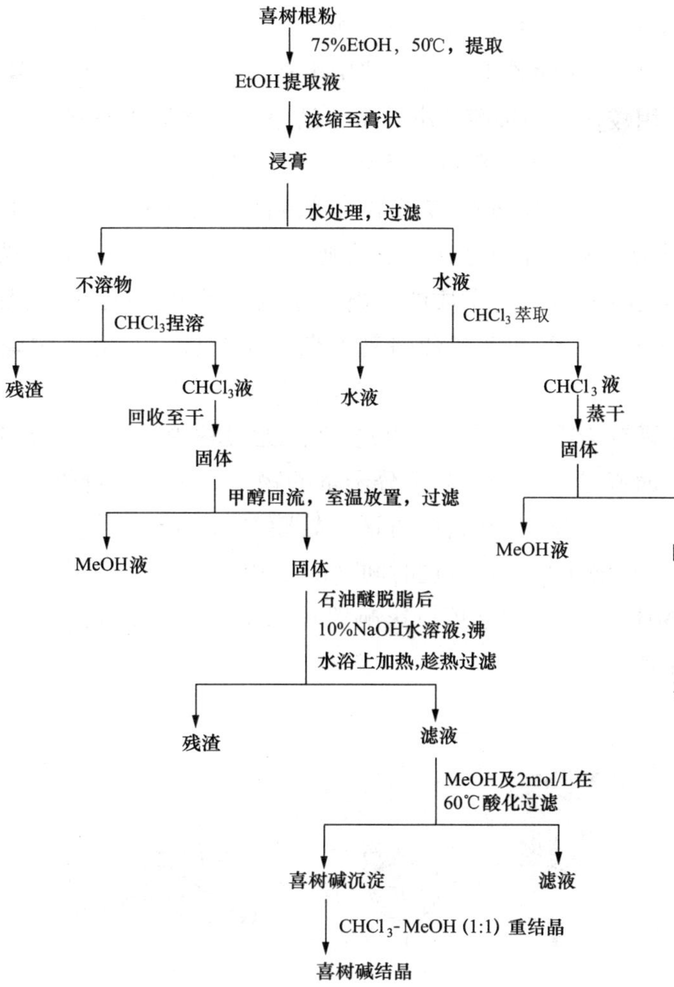

图 12－8　喜树碱提取分离模式图

（二）基于色谱法的分离方法

用上述分离方法分离生物总碱时常常不能达到完全分离目的，结构近似的成分更不易分离，此时往往需采用色谱法。色谱分离材料最常使用的是硅胶、氧化铝、ODS、SephadeLH-20、大孔树脂等。硅胶吸附色谱法常以石油醚、乙酸乙酯、甲醇等有机溶剂或混合有机溶剂为洗脱剂。因硅胶显弱酸性，强碱能在色谱柱中成盐，常在洗脱剂中加入适量二乙胺（体积比约 1%），使生物碱都在游离状态下分离。对于组分较多的生物碱，常需反复柱色谱才能较好地分离。对生物碱苷、极性较大的生物碱或极性差异很小的生物碱的分离可采用反向色谱、分配色谱等进行分离。制备性高效液相色谱法现已常用于生物碱的分离，具有快速、分离能力强的特点，但分离量相对少。中压或低压柱色谱、制备薄层色谱法、凝胶过滤色谱等也可用于生物碱的分离。

（三）分离新技术的应用

1. 膜分离技术（membrane separation technipue，MST）和超滤法（ultrafiltration method，UFM）　膜分离技术（membrane separation technique，MST）是指通过特定膜的渗透作用，借助于外界能量或化学位差的推动，实现对两组分或多组分的气体或液体进行分离、分级、提纯和富集的技术，是现代分离技术领域最先进的技术之一。根据材料的不同，可分为无机膜和有机膜，依据膜孔径（或截留分子质量）的不同，可分为微滤（micro-filtration，MF）膜、超滤（ultrafiltration，UF）膜、纳滤（nanofiltration，NF）膜、反渗透（reverse osmosis，RO）膜。超滤膜主要用于截留大分子有机物、蛋白、多肽等。目前，超滤是现在医药工业中应用较多的一种膜分离技术，已用于生物碱的分离。

超滤膜截留的分子其相对分子质量范围为 $5\times10^3\sim5\times10^5$，而中药有效成分的相对分子质量大多数不超过1000[30]，无效成分（某些有生理活性的高分子物质应当成特例另作考虑）如淀粉、蛋白质、树脂、果胶等相对分子质量则在 5×10^4 以上。因此，选择一定截留分子质量的超滤膜可以实现有效成分与杂质的分离，还能够保留中药原有的复方特色，在最大程度上发挥药效。超滤液可以直接结合阴离子交换树脂进一步对生物碱进行进一步纯化。

膜分离的基本工艺原理较为简单（图 12－9）。在过滤过程中料液通过泵的加压，料液以一定流速沿着滤膜的表面流过，大于膜截留分子量的物质分子不透过膜流回料罐，小于膜截留分子量的物质或分子透过膜，形成透析液。故膜系统都有两个出口，一是回流液（浓缩液）出口，另一是透析液出口。在单位时间（h）、单位膜面积（m^2）、透析液流出的量（L）称为膜通量（LMH），即过滤速度。影响膜通量的因素有：温度、压力、固含量（TDS）、离子浓度、黏度等。

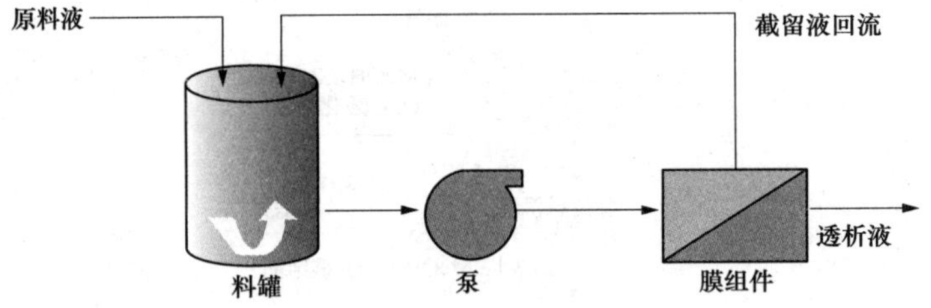

图 12－9　膜分离的基本工艺流程

麻黄碱的传统提取方法是用苯从中药麻黄中提取而得，工艺复杂且造成苯污染。采用膜技术提取，膜处理段一次性麻黄碱收率可达 98.1%，与传统工艺相比，生产成本显著降低、收率提高、产品质量好、生产安全可靠[31]。

探讨应用超滤膜分离技术纯化夏天无总碱的工艺，采用截留相对分子质量为 $6\times10^3\sim1.0\times10^4$ 的 PS 膜具有较好的膜分离效果，选择压力 0.08MPa、料液温度 40℃、进料体积流量 2.8L/min。结果表明利用膜分离工艺制备的夏天无注射液澄清、色泽好，显示出更强的药效作用[32]。

比较各材质超滤膜对不同中药成分的影响，分别对金银花、山茱萸、枳实、桃仁、赤芍、当归等十味药材进行成分分离，结果表明生物碱类成分对膜超滤有较强的选择性，可适用于水溶性较大成分的分离[33]。

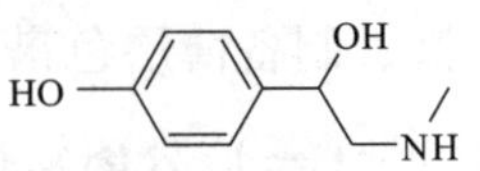

辛弗林

如枳实中生物碱的分离，取枳实经树脂柱精制后的药液 2000ml，砂芯过滤后进行超滤。HPLC 色谱分析 *N*-甲基酪胺（*N*-methyltyramine）、辛弗林（synephrine），结果显示，PS 膜对生物碱类成分影响明显，而 CA 膜却对它的影响较小。膜超滤对生物碱类成分有较强的选择性。

2. 超临界流体色谱法（supercritical fluid chromatography，SFC）　超临界流体色谱法既可作为提取方法，又可作为分离方法。特别是目前 SFC 已发展到与多种其他方法联用技术。此外，针对 SFC 分离强极性和离子型化合物时洗脱时间长及色谱峰拖尾状况，发展到离子对 SFC，该项技术是 SFC 的一个有效补充，扩展了其分离对象的范围。离子对 SFC 包括应用离子对 SFC、反相胶束 SFC 和选用其他溶剂化能力强的流动相如氨气、氧化亚氮等。离子对 SFC 已成为一种广泛采用的色谱分离方法，能同时分离离子型化合物和中性化合物，柱效、回收率和灵敏度比较高。

运用超临界 CO_2 流体萃取菊三七中总生物碱，得到最佳工艺条件为：萃取压力 25MPa，萃取温度 60℃，萃取时间 3h，乙醇用量 200ml。在此条件下生物碱的得率为 0.192%，提取率较高[34]。

采用超临界流体和质谱联用技术分析了中药中小檗碱和巴马汀，该系统扩展了分析中药生物碱的手段，对样品可以进行快速有效的预处理和分离分析[35]。

3. 毛细管电泳技术（capillary electrophoresis，CE）　毛细管电泳（capillary electrophoresis，CE）又称高效毛细管电泳（high performance capillary electrophoresis，HPCE），是电泳技术和色谱技术结合的产物，是近十几年发展较快的一种高效快速分离分析技术。CE 作为一种新的分离分析技术，已广泛应用于中药有效成分的分析。1992 年以来 CE 用于生物碱分析的报道日益增多，主要集中在中药材和复方制剂两方面。

利用毛细管电泳技术对乌头中生物碱进行了分离和鉴定[36]。对金鸡纳生物碱（cinchona alkaloids）进行了手性分离[37]。以毛细管区带电泳模式，用内标法分析了 9 种贝母药材中生物碱的含量，测定条件为：石英毛细管柱内径 75μm，有效长度 50cm，毛细管柱温 25℃，波长 200nm，运行缓冲液为 50mmol/L 磷酸盐缓冲液（pH = 2.5），含 10% 甲醇，压力进样时间 1s，恒定电压 23kV，运行电流约 80μA，柱清洗为每次进样前分别用水、缓冲液各冲洗 3min。结果显示，贝母中浙贝乙素、西贝素、西贝苷三种生物碱分离完全，并有较好的回收率和重现性[38]。

4. 高速逆流色谱技术（High-speed countercurrent chromatography，HSCCC）　目前，应用高速逆流色谱分离法分离提纯生物碱的实例很多。如用分析型 HSCCC 优化两相溶剂分离黄连提取物的条件，再使用选定的溶剂三氯甲烷 - 甲醇 - 0.2mol/L 盐酸（4∶1.5∶2），以制备型 HSCCC 对黄连生物碱粗提物进行分离，结果分离得到巴马汀、小檗碱、表小檗碱等几种生物碱[39,40]。

采用 HSCCC 纯化喜树碱，对经过大孔树脂预处理过的喜树叶提取物进行了分离纯化，得到了高纯度喜树碱。为从喜树叶中分离制备喜树碱提供了一条新的技术路线。[HSCCC 分离条件：以 10ml/min 流速泵入固定相三氯甲烷 - 正己烷（系统 1 两者的比例为 6∶4；系统 2 两者的比例为 8∶2]，待固定相充满管道后，打开主机调整转速为 800r/min，使螺旋管顺时针旋转。当达到设定转速（800r/min）时，以 2ml/min 的流速泵入流动相［系统 1 为甲醇 - 水（6∶4）；系统 2 为甲醇-pH 8.0 的 NaOH 水溶液(6∶4)］。当流动相从主机出口流出时，开始进样，进样量 20ml。检测波长 254nm，主机温度控制在 20℃以内。

5. 分子印迹技术（molecular imprinting technique，MIT）　是 20 世纪末出现的一种高选择性分离技术，通过印迹、聚合、去除印迹分子三步制备分子印迹聚合物（MIPs）。以其特定的分离机制而具有极高的选择性，可以作为高度专一的固相萃取材料。如对茶碱的分离，先合成聚苯乙烯种子，经两步溶胀和超声聚合得到粒度均匀的 MIPs，对茶碱有良好的特异吸附性[41]。

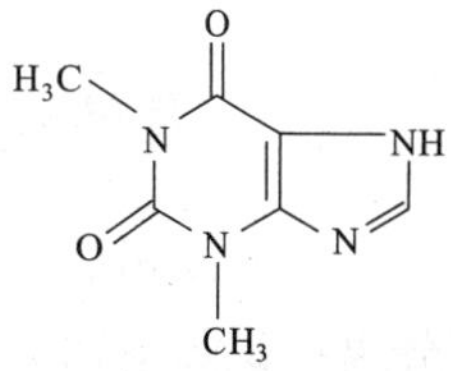

茶碱

第五节　生物碱的结构测定

生物碱的结构测定主要依靠化学方法，将复杂的结构降解为几个稳定的片断，按降解规律，通过归纳，推定可能的结构式，或用脱氢方法使转化为易于鉴别的芳香化合物，再推测结构。用化学方法测定结构样品用量大，反应产物多，且准确性低，现已很少应用。UV、IR、NMR、MS、ORD、CD 及 X 单晶衍射等现代波谱分析技术的应用，使化合物的结构分析快速、微量、准确。

一、生物碱的薄层色谱检识

硅胶薄层色谱法是最常用的一种方法，是通过硅胶的吸附作用进行的分离。应用硅胶作吸附剂时要注意硅胶所固有的性质，由于硅胶显弱酸性，有的生物碱在硅胶色谱板上能形成离子和游离的动态平衡，形成拖尾或复斑，一般效果不是很好。为避免出现这种情况，①常在展开剂中加入少量的二乙胺，既可以抑制硅胶本身酸性带来的拖尾，又可以增加展开剂的极性。②用 0.1～0.5mol/L 的氢氧化钠溶液代替水来制硅胶板，使生物碱在色谱过程中始终保持游离的状态。在硅胶吸附薄层色谱中，常以乙酸乙酯为基本展开剂，根据色谱结果调整展开剂的极性，R_f 值太小，可在乙酸乙酯中加入甲醇、丙酮极性大的溶剂，如 R_f 值太大，则在乙酸乙酯中加入石油醚、环已烷等极性小的溶剂。

氧化铝薄层色谱法也较常用，由于氧化铝显弱碱性，吸附能力不及硅胶，故适合分离亲脂性较强的生物碱。氧化铝色谱法中通常用中性展开剂，不需要加碱性有机溶剂。

对于结构相近的生物碱，如果采用硅胶或氧化铝等吸附薄层色谱法分离效果不理想，可采用分配薄层色谱法。以硅胶或纤维素板为支持剂，甲酰胺为固定相，以甲酰胺饱和的亲脂性有机溶剂为展开剂。具体操作是将固定相先溶于丙酮中，然后将有支持剂的薄板插入此溶液中，或将薄层板在此溶液中展开 1 次，取出后于空气中放置，待丙酮挥干后点样。展开剂展开后置空气中挥干，加热至 110℃，除去甲酰胺后用适当显色剂显色。极性大的季铵碱的分离，可用含水量较高的展开剂，常用的是 BAW 系统（正丁醇－乙酸－水＝4∶1∶5，上层）。

薄层色谱后的显色，一般用改良碘化铋钾试剂显色。但应注意有的生物碱不显色，如咖啡碱；也有一些非氮杂环化合物可显色，如 α-吡酮衍生物或内酯类成分等。现在，采用碘化铂钾、碘铂酸、三氯化锑、硫酸铈硫酸（或磷酸）等试剂为显色剂的逐渐增多，因这些试剂对不同生物碱常显不同颜色，而改良碘化铋钾对生物碱一般只显橙红色。

判别生物碱的纯度，仅用一种展开剂系统是不够的，要求至少在 3 种不同溶剂系统中加以确证。已知生物碱可采用与对照品作共色谱的方法，若为同一化合物，R_f 值相同，斑点不分离。

二、高效液相色谱

高效液相色谱（HPLC）广泛应用于生物碱的分离检识。有些无法用薄层色谱或纸色谱分离检识的生物碱，可通过高效液相色谱法获得满意的分离效果。

生物碱的高效液相分析可采用分配色谱法、吸附色谱法、离子交换色谱法等。其中以分配色谱法中的反相色谱法应用较多。可根据生物碱的性质和不同的色谱方法选择相应的固定相。由于生物碱具碱性，故通常使用的流动相偏碱性为好。

实例：HPLC 法分离分析罂粟壳中吗啡、可待因和罂粟碱。

罂粟壳为罂粟的成熟果壳，其主要活性成分为吗啡烷类生物碱，如吗啡、可待因等，另尚含有苄基异喹啉类生物碱如罂粟碱。用 HPLC 法对其进行分离分析时，采用 Waters μ-Bondapak C_{18}色谱柱，流动相为 0.5% 乙酸铵 - 1% 三乙胺 - 甲醇（49∶1∶50），检测波长 230nm，柱温 25℃。分离结果见图 12 - 9。由于流动相为偏碱性系统，分离效果良好。分离度均大于 1.5，峰形对称。另外，具有挥发性的生物碱可用气相色谱法检识，如麻黄生物碱、烟碱等。

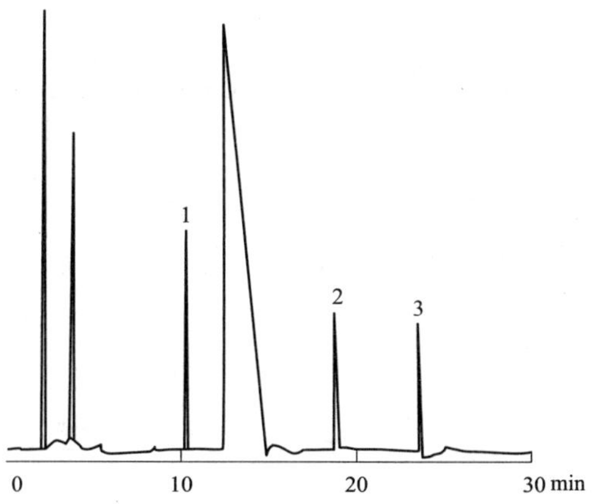

1 吗啡；2 可待因；3 罂粟碱

图 12 - 10　HPLC 法分离罂粟壳中的吗啡、可待因和罂粟碱

三、经典化学方法在生物碱结构测定中的应用

（一）霍夫曼降解

霍夫曼降解（Hofmann degradation）反应又称彻底甲基化反应（exhaustive methylation）。霍夫曼降解反应是将生物碱分子中的氮原子进行彻底甲基化，生成季铵盐，再加碱处理转化为氢氧化季铵衍生物。当季铵衍生物在碱性溶液中加热，羟基离子向氮原子的 β 质子进攻，伴随 C—N 键的断裂，脱水而形成三甲胺和烯烃。由烯烃产物阐明氮原子在生物碱中所处位置而推测其基本母核结构。

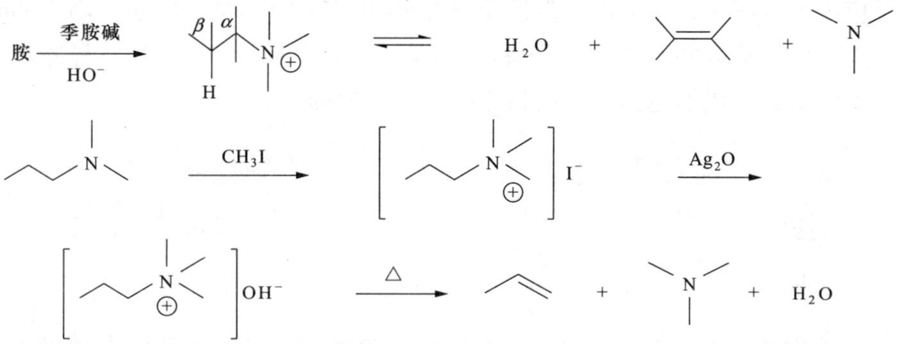

霍夫曼降解反应的必要条件是氮原子的 β 位应有质子，其断裂方式有 3 种，①αC-N⁺先断裂，β 质子与羟基负离子结合产生水，形成烯烃化合物和三甲胺（E_1型）；或者②β-H⁺

和 αC-N$^+$同时断裂，除去水和三甲胺（E_2型）；或者③β-H$^+$先于 αC-N$^+$断裂，形成 β-C 负离子，继而产生 α，β-C 间双键，除去水和三甲胺（E_1CB 型）。霍夫曼降解规则是质子易从与 α 碳相连的碳数较少的碳链的 β 碳上失去。在几何异构体中，与季氮呈反式的 β H 较顺式的易被除去。

1. 氮原子与碳原子单键相连的生物碱 CH_3I 甲基化产物以 Ag_2O 处理，其产物季铵氢化物经加热，即获中性烯烃化合物和三甲胺。

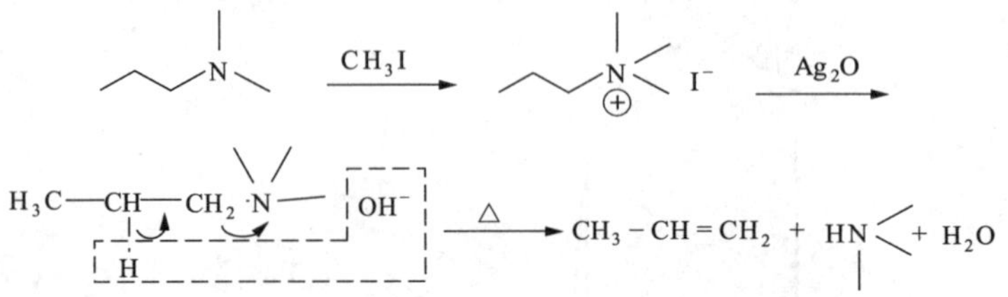

2. 氮原子位于一个环上的生物碱 氮原子在一个环上，经第一次 Hofmann 降解反应，生成二甲胺衍生物，再经第二次 Hofmann 降解反应，再生成三甲胺和未饱和的二烯烃衍生物。

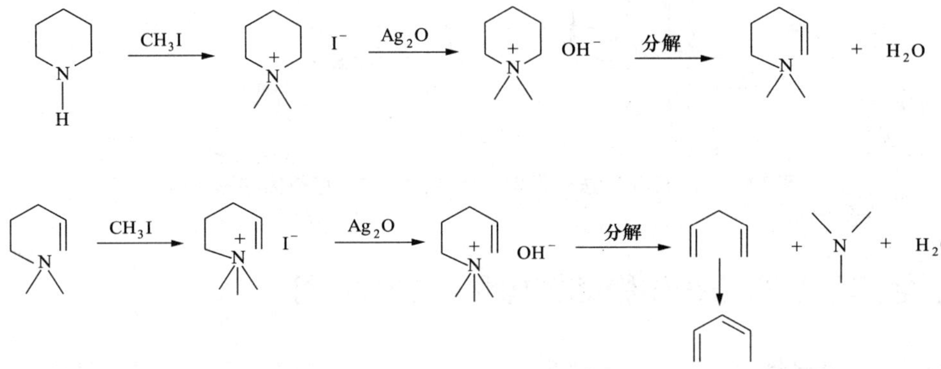

3. 氮原子位于两个环上的生物碱 氮原子结合在两个环上，则需经三次 Hofmann 降解反应，才能得到三甲胺和未饱和的三烯烃衍生物。

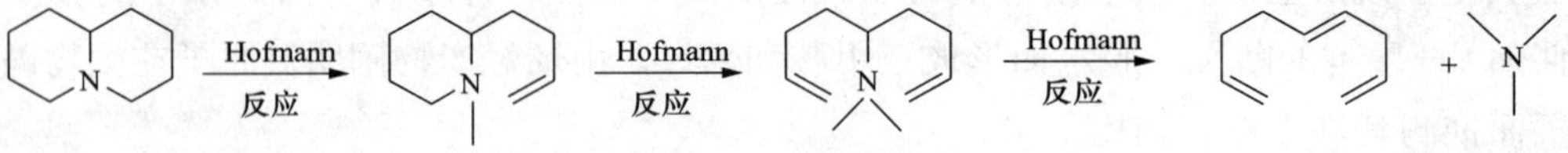

鉴定反应中的生成物，即可推测氮原子在生物碱分子中的结合状态。但 Hofmann 降解反应对某些类型的生物碱并不能达到降解的目的。如对于由吡啶、喹啉、异喹啉及四氢喹啉所衍生的生物碱，碳氢不能断裂，而只能产生脱甲醇的反应。

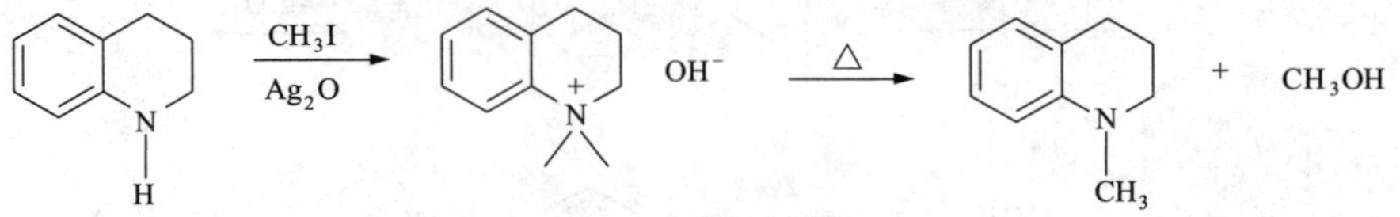

还有一些生物碱由于结构上的特点，在裂解过程中，也可能不能完全遵循上述反应途径。如石蒜碱（lycorine）在进行 Hofmann 降解反应时，生成物是经脱水而芳环化的衍生物。

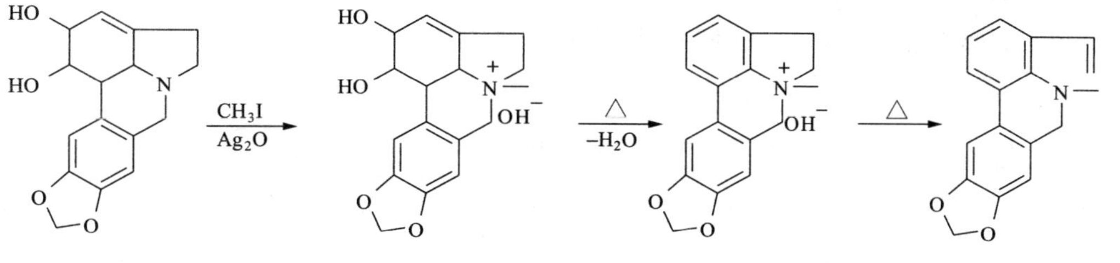

石蒜碱

（二）埃姆特降解

Emde 改进了 Hofmann 降解反应，将生物碱经甲基化反应生成的季铵盐，经包括Na-Hg、Na-液胺等还原反应，使 C—N 键裂解。Emde 降解多用于无 β-氢的生物碱的 C—N 键断裂。Emde 降解反应的生成物与 Hofmann 降解反应的生成物可能相同，或为其还原产物，也可能产物不同。例如：

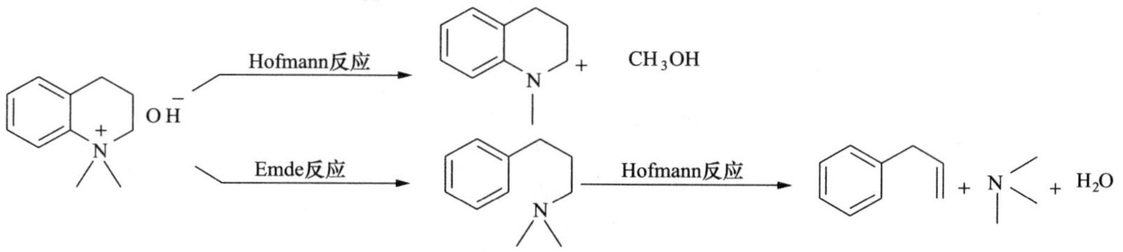

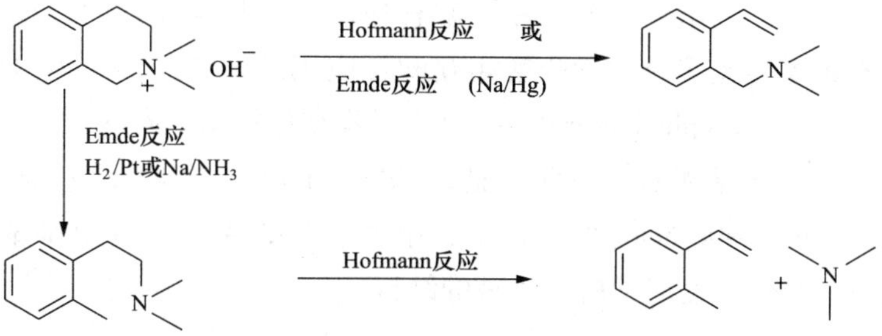

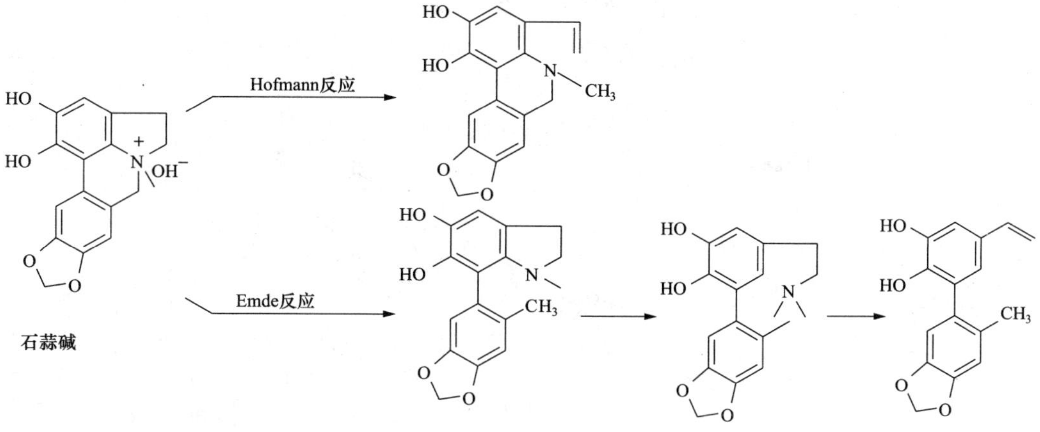

（三）布朗降解

布朗降解（Von Braunde gradation）反应主要用于叔胺生物碱的降解。叔胺生物碱于乙醚或苯或三氯甲烷中加入 BrCN，加热 80～90℃，数小时，氮环裂开，CN 直接与氮原子结合，溴则与邻碳结合，生成溴代烷和二取代氨基氰化物。

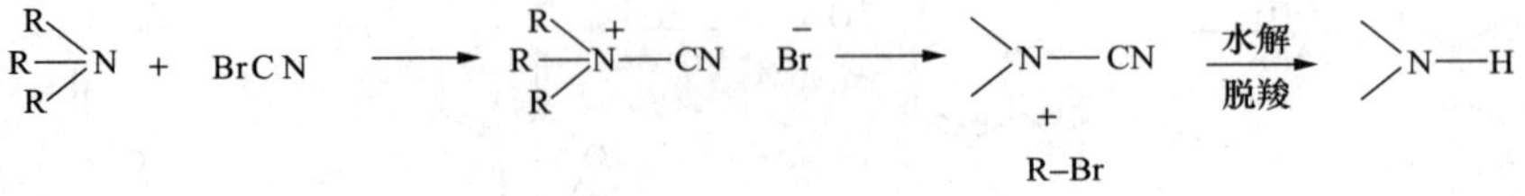

本法在氮环上开裂的部位与 Hofmann 降解反应的产物不同，并且也能开裂 Hofmann 降解反应所不能开裂的氮环。但对氢化喹啉环不能开裂，对氢化异喹啉、二氢吲哚、氢化吡咯则能较易开裂，对氢化吡啶较为困难。

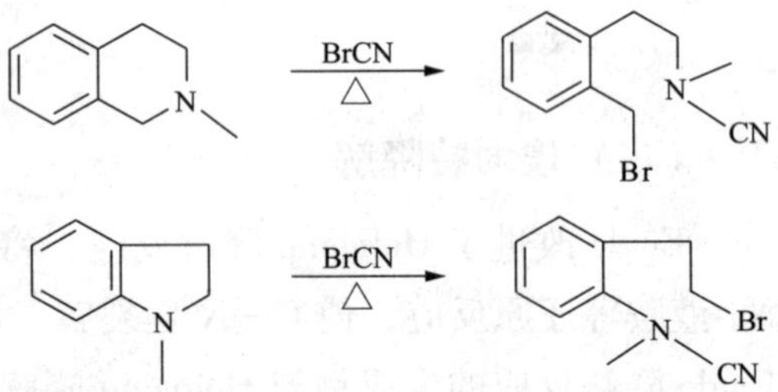

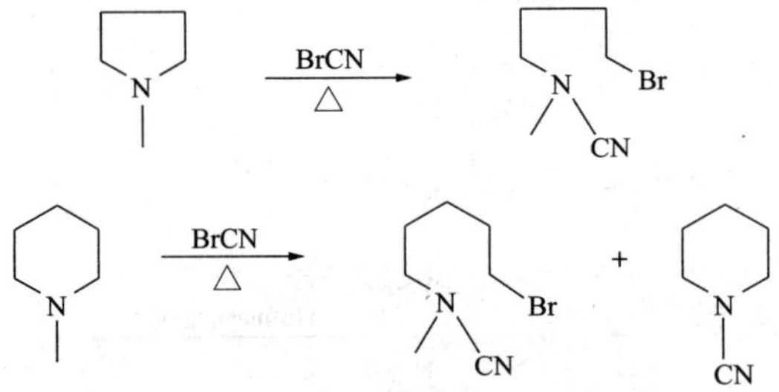

上述三种降解反应是过去研究生物碱基本骨架的经典方法，这些经典反应往往与其他化学反应（如脱氢反应、氧化反应等）相互配合使用，可收到较好的效果。例如白屈菜碱（chelidonine）结构的鉴定是多种化学降解相互配合应用的经典之例。当白屈菜碱共锌粉蒸馏，可生成苯骈菲啶（benzophenanthridine，Ⅰ）。若直接被 $KMnO_4$ 氧化，则生成北美黄连酸（Ⅱ）和 3,4-二氧次甲基邻苯二甲酸（Ⅲ）。若经过 Emde 降解反应，再经 $KMnO_4$ 氧化，可生成北美黄连酸（hydrastic acid Ⅱ）和 2-二甲氨甲基-3,4-二氧次甲基苯甲酸（Ⅳ）。利用这些反应生成物，准确地鉴定了白屈菜碱的结构。

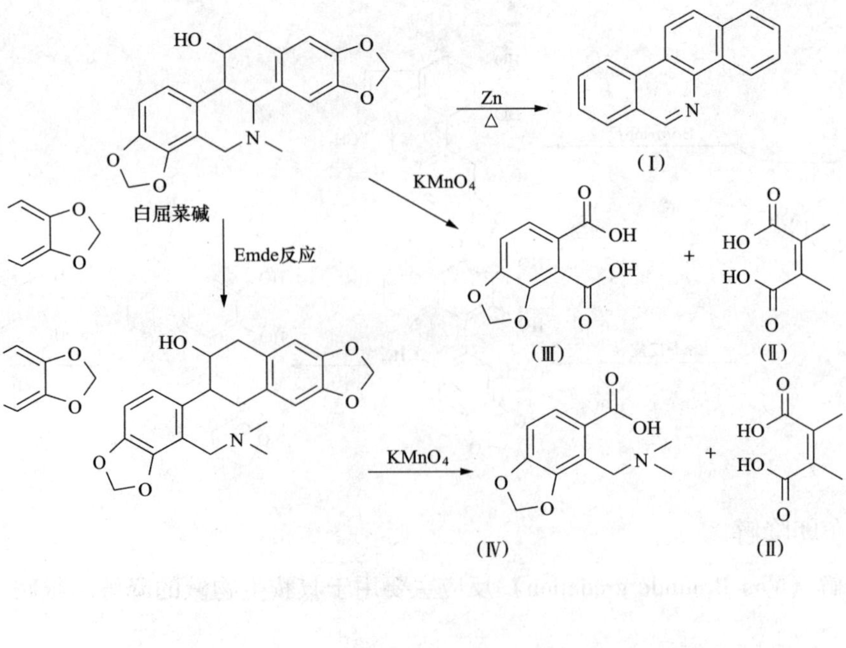

四、波谱分析在生物碱结构测定中的应用

（一）紫外 - 可见光谱

生物碱结构中具紫外 - 可见光吸收的共轭系统，其共轭系统的组成以及共轭系统中助色团色种类、位置和数量对紫外 - 可见光谱都产生明显的影响，因此用于鉴定它们基本母核的类型有一定意义。如吲哚类生物碱，吲哚部分共轭系统不同，其紫外 - 可见光谱不同，吲哚结构中甲氧基取代情况不同，其紫外 - 可见光谱也有一定的差异，见表 12 - 10。

表 12 - 10　主要吲哚类生物碱骨架的 UV 谱特征

二氢吲哚碱类	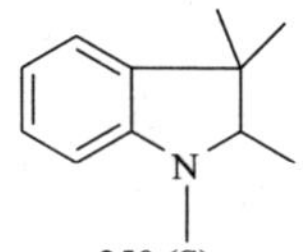 ~250 (S) ~300 (W)	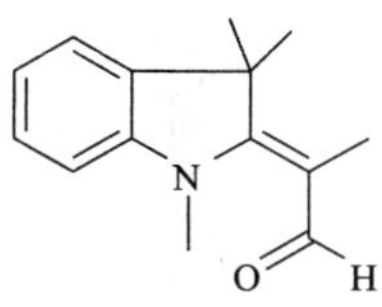 225~235 295~300 350~360(VS)	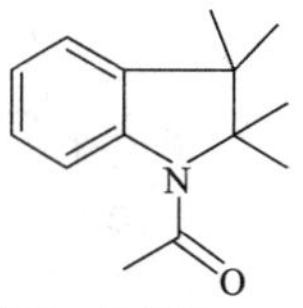 207~213(S) 250~260(S) 274~281(S) 285~290(W)
氧化吲哚碱类	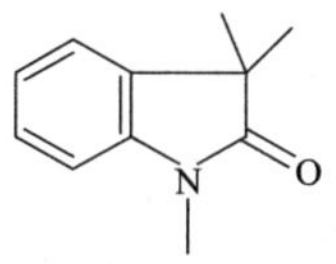 206~210(S) ~250 ~280	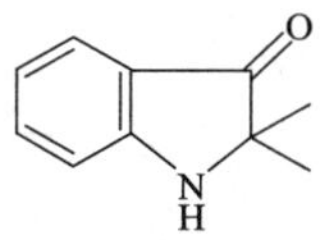 400~420 (3~4个强峰)	

（二）红外光谱

生物碱红外光谱主要用于识别化合物结构中的功能基，或用于与已知化合物对照鉴定，对某些生物碱骨架的立体构型、功能基的位置及构型的确定有一定的帮助。如具有喹诺里西啶环的生物碱，喹诺里西啶环的二个六元环有反式和顺式两种稠合方式，这两种稠合方式在 IR 光谱中有明显的区别：在反式喹诺里西啶环中，凡氮原子邻碳上的氢有二个以上与氮孤电子对呈反式直立关系者，且氮孤电子不参与共轭时，则在 2800 ~ 2700cm^{-1} 区域有 2 个以上明显的吸收峰，此吸收带称为 Bohlmann 吸收带。而顺式异构体中，氮原子邻碳上的氢只有一个与氮孤电子对呈反式直立关系，Bohlmann 吸收带极弱。Bohlmann 吸收带在三氯甲烷溶液中测定时，多为二个峰；用 KBr 压片时，多为一簇峰。此特征对百合科植物中具有 cevanine 基本骨架的异甾生物碱的结构鉴定，有着重要的指导意义。

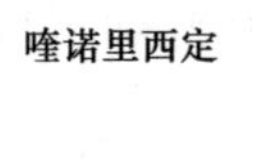
喹诺里西定

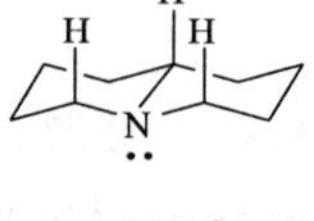
E/F环反式
有Bohlmann带

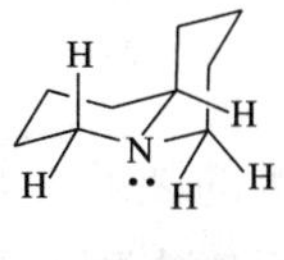
E/F环顺式
无Bohlmann带

（三）质谱

质谱在生物碱结构研究中亦有重要作用，其质谱数据非常丰富。文献已对各主要类型生物碱质谱的基本特征和裂解规律作了系统总结，本书仅对几种类型生物碱的质谱特征作

简要论述。

1. 难于裂解或由取代基或侧链的裂解产生特征离子 其特点是，M^+或（$M-1$）$^+$多为基峰或强峰。一般观察不到由骨架裂解产生的特征离子。主要包括两大类结构不同的生物碱：①芳香体系组成分子的整体或主体结构者。如喹啉类、4-喹啉类（A）、吖啶酮类、β-卡波林类（B）、去氢阿朴菲类、酮式阿朴菲类等。②环系多、分子结构紧密的生物碱。如马钱子碱类、吗啡碱类、苦参碱类、秋水仙碱类（C）、萜类生物碱、取代氨基甾体生物碱［如丰土那明丙素（fubtuphyllamine C）］等。

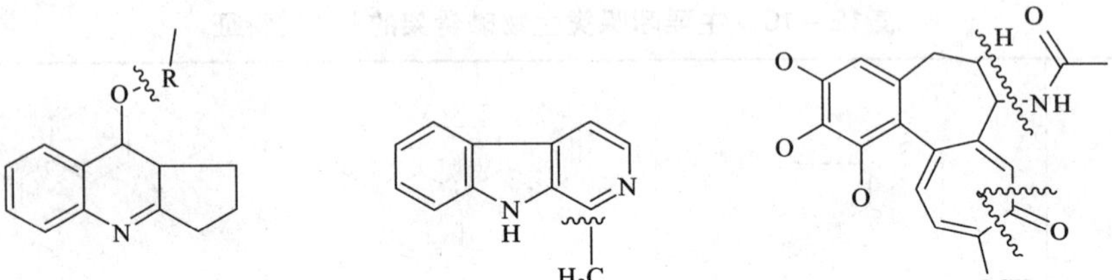

A　　　B　　　C

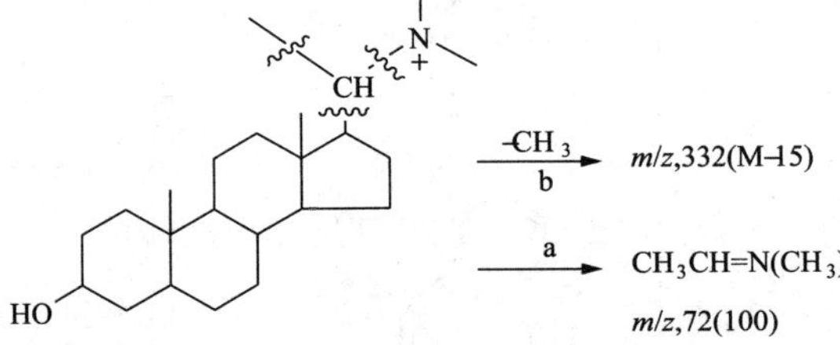

丰土那明丙素

2. 主要裂解受氮原子支配 主要裂解方式是以氮原子为中心的α-裂解，且多涉及骨架的裂解，故对生物碱基本骨架的测定有重要意义。特征是基峰或强峰是含氮的基团或部分，如杂氮环己烷及其衍生物、四氢异喹啉环、四氢β-卡波林环等。具有这种裂解特征的生物碱类型很多，主要有金鸡宁类、托品类、石松碱类、甾体生物碱类等。现以金鸡宁碱类和甾体生物碱类为例加以说明。

金鸡宁碱的裂解特征是先α-裂解，C_2-C_3键断开，形成一对互补离子a和b，基峰离子b又经α-裂解等，产生其他离子。

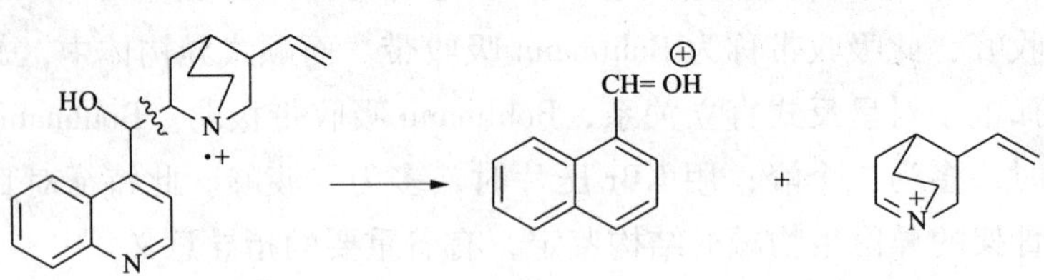

金鸡宁 m/z, 294　　　a m/z,153　　　b m/z,136(100)

甾体生物碱类的裂解，其甾核部分无特征性裂解，所有的主要裂解几乎均涉及氮原子，呈现非常典型的受氮支配的裂解规律，如维藜芦胺和浙贝甲素的基峰均来自含氮原子碎片。

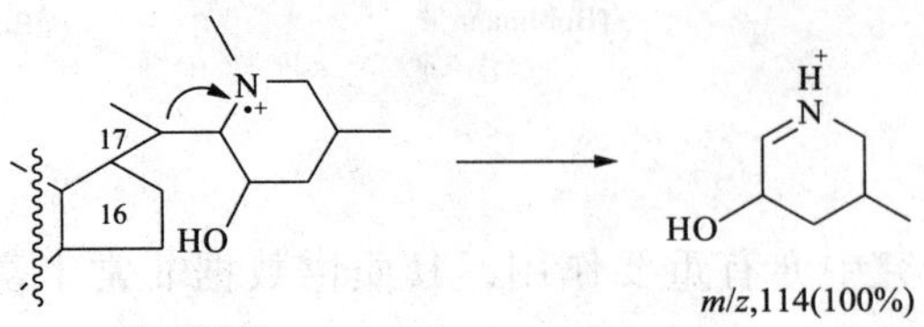

维藜芦胺

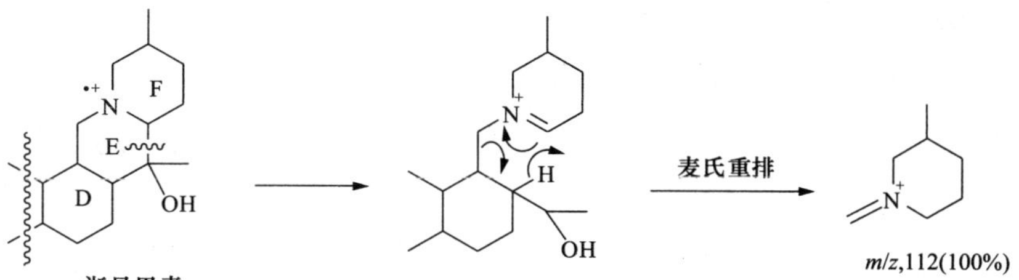

浙贝甲素　　　　m/z,112(100%)

3. **主要由RDA裂解产生特征离子**　裂解后产生一对强的互补离子，由此可确定环上取代基的性质和数目。属于这种裂解的生物碱主要有四氢β-卡波林结构的吲哚碱类、四氢原小檗碱类、普罗托品碱类和无*N*-烷基取代的阿朴菲碱类等。

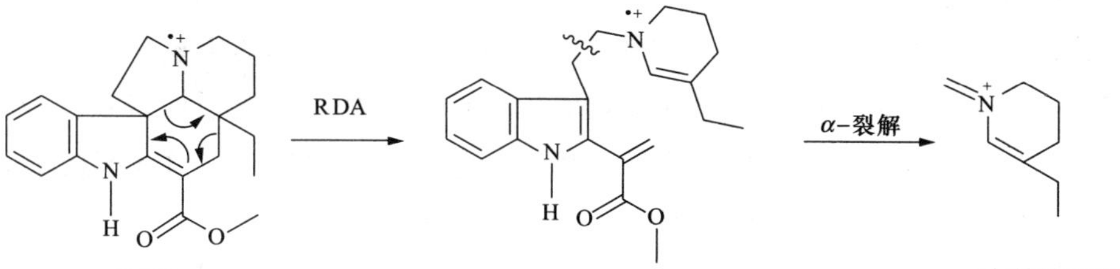

文卡明
M^+ m/z,338　　　　m/z,124(100%)

4. **主要由苄基裂解产生特征离子**　苄基四氢异喹啉类、双苄基四氢异喹啉类等是最典型的代表。裂解后得到一对互补离子。

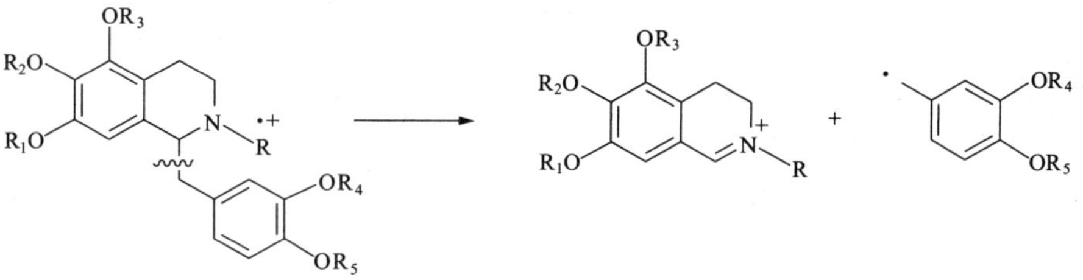

（四）核磁共振谱

核磁共振谱是生物碱结构测定的最强有力的工具。氢谱可提供有关功能基（如NMe、NEt、NH、羟基、甲氧基、双键、芳氢等）和立体化学的许多信息。碳谱和各种2D-NMR谱所提供的结构信息又是其他光谱法无法比拟的。由于生物碱的核磁共振谱内容庞杂，限于篇幅，难于如MS谱等那样作全面归纳总结。文献[42]收集整理了大量的^{1}H-NMR、^{13}C-NMR数据，对生物碱的结构测定有重要参考价值。

五、生物碱结构测定的实例

1. **西藜芦碱性（cevanine）贝母属生物碱的结构测定**[43-44]　西藜芦碱性贝母属生物碱具有异甾核与喹诺里西啶骈合而成的由27碳构成的六环骨架，属于稠密脂环，其骨架质子氢谱密集，难于分辨，有鉴定意义者不多，碳谱则不然，对鉴定该型生物碱的结构类型、环稠合方式以及取代基的性质、数目和构型等均起决定性作用。

在西藜芦碱性生物碱中，一般无紫外吸收峰，但当C_6或C_3位存在酮基时，则在λ_{max} 280nm（ε 10～50）附近有弱的吸收峰。

该类生物碱的特征是具有喹诺里西啶基核，若为反式喹诺里西啶（trans-qunolizidine），红外谱图中一定会在2700～2800cm^{-1}处出现Bohlmann吸收峰，若为顺式稠合，或氮氧化物则不会有Bohlmann峰出现。此处多在3400cm^{-1}出现羟基吸收峰；若有六元环酮存在，则在1700cm^{-1}处出现羟基的强吸收峰。

Cevanine型生物碱的质谱裂解规律总是以氮原子为中心的α-裂解，其基峰来自含氮原子碎片，对鉴别C_{20}位羟基的有无有实际意义。C_{20}位羟基存在时，基峰在m/z 112，并出现m/z 234的特征碎片离子；无羟基时，基峰则在m/z 111，同时出现m/z 164、m/z 218的特征碎片离子。

贝母生物碱结构中的3个甲基质子信号具鉴定意义。H-19符合5α、14α甾环上H-19的δ值变化规律，C-6位为β直立羟基与C-10位β直立-CH_3（19-H）呈1，3相互作用，使19-H移向低场。20-CH_3（21-H）多为平伏型，其δ值受同碳羟基的影响较大，C-20位存在羟基时，21-H质子信号呈尖锐单峰出现在较低场；缺失羟基时，质子信号裂分成双峰出现在较高场。H-27质子信号因甲基构型而异，25-CH_3为β直立键时，27-H δ值在较低场；25-CH_3为α平伏键时，质子信号在高场，详见表12－11。

该类生物碱C-3位一般多有羟基取代，3-H信号对C-3位取代羟基具有鉴定意义。若C-3位是β平伏键羟基取代，则3-H为α直立键，δ 3.5，$W_{1/2}$ =24Hz；若C-3位是α直立键羟基，则H-3为β平伏键，δ 4.29，$W_{1/2}$ =8Hz。若C-3位羟基乙酰化：H-3为平伏键时，δ = 4.5～4.7；H-3为直立键时δ =4.73～5.03。

表12－11　贝母生物碱3个甲基的质子信号

质子名称	质子信号	结构因素
19β-H	0.68～0.83，3H，s	C-6上α平伏键羟基
	1.00～1.03，3H，s	C-6上β直立键羟基
21α-H	0.68～0.85，3H，d，J=6～7Hz	C-20无羟基
	1.00～1.30，3H，s	C-20有羟基
27β-H	1.00～1.10，3H，d，J= 6～7Hz	β直立型
27α-H	0.68～0.80，3H，d，J=6～7Hz	α平伏型

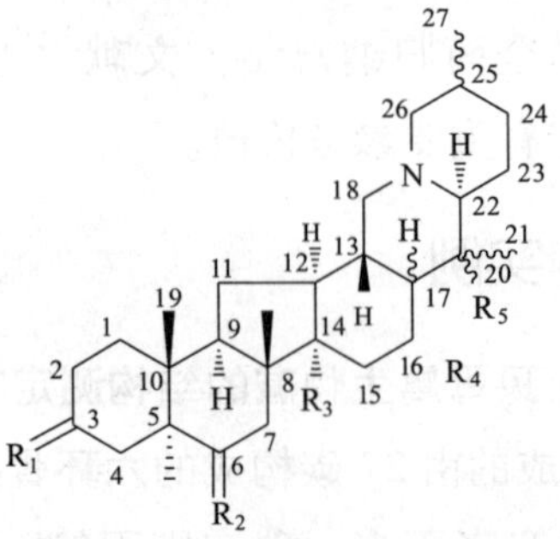

核磁共振氢谱提供的信息有限，尤其是对解决D/E环的稠合方式无能为力。核磁共振碳谱则弥补了氢谱的不足。以Ⅰ～Ⅵ等6个不同取代基的贝母生物碱为例，对贝母生物碱的碳谱进行分析，见表12－12。

表 12－12　化合物Ⅰ～Ⅵ的结构

化合物	C-19	C-21	C-27	C_3-R_1	C_6-R_2	C_{14}-R_3	C_{16}-R_4	C_{20}-R_5	D/E
Ⅰ	β	α	β	β-OH，α-H	α-OH，β-H	H	H，H	β-OH	反
Ⅱ	β	α	β	β-OH，α-H	α-OH，β-H	OH	β-OH，H	β-OH	反
Ⅲ	β	α	β	β-OH，α-H	α-OH，β-H	OH	β-OH，H	β-OH	顺
Ⅳ	β	α	β	β-OH，α-H	=O	H	H，H	β-H	顺
Ⅴ	β	β	β	β-OH，α-H	Δ^5，H	H	H，H	α-H	反
Ⅵ	β	α	α	α-OH，β-H	β-OH，α-H	H	H，H	β-H	$\Delta^{13(17)}$

（1）3个甲基碳化学位移变化规律　C-19的δ值取决于C_6位羟基的构型，若为α平伏键，化学位移值在δ 13.0附近；若为β直立键，因与C-19呈1，3双直立关系，C-19则低移至δ 15.0左右，如Ⅵ；C-19的化学位移值还受Δ^5的影响，明显地向低场移至δ 19.0，如Ⅴ。②C-21多为α平伏键，化学位移值一般为δ 14～15，如Ⅳ；但若C_{20}位有β-羟基，则向低场移至δ 21左右，如Ⅲ；C-21为β直立键时，因受氮原子未共用电子对空间效应影响，明显向高场位移，其位移值δ 8～9，如Ⅴ。③C-27多为β直立键，基于与上述C-21同样的理由，C-27化学位移处于高场δ 17.5左右，如Ⅰ、Ⅱ、Ⅲ、Ⅴ；反之，C-27偶有α平伏键者，则处于较低场，位移值在δ 19，如Ⅵ。

（2）D与E环的稠合方式的鉴定　Cevanine生物碱六个环的稠合方式一般为A/B、B/C均为反式，C/D为顺式，D/E、E/F环的稠合方式不同，既有D/E、E/F顺式稠合，亦有D/E、E/F反式稠合。碳谱对于鉴定D/E稠合方式有指导意义。D/E反式稠合时，C-17化学位移值比D/E顺式稠合的要大一些，反式在δ 50左右，如Ⅰ和Ⅱ；顺式稠合的化学位移值则在较高场，约在δ 46左右，如Ⅲ。在D/E环顺式稠合的化合物Ⅳ中，C-16、C-18和C-22化学位移值分别为δ 17.9、60.0、63.2，分别与具有D/E反式稠合的化合物Ⅰδ 20.8、61.8、70.3比较，均明显处于高场。这是由于D/E顺式稠环中，C_{16}～C_{17}直立键与18-H、22-H两个直立氢之间1，3双直立键的空间效应关系引起的（表12－13）。

表 12－13　六种贝母生物碱的碳谱

碳序	（Ⅰ）	（Ⅱ）	（Ⅲ）	（Ⅳ）	（Ⅴ）	（Ⅵ）
1	37.9t	38，7t	37.8t	37.0t	38.1t	36.2t
2	30.8t	32.0t	32.0t	30.7t	31.4t	31.3t
3	71.4d	71.3d	71.3d	71.3d	72.0d	65.3d
4	32.5t	33.8t	33.8t	30.3t	41.8t	33.2t
5	52.1d	52.4d	51.1d	57.2d	142.3s	47.7d
6	70.3d	70.8d	70.6d	213.3s	122.3d	73.1s
7	40.5t	40.5t	38.5t	47.6t	31.6t	39.4t
8	39.1d	45.0d	44.1d	40.4d	38.6d	34.8d
9	56.8d	53.3d	53.3d	57.2d	54.4d	56.6d
10	35.2s	35.8s	35.3s	38.4s	37.0s	35.3s
11	29.4t	28.7t	36.2t	31.8t	30.3t	30.6t
12	41.1d	50.8d	78.9s	42.1d	31.5d	40.8d

续表

碳序	(Ⅰ)	(Ⅱ)	(Ⅲ)	(Ⅳ)	(Ⅴ)	(Ⅵ)
13	39.3d	35.3d	37.5d	39.5d	37.9d	128.2s
14	44.0d	78.3s	81.0s	39.1d	45.3d	41.1d
15	24.8t	35.6t	37.0t	29.5t	25.1t	27.3t
16	20.8t	67.3d	67.1d	17.9t	24.9t	16.2t
17	49.0d	51.1d	45.8d	47.6d	45.5d	131.1s
18	61.8t	62.4t	57.3t	60.0t	62.6t	53.1t
19	13.0q	12.9q	21.9q	15.9q	8.6q	14.8q
20	71.1s	73.1s	73.6s	37.0d	36.2d	40.4d
21	20.3q	21.9q	21.9q	15.9q	8.6q	14.8q
22	70.3d	70.4d	70.1d	63.2d	68.0d	71.9d
23	19.1t	19.0t	19.0t	25.0t	24.3t	25.7t
24	29.4t	29.9t	29.7t	31.1t	28.9t	31.1t
25	27.7d	28.1d	28.1d	28.0d	28.3d	27.7d
26	62.5t	63.0t	62.6t	62.1t	63.9t	63.8t
27	17.3q	17.0q	17.6q	18.5q	17.9q	19.7q

2. 黄花乌头生物碱的结构测定[13,14]　毛茛科植物黄花乌头［*Aconitum coreanum* (Lévl.) Rapaics］块根，在中药上称作关白附子（Radix Aconiti Coreani），可祛风痰，逐寒湿，定惊痫。用于治疗心痛血痹，中风痰壅，口眼歪斜，头痛，癫痫，风湿痹痛，破伤风，疮疡疥癣，皮肤湿痒等。关附甲素是从关白附子中分离得到的化合物，现已发展成为抗心律失常的一类新药。

该化合物为白色菱形结晶，碘化铋钾原位薄层反应呈阳性，香草醛浓硫酸原位薄层反应加热呈桔红色，提示该化合物可能为生物碱。ESI-MS *m/z*：430［M + H］$^+$表明化合物的分子量为429且含奇数个氮，结合1D-NMR推测该化合物的分子式为$C_{24}H_{31}NO_6$，计算其不饱和度Ω = 10。IR显示具有羟基（3393cm^{-1}），羰基（1730cm^{-1}）等官能团。

^{1}H-NMR谱（500MHz，DMSO-d_6）与加重水的氢谱比较发现，δ 9.48（1H，br.s），6.40（1H，s）和5.02（1H，br.s）这三个氢信号消失，推测为三个活泼氢。δ 4.87（1H，d，*J* = 1.1Hz）和4.71（1H，d，*J* = 1.5Hz）为两个烯氢信号峰。δ 5.09（1H，m），4.86（1H，dd，*J* = 2.7，1.9Hz）和4.08（1H，d，*J* = 8.8Hz）处于较低场为三个含氧次甲基的氢信号。δ 4.10（1H，s），3.96（1H，s），3.34（1H，d，*J* = 12.2Hz）和2.91（1H，dd，*J* = 12.0，2.6Hz）为与氮相连碳上的氢信号。δ 2.08（3H，s）和1.96（3H，s）为两个乙酰基上的甲基，δ 1.10（3H，s）为一个角甲基。

^{13}C-NMR谱（125MHz，DMSO-d_6）及DEPT谱显示有24个碳信号，其中7个季碳，8个次甲基碳，6个亚甲基碳和3个甲基碳。δ 169.5（s）和169.2（s）为2个乙酰羰基碳信号；δ 144.1（s）和108.7（t）为环外双键的特征碳信号；δ 81.5（d），78.2（s），72.0（d）和68.6（d）为4个含氧取代碳信号；δ 69.3（d），64.3（t）和39.7（d）为与氮相连的碳，集中在高场的δ 35.43（t），35.39（t），30.4（t），29.6（t）和29.3（t）为环上的亚甲基碳信号；δ 28.6（q），21.7（q）和20.8（q）为三个甲基碳信号。除去两个乙

酰基的四个碳，剩下 20 个碳信号且存在环外双键说明该化合物为 C_{20}-二萜生物碱。综合以上 1D-NMR 分析，可以推测出该化合物可能为海替生型的二萜生物碱（表 12－14）。

表 12－14　化合物碳氢数据归属及二维 NMR 相关关系（DMSO-d_6，J in Hz）

No.	δ_C	δ_H	HMBC（H→C）
1	30.4t	α 3.08（1H，d，16.2） β 1.83（1H，d，16.2）	C-8，20
2	68.6d	β 5.09（1H，m）	
3	35.39t	α 1.88（1H，d，15.5） β 1.61（1H，dd，14.3，1.7）	C-1，2，4，5 C-4，18，19
4	35.43s		
5	55.9d	β 2.08（1H，s）	
6	64.3d	β 1.61（1H，s）	C-8，10
7	29.3t	α 2.00（1H，dd，14.5，3.6） β 1.68（1H，dd，14.3，1.7）	C-8，11，12
8	44.0s		C-8，10，11，13
9	52.3d	β 1.61（1H，d，8.9）	C-2，5，7，8，10，11，12，14
10	45.8s		C-2，15，20
11	72.0d	β 4.08（1H，d，8.8）	C-10，13，16
12	48.5d	β 2.49（1H，s）	C-9，11，13，14，15，16，17
13	81.5d	α 4.86（1H，dd，2.7，1.9）	C-11，12，14
14	78.2s		C-7，14，16，22
15	29.6t	2.14（1H，dt，17.8） 2.05（1H，dt，17.7）	C-8，14，16 C-16，17
16	144.1s		
17	108.7t	Z 4.87（1H，d，1.1） E 4.71（1H，d，1.5）	C-12，15 C-12，13，15，16
18	28.6q	1.10（3H，s）	C-4，5，19
19	59.7t	α 3.34（1H，d，12.2） β 2.91（1H，dd，12.0，2.6）	C-4，6，18，20 C-18，20
20	69.3d	4.10（1H，s）	C-1，6，8，14，19
2-OAc	169.5s 21.7q	2.06（3H，s）	
13-OAc	169.2s 20.8q	1.96（3H，s）	

分析该化合物的 ^1H-^1H COSY 和 HSQC，可以推测以下结构片段：a δ 30.4（t），68.6（d）和 35.39（t）；b δ 55.9（d），64.3（d）和 29.3（t）；c δ_C 52.3（d），72.0（d），48.5（d）和 81.5（d）。为了推导化合物结构片段的连接，我们借助于 HMBC 谱来加以说明（图 12－11）。由 δ 3.08（H-1）与 δ 55.9（C-5），45.8（C-10）；δ 1.88（H-3α）与 δ 30.4（C-1），35.43（C-4），55.9（C-5）的 HMBC 相关，说明片段 a 与 C-4、C-5、C-10 这

三个碳共同组成一个六元环 A。由 δ 1.61 (H-6β) 与 δ 44.0 (C-8), 45.8 (C-10); δ 1.88 (H-5β) 与 δ 64.3 (C-6), 52.3 (C-9) 的 HMBC 相关，说明片段 b 与 C-8, C-9, C-10 组成 B 环，并且 B 环通过 C-5、C-10 与 A 环稠合。由 δ 2.49 (H-12β) 与 δ 52.3 (C-9), 29.6 (C-15), 144.1 (C-16); δ 2.14 (H-15) 与 δ 44.0 (C-8) 的 HMBC 相关，说明 C-8, C-9, C-11, C-12, C-15 和 C-16 构成六元环 C。再由 δ 4.71 (H-17*E*) 与 δ 144.1 (C-16) 的 HMBC 相关，说明末端双键位于 C-16 位。由 δ 2.14 (H-15β) 与 δ 78.2 (C-14), 144.1 (C-16); δ 4.86 (H-13α) 与 δ 48.5 (C-12), 78.2 (C-14) 的 HMBC 相关，说明 C-12, C-14 分别与 C-13, C-8 稠合形成又一个六元环。由 δ 2.14 (H-20β) 与 δ 78.2 (C-14), 64.3 (C-6), 44.0 (C-8), 59.7 (C-19), 30.4 (C-1) 的 HMBC 相关，进一步确证了该化合物为海替生型的二萜生物碱。由 δ 4.86 (H-13α) 与 δ 169.2 (C = O) 的 HMBC 相关，说明一个乙酰基是连接在 C-13 位。而另一个乙酰基连接在 C-2 位，两个羟基归属于 C-11, C-14 位是通过跟海替生相比较和 X-射线单晶衍射加以确定。

该化合物的相对构型可以通过 ROESY 谱来确定，H-11 与 H-12β 的相关，说明 11-羟基为 α 构型。H-12β 与 H-20; H-20 与 H-9 以及 H-9 与 H-5 的 ROESY 相关，说明 H-20, H-9 和 H-5 均为 β 构型。

最后采用关附甲素盐酸盐 X 射线单晶衍射法进一步验证了其构型（图 12－12），结果表明该分子是由七个六元环（A、B、C、D、E、F、G）和一个五元环（H）沿A-B-D 环竖直重叠构成。其中 A 环和 B 环为椅式，C 环、D 环、E 环和 F 环为船式，G 环为扭椅式，H 环为信封式。A/B、B/C 均为反式连结，侧链 β-OAc (C-13), α-羟基 (C-11), β-H (C-5) 分子内及分子间均无氢键联系。

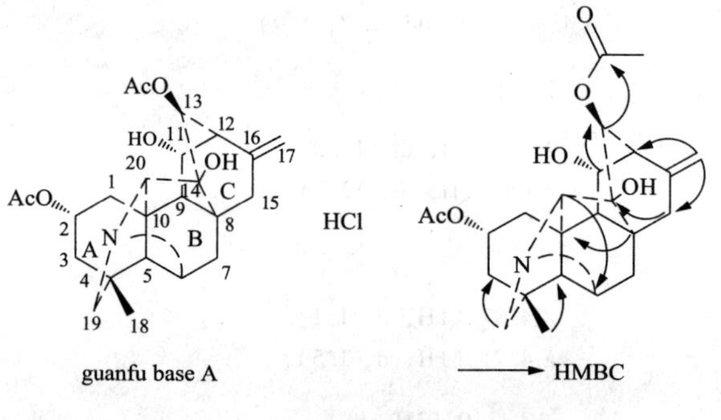

图 12－11　关附甲素的结构式及主要二维 NMR 相关关系

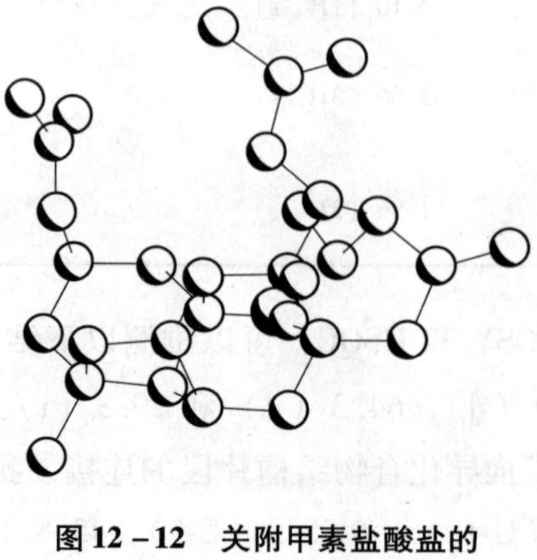

图 12－12　关附甲素盐酸盐的 X 射线单晶衍射图

扫码“练一练”

重点小结

- 生物碱
  - 概述
    - 定义
    - 分布
    - 存在形式
    - 命名原则
  - 结构分类
    - 有机胺类
    - 吡咯类
      - 吡咯类
      - 吡咯里西啶类
    - 哌啶类
    - 托品类
    - 喹啉类
    - 吖啶酮类
    - 异喹啉类
      - 简单异喹啉类
      - 苄基异喹啉类
        - 苄基异喹啉类
        - 阿朴菲类
        - 吗啡类
        - 双苄基异喹啉类
        - 小檗碱类
        - 普罗托品类
        - 苯菲啶类
    - 吲哚类
    - 肽类
      - 环肽类
      - 线肽类
    - 萜类
    - 甾体类
  - 理化性质
    - 性状
    - 旋光性
    - 溶解度
    - 检识
      - 沉淀反应
      - 显色反应
    - 碱性
  - 提取与分离
    - 提取方法
      - 基于提取溶剂的提取
      - 基于提取方式的提取
    - 分离方法
      - 基于溶剂法的分离
      - 基于色谱法的分离
  - 结构测定
    - 薄层色谱法
    - 高效液相色谱法
    - 经典化学法
    - 波谱分析法
    - 结构测定实例

参考文献

[1] Manske RHF. The alkaloids: chemistry and physiology [M]. Vols. 1 – 20. New York: Academic Press, 1950 – 1979; Brossi, A. ibid. Vols. 21 – 39. New York: Academic Press, 1981 – 1990; Cordell, G. A. ibid. Vols. 40 – 45. New York: Academic Press, 1991 – 2001.

[2] The Chemical Society, The alkaloids (London) [M]. Vols. 1 – 13. London: Burlington, 1971 – 1983; Pelletier, S. W. Alkaloids: Chemical and biological perspectives [M]. Vols. 1 – 14. New York: John Wiley, 1983 – 2000.

[3] Cordell GA. Introduction to alkaloids [M]. New York: John Wiley, 1982.

[4] Mothers K, Schutte HR., Luckner M. Biochemistry of alkaloids [M]. Berlin: VEB Deutscher Verlag der Wissen Schaftan, 1985.

[5] Goodwin TW., Ian Mercer E. Introduction to plant Biochemistry [M]. 2 ed. Pergamon Press, 1985.

[6] Mothers K, Schutte HR, Luckner M. Biochemistry of alkaloids [M]. Berlin: VEB Deutscher Verlag der Wissen Schaftan, 1985.

[7] Rother A, Schwarting A. E. The phenylquinolizidines of the seedlings of *Heimia salicifolia* [J]. *Lloydia*, 1975, 38: 477 - 488.

[8] Mothers K , Schutte HR. Biochemistry of alkaloids [M]. Berlin: VEB Deutscher Verlag der Wissen Schaftan, 1985.

[9] Shamma M. The isoquinoline alkaloids [M]. New York: Academic Press, 1972.

[10] Saxton JE. Indoles. Part 4 [M]. New York: John Wiley, 1983.

[11] Pelletier SW. Chemistry of the alkaloids [M]. New York: Van Nostrand Reinhold, 1970.

[12] Hooteles. A revised structure for geneserine [J]. *Tetrahedron Letter*, 1969, 2713 - 2716.

[13] 梅成. 微波萃取技术的应用 [J]. 中成药, 2002, 24 (2): 134 - 135.

[14] 范志刚, 张玉萍, 孙燕, 等. 微波技术对麻黄中麻黄碱的浸出量影响 [J]. 中成药, 2000, 22 (7): 520 - 521.

[15] 邓远辉, 杨柳, 周蓓, 等. 微波用于中药黄连的提取 [J]. 数理医药学杂志, 2002, 15 (1): 88 - 89.

[16] Fulzele DP, Satdive RK. Comparison of techniques for the extraction of the anti-cancer drug camptothecin from Nothapodytes foetida [J]. *Journal of Chromatography A*, 2005, 1063 (1 - 2): 9 - 13.

[17] 李慧, 王剑锋. 北草乌生物碱的超生辅助浸提及含量测定 [J]. 大连民族学院学报, 2002, 4 (1): 9 - 12.

[18] 夏开元, 阎汝南. 超临界流体萃取技术的原理和应用 [J]. 中国药学杂志, 1992, 27 (8): 489 - 492.

[19] 蔡建国, 张涛, 陈岚. 超临界 CO_2 流体萃取博落回总生物碱的研究 [J]. 中草药, 2006, 37 (6): 852 - 854.

[20] Verma A, Hartonen K, Riekkola ML. Optimisation of supercritical fluid extraction of indole alkaloids from Catharanthus roseus using experimental design methodology--comparison with other extraction techniques [J]. *Phytochemical Analysis*, 2008, 19 (1): 52 - 63.

[21] Choi YH, Yoo KP, Kim J. Supercritical fluid extraction and liquid chromatography-electrospray mass analysis of vinblastine from Catharanthus roseus [J]. *Chemical & Pharmaceutical Bulletin*, 2002, 50 (9): 1294 - 1296.

[22] Choi YH, Chin YW, Kim J, et al. Strategies for supercritical fluid extraction of hyoscyamine and scopolamine salts using basified modifiers [J]. *Journal of Chromatography A*, 1999, 863 (1): 47 - 55.

[23] Choi YH, Yoo KP, Kim J. HPLC-electrospray ionization-MS-MS analysis of *cephalotax-*

us harringtonia leaves and enhancement of the extraction efficiency of alkaloids therein by SFE [J]. *Journal of Chromatographic Science*, 2003, 41 (2): 67 –72.

[24] 张兆旺，孙秀梅．试论“半仿生提取法”制备中药口服制剂 [J]. 中国中药杂志，1995, 20 (11): 670 –673.

[25] 张兆旺，孙秀梅，尉小慧，等．川乌 2 种方法提取液的成分比较 [J]. 中成药，1999, 21 (1): 5 –7.

[26] 张兆旺，孙秀梅．半仿生提取法的特点与应用 [J]. 提取技术与工艺，2000, 2 (1): 35 –38.

[27] 马桔云，赵晶岩，姜颖，等．纤维素酶在黄连提取工艺中的应用 [J]. 中草药，2000, 31 (2): 103 –104.

[28] 张霄翔，陈虎．渗滤 – 薄膜蒸发连续提取吴茱萸总生物碱的工艺研究 [J]. 中药材，1996, 19 (6): 311 –312.

[29] 王锦军，张延召，田平林．反相离子对高效液相色谱法优选去氢骆驼蓬碱提取工艺的初步研究 [J]. 天然产物研究与开发，2002, 14 (3): 63 –65.

[30] 郭秀英．膜技术在麻黄素生产中应用简介 [J]. 山西化工，1991, 34 (3): 23 –25.

[31] 朱才庆，余华，范其坤，等．超滤膜纯化夏天无总碱的研究 [J]. 中草药，2005, 36 (9): 1319 –1322.

[32] 彭国平，郭立玮，徐丽华，等．超滤技术应用对中药成分的影响 [J]. 南京中医药大学学报，2002, 18 (6): 339 –341.

[33] 赵宋亮，陶春元，谢宝华．超临界 CO_2 萃取菊三七生物碱的工艺研究 [J]. 中药材，2008, 31 (11): 1749 –1751.

[34] Suto K, Kakinuma S, Ito Y, et al. Determination of berberine and palmatine in phellodendri cortex using ion-pair supercritical fluid chromatography on-line coupled with ion-pair supercritical fluid extration by on-column trapping [J]. *Journal of Chromatography A*, 1997, 786 (12): 371 –376.

[35] Yin JY, Guo WW, Du Y, et al. Facile separation and determination of Aconitine alkaloids in traditional Chinese medicines by CE with tris (2, 2'-bipyridyl) ruthenium (Ⅱ)-based electrochemiluminescence detection [J]. *Electrophoresis*, 2006, 27 (23): 4836 –4841.

[36] Tsimachidis D, Cesla P, Hajek T, et al. Capillary electrophoretic chiral separation of Cinchona alkaloids using a cyclodextrin selector [J]. *Journal of Separation Science*, 2008, 31 (6 –7): 1130 –1136.

[37] 赵霞，陆阳，陈泽乃．毛细管电泳法定量分析贝母中几种生物碱 [J]. 中草药，2001, 32 (2): 116 –118.

[38] 周文华，杨辉荣，岳庆磊．生物碱提取和分离方法的研究新进展 [J]. 当代化工，2003, 32 (2): 111 –113.

[39] Yang FQ, Zhang TY, Zhang R, et al. Application of analytical and preparative high speed counter current chromatography for separation of alkaloids from coptis chiennsis Franch [J]. *Journal of Chromatography A*, 1998, 829 (12): 137 –141.

[40] 闫晓慧，胡晓宇，谈锋，等．高速逆流色谱分离喜树叶中喜树碱 [J]. 中国中

药，2007，32（15）：1598－1600.

［41］刘岚，卢保森，郑军军，等．种子溶胀聚合法制备新型分子烙印聚合物［J］．中山大学学报（自然科学学版），2004，43（3）：45－48.

［42］Crabb TA. Nuclear magnetic resonance of alkaloids. in "Annual Report on NMR Spectroscopy"［M］. Vol. 6A，250，Vol. 13，60. New York：Academic Press，1975.

［43］吴继洲．贝母属植物异甾生物碱结构的研究［J］．中草药，1984，15（1）：38.

［44］徐东铭，徐雅娟．贝母属植物中生物碱的研究进展［J］．中草药，1991，22（3）：132－139.

第十三章　海洋天然药物

扫码“学一学”

学习目标

熟悉　海洋天然药物中常见的化合物类型及代表性化合物。

第一节　概　述

海洋占地球表面的71%，海洋生物量占地球总生物量的87%，海洋生物生长环境与陆生生物迥然不同，处于高盐、高压、低温、低营养和有限光照的环境中，依其特殊的结构和功能维持其生命活动。海洋生物间存在着各种互生现象，并广泛存在着生存竞争，海洋生物具有很强的再生能力、防御能力和识别能力，以防范天敌的进攻及海洋共生菌的附着，并维持物种之间的信息传递，这些独特的功能与它们体内的许多化学成分分不开。海洋生物的多样性、复杂性和特殊性决定了海洋天然产物的多样性、复杂性和特殊性。由于海洋生物物种之间的生态作用远比陆生生物复杂和广泛，其作用多通过物种间化学作用物质比如信息素（pheromones）、种间激素（kairomones）、拒食剂（feeding deterrents）等来实现，因此海洋生物活性物质的活性远比陆生生物要强，而且有些表现独特。因此从海洋中发现很强生物活性的天然产物，开发海洋药物受到各国研究人员的普遍重视[1]。

尽管海洋生物这个巨大宝库早为人们所认识，在传统中药中也有应用海洋生物治疗疾病的历史，但对海洋天然产物的深入研究是从20世纪60年代以后开始的。60年代初河豚毒素（tetrodotoxin）结构测定成功，1971年完成其人工合成并对其生理活性进行了深入研究。该化合物毒性极强，引起动物死亡的最小剂量约为0.008μg/g。从70年代以后兴起了海洋天然产物的研究高潮，经30余年的发展，海洋天然活性产物研究已成为目前天然产物化学中的一个重要分支。到目前为止，已从不到1%的海洋生物种群中发现各种具有生物活性的天然产物10000余种，它们广泛分布于海洋微生物（生活在海洋中的细菌、真菌和放线菌）、海洋植物（各种海藻等）及海洋动物（海绵、腔肠动物、被囊动物、软体动物、棘皮动物等）。许多海洋天然产物具有抗真菌、抗病毒、止血、抗凝血、抗肿瘤等方面的药理活性，有些海洋天然产物如膜海鞘素B（didemnun B）、海兔毒素10（dolastatin 10）、苔藓虫素（bryostatin）等已开发成新药或进入临床研究阶段[2]。

海洋天然产物的结构千差万别，新的骨架结构不断被发现，常见的化合物可归属于萜类化合物、甾体化合物、多糖、蛋白质、脂肪烃等结构类型，每一类活性物质中又包含许多结构不同的化合物。另外与陆生生物相比，海洋生物中还含有大量的有机卤化合物（特别是溴化物）、胍衍生物、多氧和多醚类物质等等。下面仅就海洋天然产物中结构特殊，生理活性明显的几种类型化合物加以介绍。

第二节 海洋天然产物结构类型

一、C_{15}乙酸原化合物

乙酸原化合物（acetogenin）系指从乙酸乙酯或乙酰辅酶 A 生物合成的一类化合物，陆生番荔枝科（Annonaceae）植物等含有该类型化合物达 300 多个，主要是含有 32 或 34 个碳原子的 lacceroic acid 或 ghedoic acid 的衍生物[3]。本节主要介绍从十六碳-4,7,10,13-四烯酸衍生而来的十五个碳原子的非萜类化合物。

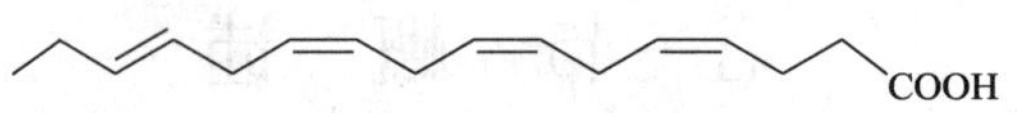

十六碳-4，7，10，13-四烯酸

非萜类 C_{15}乙酸原化合物主要存在于红藻属（*Laurencia*），该类化合物常以直链型结构存在，或者形成不同大小的环状化合物（多为氧环），从三元氧环到十二元氧环不等，结构相对简单，往往含有卤族元素取代。无氧取代直链化合物如 laurencenyne、环氧化合物有 bisezakyne A、B，*E*-isoprelarefucin，laurencienyne B，(+) -obtusenyne 等[4~6]，从 *Laurencia japonensis* 中分离得到的 Japonenyne A 具有五元与六元含氧环稠合结构，从 *L. obtuse* 中分离得到的 obtusallene Ⅰ则同时含有十二元氧环、六元氧环桥和丙二烯片段，从 *L. poitei* 中分离得到的 poitediene 则是氧化度相对较高的二溴代化合物。此外，从马来西亚红藻中分离得到的 lembyne A 和 B 中还具有碳环[7]。

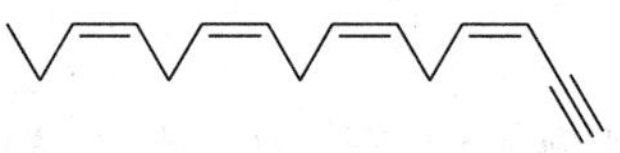

laurencenyne

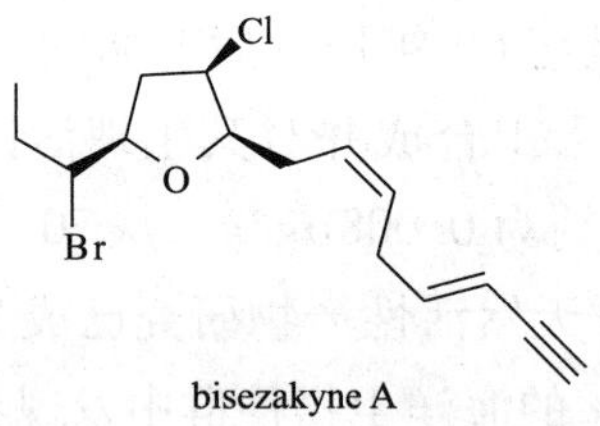

bisezakyne A

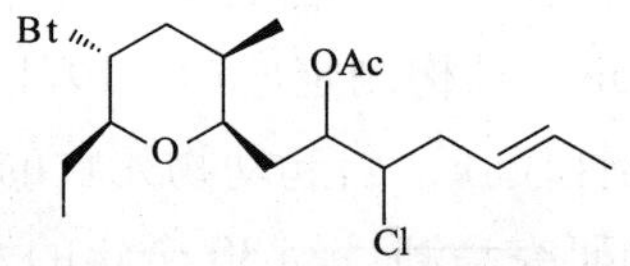

bisezakyne B

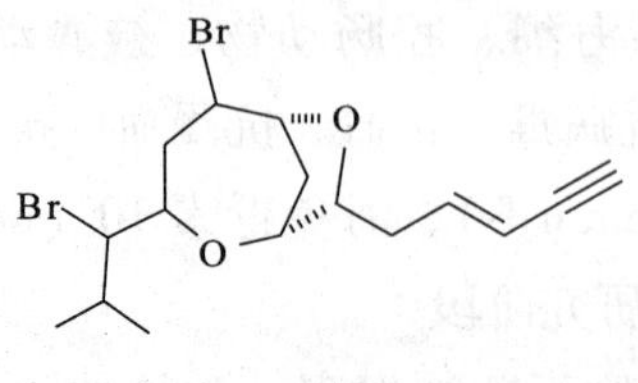

E–isoprelaurefucin

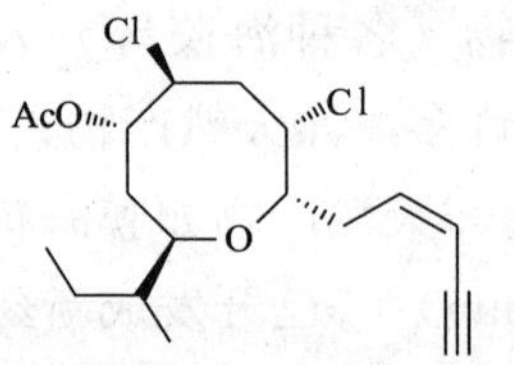

laurencienyne B

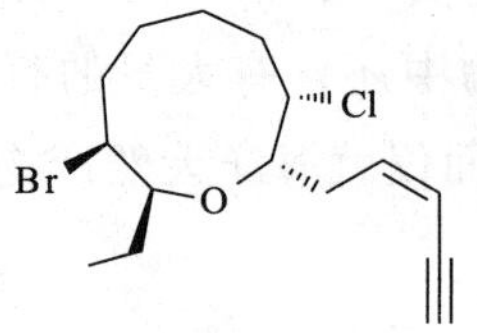

(+)– obtusenyne

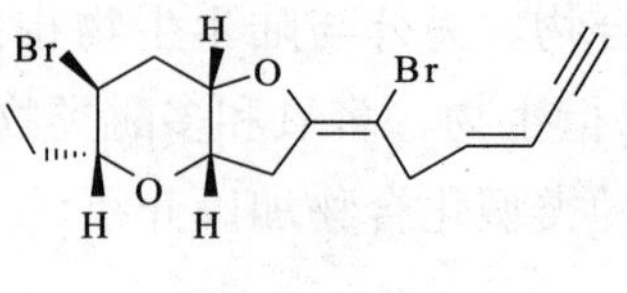

Japonenyne A

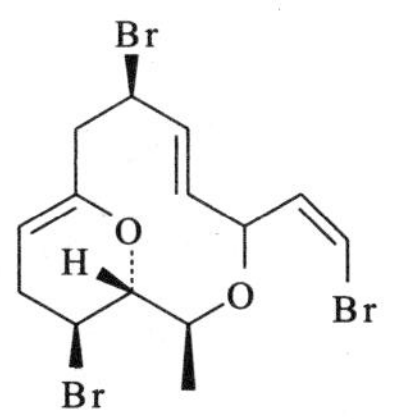

obtusallene Ⅰ

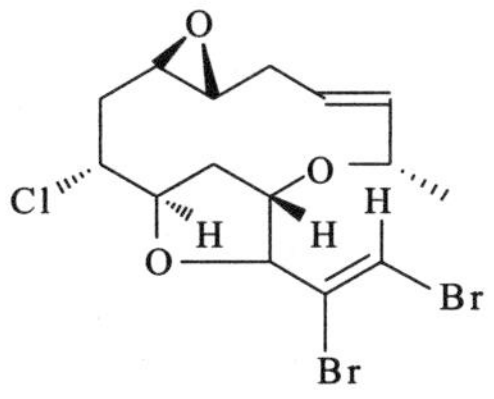

poitediene

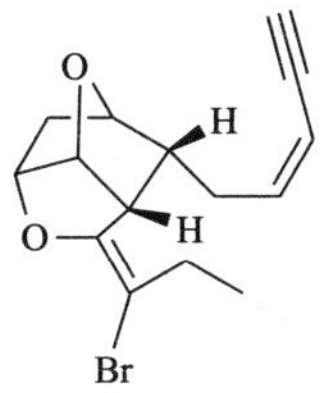

lembyne A

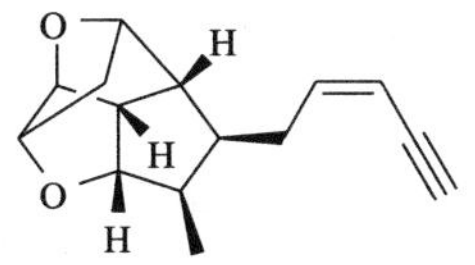

lembyne B

从海洋生物中分离得到的一些化合物，在结构中含有类似乙烯或乙炔的结构，结构为直链或成环，无分支，此类化合物生源途径与 C_{15} 乙酸原化合物相同，也属于 C_{15} 乙酸原类似化合物。如从海绵 *Xestospongia muta* 中分离得到的炔酸——十六碳溴代不饱和酸（7,13,15-hexadecatrien-5-ynoic acid）和海绵 *X. naria* 中分得的溴代二炔酸（9,17-octadecadiene-7,15-diynoic acid）。

目前发现的绝大多数 C_{15} 乙酸原非萜类化合物无共轭烯炔或丙二烯侧链，含有一个溴取代，常常有氯原子取代，虽然结构并不复杂，但因手性中心较多，双链又存在顺反异构，结构确定工作有一定的难度，有些情况下采取 X-单晶线衍射法。

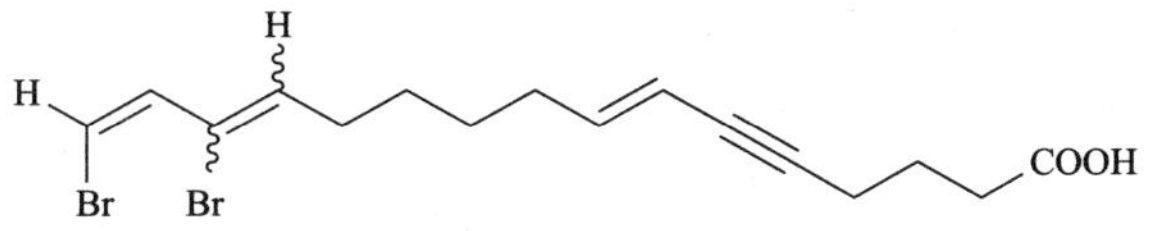

7，13,15–Hexadecatrien–5–ynoic acid

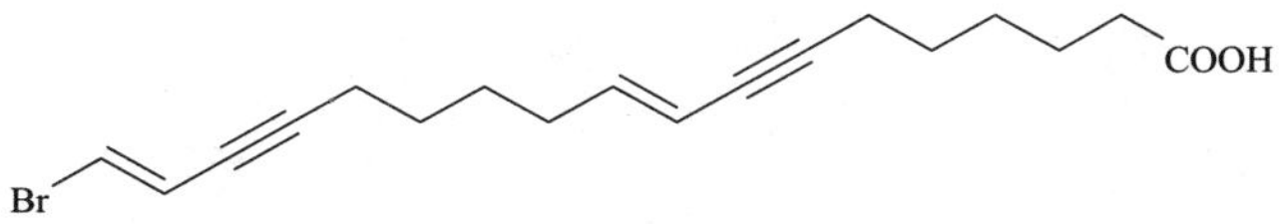

9，17–Octadecadiene–7，15–diynoic acid

二、芳香族化合物

从红藻（*Polysiphonia sphaerocarpa*）中分离到的一系列溴代酚化合物（2-溴代酚，2,4-二溴苯甲醚，2,4,6-三溴苯甲醚，2-溴-4-甲基苯酚等）是藻类中溴代酚类化合物的首次报道，后又证明这类化合物在海鱼、虾、海苔虫等中也广泛存在[8]。

从环形动物多毛纲 *Thelepusextensus T. setosus*，*T. cincinnatus* 中分离得到 thelepin，thelephenol 及二苯醚类化合物，*Odonthalia corymbifera* 中也发现了二苯亚甲基化合物，这些化合物具有抗真菌、拒食等活性[9]。

从褐藻类还发现一系列间苯三酚类化合物，如 *Carpophyllum angustifolium* 中的碘代二间苯三酚，chlorobifuhalol，chlorodifucol；从 *Sargassum spinuligerum* 与 *Cystophora torulosa* 中分离的 chlorobisfucopentaphlorethol A[10,11]。

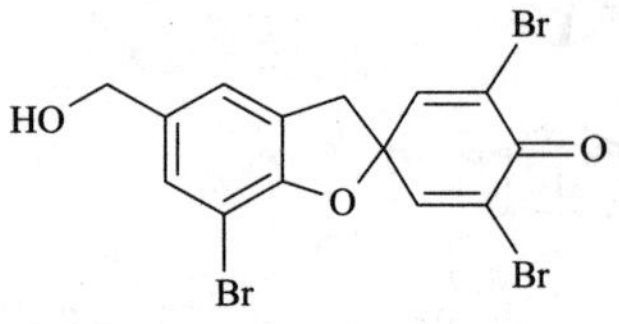

thelepin

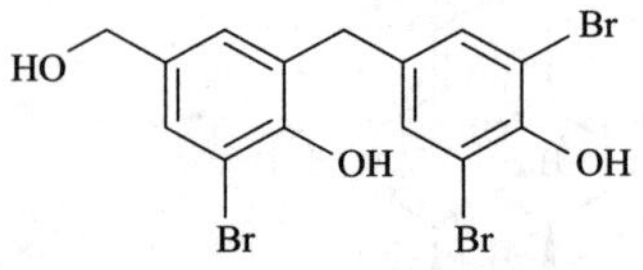

thelephenol

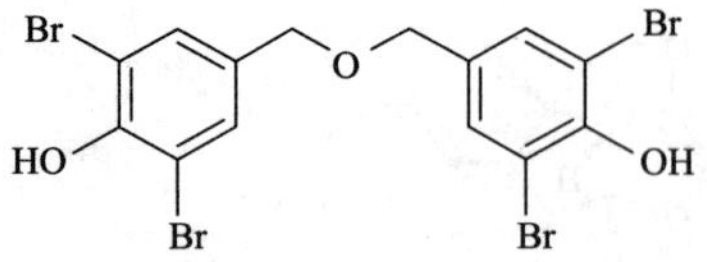

4，4′–[oxybis(methylene)]bis2，6–dibromo

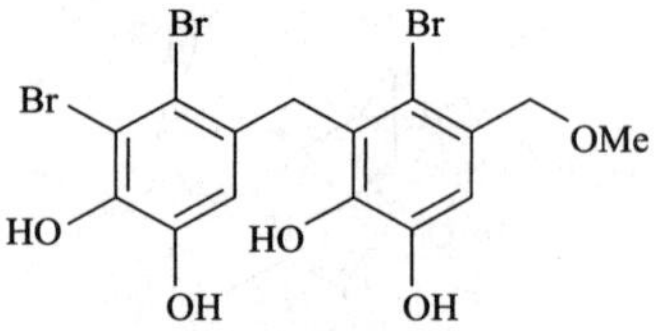

1，2–Benzenediol，4–bromo–3–[(2，3–dibromo–4，5–dihydroxyphenyl)methyl]–5–(methoxymethyl)

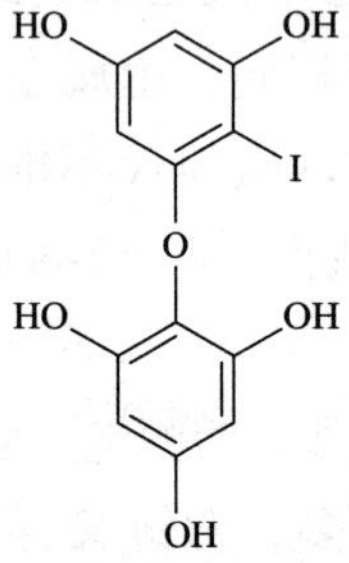

碘代二间苯三酚

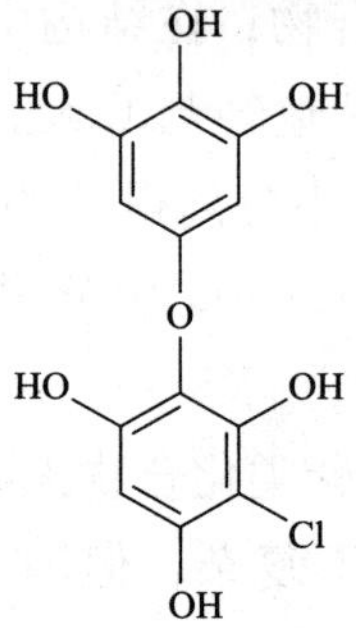

chlorobifuhalol

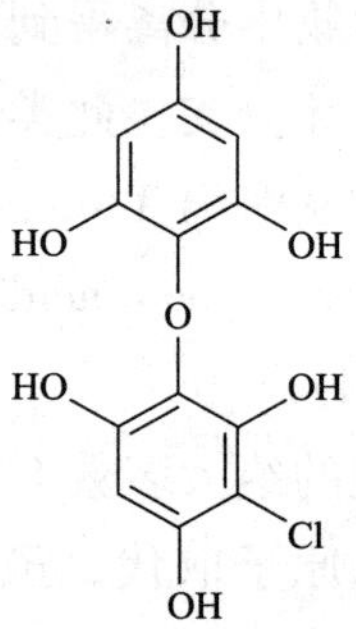

chlorodifucol

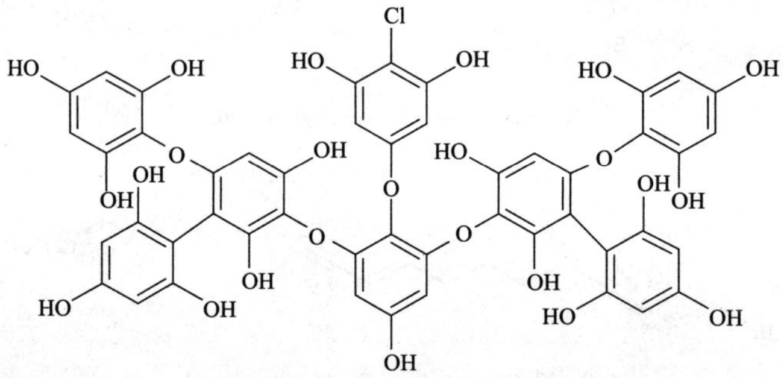

chlorobisfucopentaphlorethol–A

海洋生物中还存在一些特殊的生理活性物质，如在棘皮动物海星中，促性腺激素可刺激卵泡细胞产生 1-甲基腺嘌呤（1-methyladenine）而诱发卵子成熟，后从海绵（*Aplysilla glacialis*）中也分离到该化合物，并发现其有抗菌活性[12]。环形动物门 *Bonellia viridis* 分泌的一种深绿色色素 bonellin 是决定其性别的重要物质[13]。

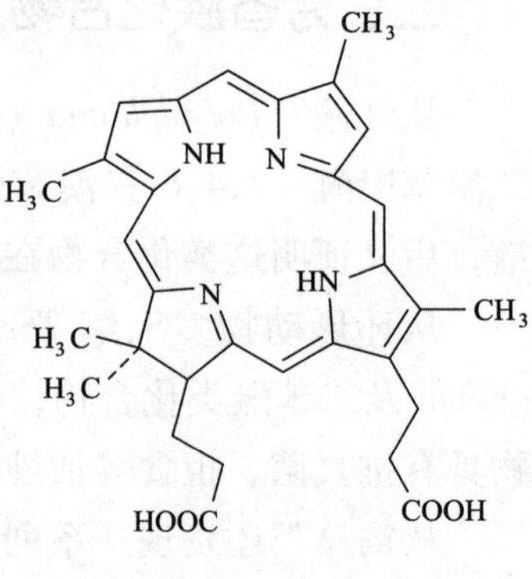

bonellin

三、萜类化合物

在海洋天然产物中，存在大量萜类化合物，且结构复杂多样。除一般意义的萜类化合物外，有些与醌醇结合形成一类新的天然产物，这是海洋生物代谢的一大特征，这些化合物在文献中统称作混源萜化合物（meroterpenoid）。

（一）单萜和倍半萜类

从红藻（*Plocamium cartilagineum*）中分离得卤素取代的开链或成环单萜类物质，其代表化合物如下[14,15]。

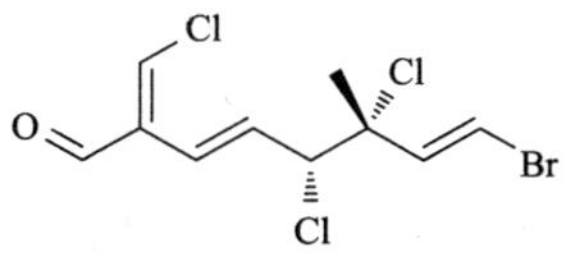

(2*E*，3*E*，5*R*，6*R*，7*E*)–8–bromo–5，6–dichloro–2–(chloromethylene)–6–methylocta–3，7–dienal

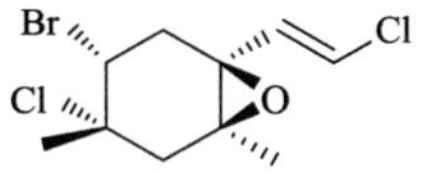

(1*S*，3*S*，4*R*，6*S*)–4–bromo–3–chloro–6–((E)–2–chlorovinyl–1，3–dimethyl–7–oxabicyclo[4.1.0]heptane

从中国南海海域的 *Sinularia* sp. 和台湾海域的 *S. nanolobata* 中分别分离得到 Caryophyllene 型降倍半萜 sinunorcayophyllenol[16]、nanonorcaryophyllennes A 和 B[17]。

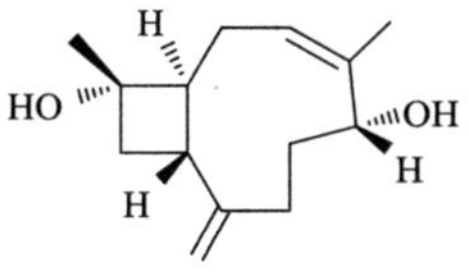

sinunorcayophyllenol

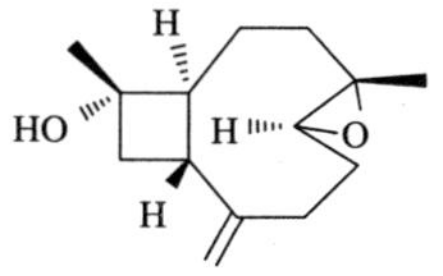

nanonrcaryophyllennes A

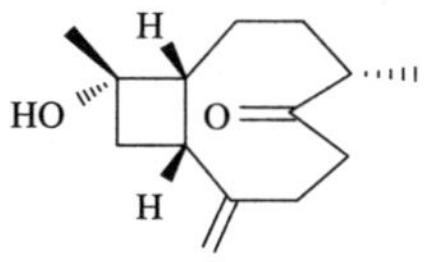

nanonorcaryophyllennes B

从台湾软珊瑚（*Sinularia*. sp）中分离得到 4 个新型骨架的过氧化倍半萜 sinularioperoxides A ~ D[18]。

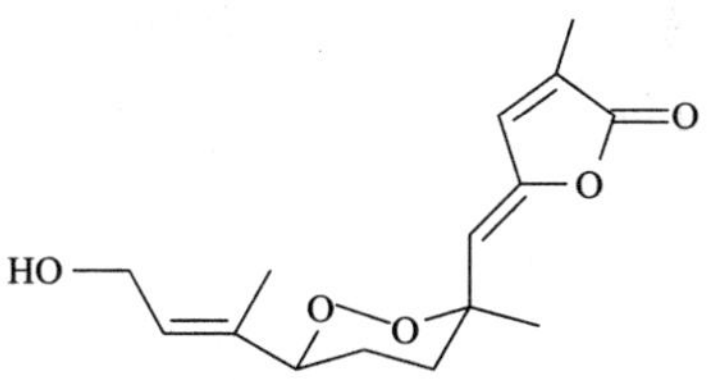

sinularioperoxides A

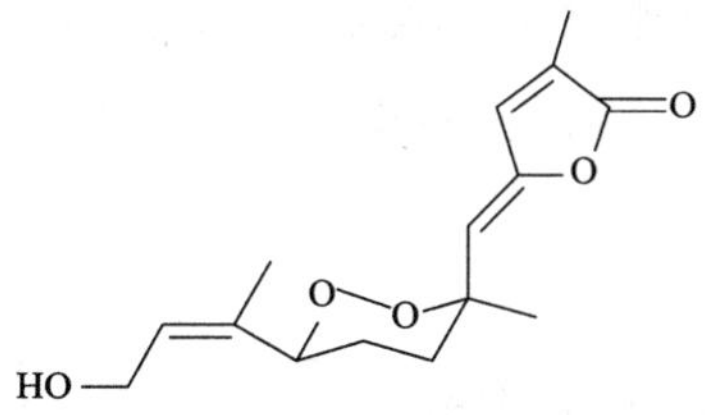

sinularioperoxides B

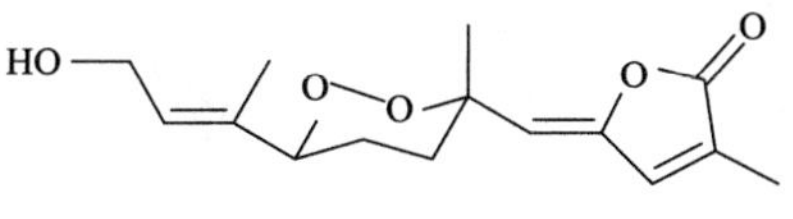

sinularioperoxides C

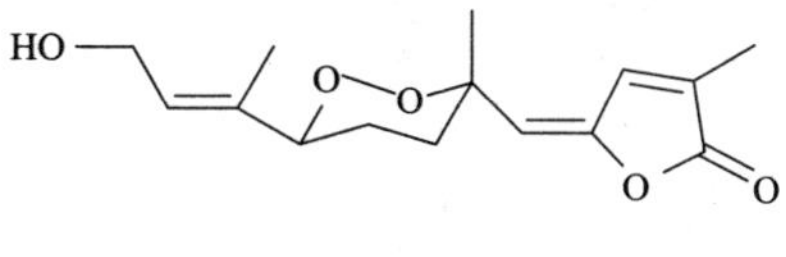

sinularioperoxides D

（二）二萜类

海绵动物、腔肠动物、红藻、绿藻、褐藻类等都含有二萜类化合物，比较特殊的有边缘列子藻（*Stoechospermum marginnatum*）中的 spatane 型二萜 oxiranemethanol[19]；厚缘藻（*Dilophus okamurai*）中的开环 spatane 型二萜 dilkamural[20]。

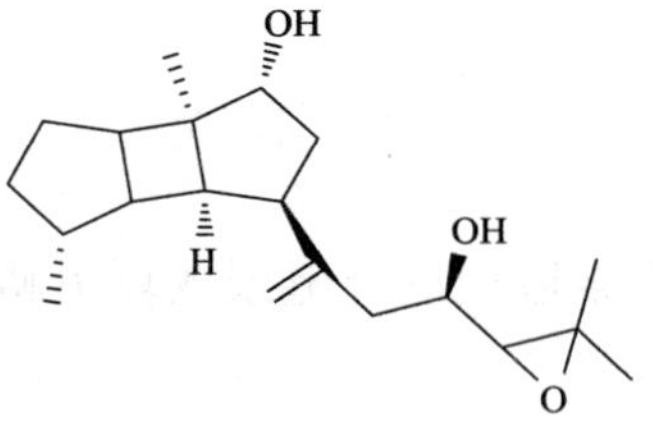

oxiranemethanol

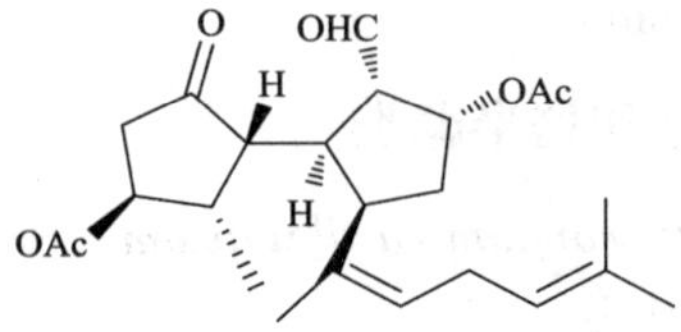

dilkamural

七元内酯环型西松烷二萜普遍具有抗癌活性，特别是以 α，β-环外双键为特征的化合物。具有七元内酯环骨架的二萜 querciformolides A-D 是从来自台湾的珊瑚 *Sinulariaquerciformis* 和 *S. granosa* 中分别分离鉴定的，其中 querciformolide 能够强烈阻止 LPS 诱导的巨噬细胞中炎症因子 iNOS 和 COX-2 的聚集从而显示抗过敏活性[21]。

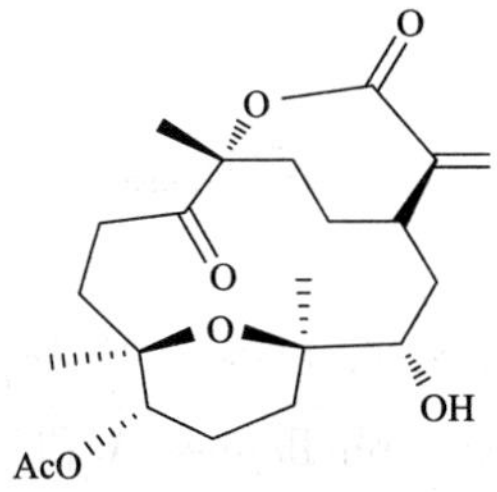

querciformolides A

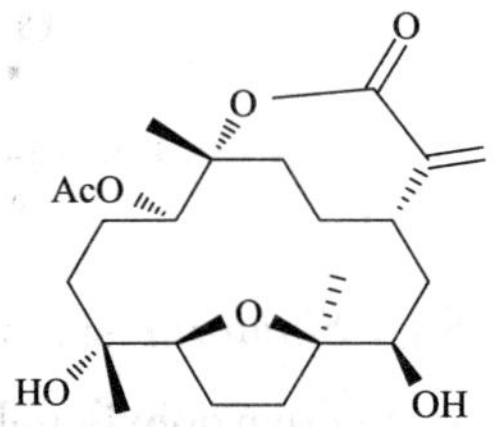

querciformolides B

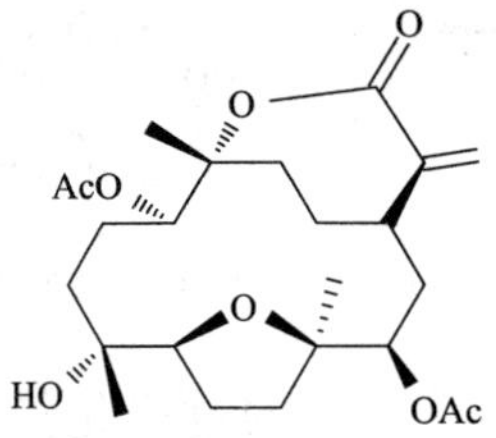

querciformolides C

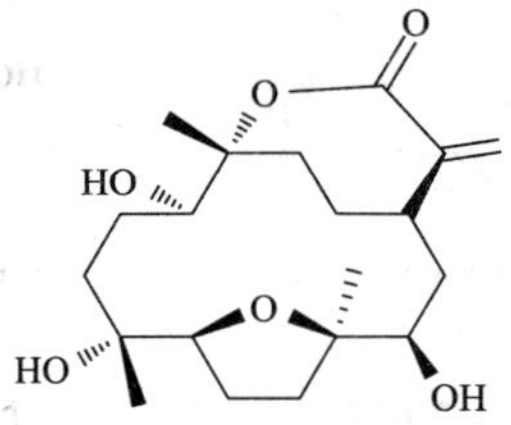

querciformolides D

从三亚柳珊瑚 *Subergorgia reticulata* 中分到 1 个新的 Briarane 型二萜 reticulolide，同时分到 2 个已知的二萜 junceellin 和 praelolide，对 *Bugula neritina* 的幼虫有明显抑制活性（IC_{50}为 50μg/ml）[22]。

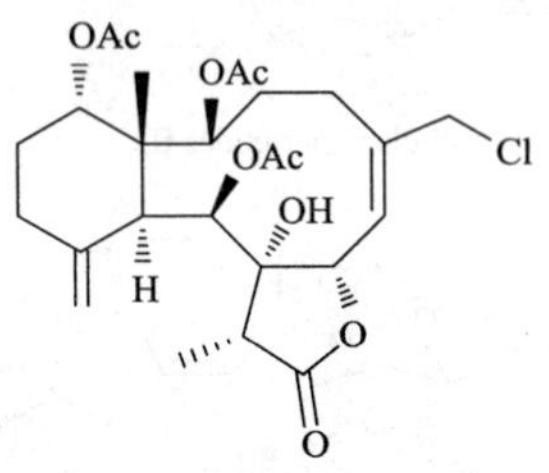

reticulolide

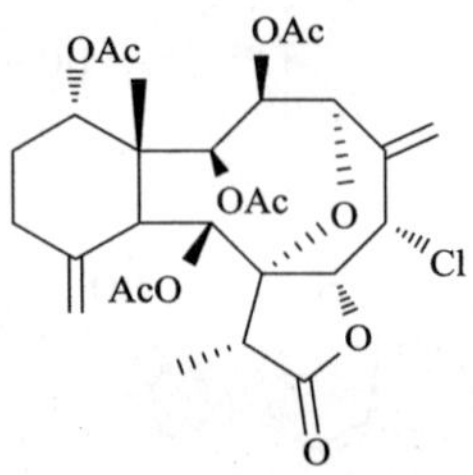

junceellin

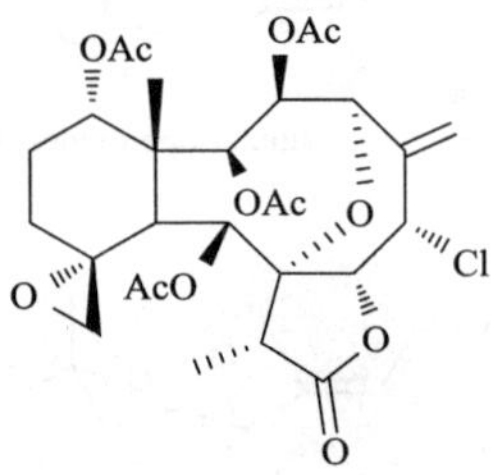

praelolide

（三）二倍半萜类

这类化合物在海洋生物中比陆地少，多在海绵中发现，常具有抗菌活性。如 *Ircinia variabilis* 中分离得 variabilin，*Fascioscio ngia cavernosa* 中分离得到的强细胞毒性的 cacospongionolide F[23]。从 *Spongia officinalis* 中分离得到的双呋喃型 21 碳萜类内酯，从生源角度上考虑应为二倍半萜的衍生物。

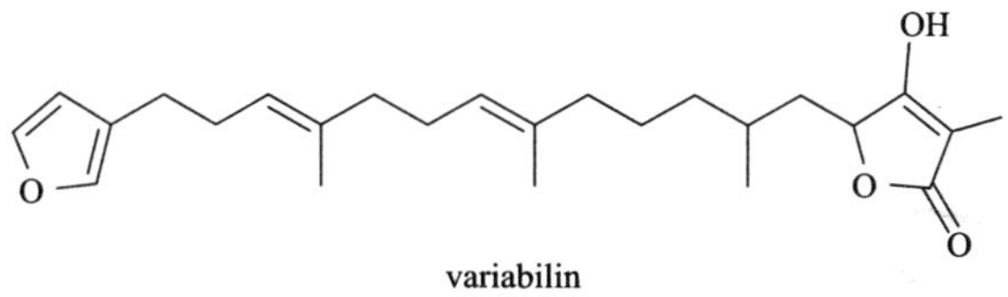

variabilin

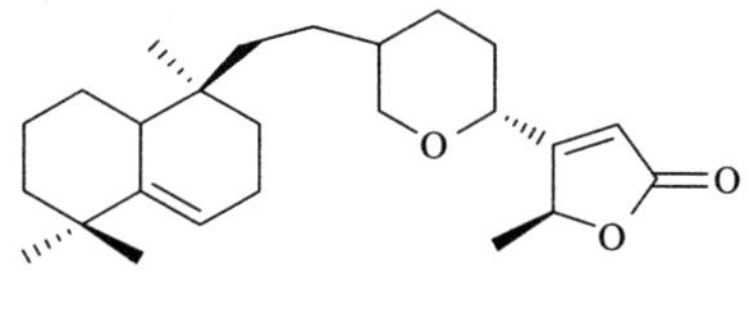

cacospongionolide F

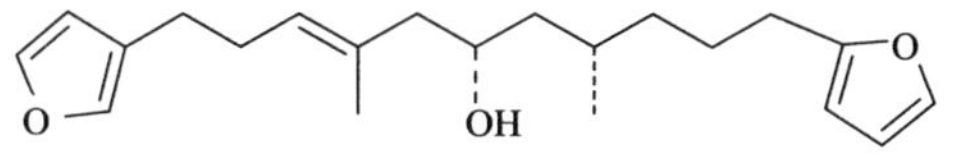

(6S，8S，E)–11–(furan–2–yl)–1–(furan–3–yl)–4，8–dimethylundec–3–en–6–ol

（四）三萜类

虽然海洋生物中富含异戊二烯类化合物，分离到的三萜类化合物并不多，一般来自海绵与海藻，属于角鲨烯衍生的聚醚类化合物，多数情况下含有两个环系，即环氧庚烷－环烷烃骨架。文献报道从不同地区采集的三种海绵 *Axinella weltneri*，*Raspaciona aculeata*，*Ptilocaulis spiculifer* 中分离到系列三萜化合物：sodwanones A-I 和 K-M，abudinol A 和 B，yardenone，dihydroyardenone，muzitone 等。化合物的区别在于氧化位置、程度的差别及角鲨烯在结构演变中可能发生的 1,2-甲基迁移、中间甲基变成亚甲基参与成环等现象的不同。有的该类化合物具有较强的细胞毒活性，如 sodwanones H 抗 A-549 人肺癌细胞的 IC_{50} 达 10. 1μg/ml。其代表化合物如 sodwanones A[24]。

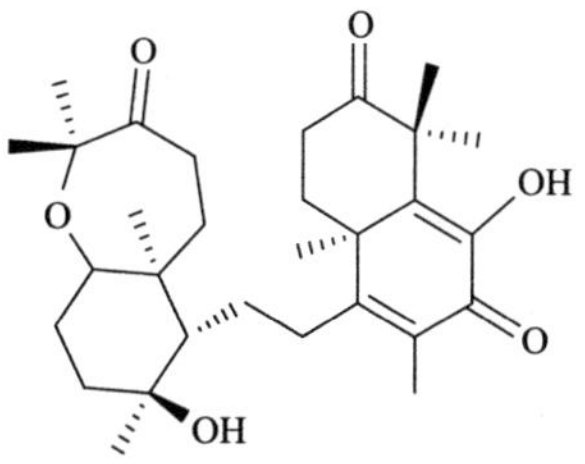

sodwanones A

化合物 auniol、teuriene、intricatetraol 等是从红藻（*Laurencia intricatea*）中分离得到的聚醚三萜，含有多个醚键，该类化合物也表现出较强的细胞毒活性，对 Hella S3 细胞 IC_{50} 为 4. 3μg/ml。

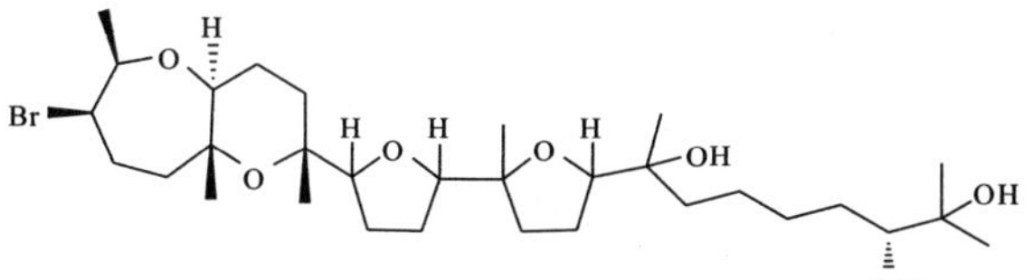

auniol

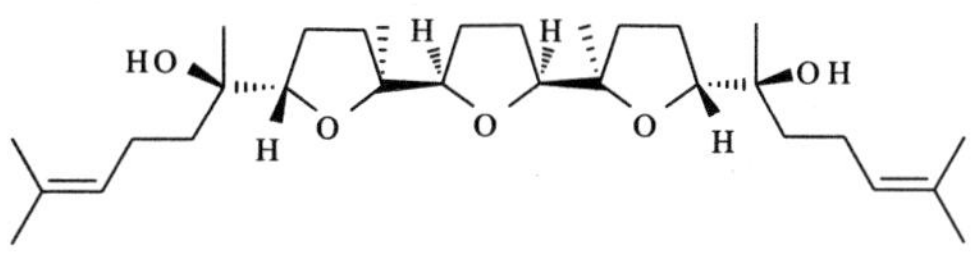

teuriene

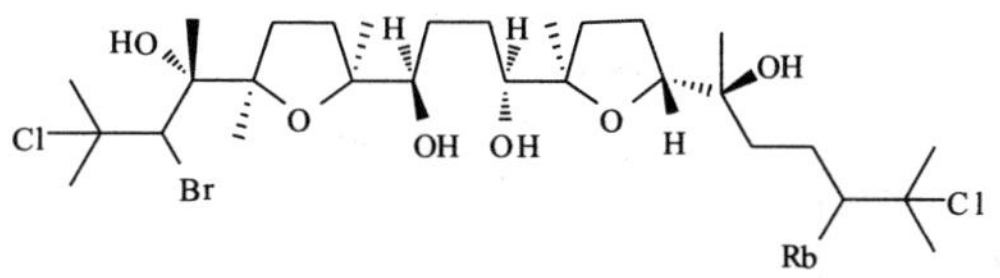

intricatetraol

从三亚海参 *Holothuria hilla* Lesson 中得到 2 个新的三萜皂苷 hillasides A 和 B，对A-549、MCF-7 和 IA9 等 8 种肿瘤细胞株有显著活性[25]。

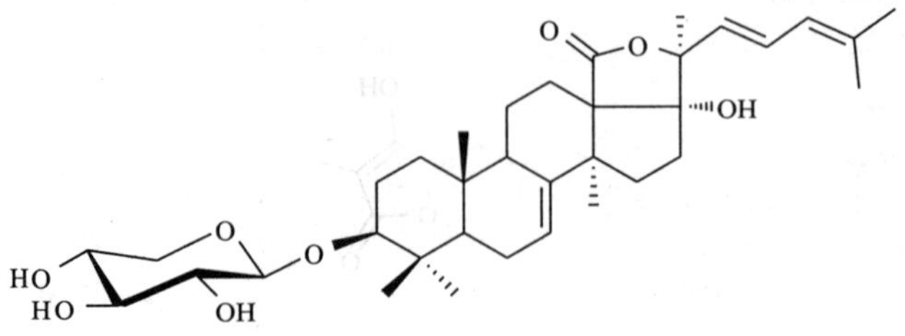

hillasides A

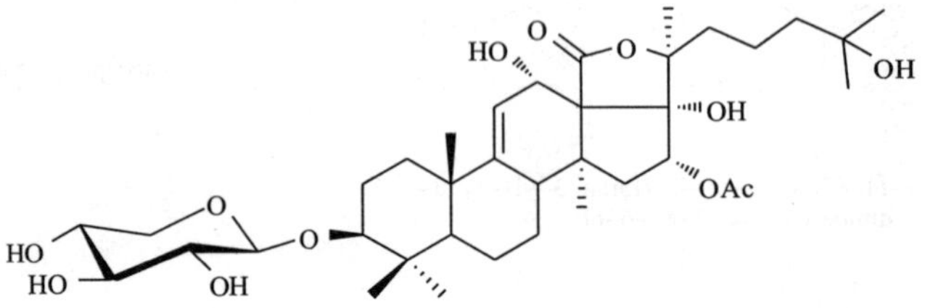

hillasides B

四、甾体化合物

与陆生植物甾醇相比，海洋甾醇具有较丰富多样的骨架和支链，有些结构非常独特。结构类型包括单羟基、多羟基甾醇，甾酮及甾体苷和甾醇苷类，许多甾醇成硫酸酯、硫酸盐，并具有生物活性。海绵中发现的结构新颖的甾醇较多，存在高度氧化、开环、失碳、侧链高度分支等现象。如从产自日本沿海的一种光溜海绵（*Xestopongia* sp.）中得到一个罕见的具有二甲缩酮结构的新甾醇，对 KB 细胞具有极强的细胞毒性（IC_{50} 4mg/ml）；产于北澳大利亚的一种掘海绵（*Dysidea* sp.）中存在多羟基甾醇。毒性皂苷广泛存在于棘皮动物中。从白斑角鲨（*Squalusacanthias*）中的肝中还得到一类氨基甾醇类化合物 aminosterols，具有不同程度的抗菌活性，还具有新生血管抑制活性，作为抗癌药物，已进入Ⅱ期临床试验[26]。

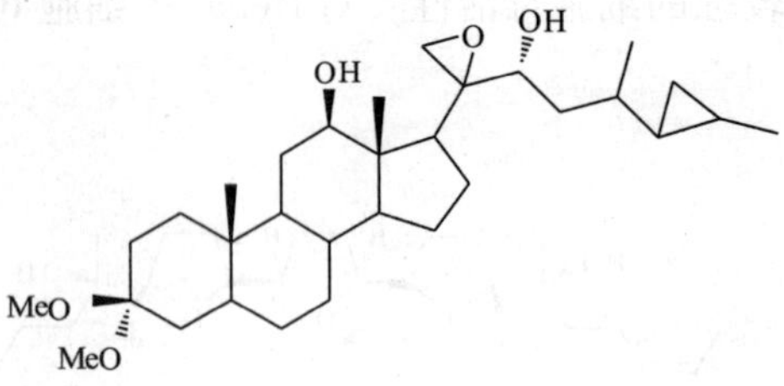

二甲缩酮新甾醇

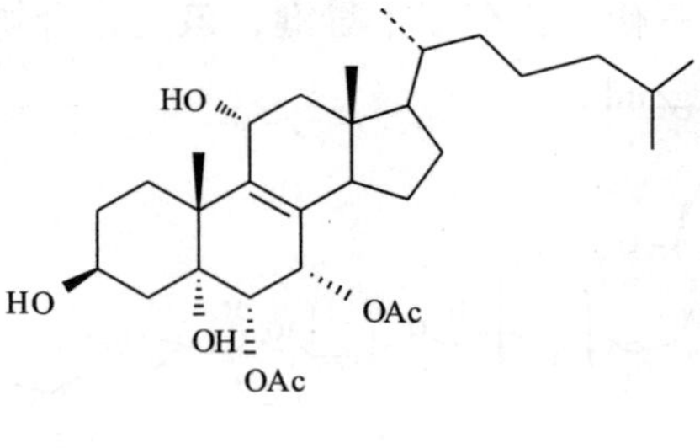

Cholest-8-ene-3,5,6,7,11-pentol, 6,7-diacetate

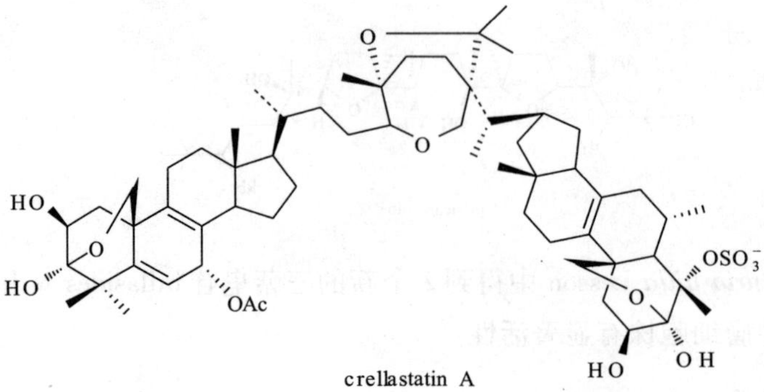

crellastatin A

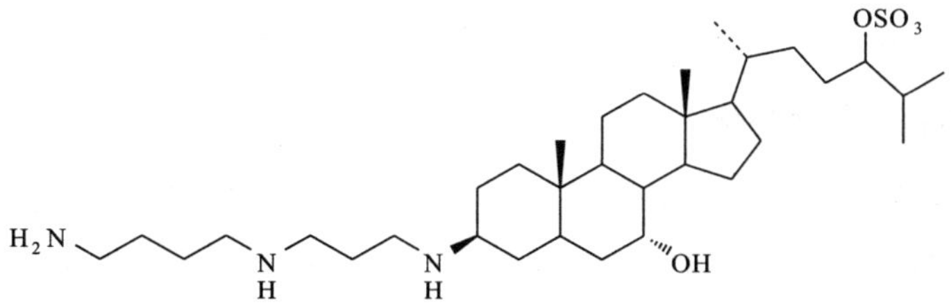

aminosterols

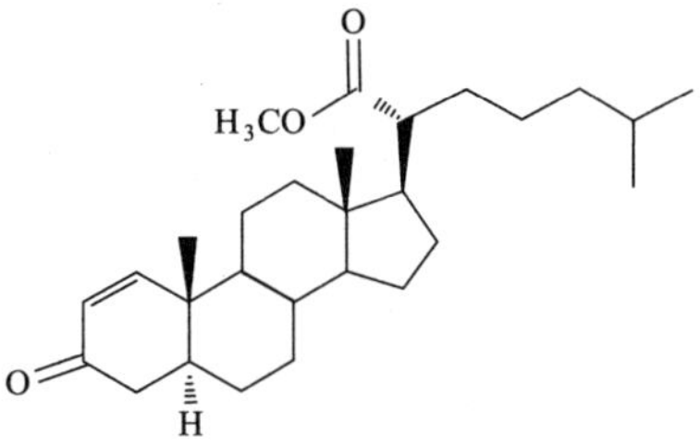

methyl spongoate

如从多棘软珊瑚（*Spongodes* sp.）中分离得到的多棘酸酯（methyl spongoate）对人肝癌细胞 BEL-7402 显示有较强的抑制活性[27]。

Sinugrandisterols A ~ D 来源于 *Sinularia grandilobata*，其中 sinugrandisterol A，B 和 C 对肿瘤细胞有较好的抑制作用，sinugrandisterol D 对肿瘤细胞没有抑制作用[28]。

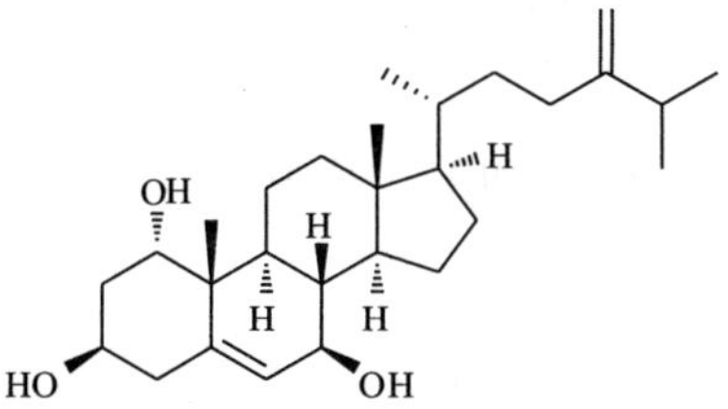

sinugrandisterol A

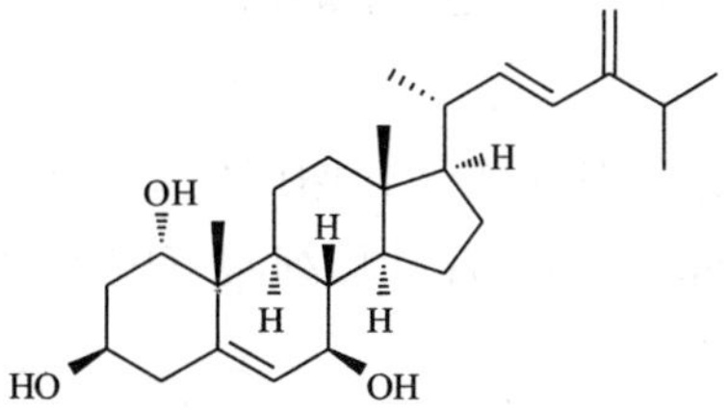

sinugrandisterol B

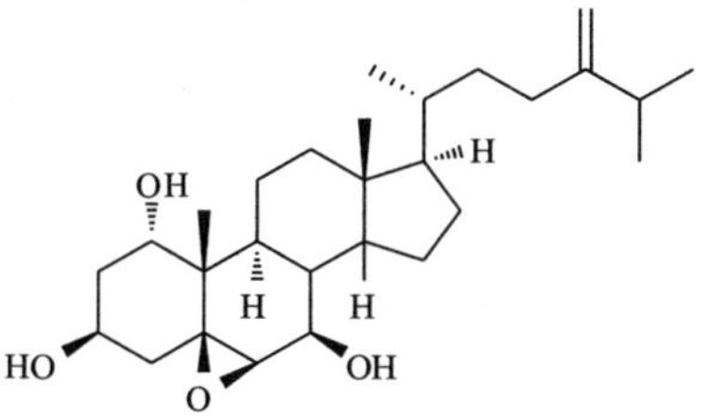

sinugrandisterol C

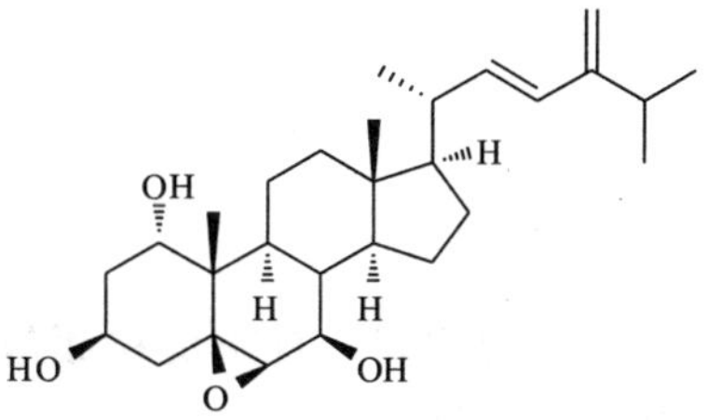

sinugrandisterol D

3β，11-dihydroxy-5β，6β-epoxy-24-methylene-9，11-secocholestan-9-one 和 3β，11-dihydroxy-24-methylene-9，11-secocholestan-9-one 是来自软珊瑚 *Sinularia lochmodes* 和 *S. leptoclados* 新的开环甾醇，其中 3β，11-dihydroxy-5β，6β-epoxy-24-methylene-9，11-secocholestan-9-one 对人肝癌细胞 HepG2，人乳腺癌细胞 MCF-7 和 MDA-MB-231，人肺癌细胞 A-549 有弱毒性[29]。

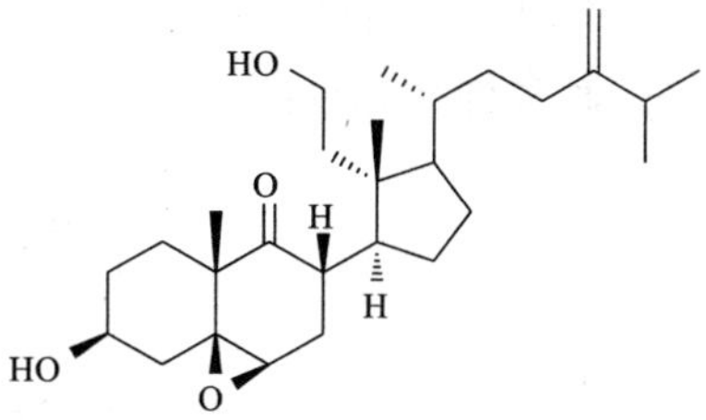

3β,11-dihydroxy-5β,6β-epoxy-24-methylene-9,11-secocholestan-9-one

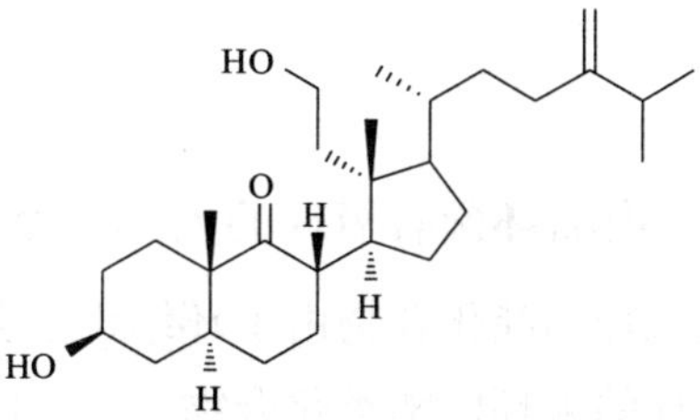

3β,11-dihydroxy-24-methylene-9,11-secocholestan-9-one

五、大环内酯类化合物

大环内酯类化合物（macrolides）是海洋生物中常见的一类具有抗肿瘤活性的化合

物，结构中含有内酯环，环的大小差别较大，从十元环到六十元环都有。根据结构类型不同可以分为以下几种类型。

（一）简单大环内酯化合物

这类化合物尽管环的大小各异，但环上仅有—OH 或烷基等取代基，多数仅有一个内酯环，为长链脂肪酸形成的内酯。如从海洋软体动物（*Aplysiadepilans* sp.）皮中分离得到的 aplyolide A、B、D，为长链多不饱和脂肪酸的内酯。作为动物本身的化学防御物质，该类化合物具有强的毒鱼活性[30]。

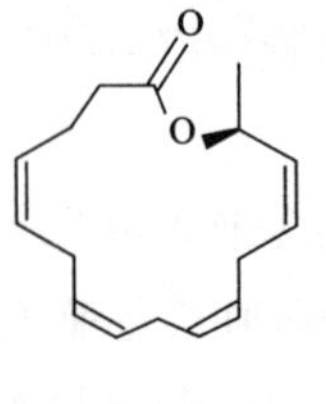

aplyolide A

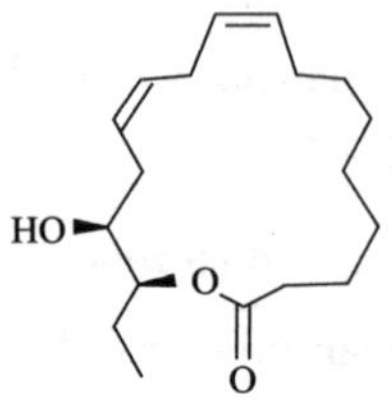

aplyolide B

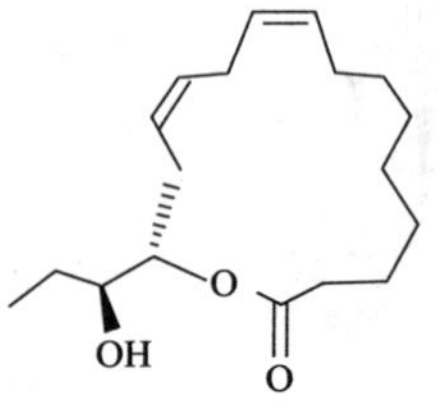

aplyolide D

如从子囊真菌中分离得到的化合物 balticolid，具有抗 HSV-1 活性（IC_{50} 为 0.45μmol/L）[31]。

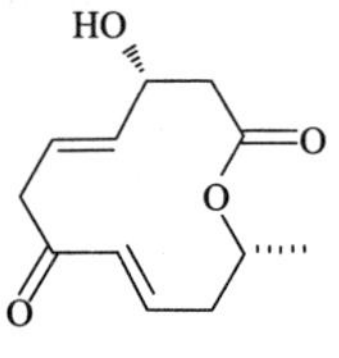

balticolid

小单胞菌 M71-A77 代谢产生 2 个大环内酯 levantilide A 和 B，其中化合物 levantilide A 对多株肿瘤细胞有中等抑制作用[32]。

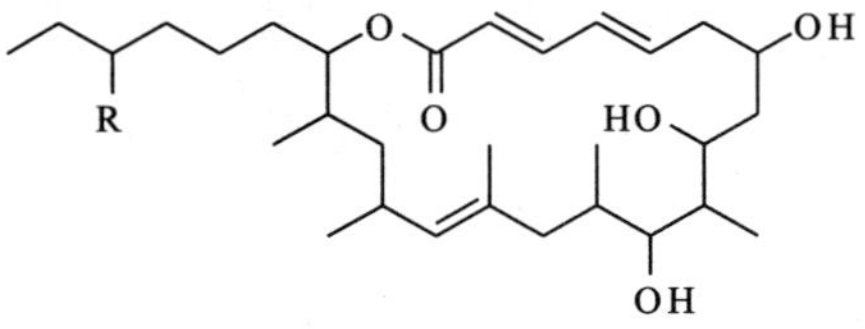

levantilide A　R= -OH

levantilide B　R= =O

macrolactin V 分离自一株解淀粉芽孢杆菌 *Bacillus amyloliquefacien*，具有很强的抗菌作用。

Kim DG[33] 等从 *Streptomyces* sp. CNQ343 代谢产物中分离得到 bahamaolide A，具有抑制白色念珠菌中异柠檬酸裂合酶的作用并且能够抑制多种病原真菌。

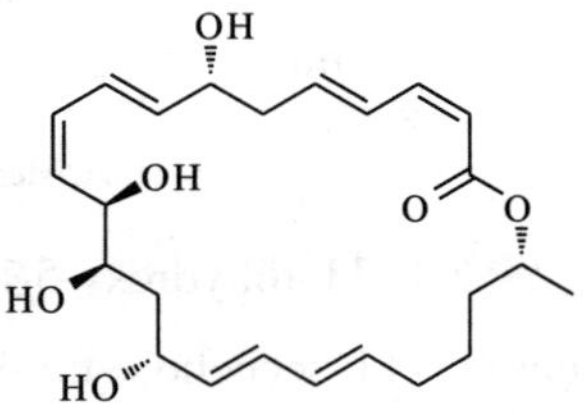

macrolactin V

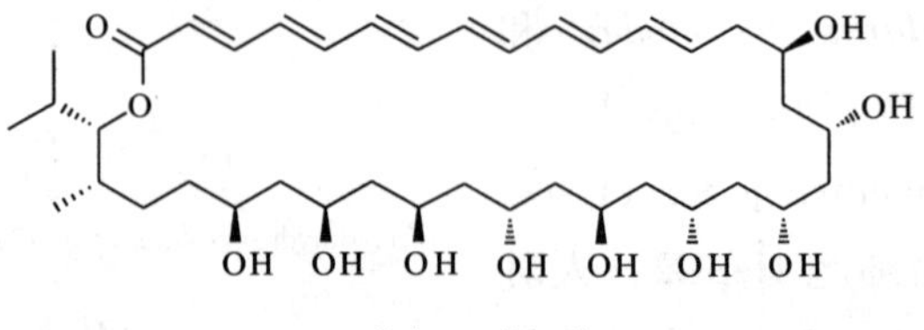

bahamaolide A

（二）内酯环含有氧环的大环内酯

该类大环内酯化合物由于环结构上含有双键、羟基等，在次生代谢过程中氧化、脱水，形成含氧环的大环内酯类化合物，氧环的大小有三元氧环、五元氧环、六元氧环等。

如从海绵（*Theonell swinhoei*）中分离得到的具有广谱抗肿瘤活性和抗真菌活性的大环内酯化合物 swinholide A、B、C 等均属于大环内酯类化合物，在其环上存在不同大小的含氧环。

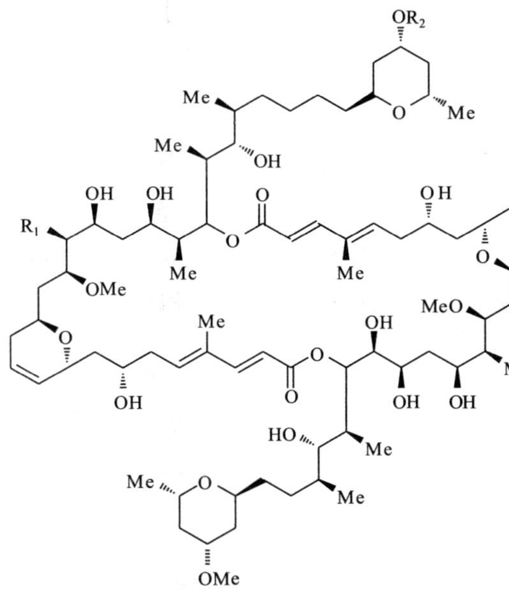

swinholide A　$R_1=R_2=Me$
swinholide B　$R_1=H,\ R_2=Me$
swinholide C　$R_1=Me,\ R_2=H$

从红海海绵（*Latrunculia magnifolia*）中分离得到的 latrunculin A 有很强的毒鱼作用，是结构中含有 S 原子的化合物。从南加州的海洋无脊椎动物青苔（*Bugula neritina*）中分离得到的一种 bryostatin 类化合物，为内酯环高度氧化物质，对治疗白血病、淋巴癌、黑色素瘤及其他肿瘤具有奇效。目前已经确定结构的该类化合物达 20 个，由于此类化合物具有较高的抗肿瘤活性和较低的毒性，是较有发展前途的一类抗肿瘤活性物质[34]。Bryostatin1 还具有免疫增强、诱导分化、增强其他细胞毒药物活性等作用，已进入Ⅱ期临床研究。

如从芽孢杆菌（*Bacillus* sp. 09ID194）代谢产物中分离得到 3 个大环内酯类化合物，macrolactins 1 ~ 3，具有体外抗微生物的活性[35]。

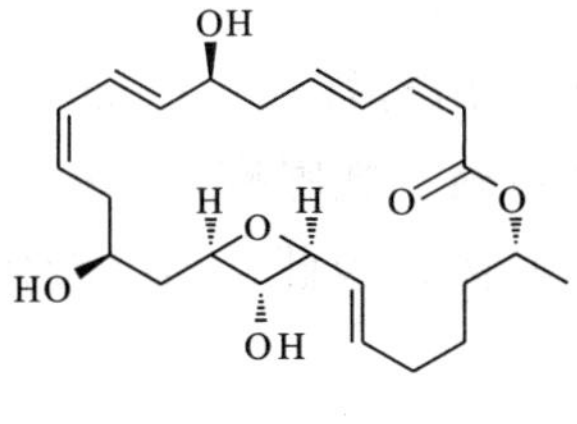

macrolactins 1

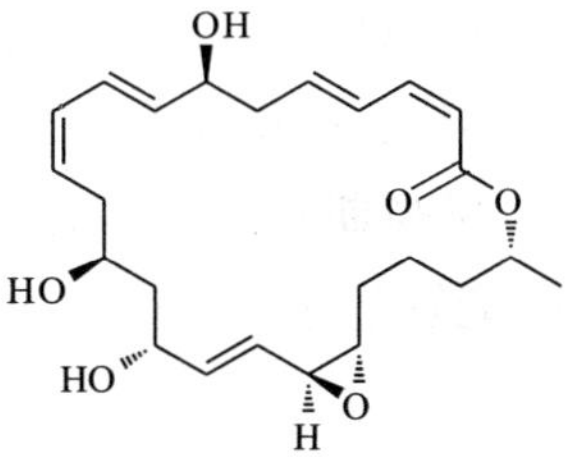

macrolactins 2

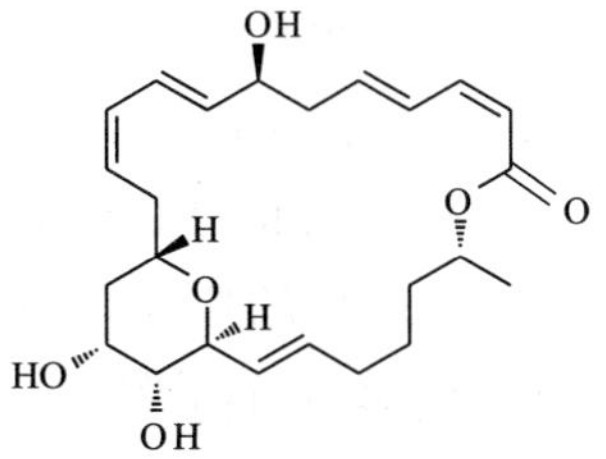

macrolactins 3

（三）多聚内酯

该类化合物属于大环内酯，但酯环上有多个的酯键存在。如从海洋微生物 *Hypoxylon oceanicum*LL-15G256 中分离得到的 15G256γ 和 15G256δ 同样具有抗真菌活性[36]。

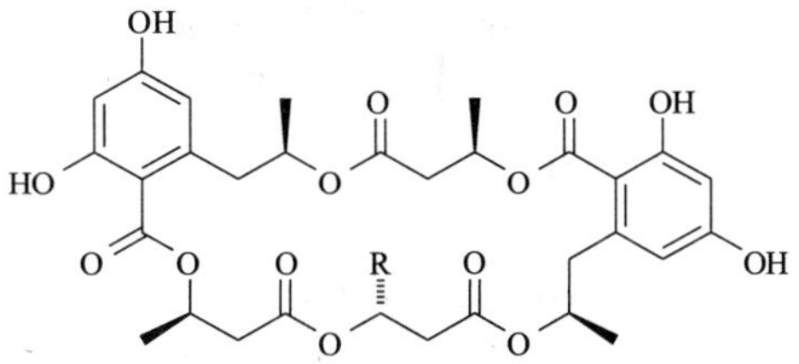

15G256γ　R=CH_3OH
15G256δ　R=CH_3

如从一株枝孢霉 *Cladosporium* sp. F14 中分离得到化合物 cladospolide E[37]。

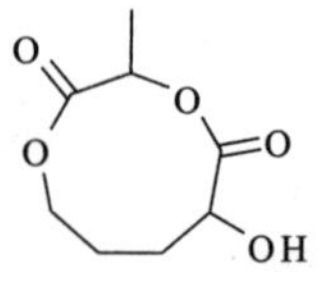

cladospolide E

（四）其他大环内酯类

海洋中的大环内酯类化合物是活性最广的一类化合物，结构类型也复杂多样，除上述介绍的化合物外，在海洋天然药物中经常可以见到内酯环含有氢化吡喃螺环的化合物。从 *Ircinia* 属海绵中分离得到的 chondropsin A、73-deoxychondropsin A 和 chondropsin C 则是新型内酯酰胺化合物，具有抗细胞增生和较强的细胞毒活性[38]。

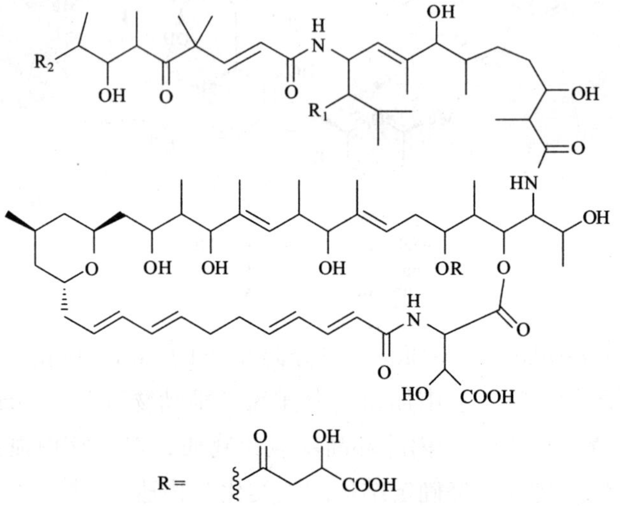

chondropsin A	R_1=OH　R_2=$COOCH_3$
73-deoxychondropsin A	R_1=H　R_2=$COOCH_3$
chondropsin C	R_1=H　R_2=H

从被囊动物海鞘（*Ecteinascidia turbineta*）中分离得到的 ecteinascidin 743（ET743），与一般烷化剂不同，该化合物作用于 DNA 双螺旋间的沟槽，与组成 DNA 的鸟嘌呤结合，使 DNA 构象发生变化，ET743 的第三个环又与蛋白质结合，表现出特殊的抗肿瘤作用机理。目前该化合物已进入Ⅱ期临床试验，对晚期软组织癌症如直肠癌、乳腺癌、肺癌、黑色素瘤、间皮癌等显示好的疗效。ET743 能够阻止诱导产生 MDR_1 基因，因此，与一般化疗药物比较不容易产生多药耐药[39]。

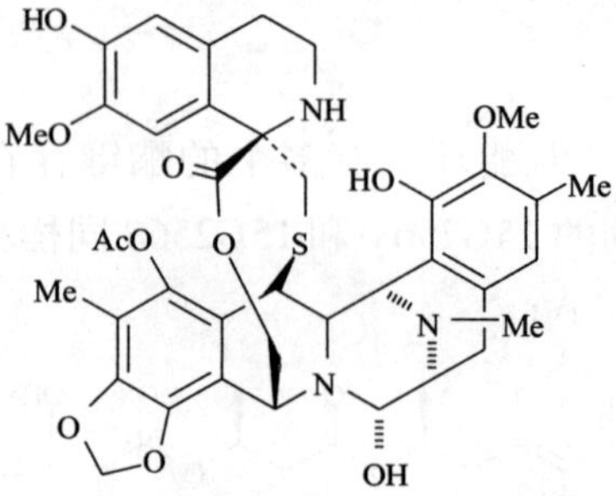

ecteinascidin 743(ET743)

如从内生菌（*Streptomyces* sp. HKI0576）中分离得到的具有抑菌作用的化合物 divergolides A ~ D[40]。

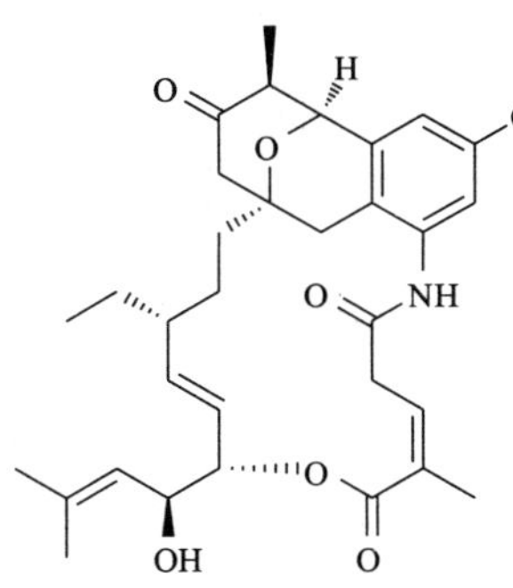

divergolides A

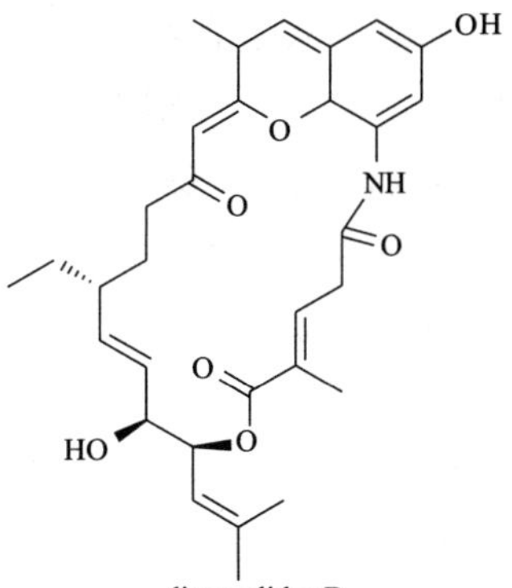

divergolides B

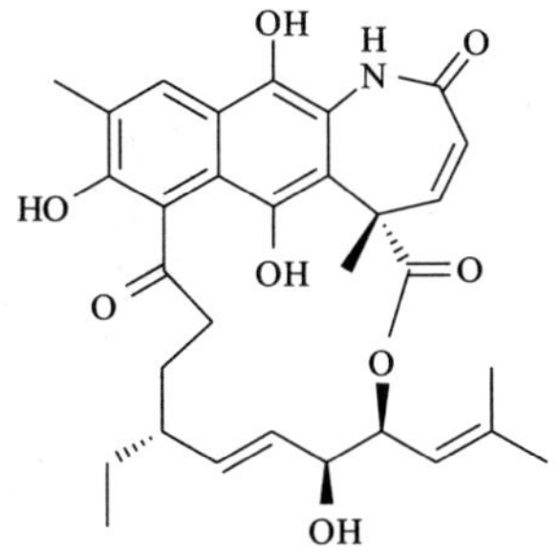

divergolides C

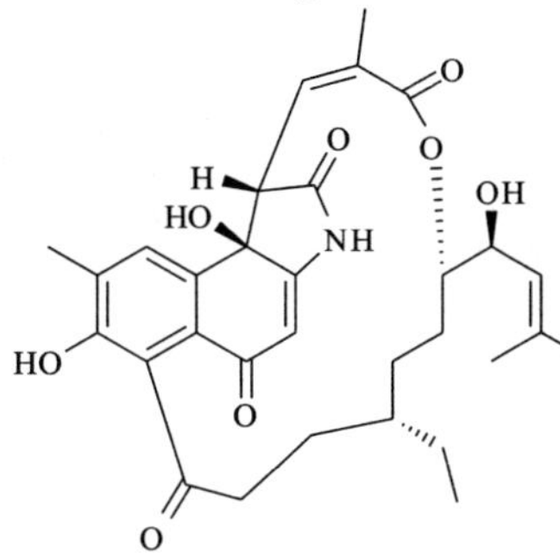

divergolides D

从绮丽穗霉（*Spicariaelegans* KLA03）分出的细胞松弛素 cytochalasin Z_{22}，cytochalasin Z_{23}[41]。

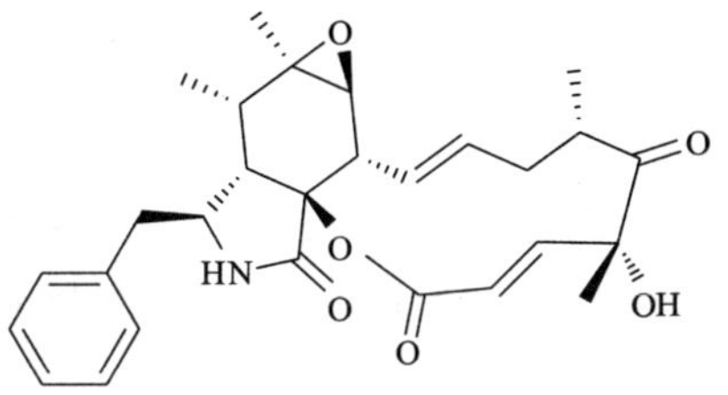

cytochalasin Z_{22}

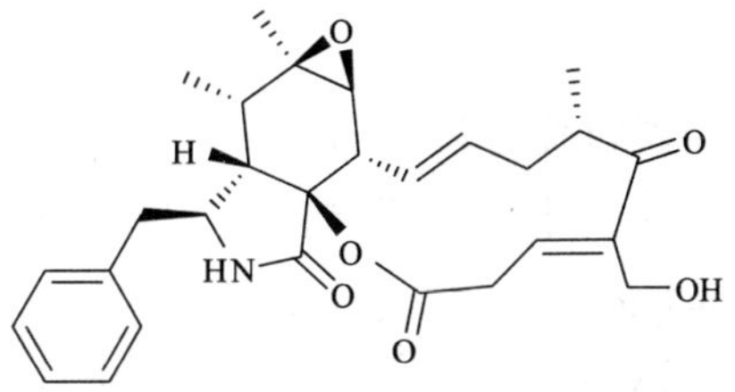

cytochalasin Z_{23}

六、聚醚类化合物

聚醚化合物是海洋生物中一类毒性成分，如从一些泥鳗或海藻类分离到的西加毒素（cigatoxin）属于聚醚类化合物[42]。

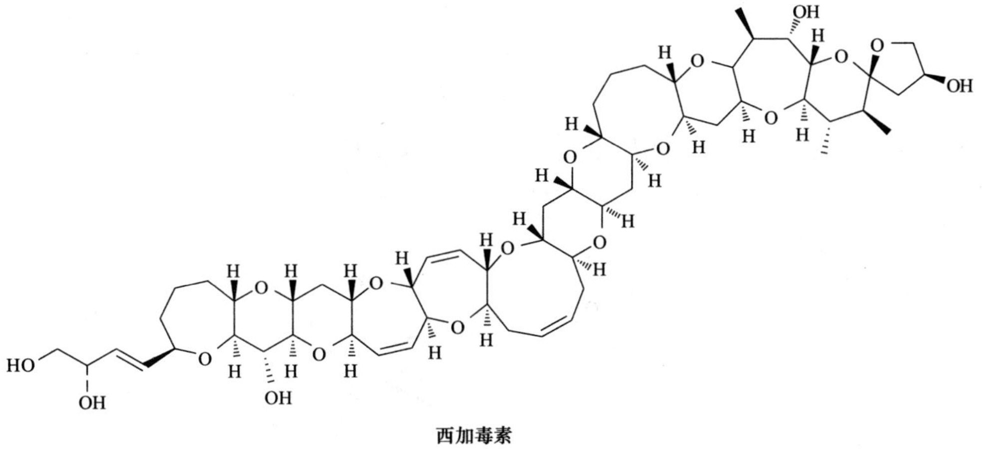

西加毒素

聚醚类化合物的特点是结构中含有多个以六元环为主的醚环，醚环间反式骈合，形成骈合后聚醚的同侧为顺式结构，氧原子相间排列，形成一个梯子状结构，又称“聚醚梯”（polyether ladder），聚醚梯上有无规则取代的甲基等。这类化合物极性低，为脂溶性毒素。这些毒性成分能够兴奋钠通道，在16ng/ml浓度即显示毒鱼作用，被贝壳类食用，当人吃了这种贝类后，往往导致中毒。中毒类型往往是神经毒素或胃肠胃反应，严重时可以危及生命。

从 *Gambierdiscus toxicus* 中分离得到的 maxitotoxin 是目前分离得到的结构最大的聚醚类化合物，该化合物的结构通过 3D-NMR 技术、化学降解、与已知合成小分子化合物比较于 1993 年将结构确定下来[43]。该化合物被认为是目前发现的非蛋白质类毒性最大的化合物之一。

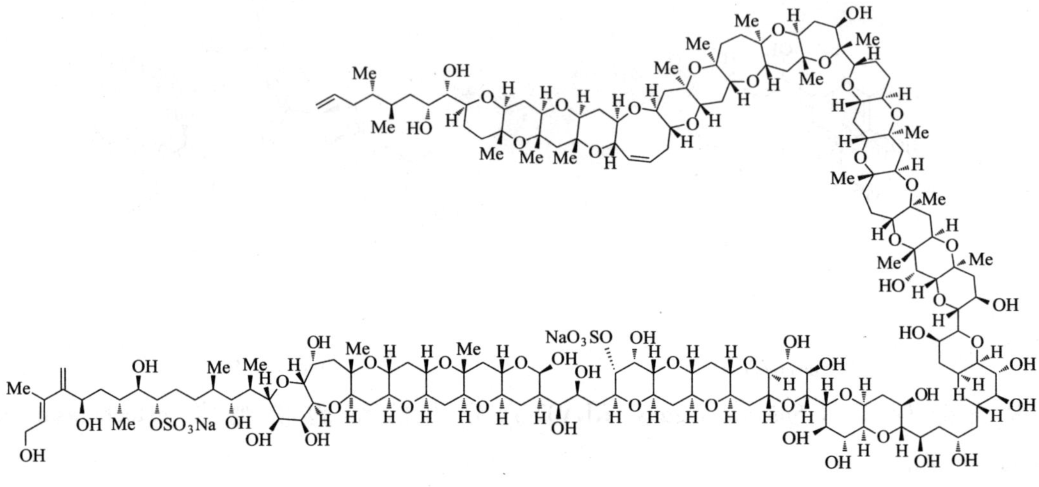

maxitotoxin

另一类聚醚化合物，同样含有高氧化度的碳链，但仅部分羟基形成醚环，多数羟基游离，与聚醚梯类化合物不同，该类聚醚属于水溶解性聚醚。如岩沙海葵（*Palythoatoxicus*）毒素类（palytoxin），该化合物含有 129 个碳原子，64 个手性中心。NMR 信号利用^{1}H－NMR、^{13}C－NMR 和^{15}N-NMR，对信号进行了完全归属[44]。

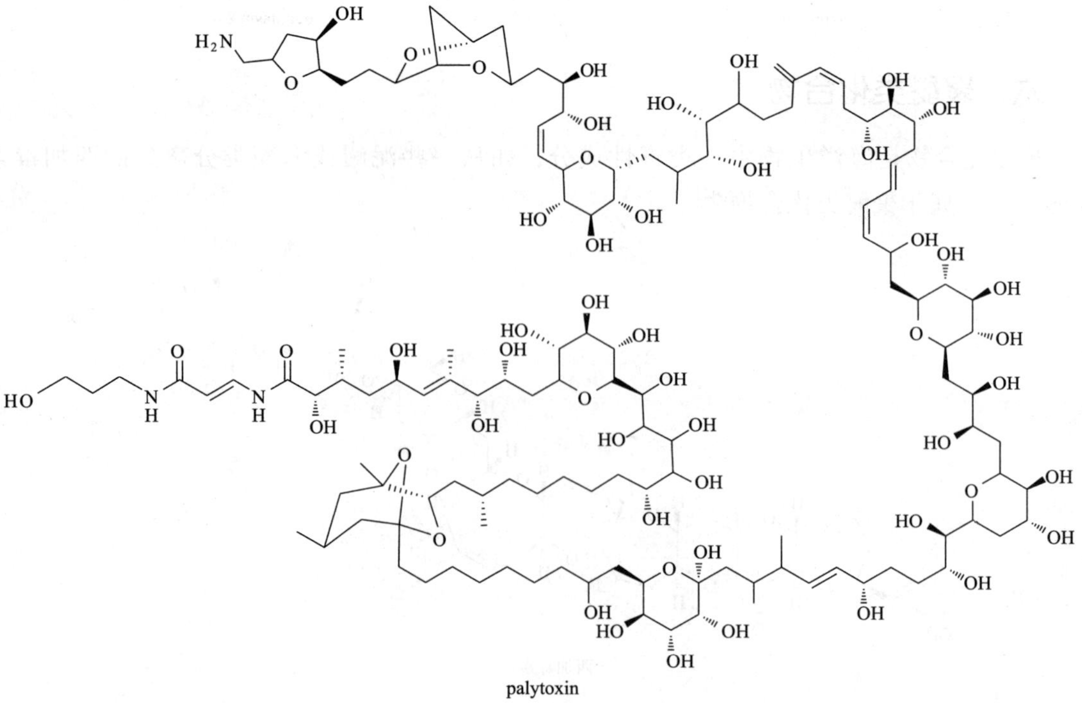

palytoxin

与聚醚梯相比，该类聚醚属于线型聚醚。岩沙葵毒素对兔 LD_{50} 为 25ng/kg，与 Na/K 泵结合，抑制 ATP 酶活性。再如大海软海绵酸（okadaik acid）也属于线型聚醚，极性介于上述两者之间。

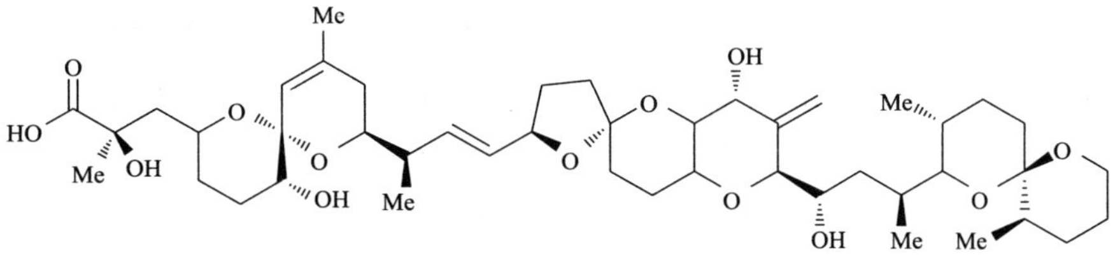

大海软海绵酸

有的聚醚类化合物可以首尾相连，形成大环内酯，如扇贝毒素（pectenotoxin 2，PTX2）；有的聚醚局部形成大环，如从海绵（*halichondria okadai*）中分离得到的 halichondrin B，isohalichodrin B。它们对 B-16 黑色瘤细胞的 IC_{50} 分别为 0.093ng/ml 左右、5.0μg/kg。Halichondrin B 对接种了 B-16 黑色瘤细胞和 P_{388} 小鼠的生命延长率（*T/C*）高达 244% 和 236%[45]。

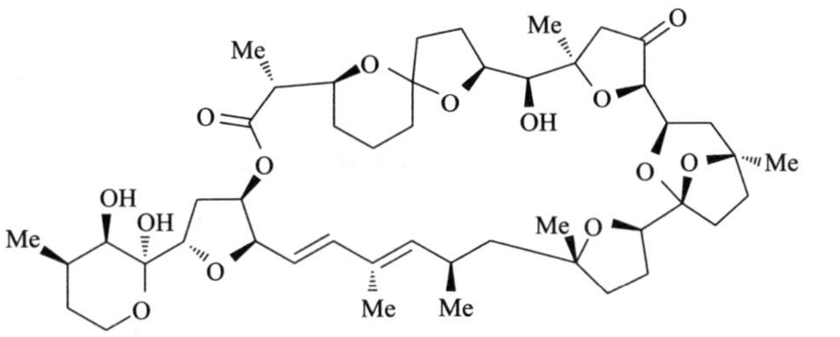

扇贝毒素

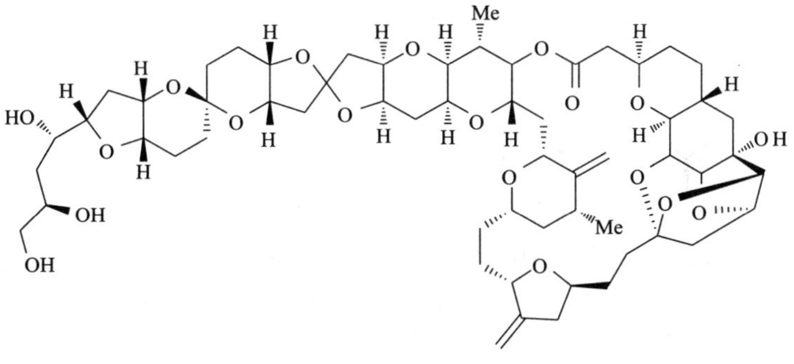

halichondrin B

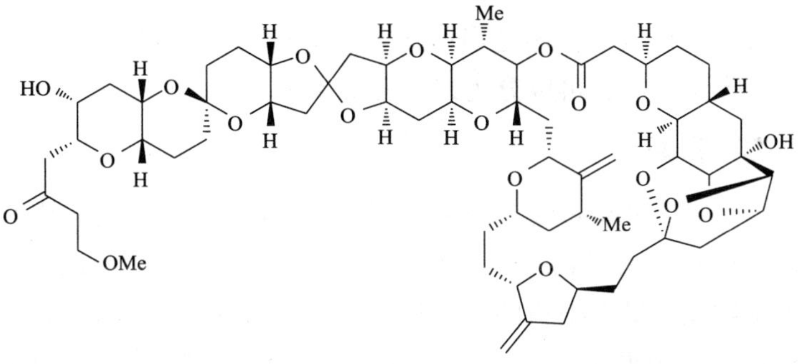

isohalichodrin B

也有些聚醚类化合物，含有30个碳原子，生源过程由角鲨烯衍生而来，属于三萜类化合物，见前面所述。

七、肽类化合物

肽类化合物是另一类海洋生物中含有生理活性的物质，由于海洋特殊的环境，组成海洋多肽化合物的氨基酸除常见的氨基酸外，还有大量的特殊氨基酸，如从香港海湾收集的红树 *Kandelia candel* 叶子的内生菌中，分离得到2个环肽化合物1962A和1962B，在MTT生物活性评价中，化合物1962B对人类乳腺癌MCF-7细胞株有中等细胞毒活性，IC_{50}为100μg/ml[46]。

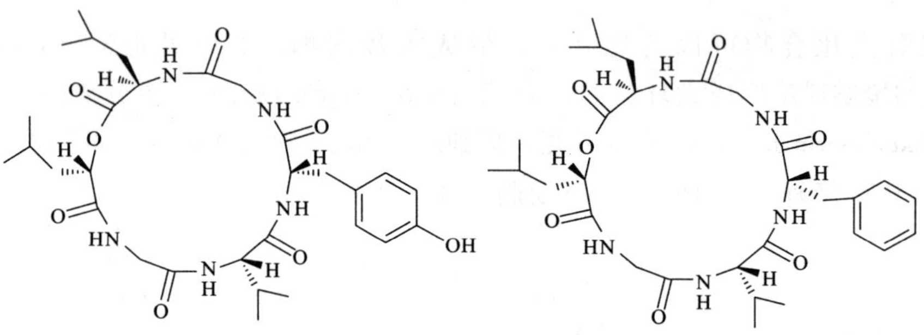

1962A　　1962B

dolastatin 10、dolastatin 15是从海兔（*Dolabella auricularia*）中分离到的直链肽。目前，dolastatin 10已进入临床Ⅱ期研究，对P388白血病细胞的IC_{50}为0. 04ng/ml[47]。

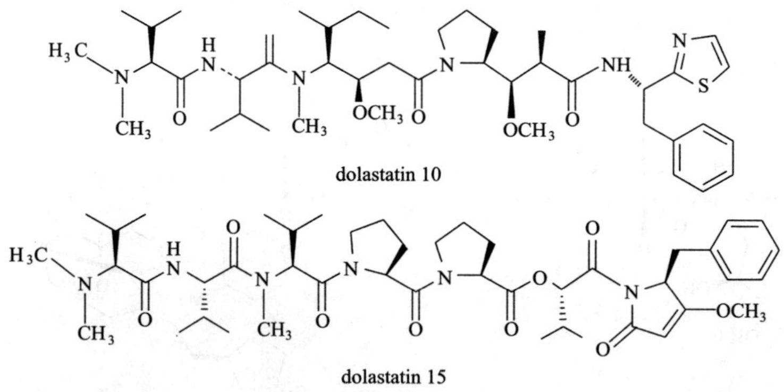

dolastatin 10

dolastatin 15

八、生物碱类化合物

不论是传统的天然产物化学，还是当前蓬勃发展的海洋天然产物化学，生物碱一直是研究热点。根据结构类型不同，可以分为以下几种类型。

（一）异喹啉类生物碱

简单异喹啉类生物碱salsolinol是Nagasawa等[48]从采自印度尼西亚北苏拉威西省的海绵 *Xestospongia* cf. *vansoesti* 中分离得到的，该类生物碱通常存在于哺乳动物中，这是首次从海绵生物中发现该类生物碱。最近报道的生物碱 *N*-methylnorsalsolinol由Utkina等[49]从澳大利亚的海绵 *Xestospongia* sp. 中得到的，具有很好的清除DPPH自由基的活性（IC_{50} = 3. 58μg/ml），与阳性对照药trolox相当（IC_{50} = 4μg/ml）。

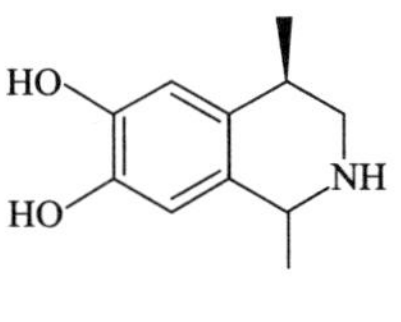

salsolinol

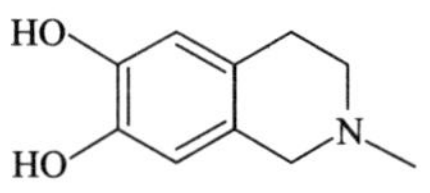

N-methylnorsalsolinol

（二）motuporamine 类生物碱

motuporamine 类生物碱的结构特点是分子中形成一个氮杂大环（十三元、十四元或十五元），氮原子上连亚精胺取代基，差异在于氮杂大环的大小及其环上的双键的位置和数目以及甲基取代基的位置，个别化合物亚精胺取代基的末端氨基被甲酰化，如 motuporamines A[50]。这类化合物的可能生源前体是氨、丙烯醛和长链二醛，它们之间按 Baldwin-Whitehead 方式缩合形成。

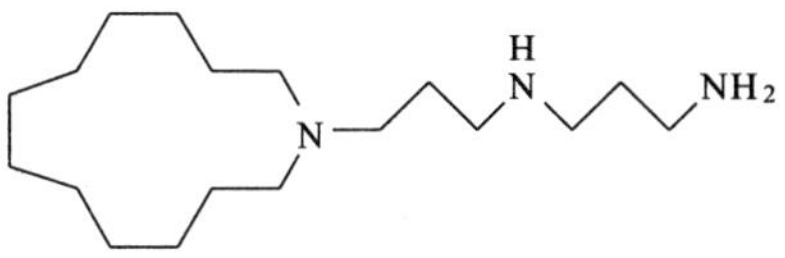

motuporamines A

（三）吲哚类生物碱

目前，文献报道了从中国南海的海绵 *Xestospongia testudinaria* 中得到的 4 个吲哚类生物碱，分别是 3-吲哚醛、3-吲哚乙酸、3-吲哚乙酸乙酯和 5-吲哚醛[51,52]。

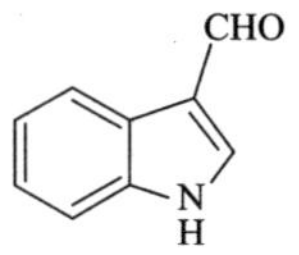

3-吲哚醛

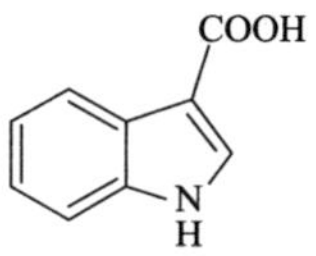

3-吲哚乙酸

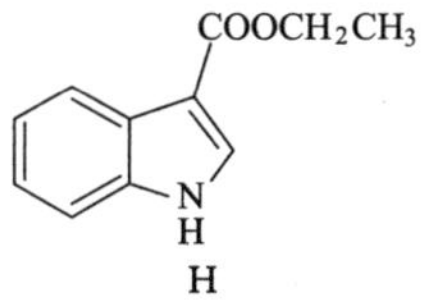

3-吲哚乙酸乙酯

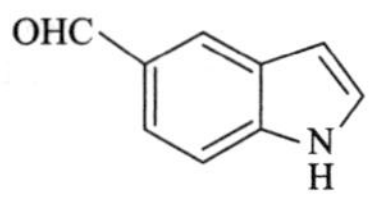

5-吲哚醛

九、环戊烯类化合物

从海洋绿藻 *Enteromorpha compressa* 的真菌 *Botrytis* sp. 中分离得到 2 个新的环戊烯基化合物 bromomyrothenone B 和 botrytinone[53]。

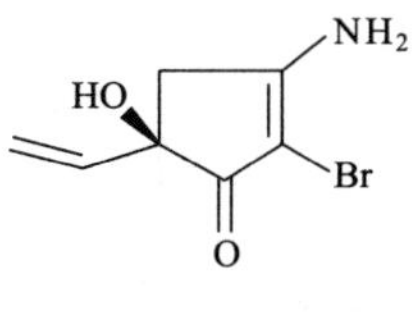

bromomyrothenone B

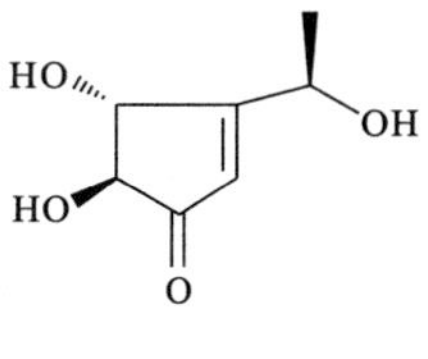

botrytinone

十、长链烷基糖酐

从印度软珊瑚（*Sinularia firma*）中分离得到长链烷基糖酐 firmacoside A 和 firmacosideB[54]，而 abruptoside A 则是从 *S. abrupta* 中分离得到[55]。

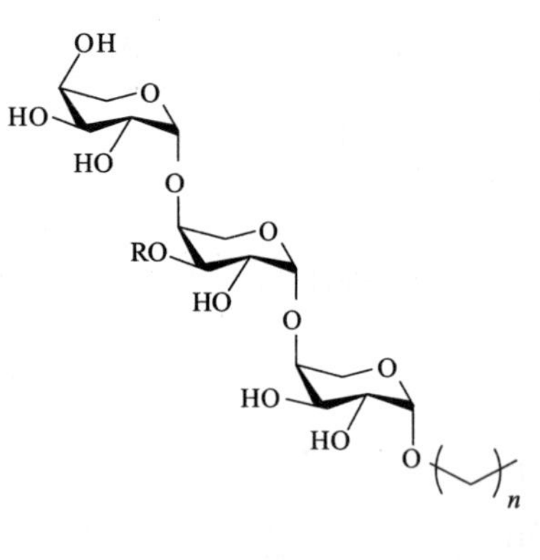

firmacoside A R=H, *n*=8
firmacoside B R=Ac, *n*=21

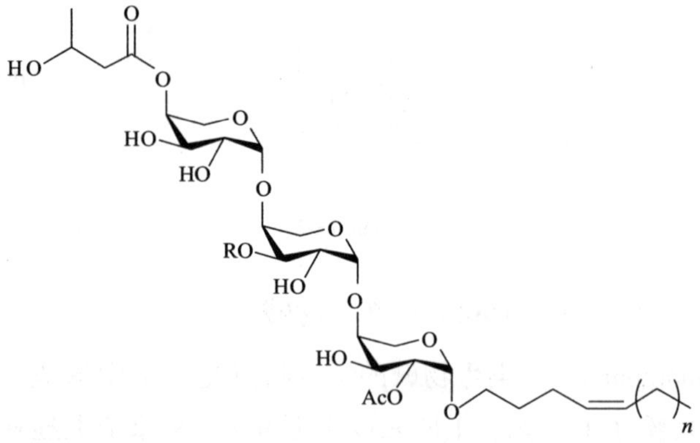

abruptoside A *n*=6

十一、神经酰胺

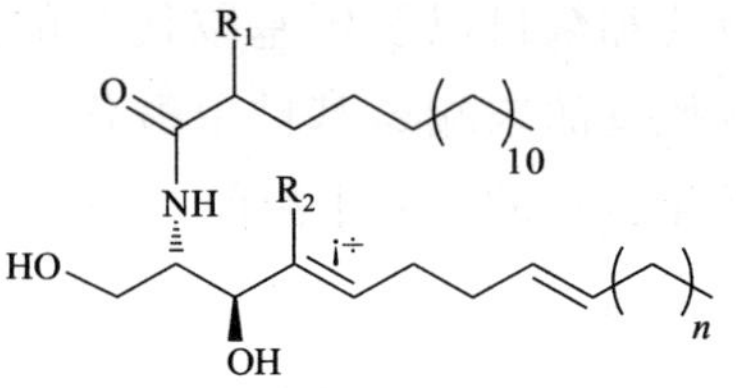

confertamide A R_1=OH, R_2=H, *n*=8
confertamide B R_1=OH, R_2=H, *n*=11,Δ saturated

神经酰胺是由长链脂肪酸与鞘氨醇的氨基经脱水而形成的一类酰胺化合物，是一种免疫调节剂，有抗肿瘤，白血病细胞毒性和抗菌活性。如从软珊瑚（*Sinulariaconferta*）中分离得到的 confertamide A、confertamide B[56]。

从海洋藻类内生菌 *Aspergillus niger* EN-13 中分到神经酰胺 asperamidesA 和其葡萄糖苷 asperamides B，其中 asperamides A 有中等强度抗白色念珠菌活性[57]。

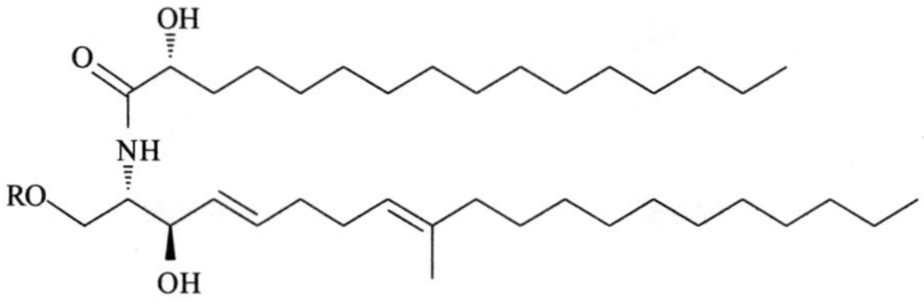

Asperamides A R=H
Asperamides B R=*β*–D–glucopyranose

扫码“练一练”

重点小结

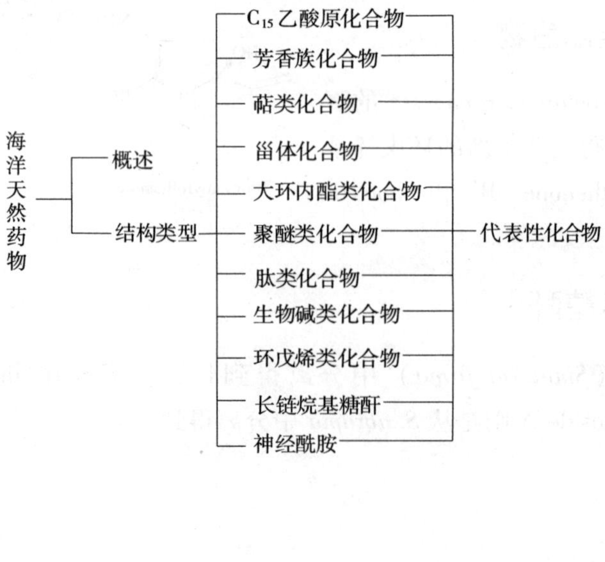

参考文献

[1] 管华诗，耿美玉，王长云. 21 世纪，中国的海洋药物 [J]. 中国海洋药物，2000，4：44 - 47.

[2] 叶波平，吴梧桐，奚涛，等. 现代生物技术在海洋药物研究中的应用 [J]. 中国天然药物，2003，1 (1)：8 - 12.

[3] Szlosek M，Peyrat JF，Chaboche C，et al. Acetogenins of annonaceae. Part 86：synthesis of a highly functionalized precursor of (-)-4-deoxygigantecin，an annonaceousacetogenin [J]. *New Journalof Chemistry*，2000，24 (5)：337 - 342.

[4] Suzuki M，Nakano S，Takahashi Y，et al. Bisezakyne-A and -B，halogenated C-15 acetogenins from a Japanese Laurencia species [J]. *Phytochemistry*，1999，51：657 - 662.

[5] TakahashiY，Suzuki M，Abe T，et al. Japonenynes，halogenated C-15 acetogenins from Laurencia japonensis [J]. *Phytochemistry*，1999，50 (5)：799 - 803.

[6] Faulkner DJ. Marine natural products [J]. *Natural Product Reports*，2001，18 (1)：1 - 49.

[7] Vairappan CS，Daitoh M，Suzuki M，et al. Antibacterial halogenated metabolites from the Malaysian *Laurencia* species [J]. *Phytochemistry*，2001，58 (2)：291 - 297.

[8] Flodin C，Whitfield FB. Brominated anisoles and cresols in the red alga *Polysiphonia sphaerocarpa*. [J]. *Phytochemistry*，2000，53 (1)：77 - 80.

[9] Goerke H，Emrich R，Weber K，et al. Concentrations and localization of brominated metabolites in the genus *Thelepus* (Polychaeta：Terebellidae) [J]. *Comparative Biochemistry and Physiology*，1991，99 (1)：203 - 206.

[10] Glombitza KW，Schmidt A. Nonhalogenated and halogenated phlorotannins from the brown alga *carpophyllum angustifolium* [J]. *Journal of Natural Products*，1999，62 (9)：1238 - 1240.

[11] Glombitza KW，Keusgen M，Hauperich S，et al. Fucophlorethols from the brown algae Sargassum spinuligerum and *Cystophora torulosa* [J]. *Phytochemistry*，1997，46：1417 - 1422.

[12] Bobzin SC，Faulkner DJ. Chemistry and chemical ecology of the Bahamian sponge *Aplysilla glacialis*. [J]. *Journal of Chemical Ecology*，1992，18 (3)：309 - 332.

[13] De Nicola GM，Cariello L，Zanetti L，et al. Effects of bonellin on fertilization and cleavage of the eggs of the sea urchin，*Sphaerechinus granularis* [J]. *Gamete Research*，1979，2 (3)：247 - 258.

[14] Jongaramruong J，Blackman AJ. Polyhalogenated monoterpenes from a tasmanian collection of the red seaweed *Plocamium cartilagineum* [J]. *Journal of Natural Products*，2000，63 (7)：272 - 275.

[15] Abreu PM，Galindro JM. A new polyhalogenatedepoxymonoterpene from *Plocamium cartilagineum* [J]. *Indian Journal of Chemistry*，1998，37 (6)：610 - 611.

[16] Li Y，Huang H，Guo YW，et al. A new norsesquiterpene from Hainan soft coral *Sinulariasp* [J]. *Natural Product Research*，2008，22 (15)：1359 - 1364.

[17] Ahmed AF，Su JH，Shiue RT，et al. New beta-caryophyllene-derived terpenoids from

the soft coral *Sinularia nanolobata* [J]. *Journal of Natural Products*, 2004, 67 (4): 592 –597.

[18] Chao CH, Hsieh CH, Chen SP, et al. Novel cyclic sesquiterpene peroxides from the Formosan soft coral *Sinulariasp* [J]. *Tetrahedron Letters*, 2006, 47 (13): 2175 –2178.

[19] Venkateswarlu Y, Biabani, Farooq MA. A spatanediterpene from the brown alga *Stoechospermum marginatum* [J]. *Phytochemistry*, 1995, 40 (1): 331 –333.

[20] Ninomiya M, Hirohara H, OnishiJ, et al. Chemical study and absolute configuration of a new marine secospatane from the brown alga *Dilophus okamurae* [J]. *Journal of Organic Chemistry*, 1999, 64 (15): 5436 –5440.

[21] Lu Y, Huang CY, Lin YF, et al. Anti-inflammatory cembranoids from the soft corals *Sinularia querciformis* and *Sinularia granosa* [J]. *Jounral of Natural Products*, 2008, 71 (10): 1754 –1759.

[22] Jin Y, Zhang S, Qia SH, et al. Briarane-type diterpenoids from the China gorgonian coral *Subergorgia reticulate* [J]. *Biochemical Systematics and Ecology*, 2007, 35 (25): 770 –773.

[23] De RS, Crispino A, De GA, et al. Cacospongionolide B, a new sesterterpene from the sponge *Fasciospongia cavernosa* [J]. *Journal of natural products*, 1995, 58 (11): 1776 –1780.

[24] Rudi A, Yosief T, Schleyer M, et al. Several new isoprenoids from two marine sponges of the family *Axinellidae* [J]. *Tetrahedron*, 1999, 55 (17): 5555 –5566.

[25] Wu J, Yi YH, Tang HF, et al. Hillasides A and B, two new cytotoxic triterpene glycosides from the sea cucumber *Holothuria hilla* Lesson [J] . *Journal of Asian Natural Products Research*, 2007, 9 (6 –8): 609 –615.

[26] 徐仁生，叶阳，赵维民．天然药物化学 [M]. 北京：科学出版社，2004.

[27] Yan XH, Li PL, Jian D, et al. Methyl spongoate, a cytotoxic steroid from the Sanyasoft coral *Spongodessp* [J]. *Bioorganic & Medicinal Chemistry Letters*, 2007, 17 (9): 2661 –2663.

[28] Ahmed AF, Tai SH, Wu YC, et al. Sinugrandisterols A-D, trihydroxysteroids from the soft coral *Sinularia grandilobata* [J] . *Steroids*, 2007, 72 (4): 368 –374.

[29] Su JH, Ju TY, Huang HH, et al. 9, 11-Secosterols from the soft corals *Sinularia lochmodes* and *Sinularia leptoclados* [J]. *Journal of Natural Products*, 2006, 69 (9): 850 –852.

[30] Spinella A, Caruso T, ColucciniC. First total synthesis of natural aplyolides B and D, ichthyotoxic macrolides isolated from the skin of the marine mollusk *Aplysia depilans* [J]. *Tetrahedron Letters*, 2002, 43 (9): 1681 –1683.

[31] Shushni MA, Rajinder S, Renate M, et al. Balticolid: A new 12-membered macrolide with antiviral activity from an ascomycetous fungus of marine origin [J]. *Marine Drugs*, 2011, 9 (5): 844 –851.

[32] Gaertner A, Ohlendorf B, Schulz D, et al. Levantilides A and B, 20-membered macrolides from a Micromonospora strain isolated from the Mediterranean deep sea sediment [J]. *Marine Drugs*, 2011, 9 (1): 98 –108.

[33] Dong GK, Kyuho M, SeongHK, et al. Bahamaolides A and B, antifungal polyene polyol macrolides from the marine actinomycete Streptomyces sp. [J]. *Journal of Natural products*, 2012, 75 (5): 959 –967.

［34］ Mutter R, Wills M. Chemistry and clinical biology of the bryostatins ［J］. *Bioorganic & Medicinal Chemistry*, 2000, 8 (8): 1841 - 1860.

［35］ Mondol T, Fakir SK, Ji H, et al. Cyclic ether-containing macrolactins, antimicrobial 24-membered isomeric macrolactones from a marine Bacillus sp. ［J］. *Journal of Natural products*, 2011, 74 (12): 2582 - 2587.

［36］ Faulkner DJ. Marine natural products ［J］. *Natural Product Reports*, 2000, 17 (1): 7 - 55.

［37］ Cheng HG, Xu HN, Shu HQ, et al. A new nine-membdered lactone from a marine fungus Cladosporium sp. F14 ［J］. *Chinese Chemical Letters*, 2010, 21 (11): 1355 - 1357.

［38］ Rashid MA, Gustafson KR, Boyd MR. New chondropsin macrolide lactams from marine sponges in the genus *Ircinia* ［J］. *Tetrahedron Letters*, 2001, 42 (9): 1623 - 1626.

［39］ Erba E, Bergamaschi D, BassanoL, et al. Ecteinascidin-743 (ET-743), a natural marine compound, with a unique mechanism of action ［J］. *European Journal of Cancer*, 2001, 37 (1): 97 - 105.

［40］ Ling D, Armin M, Heinz HF, et al. Divergolides A-D from a mangrove endophyte reveal an unparalleled plasticity in ansa-macrolide biosynthesis ［J］. *Angewandte Chemie International Edition in English*, 2011, 50 (5): 1630 - 1634.

［41］ Wang FZ, Hong JW, Zhu TJ, et al. Three New Cytochalasins from the marine-derived fungus *Spicaria elegans* KLA03 by supplementing the cultures with L- and D-tryptophan ［J］. *Chemistry & Biodiversity*, 2011, 8 (5): 887 - 894.

［42］ Rein KS, Borrone J. Polyketides from dinoflagellates: origins, pharmacology and biosynthesis ［J］. *Comparative Biochemistry and Physiology*, 1999, 124 (2): 117 - 131.

［43］ Murata M, Naoki H, Iwashita T, et al. Structure of maitotoxin ［J］. *Journal of the American Chemical Society*, 1993, 115 (5): 2060 - 2062.

［44］ KanY, Uemura D, HirataY, et al. Complete NMR signal assignment of palytoxin and N-acetylpalytoxin ［J］. *Tetrahedron Letters*, 2001, 42 (18): 3197 - 3202.

［45］ Uemura D, Takahashi K, Yamamoto T, et al. Norhalichondrin A: an antitumor polyether macrolide from a marine sponge ［J］. *Journal of the American Chemical Society*, 1985, 107 (16): 4796 - 4798.

［46］ Huang H, She ZG, Lin YC, et al. Cyclic peptides from an endophytic fungus obtained from a mangrove leaf (Kandelia candel) ［J］. *Journal of Natural Products*, 2007, 70 (11): 1696 - 1699.

［47］ Schwartsmann G, da Rocha A B, Berlinck RGS, et al. Marine organisms as a source of new anticancer agents ［J］. *The Lancet Oncology*, 2001, 2 (4): 221 - 225.

［48］ Nagasawa Y, Reiko U, Rumi Y, et al. Isolation of salsolinol, a tetrahydroisoquinoline alkaloid, from the marine sponge Xestospongia cf. vansoesti as a proteasome inhibitor ［J］. *Chemical & Pharmaceutical Bulletin*, 2011, 59 (2): 287 - 290.

［49］ Utkina NK, Krasokhin V, et al. Tetrahydroisoquinoline alkaloid *N*-methyl- norsalsolinol from the Australian marine sponge *Xestospongia* SP. ［J］. *Tetrahedron*, 2009, 50: 4276 - 4278.

［50］ 梁林富，刘海利，李玉芬，等．锉海绵属海绵次级代谢产物及其生物活性研究进

展［J］. 药学学报，2014，49（9）：1218－1237.

［51］ Guo SH，Hong HM，Lin WH，et al. Studies on the chemical constituents of the marine sponge（*Xetospongia testudinaria*）from the south China sea［J］. *Journal of Qingdao University of Science and Technology*（*Natural Science Edition*），2007，28：502－504.

［52］ Kong WW，Han L，Li L，et al. Chemical constituents of sponge *Xestospongia testudinaria* from the South China Sea［J］. *Periodical Ocean University of China*，2011，41（11）：86－90.

［53］ Li X，Zhang D，Lee U，et al. Bromomyrothenone B and botrytinone，cyclopentenone derivatives from a marine isolate of the fungus botrytis［J］. *Journal of Natural Products*，2007，70（2）：307－309.

［54］ Kumar R，Lakshmi V. Two new glycosides from the soft coral *Sinularia firma*.［J］. *Chemical & Pharmaceutical Bulletin*，2006，54（12）：1650－1652.

［55］ Shmul G，KashmanY，Benayahu Y，et al. Abruptoside A，a novel glycolipid from the Kenyan soft coral *Sinularia abrupta*［J］. *Natural Product Communications*，2007，2（1）：51－54.

［56］ Su JY，Kuang YY，Zeng LM，et al. New tetracyclic diterpenoid and new ceramides from the soft coral *Sinularia conferta*［J］. *Journal of Asian Natural Products Research*，2005，7（2）：107－113.

［57］ Zhang Y，Wang S，Li XM，et al. New sphingolipids with a previously unreported 9-methyl-C20-sphingosine moiety from a marine algous endophytic fungus *Aspergillus niger* EN-13［J］. *Lipids*，2007，42（8）：759－764.

第十四章　其他类化合物

扫码"学一学"

学习目标

1. **熟悉**　鞣质的分类方法、代表性化合物和提取分离方法以及苯乙醇、二苯基庚烷、番荔枝内酯和炔醇类化合物的结构特点。

2. **了解**　各类成分的生物活性。

第一节　鞣　质

鞣质又称单宁（tannin），是存在于自然界的一类结构比较复杂的多元酚类化合物，其味涩，具收敛作用。这类化合物有着特殊的化学性质和生物活性，最显著的特点就是可与蛋白质结合形成不溶于水的沉淀，故能与生兽皮中的蛋白质结合形成致密、柔韧、不易腐败又难以透水的皮革，一直是制革业的重要原料，所以称为鞣质。

目前普遍采用根据化学结构和化学性质区别进行分类的方法，将鞣质分成可水解鞣质（hydrolysable tannins）和缩合鞣质（condensed tannins）。另外，还有一些分子同时含有水解鞣质和缩合鞣质两种结构单元则称为复杂鞣质（complex tannins），此类鞣质因其发现较晚又称为新型鞣质（new type tannins）。

鞣质广泛分布于植物界，特别是种子植物，除苔藓植物很少含有外，常见富含鞣质的药材有大黄、五倍子（植物被昆虫伤害形成的虫瘿）、诃子、地榆、石榴皮、虎杖、四季青、侧柏、扁蓄、仙鹤草、老鹳草、钩藤、槟榔、柿子、葡萄籽、花生衣、龙眼等。鞣质可存在于植物的皮、木、叶、根、果实等部位，其含量随植物年龄、存在部位、生长环境、季节等条件的不同而有所差异，如木本植物心材中鞣质含量随植物年龄增大而增大，果实中含量随着其成熟而含量下降，向阳部位含量比背阴部位高等。据报道该类化合物在植物体内的产生与植物自身防御病害有关。

人们最早对鞣质的利用是将其作为制革鞣剂。通常意义上的鞣质，是指那些能产生鞣质作用且分子量在500～3000的鞣质化合物，分子量太小不能产生有效的交联作用，太大又难于渗透到皮纤维中。实际上分子量低于500的化合物在某些方面表现更强的活性和更高的利用价值。但长期以来人们并没有重视这一类化合物在其他领域的应用。70%以上的中草药含有鞣质类化合物，但此类成分常被作为无效成分去除。随着分离技术的不断提高，对鞣质单体化合物的分离与结构鉴定有了较大进展，而且多酚与蛋白质、多糖、生物碱、微生物、酶、金属离子的反应活性，以及其抗氧化、捕捉自由基、衍生化反应等一系列化学行为的初步揭示，这类化合物的营养保健作用开始受到重视，其在医药、食品、饲料及日用化妆品等多种领域的应用逐渐开展起来，目前已作为一类重要的植物化学成分成为天然产物研究的热点之一。

一、鞣质的结构类型

（一）可水解鞣质

可水解鞣质（hydrolysable tannins）是由酚酸和多元醇通过苷键或酯键形成的，可被酸、碱或酶（鞣酶 tannase）催化水解。根据可水解鞣质水解产生的酚酸种类，常见的可水解鞣质主要分为没食子酸鞣质（gallotannins）和鞣花酸鞣质（ellagitannins）两类，前者水解产生没食子酸（gallic acid），后者水解产生鞣花酸（ellagic acid）。

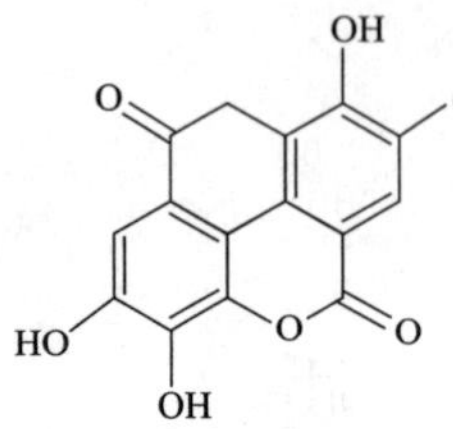

鞣花酸

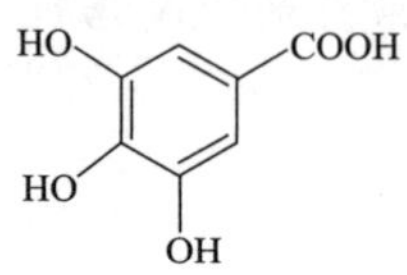

没食子酸

作为分子核心的多元醇种类很多，最常见的是 D-葡萄糖，其他还有果糖、木糖、金缕梅糖、原槲皮醇等，另外还有多元醇酸类，如奎宁酸、莽草酸。少见的还有三萜醇与多元酚形成的鞣质，如齐墩果烷型三萜形成的凸锥鞣质（见于壳斗科植物凸锥）。

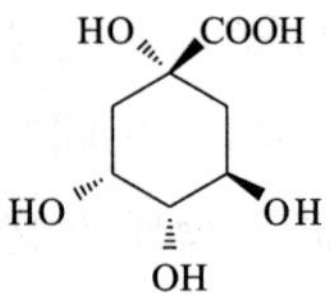

奎宁酸

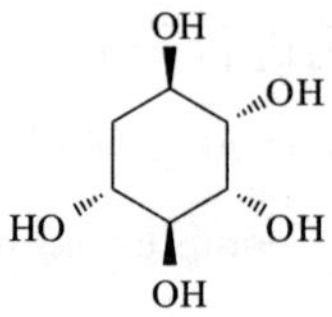

原槲皮醇

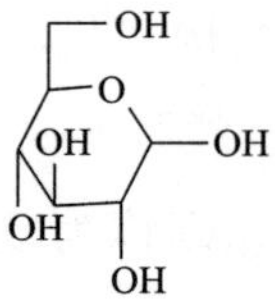

葡萄糖

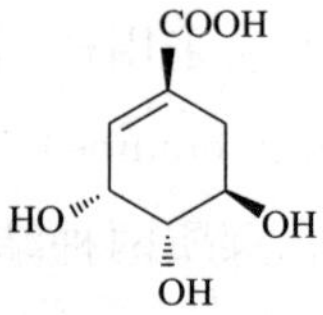

莽草酸

自然界中还存在由 2 ~4 个可水解鞣质分子缩合而成的聚合体，称为寡聚鞣质。另外，还有一些是咖啡酰鞣质，此类成分的多酚片段存在于咖啡酰基团中，而非没食子酰基。

1. 没食子酸鞣质　这类鞣质所含的酚酸为没食子酸鞣质或其缩合物，前者称为简单没食子酸鞣质（gallotannins），后者称为聚合酚酸型（depsidic）没食子酸鞣质。没食子酸常见的缩合方式有间位缩合和对位缩合，以两个以上的没食子酸连接成链。该类鞣质的多元醇部分一般是β-D-葡萄糖。

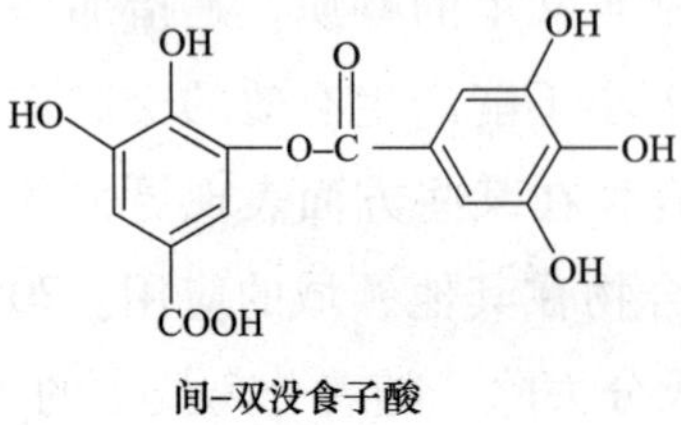

间-双没食子酸

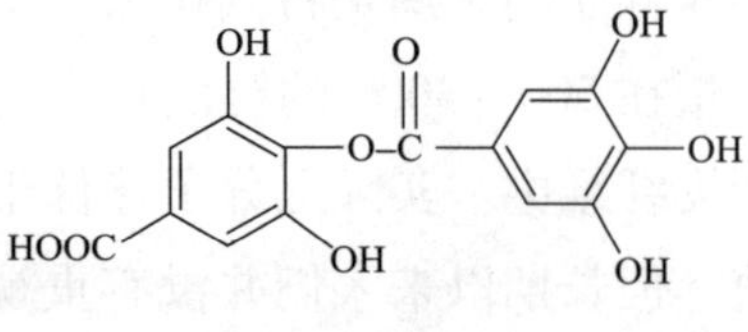

对-双没食子酸

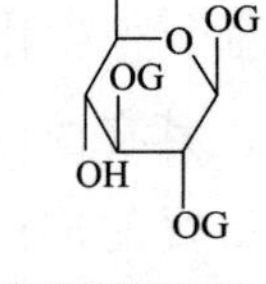

3-三-O-没食子酰-β-D-葡萄糖(TriGG)

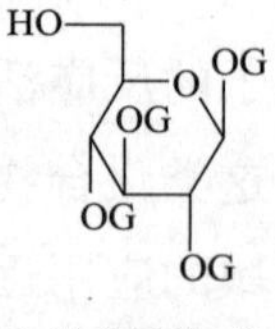

1,2,3,4,6-五-O-没食子酰-β-D-葡萄糖(PGG)

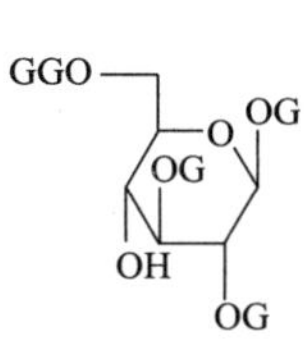

1,2,3,6,6-五-O-没食子酰-β-D-葡萄糖
注：G为没食子酰基

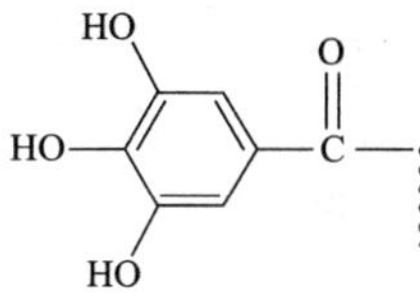

没食子酰基

五倍子鞣质是一种典型的没食子酸鞣质，产于漆树科（Anacardiaceae）盐肤木（*Rhus chinensis* Mill.）的虫瘿内，是许多葡萄糖没食子酸鞣质的混合物，典型结构为2-多-O-没食子酰基-1,3,4,6-四-O-没食子酰基-β-D-葡萄糖。多没食子酰基平均含3个单元，以缩酚酸形式存在。

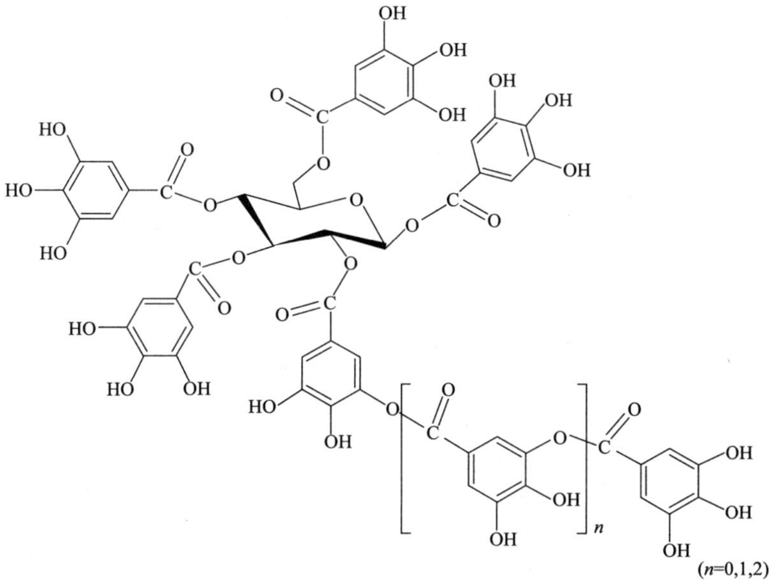

五倍子单宁

因为只存在多元醇和酚酸两个部分，所以该类化合物波谱特征相对比较简单。其复杂之处在于重复出现的没食子酰基单元的信号，因具体环境不同而略有差异。具体核磁共振信号如图14－1。

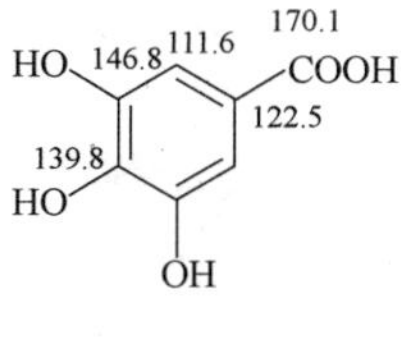

没食子酸

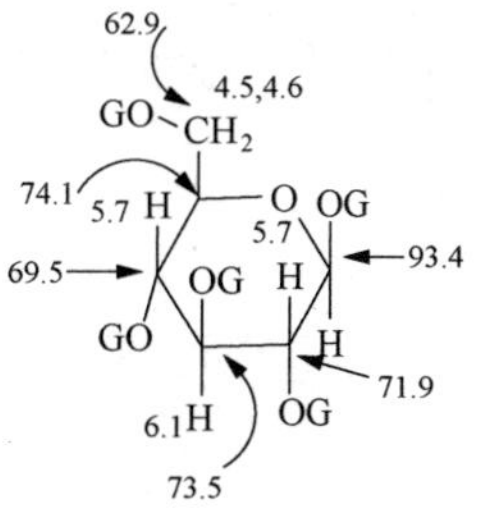

1,2,3,4,6–五–O–没食子酰–β–D–葡萄糖

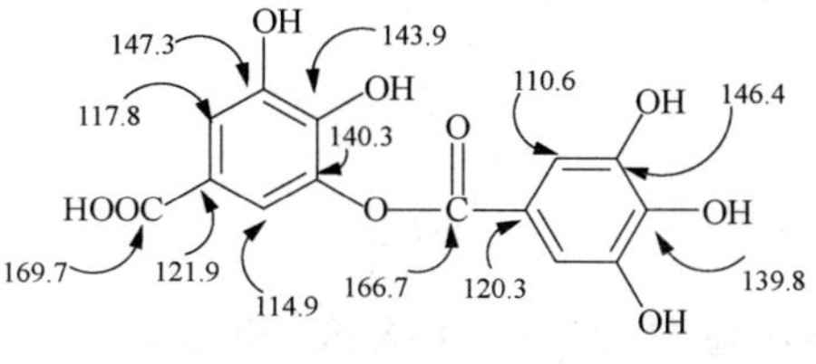

间–双没食子酸

图14－1　^{1}H-NMR和^{13}C-NMR数值（Acetone-d_6，TMS为内标）

2. 鞣花酸鞣质 这类鞣质在自然界比没食子酸鞣质分布更广泛，水解后产生鞣花酸或与其有生源关系的多元酚酸，但糖环并不直接连接鞣花酸结构，最典型的是一类含六羟基联苯二甲酰基（HHDP）的结构，水解后产生 HHDP，再自动转化成鞣花酸。

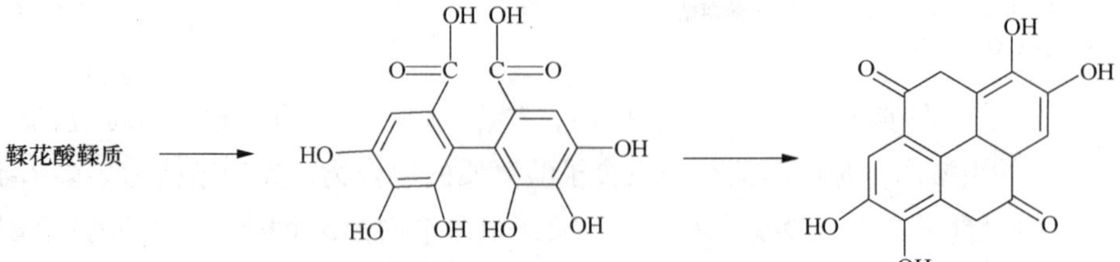

六羟基联苯二甲酰基　　鞣花酸

其他连接基团还有去氢二没食子酸酰基（DHDG）、橡椀酰基（VAL）、去氢六羟基二酚（DHHDP）等，水解后产生相应的与鞣花酸同源的酚羧酸。

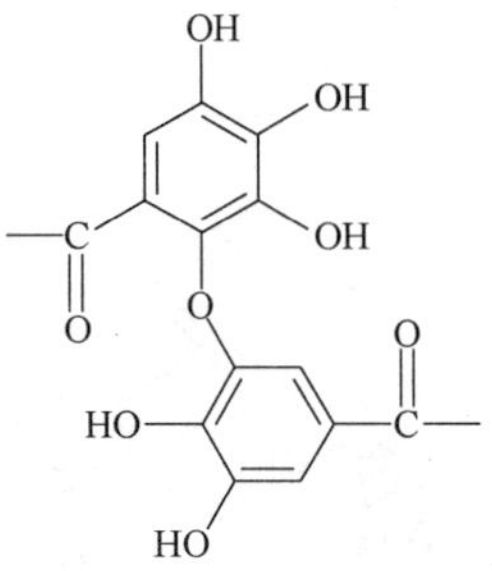

去氢二没食子酸酰基

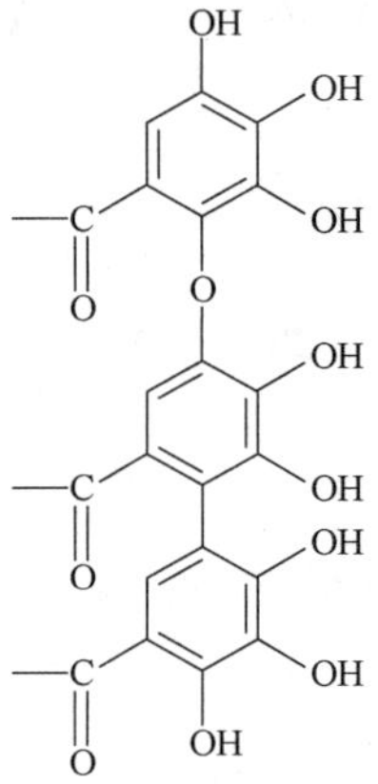

橡椀酰基

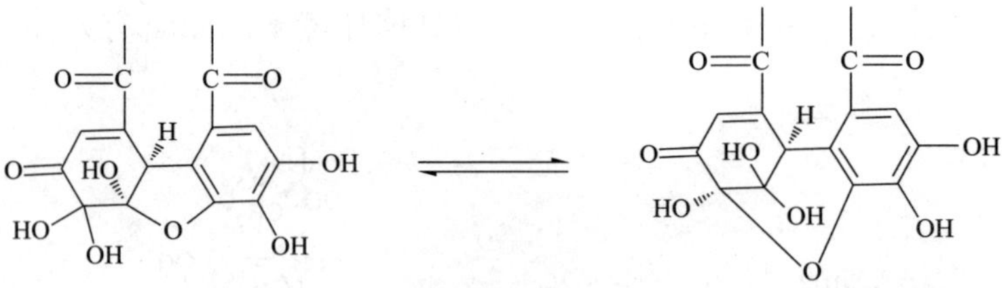

去氢六羟基二酚

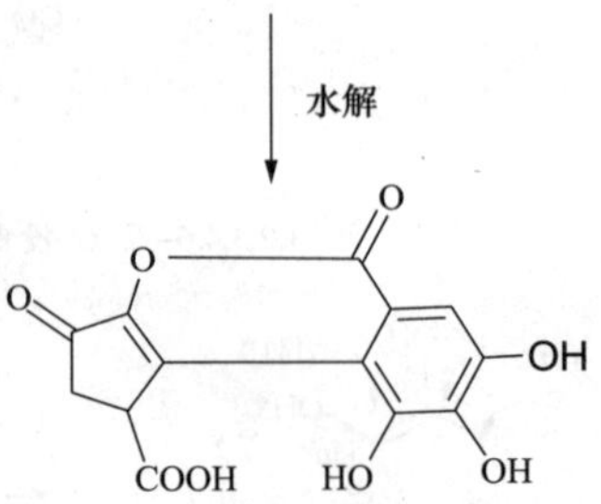

云实素

上述基团与糖的常见连接位置为 C-2，C-3 或/和 C-4，C-6，这时葡萄糖采取$^4C_1$构象，大的取代基处于平伏键；另一种连接方式为 C-3，C-6 或/和 C-2，C-4，这时葡萄糖采取$^1C_4$构象，不如前者稳定。代表化合物如下：

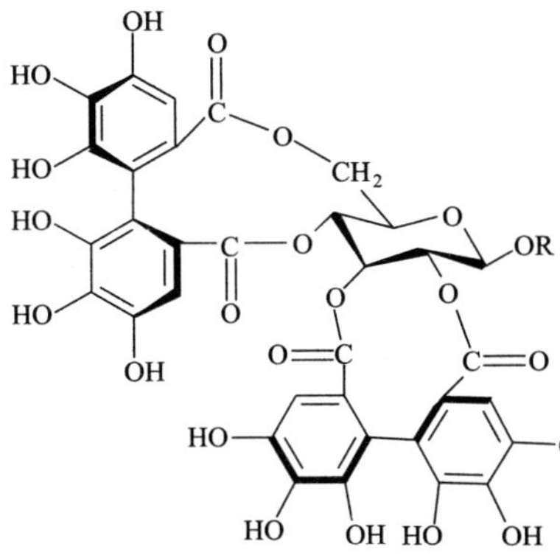

英国栎鞣花素

DHDG 与 VAL 常常连接两个糖，成为糖核间的连接键。另外，某些鞣花酸鞣质分子中的葡萄糖是开环的，可在 C-1 位形成苷键，这种化学结构不易水解。

3. 寡聚可水解鞣质　自然界中存在的多种可水解鞣质是由两个或更多简单可水解鞣质连接而成的。可以按照其分子中的核糖个数表明其聚合度，只有一个糖核的结构称为单体可水解鞣质，含有 2～4 个糖核结构的化合物成为寡聚可水解鞣质。从何首乌［*Fallopia multiflora*（Thunb.）Harald］干燥叶的含水丙酮提取物中分离的 Nobotanin R，就是一个二聚的可水解鞣质[1]。

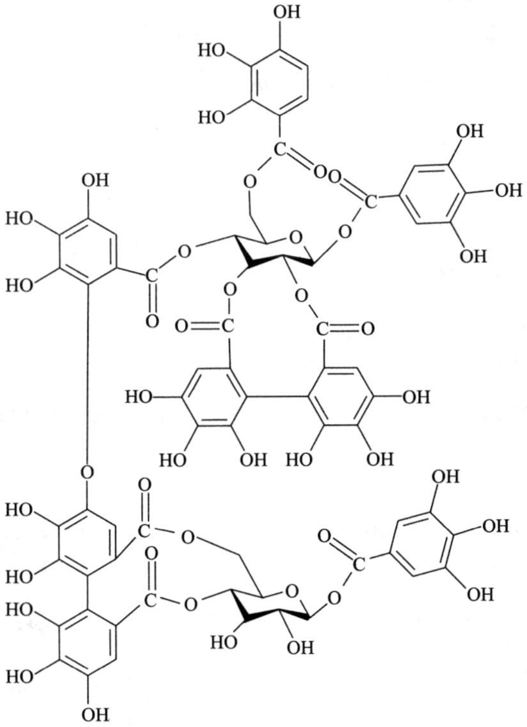

Nobotanin R

4. 咖啡酰鞣质　这类鞣质比较特殊，分子中多酚基团存在于咖啡酰基团中，最典型的为绿原酸及 3，5-二氧咖啡酰奎宁酸[2]。这类成分常见于唇形科植物中，如迷迭香、紫苏、香茶菜等。

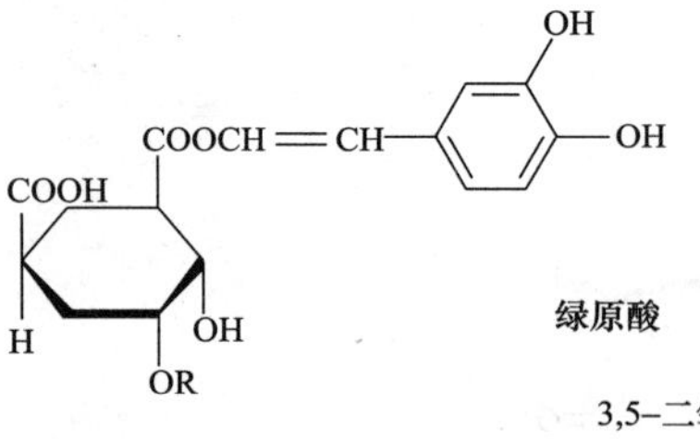

绿原酸　R=H

3,5-二氧咖啡酰奎宁酸

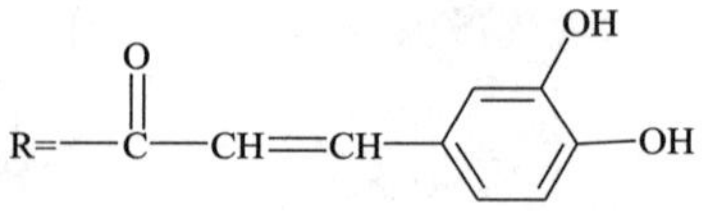

（二）缩合鞣质

缩合鞣质（condensed tannins）是由黄烷醇类化合物缩合而成，不能被水解。植物化学家又常将这类化合物称为原花青素（proanthocyanidin），此类成分在热酸处理下经氧化裂解而产生花色素（cyaniding）。按照黄烷醇的单元数目，分为单体及聚合体，一般只有三聚体以上的化合物才具有典型的鞣质性质，故习惯上将分子量为 500～3000 的聚合体称为缩合鞣质，而分子量更大的聚合体称为红粉和酚酸，是缩合鞣质的进一步氧化缩合。

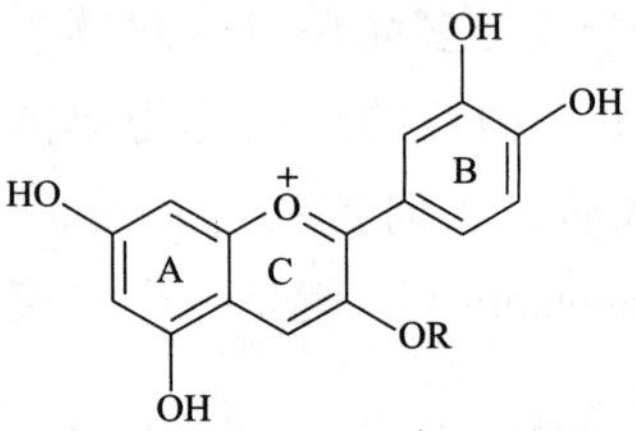

花色素

聚合体的具体结构取决于构成单元的类型，单元间的连接位置及其构型，还取决于连接键的类型（单连接键或双连接键）。常见的原花青素类化合物根据连接键类型分为多种类型，主要有 A 型、B 型（R 为任意连接基团）。

1. 单体黄烷[3]　组成缩合鞣质最重要的单元是黄烷-3-醇（flavan-3-ol），其中最常见的是儿茶素，根据 C 环 2，3 位的构型不同，形成 4 个立体异构体。

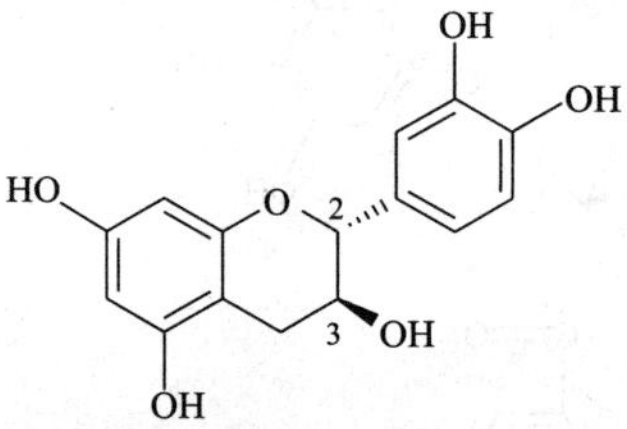

(+)-儿茶素(2*R*,3*S*)

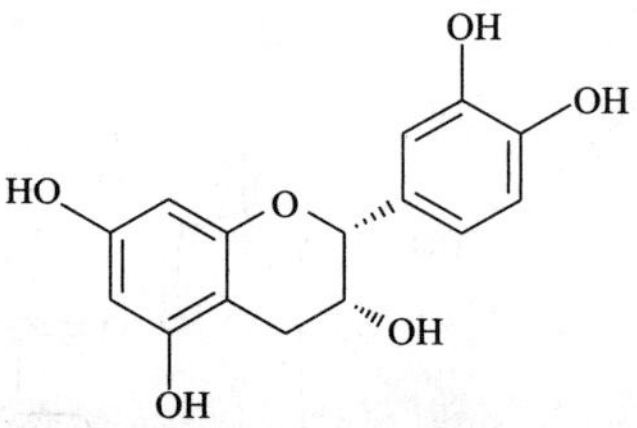

(−)-表儿茶素(2*R*,3*R*)

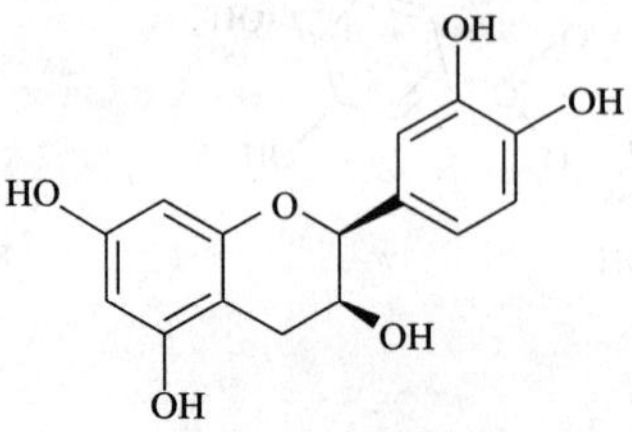

(+)-表儿茶素(2*S*,3*S*)

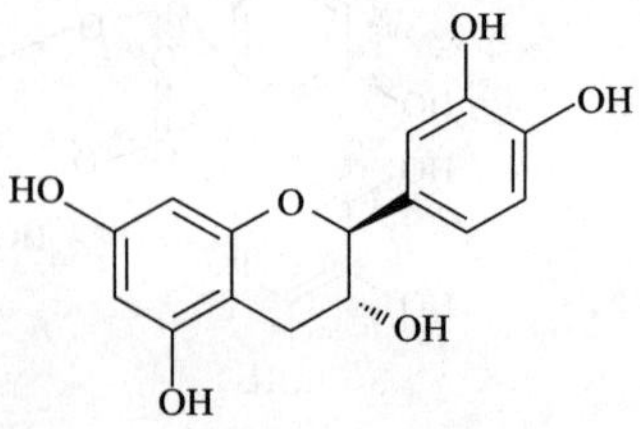

(−)-儿茶素(2*S*,3*R*)

如果 B 环含有 3 个羟基，称为棓儿茶素类，也是组成缩合鞣质的重要单元。常见的有下列 2 种：

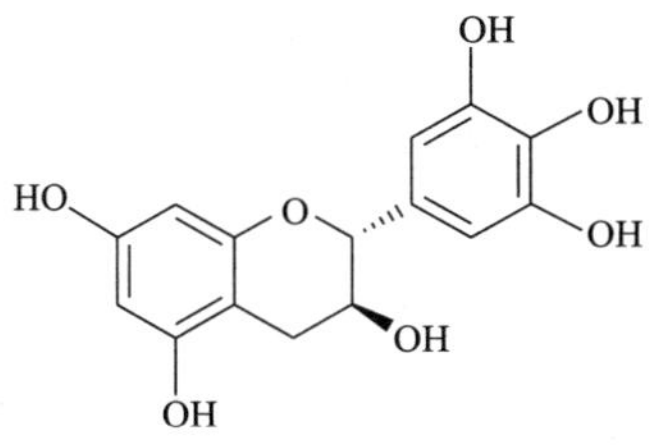

(+)-棓儿茶素(2*R*,3*S*)

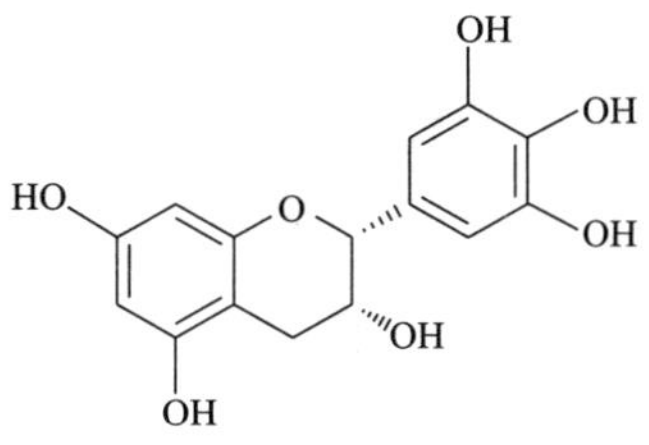

(-)-表棓儿茶素(2*R*,3*R*)

较少见的还有B环仅有一个羟基的单元，一般羟基在2位连接的对位，典型的如阿福豆素（afzelechin）。

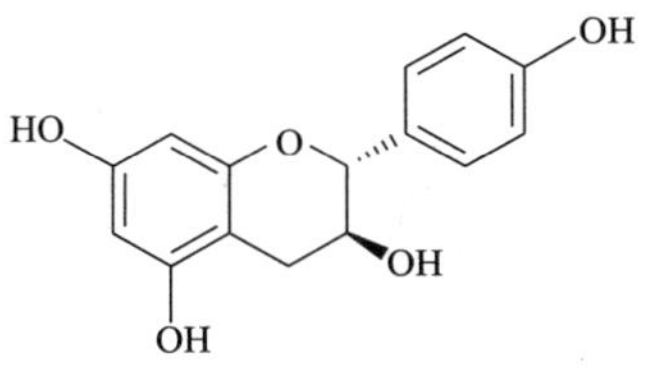

(+)-阿福豆素

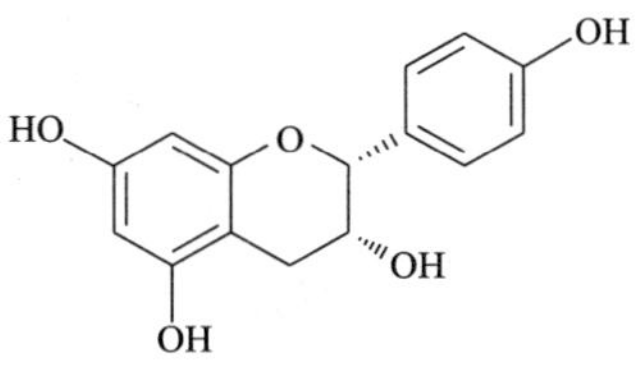

(-)-表阿福豆素

除上述黄烷-3-醇单元外，自然界中还存在黄烷-3,4-二醇单元，常见结构如下：

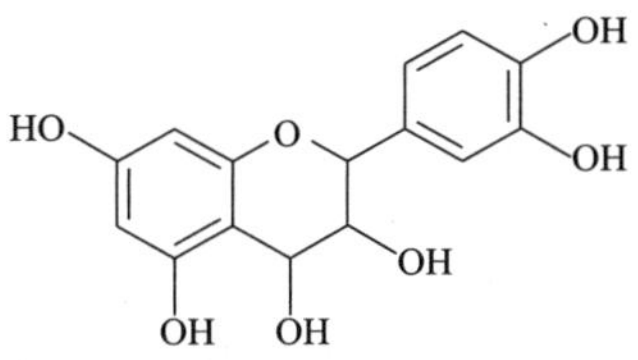

单体原华青定

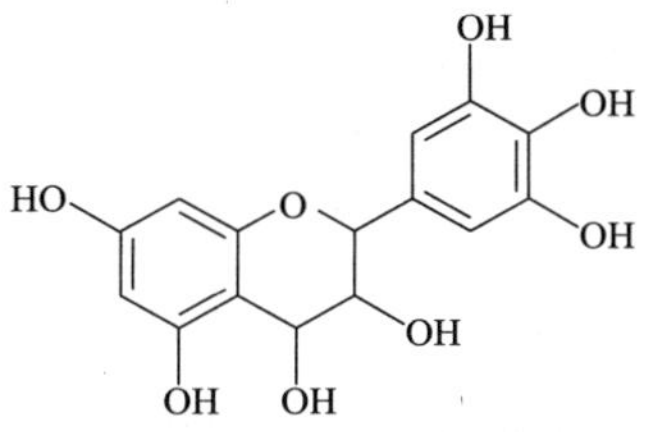

单体原刺瑰定

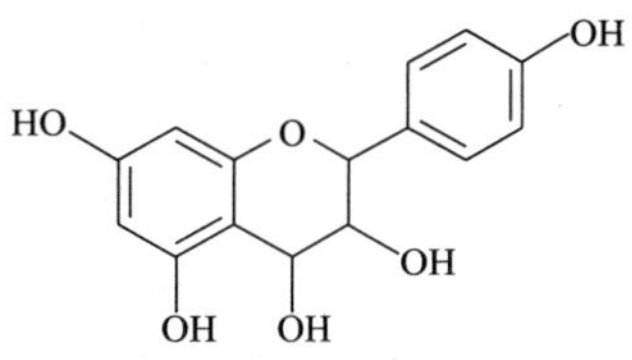

桂金何欢定

黄烷结构的3-OH还经常与没食子酸成酯，如除儿茶素、棓儿茶素类外，其没食子酸酯也是茶叶中原花青素的主要构成单元，结构如下：

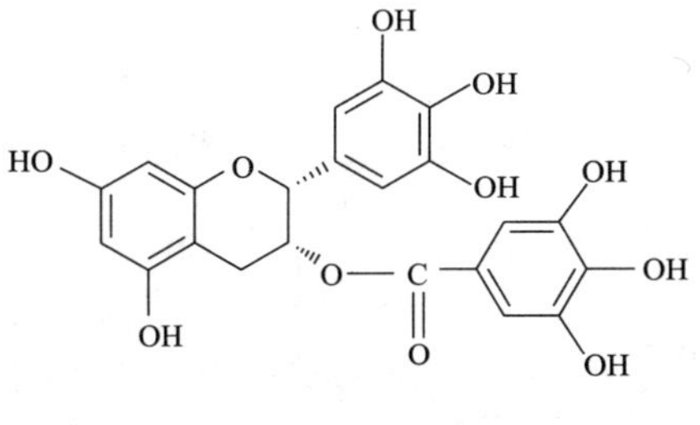

(-)-epigallocatechin-3-gallate(EGCG)

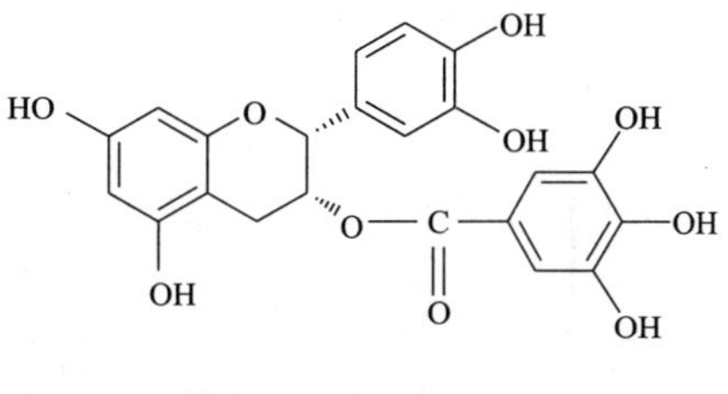

(-)-epicachin-3-gallate(ECG)

2. B型原花青素　此类化学成分的特征是单体黄烷单元通过 C_4-C_8 或 C_4-C_6 键连接，以由（+）-儿茶素，（-）-表儿茶素组成的原花青素二聚体为例，根据不同的连接方式形成8个异构体，均可从葡萄籽中分离得到，结构如下：

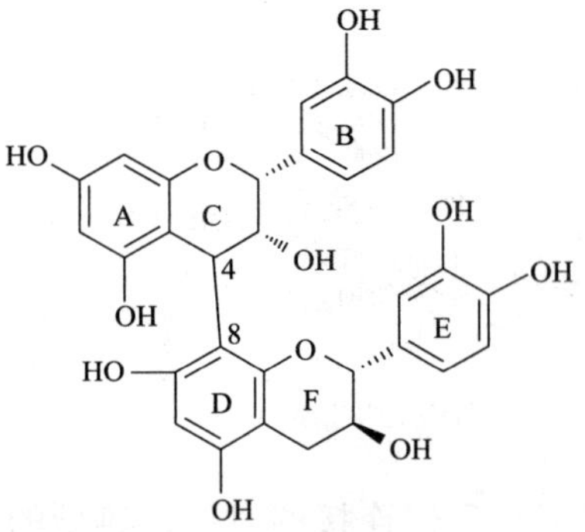

Procyanidin B_1 (B_3)

epicatechin-(4β-8)-catechin[catechin - (4α-8)-catechin]

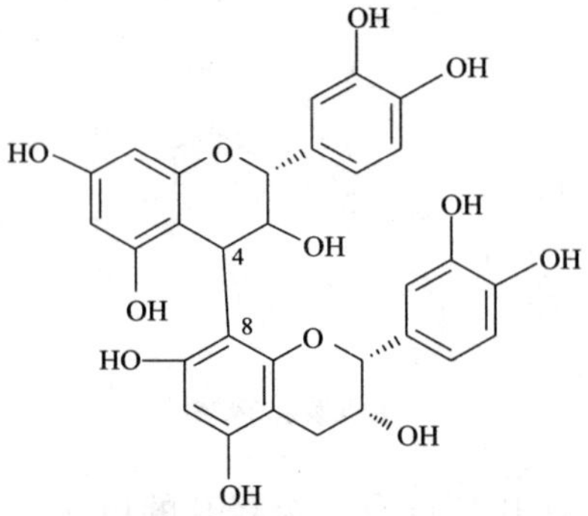

Procyanidin B_2 (B_4)

epicatechin- (4β -8)-epicatechin[catechin - (4α-8)-epicatechin]

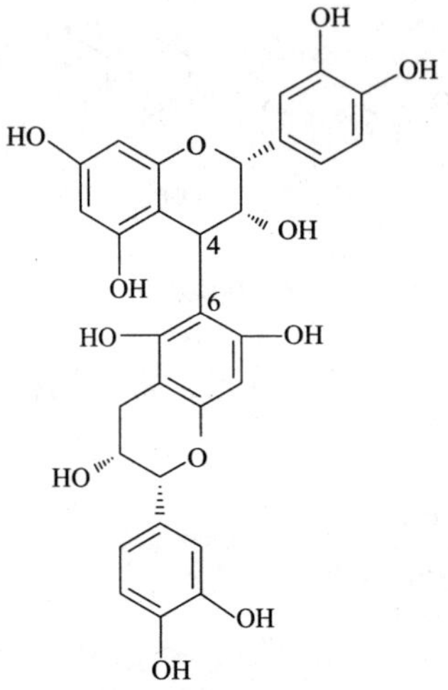

ProcyanidinB_5 (B_7)

epicatechin-(4β-6)-epicatechin[epicatechin-(4α-6)- catechin]

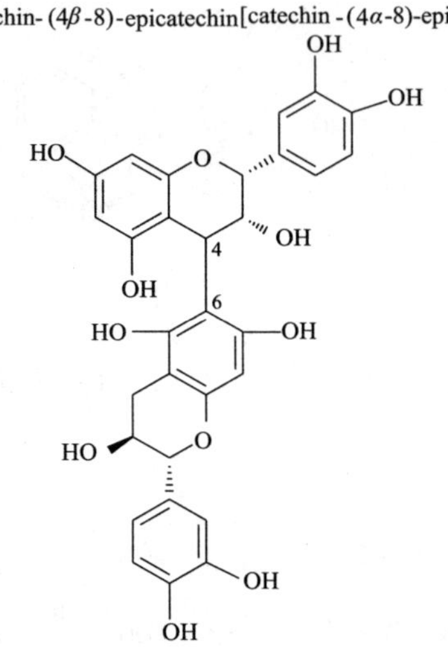

Procyanidin B_6 (B_8)

catechin-(4α-6)-catechin[catechin-(4α-6)-epicatechin]

三聚以上的原花青素依照组成单元排列方式的不同，可分为直链型、支链型两种[4]，前者各单元顺次排列，后者的中间单元除与上下单元连接外，还通过其他位点再连接另一个单元，高粱原花青素（sorghum procyanidin）即为直链型多聚体，profisetinidin 为支链型三聚体：

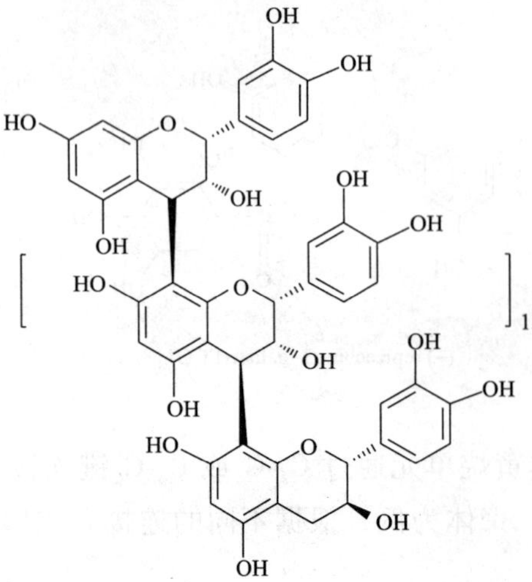

高粱原花青素

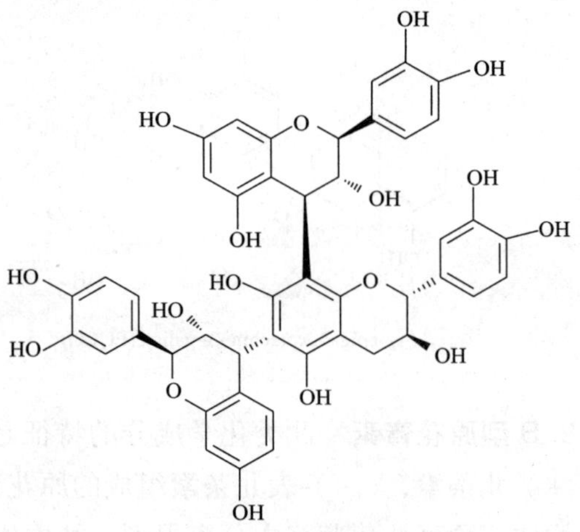

profisetinidin

3. A 型原花青素　这类原青花素结构的各组成单元除 B 型中的 C—C 单键连接外，还常在 C-2 与另一单位的 C-7 或 C-5 间再形成醚键 C—O—C，成为双链键型，如下列结构所示：

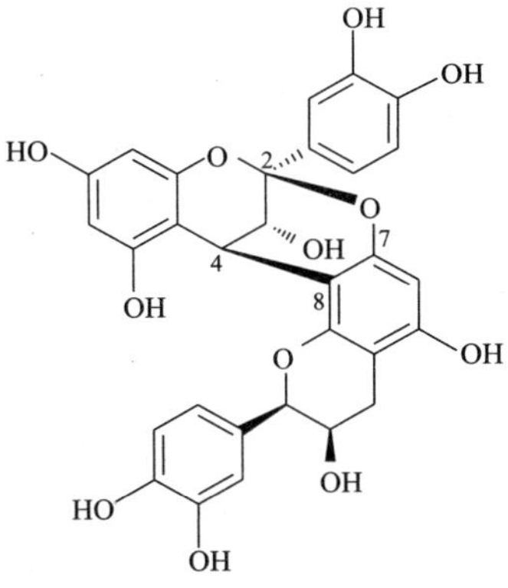

Proanthocyanidin A–2
epicatechin–(2β–7,4β –8)–epicatechin

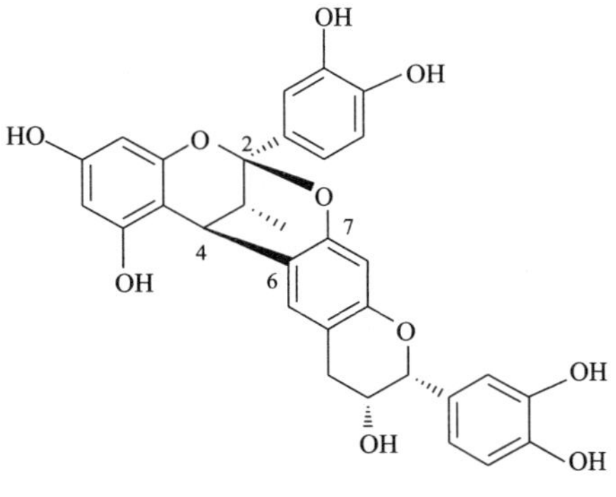

Proanthocyanidin A–6
epicatechin–(2β–7,4β –6)–epicatechin

A 型原花青素也有直链型与支链型两种连接方式。实际上在多聚体中，常以 A、B 型两种连接方式共存，如下结构所示：

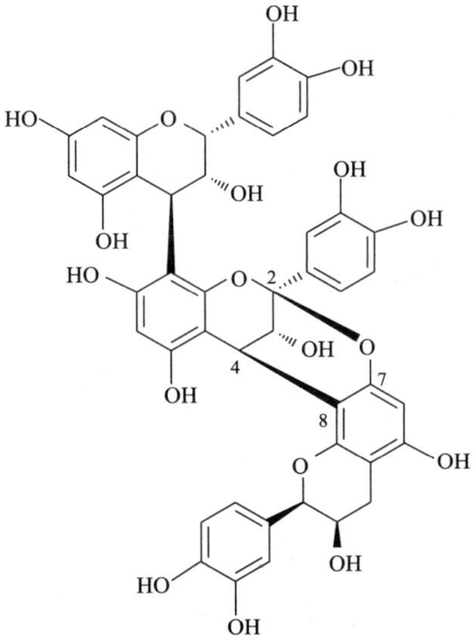

Aesculitannins A

4. 波谱学特征　经化学方法鉴定为鞣质后，根据核磁共振波谱数据推断其构成单位，借助质谱推断分子量，判断聚合度，然后具体分析各信号，再借助衍生化、降解等手段辅助解析。由于此类化合物存在多个相似的单元，且经常存在旋转异构现象，信号重叠严重，存在解析困难，但有一定规律。

根据氢、碳位移值、HSQC 谱图，很容易将 A、B、C 环的信号分区，A 环与 B 环在不饱和区，但 B 环在更低场，C 环在饱和区，且 C 环上的 2,3,4-位碳因连接基团的不同具有较大差别，易于辨认。根据^{1}H-^{1}H COSY 及 H-2，H-3 位的偶合常数可判断各芳环取代情况及 C 环 2,3-位的顺反构型。C-4 位的化学位移一般处于最高场，容易辨别，故可由 C-4 个数判断聚合度，也可以每个 C-4 为切入点经远程相关分析，可连接出各黄烷结构单位的信号组。两单位间的连接方式由两单位信号间的远程相关分析，经常要借助甲酰化、乙酰化衍生前后谱图比较来确定某些信号归属。两单位连接时，C-4 位连接键总是与单位 C_3—OH 成反式，可能与化合物形成时的空间位阻影响有关[5]；C-4 位连接键的绝对构型还可用圆二色谱测试，如果为 4β 构型，在 210～240nm 处有正 Cotton 峰，4α 构型则为负峰[6]。

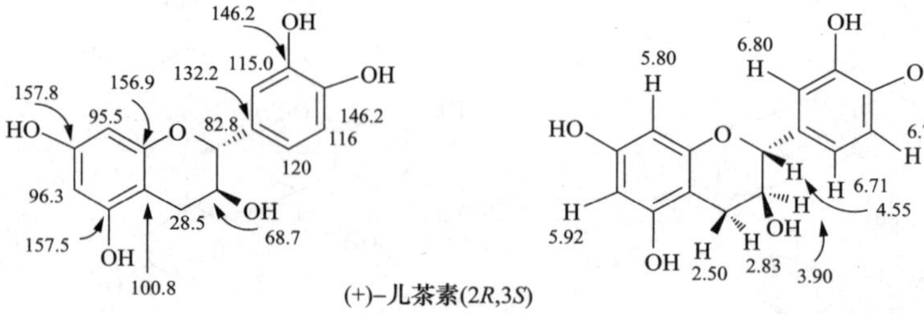

(+)-儿茶素(2*R*,3*S*)

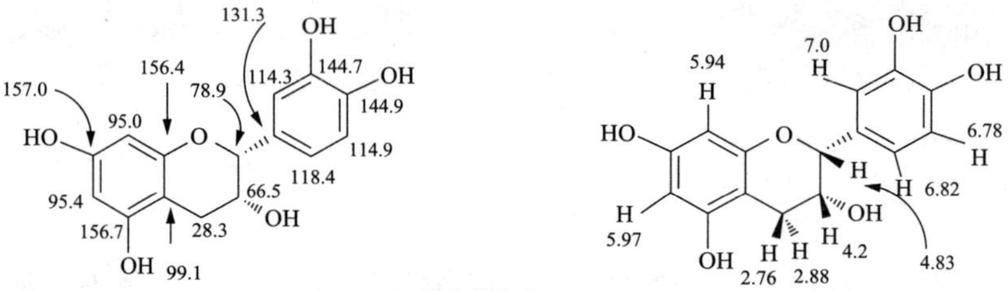

(+)-表儿茶素(2*R*,3*R*)

（三）复杂鞣质

复杂鞣质（complex tannins）又称新型鞣质（new-type tannins），是指分子中同时含有可水解鞣质和缩合鞣质两种单元的一类化合物，如狭叶栎鞣质[3]。这类鞣质首先是从壳斗科植物中分离得到，已经发现广泛存在于同时含有可水解鞣质和缩合鞣质的植物中。

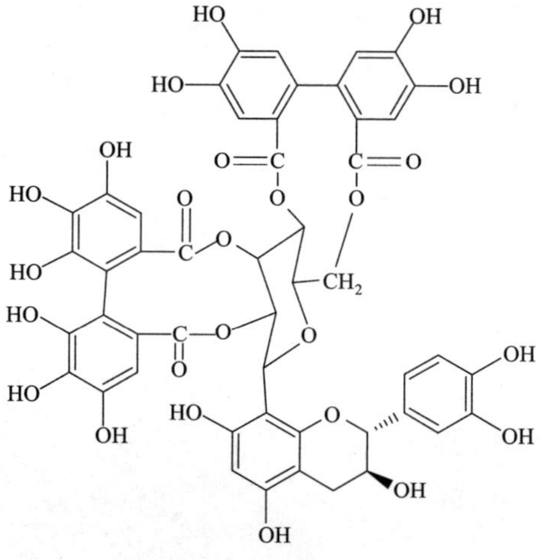

狭叶栎鞣质

二、鞣质的理化性质

（一）性状

通常意义的鞣质分子量在 500～3000，大多数为无定形粉末，只有少数能形成晶体。由于具有较多酚羟基，很容易被氧化，通常很难获得无色单体，多呈米黄色、棕色甚至褐色。

（二）溶解性

鞣质多具有较强极性，可溶于水、乙醇、丙酮等强极性溶剂，也可溶于乙酸乙酯，不溶于小极性溶剂。微量水的存在可增加鞣质在有机溶剂中的溶解度。

（三）酸性

鞣质因含有较多酚羟基，故其水溶液显弱酸性。

（四）还原性

鞣质极易被氧化，为强还原剂。可以与一些高价金属离子和盐，如 Fe^{3+}、Vd^{6+}、Ce^{4+}、重铬酸钾、高锰酸钾、钨酸钠等发生氧化还原反应，大部分反应都会产生颜色变化，可作为鞣质的定量方法。Folin 酚法即是根据在碱性条件下酚类化合物将钨钼酸还原生成蓝色的化合物，在 760nm 处有最大吸收可用于定量测定；普鲁士蓝法是根据在酸性介质中酚类物质将 Fe^{3+} 还原为 Fe^{2+}，后者可与 $K_3Fe(CN)_6$ 生成深蓝色配位化合物，在 695nm 处有最大吸收，可测定总酚含量。

鞣质不仅可以被上述强氧化剂氧化，也可被空气中的氧气氧化。氧化机理存在两种途径，一是通过酚羟基的离解，二是通过自由基途径。氧自由基是引起多种疾病和老化的重要因素，植物多酚具有很强的自由基清除能力，是天然的抗氧化剂和自由基清除剂。

（五）沉淀反应

1. 与蛋白质的反应　鞣质和蛋白质结合反应是其最具特征性的反应之一，鞣质的最初定义就来自于具有沉淀蛋白质的能力，如果与口腔唾液蛋白结合，可使人感觉到涩味，这种与蛋白质结合的性质又称为涩性或收敛性。

鞣质与蛋白质结合时最初形成可溶性复合物，当结合达到充分的程度，复合物就沉淀出来，此反应为可逆反应，丙酮、碱溶液也可使复合物解析为原来的鞣质和蛋白质。

鞣质—蛋白质的结合是一种多点交联模式，除简单的物理吸附，还发生了氢键、盐键、疏水键、范德华力等键合方式，通常认为氢键是最主要的结合方式。

在某些外界因素影响下，如氧、金属离子和酸，接近的两个分子可能会产生共价键连接，形成不可逆结合。

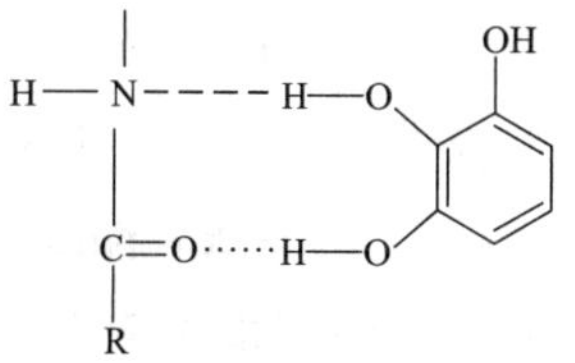

蛋白质　　鞣质

2. 与生物碱、多糖、花色苷等的反应　除与蛋白质反应外，鞣质还可以与生物碱、花色苷及多糖、磷脂、核酸等多种天然化合物发生复合反应，这些反应都属于分子识别的结合机制，要求鞣质和各种底物在结构上互相适应和吻合，通过氢键－疏水键形成复合产物，多数情况下这种复合反应是可逆的。

弱酸性的鞣质由于能与生物碱相结合形成不溶于水或难溶于水的沉淀，因此可作为检出生物碱的沉淀试剂。花色苷是天然色素，是花瓣具有鲜艳颜色的原因，花色苷通常只有在强酸介质中才能保持稳定，但花瓣细胞正常情况下只显弱酸性，不足以保持花色苷稳定，形成稳定的颜色，实际上是多酚类化合物的存在，与花色苷形成分子复合物而使花色苷稳定性提高。

（六）与金属离子的络合

鞣质多以邻位二羟基与金属离子络合，如 Ca^{2+}、Mn^{2+}、Zn^{2+}、Cu^{2+}、Fe^{2+} 等，通常两羟基中有一个离解，或者两个都离解，螯合通常降低了多酚的水溶性，络合物一般是沉淀，可用于鞣质的提取、分离或“除鞣”。有些反应具有特征的颜色变化，可用于鞣质的定量分析。

三、鞣质的提取与分离

（一）样品预试

鞣质的不同种类可通过简单的实验初步判断，指导分离。预试主要借助薄层色谱和适当的显色剂，常用显色剂为三氯化铁、茴香醛－浓硫酸、亚硝酸钠－醋酸等显色剂，它们对不同类型的鞣质显色现象有所不同。

（二）提取

鞣质含有多酚羟基，遇金属离子如铁、锡等易生成缩合物而不易提出，故提取鞣质时所用容器应为玻璃或不锈钢制成。鞣质遇酸、碱均不稳定，温度对鞣质也有很大影响，故提取时要注意避免使用酸、碱，温度应控制在50℃以下，多用冷浸法。长期贮存会使鞣质在药材中的含量下降，故应尽可能采用新鲜植物原料，提取前可采用短时间（2～5min）的水蒸气加热，使样品中的多酚氧化酶等酶失活，避免对鞣质成分的影响。若要短期贮存原料，可采用快速干燥法干燥，最好是冷冻干燥。

水虽然是鞣质类物质的优良溶剂，但并不是最适合的提取溶剂，因为鞣质在植物体内通常与蛋白质、多糖以氢键和疏水键形式形成稳定的分子复合物。因此要求溶剂不仅有较好的溶解性，还需有氢键断裂的作用，因此有机溶剂和水的复合体系（有机溶剂占50%～70%）最适合，应用最多的是丙酮－水体系，而醇类溶剂可造成醇解反应。丙酮的另一优点在于沸点更低，可在较低的温度下浓缩。不过工业用鞣质常选用水提取，提取液用喷雾干燥法获取粗鞣质。

（三）分离与纯化

1. 溶剂法　分离鞣质的溶剂以乙酸乙酯效果较好。通常将含鞣质的水溶剂先用乙醚等低极性溶剂萃取，去除低极性成分，然后再用乙酸乙酯提取得到较纯的鞣质。

2. 沉淀法　醋酸铅，碳酸铅，氢氧化铜，氢氧化铝均能与鞣质结合形成不溶于水的沉淀。以碳酸铅和碳酸铜较好，因为很少引起其他反应。具体方法是将沉淀剂分批加入鞣质水溶液，弃去最初和最后的沉淀，取中间部分沉淀，用水洗涤后悬浮于水中，通入硫化氢气体，滤除金属硫化物沉淀。

应用蛋白与鞣质相结合的性质亦可用于分离鞣质与非鞣质成分。具体方法是向含鞣质的水溶液中分批加入明胶溶液，滤取沉淀，用丙酮回流，鞣质溶于丙酮，蛋白质不溶于丙酮而沉淀析出。

3. 色谱法

（1）薄层色谱法　常用的方法有硅胶色谱，纤维素色谱，纸色谱，对于简单的鞣质，聚酰胺色谱也是很好的方法，但许多鞣质由于可与聚酰胺形成不可逆吸附而不适用。

鞣质结构中含有较多的酚羟基，有一定酸性，展开剂中常加入微量的酸。硅胶色谱常用的展开系统为苯－甲酸乙酯－甲酸，不同比例用于不同类型和不同分子量大小的鞣质。三聚体以下的缩合鞣质可用2∶7∶1，三聚体以上，六聚体以下的缩合鞣质可用1∶7∶1；鞣花酸鞣质可用1∶5∶2。

纤维素色谱和纸色谱，展开系统常用2%醋酸水溶液或正丁醇－乙酸－水（4∶1∶5上层），前者适合黄烷醇单体及水解鞣质，后者适用于鞣花酸鞣质。

（2）高效液相色谱法　鞣质的极性很大，特别是高聚体，薄层色谱难以检测，对于不易分离的化合物，HPLC具有重要意义。根据不同的化合物可选择正相HPLC或反相HPLC。反相HPLC常用的柱填料为Nucleosil 5 C_{18}，以乙腈－水加适量磷酸为洗脱剂，从而将不同类型的二聚体分离，这是反相HPLC的优点。对于不同构型鞣质的分离还可用手性相HPLC，所用填充剂为Chiralcel OD或OC，这是在硅胶表面涂布一层具不同类型*N*-苯酰酯基的聚合糖，洗脱剂为正己烷和异戊醇（加入微量醋酸）。

（3）柱色谱法　分离大量的鞣质需要柱色谱来进行。常用的填料主要有葡聚糖凝胶 Sephadex LH-20 和聚苯乙酰凝胶（如 Diaion HP-20AG、ToyoPearl HW40F、ODS 等）及纤维素柱等。

Sephadex LH-20 不仅具有分子筛作用，同时还对含有酚羟基的化合物有一定吸附作用，根据洗脱剂可分为正相和反相两种类型。正相型所用的洗脱剂为甲醇、乙醇、正戊醇、丙酮和三氯甲烷，其洗脱速度由快到慢，常用三氯甲烷 - 甲醇系统。反相型常用的溶剂系统为甲醇 - 水 - 丙酮系统。当用水洗脱时主要得到糖类，氨基酸和非酚性苷等；10% ~30% 甲醇水溶液洗脱，主要得到酚性苷类如黄酮苷；40% ~80% 甲醇水溶液洗脱，可以得到分子量为 300 ~700 的鞣质；80% ~100% 甲醇水溶液洗脱，可以得到分子量为 800 ~1000 的鞣质；用 50% 丙酮水溶液洗脱可以得到分子量大于 1000 的鞣质。最后用大量 50% 丙酮水溶液冲洗，可以洗掉所有类型的鞣质，并使柱子再生重复使用。要注意改变洗脱剂时柱体积可能会发生变化。

ToyoPearl HW40F 也是常用的柱填料，洗脱溶剂为甲醇 - 水系统，其优点是可用碱水再生。

ODS 的型号有 Bondapak C_{18}、Porasil B、Fuji gel ODS G_3 和 Prepak 500 等，洗脱溶剂为不同比例的甲醇和水。

纤维素柱可用于不同类型的水解鞣质的分离，常用微晶纤维素柱，洗脱溶剂为 2% 乙酸水溶液，洗脱剂中含酸，所以溶剂不能回收，可用 MCL-gel CHP 20P 吸附，水洗除酸后再用甲醇洗脱下来。

在实际工作中，上述几种方法交替使用，往往可获得满意的效果。例如从杜仲藤 60% 乙醇提取液后的正丁醇部位分离得到 8 个化合物[7]，部分分离流程见图 14 - 2。

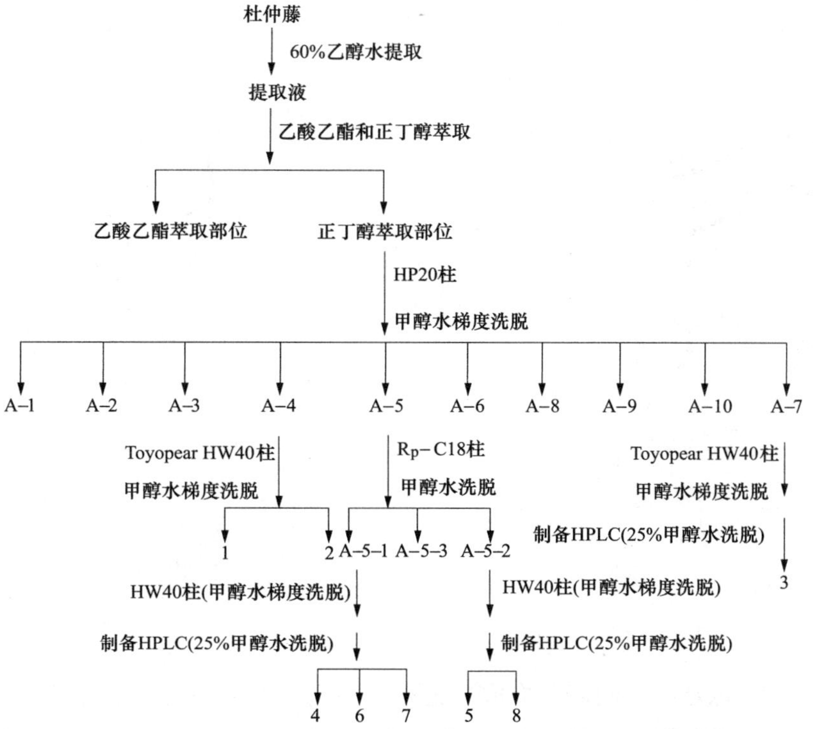

图 14 - 2　从杜仲藤中分离 8 个化合物的流程图

所分得的化合物如下：

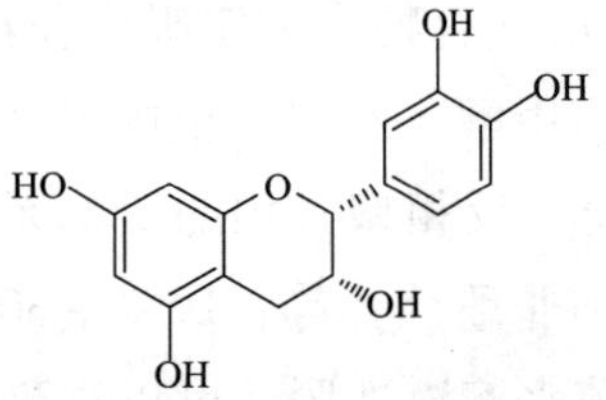
1

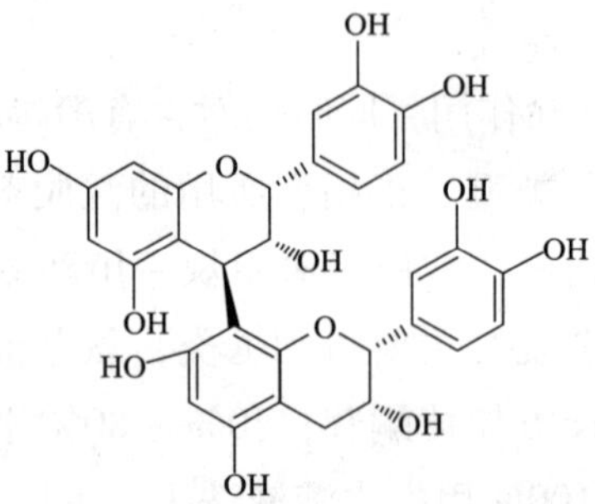
2

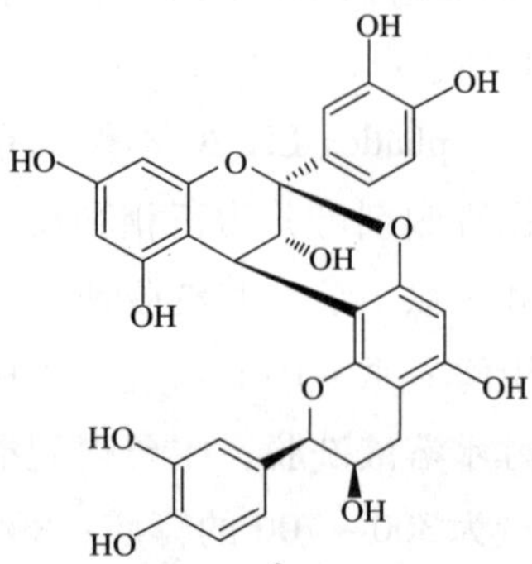
3

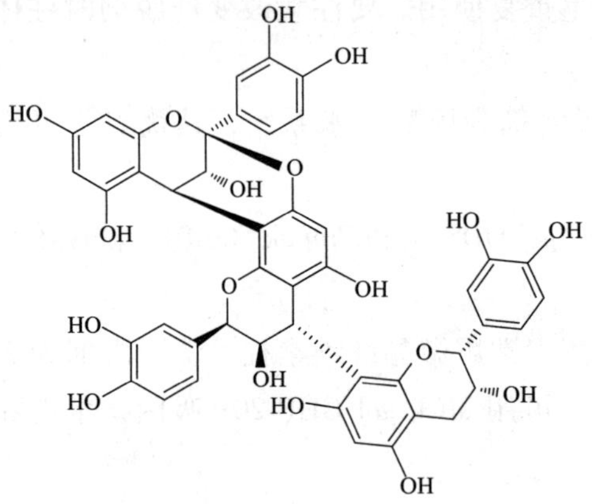
4

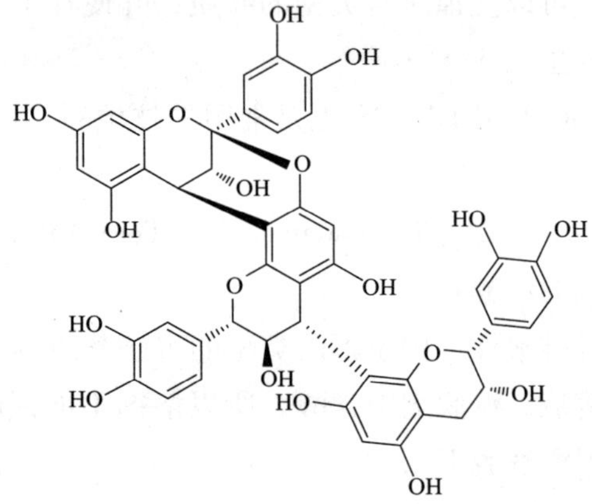
5

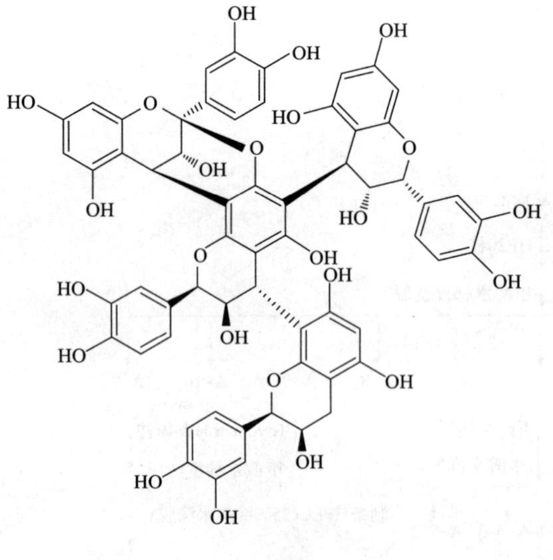
6

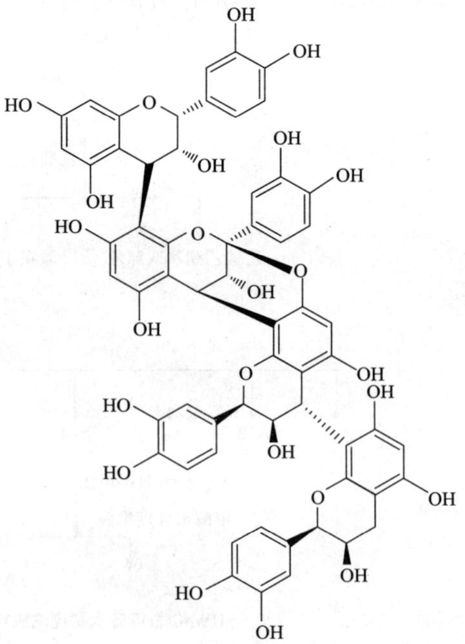
7

（4）膜超滤提取法　用膜超滤提取法也是一种简单的方法，将浸提液蒸发后冷却，离心分离，悬浮液溶液在管状膜上超滤，在温度低于20℃除去相对分子质量大于十万的物质，用水透析，透析液用反相透析浓缩，水溶液进行提取和沉淀。用这种技术可以大幅度减少热分解的损失量。

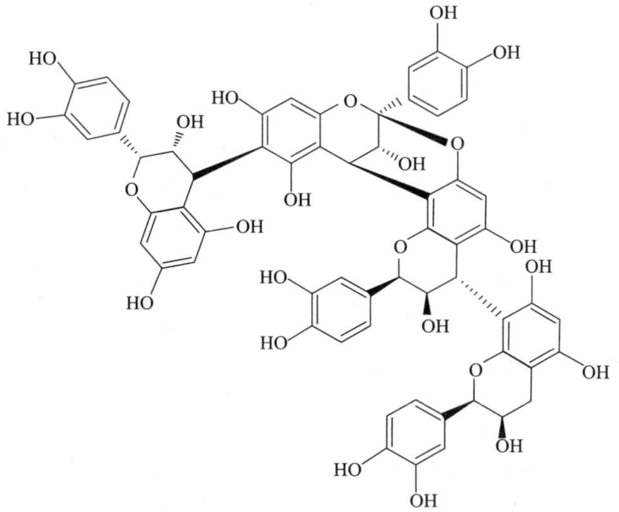

8

（5）液滴逆流色谱法和离心法分离色谱法　液滴逆流色谱法 DCCC 法目前已成为可水解鞣质化合物分离的一种常规手段，优点是不需要固体支持剂，避免因各种物质的吸附而造成鞣质的损失，操作时间长。离心法分离色谱法 CPC 法是在 DCCC 法的基础上发展起来的，在离心机内进行的逆流色谱法。时间可缩短到 DCCC 法的 1/4 或1/5，溶媒用量少，对分离低聚水解鞣质效果较好。

四、鞣质的生物活性

近年来对鞣质的生物活性的研究逐渐深入，人们发现鞣质不仅是多种中草药和药方中的活性成分，此类成分具有独特而多样的生理活性，其生物活性还是其多种活性综合作用的结果，其主要活性如下。

（一）抗氧化

自由基可参与众多的慢性疾病，如衰老、癌症、炎症、动脉粥样硬化等，鞣质类物质是很好的自由基捕获剂。研究发现，菜豆（*Phaseolus vulgaris* Linn）种皮的甲醇提取物、富含鞣质的组分以及提取分离得到的多个花青素单体，包括花翠苷（delphinidin 3-*O*-glucoside）、牵牛花色苷（petunidin 3-*O*-glucoside）、锦葵花色苷（malvidin 3-*O*-glucoside）等，都具有比亚铁离子更为显著的抗氧化活性，尽管它们难以被消化，但依然可以作为一种重要的膳食补充剂，用于防治多种慢性疾病[8]。

（二）抗菌

鞣质对多种细菌、真菌、酵母菌都有明显的抑制能力，抑菌作用从一种角度上说明了单宁能“清热解毒、利尿通淋”的原因。鞣质的抑菌机理针对不同的微生物有所不同，主要与鞣质能凝固微生物体内的原生质有关。近期研究发现，巧妙利用果树木材及水果副产品的鞣质提取物，可以对动物肉制品进行保鲜。因为其中的鞣质成分在一定范围内对肉类腐败菌种有明显的抑制作用。[9]另外，研究发现，鞣质的抗菌作用可能与其抗氧化作用具有协同作用。比如，表没食子儿茶素没食子酸酯（EGCG）对耐甲氧西林的金黄色酿脓葡萄球菌（*Staphylococcus aureus* MRSA）的生长有抑制作用。当其与抗坏血酸共同作用时，它的抗菌作用可得到增强。人们推测可能是抗坏血酸的抗氧化作用能使 EGCG 更稳定，从而增强其抗菌作用[10]。

（三）抗病毒

鞣质抗病毒的性质与其抑菌活性有一定的相似之处。在鞣质结构和鞣质抗疱疹病毒活性关系研究中发现，对于缩合鞣质，活性取决于聚合度；对于水解鞣质则取决于其分子中的棓酰基数目，与其分子核心多元醇关系不大，这说明鞣质对病毒的抑制与收敛性密切相关。

目前鞣质的抗艾滋病（AIDS）研究引起人们关注，仙鹤草素在浓度 1 ~ 10 μg/ml 时即起到很强的抑制 HIV 生长的效果，茶多酚也有一定的抑制效果。鞣质的抗 HIV 作用与其对 RNA 反转录酶的抑制、阻止病毒粘附细胞的作用有关[11]。

（四）抗肿瘤和抗癌变

肿瘤和癌症的发生是多种因素作用的结果。芳烃受体（aryl hydrocarbon receptor AhR）是一种通常情况下无活性的转录因子。一旦配体（比如二噁英等物质）与其结合，则分子伴侣离解并导致 AhR 转移到细胞核中并与 ARNT（芳香烃受体核转运体）二聚化，致使基因转录产生改变。现有研究发现，鞣质在高浓度条件下，会介入芳烃受体介导的信号通路，从而发挥其抗基因突变的作用[12]。鞣质的抗肿瘤、抗癌变作用是其收敛性、酶抑制、自由基清除、抗脂质过氧化等活性的集中表现，具体体现为抗突变、抑制增殖、抑制肿瘤细胞增长、抑制拓扑异构酶作用等。如鞣花酸鞣质可强烈抑制直接诱变剂 Trp-P-1（3-氨基-1,4-二甲基-5 H-吡啶并吲哚）、MNNG（*N*-甲基-*N*-亚硝基-*N*-亚硝基胍）等的诱变性[13]。对于前诱变剂如多环芳烃 PAH 等，鞣质可通过抑制前诱变剂激活必需的 P-450 细胞色素和代谢酶、清除自由基和抑制中间代谢产物的生成，阻止最终诱变剂在 DNA 上的结合、促进对生物大分子损伤的修复等起作用。

（五）抗心脑血管疾病

鞣质的抗心血管疾病的作用主要与其抗氧化、自由基捕获活性有关。以葡萄籽鞣质喂养用高胆固醇饲料饲养的小鼠，发现其可明显降低血清脂蛋白和低密度脂蛋白（LDL）的浓度，而高浓度脂蛋白（HDL）有所提高。科学家对“法兰西之谜”（法国人与西方其他国家同样高脂饮食，但心血管疾病发病率较低，这一现象与法国人常饮葡萄酒有关）的解释也归因于葡萄酒所富含的多种多酚类物质。鞣质在抗心血管疾病方面的作用突出体现在其抗高血压的性质上，一些水解鞣质酸如云实素、河子酸等本身就有降血压的作用。

（六）其他作用

鞣质可以对多种毒素产生抑制，如对抗蛇毒，鞣质的作用主要在于能抑制蛇毒蛋白的活性。除此之外，鞣质也可用作生物碱和重金属的解毒剂，因为它们能结合形成沉淀，减少机体的吸收，如含大量缩合鞣质的罗布麻（*Apocynum venetum* L）水提液喷于烟丝上可制成低毒香烟，是因为鞣质可与尼古丁组合形成难挥发的复合物，减少了烟雾中尼古丁的量。

绿茶的水提液有抑制血小板凝集的作用，活性成分是儿茶类化合物[14]。

鞣质鞣云实素（corilagin）对结肠炎症有保护作用，相关机制可能是其抑制了NF-κB 信号通路，从而使结肠炎炎症反应减轻，减少肠道上皮细胞的凋亡[15]。

由于其特殊的性质，除医药领域，其在食品、日用化学品等其他行业领域的应用也显示了良好的开发前景和应用价值。现在研究发现，葡萄酒中如果增加葡萄中所含鞣质的含量，可以有效提高葡萄酒中自由硫醇的含量，从而提高葡萄酒的香气[16]。

总之，鞣质类化合物具有多种生物活性，随着研究的进行，相信一定会有新的活性报道。

第二节　苯乙醇苷类化合物

苯乙醇（phenethyl alcohol）是一种食用香料，又叫乙位苯乙醇、β-苯乙醇，天然存在于橙花油、玫瑰油、香叶油等芳香油中，主要以苯乙醇苷的形式存在。

苯乙醇苷类化合物（phenylethanoid glycosides）是一种水溶性天然产物，广泛存在于双子叶植物中，马鞭草科、苦苣苔科、唇形科、玄参科、木犀科、列当科、木通科、车前科的多种植物中均存在该类成分。如从胡黄连（*Picrorhiza scrophularrifola*）的根茎中分得的化合物 scroside H 和 scroside I[17]，毛蕊花（*Verbascum xanthophoeniceum*）中分离的化合物 verbascoside 和连翘酯苷 B（forsythoside B）[18]，以及从广藿香（*Castilleja tenuiflora* Benth）根中分离的化合物 verbascoside 和 isoverbascoside[19] 均为典型的苯乙醇苷类化合物。

一、苯乙醇苷类化合物的结构类型

苯乙醇苷类化合物的结构特点是：苯丙烯酸和苯乙醇部分分别通过酯键和糖苷键与β-吡喃葡萄糖连接[20]。根据苯乙醇苷中苯乙基连接的糖的类型和顺序，此类成分可以分为以下几类（R 为取代基）。

（1）葡萄糖的 C-3′位被 α-L-鼠李糖取代的苯乙醇苷。

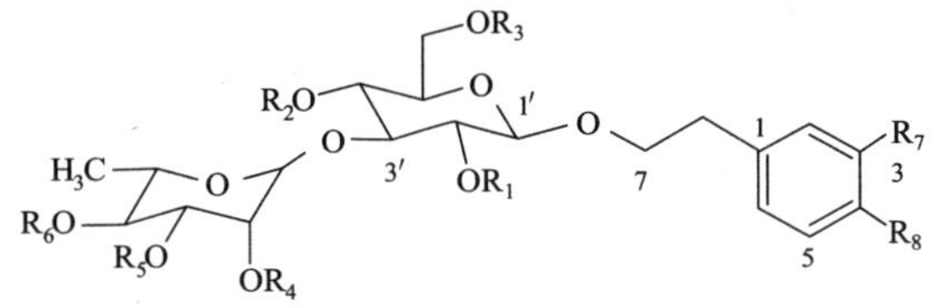

（2）葡萄糖的 C-3′位无取代基或有糖取代（不包括 α-L-鼠李糖）的苯乙醇苷。

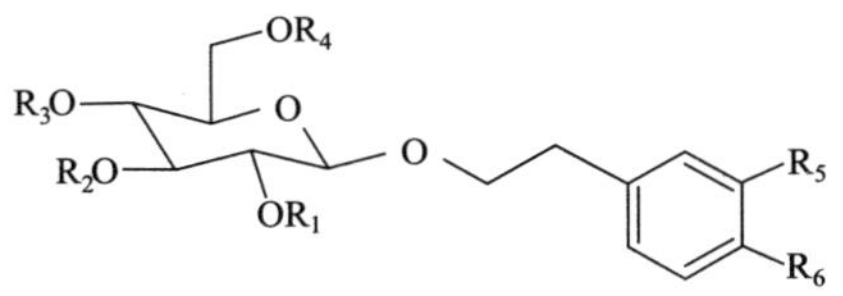

（3）苯乙醇基 C-7 位有取代基的苯乙醇苷。

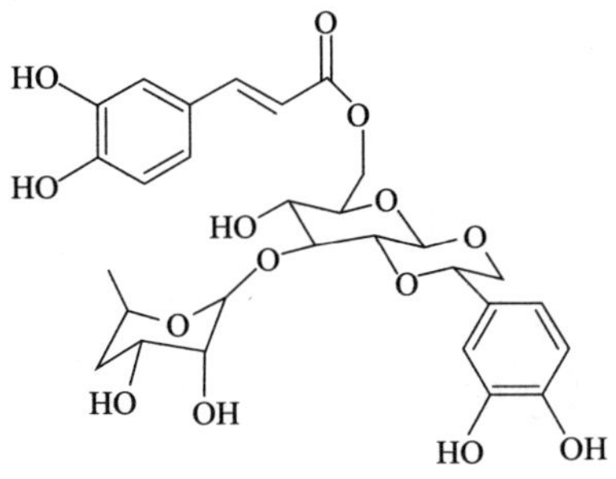

（4）含有1,4-二氧六元环的苯乙醇苷。

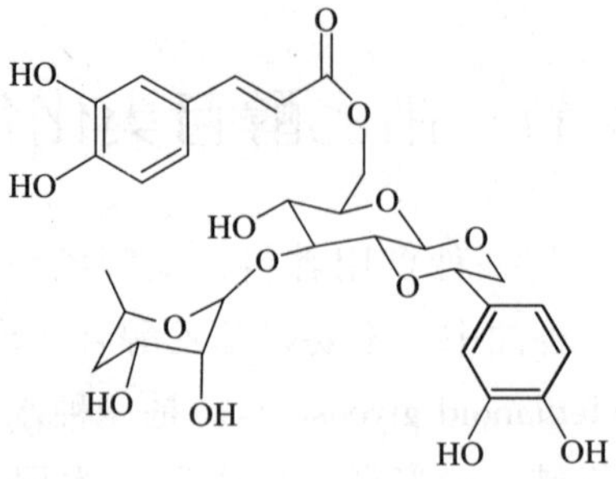

（5）含有环烯醚萜基的苯乙醇苷。

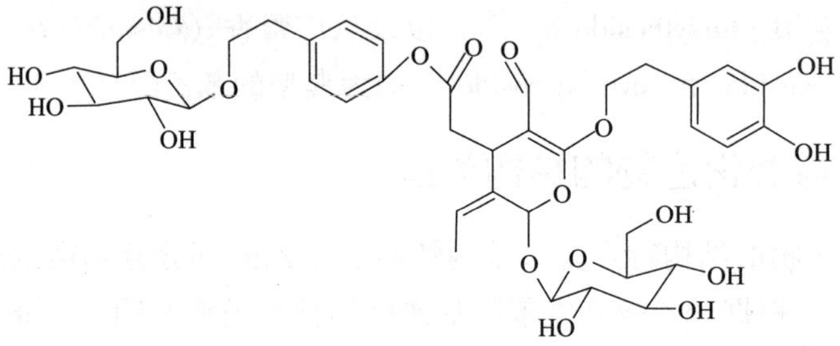

（6）葡萄糖连接在苯乙基4-羟基的苯乙醇苷。

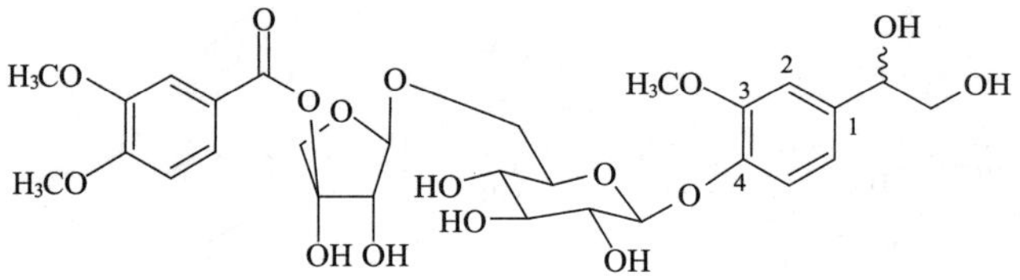

（7）核心母糖为除葡萄糖外的其他糖基的苯乙醇苷。

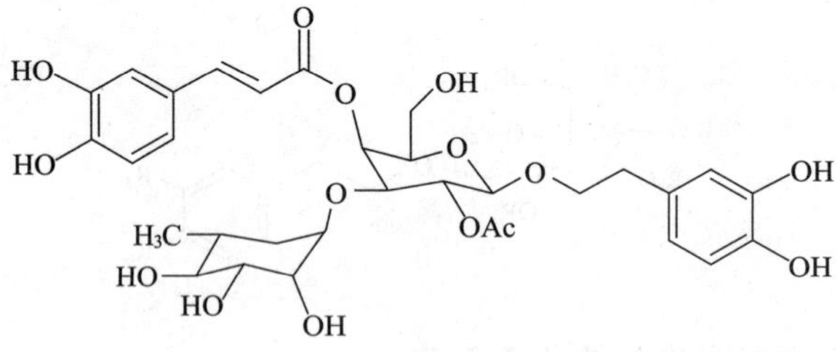

苯乙醇苷的苯乙基上常连有羟基、甲氧基；苯乙醇苷的糖基上常连有乙酰基、咖啡酰基、阿魏酰基、香豆酰基、桂皮酰基、香草酰基或鼠李糖、阿拉伯糖、芹糖、葡萄糖等糖基，此外还连有芥子酰基、丁香酰基或半乳糖、木糖、来苏糖、异乳糖等基团。

二、苯乙醇苷类化合物的生物活性

苯乙醇苷是一类具有很强药理活性的化合物，具有明显的抗炎、抗菌、抗氧化、保肝等一系列药理作用[21]，加强对这类化合物的研究对新药的开发和应用具有重要意义。

1. 抗菌作用 中药连翘 *Forsythia suspensa*（Thunb.）Vahl 中的连翘酯苷类有较强的抗菌

活性，连翘酯苷 A（Forsythoside A）对金黄色葡萄球菌具有很强的抑制活性，是连翘的主要抗菌活性成分[22]。

2. 抗炎作用　*Lantana fucata* 干燥叶的乙醇提取物苯乙醇苷类化合物 Fucatoside C 能够抑制脂多糖（LPS）诱导的小鼠巨噬细胞中一氧化氮（NO）的释放，具有显著的抗炎作用。

3. 抗肿瘤作用　从中草药马先蒿属（*Pedicularis* Linn.）植物中分离得到的类叶麻苷、异类叶升麻苷、松果菊苷等苯乙醇苷类化合物对肝癌、肺腺癌、及胃腺癌细胞具有较为明显的抑制活性，且抑制癌细胞株增殖的能力呈剂量时间依赖关系。

4. 抗病毒作用　连翘酯苷 A 对合胞病毒、腺病毒 3 型和 7 型、柯萨奇病毒 B 组 3 和 7 型均有一定的抑制作用，并且细胞毒性低。

5. 抗氧化作用　苯乙醇苷类化合物具有较强的抗氧化活性及较强的自由基清除作用，并对自由基引起的红细胞溶血具有抑制作用。

6. 免疫调节作用　从地黄（*Rehmannia glutinosa* Libosch.）中分离的得到的类叶升麻苷等苯乙醇苷类化合物具有较好的免疫抑制作用，均可抑制绵羊红细胞抗体形成。

7. 抗中脑神经凋亡　肉苁蓉（*Cistanche desrticola* Y. C. Ma.）苯乙醇总苷及苯乙醇苷类中的松果菊苷呈现出显著的神经保护作用，能有效增加 MPTP 损伤 C57 小鼠皮层中的多巴胺水平，常用来治疗神经退行性疾病，如帕金森症等。

第三节　二苯基庚烷类化合物

二苯基庚烷类化合物（diphenyl heptanes）是一类具有 1,7-二苯基庚烷母核的天然化合物的总称。该类化合物主要存在于姜科山姜属、姜黄属和姜属植物的根茎、果实、种子和花蕊中，另外胡桃科胡桃楸，桦木科毛赤杨也有分布[23]。此类成分具有多种药理活性，包括抗氧化、抗肝毒性、抗炎、抗增殖、止吐、抗肿瘤等。

一、二苯基庚烷类化合物的结构类型

二苯基庚烷类化合物按结构可分为以下五类。

（一）线性二苯基庚烷类

其结构特征为芳基取代位置在庚烷骨架的 1,7 位，芳基上的取代基为羟基或甲氧基，位置在间位或对位（尚未发现邻位取代）取代的二芳基归纳起来有 3 种，为苯基（Ar 1）、4-羟苯基（Ar 2）、3 -甲氧基-4-羟苯基（Ar 3）。根据庚烷母核结构中的取代基种类和数目，可把庚烷母核结构划分为 9 大类[24]。

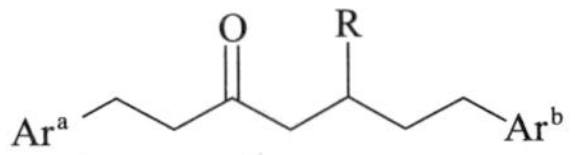

A

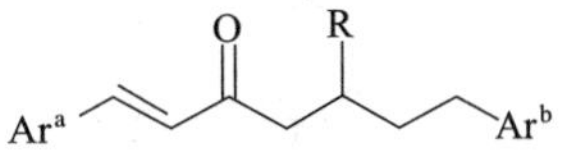

B

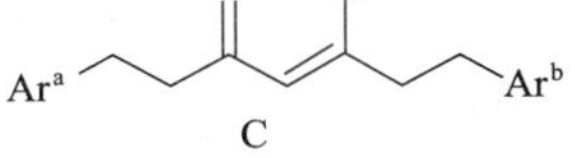

C

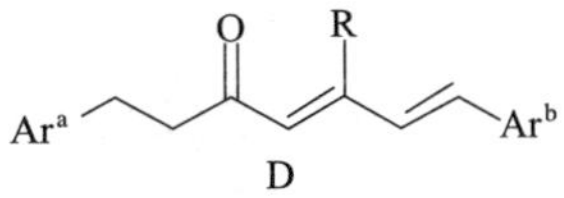

D

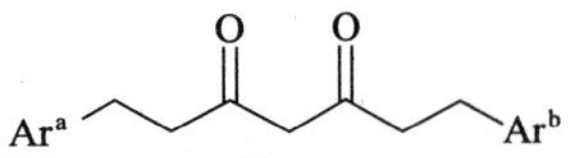

E

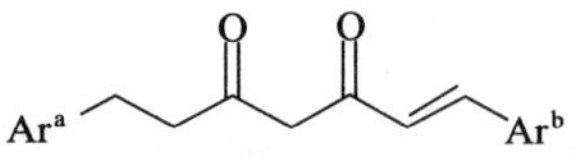

F

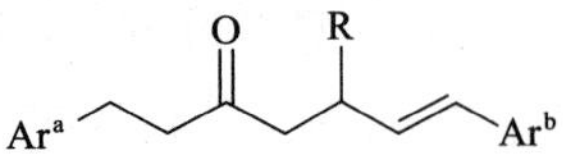

G

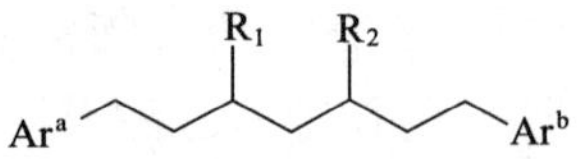

H

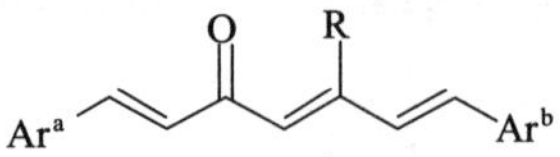

I

从云南草蔻（*Alpinia blepharocalyx* K. Schum.）中分离得到了很多线性二苯基庚烷化合物[25]，例如（3*S*,5*S*）和（3*S*,5*R*）-3-hydroxy-5-methoxy-1-(4-hydroxyphenyl)-7-phenyl-6*E*-heptene。

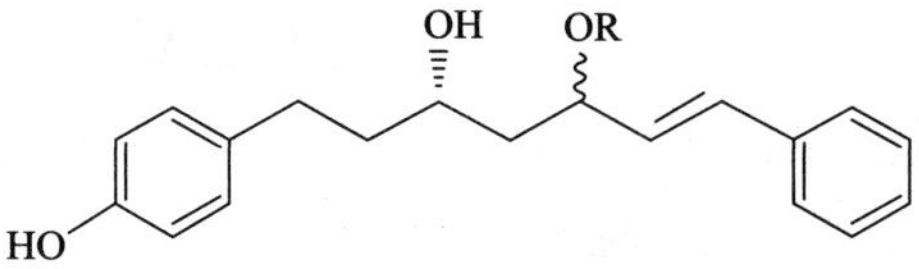

(3*S*,5*S*)-3-hydroxy-5-methoxy-1-(4-hudroxyphenyl)-7-phenyl-6*E*-heptene R=CH_3(*S*)

(3*S*,5*R*)-3-hydroxy-5-methoxy-1-(4-hudroxyphenyl)-7-phenyl-6*E*-heptene R=CH_3(*R*)

（二）环状二苯基庚烷类

云南草蔻种子的乙醇提取物中发现了5种环状的双苯庚烷类化合物，它们的母核结构为以下两种，其结构特点为庚烷的3位与7位由一个氧相连，形成一个吡喃环；庚烷的5位与6位可为羟基取代，也可为双键。3位与7位构型不同，3位通常是*S*构型，7位是*S*或*R*构型。当5位与6位有羟基取代时，构型也有差异[26]。

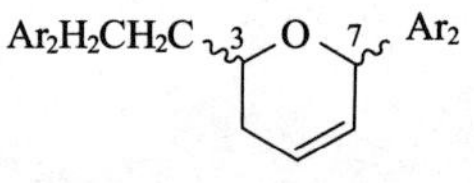

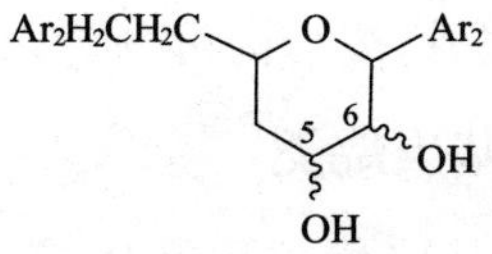

从杨梅属杨梅中分离得到的biphenyl型环状二苯基庚烷化合物[27]：myricanol-11-*O*-*β*-D-glucopyranoside和myricanone-5-*O*-*β*-D-glucopyranoside。

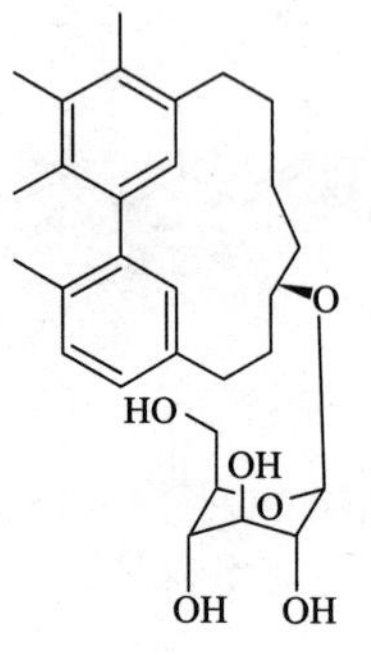

myricanol-11-*O*-*β*-D-glucopyranoside

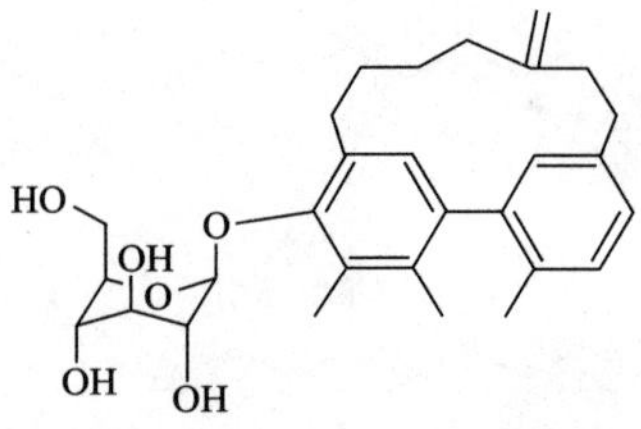

myricanone-5-*O*-*β*-D-glucopyranoside

（三）二苯基庚烷的聚合体

目前，从自然界中分离得到的二苯基庚烷的聚合体较少，如从高良姜的根茎中的分离得到的二苯基庚烷二聚体 Alpinin B[28]。

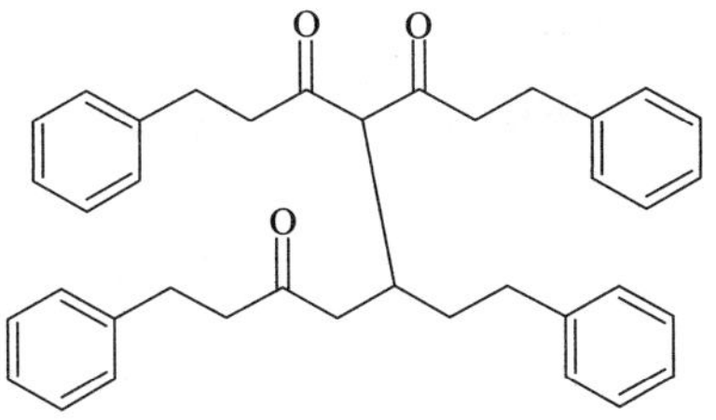

alpinin B

（四）与查尔酮或黄酮聚合的二苯基庚烷类

例如，从南草蔻中得到的脱氧草蔻素 A（deoxycalyxin A），草蔻素 A（calyxin A）等[29]。

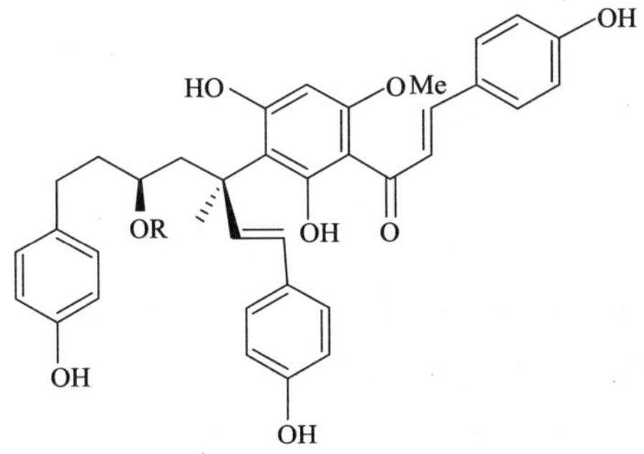

deoxycalyxin A　R=H
calyxins A　R=OH

（五）特殊的二苯基庚烷类

不能归于上述四类的化合物，称为特殊的二苯基庚烷类化合物。例如从云南草蔻中得到的新草蔻素 neocalyxin A 和 neocalyxin B 就属于这一类[30]。

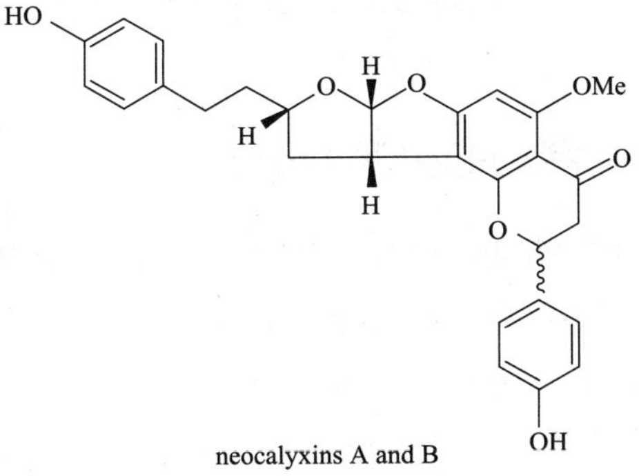

neocalyxins A and B

二、二苯基庚烷类化合物的生物活性

1. 抗氧化活性　二苯基庚烷类化合物在结构上具有酚羟基、醇羟基或烯烃等还原性基团，因此具有抗氧化活性。Kikuzaki[31]等从豆蔻属香豆蔻中首次分离出一种 *dl*（4*Z*,6*E*)-1,

7-二（3,4-二羟基苯基）-4,6-二烯-3-庚酮，药理实验表明其具有比α-生育酚和维生素C更强的抗氧化活性。Tao等[30]从高良姜中分离出5种线性二苯基庚烷类化合物，通过清除体外超氧化物阴离子和抑制肝细胞微粒体中脂质过氧化物形成的体外模型实验表明，5-羟基-1-(4-羟基-3-甲氧基苯基)-7-(3,4-二羟基苯基)-3-庚酮具有抗氧化活性，并且对人口腔表皮样癌细胞（KB细胞）和肝细胞没有细胞毒性。

2. 抗炎及镇痛活性 山姜属植物根茎的醇提物对前列腺素合成酶多具有抑制作用，具有抗炎与镇痛作用。从高良姜醇提物的三氯甲烷部位得到的6种双苯庚烷类化合物均有前列腺素合成酶抑制作用，其中5-羟基-7-(4-羟基-3-甲氧苯基)-1-苯基-3-庚酮起主要作用[24]。

3. 抗肿瘤活性 云南草蔻种子的95%乙醇提取物对人HT-1080纤维肉瘤和鼠克隆26-L5癌细胞有明显的抗增殖作用。对从云南草蔻中发现的45个二苯基庚烷类化合物的细胞毒作用研究表明，其中表草蔻素F对鼠克隆26-L5癌细胞的抗增殖作用最强，而表草蔻素B对人HT-1080纤维肉瘤细胞作用最强[2]。

4. 抗菌活性 Huang[32]等研究了草豆蔻中（反，反）-1,7-苯基-4,6-二烯-3-庚酮的抗菌活性，发现其对幽门螺旋杆菌、金黄色葡萄球菌、大肠杆菌有良好的抑菌活性。

5. 影响心血管系统 云南草蔻种子中的1,7-二(4-羟苯基)-3-羟基-1,3-二羟基-1,3-庚二烯-5-酮对由胶原蛋白、花生四烯酸和二磷酸腺苷引起的人血小板凝集有强烈的抑制作用[33]。

6. 止吐活性 高良姜的三氯甲烷提取部位有抗吐活性，从中分离得到的5-羟基-7-(4-羟苯基)-1-苯基-3-庚酮、(3*R*,5*R*)-1-(4-羟苯基)-7-苯基-3,5-庚二醇和1-(4-羟基-3-甲氧苯基)-7-苯基-3,5-庚二醇对硫酸铜引起的小鸡呕吐有止吐作用。5-羟基-7-(4-羟苯基)-1-苯基-3-庚酮表现出剂量相关的抗吐活性，在20mg/kg时达到71%的抑制率，该化合物被确定为高良姜抗吐的主要有效成分[34]。

第四节　番荔枝内酯类化合物

番荔枝内酯类化合物（annonaceous acetogenins）又称番荔（枝）素、番荔枝皂素或番荔枝乙酰苷元等，是一类含有四氢呋喃环的长碳链脂肪内酯类化合物，这类化合物分子中通常有多个手性碳原子，立体结构比较复杂，具有杀虫、抗微生物、抑制肿瘤细胞生长等作用。

一、番荔枝内酯类化合物的来源及分布

番荔枝内酯存在于番荔枝科植物的种子、叶片、树皮以及茎根中，绝大部分番荔枝内酯是从植物种子中分离得到的。番荔枝内酯（annonaceae）来源于番荔枝科的番荔枝属（*Annona*）。研究发现紫玉盘属（*Uvaria*）、哥纳香属（*Goniothalamus*）、暗罗属（*Polyalthia*）、泡泡树属（*Asimina*）、卷团属（*Rollinia*）、木瓣树属（*Xylopia*）等植物中也存在番荔枝内酯[35]。

二、番荔枝内酯类化合物的结构特点

番荔枝内酯类化合物结构中含有0~3个四氢呋喃环，末端有1个甲基取代或经重排的γ-内酯环以及2条连接这些部分的长烷基直链，在脂肪长链上常具有立体化学多变的含氧

官能团（羟基、酮基、乙酰氧基、双键等），碳原子数目多为 33～37 个。根据四氢呋喃环的数目、排列方式可将番荔枝内酯分为以下 5 种类型。

（一）单四氢呋喃型番荔枝内酯

从刺果番荔枝中发现的 muricins J、K 和 L 均属于这种类型[36]。这些分子中只含 1 个四氢呋喃环，主要变化表现在含氧官能团的数目和位置、碳链的长度、末端 γ-内酯环的类型。

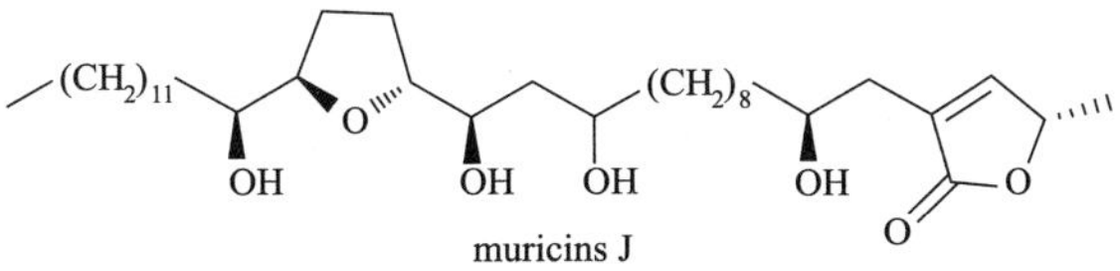

muricins J

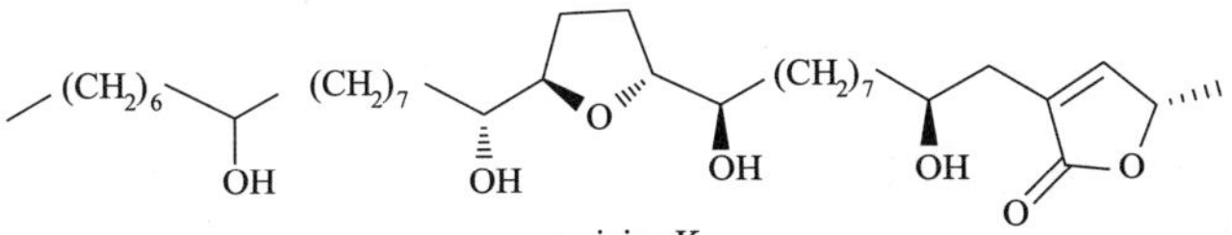

muricins K

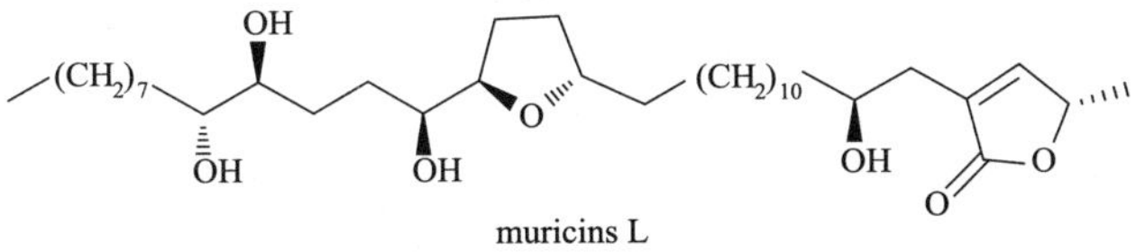

muricins L

（二）邻双四氢呋喃型番荔枝内酯

此类番荔枝内酯成分含有相连的 2 个四氢呋喃环，碳的数目、羟基的数目和位置、末端内酯的类型以及取代基的立体化学有所变化。这种类型分子数目最多，首个分离得到的番荔枝内酯（uvaricin）[37]就属于这种类型，该化合物来源于紫玉盘属。

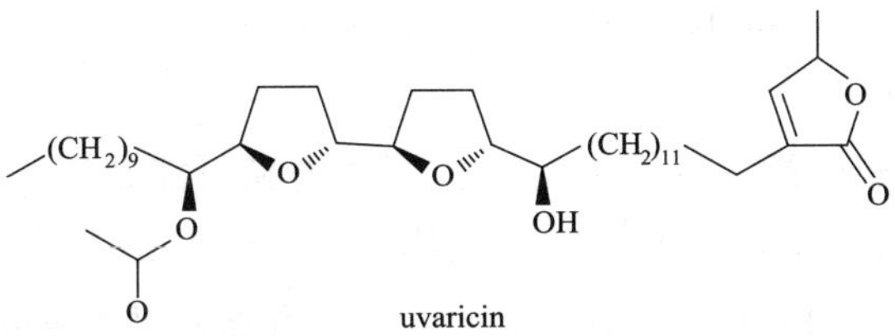

uvaricin

近年来，从番荔枝科植物 *Annona cornifolia* 中分离鉴定了一系列番荔枝内酯化合物，也属于邻双四氧呋喃型番荔枝内酯类型，如 folianin A 和 B[38]。

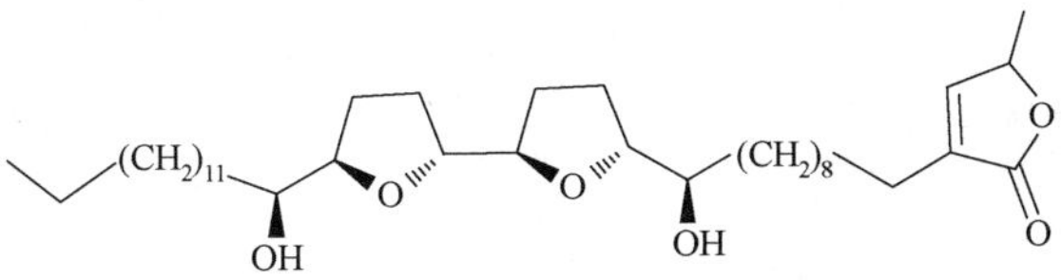

Folianin A

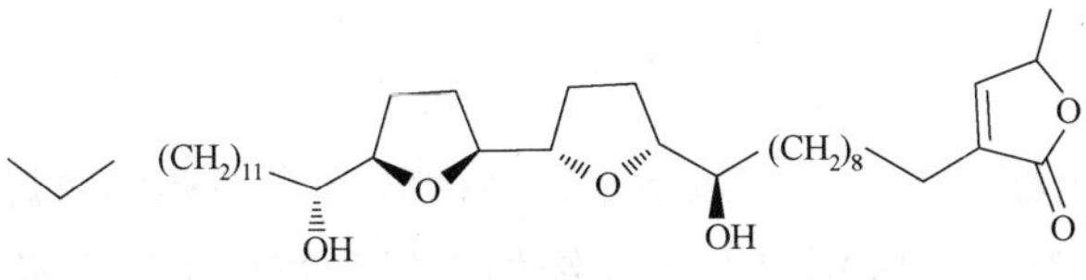

Folianin B

（三）间双四氢呋喃型番荔枝内酯

与邻双四氢呋喃环型番荔枝内酯相比较，这类化合物结构特征是两个呋喃环互不相邻，通常由 4 碳链所分隔。已发现的这一类型番荔枝内酯多为 37 碳链。如番荔枝（*Annona squamosa*）中发现的 annosquatin A 和 B[39]。

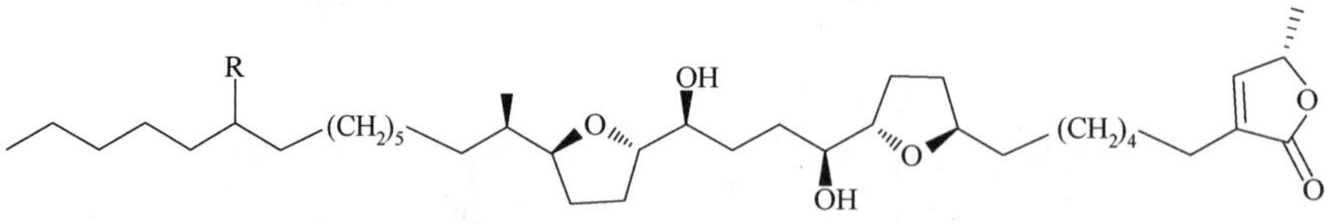

	R
annosquatin A	H
annosquatin B	OH

（四）邻三四氢呋喃型番荔枝内酯

这类化合物在自然界中种类较少，结构特征在于长链上含有 3 个四氢呋喃环。如番荔枝西宁甲（squamosinin A）[40]。

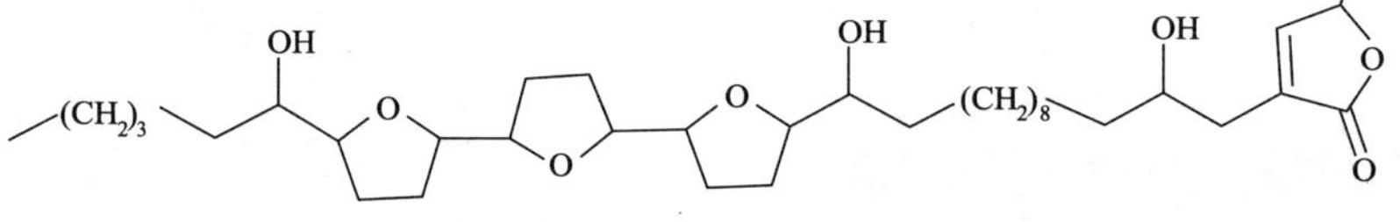

squamosinin A

（五）不含四氢呋喃型番荔枝内酯

此类番荔枝内酯较为罕见，目前认为这类内酯是其他 4 类番荔枝内酯的生源合成前体或代谢产物，其结构特点：一条长碳链连接一个 γ-内酯环，不含有四氢呋喃环，碳原子的数目较少，结构相对简单。

1. 环氧丙烷型番荔枝内酯 环氧丙烷型番荔枝内酯可能是三四氢呋喃型、双四氢呋喃型、单四氢呋喃型番荔枝内酯重要的中间代谢物。如 sabadelin[41] 和 dieposabadelin[42] 分别来源于番荔枝属植物刺果番荔枝（*Annona muricata*）和番荔枝（*A. squamosa*）。

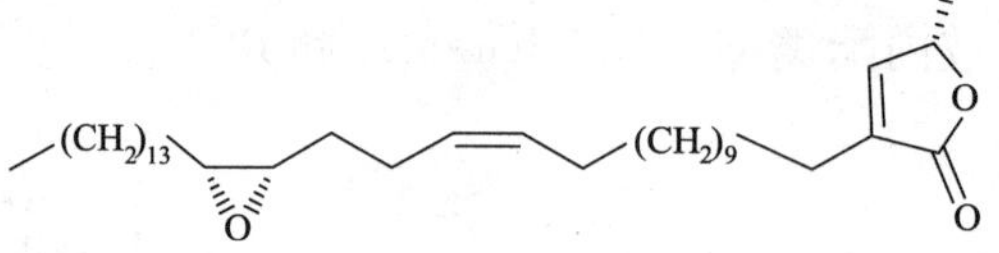

sabadelin

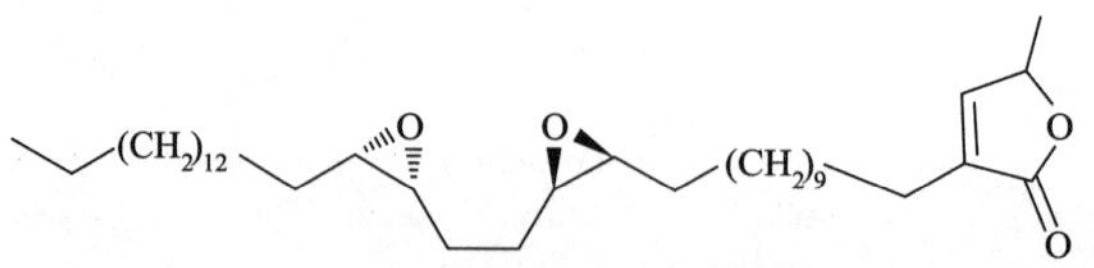

Dieposabadelin

2. 直线型番荔枝内酯 天然的直线型番荔枝内酯可能是环氧丙烷型或四氢呋喃环番荔枝内酯的合成前体化合物，其区别仅在于碳链的不饱和程度和羟基化的程度不同。如从植物刺果番荔枝中分离得到的 squamostolide[43] 和 muricatenol[44]。

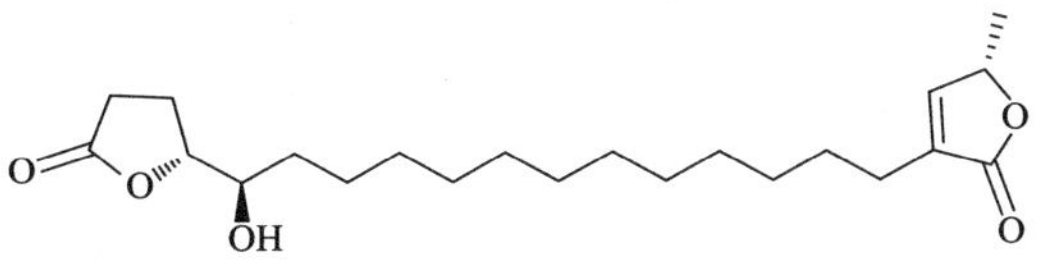

squamostolide

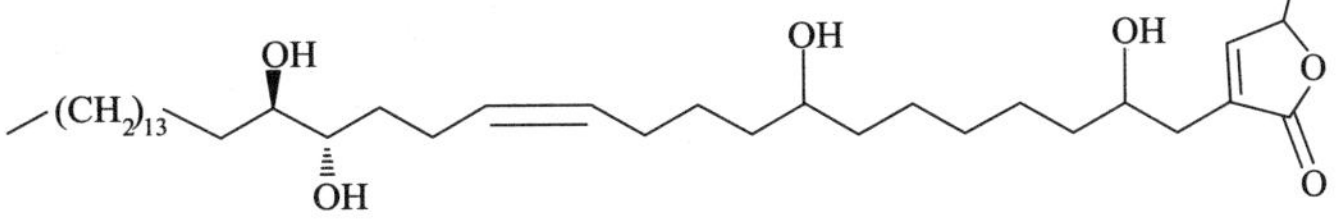

muricatenol

三、番荔枝内酯类化合物的生物活性

1. 抗肿瘤作用　Jolad 等[41]从番荔枝科紫玉盘属植物 *Uvaria acuminata* 的根部提取物中分到首个番荔枝内酯类化合物 uvaricin 对小鼠的白血病细胞 P388 有很强的细胞毒作用。番荔枝内酯的抗肿瘤作用机理是通过抑制线粒体复合酶 I 使癌细胞 ATP 的生成减少导致肿瘤细胞的凋亡。近年来，ShiSun[40]等对 muricins J，K，和 L 体外活性研究发现这 3 种化合物均能抑制人前列腺癌 PC-3 细胞增殖。孙丽蕊等[45]从番荔枝皮乙醇提取物中分离得到 11 个化合物，抗肿瘤活性实验表明化合物 15,16-epoxy-17-hydroxy-ent-kau-ran-19-oic acid 和 anno-squamosin B 对人卵巢癌细胞 A2780 的抑制作用较强；ent-kaur-16-en-19-oic acid 对人肺癌 95-D 细胞的抑制作用较强。

2. 驱虫和杀虫活性　番荔枝的果实、种子、叶子被用来杀虫、毒鱼和堕胎。Alali 等[46]测定了 6 个番荔枝内酯化合物对德国蜚蠊（*Blattella germanica*）的杀虫活性，结果表明番荔枝内酯化合物可引起德国蜚蠊很高的死亡率，并且室内毒力测定发现 howiicin A 和 howiicin B 对小菜蛾（*Plutella xylostella*）、菜粉蝶（*Pieris rapae*）幼虫有强烈的胃毒作用与拒食活性。

3. 抗氧化活性　Luciana A. R. 等[42]从 *Annona cornifolia* 的乙醇提取物中分离鉴定了 11 个番荔枝内酯化合物，在 DPPH 清除自由基试验中均显示良好的抗氧化活性，有望发展成为常用的膳食补充剂。

第五节　炔醇类化合物

炔醇（Alkynol）是一类非常重要的天然产物，其结构中既含有炔基，还有羟基。炔醇无论在医药行业还是工业方面缓蚀剂和表面活性剂都有广阔的发展前景。我国富含炔醇的植物丰富，随着经济的发展，期待优良的炔醇类化合物在药学方向的深入研究。

一、炔醇类化合物的来源及分布

炔醇在自然界中的分布较少，多数为合成材料的中间体，目前发现的有党参炔醇等，结构如下图。据报道，目前研究最多的炔醇为人参炔醇，人参炔醇主要分布在五加科、伞形科、菊科、桔梗科、海桐花科、木犀科、檀香科等植物中，具有抗癌、抗细菌、抗真菌和神经细胞保护等功能。人参炔醇（panaxynol）又名镰叶芹醇（falcarinol），是聚乙炔醇类

（polyacetylenes）化合物的一种，在植物界中分布甚广。由于人参炔醇对光和热化学的不稳定性，利用目前的物理化学手段很难得到精制的单体，因此人参炔醇的研究起步较晚，从20世纪60年代中期开始才逐步受到重视。

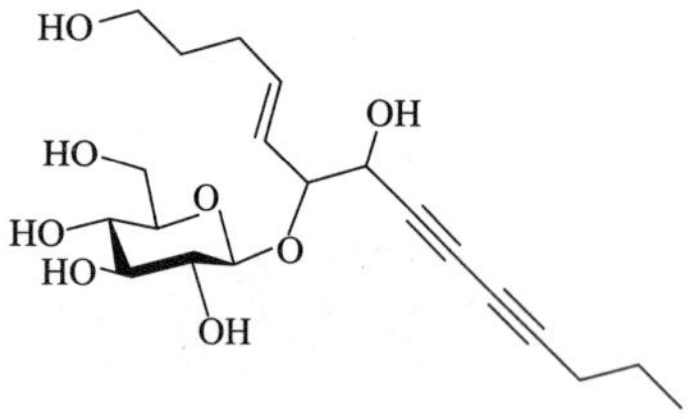

党参炔苷

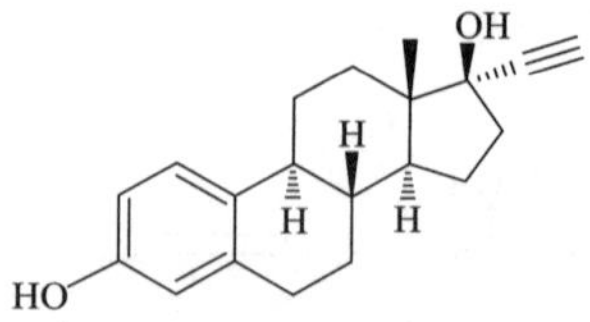

17α-乙炔基雌二醇

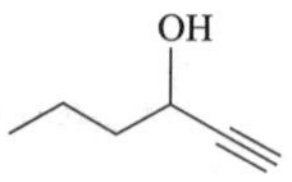

1-乙炔-3-醇

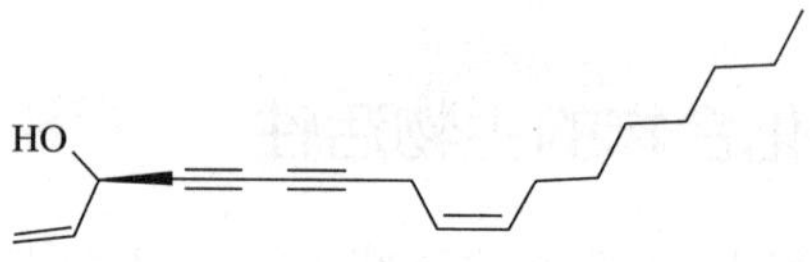

人参炔醇

二、炔醇类化合物的理化性质

炔醇具有炔基和羟基，这使其同时具有较强的亲水性和疏水性，因此炔醇是性能优良的非离子表面活性剂；由于烃基中的支链基团基本上都是小基团（甲基），结构中又含有两个极性基团，这种结构特点赋予炔醇良好的润湿性；作为表面活性剂炔醇却同时具有优良的润湿性和低泡消泡性，与其他表面活性剂相比，炔醇的分子量低，因此较易扩散，分散性好；炔醇类化合物毒性较低，炔二醇如3,6-二甲基-4-辛炔-3，6-二醇的毒性很低，另外通常叔炔醇如甲基戊炔醇的毒性比仲炔醇如丙炔醇低得多；目前大多酸性介质中的缓蚀剂是能在金属表面强烈吸附的有机化合物。炔醇的分子中既有极性基团，又有非极性基团，所以可以成为吸附型有机缓蚀剂[47]。

三、炔醇类化合物的生物活性

目前药理研究表明炔醇具有抗癌、抑菌、镇静、镇痛、降压和神经细胞保护等多种作用，但其作用机制尚未明确，特别是在抗癌、神经细胞保护机制方面，引起了我国研究者的重视，其中对人参炔醇的研究较多。

1. 抗肿瘤活性 人参炔醇对多种肿瘤细胞具有细胞毒性作用，并抑制其DNA合成，作用呈时间和剂量依赖关系[48]。

2. 神经系统的保护作用 人参炔醇可显著减轻缺氧缺糖及过氧化氢所致的脑片组织损伤，对谷氨酸所致损伤无保护作用。此外，2～16μmol/L人参炔醇对H_2O_2损伤的神经细胞有一定的保护作用，可剂量依赖地促进细胞存活；2～8μmol/L可显著提高H_2O_2损伤细胞内超氧化物歧化酶（SOD）、谷光甘肽过氧化物酶（GSH-Px）活性并抑制丙二醛（MDA）的生成；8μmol/L的人参炔醇可显著减少神经细胞死亡率及凋亡率。保护大鼠脑片对缺氧缺糖和过氧化氢所致损伤作用，但对谷氨酸所致损伤无保护作用，促进神经细胞轴突生长、改善东莨菪碱所致小鼠记忆缺损的活性[49]。

3. 预防动脉粥样硬化 研究表明人参炔醇是通过如抑制β-羟基-β-甲基戊二酰辅酶A还原酶（HMG-CoA）、CETP和ACAT等机制降低血浆中总胆固醇和低密度脂蛋白，从而降低动脉粥样硬化等心血管疾病的患病几率[50]。

4. 镇静、镇痛作用　人参炔醇对小鼠神经有阻断作用，对戊巴比妥钠阈下睡眠剂量的影响和对小鼠自发活动影响实验表明，人参炔醇有明显的镇静作用。人参炔醇具有镇痛作用，可降低醋酸致扭体的小鼠的扭体反应次数，其作用机制可能与增强小鼠脑内的内源性阿片肽系统功能有关[50]。

5. 其他作用　人参炔醇和人参环氧炔醇对金黄色葡萄球菌有强烈的抑制作用[48]，此外，人参炔醇还具有抗凝血作用和降压作用[50]。

扫码“练一练”

重点小结

- 其他类化合物
  - 鞣质
    - 分类
      - 可水解鞣质—亚类
      - 缩合鞣质—亚类—波谱特征
      - 复杂鞣质
    - 理化作用：性状、溶解性、酸性、还原性、沉淀反应、与金属离子的络合
    - 提取与分离
      - 样品预试
      - 提取
      - 分离与纯化
        - 溶剂法
        - 沉淀法
        - 色谱法
    - 生物活性
  - 苯乙醇苷类化合物
    - 分类
    - 代表化合物
    - 生物活性
  - 二苯基庚烷类化合物
    - 分类
    - 生物活性
  - 番荔枝内酯
    - 来源及分布
    - 结构特点—分离
    - 生物活性
  - 炔醇类化合物
    - 来源及分布
    - 理化性质
    - 生物活性

参考文献

[1] Isaza JH, Ito H, Yoshida T. Oligomeric hydrolyzable tannins from *Monochaetum multiflorum* [J]. *Phytochemistry*, 2004, 65 (3): 359 - 367.

[2] Okuda T, Yoshida T, Hatano T. New methods of analyzing tannins [J]. *Journal of Natural Products*, 1989, 52 (1): 1 - 31.

[3] Hiroaki N, Gen - Ichiro N, Itsuo N. Tannins and related compounds. XLVI. Isolation and structures of stenophynins A and B, novel tannins from *Quercus stenophylla MAKINO* [J]. *Chemical and Pharmaceutical Bulletin*, 1996, 34 (8): 3223 - 3227.

[4] Jorge M, Ricado DS, Jacques R, et al. Procyanidin dimers and trimers from grape seeds [J]. *Phytochemistry*, 1991, 30 (4): 1259 - 1264.

[5] Ulla S, Heikki V, Risto K, et al. Isolation and identification of oligomeric procyanidins from Crataegus leaves and flowers [J]. *Phytochemistry*, 2002, 60 (8): 821 - 825.

[6] Herbert K. Occurrence of procyanidins in Nelia meyeri [J]. *Phytochemistry*, 1984, 23 (8): 1745 - 1752.

[7] Tang JS, Hou YL, Gao H, et al. Polyphenols from *Parabarium huaitingii* and their posi-

tiveinotropic and anti-myocardial infarction effects in rats [J]. *Phytomedicine*, 2011, 18 (7): 544 – 550.

[8] Beninger CW, Hosfield GL. Antioxidant activity of extracts, condensed tannin fractions, and pure flavonoids from *Phaseolus vulgaris* L, seed coat color genotypes [J]. *Journal of Agricultural and Food Chemistry*, 2003, 51 (27): 7879 – 7883.

[9] Widsten P, Cruz CD, Fletcher GC, et al. Tannins and extracts of fruit byproducts: antibacterial activity against foodborne bacteria and antioxidant capacity [J]. *Journal of Agricultural and Food Chemistry*, 2014, 62 (46): 11146 – 11156.

[10] Hatano T, Kusuda M, Inada K, et al. Effects of tannins and related polyphenols on methicillin-resistant *Staphylococcus aureus* [J]. *Phytochemistry*, 2005, 66 (17): 2047 – 2055.

[11] Nonaka G, Nishioka I, Nishizawa M, et al. Anti-Aids Agents, 2: Inhibitory effect of tannins on HIV reverse transcriptase and HIV replication in H9 lymphocyte cells [J]. *Journal of Natural Products*, 1990, 53 (3): 587 – 595.

[12] Amakura Y, Tsutsumi T, Sasaki K, et al. Influence of food polyphenols on aryl hydrocarbon receptor-signaling pathway estimated by in vitro bioassay [J]. *Phytochemistry*, 2008, 69 (18): 3117 – 3130.

[13] Yusuf Y, Romeo T, Toledo. Health aspects of functional grape seed constituents [J]. *Trends in Food Science & Technology*, 2004, 15 (9): 422 – 433.

[14] Sagesaka-mitane Y, Miwa M, Okada S. Platelet aggregation inhibitors in hot water extract of green tea [J]. *Chemical & Pharmaceutical Bulletin*, 1990, 38 (3): 790 – 793.

[15] Hai TX, Cheng YL, Derek H, et al. Inhibitory effect of the gallotannin corilagin on dextran sulfate sodium-induced murine ulcerative colitis [J]. *Journal of Natural Products*, 2013, 76 (11): 2120 – 2125.

[16] Roberto L, Loris T, Tomás RV, et al. Pre-fermentationaddition of grape tannin increases the varietal thiols content in wine [J]. *Food Chem*istry, 2015, 166: 56 – 61.

[17] Zou LC, Yan ZH, Zhu TF, et al. Two new phenylethanoid glycosides and a new secoiridoid glycoside from the roots of *Picrorhiza scrophulariiflora* [J]. *Chinese Chemical Letters*, 2010, 21 (9): 1103 – 1106.

[18] Georgiev M, Pastore S, Lulli D, et al. Verbascum xanthophoeniceum-derived phenylethanoid glycosides are potent inhibitors of nflammatory chemokines in dormant and interferon-gamma-stimulated human keratinocytes [J]. *Journal of Ethnopharmacology*, 2012, 144 (3): 754 – 760.

[19] Gómez-Aguirre YA, Zamilpa A, González-Cortazar M, et al. Adventitious root cultures of Castilleja tenuiflora Benth. as a source of phenylethanoid glycosides [J]. *Industrial Crops and Products*, 2012, 36 (1): 188 – 195.

[20] 郑晓珂，刘媛媛，冯卫生，等. 天然苯乙醇苷类化合物研究进展 [J]. 中国新药杂志，2011，20 (3)：230 – 234.

[21] 宋光西，马玲云，魏锋，等. 苯乙醇苷的分布及药理活性研究进展 [J]. 亚太传统医药，2011，7 (4)：169 – 171.

[22] 颜芳，曾光尧，谭健兵，等. 植物中苯乙醇苷类化合物研究进展 [J]. 中南药

学，2013，11（5）：358 －362.

［23］罗京超，冯毅凡，吉星．天然线性二苯基庚烷类化合物的研究进展［J］．中草药，2008，39（12）：1912 －1916.

［24］安宁，杨世林，徐丽珍，等．山姜属植物中双苯庚烷类化合物研究概况［J］．国外医药（植物药分册），2006，21（5）：185 －189.

［25］Ali MS, Tezuka Y, Awale S, *et al.* Six new diarylheptanoids from the seeds of *Alpinia blepharocalyx*［J］. *Journal of Natural Products*, 2001, 64（3）：289 －293.

［26］Tezuka Y, Ali MS, Banskota AH, et al. Enantioselective intermolecular 1,3-dipolar cycloaddition via ester-derived carbonyl ylide formation catalyzed by chiral dirhodium（Ⅱ）carboxylates［J］. *Tetrahedron Letters*, 2000, 41（31）：5931 －5935.

［27］Tao J, Morikawa T, Toguchida I, et al. Inhibitors of nitric oxide production from the bark of *Myrica rubra*: structures of new biphenyl type diarylheptanoid glycosides and taraxerane type triterpene［J］. *Bioorganic Medicinal Chemistry*, 2002, 10（12）：4005 －4012.

［28］Liu D, Qu W, Zhao L, et al. *Chin.* A new dimeric diarylheptanoid from the rhizomes of *Alpinia officinarum*［J］. *Chinese Journal of Natural Medicines*, 2014, 12（2）：139 －141.

［29］Tezuka Y, Gewali MB, Ali MS, et al. Eleven novel diarylheptanoids and two unusual diarylheptanoid derivatives from the seeds of *Alpinia blepharocalyx*［J］. *Journal of Natural Products*, 2001, 64（2）：208 －213.

［30］Tao QF, Xu Y, Lam RYY, et al. Diarylheptanoids and a monoterpenoid from the rhizomes of *Zingiber officinale*: antioxidant and cytoprotective properties［J］. *Journal of Natural Products*, 2008, 71（1）：12 －17.

［31］Hiroe K, Yayoi K, Nobuji N. 1, 1-Diph enyl-2-picrylhydrazylradical-scavenging active com pounds from greater cardamom（*Amomum subulatum* Roxb.）［J］. *Journal of Nutritional Science and Vitaminology*, 2001, 47（2）：167 －171.

［32］Huang WZ, Dai XJ, Liu YQ, et al. Studies on antibacterial activities of flavonoids and diarylheptanoids from *Alpinia katsumada*［J］. *Journal of Plant Resources and Environment*, 2006, 15（1）：37 －40.

［33］Dong H, Chen SX, Xu HX, et al. A New Antiplatelet Diarylheptanoid from *Alpinia blepharocalyx*［J］. *Journal of Natural Products*, 1998, 61（1）：142 －144.

［34］Shin D, Kinoshita K, Koyama K, et al. Antiemetic Principles of *Alpinia officinarum*［J］. *Journal of Natural Products*, 2002, 65（9）：1315 －1318.

［35］李洁兰，梁健钦．国外近8年番荔枝内酯类化学成分研究进展［J］．辽宁中医药大学学报，2009，11（12）：201 －202.

［36］Sun, S, Liu J, Kadouh H, et al. Three new proliferative Annonaceous acetogenins with mono-tetrahydrofuran ring from graviola fruit（*Annona muricata*）［J］. *Bioorganic & Medicinal Chemistry Letters*, 2014, 24（12）：2773 －2776.

［37］Cole JR, Torrance SJ, Wiedhopf RM, et al. Uvaricin, a new antitumor agent from *Uvaria accuminata*［J］. *The journal of Organic Chemistry*, 1976, 41（10）：1852 －1855.

［38］Luciana AR, Santos L, Lucia PS, et al. Acetogenins from *Annona cornifolia* and their antioxidant capacity［J］. *Food Chemietry*, 2010, 122（4）：1129 －1138.

［39］ Chen Y, Chen JW, Wang Y, et al. Six cytotoxic annonaceous acetogenins from *Annona squamosa* seeds ［J］. *Food Chemistry*, 2012, 135 (3): 960 – 966.

［40］ 杨仁洲，郑祥慈，秦国伟，等．番荔枝西宁甲——一个新的邻叁四氢呋喃环型番荔枝内酯［J］. 植物学报，1994, 36 (10): 809 – 812.

［41］ Gleye, C, Laurens A, Laprévote O, et al. Isolation and structure elucidation of sabadelin, an acetogenin from roots of *Annona muricata* ［J］. *Phytochemistry*, 1999, 52 (8): 1403 – 1408.

［42］ Bajin ba Ndob I, Champy P, Gleye C, et al. Annonaceous acetogenins: Precursors from the seeds of *Annona squamosa* ［J］. *Phytochemistry Letters*, 2009, 2 (2): 72 – 76.

［43］ Xie HH., Wei XY., Wang JD, et al. A new cytotoxic acetogenin from the seeds of *Annona squamosa* ［J］. *Chinese Chemical Letters*, 2003, 6: 588 – 590.

［44］ De Yu, Yu JG, Luo XZ, et al. Muricatenol, a linear acetogenin from *Annona muricata* (Annonaceae) ［J］. *Chinese Chemical Letters*, 2000, 11 (3): 239 – 242.

［45］ 孙丽蕊，朱虹，甘礼社，等．番荔枝皮化学成分及其抗肿瘤活性的研究［J］. 中国中药杂志，2012, 37 (14): 2100 – 2104.

［46］ Alali F, Kaakeh W, Bennett G, et al. *Annonaceous acetogenins* as natural pesticides: potent toxicity against insecticide-susceptible and-resistant German cockroaches (Dictyoptera: Blattellidae) ［J］. *Journal of Economic Entomology*, 1998, 91 (3): 641 – 649.

［47］ 钟传蓉，卢艾．炔醇的应用与生产［J］. 油田化学，2000, 17 (3): 285 – 288.

［48］ 赵秀梅，胡人杰．天然炔类化合物的研究现况［J］. 天津药学，2007, 19 (1): 60 – 63.

［49］ 王泽剑，陈红专，薛庆生，等．人参炔醇对大鼠原代培养的神经细胞过氧化氢损伤的影响［J］. 中草药，2005, 36 (1): 72 – 75.

［50］ 段贤春，汪永忠，居靖，等．人参炔醇研究进展［J］. 安徽药学，2008, 12 (1): 1 – 2.